W0262939

Chemisch-technische Untersuchungsmethoden

Ergänzungswerk
zur achten Auflage

Herausgegeben von

Dr.-Ing. Jean D'Ans

Erster Teil
Allgemeine Untersuchungsmethoden

Bearbeitet von

K. R. Andreß, A. A. Benedetti-Pichler, R. Berg, M. Haitinger,
G. Hesse, J. Heyrovský, H. Lieb, F. Löwe, H. Mann,
W. Meidinger, G. Rienäcker, H. Siebert, K. Wagenmann,
A. Winkel, K. Wüst

Mit 190 Abbildungen im Text

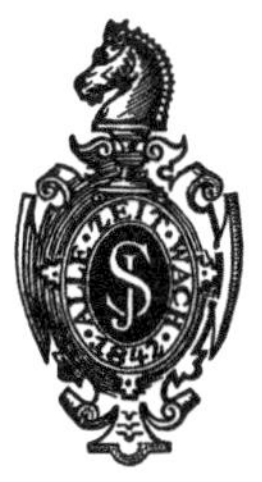

Berlin
Verlag von Julius Springer
1939

ISBN-13: 978-3-642-89001-7   e-ISBN-13: 978-3-642-90857-6
DOI: 10.1007/978-3-642-90857-6

Vorwort.

Dieses Ergänzungswerk verdankt sein Entstehen mehrseitigen Anregungen, die großen Fortschritte der chemisch-technischen Untersuchungsmethoden, die in den letzten Jahren ausgearbeitet worden sind, den Benutzern des Hauptwerkes leicht zugänglich zu machen. Die Verwirklichung dieses Vorhabens hat es möglich gemacht, auch neuartige wertvolle Untersuchungsmethoden zu behandeln, die bisher noch keine oder eine unzulängliche Berücksichtigung gefunden hatten. Bei dem vorliegenden Band sind es die Methoden der

   Polarographie,

   Chromatographie,

   Fluorescenzanalyse,

die in wenigen Jahren so weit ausgestaltet worden sind, daß sie ihre große Bedeutung und den wesentlichen Fortschritt auf analytischem Gebiet dargetan und in der chemischen Technik bereits Eingang gefunden haben. Sie sind sicher berufen, auch hier das analytische Arbeiten zu erweitern und bequemer zu gestalten.

Von den Ergänzungsbeiträgen zu den Abschnitten des Hauptwerkes sind einige kurz, einige recht umfangreich ausgefallen. Keine Ergänzungen sind in diesem Band für die Abschnitte

   Allgemeine Operationen,

   Zug- und Druckmessungen,

   Aräometrie und Gasvolumetrie,

   Röntgenographische Untersuchungsmethoden,

   Organische Analysen

erforderlich gewesen.

Die Rückverweisung auf die zugehörigen Abschnitte des Hauptwerkes sind, wo nur angängig, mit kurzer Angabe der Bandnummer und der Seitenzahl (z. B. III, 427) geschehen, um die Benutzung des Gesamtwerkes möglichst bequem zu gestalten. Aus diesem Grund wird auch dem 3. Band des Ergänzungswerkes ein Gesamtsachregister angefügt werden, das beide, das Haupt- und das Ergänzungswerk umfassen wird.

Einige Umstellungen haben sich als zweckmäßig herausgestellt. Der 1. Band umfaßt nunmehr alle allgemeinen analytischen Arbeitsmethoden. In ihn wurden daher die Abschnitte über Bemusterung von Erzen, das Wägen und die elektroanalytische Bestimmungsmethoden aus Band II eingereiht, aus Band V die photographischen Schichten.

Band 2 des Ergänzungswerkes wird die Untersuchungsmethoden der allgemeinen chemischen Technologie, Brennstoffe, Gas, Teer, Wasser, Luft, schwere Chemikalien, Keramik, Glas, Metalle usw. behandeln.

In Band 3 wird die organisch-chemische Technologie ihren Platz finden.

Das Schrifttum ist am Ende jedes einzelnen Abschnittes in alphabetischer Reihenfolge nach Autorennamen geordnet zu finden. Die Rechtschreibung ist möglichst einheitlich gehalten worden, sie ist aber bedauerlicherweise gerade in der deutschen chemischen Sprache sehr unbefriedigend und uneinheitlich.

Für die Abfassung der ergänzenden Abschnitte ist eine große Anzahl neuer Mitarbeiter herangezogen worden. Diesen und den altbewährten ist besonderer Dank zu sagen, denn in Zeiten einer so überaus starken Inanspruchnahme gleichermaßen auf wissenschaftlichen wie auf den technischen Gebieten ist es doppelt anzuerkennen, wenn eine literarische Arbeit zusätzlich übernommen wird, die hauptsächlich dazu berufen ist, den Fachgenossen das Arbeiten zu erleichtern. Allen Mitarbeitern sei noch besonders dafür gedankt, daß sie mit der größten Bereitwilligkeit alle meine Wünsche und Anregungen erfüllt haben.

Der Tod hat uns als hochgeschätzte Mitarbeiter die Herren Dr. phil. Ernst Goebel, Siegen, Dr. Heinz Siebert, Berlin-Dahlem, Dipl.-Ing. W. Zwieg, Karlsruhe leider schon vor Vollendung ihrer Beiträge entrissen.

Der Herausgeber hat sich der fördernden Unterstützung der Industrie und der behördlichen Untersuchungsämter in dankenswerter Weise zu erfreuen gehabt. Der I. G. Farbenindustrie Aktiengesellschaft und besonders Herrn Direktor Dr. H. Kühne, Leverkusen, ist für die Genehmigung der Mitarbeit einer Reihe von Herren ihres wissenschaftlichen Stabes Dank zu sagen besondere Pflicht, vor allem auch deshalb, weil manche wertvolle Erfahrung der I.G.-Laboratorien erstmalig hier veröffentlicht werden konnte.

Endlich sei auch den Firmen, die Abbildungen zur Verfügung gestellt haben, bester Dank ausgesprochen.

Der Herausgeber hat die Eigenart der Bearbeitung der einzelnen Abschnitte, die ihrem Inhalt gemäß war, weitgehend erhalten. Die Darstellung im Ergänzungswerk ist daher vielleicht etwas weniger einheitlich, als die im Hauptwerk. Aber das dürfte kein Schaden sein, von gewissen Gesichtspunkten sogar ein Vorteil, denn der Fachmann wird in „seinem" Abschnitt gern den gewohnten „Dialekt" seines Arbeitsgebietes und die Art der Darstellung wiederfinden, wie er sie sonst im Schrifttum gewohnt ist.

Zum Schluß eine Bitte. Alle Benutzer mögen Berichtigungen, Ergänzungen, Anregungen in möglichst reicher Zahl einsenden, denn sie kommen sicher bei der nächsten Gelegenheit den Benutzern des Werkes zugute.

Berlin, Mai 1939.

D'Ans.

Inhaltsverzeichnis.

Seite

Bemusterung von Erzen, Metallen, Zwischenprodukten und Rückständen.
Von Dr.-Ing. K. Wagenmann, Eisleben 1

Das Wägen. Von Dr.-Ing. K. Wagenmann, Eisleben 2

Qualitative Analyse anorganischer Verbindungen. Von Professor Dr. R. Berg,
Königsberg i. Pr. 3
    I. Reagenzien 3
        Gruppenreagenzien S. 3. — 1. o-Oxychinolin S. 3. — 2. Dithizon
        S. 4. — 3. Thionalid S. 4.
    II. Physikalisch-chemische Nachweismethoden 6
        1. Elektrotüpfelmethode 6
        2. Nachweis durch Fluorescenzerscheinung 6
        3. Spektralanalytischer Nachweis 6
    III. Systematische Trennungsgänge zur Erkennung von Kationen . . . 6
    VI. Systematische Trennungsgänge zur Erkennung von Anionen 8
    V. Nachweis von Kationen in speziellen Fällen 12
        1. Bleiion S. 12. — 2. Silberion S. 12. — 3. Quecksilberion S. 13.
        4. Wismution S. 13. — 5. Kupferion S. 13. — 6. Cadmiumion S. 15.
        7. Ionen des Arsens S. 15. — 8. Ionen des Antimons S. 16. —
        9. Ionen des Zinns S. 16. — 10. Kobaltion S. 16. — 11. Nickelion
        S. 17. — 12. Ionen des Eisens S. 18. — 13. Ionen des Mangans
        S. 18. — 14. Ionen des Chroms S. 19. — 15. Aluminiumion S. 19.
        16. Zinkion S. 20. — 17. Ionen der Erdalkaliemetalle S. 20. —
        18. Magnesiumion S. 22. — 19. Kaliumion S. 22. — 20. Natriumion
        S. 23. — 21. Ammoniak und Ammoniumion S. 23.
    VI. Nachweis der Anionen in verwickelten Fällen 24
        1. Sulfation S. 24. — 2. Fluor- und Fluorsilication S. 24. —
        3. Oxalation S. 24. — 4. Sulfition S. 25. — 5. Thiosulfation S. 25.
        6. Phosphation S. 25. — 7. Kieselsäure und Silicate S. 26. —
        8. Tartration S. 26. — 9. Chlorion S. 27. — 10. Cyanion S. 27. —
        11. Nitration S. 28. — 12. Nitrition S. 28. — 13. Peroxyde S. 28. —
        14. Borsäure S. 29.
    Literatur 29

Maßanalyse. Von Professor Dr.-Ing. K. R. Andreß, Darmstadt 32
    A. Die Anwendung alkalischer Permanganatlösung als maßanalytisches
        Oxydationsmittel 32
    B. Die Erweiterung der oxydimetrischen Maßanalyse durch An-
        wendung von Oxydations- und Reduktionsindicatoren 36
        1. Erforderliche Lösungen S. 37. — 2. Einstellung der Maß-
        lösungen S. 37. — 3. Anwendungen S. 38.
    Literatur 38

Elektroanalytische Bestimmungsmethoden. Von Dr.-Ing. K. Wagenmann,
Eisleben 42
    A. Allgemeine Bestimmungsmethoden 42
        1. Allgemeine Grundlagen S. 42. — 2. Apparatur und Arbeits-
        weise S. 43. — 3. Stromquellen S. 46.
    Literatur 46
    B. Spezielle Bestimmungsmethoden 47
        1. Elektroanalyse in saurem Elektrolyt mit Chlorionen . . . 47

Seite

2. Wismut 49
3. Nichtmetallische Verunreinigungen in Metallen 49
Literatur 50

Elektrometrische Maßanalyse. Von Professor Dr. Günther Rienäcker,
Göttingen 51
  I. Leitfähigkeitstitrationen 51
    A. Praxis der Leitfähigkeitstitrationen 51
      1. Apparaturen S. 51. — 2. Genauigkeit konduktometrischer
      Titrationen S. 52.
    B. Anwendungen der Leitfähigkeitstitrationen 53
  II. Potentiometrische Titrationen 55
    A. Die Praxis potentiometrischer Titrationen 55
      1. Apparate mit Vergleichselektrode für Wendepunktsmethoden
      S. 55. — 2. Umschlagselektroden S. 58. — 3. Ersatz für Vergleichs-
      elektroden S. 58. — 4. Praktische Ausführung und Genauigkeit
      potentiometrischer Titrationen S. 58. — 5. Einige spezielle Maß-
      lösungen für die potentiometrische Maßanalyse S. 59.
    B. Anwendungen der potentiometrischen Titration 59
      1. Säuren und Basen S. 59. — 2. Metalle S. 59. — 3. Nicht-
      metalle S. 71. — 4. Organische Verbindungen S. 74.
Literatur 75

Polarographie. Von Professor Dr. Jaroslav Heyrovský, Prag 75
  I. Die Apparatur 75
    1. Die Capillare S. 75. — 2. Die elektrolytischen Gefäße S. 78. —
    3. Schema des Polarographen S. 79. — 4. Das Galvanometer und
    der Nebenschluß S. 80.
  II. Die Bedeutung der Stromspannungskurven 81
  III. Auswertung der Polarogramme 85
  IV. Qualitative und quantitative Bestimmungen 87
  V. Empfindlichkeit, Genauigkeit und Anwendbarkeit der Methode . . 93
  VI. Technische Anwendungen 96
    1. Sauerstoffbestimmung im Wasser und Gasen 96
    2. Bestimmung der Alkalimetalle 98
    3. Bestimmung von Kupfer, Nickel und Kobalt im Eisen . . . 100
    4. Analyse von Messing und Neusilber 102
    5. Bestimmungen von Cadmium, Blei, Kupfer und Zink in Roh-
      zinkerzen 102
    6. Bestimmung von Zinkoxyd in Lithopone 103
    7. Jodid und Jodatbestimmungen 103
    8. Die Molydatbestimmung 104
    9. Titration von Schwefelsäure und Blei 105
    10. Aschenanalysen 106
    11. Prüfungen auf Reinheit 107
    12. Blutanalysen bei Berufsvergiftungen 107
    13. Anwendungen in der Zuckerindustrie 109
    14. Lebensmitteluntersuchungen 110
    15. Anwendungen in der Warenkunde 112
Literatur 115

Metallographische Untersuchungen. Von Dr.-Ing. Helmut Mann, Düren
(Rhld.) 118
    A. Mikroskopische Untersuchung 118
    B. Mikrophotographie 125
    C. Zusatzausrüstungen 126
      1. Heiztisch S. 126. — 2. Härteprüfer S. 127. — 3. Pressen
      zum Einbetten S. 127. — 4. Das Schleifen und Polieren S. 127.
    D. Ätztechnik 128
    E. Thermische Untersuchung 128
Literatur 129

Seite

Gasanalyse. Von Professor Dr.-Ing. K. R. Andreß und Dr.-Ing. K. Wüst, Darmstadt 130
   A. Allgemeines 130
        1. Sperrflüssigkeiten S. 130. — 2. Gassammelgefäße, Gefäße zur Gasmessung und Gasprobeentnahme S. 132. — 3. Gasanalysenapparate, Gasabsorptionsgefäße und Waschflaschen S. 133.
   B. Absorptionsmethoden 135
        1. Kohlendioxyd S. 135. — 2. Ungesättigte Kohlenwasserstoffe S. 137. — 3. Kohlenoxyd S. 141. — 4. Wasserstoff S. 144. — 5. Sauerstoff S. 147. — 6. Ammoniak S. 149. — 7. Cyanwasserstoff im Leuchtgas S. 150. — 8. Stickoxyde S. 152. — 9. Stickstoff S. 154. — 10. SO_2 und SO_3 S. 154. — 11. Schwefelwasserstoff S. 156. — 12. Schwefelkohlenstoff S. 158. — 13. Gesamtschwefel bzw. organisch gebundener Schwefel S. 158. — 14. Bestimmung aromatischer Kohlenwasserstoffe S. 160.
   C. Gasanalyse durch Verbrennung 162
        1. Über Kupferoxyd und anderen Kontakten S. 162. — 2. Selektive Verbrennung über Platin oder Palladium S. 164.
   D. Automatische Gasanalyse 166
        1. Wärmetönungsmessung S. 167. — 2. Wärmeleitfähigkeitsmessung S. 169. — 3. Elektrische Leitfähigkeitsmessung S. 169. — 4. Schwefelwasserstoff S. 171. — 5. Druckdifferenzmessung S. 171. 6. Messung durch Ultrarotabsorption S. 172.
   E. Gasdichte 173
        1. Wägemethoden S. 173. — 2. Strömungsmethoden S. 174. — 3. Rechnerische Ermittlung der Gasdichte aus der Gasanalyse S. 176.
   Literatur 176

Die chromatographische Adsorptionsanalyse. Von Dozent Dr. Gerhard Hesse, Marburg a. L. 179
   I. Einleitung 179
   II. Anwendungsbereich 180
   III. Ausführung der Adsorptionsanalyse 182
        1. Apparatur S. 182. — 2. Adsorptionsmittel S. 183. — 3. Wahl und Menge des Adsorptionsmittels S. 188. — 4. Füllen des Rohres S. 188. — 5. Die Lösung der Substanz S. 189. — 6. Aufgießen S. 189. — 7. Waschen (Entwickeln) S. 189. — 8. Zerteilen der Säule S. 190. — 9. Feststellung der Zonen bei farblosen Adsorbaten S. 190. — 10. Elution S. 191. — 11. Durchwaschen S. 192. 12. Wiederbenutzung gebrauchter Adsorptionsmittel S. 192.
   IV. Sonderfälle 193
        1. Sekundäradsorption S. 193. — 2. Adsorption Hochpolymerer S. 193. — 3. Austauschadsorption S. 194.
   V. Konstitutionseinflüsse 196
        1. Einleitung S. 196. — 2. Adsorptionsregeln S. 198. — 3. Farbtieferegeln S. 198.
   VI. Schwierigkeiten, die bei der präparativen Anwendung der Chromatographie auftreten können 199
   VII. Arbeitsvorschriften 200
        1. Trennungen organischer Stoffe 200
        2. Anorganische Trennungen (Ionenaustausch) 207
        3. Mehrschichtensäule 207
        4. Anwendungen in der Pharmazie 208
   Literatur 209

Fluorescenzanalyse. Von Oberst Max Haitinger, Wien 213
   A. Einleitung 213
   B. Makroskopische und mikroskopische Untersuchungen 216
   C. Methodik 219
   D. Anwendungen 222

Seite

  1. Keramik 222
  2. Glas 223
  3. Metallurgie 223
  4. Zuckerindustrie 224
  5. Gerbstoffe 226
  6. Faserstoffe, Papier und Textilindustrie 228
  7. Farbstoffe 233
  8. Erdöl, Teer und Bitumen 235
  9. Harze 236
10. Wachse 237
11. Kautschuk 237
12. Drogen und galenische Präparate 239
  Literatur 241

Kolloidchemische Untersuchungsmethoden. Von Dr. A. Winkel und Dr. H.
Siebert †, Berlin-Dahlem 242
  I. Die elektrischen Eigenschaften der Kolloide 242
    1. Elektrophorese S. 242. — 2. Elektroosmose S. 244. — 3. Elektrodialyse S. 245.
 II. Die Anwendung von Ultraschall in der Kolloidchemie 246
    1. Die Erzeugung von Ultraschallwellen S. 246. — 2. Dispergierung mit Hilfe von Ultraschall S. 247. — 3. Koagulation durch Ultraschall S. 250.
III. Die Bestimmung der Teilchengröße von Kolloiden 251
    1. Trübungsmessungen S. 252. — 2. Das Ultramikroskop S. 253. 3. Die Bestimmung der Teilchengröße durch Zentrifugierung S. 256. 4. Die osmotische Methode S. 261. — 5. Die Viscosität kolloider Lösungen S. 263. — 6. Röntgenographische Bestimmung der Teilchengröße S. 265.
  Literatur 267

Mikrochemische Analyse. Von Professor Dr. A. A. Benedetti-Pichler,
New-York und Professor Dr. H. Lieb, Graz. 268
  I. Definition, Einheiten, Anwendungsgebiete, Neue Methoden. 268
 II. Die Vorbereitung der Substanz für die Analyse 270
   Die mechanische Isolierung des zu untersuchenden Stoffes 270
    1. Das Sammeln von Staubproben 270
    2. Mikrurgische Vorarbeiten 271
III. Allgemeine Methoden 272
   A. Chemische Mikroskopie 272
   B. Bestimmung der Maße 273
    1. Das Waagezimmer und die Aufstellung der Waagen S. 273. — 2. Präzision der Waagen und Verwendung von Analysenwaagen S. 274. — 3. Die mikrochemische Waage S. 275. — 4. Mikrowaagen S. 276.
   C. Bestimmung der Dichte 277
   D. Erhitzen und Kühlen, Änderung des Aggregatzustandes 278
    1. Heizvorrichtungen für den allgemeinen Gebrauch bei mikroanalytischen Arbeiten S. 278. — 2. Bestimmung von Umwandlungspunkten unter dem Mikroskop S. 278. — 3. Siedepunkt, Destillation, Isolierung kleiner Mengen niedrigsiedender Stoffe aus großen Lösungsmengen S. 279. — 4. Sublimation S. 284. — 5. Kritische Temperatur S. 284. — 6. Extraktion S. 285.
 IV. Qualitative Analyse 286
   A. Allgemeine Methoden 286
    1. Bestätigungsreaktionen S. 286. — 2. Gang der Analyse, Trennungs- und Isolierungsarbeiten S. 289.
   B. Spezieller Teil 297

Seite
1. Anorganische qualitative Analyse 297
2. Organische qualitative Analyse 298
V. Quantitative Analyse 299
  A. Allgemeiner Teil 299
    1. Rückstandsbestimmungen 299
    2. Quantitative Analyse durch Elektrolyse 303
    3. Behandlung von Niederschlägen 304
    4. Maßanalyse 305
    5. Gasanalyse und gasvolumetrische Methoden 309
  B. Anorganische quantitative Analyse 309
  C. Quantitative organische Analyse 310
    1. Bestimmung des Kohlenstoffs und Wasserstoffs S. 310. —
    2. Bestimmung des Sauerstoffs in organischen Verbindungen
    S. 319. — 3. Stickstoffbestimmung nach Dumas-Pregl S. 321.
    4. Stickstoffbestimmung nach Kjeldahl S. 323. — 5. Bestim-
    mung der Halogene S. 325. — 6. Bestimmung von Chlor und
    Brom S. 327. — 7. Bestimmung des Schwefels S. 329. — 8. Be-
    stimmung der Acetyl- (Benzoyl-) Gruppen S. 332. — 9. Bestim-
    mung der Methoxyl- und Äthoxylgruppen S. 335. — 10. Methyl-
    imidbestimmung S. 337. — 11. Bestimmung des aktiven Wasser-
    stoffs nach Tschugaeff-Zerewitinoff. Mikromethode nach
    A. Soltys S. 338. — 12. Die Bestimmung von Carbonylgruppen
    S. 344. — 13. Die Bestimmung von C-Methylgruppen S. 345. —
    14. Katalytische Mikrohydrierung zur Bestimmung der Doppel-
    bindungen S. 346. — 15. Molekulargewichtsbestimmung nach der
    Methode der molaren Schmelzpunktserniedrigung S. 346.
Literatur 349

Temperaturmessung. Von Professor Dr.-Ing. K. R. Andreß, Darmstadt . 354
  A. Strahlungspyrometer 354
    1. Einleitung S. 354. — 2. Die Gesamtstrahlungsmesser S. 355.
    3. Teilstrahlungspyrometer S. 357. — 4. Farbpyrometer S. 361.
  B. Thermoelektrische Pyrometer 363
    1. Neue Thermoelemente aus edlen Metallen S. 363. —
    2. Thermoelemente mit gekrümmter Charakteristik S. 364. —
    3. Nichtmetallische Thermoelemente für höchste Temperaturen
    S. 365.
Literatur 365

Optische Messungen. Von Dr. F. Löwe, Jena 366
  I. Refraktometrie 366
  A. Technische Refraktometer 366
    1. Refraktometer für saure Lösungen S. 366. — 2. Refrak-
    tometer für die Zuckerindustrie S. 366. — 3. Refraktometer für
    die Konservenindustrie S. 367. — 4. Refraktometer für die Glas-
    industrie S. 367.
  B. Neue Lichtquellen 367
  C. Neue Temperiereinrichtungen 368
  D. Darstellung und Verwertung refraktometrischer Messungen . . . 369
    1. Neue Konzentrationstabellen für Refraktometer 369
    2. Neue Nomogramme 370
 II. Die Interferometrie von Gasgemischen und Lösungen 370
  A. Die Neuerungen an den technischen Interferometern 370
  B. Ausgewählte Anwendungen der Gasinterferometrie 371
III. Polarimetrie 371
IV. Spektralanalyse 371
  A. Spektrographen 371
  B. Lichtquellen 371
  C. Fortschritte in der qualitativen Spektralanalyse 372

X Inhaltsverzeichnis.

Seite

1. Die Projektion der Spektrumplatten S. 372. — 2. Neue Auswahl der wichtigen Spektrallinien S. 372. — 3. Die jüngsten Tabellen und Atlanten von Spektrallinien S. 373.
D. Die quantitative Spektralanalyse 374
1. Die homologen Linienpaare S. 374. — 2. Die Verfeinerung der Spektralanalyse durch die Messung der Schwärzung der zwei Partner eines Linienpaares und die Aufstellung von Eichkurven S. 374. — 3. Auswahl aus der Fachliteratur S. 375.
E. Absorptionsspektroskopie 375
V. Mikroskopie und Mikrophotographie 375
VI. Colorimetrie, Nephelometrie, Farb- und Glanzmessungen 376
Die Ausbreitung der colorimetrischen und photometrischen Meßmethoden 376
VII. Die optische Messung des Staubgehaltes 378
A. Umgrenzung der Aufgaben der optischen Staubmessung 378
B. Maßzahlen für den Staubgehalt 378
C. Die Sammlung des Staubes für die Messung 379
D. Ausgewählte Meßgeräte zur optischen Staubmessung 379
1. Die Konimeter mit Handpumpe S. 379. — 2. Das Freiluftkonimeter zur Erfassung geringer Staubmengen S. 382. — 3. Konimeter mit kontinuierlicher Probenahme zum Aufzeichnen des Staubgehaltes S. 383.
E. Die Auswertung der Staubflecken oder -streifen des Konimeters 385
1. Zählungen in einem geometrisch unterteilten Staubfleck S. 385. — 2. Der Vergleich einzelner Staubflecke mit Flecken bekannter Staubzahl S. 386. — 3. Die Bestimmung der Staubzahl und der Teilchengröße mit dem Mikroprojektionsapparat S. 386. — 4. Die photometrische Auswertung von Staubflecken S. 387. — 5. Das Einbettungsverfahren zum Nachweis von Quarzteilchen in Staubflecken S. 388. — 6. Der Nachweis einzelner Elemente in Staubpräparaten S. 389.
F. Schrifttum über die Staubmessungen im Dienste der Industrie und der hygienischen Praxis 389
Literatur 390

Photographische Schichten. Von Reg.-Rat Dr. Walter Meidinger, Berlin . . 391
I. Physikalische Methoden 391
1. Bestimmung der Schichtdicke S. 391. — 2. Maßhaltigkeit S. 392.
II. Chemische Methoden 392
1. Silberbestimmung S. 392. — 2. Waschen der Emulsionsnudeln S. 395.
III. Photographische Methoden 395
1. Dichtemessung S. 395. — 2. Gradation (γ-Wert) und Belichtungsspielraum S. 396. — 3. Allgemeinempfindlichkeit S. 398. — 4. Farbempfindlichkeit S. 398. — 5. Körnigkeit S. 399. — 6. Reflexionslichthof S. 400.
Literatur 402

Namenverzeichnis 403

Sachverzeichnis 413

Bemusterung von Erzen, Metallen, Zwischenprodukten und Rückständen (II/2, 879).

Von

Dr.-Ing. **K. Wagenmann**, Eisleben.

Da, wo es in den Probezubereitungsanlagen (II/2, 882) auf besonders hohe Leistung ankommt, empfiehlt sich die Verwendung der seit einigen Jahren erhältlichen Steinbrecher mit Wälzlagern. Es sind dies ausgesprochene Schnelläufer mit etwa 500 Umdr./Min. Sind

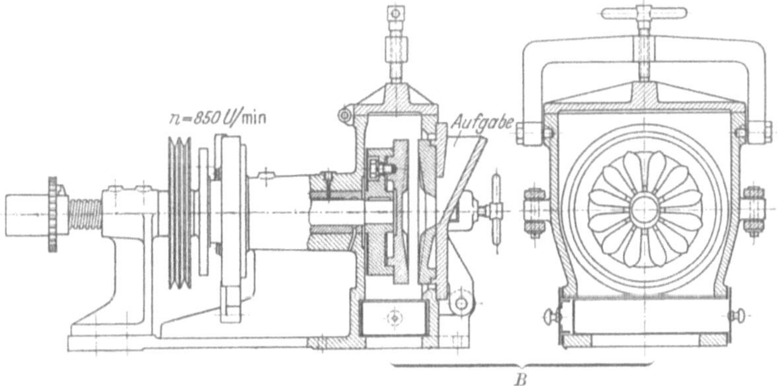

Abb. 1. Laboratoriums-Scheibenmühle, Bauart Krupp-Grusonwerk, Magdeburg.
B Öffnung für Staubabzugkanal.

die Brechbacken mit einer Riffelung von etwa 15 mm Breite versehen, so liefern diese Steinbrecher ein Gut, das unter Erbsengröße liegt; der Kraftbedarf beträgt nur 1,5—2 PS.

In allen Fällen, wo es nicht auf absolute Vermeidung von Staubverlusten ankommt, können außergewöhnliche Leistungen für alle zerreibbaren, nicht schmierenden Produkte jeglicher Härte mit Scheibenmühlen erreicht werden, wie sie Abb. 1 in neuester Ausführung zeigt. Das Mahlgut kann bei engster Spaltstellung von mindestens Haselnußgröße ab abwärts aufgegeben werden und wird zwischen schnell laufenden Hartgußscheiben (850 Umdr./Min.) zu Pulver vermahlen. Bei engstem Scheibenabstand liefert die Mühle je Minute z. B. bei Erzen oder Schlacken 0,5—1,5 kg Mahlgut, das praktisch restlos durch Sieb Nr. 12 (DIN 1171) geht. Es empfiehlt sich, im Fundament einen Staubabzugkanal (bei *B* der Abb. 1) vorzusehen, der im allgemeinen nur bei der Reinigung der Mühle angewandt wird, aber auch während des Mahlganges geöffnet werden kann. Bei gröberem Aufgabegut (bis etwa Walnußgröße) kann nacheinander in mehreren Spaltstufen vermahlen werden.

Die Verbindung von neueren Steinbrechern mit der neuen Scheibenmühle ist eine modernste Hochleistungsanlage für Probezerkleinerung von Erzen, Schlacken und Hüttenprodukten.

Das Wägen[1] (II/2, 897—903).

Von

Dr.-Ing. **K. Wagenmann**, Eisleben.

Im Bau analytischer Waagen sind Fortschritte zu verzeichnen, die den Wägevorgang einfacher und schneller gestalten. So bauen heute alle beachtlichen Firmen analytische Waagen mit Luftdämpfung, die unter den Wägeschalen oder unterhalb der Schalenaufhängung ange-bracht ist. Die unmittelbare Ab-lesegenauigkeit ist auf 0,2 mg (1 Teilstrich = 0,2 mg) gebracht, so daß 0,1 mg noch ausreichend genau schätzbar ist. Ist ein Nonius vor-gesehen, können auch die 0,1 mg abgelesen werden.

Die Ablesung ist durch An-bringung von Projektionseinrich-tungen sehr bequem gemacht wor-den, wobei alle dazu erforderlichen Teile an der Waagensäule befestigt sind, so daß Verschiebungen am Waagenkasten keine 0-Punkt-Ver-stellung hervorrufen können. Die elektrische Beleuchtungsvorrich-tung für die Projektion ist außer-halb des Waagenkastens ange-bracht, womit eine schädliche Er-wärmung der schwingenden Teile vermieden ist.

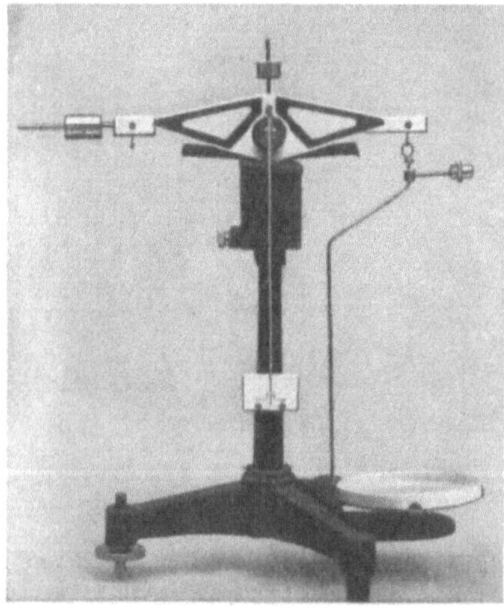

Abb. 1. „Sartorius-Einwaage" mit Öldämpfung (bis 200 g, 10 mg Empfindlichkeit).

Viel Verbreitung haben auch die Waagen mit mechanisierter Ge-wichtsauflage von außen gefunden.

Mit der sog. „Einwaage" („Präzisionstarierwaage nach Mach", „Dezi-Schnellwaage" u. a.) zum Einwiegen des Analysenmaterials ist eine wesentliche Verbesserung der im Hauptwerk II/2, 900 abgebildeten, älteren „Erzwaage" geschaffen worden. Diese Einwaagen, wie z. B. Abb. 1 eine zeigt, sind für Serienanalysen bestimmt und gestatten in Verbindung mit Luft- oder Öldämpfung ein sehr schnelles Einwiegen bis zu 50, 100 oder 200 g bei einer Empfindlichkeit von 1, 5 bzw. 10 mg. Sie sind also für technische Analysen oder bei Bestimmung niedriger Gehalte völlig ausreichend.

---

[1] Siehe auch den Abschnitt „Mikrochemie".

Qualitative Analyse anorganischer Verbindungen
(I, 95).

Von

Professor Dr. **R. Berg,** Königsberg i. Pr.

I. Reagenzien.

Die von der „Union Internationale de Chimie" eingesetzte Kommission für neue Reagenzien, der W. Böttger (Hannover), F. Feigl (Wien), A. S. Komarowsky (Odessa) und N. Strafford (Manchester), unter Vorsitz von C. J. van Nieuwenburg (Delft) angehören, hat sich mit der Herausgabe einer kritisch gesichteten Zusammenstellung der vorhandenen Daten über die Empfindlichkeit und Eindeutigkeit (Erfassungsgrenze und Grenzkonzentration) für die verschiedenen Nachweise beschäftigt und beschlossen, zwischen „spezifischen" und „selektiven" Reaktionen (Reagenzien) zu unterscheiden (Pariser Tagung, Mai 1937). Sie empfiehlt diese differenzierenden Bezeichnungen zur allgemeinen Anwendung. Es sollen künftig solche Reaktionen (Reagenzien), die unter bestimmten Versuchsbedingungen für einen Bestandteil ganz eindeutig sind, als „spezifisch" bezeichnet werden, dagegen solche Reaktionen (Reagenzien) als „selektiv", mit denen sich nur eine engere Auswahl treffen läßt, weil sie nur für einige Bestandteile charakteristisch sind.

Gruppenreagenzien.

Durch die Einführung organischer Reagenzien (s. Abschnitt: „Nachweis in verwickelteren Fällen"), ist die analytische Methodik in den letzten Jahren durch sog. „Gruppenreagenzien" insoweit bereichert worden, als auch mit deren Anwendung, bei Einhaltung bestimmter Ausführungsbedingungen (p_H-Konzentration, „Maskierung" durch Zusatz bestimmter Fremdstoffe u. a. m.), die Selektivität gesteigert und selbst ein spezifischer Nachweis ermöglicht wird. Folgende Reagenzien haben sich besonders bewährt: o-Oxychinolin („Oxin"), Diphenylthiocarbazon („Dithizon") und Thioglykolsäure-β-Aminonaphthalid („Thionalid").

1. o-Oxychinolin. Über „Die analytische Verwendung des o-Oxychinolins („Oxin") und seiner Derivate"[1], kann nur auf die kürzlich erschienene 2. Auflage des Buches von R. Berg (7) hingewiesen werden. Eine umfassende Schilderung eines spezifischen und selektiven Nachweises einer Anzahl von Kationen (Cu·· , Mg·· , Zn·· , Cd·· , Fe··· , Bi····) und Anionen (SiO_3'', PO_4''', VO_4'''', WO_4'', MoO_4'') wird unter genauen Angaben der Ausführungsbedingungen angegeben.

---

[1] Das o-Oxychinolin („Oxin") für analytische Zwecke liefert die Vanillin-Fabrik, Hamburg-Billbroock, Billbroockdeich.

2. Dithizon. Das Diphenylthiocarbazon („Dithizon") ist nach H. Fischer (1, 2, 5) für den Nachweis einer Anzahl von Metallen nebeneinander geeignet.

Als Reagens dient eine Lösung von 1—2 mg Dithizon in 100 ml[1] Tetrachlorkohlenstoff, bei Tüpfelreaktion eine 10%ige Lösung. Das Verfahren beruht auf den Farbumschlägen, die anwesende Schwermetalle durch Aufschütteln aus ihren Lösungen mit dem Reagens bewirken. Die Empfindlichkeiten des Nachweises schwanken je nach dem nachzuweisenden Metall zwischen 0,02—0,1 γ. Folgende Tabelle veranschaulicht die Selektivität des Nachweises:

Tabelle 1. Mehrdeutigkeit einiger Nachweisverfahren mit Dithizon bei verschiedener Reaktionseinstellung.

Nach- zuweisendes Metall	Reaktionseinstellung	Mehrdeutigkeit
Blei	Neutrale Lösung	14
	KCN-Lösung	2 (Sn, Tl)
	KCN-Lösung, vorher oxydiert	3
Kupfer ...	Alkalische Lösung	4 (Ag, Hg, Au, Pt)
	Saure Lösung	5 (Ag, Hg, Au, Pd, Pt)
	Saure Lösung + KCNS	3 (Hg, Au, Pt)
	Saure Lösung + KJ	3 (Au, Pd, Pt)
	Saure Lösung + KCNS + KCN	2 (Hg, Pt)
Silber....	Alkalische Lösung	2 (Hg, Au)
	Saure Lösung + Acetat	4 (Hg, Au, Pt, Pd)
Cadmium ..	Neutrale Lösung	8
	Alkalische Lösung	3 (Hg, Ag, Cu)
	Alkalische Lösung + Hydroxylaminchlorid	1 (Cu)
Quecksilber .	Mineralsaure Lösung	3 (Pd, Au, Cu)
	Ameisensaure Lösung	2 (Pd, Au)
	Mineralsaure Lösung + KCNS + KCN	1 (Cu)

3. Thionalid. Das Thioglykolsäure-β-Aminonaphthalid $C_{10}H_7NHCO \cdot CH_2SH$ (R. Berg und O. Roebling; Vertrieb des Präparates durch die Fa. Schering-Berlin) gestattet durch Einhaltung bestimmter Bedingungen den Nachweis vieler Metalle. Es ist das bisher bekannte empfindlichste Fällungsreagens.

Je nach der Wasserstoff- bzw. Hydroxylionenkonzentration werden 4 Gruppen der mit „Thionalid" fällbaren Metalle unterschieden:

α) In mineralsaurer Lösung; Cu, Ag, Au(III), Hg(II), Sn(II), Sn(IV), As(III), As(V), Sb(III), Sb(V), Bi, Pt, Pd. β) In natronalkalischertartrathaltiger Lösung; Cu, Au, Hg, Cd, Tl(I). γ) In cyanid-tartrathaltiger Lösung Au, Tl, Sn(II), Pb, Bi. δ) In natronalkalischer, tartrat- und cyanidhaltiger Lösung fällt nur Tl(I).

Oxydationsmittel stören die Nachweisreaktionen, da sie das Thionalid unter Bildung eines Oxydationsproduktes zerstören. Die Entfernung des Oxydationsmittels geschieht am besten durch Auf-

---

[1] Volumeneinheit. Statt „ccm" (Kubikcentimeter), ist die Bezeichnung „ml" (Milliliter) neuerdings eingeführt worden und wird in vorliegendem Abschnitt verwendet.

kochen der zu untersuchenden Lösung mit Hydroxylaminsulfat. Auch Eisen(III)-Salze betätigen sich als Oxydationsmittel; dagegen ist verdünnte Salpetersäure (stickoxydfrei) indifferent.

Als Reagenslösung verwendet man bei Fällung in saurer Lösung eine 1%ige Lösung des „Thionalids" in Alkohol oder in Eisessig; in alkalischer Lösung eine 5%ige in Alkohol oder Aceton. Die Lösung ist nur etwa 8 Stunden unverändert haltbar.

a) *Cu, Ag, Au, Hg, Sn, As, Sb, Bi, Pt, Pd.* Man erhitzt die bis etwa 2 n-Mineralsäure enthaltende Lösung zum Sieden und versetzt sie mit 1 bis 2 Tropfen des Reagenzes. Da dieses in mineralsaurer Lösung schwer löslich ist, empfiehlt es sich, gleichzeitig unter gleichen Bedingungen einen Blindversuch vorzunehmen, um eventuelle Täuschungen durch ausfallendes Reagens auszuschließen. Zum Nachweis ganz geringer Metallmengen kühlt man auf Zimmertemperatur ab (Tabelle 2).

β) *Cu, Au, Hg, Cd, Tl.* Die schwach saure Untersuchungslösung versetzt man mit einem möglichst kleinen Überschuß von Na-Tartrat, um die Ausfällung der Hydroxyde zu verhindern (bei Verwendung eines sehr großen Überschusses an Tartrat wird die Empfindlichkeit des Nachweises herabgesetzt), macht mit 2 n-Natronlauge alkalisch, erhitzt zum Sieden und versetzt die Lösung mit 4—5 Tropfen einer 5%igen alkalischen oder acetonischen Reagenslösung und kühlt ab. Auch hier empfiehlt es sich, einen Blindversuch vorzunehmen (Tabelle 3).

Tabelle 2.

Metall	Grenz-konzentration	Noch fällbare Metallmengen in γ/ml	Farbe des Komplexes
Cu	1: 10000000	0,1	gelb
Ag	1: 5000000	0,2	,,
Au	1: 2500000	0,4	gelbbraun
Hg	1: 15000000	0,06	weiß
Sn	1: 12500000	0,08	,,
As	1:100000000	0,01	,,
Sb	1: 40000000	0,02	,,
Bi	1: 10000000	0,1	gelb
Pt	1: 10000000	0,1	,,
Pd	1: 10000000	0,1	,,

Tabelle 3.

Metall	Grenz-konzentration	Noch fällbare Metallmengen in γ/ml	Farbe des Komplexes
Cu	1: 2000000	0,5	gelb
Au	1: 200000	5	weiß
Hg	1: 1000000	1	,,
Cd	1: 2500000	0,4	,,
Tl	1:10000000	0,1	gelb

Tabelle 4.

Metall	Grenz-konzentration	Noch fällbare Metallmengen in γ/ml	Farbe des Komplexes
Au	1: 200000	5	weiß
Tl	1:10000000	0,1	gelb
Sn	1: 250000	4	weiß
Pb	1:10000000	0,1	gelb
Sb	1: 2000000	0,5	weiß
Bi	1: 2500000	0,4	gelb

γ) *Au, Tl, Sn, Pb, Sb, Bi.* Die schwach saure Untersuchungslösung wird nach einem möglichst kleinen Überschuß einer 4 n-Na-Tartratlösung mit 2 n-Natriumcarbonatlösung schwach alkalisch gemacht und mit einem größeren Überschuß von Kaliumcyanid versetzt. Besonders bei Anwesenheit von Cd und Hg ist ein großer Cyanidzusatz notwendig, andernfalls würden diese Metalle zum Teil mitgefällt werden. Man erhitzt zum Sieden, fügt 4—5 Tropfen einer 5%igen Reagenslösung hinzu und kühlt ab. Es empfiehlt sich, gleichzeitig einen Blindversuch vorzunehmen (Tabelle 4).

δ) *Thallium.* Die Untersuchungslösung versetzt man mit einem möglichst kleinen Überschuß von Na-Tartrat, macht mit Natronlauge alkalisch, fügt einen Überschuß von Kaliumcyanid hinzu und erhitzt zum Sieden. Zu der auf etwa 60° abgekühlten Lösung fügt man 4—5 Tropfen einer 5%igen acetonischen Reagenslösung und kühlt auf Zimmertemperatur ab.

Ein intensiv gelb gefärbter Niederschlag zeigt Tl an. Erf.-Gr. 0,1 γ/ml.

II. Physikalisch-chemische Nachweismethoden.

1. Elektrotüpfelmethode. H. Fritz hat ein originelles Verfahren zur Bestimmung der Empfindlichkeit von Farbreaktionen angegeben.

Das zu untersuchende Metall wird als positive Elektrode geschaltet und dadurch anodisch in Lösung gebracht, während als Kathode eine rotierende Walze dient, auf welcher ein mit dem jeweiligen Reagens imprägniertes Papierblatt aufgespannt ist. Den erforderlichen konstanten und genau regulierbaren Elektrolysenstrom liefert eine Elektronenröhre. Die nachzuweisende Metallmenge ist durch Stromstärke und Papierlaufgeschwindigkeit (Umdrehungsgeschwindigkeit der Walze) festlegbar, so daß jederzeit ein quantitatives Arbeiten ohne langwieriges Wägen, Lösen, Messen usw. möglich ist.

Vgl. auch A. Glazunow (1—3), ferner S. J. Djatschowsky und T. J. Issajenko, R. Jirkovsky und E. Arnold.

2. Nachweis durch Fluorescenzerscheinung (s. a. S. 23). Die Prüfung auf charakteristische Färbung im ultravioletten Licht (U.-V.-Licht) hat sich als eine sehr wertvolle Methode zum Nachweis und Identifizierung geringster Mengen von Stoffen erwiesen. Insbesondere bei Verwendung organischer Reagenzien verdient die Luminiscenzanalyse besonders Beachtung. Über den Nachweis von Kationen mit o-Oxychinolin (das selbst nicht fluoresciert), die innere Metallkomplexe liefern, siehe P. W. Danckwordt, E. Beutel, J. Eisenbrand. Anionen (wie z. B. Borat, Nitrit, Hyposulfit und Sulfit) lassen sich nach Umsetzung mit organischen Verbindungen im U.-V.-Licht nachweisen [s. L. Szebellédy (1, 4), A. Eichler, J. Grant, J. Volmar]. Tüpfelreaktionen (Papier, Watte, Wolle u. dgl.), die durch Capillaritätswirkung derselben die Nachweisempfindlichkeit noch erhöhen, wird von M. Haitinger und V. Reich als Capillarluminiscenzanalyse als eine analytische Methode bezeichnet, die noch bessere Erfassungsgrenzen liefert.

3. Spektralanalytischer Nachweis. Über die Bedeutung der spektralanalytischen Nachweismethoden, die immer größere Verbreitung finden und heute schon als selbständige analytische Nachweisverfahren zu bezeichnen sind, siehe W. Gerlach (1, 2). A. Schleicher (1—6) bringt in Originalabhandlungen und zusammenfassenden Referaten übersichtliche Berichte über die Fortschritte der qualitativen Spektralanalyse[1].

III. Systematische Trennungsgänge zur Erkennung von Kationen.

Um den bekannten Übelstand — Verwendung von Schwefelwasserstoff und Schwefelammonium — des sog. „klassischen Trennungsganges" zu umgehen, ist eine große Anzahl von Abänderungen vorgeschlagen worden. Wenn auch die im weiteren angegebenen Verfahren

---

[1] Siehe auch Abschnitt „Optische Messungen".

das Problem nicht restlos zu lösen vermögen, so liegt es — nach Ansicht des Verfassers — daran, daß meistens nur anorganische Reagenzien zur Verwendung gelangen. Eine Zuhilfenahme organischer Gruppen- und Spezialreagenzien dürfte aber zum Ziele führen, um einen idealen Trennungsgang zu ermöglichen.

H. Eichler (2, 3) empfiehlt einen Trennungsgang ohne Verwendung von Schwefelwasserstoff und Sulfiden, indem bekannte Reaktionen Anwendung finden. Der Arbeitsgang ist folgender: Lösen oder Abrauchen mit NHO$_3$:

Tabelle 5.

<table>
<tr>
<td rowspan="5">Niederschlag I:
Sn, Sb</td>
<td colspan="7">Filtrat: + HCl:</td>
</tr>
<tr>
<td rowspan="4">Niederschlag II:
Ag, Hg(I),
Pb</td>
<td colspan="6">Filtrat: in 2 Teilen zu untersuchen:</td>
</tr>
<tr>
<td colspan="2">1. Teil: + H$_2$SO$_4$</td>
<td colspan="4">2. Teil: + NH$_3$ + NH$_4$Cl:</td>
</tr>
<tr>
<td rowspan="2">Niederschlag III 1:
Ba, Sr,
Ca</td>
<td rowspan="2">Filtrat:
K, Na, Li</td>
<td colspan="2">Niederschlag III 2:
Hg(II), Bi, Mn, Fe,
Al, Cr. Lösen in
HCl + NaOH +
Br$_2$ (oder: H$_2$O$_2$):</td>
<td colspan="2">Filtrat ansäuern
+ NaOH:</td>
</tr>
<tr>
<td>Niederschlag III 2 A:
Hg(II),
Bi, Mn,
Fe</td>
<td>Filtrat:
Al (als
AlO$_3'''$),
Cr (als
CrO$_4''$)</td>
<td>Niederschlag IV:
Cu, Cd,
Co, Ni,
(Ba, Sr)</td>
<td>Filtrat
As (als
AsO$_4'''$)
Zn, Ba,
Sr, Ca,
Mg, Li</td>
</tr>
</table>

Beachtenswert ist der Vorschlag von M. B. Stschigol und N. M. Doubinski, der ohne Anwendung von Schwefelwasserstoff und Ammoniumsulfid den Nachweis von Metallen gestattet.

Prinzip der Trennung. Ag$^{\cdot}$, Hg$^{\cdot}$ und Pb$^{\cdot\cdot}$ werden als Chloride gefällt. Das Filtrat wird 2mal mit HNO$_3$ zur Trockne eingedampft und mit HNO$_3$ und etwas NH$_4$NO$_3$ aufgenommen: Sn(IV) und Sb(V). Das Filtrat hiervon behandelt man mit Na$_2$CO$_3$, NH$_4$Cl und NH$_3$ und filtriert heiß: im Filtrat befinden sich Cu$^{\cdot\cdot}$, Cd$^{\cdot\cdot}$, Hg$^{\cdot\cdot}$, Zn$^{\cdot\cdot}$, Ni$^{\cdot\cdot}$ und Co$^{\cdot\cdot}$, in Abwesenheit von PO$_4'''$ auch Mg$^{\cdot\cdot}$; der Niederschlag besteht aus den Carbonaten und Hydroxyden von Bi$^{\cdot\cdot\cdot}$, Fe$^{\cdot\cdot\cdot}$, Mn$^{\cdot\cdot}$, Al$^{\cdot\cdot\cdot}$, Cr$^{\cdot\cdot\cdot}$, Ba$^{\cdot\cdot}$, Sr$^{\cdot\cdot}$, Ca$^{\cdot\cdot}$ und etwas Pb$^{\cdot\cdot}$. Der Nachweis der einzelnen Kationen erfolgt nach bekannten Methoden. [Einzelheiten und übersichtliche tabellarische Zusammenstellung s. Ztschr. f. anal. Ch. **109**, 422 (1937).]

Ohne Anwendung von Ammonsulfid gibt A. Scheinkmann (1, 2) einen Trennungsgang von Al$^{\cdot\cdot\cdot}$, Cr$^{\cdot\cdot\cdot}$, Fe$^{\cdot\cdot\cdot}$, Fe$^{\cdot\cdot}$, Zn$^{\cdot\cdot}$, Mn$^{\cdot\cdot}$, Ni$^{\cdot\cdot}$, Co$^{\cdot\cdot}$, Ba$^{\cdot\cdot}$, Sr$^{\cdot\cdot}$, Ca$^{\cdot\cdot}$ und Mg$^{\cdot\cdot}$ unter Verwendung von Ammoniumphosphat.

Das Filtrat der Schwefelwasserstoffällung engt man auf 30—40 ml ein. Nach Zusatz einer 2 n-Ammoniumphosphatlösung setzt man tropfenweise so viel 2 n-Ammoniak zu, daß die Lösung schwach danach riecht. Dabei fallen die Phosphate von Fe(III), Fe(II), Cr(III), Al, Zn, Ni, Co, Mn, Mg, Ba, Sr und Ca aus. Man filtriert den Niederschlag ab, wäscht aus und verreibt ihn in einer Porzellanschale mit 2—3 ml 2 n-Essigsäure. Mit Ausnahme von Eisen-, Chrom- und Aluminiumphosphat gehen dabei die Phosphate in Lösung, die man aufkocht und vom Niederschlag abfiltriert. Dieser enthält dann die Phosphate von Fe, Cr und Al, während das Filtrat Ni, Co, Zn, Mn, Ba, Sr, Ca und Mg enthält. Die Bestandteile des Niederschlages und Filtrates werden weiter nach den üblichen Nachweis- und Trennungsmethoden unterschieden.

Über die Anwendung des systematischen Trennungsganges für Kationennachweis ohne Anwendung von Schwefelwasserstoff und Ammonsulfid ist ein bemerkenswerter Vorschlag von W. J. Petrascheni gebracht. Das empfehlenswerte Verfahren wird durch eine übersichtliche Tabelle veranschaulicht (Näheres s. Originalabhandlung). Über weitere Trennungsvorgänge siehe L. G. Berditschewski und J. Wasserberg (1, 2) und L. G. Berditschewski und E. Umblia.

Einen Trennungsgang mit Hilfe von organischen Reagenzien zum Nachweis der üblichen Metalle des Ammonsulfidniederschlages beschreibt L. Lehrmann.

IV. Systematische Trennungsgänge zur Erkennung von Anionen.

Die bisher bekannten, der Erkennung den Anionen dienenden Trennungsgänge sind zahlenmäßig gering und entbehren zum Teil absoluter Eindeutigkeit und genügend weitgehender Anwendbarkeit. Diese Tatsachen dürften einerseits in der Kompliziertheit des Problems, andererseits darin ihre Erklärung finden, daß zu geringe Spezifität bei Anwendung anorganischer Reagenzien vorliegt. Bei Gruppenfällungsmitteln leistet zwar der kleine Wert des Löslichkeitsproduktes die Gewähr einer quantitativen Trennung (z. B. „Silbergruppe"), jedoch innerhalb der Gruppe ist der Nachweis oft mit Schwierigkeiten verbunden. Aus den Vorproben lassen sich wohl Schlüsse ziehen, die aber zu Trugschlüssen führen können, da sie an die Sinne des Analytikers (z. B. Geruchssinn, Beobachtungsgabe) große Anforderungen stellen. Die zur Zeit vorliegenden Vorschläge sind (nach Erfahrungen des Verfassers) begrüßungswert und werden im folgenden beschrieben.

Trennungsgang der Silbergruppe (Einteilung nach Bunsen) $[Fe(CN)_6]''''$, $[FeCN_6]'''$, CN', CNS', S_2O_3'', J', Br' *und* Cl'. Folgende Methode gestattet selbst Spuren von Cl' neben den Genannten nachzuweisen (nach unveröffentlichten Untersuchungen des Verfassers), wie Tabelle 6 übersichtlich veranschaulicht. Nach der Fällung von $[Fe(CN_6)](IV)$ und (III) und CN' mit Nickelsulfat und CNS' nach Zusatz von Pyridin, wird das Chlorid im Filtrat nach der Acetonmethode von R. Berg (2) nachgewiesen. Diese beruht darauf, daß J' und Br' in Gegenwart von Aceton durch Oxydationsmittel in das nichtionogene Jod- bzw. Bromaceton übergeführt werden — $C_3H_6O + HBr + HJ + O \rightarrow C_3H_4JBrO + H_2O$ —, während Cl' nicht (bzw. nur ganz langsam, je nach den Versuchsbedingungen) mit Aceton reagiert und somit mit Hilfe der $AgNO_3$-Reaktion nachgewiesen werden kann.

Nach F. Feigl (12, 14) unterscheidet man Silberhalogenide einschließlich Silbercyanid und -rhodanid durch folgendes Verfahren:

a) Löst man die Silberhalogenide in Kaliumnickelcyanid $K_2[Ni(CN)_4]$, so entsteht Nickelcyanid. Hält man dieses durch wenig Ammoniak in Lösung, so vermag es schon in der Kälte sehr rasch mit Dimethylglyoxim zu reagieren. Kaliumnickelcyanid hingegen reagiert mit Dimethylglyoxim nicht oder langsam. Daher ist eine ammoniak- und dimethyl-

Tabelle 6.

Etwa 10 ml des Sodaauszuges mit 2 n-Essigsäure neutralisieren + 4 n-NiSO$_4$-Lösung im großen Überschuß			
Niederschlag enthält die Nickelsalze von [Fe(CN)$_6$]'''', [FeCN$_6$]''' und die Hauptmenge des CN'. Filtrieren! Niederschlag mit 2 n-NaOH behandelt. Nachweis im Filtrat wie üblich	Filtrat enthält alle übrigen neben wenig CN'. Mit Pyridin tropfenweise versetzt. Niederschlag enthält CNS' und Rest des CN'. Filtrieren! Niederschlag in HCl lösen + Fe''': Rhodanreaktion!	Filtrat in 3 Proben (a, b, c) verteilt	
		a) + H$_2$SO$_4$-Lösung mit Chlorwasser, auf J' und Br' prüfen	**b)** S$_2$O$_3$'' in HNO$_3$-Lösung mit AgNO$_3$ nachweisen	**c)** mit den gleichen Volumina konzentrierter HNO$_3$ und Aceton versetzen. Mit KMnO$_4$ Br' und J' in Brom- und Jodaceton überführen, mit H$_2$O$_2$ klären und mit AgNO$_3$ Cl' nachweisen

glyoximhaltige Lösung von Kaliumnickelcyanid einerseits ziemlich beständig, andererseits setzt sie sich mit allen, sogar mit gealterten Silberhalogeniden fast sofort unter Bildung von Nickel-Dimethylglyoxim um.

Reagens: Frisch gefälltes und gewaschenes Nickelcyanid wird mit einer zur völligen Lösung des Niederschlages unzureichenden Menge Kaliumcyanidlösung aufgekocht; die erhaltene haltbare K$_2$[Ni(CN)$_4$]-Lösung wird filtriert. Einige Milliliter davon werden vor dem Versuch mit einigen Tropfen Ammoniak und gesättigter alkoholischer Dimethylglyoximlösung versetzt und ein Stäubchen des unlöslichen Rückstandes auf einer weißen Tüpfelplatte mit 1—2 Tropfen Reagens betupft. Sofort eintretende lebhafte Rötung oder Bildung einer roten Fällung deutet auf Gegenwart aller erwähnten Halogenide bis auf Silberjodid. Dieses reagiert erst nach etwa $^1/_2$ Minute. (Andere Anwendungsmöglichkeiten dieses Prinzips s. Original.)

b) Teilweise Unterscheidung der Silberhalogenide: Von diesen hinterlassen Silbercyanid und Silberrhodanid beim Schmelzen im Glühröhrchen metallisches Silber, das nach Lösen in warmer verdünnter Salpetersäure mit p-Dimethylaminobenzylidenrhodanin nachgewiesen wird.

c) Nachweis des Silberjodids durch Umsetzung mit Palladiumchlorür (s. a. N. A. Orlow) zu Palladojodid:

Wenige Milligramm der Probe werden auf ein Streifchen Filtrierpapier gestrichen, das mit 1 Tropfen Wasser befeuchtet, 1—2 Minuten über ein Bechergläschen mit kochendem Wasser gehalten und mit 1 Tropfen 1%iger Palladochloridlösung angetüpfelt wird. Bei weiterem Dämpfen färbt sich die Oberfläche der Probe braunschwarz.

Der störende Einfluß von Thiosulfat für den Nachweis der obengenannten Vertreter der Silbergruppe wird nach L. J. Curtmann (1, 2) dadurch beseitigt, daß man zu dem schwefelsauren mit Silbernitrat versetzten Sodaauszug kalte KMnO$_4$-Lösung hinzufügt, die nach 5 Minuten Wartezeit S$_2$O$_3$''- und S''-Ion zerstört, während die anderen Silberverbindungen nicht merklich angegriffen werden. Nach Zerstörung des abgeschiedenen Braunsteins durch Natriumnitrit und 10 Minuten langem Kochen mit konzentrierter Salpetersäure zeigt der verbleibende Niederschlag die Anwesenheit eines oder mehrerer der angegebenen Anionen an.

F. J. Welcher und H. T. Briscoe (1, 2) haben folgenden beachtenswerten Trennungsgang ausgearbeitet.

Gruppe 1. Man versetzt den größten Teil der neutralen, die Anionen als Alkalisalze enthaltenden wäßrigen Lösung mit der doppelten Menge Aceton, einigen Tropfen Ammoniak und einer Lösung, die im Liter 25 g $Ba(NO_3)_2$ und 50 g $Ca(NO_3)_2$ enthält, bis zur völligen Ausfällung. Den Niederschlag (1) (enthaltend die Ba- bzw. Ca-Verbindungen des Borats, Ferrocyanids, Thiosulfats, Arsenits, Arsenats, Carbonats, Sulfits, Chromats, Phosphats, Tartrats, Fluorids, Oxalats und Sulfats) filtriert man ab und wäscht ihn 3mal mit je 5 ml Wasser. Nur das erste Waschwasser läßt man zum Filtrat (1) laufen. Dann kocht man ihn mit Wasser aus und filtriert wieder (Rückstand 2). In Anteilen der wäßrigen Lösung (2) prüft man mit HCl und $FeCl_3$ auf Ferrocyan, mit HCl und H_2S in der Kälte auf arsenige Säure und in der Wärme auf Arsensäure, auf Thiosulfat durch Fällen mit $Cd(NO_3)_2$, Abfiltrieren und Versetzen des Filtrats mit $AgNO_3 + HNO_3$; ein weißer, gelb, orange, dann schwarz werdender Niederschlag zeigt Thiosulfat an. Der in Wasser unlösliche Rückstand (2) — enthaltend die Salze des Chromats, Carbonats, Phosphats, Arsenats, Oxalats, Sulfits, Sulfats, Fluorids und einen Rest des Arsenits — wird mit Essigsäure übergossen und erhitzt. Die entweichenden Gase Kohlendioxyd und Schwefeldioxyd fängt man in Barytwasser auf. Um ersteres nachzuweisen, versetzt man nach Ansäuern mit Salpetersäure mit Kaliumpermanganatlösung, bis diese nicht mehr entfärbt wird und fängt das nun allein entweichende Kohlendioxyd wieder in Barytwasser auf.

Der beim Behandeln mit überschüssiger Essigsäure verbleibende Rückstand (3) wird abfiltriert, ausgewaschen und mit konzentrierter Sodalösung gekocht. Die von dem hierbei entstehenden $BaCO_3$- und $CaCO_3$-Niederschlag abfiltrierte Lösung wird mit Essigsäure schwach angesäuert und zur Vertreibung von CO_2 gekocht, nach dem Abkühlen ammoniakalisch gemacht und mit $Ca(NO_3)_2$ versetzt. Der Niederschlag (4) kann CaC_2O_4, CaF_2 und gegebenenfalls Calciumtartrat enthalten. Im Filtrat (4) sind Sulfat- und Chromation. Den Niederschlag (4) kocht man zur Entfernung der Weinsäure mit 3 n-Essigsäure, löst den ausgewaschenen Rückstand in 3 n-Salpetersäure und erwärmt mit einigen Tropfen $KMnO_4$-Lösung. Entfärbung beweist Oxalsäure. In Anteilen des Filtrates (4) weist man Sulfat mit $BaCl_2$ und Chromat mit H_2O_2 und Äther nach. Das vom Rückstand (3) getrennte Filtrat (3) prüft man, wenn nötig, in einem Teil nochmals in der Kälte und dann in der Wärme mit H_2S auf Arsenit- und Arsenation. In einem anderen Teil wird — falls Ferrocyanion vorhanden ist — nach Ausfällung desselben mit Calciumnitrat in ammoniakalischer Lösung mit Ammonmolybdat auf Phosphation geprüft. Auf Fluor- und Tartration, die auch zu der ersten durch $Ba(NO_3)_2$ und $Ca(NO_3)_2$ fällbaren Gruppe gehören, prüft man in besonderen Anteilen, auf ersteres mit Äthylalkohol und Lithiumchlorid auf letzteres mit Kaliumacetat in essigsaurer Lösung.

Gruppe 2. Das Filtrat (1) von dem Barium- bzw. Calciumniederschlag macht man mit Salpetersäure schwach sauer und fügt Zinknitratlösung zu. Es fällt Zinkferricyanid aus. Den abfiltrierten Niederschlag löst man in Natronlauge, versetzt mit $FeSO_4$ und HCl (Turnbullsblau). Das vom Zinkferricyanid getrennte Filtrat macht man ammoniakalisch und versetzt mit $Zn(NO_3)_2$; ein weißer Niederschlag von ZnS beweist Sulfidion, aus dem man H_2S freimachen kann. Das Filtrat von ZnS wird mit $AgNO_3$ versetzt und schwach salpetersauer gemacht. Der ausgewaschene Niederschlag der Silbersalze wird mit Mercuriacetat versetzt, mit Essigsäure schwach angesäuert und gekocht. Nach Zusatz von 5 g Natriumacetat wird mit Wasser verdünnt und filtriert. Das Filtrat enthält das Cyan. Es wird mit H_2S von Silber und Quecksilber befreit; dann weist man das Cyan durch Überführung in Rhodan nach.

Der Rest der Silbersalze von Cl′, Br′, J′, CNS′ wird mit alkalischer Natriumformiatlösung gekocht; hierbei werden AgCl und AgCNS reduziert, NaCl und NaCNS gehen ins Filtrat, darin wird letzteres mit HCl und $FeCl_3$ nachgewiesen. Zum Nachweis des Cl′-Ions wird ein anderer Teil mit konzentrierter Schwefelsäure versetzt, wodurch Formiat und Thiosulfat zerstört werden, dann wird mit Wasser verdünnt und kurz gekocht, um CO_2 und H_2S auszutreiben. Darauf destilliert man mit $KMnO_4$ und fängt das Chlor in einer Lösung von Anilinacetat auf. Schwarzfärbung bzw. schwarzer Niederschlag beweist Cl′. Der Rückstand wird mit Natriumformiat in Salpetersäurelösung erwärmt. Silber und Silbersulfid lösen sich; AgBr und AgJ bleiben ungelöst. Man filtriert, reduziert mit Zink in schwefelsaurer Lösung und weist Jod und Brom wie üblich nach (Chlorwassernachweis).

Gruppe 3. Nitrat, Sulfit, Chlorat und Acetat. Nitrat wird in einem Teil mit der bekannten $FeSO_4$-Reaktion nachgewiesen. Sulfit wird in der ursprünglichen Lösung mit $Sr(NO_3)_2$ ausgefällt. Der Niederschlag wird mit H_2SO_4 zersetzt, das entweichende Schwefeldioxyd in $KMnO_4$-Lösung geleitet. Zur Prüfung auf Chlorat- und Acetation wird das Filtrat von der $SrSO_3$-Fällung mit Na_2CO_3 alkalisch gemacht, mit $Pb(NO_3)_2$ und dann mit $AgNO_3$ im Überschuß versetzt und das Filtrat in zwei Teile geteilt. Der eine wird mit $NaNO_2$ und HNO_3 versetzt, das Chlorat wird zu Chlorid reduziert, wobei ein AgCl-Niederschlag entsteht. Aus dem zweiten Teil fällt man das Silber mit NaCl aus, setzt eine verdünnte $CuCl_2$-Lösung zu und kocht. Es entsteht ein blaßgrüner Niederschlag von basischem Kupferacetat.

Einen Analysengang zur Prüfung auf Anionen beschreibt R. Montequi (1, 2), indem er diese nach folgender Anordnung in 8 Gruppen einteilt:

1. Anionen, die durch eine besondere Vorprüfung erkennbar sind: Kohlensäure (Gasentwicklung beim Versetzen mit Schwefelsäure), Borsäure (grüne Flammenfärbung nach Befeuchten der Probe mit Schwefelsäure und Methylalkohol), Essigsäure (mit Kaliumbisulfat). 2. Die in essigsaurer Lösung mit konzentrierter Kaliumchlorid- oder Kaliumacetatlösung einen Niederschlag ergeben: $C_4H_4O_6''$, SiF_6'', ClO_4'. 3. In essigsaurer Lösung durch Zinkacetat ausgefällt werden: $[Fe(CN)_6]''''$, $[Fe(CN)_6]'''$, P_2O_7''''. 4. In essigsaurer Lösung durch Calciumacetat: PO_3', C_2O_4'', F′, P_2O_7''''. 5. In neutraler Lösung durch Calcium- oder Zinkacetat gefällt werden: MoO_4'', WO_4'', VO_3' (Oxychinolinuntergruppe), AsO_3''', AsO_4'''', PO_4'''', SiO_3''. 6. In essigsaurer Lösung durch Bariumacetat: S_2O_3'', SO_3'', SO_4'', CrO_4'', JO_3'. 7. Mit Silbernitrat einen in 2 n-Salpetersäure unlöslichen Niederschlag geben: CN′, J′, SCN′, Br′, Cl′. 8. Die keiner der vorhergehenden Gruppen angehören: BrO_3', ClO_3', NO_2', NO_3'. (Über den Nachweis innerhalb der einzelnen Gruppen, der auf bekannten Methoden beruht, s. Originalabhandlung.)

Auf ähnlichem Prinzip baut A. Birulja einen systematischen Gang zum Nachweis der Anionen auf, der gegenüber dem obengenannten keinen Vorteil nach Ansicht des Verfassers bietet. A. Sconzo (1, 2) fällt nacheinander mit folgenden Reagenzien: 1. $Cd(NO_3)_2$, 2. $Ba(NO_3)_2$, 3. $AgNO_3$, 4. $Ca(NO_3)_2$, und zwar mit 1 und 2 in essigsaurer, Natriumacetat enthaltender, mit 3 in salpetersaurer, mit 4 a) in essigsaurer, b) in ammoniakalischer Lösung. Nach Fällung mit 2 entfernt man den Ba··-Überschuß mit Na_2SO_4, nach Fällung mit 3 den Ag·-Überschuß mit NaCl. Auf CN′, S″ und CNS′ wird zunächst in besonderen Anteilen geprüft.

Durch Reagens 1 werden gefällt: S″, $Fe(CN)_6'''$, $Fe(CN)_6''''$, gegebenenfalls C_2O_4'' und AsO_3'''. Durch 2 werden abgeschieden: SO_4'', CrO_4'', C_2O_4'' (in konzentrierten Lösungen SiF_6'' und JO_3'). 3 Fällt: Cl′, Br′, J′, CN′, JO_3', CNS′ und S_2O_3''. Die Fällung mit Reagens 4a kann enthalten: F′, SiF_6'', C_2O_4''. Die Fällung 4b PO_4''', SiO_3'', AsO_4'''. Hinsichtlich des Nachweises der durch die genannten Reagenzien nicht gefällten bzw. der Trennung der in den einzelnen Gruppen vorhandenen Anionen wird auf die Originalveröffentlichung verwiesen.

Auf der verschiedenen Flüchtigkeit der Anionen und zwar: a) deren Säuren, Säureanhydride oder Zersetzungsprodukte in essigsaurer Lösung bei gewöhnlicher Temperatur flüchtig und b) die unter gleichen Bedingungen nicht flüchtig sind, hat Z. Karaoglanov (1—4) einen Gang zur Erkennung und Trennung von Anionen vorgeschlagen, in dem das System in 8 Gruppen (s. Originalabhandlungen) eingeordnet wird.

Den Nachweis nach der Tüpfelmethode von HCl, HBr, HJ, H_2S, H_2SO_3, $H_2S_2O_3$, H_2SO_4, HCN, $HCNS$, $H_4[Fe(CN)_6]$, $H_3[Fe(CN)_6]$, HNO_2, HNO_3, H_3AsO_3, H_3AsO_4, HJO_3, H_2CrO_4, $HClO$, H_3BO_3, der besonders zur Erkennung geringer Mengen dient, siehe N. A. Tananaeff (3).

V. Nachweis von Kationen in speziellen Fällen.

Im weiteren werden Reaktionen beschrieben, wie Metalle (Einteilung und Reihenfolge nach dem Bunsenschen, sog. klassischen Trennungsgang") durch „spezifische" und „selektive" Reagenzien nachgewiesen werden können, wobei jedoch zu berücksichtigen ist, daß der Nachweis nur unter genauer Einhaltung bestimmter und vorgeschriebener Ausführungsbedingungen eindeutig ist.

1. Bleiion. Nach G. Gutzeit ergibt Tetramethyl-p-diamino-p-diphenylmethan in essigsaurer Lösung mit PbO_2 intensive Blaufärbung (Grenz-Konz. 1:100000) (gleiche Reaktion mit sämtlichen Peroxyden). Charakteristische Nadeln von Bleipikrat in Form von säulenartigen Stäbchen werden durch Zusammenbringen eines Tropfens einer Bleilösung mit Pikrinsäure erzielt nach A. F. Orlenko und N. G. Fessenko (2). Erf.-Gr. 4,9 γ; Grenz-Konz. 1:200. Das Reagens ist nur für mikroanalytische Zwecke spezifisch und genügend empfindlich. — Mittels der Tüpfelreaktion mit Hilfe der Carminsäure lassen sich nach F. Pawelka (1) noch 2—5 γ Blei neben der 10—15fachen Menge an Begleitmetallen wie Silber, Kupfer, Wismut und Cadmium nachweisen. Erf.-Gr. 1 γ.

2. Silberion. Einen neuen Nachweis des Silbers durch katalytische Reduktion von Mn(III)- und Ce(IV)-Salzen in Form einer Tüpfelprobe geben C. Paal und L. Friederici. Die Reaktion beruht auf der Fähigkeit von Silbersalzen, beständige Mn(III)- und Mn(IV)-Salze in 2,5 n-salzsaurer Lösung unter rascher Chlorentwicklung zu reduzieren und zu entfärben. Die Durchführung des Silbernachweises erfolgt zweckmäßig in Form einer Tüpfelprobe. Erf.-Gr. 0,4 γ, Grenz-Konz. 1:120000.

Die Oxydation des Manganoions in salpetersaurer Lösung durch Alkalipersulfate in Gegenwart von Ag˙ als Katalysator zu Permanganation verwertet G. Denigès zu einem empfindlichen Nachweis des Silbers, der auch in Gegenwart von Kupfer, Eisen, Nickel und Vanadium sowie Kobalt und Quecksilber anwendbar ist, falls diese letzteren nicht eine 150—200fache Konzentration derselben betragen.

Zu 10 ml der zu untersuchenden Lösung gibt man 20 Tropfen konzentrierte Schwefelsäure und 2 Tropfen einer Lösung von kristallisiertem Mangansulfat (4 g/l) und 0,1 gK- oder Na-Persulfat. Man schüttelt bis zur Auflösung des letzteren und bringt die homogene Lösung in ein kochendes Wasserbad. In 1—2 Minuten färbt sich bei Anwesenheit von Silber die Lösung rosa. Erf.-Gr. 2 γ/l. (Eine silberfreie Lösung ergibt bei gleicher Vorbereitung nach 2 Minuten Erhitzen ebenfalls eine ganz schwache Rosafärbung. Erhitzt man weiter, so wird sie deutlicher rötlich, aber gleichzeitig trübe von ausgeschiedenem Braunstein, was in Gegenwart von Silber nicht eintritt.) Erst die 50fache Menge Hg˙˙ und die 200fache Menge Co˙˙ rufen die gleiche Wirkung hervor. Man kann von ersterem deshalb im geringsten Fall noch 1 mg/l, von letzterem noch 4 mg/l nachweisen.

Zwecks Feststellung, ob eine Metalloberfläche Silber enthält, bringt man einen Tropfen konzentrierter Salpetersäure auf dieselbe, spült die Lösung nach 8—10 Sekunden in ein Reagensglas, verdünnt sie auf 10 ml und fügt Manganosalzlösung und Schwefelsäure hinzu, erhitzt zum Sieden und wirft, nachdem man die Flamme entfernt hat, 0,1 g Kaliumpersulfat hinein. In Gegenwart von Silber entsteht in $^1/_2$ Minute eine Rotfärbung. Nach I. M. Kolthoff (7) lassen sich auf diese Weise noch 0,05 γ Ag in 1 ml der Lösung nachweisen. (Die Reaktion ist bei Abwesenheit von Halogeniden spezifisch.)

3. Quecksilberion. In Gegenwart von Jodidion liefern Hg··-Salze schwerlösliche und auch intensiv gefärbte Anlagerungsverbindungen, die für den Nachweis brauchbar sind. Naphthylamin [J. M. Korenman (2, 3)] ist bei Abwesenheit von Bleiionen ein spezifisches Fällungsreagens. Grenz-Konz. 0,08 γ/ml. Antipyrin und Brucin unter genannten Bedingungen sind nur als selektive Reagenzien zu bezeichnen.

Der von H. Fischer (3, 4) empfohlene Nachweis mit „Dithizon" (s. a. S. 4) ist weniger spezifisch und empfindlich als der mit Hilfe von Aluminiummetall eindeutige Nachweis von E. Schmidt und E. Tornow (1, 2), der — bei Abwesenheit von Arsen(III) — noch 0,006 γ/ml (Grenz-Konz. 1:5000000) nachzuweisen gestattet.

4. Wismution. Der Nachweis des Wismuts als Kalium-Chromirhodanid ist nach C. Mahr als Tüpfelreaktion ausgeführt, für Wismut spezifisch. (Silber, Quecksilber und Bleiionen stören nur, falls sie in größerer Konzentration vorliegen.) Erf.-Gr. 0,4 γ, Grenz-Konz. 1:31250.

Als Reagens dient eine 3%ige alkoholische Lösung von $K_3[Cr(CNS)_6]$. 1 Tropfen der Untersuchungslösung auf Filterpapier gebracht, ergibt nach dem Trocknen mit 1 Tropfen des Reagenzes angetüpfelt und mit 1 Tropfen Schwefelsäure befeuchtet, einen ziegelroten Fleck bzw. Ring, der auch bei Anwesenheit der oben genannten Metalle deutlich sichtbar ist.

Alkalirhodanid liefert nach E. Tommilla im großen Überschuß zugesetzt (Quecksilber und andere Metalle werden dadurch zu farblosen Komplexen gebunden), in Wismutsalzlösung eine Gelbfärbung, die noch 2 mg/l Wismut nach der Tüpfelmethode erkennen läßt. Erf.-Gr. 1 γ, Grenz-Konz. 1:50000.

Bei Abwesenheit von Oxydationsmitteln bildet Wismut-Jodwasserstoffsäure ($HBiJ_4$) eine feuerrote schwerlösliche Anlagerungsverbindung mit o-Oxychinolin. Erf.-Gr. 0,3 γ, Grenz-Konz. 1:1000000 (R. Berg und O. Wurm).

Quecksilber, Silber, Blei und Thallium geben gelbgefärbte schwerlösliche Niederschläge. Kupfer, Eisen und Oxydationsmittel stören und müssen vorher reduziert werden. Die Anwesenheit von Chlorionen vermindert die Nachweisempfindlichkeit um den 3—4fachen Betrag. Bei Abwesenheit oxydierender Stoffe ist der Nachweis für Wismut neben allen übrigen Metallen eindeutig.

5. Kupferion. Ein spezifisches Nachweisreagens für Kupfer, das neben allen anderen Metallen mit Kupfer eine kristalline, grünlichgelb gefärbte in Essigsäure schwerlösliche Verbindung liefert, ist nach F. Ephraim das Salicylaldoxim. Grenz-Konz. 1:1000000.

T. Pavolini (1, 2) empfiehlt das 2,3-Diaminophenazinchlorhydrat zum Nachweis folgender Schwermetalle. Eine alkoholische Lösung des Reagenzes gibt mit neutralen wäßrigen Lösungen von Cu·· und Hg··

rote, mit $Bi^{...}$, $Pb^{..}$ und $Cd^{..}$ gelbe oder orange Niederschläge. Eisen(III) und größere Mengen von Ammonsalzen sind vorher zu entfernen.

J. V. Dubsky und V. Bencko verwenden die von R. Uhlenhuth beobachtete empfindliche Reaktion von 1,2-Diaminoanthrachinon-3-sulfosäure mit Kupfersalzen. Das Reagens wird durch Lösen von 0,5 g der Sulfosäure in 500 ml Wasser unter Zusatz von 40 ml konzentrierter Natronlauge von 40° Bé hergestellt. $2\,\gamma\ Cu^{..}$ in 1 ml zeigen eine noch gut sichtbare Blaufärbung; Grenz-Konz. 1:5000000. G. Malatesta und E. di Nola (1, 2) erhöhen die Reaktionsempfindlichkeit durch Ammoniakzusatz und schlagen für das Reagens folgende Zusammensetzung vor: 0,5 g der Sulfosäure, 100 ml konzentriertes Ammoniak, 340 ml Wasser, 40 ml NaOH-Lösung von 40° Bé. Wie Kupfer so rufen auch Kobalt und Nickel Blaufärbung hervor. Zur Unterscheidung fügt man Ammoniumchlorid zu; die Kupferfärbung schlägt dann in Rot um, während Kobalt- und Nickelfärbung unverändert bleiben.

In Abwesenheit oxydierender Stoffe bildet Kupferoxychinolat [vgl. R. Berg (3)] mit Cyanid einen intensiv rot gefärbten Komplex, der nach A. S. Komarowsky und N. S. Poluektow zu einer spezifischen und empfindlichen Tüpfelnachweismethode des Kupfers ausgewertet wird. Erf.-Gr. 0,5 γ/ml, Grenz-Konz. 1:80000.

Auf Filtrierpapier wird 1 Tropfen einer gesättigten Oxychinolinlösung in etwa 80%iger Essigsäure aufgetragen. Die Mitte des Tüpfelfleckes wird nachdem mit einer Capillare, die mit der Probelösung gefüllt ist berührt, worauf man die Flüssigkeit in das Papier einsaugen läßt. Dabei fällt das Kupfer unmittelbar an der Berührungsstelle zwischen der Spitze der Capillare und dem Papier aus. Jetzt wird die Mitte des Fleckes noch mit 1 Tropfen der Reagens- und nachher mit 25%iger Cyankaliumlösung benetzt. In Anwesenheit von Kupfer färbt sich die Mitte des Fleckes mehr oder weniger intensiv himbeerrot. Uran- und Ferrisalze stören, da sie mit o-Oxychinolin selbst stark gefärbte Verbindungen geben.   .

Die katalytische Wirkung des Kupfers bei der Einwirkung von Natriumhypobromit auf Manganosalze benutzt Denigès zum empfindlichen Nachweis des Kupfers in Wasser. Grenz-Konz. 1:10000000.

10 ml der zu untersuchenden Lösung werden mit 5 Tropfen der Mangansulfatlösung und 5 Tropfen Natriumhypobromitlösung (1 ml Brom in einem Gemisch von 10 ml 10 n-Natronlauge und 20 ml Wasser) versetzt. Man erhitzt zum Sieden (2 Minuten), läßt erkalten und zentrifugiert, um die durch ausgefälltes Manganperoxydhydrat entstandene Trübung zu beseitigen, und prüft die klare Lösung auf ihre Färbung.

Die ähnliche beschleunigende Wirkung geringer Kupfermengen auf die Reaktion zwischen Thiosulfat und Ferriion dient nach Fr. L. Hahn und G. Leimbach zum Nachweis von Kupfer. Erf.-Gr. 0,2 γ (Näheres s. Original).

Eine alkoholische Lösung von p-Aminophenol-Hydrochlorid gibt mit Kupfersalzen nach S. Augusti (2) eine charakteristische violette Färbung, die als Tüpfelreaktion verwertet werden kann. Erf.-Gr. 0,3 γ.

Der Nachweis wird weder gehemmt noch gehindert durch $Ag^{.}$, $Pb^{..}$, $Hg^{..}$, $Bi^{...}$, $Cd^{..}$, $Sn^{..}$, $Al^{...}$, $Cr^{...}$, $Fe^{..}$, $Mn^{..}$, $Ni^{..}$, $Co^{..}$, $Zn^{..}$, $Ca^{...}$, $Sr^{..}$, $Ba^{..}$, $Mg^{..}$, $NH_4^{.}$, $K^{.}$, $Na^{.}$, $Li^{.}$. Eisen(III) stört den Nachweis.

1 Probetropfen wird auf der Tüpfelplatte mit 1—2 Tropfen einer 2%igen Lösung von p-Aminophenolhydrochlorid in 96%igem Alkohol und 1 Tropfen 2 n-Essigsäure versetzt. $Cu^{..}$: Violettblaue bis violette Trübung oder Fällung (mit abnehmender Cu-Menge wird der Ton immer rötlicher).

6. Cadmiumion. α- bzw. β-Naphthochinolin geben in schwefel- oder salpetersaurer Lösung in Gegenwart von J′-Ion mit Cadmium eine weiße, kristalline schwerlösliche Verbindung von der Zusammensetzung $(C_{13}H_9N)_2 \cdot H_2[CdJ_4]$, die zur Erkennung des Cadmiums neben fast allen anderen Metallen dient. R. Berg und O. Wurm weisen damit noch 0,1 % Cadmium im Zinkmetall nach. Grenz-Konz. 1:600000. Ag·, Hg··, Pb·· und Bi··· stören den Nachweis, indem sie selbst schwerlösliche Anlagerungsverbindungen liefern. Eisen(III)-Salze und Oxydationsmittel müssen durch Reduktion unschädlich gemacht werden.

Statt der bekannten Sulfidfällung beim Nachweis des Cadmiums neben Kupfer in dem Cyankaliumkomplex benutzen P. Krumholz und O. Kruh Natriumselenid, das ein gelbgefärbtes Cadmiumselenid liefert.

2 ml der ammoniakalischen ammoniumsalzhaltigen Lösung werden zum Sieden erhitzt, die blaue Farbe der Lösung wird durch Zutropfen von 25 %iger KCN-Lösung eben beseitigt. Nach Zusatz weiterer 1—2 Tropfen Cyanidlösung kocht man auf, versetzt mit 5 Tropfen Reagens und äthert aus. Erf.-Gr. 4 γ, Grenz-Konz. 1:500000 (beides neben 12000facher Kupfermenge). Anwesenheit von Ni··, Co·· und Zn·· stört nur dann, wenn deren Menge das 1000fache des Cd-Gehaltes übersteigt.

p-Nitrodiazoaminoazobenzol („Cadion") dient zum Spurennachweis für Cadmium neben allen Metallen — mit Ausnahme von Silber und Quecksilber — nach F. P. Dwyer (1, 2). Erf.-Gr. 0,006 γ. Die rot bis orange gefärbte Adsorptionsverbindung entsteht in ätzalkalischer Lösung und ist geeignet, in Gegenwart aller übrigen Begleitmetalle und der 20000fachen Menge Zink, Cadmium nachzuweisen. (Über den Nachweis des Magnesiums mit Hilfe dieses Reagenzes in KCN-Lösung s. Originalarbeit.)

7. Ionen des Arsens. o-Oxychinolin („Oxin") bildet, als Tüpfelreaktion ausgeführt, mit Arsen(III) nach G. Gutzeit (1) einen gelben, in Alkohol löslichen Fleck, der nach Zugabe von Eisen(III)-Chlorid sich blaugrün färbt. Erf.-Gr. 0,5 γ. Statt Oxychinolin schlägt W. Reppmann das Kairin-A (salzsaures n-Äthyl-o-Oxytetrahydrochinolin) als Tüpfelreaktion vor. Erf.-Gr. 0,0006 γ. Der Nachweis ist bei Abwesenheit von Pb··, Hg··, und Cu·· spezifisch. Mit dem Nachweis geringer Arsenmengen mit Schimmelpilzkulturen, die nach H. R. Smith nicht als Penicillium Brevicaule, sondern als Scopulariopsis Brevicaulis bezeichnet werden — zuerst von B. Gosio entdeckt —, hat sich seither noch insbesondere C. Higginbottom beschäftigt, der die nach dem Geruchssinn erkennbaren Gase als Trimethylarsin in der Hauptmenge bezeichnet.

Durch eine Modifikation des Gutzeitschen Verfahrens zum Nachweis geringer Arsenmengen wird durch gewisse Änderungen der Versuchsanordnung (Anwendung einer wäßrigen 6 %igen Silbernitratlösung) die Empfindlichkeit bis zu 0,001 γ Arsen nach dem abgeänderten Verfahren von G. Lockemann und B. Fr. v. Bülow gesteigert.

Eine beachtenswerte Modifikation der Bettendorfschen Arsenreaktion — die durch Induktion hervorgerufen — in Anwesenheit geringer Quecksilbermengen, die die Empfindlichkeit des Nachweises der Gutzeitschen und Marshschen Methode übertrifft, empfehlen W. B. King und F. E. Brown. Erf.-Gr. 0,0005 γ.

Um Arsen neben größeren Mengen Antimon nachzuweisen, benutzen N. A. Tananaeff und W. D. Ponomarjeff die Reduktionswirkung von metallischem Zinn (Zinnfolie) und läßt den entweichenden Arsenwasserstoff auf ein mit gesättigter Sublimatlösung getränktes Papier einwirken. Ein Teil Arsen ist neben der 10000fachen Menge an Antimon nachweisbar.

Zu 0,5 ml der zu untersuchenden Lösung im Kölbchen fügt man etwa 0,5 ml verdünnter Salzsäure (1:1) zu, von der man sich etwa 2 ml herstellt, und gibt einige Stückchen zusammengepreßter Zinnfolie in die Lösung. Dann verschließt man das Kölbchen mit einem Korkstopfen, durch welchen ein Glasrohr geht, und stellt es zum Erwärmen auf ein Drahtnetz. Man erwärmt mit kleiner Flamme (jedoch nicht bis zum Sieden) und gibt noch vorher in das Glasrohr in Abständen von 0,3—0,5 cm Scheibchen von Filtrierpapier, die man mit konzentrierter Sublimatlösung befeuchtet hat. Nach kurzer Zeit beginnt die Zinnfolie sich in der salzsauren Lösung aufzulösen. Wenn Arsen zugegen ist, färbt sich das Filtrierpapier an den befeuchteten Stellen gelb. Je nach dem Arsengehalt ist die Färbung des Sublimatpapiers verschieden und wechselt von Gelb bis zu Schwarzbraun.

8. Ionen des Antimons. Nach R. Duckert gibt eine gesättigte alkoholische Lösung von 9-Methyl-2,3,7-Trioxy-6-Fluoron [Darstellung s. Ber. Dtsch. Chem. Ges. **37**, 1177, 2731 (1904)] mit 3- und 5wertigen Antimonsalzen in saurer Lösung — HCl oder HNO_3 — einen intensiv rot gefärbten Niederschlag von großer Fällungsempfindlichkeit. Erf.-Gr. 0,058 mg. Der Nachweis ist bei Abwesenheit von Eisen(III)-Salzen, die eine schwarzviolette Färbung geben, für Antimon spezifisch.

Über mehr oder weniger spezifische Reagenzien siehe: Pyrogallol F. Feigl (2); Urotropin (Hexamethylentetramin) J. M. Korenman (4); Brucin J. M. Korenman (1); Thioglykolsäure-β-Aminonaphthalid („Thionalid") R. Berg (6) und o-Oxychinolin („Oxin") J. M. Korenman (3, 4).

9. Ionen des Zinns. Eine sehr empfindliche und *charakteristische* Reaktion für 2wertiges Zinn liefert die Leuchtprobe (E. Schröer). Noch Bruchteile an 1γ Zinn sind nachweisbar. Arsen in einer mehr als äquivalenten Menge stört, da es am Glas Ausscheidungen von dunklem Arsenzinn liefert (O. Schmatolla).

Zu der mit 20%iger Salzsäure übergossenen Substanzprobe fügt man einige Körner granuliertes Zink zu, taucht ein mit kaltem Wasser gefülltes Reagensglas in diese Lösung und hält es in die Bunsenflamme. An den benetzten Stellen des Glases beobachtet man eine blaue Fluorescenz.

Ein sehr empfindlicher, jedoch nur selektiver Nachweis von Sn(IV) (Cu˙˙, Bi˙˙˙, Fe˙˙˙ und Mn˙˙ stören) wird von H. W. Mills und R. E. D. Clark (1—3) mit 4-Cl-1,2-Dimercatobenzol — $C_6H_3Cl(SH)_2$ — als Fällungsreagens angegeben. Erf.-Gr. 0,05 γ, Grenz-Konz. 1:10000000.

Nachweis als Tüpfelreaktion mit Cacothelin in saurer Zinn(II)-Lösungen ausgeführt siehe G. Gutzeit (2, 3). Erf.-Gr. 0,2 γ, Grenz-Konz. 1:250000.

10. Kobaltion. Die Vogelsche Reaktion wird bekanntlich durch Anwesenheit geringer Fe(III)-Mengen durch Bildung des rotgefärbten Rhodanids gestört bzw. vollständig verdeckt. Durch Zusatz von festem Na_2HPO_4 oder Ammoniumfluorid [I. M. Kolthoff (3)] wird Fe˙˙˙ komplex gebunden und die Färbung des blauen Kobalt-Rhodanidkomplexes dadurch leicht erkennbar gemacht. Durch Verwendung von Aceton an Stelle des Amyl-Alkohol-Äthergemisches wird nach H. Ditz und R. Hellebrand der Nachweis bedeutend empfindlicher gestaltet.

Außer den bereits bekannten Verbindungen zum Nachweis folgender Mengen Co$\cdot\cdot$ in 1 ml Lösung wie: 1,2-Diaminoanthrachinon-3-sulfosäure (0,2 γ), die Nitrosoverbindung der 1-Naphthol-5-sulfosäure (0,3) γ, die Nitrosoverbindung der 1,8-Dioxynaphthalin-3,6-disulfosäure (0,001 mg), α-Naphthochinon-β-oxim (0,6 γ) und Dinitrosoresorcin (3 γ) empfiehlt E. Eegriwe (2) das Eriochromblauschwarz (B) und das Eriochromrot (G). 0,05 γ Co$\cdot\cdot$ lassen sich neben der 10000fachen Nickelmenge in 5 ml Endlösung durch Violettbraun- bzw. Orangegelbfärbung nachweisen.

Zur Identifizierung des Kobalts neben Nickel und Eisen(III) verwenden J. F. Dorington und A. W. Ward (1, 2) Kaliumcyanat, das mit Kobalt eine lösliche, blaue Verbindung von der Formel $K_2[Co(CNO)_4]$ eingeht. 1 Teil Co$\cdot\cdot$ ist neben 1600 Teilen Fe$\cdot\cdot\cdot$ und 50000 Teilen Ni$\cdot\cdot$ nachweisbar.

Thioglykolsäure-Anilid gestattet nach Th. Bersin noch 0,5 γ Kobalt in 5 ml Volumen in Gegenwart von 0,1 g Ni$\cdot\cdot$ und je 10 mg Al$\cdot\cdot\cdot$, Zn$\cdot\cdot\cdot$, Cr$\cdot\cdot\cdot$, Fe$\cdot\cdot$, Mn$\cdot\cdot$ sicher nachzuweisen.

Die von den Elementen der H_2S-Gruppe befreite saure Lösung wird mit NH_4Cl versetzt und mit 30%igem Ammoniak alkalisch gemacht. Ohne Rücksicht auf ausfallende Hydroxyde wird $^1/_2$ Minute zur Oxydation von Co$\cdot\cdot$ zu Co$\cdot\cdot\cdot$ gekocht und mit einer 1%igen alkoholischen Lösung des Reagenzes versetzt, wieder aufgekocht und mit 2 n-HCl angesäuert. In Gegenwart von Kobalt verbleibt ein rotbrauner Niederschlag, der, falls er bei geringen Mengen nicht genügend sichtbar ist, sich mit Äther, Petroläther, Chloroform, Benzol, Tetrachlorkohlenstoff ausschütteln läßt.

11. Nickelion. Größere Konzentration von Co$\cdot\cdot$-Salzen stören bekanntlich den Nachweis mit Dimethylglyoxim nach Tschugajeff, indem sich zunächst braungefärbte lösliche Co-Komplexe bilden, die einen weitgehenden Überschuß an Reagens benötigen, um die Ni-Fällung sichtbar zu machen. Nach folgendem Verfahren (nicht veröffentlichte Untersuchungen des Verfassers) lassen sich noch 0,05 γ Ni$\cdot\cdot$, neben beliebigen Mengen an Co$\cdot\cdot$ nachweisen.

1 ml der Lösung wird mit Ammoniak neutralisiert und mit 2 ml einer 2 n-Ammoncarbonatlösung versetzt. Unter intensivem Schütteln wird auf etwa 60° erwärmt und auf Zimmertemperatur abgekühlt. Das jetzt als dreiwertiger Amminkomplex vorliegende Kobalt reagiert nicht mehr mit Dimethylglyoxim. Nach Zusatz einiger Tropfen einer 1%igen alkoholischen Reagenslösung wird Nickel durch Ausflockung des roten Ni-Niederschlages erkannt.

Gleiche Wirkung, jedoch auf umständlicherem Wege, um Spuren von Nickel in Kobalt nachzuweisen, erzielen F. Feigl und H. J. Kapulitzas (1, 2) nach folgendem Prinzip. Durch Komplexbildung eines Gemisches von Ni$\cdot\cdot$ und Co$\cdot\cdot$ mit einer 10%igen KCN-Lösung und darauffolgenden Zusatz von Silbernitrat. Dieses verbraucht unter Bildung von AgCN das überschüssige Cyanid nach der Gleichung $K_2[Ni(CN)_4] + 4\,AgNO_3 = 4\,AgCN + 2\,KNO_3 + Ni(NO_3)_2$, wobei das hierbei entstehende Ni$\cdot\cdot$-Ion mit Dimethylglyoxim reagiert. (Geringe Menge Ferrisalze stören nicht.)

0,5—1 g des zu prüfenden Co$\cdot\cdot$-Salzes (3—5 ml Gesamtvolumen) wird mit einer konzentrierten KCN-Lösung bis zum Verschwinden des Niederschlages mit einigen Tropfen 30%iger H_2O_2-Lösung versetzt und erwärmt, darauf bis zur dickflüssigen

Konsistenz eingeengt und festes Dimethylglyoxim im Überschuß hinzugegeben. Bei 50—60° wird die Lösung mit geringem Überschuß an Formaldehyd versetzt (Geruch!). Die Anwesenheit von $Ni^{..}$ wird durch den feinverteilten Komplex angezeigt oder durch Ausschütteln mit 1—2 ml Äther als rotes Häutchen in der Trennungsschicht sichtbar.

Dem Übelstand, daß kolloidales $Ni^{..}$- oder $Co^{..}$-Sulfid den weiteren Trennungsgang der $(NH_4)_2S$-Gruppe stört, kann leicht abgeholfen werden, wenn man das Filtrat mit etwas Tierkohle zum Sieden erhitzt. (Nach Mitteilung des Dozenten Dr. P. Günther, Breslau, Techn. Hochschule.)

12. Ionen des Eisens. Ein Nachweis des Eisens(II) neben nahezu sämtlichen Metallen mit Chinaldinsäure wird als ein, allen anderen Nachweismethoden überlegenes Reagens, von. P. Râÿ und M. K. Bose empfohlen, indem Eisen(II)-Salze durch Zusatz von Kaliumcyanid in den Cyanidkomplex übergeführt werden und nach Zusatz einer 1%igen Reagenslösung (Natriumsalz) eine rote bis blaßrote Färbung aufweisen. Erf.-Gr. 0,17 γ, Grenz-Konz. 1:14500000. (Diese Empfindlichkeit der Erkennung übertrifft die bekannte von T. Tschugajeff empfohlene Nachweisreaktion mit Dimethylglyoxim.)

Das Dichlor- und Dibrom-o-Oxychinolin ist ebenso empfindlich als auch spezifisch zum Nachweis des Eisens(III) durch Fällungs- oder Tüpfelreaktion (R. Berg und K. Küstenmacher), wie die 7-Jod-o-Oxychinolin-5-sulfosäure als Tüpfelreaktion von J. H. Yoe empfohlen. Grenz-Konz. 1:1500000.

Das Isonitrosoaceton soll nach J. V. Dubsky und M. Kuras (1, 2) als Reagens die Nachweisempfindlichkeit der obigen Methoden übertreffen. Größere Mengen von $Co^{..}$, $Ni^{..}$ und $Mn^{..}$ verhindern bzw. schwächen die Nachweisempfindlichkeit. Über Tüpfelreaktionen mit p-Aminophenol siehe S. Augusti (2). Erf.-Gr. 0,07 γ, Grenz-Konz. 1:360000.

13. Ionen des Mangans. G. Denigès (5) schlägt folgende Ausführungsform zum Nachweis des $Mn^{..}$ in stark chlorhaltiger Lösung wie z. B. im Meerwasser vor:

10 ml der Manganlösung werden mit 1 Tropfen 5%iger Kupfersulfatlösung und 1 Tropfen des handelsüblichen Eau de Javelle für je 0,2 mg Mn versetzt. Nach 1 Minuten langem Sieden und Erkalten wird das gebildete Kupferoxyd abzentrifugiert. Die überstehende Flüssigkeit zeigt durch Rosafärbung die Anwesenheit von Mn. Selbst bei Anwesenheit von 10 g Cl'/l ist der Nachweis durchführbar.

Einen noch empfindlicheren Nachweis durch katalytische Oxydation in alkalischer Lösung empfiehlt K. M. Filimanowitsch. Erf.-Gr. 3 γ; Grenz-Konz. 1:2000000.

10 ml der angesäuerten Probelösung werden mit 1 Tropfen gesättigter Kupfersulfatlösung, 0,2 g Kaliumbromat und 0,3 g Kaliumbromid versetzt; darauf wird mit 2 n-Kalilauge alkalisch gemacht und zum Sieden erhitzt, worauf bei Anwesenheit von Mn eine Rot- bis Rosafärbung durch Bildung von Permanganat eintritt.

Nach L. W. Winkler läßt sich Mangan (z. B. im Trinkwasser) folgendermaßen nachweisen:

Zweimal 100 ml Wasser werden in zwei Bechergläsern mit je 1 Tropfen Methylrotlösung (0,1 g Methylrot + 60 ml n-Natronlauge aufgefüllt zum Liter) versetzt. Zum ersten Glas gibt man 1—2 ml 10%ige Natronlauge. Nach einigen Minuten zu beiden Gläsern je 10 ml 10%ige Natronlauge und nach einigen Minuten zu beiden

Gläsern je 10 ml 10%ige Salzsäure. Ist Mn·· zugegen, so wird die erste Flüssigkeit sofort oder innerhalb 1—2 Minuten entfärbt. Auf diesem Weg sind noch 0,2 mg Mn··/l nachweisbar. Bei Verwendung größerer Wassermengen kann man die Genauigkeit auf 0,1 mg/l steigern. (Nitrite, Schwefelwasserstoff und größere Mengen organischer Stoffe stören.)

In stark alkalischem Medium wird nach I. M. Kolthoff (7) folgendermaßen verfahren:

10 ml Probelösung werden mit 1 Tropfen 0,1%iger AgNO₃-Lösung, 0,5—1 ml 4 n-Natronlauge und 0,2—0,4 g $K_2S_2O_8$ versetzt. Nach 30 Sekunden langem Sieden läßt man absitzen. Rosafärbung der überstehenden Lösung zeigt Mn·· an. Erf.-Gr. 0,05 γ.

Über Mn··-Nachweis durch „Katalyse" mit Kaliumperjodat in Gegenwart der „Arnoldschen Base" (Tetramethyldiamido-diphenyl-methan) als Tüpfelreaktion in saurer Lösung ausgeführt siehe: F. Feigl (11), sowie auf gleichem Prinzip beruhende katalytische Reaktionen mit Kaliumjodat und p-Phenetidinlösung von L. Szebellédy (2). Erf.-Gr. 0,001 γ, Grenz-Konz. 1:500000.

14. Ionen des Chroms. Einen qualitativen Nachweis von Cr··· in Gegenwart eines Überschusses an Eisen und Mangan gründet E. Posner durch Oxydation des Chrom(III)-Salzes mit Chlor oder Brom in Gegenwart von Silbernitrat.

5 ml 2 n-Silbernitratlösung, 1 ml Chlorwasser oder 0,5 ml Bromwasser werden zu 0,5 ml der zu prüfenden Lösung hinzugefügt. Nach kurzem Sieden wird mit 2 n-Ammoniak alkalisch gemacht, filtriert und das Filtrat mit 2 n-Salpetersäure neutralisiert. Je nach der Menge des anwesenden Chroms trübt sich die Flüssigkeit zuerst durch ausfallendes Halogensilber und färbt sich darauf gelb bis orange.

Zur Unterscheidung von CrO₄'' und Cr₂O₇'' benutzt L. Rossi ein Gemisch von wenigen Centigrammen festem Ammoniummetavanadates, das mit einem kleinen Kristall eines neutralen Alkalitartrates vermischt worden ist. Das Gemisch wird mit 2 ml der Chromat- bzw. Bichromatlösung übergossen. Bei Anwesenheit von Bichromat bei einer Konzentration von über 0,014% tritt eine schwache, bei höherer eine deutlich wahrnehmbare Rotfärbung auf. Eine Mikrofarbreaktion [S. Augusti (1)] beruht auf der blauvioletten in rot übergehenden Färbung, die Chromate und Bichromate (Chrom(III)-Salze können ebenfalls, nach Überführung in die 6-Wertstufe nach diesem Verfahren nachgewiesen werden) mit 1%iger Strychninlösung in 70%iger Schwefelsäure geben. (Der auf ein Uhrglas zur Trockne eingedampfte Probetropfen wird nach dem Abkühlen mit 1 Tropfen des Reagenzes versetzt.) Ag·, Al···, Fe···, Zn··, Ni··, Ca··, Sr··, Ba··, Mg·· und Alkalien stören nicht. Co··, Mn··, [Fe(CN)₆]''' und [Fe(CN)₆]'''' müssen entfernt bzw. vorher zerstört werden. Erf.-Gr. 0,34 γ.

15. Aluminiumion. Werden Lösungen von Aluminiumsalzen in Gegenwart von Alkannatinktur mit Ammoniaklösung alkalisch gemacht, so entsteht ein rubinroter Niederschlag, der rasch unter Bildung einer kompakten Masse zur Oberfläche der Flüssigkeit aufsteigt, während die Lösung farblos wird. Es läßt sich nach H. W. Estill und R. L. Nugent noch 0,1 mg Al in 20 ml der Al-Lösung nachweisen. Von den Metallen der Schwefelammongruppe geben nur noch Cr··· und Ni·· flockige Niederschläge, neben denen jedoch der gefärbte Komplex des Aluminiums noch deutlich sichtbar ist. Empfindlicher gestaltet sich der Nachweis mit 0,03%iger Naphthazarinlösung nach J. V. Dubsky und E. Wagner. Erf.-Gr. (neben der 5fachen Zinkmenge) 50 γ. (Ähnliche Reaktion gibt auch Magnesium.)

Das Eriochromcyanin (R) ist als nahezu spezifisches Reagens nach E. Eegriwe (1, 6) zu bezeichnen. Erf.-Gr. 0,5 γ, Grenz-Konz. 1:200000.

Zu der salzsauren Al-Lösung wird 1 Tropfen Reagenslösung (0,1 g in 100 ml H_2O) gegeben, durch tropfenweisen Zusatz von 2 n-NaOH alkalisch gemacht und mit 2 n-Essigsäure bis zum Auftreten einer Violettrosa- bis Violettrotfärbung, die die Anwesenheit von $Al^{...}$ anzeigt, versetzt. In Abwesenheit von $Cu^{..}$, $Tl^{.}$, $Zr^{....}$ und $Th^{....}$ ist die Reaktion für $Al^{...}$ charakteristisch, indem noch 1 γ $Al^{...}$ neben sämtlichen anderen Kationen und Anionen in noch 100facher Menge derselben erkennbar ist.

Mikrochemisch läßt sich nach G. Kramer (2) [vgl. auch C. van Zijp (3)] Aluminium neben Zink und Chromat durch eine charakteristische Kristallform des Aluminiummolybdates nachweisen (Mangan, Eisen und Kobalt wirken störend.)

Zu 1 Tropfen einer salz- oder salpetersauren 0,1—0,001%igen Aluminiumlösung wird fein verriebenes Ammonmolybdat im Überschuß gegeben. Es scheiden sich tafelförmige Kristalle ab, die nach kurzer Zeit eine angeätzte Form annehmen.

16. Zinkion. Die bekannte Rinmans-Grün-Reaktion verfeinert A. A. Benedetti-Pichler, indem er die zu prüfende $Zn^{..}$-Lösung gegen Kalium-Kobalticyanid auf aschefreiem Filtrierpapier diffundieren läßt und verascht. Je nach der Zinkmenge erscheint eine Scheibe grüner Asche oder ein zartes Netzwerk grüner Fasern, die bei schwacher Vergrößerung leicht beobachtet werden können. Erf.-Gr. 0,06 γ. (Die Probe ist geeignet, neben $Cd^{..}$, $Fe^{...}$, $Mn^{..}$, $Co^{..}$, $Ni^{..}$ und $Al^{...}$, Zink in folgenden Grenzverhältnissen nachzuweisen: Zn:Cd = 1:5, Zn:Mn = 10:1, Zn:Co = 2:1, Zn:Ni = 1:1, Zn:Ti = 1:1, Zn:Al = 1:2.)

Die Identifizierung geringer Mengen von Zink und Cadmium neben $Ni^{..}$, $Co^{..}$ und $Cu^{..}$ durch Zerlegung der komplexen Cyanverbindungen mit Hilfe von Natriumsulfid beschreibt N. A. Tananaeff (2).

Einen beachtenswerten Zinknachweis mit Kaliumferricyanid und p-Phenetidin geben L. Szebellédy und St. Tanay an: $Hg^{..}$, $As^{...}$, $Sb^{...}$, $Ag^{.}$, $Pb^{..}$, $Bi^{...}$, $Sn^{....}$, $Cd^{..}$, $Al^{...}$, $Co^{..}$, $Fe^{...}$, $Ni^{..}$, $Cu^{..}$, $Mn^{..}$, $Ca^{..}$, $Sr^{..}$, $Ba^{..}$ und Alkalien, indem sie Ferricyanid als Redoxindicator zur Sichtbarmachung eines orangegelb bis rot gefärbten Niederschlages als Tüpfelplattenreaktion verwenden.

Nach P. Krumholz und E. Krumholz ist das p-Dimethylaminostyryl-β-Naphthothiazoljodmethylat zwar als nicht spezifisch, aber dafür zum makro- und mikrochemischen Zinknachweis gut geeignet. Erf.-Gr. (neutral) 0,05 γ. Grenz-Konz. 1:10000000. Erf.-Gr. (in 0,4 n HCl-Lösung) 0,2 γ, Grenz-Konz. 1:2500000.

17. Ionen der Erdalkalimetalle. Zur Trennung und Nachweis innerhalb der „Ammoncarbonatgruppe" sind folgende Verfahren beachtenswert:

P. E. Williams und H. T. Briscoe (1, 2) geben eine Trennung und Identifizierung der Erdalkalimetalle an, die darauf beruht, daß die Carbonate in Gegenwart von Aceton gefällt werden.

Die Fällung wird in 10 ml der Ausgangslösung unter Zusatz von 15 ml Aceton und 15 ml 9 n-Ammoncarbonatlösung vorgenommen. Man löst die Carbonate in verdünnter Essigsäure und nimmt nach dem Eindampfen zur Trockne mit 2 ml 6 n-Essigsäure, 10 ml Wasser und 3 ml 3 n-Ammonacetatlösung auf.

In der Lösung wird das $Ba^{..}$ wie gewöhnlich mit Kaliumchromat gefällt. Das $Sr^{..}$ scheidet man im Filtrat hiervon als Strontiumchromat ab, nachdem man zuvor konzentriertes Ammoniak bis zur Gelbfärbung und 25 ml Aceton zugesetzt hat; im Filtrat wird das $Ca^{..}$ mit Oxalat nachgewiesen.

Einen neuen Weg des Nachweises von $Ba^{..}$, $Sr^{..}$ und $Ca^{..}$ im systematischen Gang der Analyse beschreiben J. Brinzinger und H. Brinzinger. Der Nachweis beruht auf Mikroreaktionen durch verschiedene Kristallbildung des $Ba(SiF_6)$, $Sr(JO_3)_2$ und $CaSO_4 \cdot 2\,H_2O$. (Näheres s. Originalliteratur.)

Nach P. E. Williams (1, 2) kann $Sr^{..}$ von $Ca^{..}$ getrennt werden, indem $Sr^{..}$ mit gesättigter p-Toluylsäure nach Zusatz eines Tropfens 6 n-Ammoniak in 94%igem Aceton einen Niederschlag gibt, während $Ca^{..}$ in Lösung bleibt.

a) **Bariumion.** Neben dem selektiven Nachweis mit C_2O_4'' innerhalb der Carbonatgruppe sind weitere spezifische Reagenzien vorgeschlagen worden: Rhodizonsaures Natrium [F. Feigl (5, 6)], und 1-Oxy-2-Jodchinolin-4-Sulfosäure [C. von Zijp (1, 2)]. Beide Verfahren sind dem Chromatnachweis überlegen. Erf.-Gr. 0,01 γ/ml.

b) **Strontiumion.** Neben der oben erwähnten C_2O_4''-Reaktion (s. Ba-Nachweis), die in ammoniakalischer Lösung ausgeführt wird, und der Rhodizonreaktion (s. oben), die selbst innerhalb der Ammoncarbonatgruppe nicht spezifisch ist, ist für Sr-Nachweis bisher nur die Spektro-Untersuchung maßgebend [1].

c) **Calciumion.** Demgegenüber kann Calcium nach folgenden Methoden spezifisch innerhalb der Gruppe nachgewiesen werden. Nach A. J. Scheinkamm und A. B. Politzschuck wird wie folgt verfahren:

Versetzt man 10 Tropfen der ammonacetathaltigen Lösung mit 3—5 Tropfen Ammoniak und Ammonchlorid, erhitzt zum Sieden und fügt 10 Tropfen gesättigter $K_4[Fe(CN)_6]$-Lösung zu, so entsteht bei Gegenwart von Calcium ein weißer, in 2 n-Essigsäure unlöslicher Niederschlag von der Zusammensetzung $Ca(NH_4)_2[Fe(CN)_6]$.

Ein Gemisch von Kaliumferrocyanid und Tetraammincuprisulfat stellt nach S. A. Celsi (1, 2) ein empfindliches und spezifisches Reagens auf $Ca^{..}$ dar. Man erhält eine himmelblaue kristalline Fällung, die mikroskopisch charakteristische Kristalle zeigt (vgl. auch J. V. Dubsky und A. Langer).

Einen Nachweis von $Ca^{..}$ neben $Sr^{..}$ und $Mg^{..}$ empfiehlt Fr. L. Hahn. Das bekannte Mg-Reagens (1,2,5,8-Oxyanthrachinon) liefert in Gegenwart von Oxalation mit $Ca^{..}$ einen tiefblau gefärbten kristallinen Niederschlag.

Reagens: 50 mg Farbstoff in 100 ml n-Ammoniak. Bei Mengen von 0,05 mg $Ca^{..}$ und 10 mg $Sr^{..}$ je Milliliter verfährt man in folgender Weise: 5 ml der zu untersuchenden, mit Ammoniak alkalisch gemachten Lösung erhitzt man nach Zusatz von etwa 0,5 g festem Natriumthiosulfat zum Sieden. Nun läßt man konzentrierte Ammonsulfatlösung zutropfen, bis der Niederschlag sich nicht mehr vermehrt und gibt dann die Farbstofflösung zu. Eine auftretende blaue Färbung zeigt Magnesium an. Niederschlag und Flüssigkeit werden annähernd gleichmäßig auf zwei Reagensgläser verteilt. Durch Zusatz von 2—3 Tropfen gesättigter

---

[1] Über einen Mikronachweis von $Sr^{..}$ siehe auch G. Kramer: „Mikroanalytische Nachweise anorg. Ionen". Leipzig: Akademische Verlagsgesellschaft 1937.

Ammonoxalatlösung zu dem Inhalt des einen Glases — die Flüssigkeiten sind in beiden Gläsern natürlich zunächst gleich gefärbt — färbt sich der Bodenkörper allmählich, schneller beim Erhitzen, blau an. Auf diese Weise ist der Unterschied bei 0,5% Ca·· durch Vergleich beider Gläser noch gut wahrzunehmen. Bei calciumfreiem Sr·· ist sowohl in oxalathaltiger als auch oxalatfreier Lösung der Niederschlag völlig gleich gefärbt.

Zur Erkennung von Calcium in Strontiumsalzen wird nach N. A. Tananaeff (4) 1 Tropfen der Strontiumlösung mit 10 Tropfen gesättigter Ferrocyankaliumlösung zur Trockne eingedampft und der Rückstand mit 40 Tropfen Wasser unter Umrühren erwärmt. Eine hierbei auftretende Opalescenz zeigt Ca·· an (Mg·· gibt eine ähnliche Reaktion).

Als vorzügliches und empfindliches Nachweismittel von Ca·· (und auch Mg··) neben der 500fachen Menge an Ba··, Sr··, K· und Na· empfehlen L. Lehrmann, M. Manes und J. Kramer [s. a. R. Berg (4) „Das o-Oxychinolin (Oxin)"]. Ca- und Mg-Ionen werden aus ammonsalzhaltiger ammoniakalischer Lösung durch „Oxin" niedergeschlagen, während Ba·· und Sr·· in Lösung bleiben. Nach dem Abfiltrieren der beiden Oxychinolate und Lösen in Essigsäure werden Ca·· und Mg·· in bekannter Weise getrennt und nachgewiesen.

Den Nachweis des Ca·· neben Sr·· und Ba·· führen A. J. Scheinkamm und A. B. Politzschuck nach folgender Arbeitsweise aus:

Versetzt man 0,5 ml einer calciumenthaltenden Ammonacetatlösung mit 3 bis 5 Tropfen Ammoniak und Ammonchlorid, erhitzt zum Sieden und fügt 10 Tropfen gesättigter $K_4[Fe(CN)_6]$-Lösung hinzu, so entsteht bei Gegenwart von Calcium ein weißer, in Essigsäure schwer löslicher Niederschlag von $Ca(NH_4)_2[Fe(CN)_6]$.

18. Magnesiumion. Den Farbstoff „Titangelb" (Acridin-Gelb 5 G) verwendet I. M. Kolthoff (4, 5) als ein empfindliches und spezifisches Nachweisreagens für Magnesium. Dieses liefert in wäßriger oder alkoholischer Lösung bei Gegenwart von Lauge mit Mg·· eine feuerrote Färbung, die von geringen Mengen Ca-Salzen gestört wird. Der störende Einfluß wird durch Zusatz größerer Mengen Ca·· (100 mg/l) ausgeschaltet (Al···, Zn·· und Sn···· müssen vorher entfernt werden). Grenz-Konz. 1 : 5 000 000.

Ein Mg-Gehalt von 10 γ/ml läßt sich mit einer p-Nitrobenzolazoresorcinlösung (o,p-Dioxyazo-p-Nitrobenzol) in alkalischer Lösung durch Blaufärbung erkennen (auch als Tüpfelreaktion verwendbar). Co··, Ni·· und Cd·· stören, nicht aber Calcium. In Gegenwart von Ammonsalzen wird die Nachweisempfindlichkeit herabgesetzt. Grenz-Konz. 1 : 1 250 000 [I. Stone (1, 2), F. Feigl (4), I. V. Dubsky].

Ferricyankalium und Urotropin — etwa 15%ig — bildet mit Magnesium gelbe unter dem Mikroskop sichtbare gehäufte Platten. Unter gekreuzten Nicols: Schieferauslöschung. Ba··, Sr·· und Li· (oktaedrische Kristalle) stören nicht, jedoch größere Ca··-Mengen (Bildung dicker prismatischer Nadeln). Erf.-Gr. 0,0005 γ. [Über den Nachweis mit o-Oxychinolin („Oxin") neben Ba··, Sr·· und Ca·· s. a. Calcium.]

19. Kaliumion. Der übliche Nachweis mittels $Na_3[Co(NO_2)_6]$ kann durch Zusatz von Silbersalzen empfindlicher gemacht werden (R. J. Robinson, s. a. O. Lutz). Erf.-Gr. 2 γ/ml. G. Kramer (1) empfiehlt 2% Kaliumsulfat neben 98% Na- bzw. Mg-Sulfat durch Bildung charakteristischer Kristalle als Kaliumwismutsulfat zu erkennen. Über Mikronachweis mit Pikrinsäure, der jedoch nicht spezifisch ist, siehe A. F. Orlenko und N. G. Fessenko (1).

Über Tüpfelreaktion auf Kalium nach N. S. Poluektoff, die auf der Bildung eines schwerlöslichen orangeroten Komplexsalzes von Hexanitrodiphenylamin (Dipikrylamin) beruht, ist für Kalium in Anwesenheit der Elemente der Erd- und Alkaligruppen eindeutig und als Tüpfelreaktion in HCl-Lösung durch Farbwechsel von Gelb in Rot erkennbar. Erf.-Gr. 3 γ, Grenz-Konz. 1:10000.

20. Natriumion. Nach I. M. Kolthoff (1) [s. a. E. M. Chamot (1)] kann Natrium durch Bildung monokliner Tripelacetate mit Zinkuranylacetat neben Erdalkalien und Kalium durch charakteristische Form der Kristalle erkannt werden. Im Gegensatz zu anderen Doppelsalzen des Uranylacetats ist das Reagens leicht frei von Natrium herzustellen, muß jedoch in alkalifreien Gefäßen (Platin, Quarz, Ebonit) aufbewahrt werden.

W. P. Malitzky empfiehlt folgende Zusammensetzung des Reagenzes: 10 g Uranylacetat, 6 g 30%ige Essigsäure und 65 ml Wasser werden mit einer Lösung von 30 g Zinkacetat in 65 g Wasser und 3 ml 3%iger Essigsäure vermischt und nach 24 Stunden vom etwa gebildeten Niederschlag filtriert. Die Ausführung erfolgt nach den üblichen mikrochemischen Verfahren. Es können noch 0,01 γ Natrium, in 1 ml neben der 1000fachen Kaliummenge und der 20fachen Menge an $NH_4^{\cdot}$, $Mg^{\cdot\cdot}$, $Ca^{\cdot\cdot}$, $Sr^{\cdot\cdot}$, $Ba^{\cdot\cdot}$, $Al^{\cdot\cdot\cdot}$, $Fo^{\cdot\cdot\cdot}$, $Cr^{\cdot\cdot\cdot}$, $Co^{\cdot\cdot}$, $Ni^{\cdot\cdot}$, $Mn^{\cdot\cdot}$, $Cd^{\cdot\cdot}$, $Bi^{\cdot\cdot\cdot}$, $Cu^{\cdot\cdot}$, $Pb^{\cdot\cdot}$, $Hg^{\cdot\cdot}$ in 1 ml nachgewiesen werden.

Ein Ersatz des Zinks durch Nickel im Uranylacetatreagens kann auch auf direktem Wege durch Bildung des Tripelsalzes erfolgen. Im isolierten Natrium-Nickel-Uranylacetat wird in dem mit Methylalkohol gewaschenen Rückstand mit Dimethylglyoxim auf Nickel geprüft und somit Natrium nachgewiesen. Über den Ersatz des Zinks bzw. Magnesiums durch $Co^{\cdot\cdot}$, $Cd^{\cdot\cdot}$, $Cu^{\cdot\cdot}$, $Ni^{\cdot\cdot}$, $Fe^{\cdot\cdot\cdot}$ und $Mn^{\cdot\cdot}$ siehe E. M. Chamot (1, 2).

Über den Tüpfelnachweis mit Zinkuranylacetat und Beobachtung der „Uviolfluorescenz" siehe F. Feigl (13) und I. M. Kolthoff (2). Erf.-Gr. 2,5 γ, Grenz-Konz. 1:20000.

21. Ammoniak und Ammoniumion. p-Nitrophenylnitrosamin liefert mit Ammoniak ein rotgefärbtes Ammonsalz, das nach F. Feigl (1) mit Hilfe einer Tüpfelreaktion verwendet wird. M. I. Korenman (6) benutzt die gleiche Reaktion durch Färbung des mit diesem Reagens getränkten Papierstreifens zum Nachweis von Ammoniak in der Luft neben H_2S, SO_2, Cl_2, Br_2, Anilin, Pyridin und Aldehyden. Nachweisempfindlichkeit 1 γ Ammoniak in 1 l Luft.

Natriumhypobromit gibt nach L. Lapin und W. Hein mit Ammonsalzen in Gegenwart von Phenol und o- oder m-Kresol eine blaue Färbung, die beim Ansäuern rosarot wird.

0,1 mg $NH_4^{\cdot}$ in 100 ml Lösung neben $K^{\cdot}$, $Na^{\cdot}$, $Li^{\cdot}$, $Mg^{\cdot\cdot}$, $Ba^{\cdot\cdot}$, $Sr^{\cdot\cdot}$, $Ca^{\cdot\cdot}$, $Al^{\cdot\cdot\cdot}$, $Cr^{\cdot\cdot\cdot}$, $Fe^{\cdot\cdot}$, $Fe^{\cdot\cdot\cdot}$, $U^{\cdot\cdot}$, $Co^{\cdot\cdot}$, $Ni^{\cdot\cdot}$, $Mn^{\cdot\cdot}$, $Zn^{\cdot\cdot}$, $Ag^{\cdot}$, $Pb^{\cdot\cdot}$, $Hg^{\cdot\cdot}$, $Bi^{\cdot\cdot\cdot}$, $Cu^{\cdot\cdot}$, $Cd^{\cdot\cdot}$, $Sb^{\cdot\cdot\cdot}$, $Sn^{\cdot\cdot}$, $As^{\cdot\cdot\cdot}$, $Au^{\cdot}$ und $Pt^{\cdot\cdot\cdot\cdot}$ können auf diese Weise nachgewiesen werden.

Statt Jodkalium empfiehlt H. J. Fuchs (1, 2) Lithiumjodid zur Herstellung des Neßlerschen Reagenzes zu verwenden, wodurch die Lösung außerordentlich zeit- und lichtbeständig wird.

22,5 g Jod in 23,5 g Lithiumjodid und 20 ml Wasser gelöst werden mit 30 g reinstem Quecksilber versetzt. Zur Entfernung der Jodfärbung wird geschüttelt, dekantiert, tropfenweise mit 2 ml der Jod-Lithiumlösung versetzt, auf 200 ml aufgefüllt und in 1000 ml reinster Lithiumhydroxydlösung gegossen.

Über Mikroreaktion durch Tüpfeln siehe F. Feigl (9).

VI. Nachweis der Anionen in verwickelten Fällen
(I, 154).

1. Sulfation. Um die Schwefelsäure in unlöslichen Sulfaten der Erdalkalien, im Blei- und Mercurosulfat nachzuweisen, kann man sich, an Stelle des umständlichen trockenen Weges durch Umschmelzen, nach G. Denigès (2, 4) einer einfacheren nassen Methode mit Mercuriacetat oder -nitrat bedienen. Anwesenheit von Halogensalzen wirkt störend, da sich der Niederschlag darin auflöst.

10 g Mercurinitrat werden in 100 ml Wasser gelöst und mit 1 ml konzentrierter Salpetersäure angesäuert. Dann feuchtet man etwa 0,3—0,5 g des zu untersuchenden Pulvers mit 2—3 ml des Reagenzes an, worauf ein gelber Niederschlag die Gegenwart von Schwefelsäure anzeigt. (Gegebenenfalls bei Beobachtung unter dem Mikroskop.)

2. Fluor- und Fluorsilication. Die Farbenveränderung des ZirkonAlizarinfarblackes, die durch F-Ionen von Rotviolett nach Gelb umschlägt, indem sich eine komplexe H_2ZrF_6-Verbindung bildet, benutzt J. H. de Boers zu einem empfindlichen und spezifischen Fluornachweis. Grenz.-Konz. 1:150000.

Nach F. Feigl (7) wird die Empfindlichkeit dieses Nachweises erhöht, indem statt des komplexen Alizarin-Zirkonsalzes das p-Dimethylaminoazo-Phenylarsin als Tüpfelreaktion verwendet wird. (Störend wirken PO_4''', AsO_4''', SO_4'', S_2O_3''.) Erf.-Gr. 0,25 γ, Grenz-Konz. 1:200000. I. M. Kolthoff (6) ändert das de Boerssche Verfahren insoweit ab, als das Zirkonpurpurin (1,2,4-Trioxyanthrachinon) ebenfalls bei geringen Fluoridmengen (3 γ) einen Farbumschlag von Rot nach Gelb bewirkt. (SO_4'', C_2O_4'', PO_4''', BO_3''', NO_3', sowie Oxydationsmittel stören.) Silicofluoride und Borfluoride verhalten sich wie Fluoride.

3. Oxalation. Durch Wasserstoff in „status nascendi“ wird Oxalsäure zu Glykolsäure reduziert. Diese kann nach E. Eegriwe (4) mit 2,7-Dioxynaphthalin durch Farbreaktion nachgewiesen werden (Weinsäure stört!).

Der Ca-Oxalatniederschlag wird mit 2 n-Schwefelsäure behandelt. Zu 1 Tropfen des Filtrats wird Magnesiumpulver hinzugegeben und nach dem Auflösen desselben mit 2—3 ml Reagenslösung (0,01 g 2,7-Dioxynaphthalin in 100 ml konzentrierte Schwefelsäure) versetzt und 15—26 Minuten im siedenden Wasserbade erwärmt. 10 γ Oxalsäure in 1 Tropfen können mit 2 ml Reagenzlösung durch Violettrosafärbung erkannt werden, 1 γ Oxalsäure in denselben Volumenverhältnissen durch Hellrosafärbung.

F. Feigl (10) weist Oxalsäure durch Verschmelzen mit Diphenylamin nach, wobei sich Anilinblau bildet. (Ameisen-, Essig-, Propion-, Wein-, Citronen- und Bernsteinsäure geben keine gefärbten Verbindungen.) Erf.-Gr. 5 γ.

Durch Ausschütteln mit Äther, der den Farbstoff mit violetter Farbe aufnimmt, kann die Empfindlichkeit des Nachweises bedeutend erhöht werden. Der getrocknete Calcium-Oxalatniederschlag wird mit wenig Diphenylamin im Probierglas und wenig sirupöser Phosphorsäure versetzt und über freier Flamme erhitzt. Beim Aufnehmen der Schmelze mit Alkohol entsteht eine Blaufärbung.

4. Sulfition. Nach H. Freytag färbt sich ein mit 2-Benzyl-Pyridin getränktes Reagenspapier durch SO_2 oder angesäuerte Sulfitlösungen intensiv rot. Sulfide können durch Abrösten ebenfalls auf diese Weise erkannt werden.

5. Thiosulfation. Die bekannte störende Wirkung des Thiosulfates beim Nachweis größerer und geringerer Mengen anderer Anionen (Halogene, CrO_4'', NO_3', NO_2', $PO_4'''[FeCN_6]''''[FeCN_6]''')$ wird nach A. Foschini dadurch behoben, daß man Thiosulfat in speziellen Fällen durch 30%iges Wasserstoffsuperoxyd in salpetersaurer Lösung in kurzer Zeit quantitativ zerstört.

Äthylendiamin bildet in Gegenwart von Nickel und Thiosulfation eine unlösliche, kristalline, violette Komplexverbindung von der Zusammensetzung $[Ni(Äthylendiamin)_3] \cdot S_2O_3$, die von G. Spacu und P. Spacu zum Nachweis und Trennung von Thiosulfat in Gegenwart von Sulfid, Sulfit, Sulfat, Tetrathionat und Rhodanid empfohlen wird. Der Nachweis kann auch in Gegenwart von NO_3', Cl', Br' und J'-Ionen geführt werden. Umgekehrt kann auch auf Grund dieser Reaktion Nickel, selbst in Gegenwart größerer Mengen von Cu'', Co'', Fe''' und Cr''' nachgewiesen werden. Der Komplex bildet sich durch Versetzen einer kalten neutralen oder schwach alkalischen Thiosulfatlösung mit einem Überschuß einer konzentrierten wäßrigen Reagenslösung. Nach dem Erkalten scheiden sich nadelförmige, dunkelviolett gefärbte Kristalle ab.

6. Phosphation. Statt des Erwärmens, um den Ammoniumphosphormolybdatniederschlag in verdünnter Phosphatlösung zu erzeugen, empfiehlt es sich (nach unveröffentlichen Untersuchungen des Verfassers), in der Kälte die Mischung von Ammonmolybdat und phosphathaltiger Lösung mit festem Ammonnitrat bis zur nahen Sättigung zu versetzen. Neben der 10fach erhöhten Empfindlichkeit bietet diese Arbeitsweise den Vorteil, daß man Phosphat neben der 1000fachen Menge an Arsenat-, Arsenit-, Phosphit- und Hypophosphitionen auf diese einfache Weise nachweisen kann. Erf.-Gr. 0,001 γ in 1 ml.

Durch Reduktion mit schwefliger Säure führt N. A. Tananaeff (1) einen Nachweis der Phosphorsäure neben Arsensäure, und allen anderen Anionen mit Hilfe der Ammonmolybdatreaktion aus. Nur das gegen Reduktionsmittel beständige PO_4'''-Ion liefert den bekannten charakteristischen Heteropolysäurekomplex. (Die reduzierende Wirkung eines etwa anwesenden Überschusses an schwefliger Säure auf den Phosphormolybdänkomplex wird durch Zusatz von Natriumnitrit verhindert.)

Die Bildung des Anlagerungskomplexes der Phosphor-Molybdänsäure mit o-Oxychinolin („Oxin") kann nach R. Berg (1, 8) zu einem empfindlichen und selektiven Phosphatnachweis dienen. Grenz-Konz. 1:10—15000000. (Arsen, Silicium und Selen, die mit Molybdänsäure ebenfalls Heteropolysäure bilden und schwerlösliche Oxinanlagerungskomplexe geben, dürfen eine bestimmte Maximalkonzentration nicht übersteigen. Ähnliches gilt auch für Ammonsalze.)

Um den störenden Einfluß von PO_4''' im systematischen Trennungsgang zur Erkennung der Kationen zu beseitigen, empfiehlt J. Balarew (1, 2) folgendes Verfahren:

Das Filtrat der vom Schwefelwasserstoff befreiten Metallsalzlösung wird bis zur beginnenden Trübung mit Ammoncarbonat versetzt und nach Beseitigung der Trübung mit Salzsäure die Phosphorsäure durch Zusatz einer kaltgesättigten Bleiacetatlösung in der Kälte unter beständigem Umrühren gefällt. Nach 5 Minuten wird der kristalline Niederschlag filtriert und das Filtrat nach Zugabe von 10 ml 2 n-Salzsäure durch Einleiten von Schwefelwasserstoff vom Blei befreit. Cr''', Al''' und Fe''' können mit Bleiphosphat mitfallen, wenn das Fällungsmittel zu rasch und in großen Einzelgaben zugesetzt wird. Es empfiehlt sich unter diesen Umständen, namentlich bei Anwesenheit von Chrom(III), vor der Bleifällung dieses nachzuweisen.

An Stelle des Bleiacetates wird von A. Kerschan das Wismutnitrat und von E. Oberhauser das Zirkonnitrat vorgeschlagen. Diese Ausführungsart hat nach Ansicht des Verfassers gegenüber der Bleiacetatmethode keinen Vorteil.

Im Gegensatz zu diesen hat die Bleiacetatmethode den Vorteil, daß auch weitere störende Anionen wie C_2O_4'', F', SiO_3'' und SiF_6'' gleichzeitig entfernt werden [vgl. S. Augusti (3, 4)].

Einen kritischen Überblick über die bisher bekannten Methoden zur Entfernung des Phosphations innerhalb der Schwefelammongruppe gibt S. Ishimaru (1, 2).

7. Kieselsäure und Silicate. Eine Entscheidung, ob eine Lösung Phosphat- oder Kieselsäureion enthält, kann mit Hilfe von Pyrrol, das mit den Molybdänsäurekomplexen der genannten Ionen eine Blaufärbung („Pyrrolblau") liefert [R. Berg (5)] bei sehr kleinen Mengen durch Blaufärbung der Lösung erbracht werden. Die Reaktion eignet sich auch als Tüpfelreaktion. Erf.-Gr. 0,05 γ, Grenz-Konz. 1:1000000.

Silicate jeglicher Art — natürliche und technische —, die durch Soda nur schwer aufgeschlossen werden, lassen sich durch Schmelzen mit Natriumhydroxyd glatt in Lösung bringen. Dabei ist es nicht einmal notwendig, die Substanzen in besonders feinverriebenem Zustande zu verwenden. Der Aufschluß gelingt unter Halbrotglut in 10—20 Minuten und ist auch dann vollständig, wenn die Schmelze nur dickflüssig erscheint. Der mit Wasser aufgenommene Rückstand wird unter Umrühren mit Salzsäure versetzt. So erhält man ohne Abscheidung von Kieselsäure eine klare Lösung, in der der Nachweis leicht ausführbar ist.

Über mikrochemischen Nachweis in Gesteinen mit Hilfe der Benzidinreaktion siehe F. Feigl (8) und neben größeren Mengen an Phosphation F. Feigl und P. Krumholz. Erf.-Gr. 6 γ SiO_2; Grenz-Konz. 1:8300, neben der 250fachen Menge an P_2O_5.

8. Tartration. Ein empfindlicher und spezifischer Nachweis der Weinsäure kann durch die bekannte Färbung von Resorcin in konzentrierter Schwefelsäure wie folgt ausgeführt werden: Weinsäure oder Tartrat, in fester Form vorliegend, wird mit einem Kriställchen Resorcin versetzt und mit 5 Tropfen konzentrierter Schwefelsäure innig verrührt. Durch Eintauchen und Kratzen des Gemisches mit einem glühenden Magnesiastäbchen treten intensiv violett gefärbte Schlieren auf. Oxydationsmittel wie z. B. NO_3', NO_2', Br', J', CrO_4'' stören den Nachweis.

In solchem Fall muß das Tartrat in schwach alkalischer oder neutraler Lösung als Calciumsalz isoliert werden. (Nach nicht veröffentlichten Untersuchungen des Verfassers.)

Weinsäure und Tartrate in konzentrierter Schwefelsäure gelöst, werden in der Hitze durch Bildung von Glykolaldehyd durch Gallussäure intensiv blau- bis gelbgrün gefärbt. So läßt sich nach E. Eegriwe (3) Weinsäure neben Oxal-, Citronen-, Äpfel-, Bernstein-, Ameisen-, Essig-, Propion- und Milchsäure nachweisen. (Komplexe Eisencyanide stören und müssen vorher abgetrennt werden.) Erf.-Gr. 2 γ in einem Tropfen. Neben Oxal-, Milch-, Citronen- und Bernsteinsäure wird Weinsäure nach E. Eegriwe (5) folgendermaßen nachgewiesen. Grenz-Konz. 1:50000.

Zu 1 Tropfen der Lösung gibt man einige Milliliter einer 0,05%igen β-β_1-Dinaphthollösung in konzentrierter Schwefelsäure und erwärmt $\frac{1}{2}$ Stunde im Wasserbad auf etwa 85° C. In Anwesenheit von Weinsäure tritt je nach der Menge eine violette Eigenfluorescenz des Reagenzes entweder teilweise oder gänzlich zurück und es tritt eine weniger oder stärker leuchtende grüne Fluorescenz auf.

9. Chlorion. Der Chloridnachweis nach R. Berg (2), der auf der Bindung des elementaren Jods und Broms durch Oxydation ihrer Wasserstoffverbindungen in Gegenwart von Aceton beruht, wird nach Angaben von R. Montequi und G. Puncel noch eindeutiger gestaltet und wie folgt ausgeführt:

5 ml der zu untersuchenden Lösung werden mit 2 ml 20%iger Schwefelsäure und 3 ml Aceton versetzt und bis zum beginnenden Sieden erhitzt. Dann wird tropfenweise eine 5%ige Kalium-Bromatlösung in 7%iger Schwefelsäure zugesetzt, bis keine Gelbfärbung mehr auftritt. Nach dem Verdünnen mit 40 ml kaltem Wasser und 1 ml konzentrierter Salpetersäure wird mit Silbernitrat auf Chlor geprüft.

Über eindeutigen Nachweis des Chlorides, nach der Acetonmethode, neben allen anderen Ionen der Silbernitratgruppe (Einteilung der Anionen nach Bunsen) siehe auch Abschnitt IV, S. 8.

Zur Erkennung von Cl′-Spuren in Br′-Salzen werden nach I. E. Orloff etwa 5 g des zu prüfenden Bromids in 50 ml 20%iger Schwefelsäure gelöst und mit 3 g frischgefälltem und getrocknetem Manganhyperoxyd versetzt und nach dem Verdünnen auf etwa 150 ml 30 Minuten zum Sieden erhitzt. Nach dem Erkalten wird filtriert und das Chlorid mit Silbernitrat nachgewiesen.

Einen empfindlichen Nachweis von elementarem Chlor — sowie auch Brom — in Lösungen, Luft und Gasgemischen, die auf der Bildung von Irisblau beruht, führt H. Eichler (1) mit Hilfe der Farbreaktion mit „Resorufin" aus.

Die Na-Carbonat- oder- Bicarbonat-enthaltende Lösung wird mit möglichst wenig der Reagenslösung (0,1 g Resorufin und 1,5 g Soda in 100 ml Wasser) versetzt. Die Chorierung bzw. Bromierung tritt bei gewöhnlicher Temperatur fast augenblicklich ein und bewirkt eine Blaufärbung der Lösung und Verschwinden der für das Resorufin charakteristischen gelbroten Fluorescenz. Ein großer Überschuß an Halogen zerstört die gebildete Irisblaufärbung. Aus Chloriden bzw. Bromiden muß das Halogen erst durch Oxydationsmittel — z. B. MnO_2 — in Freiheit gesetzt werden. (Nitrite stören den Nachweis.)

10. Cyanion. Durch Überführung von Cyanid in Rhodanid kann nach L. Rosenthaler durch zweiminutenlanges Kochen der zu untersuchenden Lösung mit etwas kolloidalem Schwefel und so viel Natronlauge, daß die Flüssigkeit beim Kochen gelb wird, ausgeführt werden.

Nach dem Abkühlen und Ansäuern mit Salpetersäure wird das gebildete Rhodanid, wie üblich (Fe$^{...}$-Reaktion) nachgewiesen.

11. Nitration. Zum Nachweis von Spuren Salpetersäure in konzentrierter Schwefelsäure werden von M. Eitel Benzidin- und 2,7-Diaminofluoren-Chlorhydrat vorgeschlagen. G. G. Longinescu und G. Chaborski (1, 2) haben ein Verfahren zum Nachweis der Salpetersäure mitgeteilt, welches auf der Bildung von Nitrobenzol beruht, das an seinem Geruch leicht zu erkennen ist. G. G. Longinescu und Th. I. Pirtea (1, 2) arbeiteten eine auf gleichen Prinzip beruhende Farbreaktion aus. Prinzip der Methode: Benzol — das etwas Toluol enthalten muß — wird zunächst mit konzentrierter Schwefelsäure behandelt. Das bei der Anwesenheit von Salpetersäure gebildete Nitroprodukt wird reduziert. Das entstandene Anilingemisch kann leicht nachgewiesen werden, und zwar durch Überführung in Fuchsin mit Hilfe von Quecksilberchlorid.

Das auf Nitrat zu prüfende Gemisch wird mit 2—3 Tropfen Benzol und 1 ml konzentrierter Schwefelsäure 5 Minuten bei etwa 30° C geschüttelt. Man verdünnt mit wenig Wasser und gibt etwas Zinkpulver zu. Bei ganz kleinen Nitratmengen läßt man die Reduktion 1—2 Stunden im Gang, damit sich möglichst viel Anilingemisch bildet. Die Lösung wird dann in zwei Teile a) und b) geteilt. Zu a) gibt man Natriumhydroxydlösung in geringem Überschuß und macht eine der bekannten Farbreaktionen auf Anilin, z. B. die mit Chlorkalk. Zu b) gibt man etwas festes Quecksilberchlorid hinzu, verdampft bis zur Trockne und erhitzt vorsichtig weiter, bis an der Glaswandung eine rötlichgrüne Färbung erscheint. Durch das Quecksilberchlorid ist die Mischung von Anilin mit etwas p-Toluidin (und etwas o-Toluidin) zu Rosanilin oxydiert worden. Rosanilin bildet mit Säuren Fuchsin. Nach dem Erkalten versetzt man mit etwas Alkohol, der rotviolett gefärbt wird.

Um die störende Wirkung von CNS', Br' und J' beim Nachweis von Nitrat durch die übliche Eisen (II)-Sulfatprobe auszuschalten, werden diese nach N. E. Murray und A. W. Avens durch Fällen mit einer ammoniakalischen 0,5 n-Ag$_2$SO$_4$-Lösung entfernt, die man durch Lösen von 7,8 g des Salzes in 25 ml 4 n-Ammoniaklösung und Auffüllen mit Wasser auf 100 ml erhält.

12. Nitrition. Bei der Zerstörung des Nitrites zwecks weiterer Nachweises des anwesenden Nitrates werden Ammonsalze, Harnstoff, Hydrazin und Hydroxylammin verwendet. Hierbei bilden sich aber stets außer Stickstoff geringe Mengen von Nitrationen. Dieser Übelstand fällt weg, wenn man zur Zerstörung des Nitrites Natriumazid in essigsaurer Lösung verwendet. Gleiche Wirkung erzielt man auch mit Aminosulfosäure.

Über Farbreaktionen der Nitrite mit aromatischen Phenolen wie Phenol, o-, p-Nitrophenol, 2,4-Dinitrophenol, p-, m-Kresol, m-Nitro-p-Kresol, Thymol, α- und β-Naphthol vgl. A. Castiglioni.

Zum Nachweis von salpetriger Säure neben Nitrat empfiehlt F. Pawelka (2) Apomorphin. Erf.-Gr. 0,33 γ, Grenz-Konz. 1:15000000.

Die mit 2—3 Tropfen 50%iger Essigsäure angesäuerte Lösung des Nitrites wird mit 1—2 mg Apomorphin in Substanz versetzt. Man erwärmt bis nahezu zum Sieden, läßt erkalten und schüttelt mit Essigester aus. Eine deutliche Violettfärbung des Essigesters zeigt Nitrit an.

13. Peroxyde. Wasserstoffperoxyd, Alkali- und Erdalkaliperoxyde, sowie Perborate lassen sich nach C. Griebel spezifisch mit Vanillin nachweisen. Erf.-Gr. 2,5 γ.

Man versetzt 1 Tropfen der zu untersuchenden Flüssigkeit bzw. einige Körnchen der Substanz auf einem mit Hohlschliff versehenen Objektträger mit 1 Tropfen einer 1%igen Vanillin-Salzsäurelösung (0,1 g Vanillin wird in 10 g 25%iger Salzsäure unter Erwärmen gelöst). Bei größeren Mengen Wasserstoffperoxyd tritt nach 5—10 Minuten eine empfindliche rötlichbräunliche Färbung auf. Bei allmählichem freiwilligen Verdunsten erfolgt dann Abscheidung von schwarzvioletten bis schwarzblauen Nadeln.

14. Borsäure. Die gelbe Fluorescenzerscheinung, die Borsäure bei einem p_H-Wert $= 5$ mit Cochenilletinktur liefert, empfiehlt L. Szebellédy (1) als spezifische Borsäurenachweisreaktion. Erf.-Gr. 0,25 γ.

Der von F. L. Hahn empfohlene Borsäurenachweis mit Mannit und Bromthymolblau ist noch viel empfindlicher als der von F. Feigl (3) mit Chinalizarin. Erf.-Gr. 0,001 γ. (Ausführung s. Original.)

Nachweis mit Chinalizarin:

Zu 1 ml konzentrierter Schwefelsäure setzt man 1 Tropfen der Probelösung und 1—2 Tropfen einer 0,01%igen Lösung von Chinalizarin in konzentrierter Schwefelsäure. Hierauf wird schwach erwärmt und die von Violett nach Blau umgeschlagene Färbung mit der eines Blindversuches verglichen. Erf.-Gr. 0,06 γ.

Über den Einfluß der gegenseitigen Einwirkung von Alkohol und Schwefelsäure auf die bekannte Borsäureflammenreaktion und Beschreibung einer brauchbaren Mikroapparatur siehe W. Stahl, und die Beeinflussung dieser Reaktion durch Anwesenheit von Kationen und Anionen vgl. L. Szebellédy (3).

Eine empfindliche Reaktion auf Borsäure von A. S. Komarowsky beruht auf der Umfärbung einer Lösung von Chromotrop 2 B (p-Nitrobenzolazochromotropsäure). Erf.-Gr. 0,08 γ; Grenz-Konz. 1:500000.

1 Tropfen der schwach alkalischen Probelösung wird zur Trockne eingedampft. Den Rückstand verrührt man mit 2—3 Tropfen der 0,005%igen Lösung in konzentrierter Schwefelsäure. Borsäure erzeugt eine Umfärbung von bläulichviolett nach grünlichblau (Blindversuch bei geringen Borsäuremengen erforderlich). Fluoride müssen vorher durch Abrauchen mit Schwefelsäure entfernt werden. Nitrate, Chlorate und andere oxydierende Stoffe werden durch Reduktion mit Hydrazinsulfat unschädlich gemacht.

Die Empfindlichkeit der gebräuchlichen Curcumareaktion und ihre Abhängigkeit von der Acidität der Lösung, sowie Einfluß fremder Ionen beschreibt H. Schäfer. Mikronachweis durch Tüpfelreaktion: F. Feigl und L. Badian. Erf.-Gr. 0,01 γ, Grenz-Konz. 1:5000000.

Literatur.

Arnold, E.: Chem. Zentralblatt **1933** I, 2846. — Augusti, S.: (1) Mikrochemie **17**, 17 (1935). — (2) Mikrochemie **17**, 118 (1935). — (3) Annali Chim. appl. **25**, 448 (1935). — (4) Chem. Zentralblatt **1936** I, 3545.

Balarew, J.: (1) Ztschr. f. anorg. Ch. **121**, 254 (1923). — (2) Ztschr. f. anorg. Ch. **138**, 79 (1924). — Benedetti-Pichler, A. A.: Ztschr. f. anal. Ch. **94**, 112 (1933). — Berditschewski, L. G. u. E. Umblia: Ztschr. f. anal. Ch. **108**, 340 (1937). — Berditschewski, L. G. u. J. Wasserberg (1) Ukrain. chem. Journ. **9**, 161 (1934). — (2) Chem. Zentralblatt **1935** II, 1921. — Berg, R.: (1) Ztschr. f. angew. Ch. **41**, 619 (1928). — (2) Ztschr. f. anal. Ch. **69**, 342, 369 (1926). — (3) Ztschr. f. anal. Ch. **70**, 343 (1927). — (4) Ztschr. f. anal. Ch. **71**, 23 (1927). — (5) Mikrochemie, Emisch-Festschr., S. 23. 1930. — (6) Ber. Dtsch. Chem. Ges. **68**, 403 (1935). — (7) Die chemische Analyse, Bd. XXXIV. Stuttgart: Ferdinand Enke 1938. — (8) Die chemische Analyse, Bd. XXXIV. Das o-Oxychinolin (Oxin), S. 11. Stuttgart: Ferdinand Enke 1938. — Berg, R. u. K. Küstenmacher: Ztschr. f. anorg. Ch. **204**, 215 (1932). — Berg, R. u. O. Roebling: Ber. Dtsch.

Chem. Ges. **68**, 403 (1935). — Berg, R. u. O. Wurm: Ber. Dtsch. Chem. Ges. **60**, 1664 (1927). — Bersin, Th.: Ztschr. f. anal. Ch. **85**, 428 (1931). — Beutel, E.: Monatshefte f. Chemie **55**, 158 (1930). — Birulja, A.: Chem. Zentralblatt **1934** II, 286. — Boers, J. H. de: Ztschr. f. anal. Ch. **68**, 253 (1926). — Brintzinger, J. u. H. Brintzinger: Ztschr. f. anal. Ch. **94**, 166 (1933).

Castiglioni, A.: Ztschr. f. anal. Ch. **90**, 427 (1932). — Celsi, S. A.: (1) An. Farm. Bioquim. **5**, 85 (1934). — (2) Chem. Zentralblatt **1935** I, 3573. — Chamot, E. M.: (1) Mikrochemie **6**, 13 (1928). — (2) Ref. Ztschr. f. anal. Ch. **99**, 130—138 (1934). — Curtman, L. J.: (1) Chem. News **142**, 337 (1931). — (2) Chem. Zentralblatt **1931** II, 879.

Dankwortt, P. W.: Luminescenzanalyse im ultravioletten Licht, 3. Aufl. Leipzig 1934. — Denigès, G.: (1) Bull. Soc. Chim. de France (4) **51**, 1096 (1932). — (2) Bull. Soc. Chim. de France (4) **23**, 36 (1918). — (3) Bull. Soc. Chim. de France (4) **51**, 1096 (1932). — (4) Ztschr. f. anal. Ch. **85**, 367 (1931). — (5) C. r. d. l'Acad. des sciences **194**, 91 (1932). — Ditz, H. u. R. Hellebrand: Ztschr. f. anorg. Ch. **219**, 97 (1934). — Djatschowsky, S. J. u. T. J. Issajenko: Chem. Zentralblatt **1931** II, 1165. — Dorrington, J. F. and A. W. Ward: (1) Analyst **54**, 327 (1929). — (2) Ztschr. f. anal. Ch. **83**, 385 (1931). — Dubský, I. V.: Chem. Zentralblatt **1931** I, 1951. — Dubský, J. V. u. V. Bencko: Ztschr. f. anal. Ch. **94**, 19 (1933). — Dubský, V. J. u. M. Kuras: (1) Chemické Listy **23**, 496 (1929). — (2) Chem. Zentralblatt **1930** I, 1658. — Dubský, J. V. u. A. Langer: Ztschr. f. anal. Ch. **110**, 41 (1937). — Dubský, J. V. u. E. Wagner: Mikrochemie **17**, 186 (1935). — Duckert, R.: Helv. chim. Acta **20**, 362 (1937). — Dwyer, F. P.: (1) Austral. Chem. Ind. **4**, 26 (1937). — (2) Chem. Zentralblatt **1937** II, 822.

Eegriwe, E.: (1) Ztschr. f. anal. Ch. **76**, 440 (1929). — (2) Ztschr. f. anal. Ch. **82**, 150 (1930). — (3) Ztschr. f. anal. Ch. **89**, 121 (1932). — (4) Ztschr. f. anal. Ch. **89**, 125 (1932). — (5) Ztschr. f. anal. Ch. **95**, 326 (1933). — (6) Ztschr. f. anal. Ch. **108**, 268 (1937). — Eichler, A.: Ztschr. f. anal. Ch. **96**, 17, 98 (1934). — Eichler, H.: (1) Ztschr. f. anal. Ch. **99**, 272 (1934). — (2) Österr. Chem.-Ztg. **39**, 185 (1936). — (3) Chem. Zentralblatt **1937** I, 1737. — Eisenbrand, I.: Pharm. Ztg. **75**, 1033 (1930). — Eitel, M.: Ztschr. f. anal. Ch. **98**, 227 (1934). — Ephraim, F.: Ber. Dtsch. Chem. Ges. **64**, 1210 (1931). — Estill, H. W. and R. L. Nugent: Journ. Amer. Chem. Soc. **48**, 168 (1926).

Feigl, F.: (1) Mikrochemie **7**, 19 (1920). — (2) Ztschr. f. anal. Ch. **64**, 41 (1924). — (3) Mikrochemie, Pregl-Festschr., S. 77. 1929. — (4) Chem. Zentralblatt **1930** II, 2676. — (5) Mikrochemie **8**, 356 (1930). — (6) Chem. Zentralblatt **1931** I, 1784. — (7) Mikrochemie **9**, 395 (1931). — (8) Ztschr. f. anal. Ch. **83**, 473 (1931). — (9) Ztschr. f. anal. Ch. **99**, 202 (1934). — (10) Mikrochemie **18**, 272 (1935). — (11) Tüpfelreaktionen, 2. Aufl., S. 228. 1935. — (12) Mikrochemie **20**, 198 (1936). — (13) Ztschr. f. anal. Ch. **104**, 293 (1936). — (14) Ztschr. f. anal. Ch. **111**, 350 (1938). — Feigl, F. u. L. Badian: Ztschr. f. anal. Ch. **104**, 296 (1936). — Feigl, F. and H. J. Kapulitzas: (1) Journ. Amer. Chem. Soc. **38**, 1705 (1916). — (2) Ztschr. f. anal. Ch. **82**, 417 (1930). — Feigl, F. u. P. Krumholz: Mikrochemie, Pregl-Festschr., S. 82. 1929. — Filimanowitsch, K. M.: Ztschr. f. anal. Chem. **94**, 338 (1933). — Fischer, H.: (1) Ztschr. f. angew. Ch. **42**, 1025 (1929). — (2) Mikrochemie **8**, 319 (1930). — (3) Chem. Zentralblatt **1933** II, 1220. — (4) Ztschr. f. angew. Ch. **46**, 442 (1933). — (5) Ztschr. f. angew. Ch. **47**, 90, 685 (1935). — Foschini, A.: Ztschr. f. anal. Ch. **109**, 246 (1937). — Freytag, H.: Ber. Dtsch. Chem. Ges. **67**, 1477 (1934). — Fritz, H.: Ztschr. f. anal. Ch. **78**, 418 (1929). — Fuchs, H. J.: (1) Chem. Zentralblatt **1934** I, 3239. — (2) Ztschr. f. physiol. Ch. **223**, 144 (1934).

Gerlach, W.: (1) Sammelref. Ztschr. f. anal. Ch. **81**, 398 (1930). — (2) Sammelref. Ztschr. f. anal. Ch. **86**, 312 (1931). — Glazunow, A.: (1) Nouvelle Méthode d'Analyse rapide des alliages sans destruction de l'échantillon. Extr. des C. r. du 9ième Congrès du Chim. Ind. **1929**. — (2) Chem. Zentralblatt **1930** II, 1104. — (3) Chem. Zentralblatt **1932** I, 1398. — Grant, J.: Analyst **57**, 514 (1932). — Griebel, C.: Mikrochemie **9**, 313 (1931). — Gutzeit, G.: (1) Helv. chim. Acta **12**, 713 (1929). — (2) Helv. chim. Acta **12**, 720 (1929). — (3) Ztschr. f. anal. Ch. **104**, 52 (1936).

Hahn, F. L.: C. r. d. l'Acad. des sciences **197**, 762 (1933). — Hahn, Fr. L.: Ber. Dtsch. Chem. Ges. **65**, 207 (1932). — Hahn, Fr. L. u. G. Leimbach: Ber.

Dtsch. Chem. Ges. **55**, 3070 (1922). — Haitinger, M. u. V. Reich: Ztschr. f. angew. Ch. **41**, 992 (1928). — Higginbottom, C.: Journ. Chem. Soc. London **1933**, 95.

Ishimaru, S.: (1) Sci. Rep. Tôhoku Univ. **24**, 426 (1935). — (2) Ztschr. f. anal. Ch. **109**, 429 (1937).

Jirkovsky, R.: Chem. Zentralblatt **1931 II**, 1721.

Karaoglanow, Z.: (1) Ztschr. f. anal. Ch. **95**, 451 (1933). — (2) Ztschr. f. anal. Ch. **96**, 47 (1934). — (3) Ztschr. f. anal. Ch. **103**, 365 (1935). — (4) Ztschr. f. anal. Ch. **107**, 395 (1936). — Kerschan, A.: Ztschr. f. anal. Ch. **65**, 346 (1925). — King, W. B. u. F. E. Brown: Ztschr. f. anal. Ch. **98**, 360 (1934). — Kolthoff, I. M.: (1) Ztschr. f. anal. Ch. **70**, 397 (1927). — (2) Ztschr. f. anal. Ch. **70**, 398 (1927). — (3) Mikrochemie **8**, 176 (1930). — (4) Mikrochemie (Emich-Festschr.), S. 180. 1930. — (5) Ztschr. f. anal. Ch. **87**, 42 (1932). — (6) Ztschr. f. anal. Ch. **99**, 301 (1934). — (7) Ztschr. f. anal. Ch. **106**, 104 (1936). — Komarowsky, A. S.: Mikrochemie **14**, 317 (1934). — Komarowsky, A. S. u. N. S. Poluektow: Ztschr. f. anal. Ch. **96**, 23 (1934). — Korenman, I. M.: (1) Chem. Zentralblatt **1930 I**, 264. — (2) Ztschr. f. anal. Ch. **99**, 405 (1934). — (3) Chem. Zentralblatt **1935 I**, 1278. — (4) Ztschr. f. anal. Ch. **99**, 402 (1934). — (5) Chem. Zentralblatt **1935 I**, 1278. — (6) Ztschr. f. anal. Ch. **90**, 115 (1932). — Kramer, G.: (1) Ztschr. f. anal. Ch. **109**, 16 (1937). — (2) Ztschr. f. anal. Ch. **111**, 169 (1937). — Krumholz, P. u. O. Kruh: Mikrochemie **17**, 210 (1935). — Krumholz, P. u. E. Krumholz: Mikrochemie **19**, 47 (1935).

Lapin, L. u. W. Hein: Ztschr. f. anal. Ch. **98**, 236 (1934). — Lehrmann, L.: Journ. Amer. Chem. Soc. **56**, 1836 (1934). — Lehrmann, L., M. Manes and J. Kramer: Journ. Amer. Chem. Soc. **59**, 941 (1937). — Lockemann, G. u. B. Fr. v. Bülow: Ztschr. f. anal. Ch. **94**, 322 (1933). — Longinescu, G. G. et G. Chaborski: (1) Bull. Sect. sci. Acad. Roum. **6**, 176 (1020). — (2) Ztschr. f. anal. Ch. **96**, 49 (1934). — Longinescu, G. G. et Th. I. Pirtea: (1) Bull. Chim. pure et appl. **34** (1932). — (2) Ztschr. f. anal. Ch. **96**, 50 (1934). — Lutz, O.: Ztschr. f. anal. Ch. **59**, 145 (1920).

Mahr, C.: Ztschr. f. anorg. Ch. **208**, 313 (1932). — Malatesta, G. ed E. di Nola: (1) Boll. Chim. Farm. **52**, 819, 855 (1933). — (2) Ztschr. f. anal. Ch. **94**, 19 (1933). — Malitzky, W. P.: Mikrochemie **7**, 334 (1929). — Mills, H. W. and R. E. D. Clark: (1) Journ. Chem. Soc. London **149**, 175 (1936). — (2) Chem. Zentralblatt **1936 I**, 1273. — (3) Chem. Zentralblatt **1936 II**, 659. — Montequi, R.: (1) Anales soc. espanola Fis. Quim. **30**, 567 (1932). — (2) Chem. Zentralblatt **1932 II**, 2491. — Montequi, R. u. G. Puncel: Ztschr. f. anal. Ch. **91**, 212 (1933). — Murray, N. E. and A. W. Avens: Ind. and Engin. Chem., Anal. Ed. **4**, 58 (1932).

Oberhauser, E.: Ber. Dtsch. Chem. Ges. **60**, 36 (1927). — Orlenko, A. F. u. N. G. Fessenko: (1) Ztsch. f. anal. Ch. **107**, 411 (1936). — (2) Ztschr. f. anal. Ch. **107**, 415 (1936). — Orloff, I. E.: Ztschr. f. anal. Ch. **84**, 185 (1931). — Orlow, N. A.: Chem.-Ztg. **30**, 714 (1906).

Paal, C. u. L. Friederici: Ber. Dtsch. Chem. Ges. **65**, 539 (1932). — Pavolini, T.: (1) Industria chim. **8**, 692 (1933). — (2) Chem. Zentralblatt **1933 II**, 1399. — Pawelka, F.: (1) Mikrochemie **7**, 301 (1929). — (2) Mikrochemie **8**, 46 (1930). — Petraschenj: Ztschr. f. anal. Ch. **106**, 330 (1936). — Poluektoff, N. S.: Mikrochemie **14**, 265 (1934). — Posner, E.: Ztschr. f. anorg. Ch. **164**, 407 (1927).

Rây, P. u. M. K. Bose: Ztschr. f. anal. Ch. **95**, 400 (1933). — Reppmann, W.: Ztschr. f. anal. Ch. **99**, 180 (1934). — Robinson, R. J.: Ztschr. f. anal. Ch. **109**, 118 (1937). — Rosenthaler, L.: Pharm. Zentralhalle Deutschland **74**, 289 (1933). — Rossi, L.: Chem. Zentralblatt **1931 I**, 1647.

Schäfer, H.: Ztschr. f. anal. Ch. **110**, 11 (1937). — Scheinkmann, A.: (1) Betriebslaboratorium **4**, 425 (1935). — (2) Ztschr. f. anal. Ch. **107**, 48 (1936). — Scheinkamm, A. J. u. A. B. Politzschuck: Ztschr. f. anal. Ch. **94**, 192 (1933). — Schleicher, A.: (1) Ztschr. f. anal. Ch. **94**, 196 (1933). — (2) Ztschr. f. anal. Ch. **96**, 418 (1934). — (3) Ztschr. f. anal. Ch. **99**, 46 (1934). — (4) Ztschr. f. anal. Ch. **101**, 241 (1935). — (5) Ztschr. f. anal. Ch. **104**, 201 (1936). — (6) Ztschr. f. anal. Ch. **112**, 32 (1938). — Schmatolla, O.: Chem.-Ztg. **54**, 831 (1930). — Schmidt, E. u. E. Tornow: (1) Chem.-Ztg. **56**, 187 (1932). — (2) Chem. Zentralblatt **1932 I**,

2209. — Schröer, E.: Ztschr. f. anorg. Ch. **189**, 258 (1930). — Sconzo, A.: (1) Annali Chim. appl. **23**, 215 (1933). — (2) Chem. Zentralblatt **1933 II**, 1220. — Spacu, G. u. P. Spacu: Ztschr. f. anal. Ch. **89**, 192 (1932). — Stahl, W.: Ztschr. f. anal. Ch. **101**, 342 (1935). — Stone, I.: (1) Science (N. Y.) **72**, 322 (1930). — (2) Chem. Zentralblatt **1930 II**, 3060. — Stschigol, M. B. et N. M. Doubinski: Ann. Chim. analyt. appl. (3) **18**, 257 (1936). — Szebellédy, L.: (1) Ztschr. f. anal. Ch. **98**, 255 (1934). — (2) Ztschr. f. anal. Ch. **106**, 408 (1936). — (3) Ztschr. f. anal. Ch. **107**, 26 (1936). — (4) Mikrochim. Acta **1**, 46 (1937). — Szebellédy, L. u. St. Tanay: Ztschr. f. anal. Ch. **106**, 342 (1936).

Tananaeff, N. A.: (1) Ztschr. f. anal. Ch. **88**, 271 (1932). — (2) Ztschr. f. anal. Ch. **98**, 330 (1934). — (3) Ztschr. f. anal. Ch. **100**, 343 (1935). — (4) Ztschr. f. anal. Ch. **100**, 392 (1935). — Tananaeff, N. A. u. W. D. Ponomarjeff: Ztschr. f. anal. Ch. **101**, 183 (1935). — Tommilla, E.: Chem. Zentralblatt **1934 II**, 643.

Uhlenhuth, R.: Chem.-Ztg. **34**, 887 (1910).

Volmar, Y.: Bull. Soc. Chim. de France (4) **53**, 385 (1933).

Welcher, F. J. and H. T. Briscoe: (1) Chem. News **145**, 161 (1932). — (2) Ztschr. f. anal. Ch. **95**, 452 (1933). — Williams, P. E.: (1) Chem. News **145**, 177 (1932). — (2) Chem. Zentralblatt **1932 I**, 2995. — Williams, P. E. and H. T. Briscoe: (1) Chem. News **145**, 177 (1932). — (2) Chem. Zentralblatt **1932 II**, 2995. — Winkler, L. W.: Pharm. Zentralhalle Deutschland **74**, 148 (1933).

Yoe, J. H.: Journ. Amer. Chem. Soc. **54**, 4139 (1932).

Zijp, C. van: (1) Pharm. Weekblad **69**, 1191 (1932). — (2) Chem. Zentralblatt **1933 I**, 268. — (3) Pharm. Weekblad **72**, 714 (1935).

Maßanalyse.

Von

Professor Dr.-Ing. **K. R. Andreß**, Darmstadt.

A. Die Anwendung alkalischer Permanganatlösung als maßanalytisches Oxydationsmittel (I, 352).

Durch die Verwendung alkalischer Permanganatlösung werden der Oxydimetrie eine Anzahl wichtiger neuer Anwendungen erschlossen. Das von H. Stamm (1, 2, 4) ausgearbeitete Titrationsverfahren beruht darauf, daß bei der Reduktion von Permanganat in nicht zu schwach alkalischer Lösung von den beiden möglichen Teilreaktionen

$$MnO_4^- + OH^- \rightarrow MnO_4^= + OH \tag{1}$$

$$MnO_4^= + 3\,H_2O \rightarrow H_2MnO_3 + 2\,OH^- + 2\,OH \tag{2}$$

nur die erste, mit allerhöchstem Oxydationspotential und rasch verlaufende Reaktion für die Analyse nutzbar gemacht wird, während der zweite an sich langsamer verlaufende Übergang $MnO_4^= \rightarrow MnO_2$ durch einen noch zu erwähnenden Kunstgriff ausgeschaltet bleibt. Dadurch ist es z. B. möglich, auch einige schwer oxydable organische Substanzen, die bisher der maßanalytischen Bestimmung nicht zugänglich waren, auf oxydimetrischem Wege zu analysieren.

1. Allgemeine Richtlinien zur Durchführung des Verfahrens. a) Um zu vermeiden, daß bei der Reduktion des Permanganats die Manganatstufe im Sinne der Gleichung (2) unterschritten wird, muß bei der Titration stets ein örtlicher Überschuß von Permanganat zugegen sein. Man muß daher die zu bestimmende Lösung in überschüssige vorgelegte alkalische Permanganatlösung von etwa dem doppelten theoretischen Oxydationswert einfließen lassen. In bezug auf das Alkali soll diese Lösung 1—2 n sein. Höhere Alkalität ist wegen der Gefahr der Selbstzersetzung des Permanganats unter Sauerstoffabscheidung zu vermeiden. Die Mengenverhältnisse und Konzentrationen wählt man zweckmäßig so, daß von den vorgelegten 20 ccm $^1/_{10}$ m-$KMnO_4$-Lösung nicht weniger als 10% und nicht mehr als 50% für die Manganatbildung verbraucht werden. Beim Ansetzen der Maßlösungen ist zu beachten, daß im alkalischen Medium eine $KMnO_4$-Lösung nach Gleichung (1) nur den fünften Teil des Oxydationswertes besitzt als eine gleich starke Lösung bei der Titration in saurer Lösung. Um Verwechslungen auszuschließen, ist es zweckmäßig, die Konzentrationen der Permanganatlösungen nach ihrer Molarität zu kennzeichnen.

b) Die zur vollständigen Oxydation benötigten Reaktionszeiten betragen im allgemeinen nur 5—10 Minuten bei 15—25° C. Nur bei schwer oxydablen Substanzen betragen sie bei 40° C etwa das Doppelte. Höhere Temperaturen sind wegen der Gefahr der Sauerstoffabscheidung nicht empfehlenswert.

c) Besonderer Wert ist auf die zweckmäßige Gestaltung der Rücktitration des nicht verbrauchten Oxydationsmittels zu legen, da von ihr wegen des immer vorhandenen Überschusses von Permanganat die Genauigkeit des Endresultates abhängt. Sie kann α) in alkalischer Lösung mit Formiat, β) in saurer Lösung mit Oxalsäure vorgenommen werden. Wo angängig, wird man aus folgendem Grund der Formiatmethode den Vorzug vor der Oxalatmethode geben: Bei dem Zurückmessen des Permanganatüberschusses in saurer Lösung bleibt immer 4mal soviel Manganat nach dem Oxydationswert gerechnet übrig als Permanganat für die eigentliche Analyse verbraucht wurde. Das Meßresultat stellt sich also als Differenz zweier großer Zahlen dar und wird somit ungenauer. Immerhin lassen sich bei sorgfältigem Arbeiten um 0,5% übereinstimmende Resultate erzielen.

Um bei der Rücktitration in alkalischer Lösung zu verhindern, daß das entstandene Manganat weiter zu Manganit reduziert wird, setzt man vor dem Zurückmessen mit Formiat $BaCl_2$-Lösung zu. Bariummanganat ist im Gegensatz zu Bariumpermanganat sehr schwer löslich, es fällt quantitativ aus und entzieht sich so der Reduktion. Außerdem ist es auf diese Weise leicht möglich, den Endpunkt der Rücktitration zu erkennen, weil die überstehende Lösung nach der Reduktion des Permanganats farblos erscheint. Bei Anwesenheit von Sulfationen ist diese Arbeitsweise nicht zulässig, weil das ausfallende Bariumsulfat erhebliche Mengen Permanganat durch Mischkristallbildung bindet. In diesem Falle müssen die Sulfationen vor der Analyse durch Bariumchlorid beseitigt werden. Wo dies nicht angängig ist, muß Methode β) angewandt werden.

Die Rücktitration in saurer Lösung mit Oxalsäure ist bei der Bestimmung mancher organischer Substanzen geboten. Enthalten diese nämlich mehrere aneinandergebundene C-Atome, so liefert die Oxydation neben Carbonat und Wasser vielfach wechselnde Mengen Oxalat, was bei Anwendung von Methode α) zur Rücktitration einen zu geringen Permanganatverbrauch zur Folge hat. Beim Zurückmessen in saurer Lösung wird das Oxalat jedoch noch nachträglich durch Oxydation erfaßt.

2. Arbeitsvorschriften. α) *Rücktitration in alkalischem Medium.* Benötigte Lösungen

1. 0,1 m-Permanganat eingestellt mit Natriumoxalat in der üblichen Weise.

2. Natronlauge. 30 g reinstes NaOH in 100 ccm Wasser.

3. Bariumchloridlösung. 30 g $BaCl_2 \cdot 2\,H_2O$ in 100 ccm Wasser.

4. Nickelnitratlösung. 1 g $Ni(NO_3)_2\,6\,H_2O$ in 100 ccm Wasser.

5. 0,1 n-Natriumformiatlösung. 3,400 g HCOONa (rein trocken) + 5 g NaOH (reinstes) in ausgekochtem und wieder erkaltetem Wasser gelöst. Diese Lösung wird nach der gegebenen Arbeitsvorschrift gegen 0,1 m-$KMnO_4$-Lösung eingestellt. Die Titerbeständigkeit ist je nach der Reinheit der verwendeten Chemikalien sehr verschieden.

In eine Vorlage von etwa 300 ccm Inhalt pipettiert man 20 ccm von Lösung 1, macht mit etwa 10 ccm Natronlauge (Lösung 2) alkalisch und füllt nach Zusatz von 15 ccm Bariumchloridlösung (Lösung 3) auf etwa 100 ccm auf. Mit der Natriumformiatlösung (Lösung 5) titriert man dann die rote Lösung auf farblos. Es ist wichtig, die Lösung während der Titration ständig in Bewegung zu halten und die Formiatlösung während der zweiten Hälfte der Titration nur langsam zuzugeben (2—3 Tropfen je Sekunde). Es empfiehlt sich, durch schwaches Verkanten des Kolbens die Farbe der Lösung gegen einen hellen Hintergrund zu beurteilen, ohne den dunkelgrünen Niederschlag des Bariummanganats absitzen zu lassen. Kurz vor Beendigung der Titration, wenn etwa noch 2 ccm Formiat fehlen, gibt man zur Beschleunigung der Reaktion etwa 15 bis 20 Tropfen Nickelnitratlösung (Lösung 4) hinzu. Der Zusatz von Nickellösung ist unter Umständen am Schluß der Titration zu wiederholen, wenn die Katalysatorwirkung durch Alterung des Gels nachlassen sollte.

Zum Zwecke der eigentlichen Bestimmung gibt man zu 20 ccm 0,1 m, mit 10 ccm Natronlauge versetzter Permanganatlösung die zu bestimmende Substanz und läßt 10 Minuten bei 15—25° C stehen. Zur Rücktitration verfährt man nach der oben gegebenen Vorschrift.

β) *Rücktitration mit Oxalsäure in saurer Lösung.* Benötigte Lösungen: Permanganatlösung und Natronlauge nach 1. und 2.

1b. 0,02 m Permanganatlösung enthaltend 3,161 g $KMnO_4$/l eingestellt gegen 0,1 n-Oxalat.

6. Oxalsäure, etwas stärker als 0,5 n enthaltend etwa 34 g $H_2C_2O_4 \cdot 2\,H_2O$; der genaue Titer braucht **nicht** bekannt zu sein.

7. Starke Schwefelsäure (50 %).

8. Mangansulfatlösung. 50 g $MnSO_4 \cdot 4\,H_2O$/l.

Zur Erzielung genauer Resultate ist es hier aus dem oben erwähnten Grunde notwendig, den Vergleich der Oxalsäure gegen die vorgelegte Permanganatlösung mit besonderer Sorgfalt auszuführen. Es ist zweckmäßig, sowohl bei der eigentlichen Analyse wie bei dem Vergleich der Maßlösungen dieselbe vorgelegte Permanganatmenge mit einer in beiden

Fällen genau gleichen Menge an überschüssiger Oxalsäure zu versetzen. Die von der Analysensubstanz verbrauchte Sauerstoffmenge ergibt sich dann aus der Differenz des bei der Titration ohne Substanz gemessenen „Leerverbrauchs" an 0,02 m Permanganat zur Rücktitration der zugesetzten Oxalsäure gegenüber dem analogen Verbrauch bei der Analyse. Durch dieses Vorgehen gewinnt man den Vorteil, daß man den Titer der vorgelegten Permanganatlösung und der Oxalsäure nicht genau zu kennen braucht, wenn man nur bei Leerversuch und Analyse genau dieselben Mengen anwendet.

Zur Feststellung des Leerverbrauchs pipettiert man 20 ccm der Oxalsäure (Lösung 6) in die Vorlage und säuert mit 5 ccm Schwefelsäure (Lösung 7) an. Nach Erwärmung auf 50° und Zugabe von etwa 10 ccm Mangansulfat (Lösung 8) bringt man die Lösung mit 20 ccm einpipettierter Permanganatlösung (Lösung 1) zur Reaktion. Der verbleibende Oxalsäureüberschuß wird mit 0,02 m eingestellter Permanganatlösung austitriert. Das dazu notwendige Permanganatvolumen ist der gesuchte Leerverbrauch.

Tabelle 1.

	Verbrauch Äquivalente O_3	Oxydation zu	Arbeitsweise	Bemerkungen
Hypophosphit .	4	Phosphat	1	Rascheste Bestimmungsmethode.
Phosphit . . .	2	Phosphat	1	Ba-Salzzusatz erst nach beendeter Oxydation.
Jodid	8	Perjodat	1	Geeignet zur Bestimmung von Jodid
Jodat	2	Perjodat	1	neben Bromid und Chlorid, welche nicht oxydiert werden. Ba-Salzzusatz erst nach beendeter Oxydation.
Cyanid	2	Cyanat	1	
Rhodanid . .	8	Cyanat + Sulfat	1	Die geringen entstehenden Sulfatmengen verursachen keine Störungen.
Methanol . . .	6	Carbonat + Wasser	1	Oxydationsdauer 4 Minuten bei 35°.
Formaldehyd .	4	Carbonat + Wasser	1	
Glykol	10	$CO_2 + H_2O$	2	Oxydation der organischen Substanzen tritt ein, wenn aliphatische
Glycerin . . .	14	$CO_2 + H_2O$	2	stanzen tritt ein, wenn aliphatische
Aceton	16	$CO_2 + H_2O$	2	oder phenolische Hydroxylgruppen,
Erytrit	18	$CO_2 + H_2O$	2	Amino- oder Carbonylgruppen vorhanden sind. Sie wird nicht aus-
Mannit	26	$CO_2 + H_2O$	2	handen sind. Sie wird nicht ausgelöst durch die Anwesenheit von $—COOH$, $—SO_3H$, $—NO_2$, Alkyl, Halogen und ätherartig gebundenen Sauerstoff.
Pentosen . . .	20	$CO_2 + H_2O$	2	Disaccharide sind vor der Bestimmung zu invertieren, indem man
Hexosen . . .	24	$CO_2 + H_2O$	2	mung zu invertieren, indem man
Rohrzucker . .	48	$CO_2 + H_2O$	2	ihre Lösung mit 1 ccm konzentrier-
Maltose. . . .	48	$CO_2 + H_2O$	2	ter Schwefelsäure je 50 ccm ver-
Salicylsäure . .	28	$CO_2 + H_2O$	2	setzt und 45 Minuten im siedenden
Phenol	28	$CO_2 + H_2O$	2	Wasserbad erhitzt.

Bei der eigentlichen Analyse verfährt man im ersten Teil analog der auf S. 34 gegebenen Vorschrift. Nach dem Ansäuern geschieht dann die Rücktitration wie oben angegeben.

In vorstehender Tabelle ist eine von H. Stamm (4) gegebene Zusammenstellung der bisherigen Anwendungen des Verfahrens gegeben.

Die Methode ist nach Stamm (3) auch geeignet, zur Bestimmung der Oxydierbarkeit von natürlichen Wässern. Sie hat gegenüber der üblichen Arbeitsweise der Oxydation mit Permanganat in siedender schwefelsaurer Lösung den Vorteil, daß sie bei gewöhnlicher Temperatur in wenigen Minuten beendet ist. Sie ist ferner unabhängig von der Menge der Flüssigkeit und der Konzentration an organischer Substanz. Außerdem wird sie nicht gestört durch beliebige Mengen Nitrit und Chlorid. Sie eignet sich dazu, die Bestimmung am Ort der Probenahme durchzuführen.

B. Die Erweiterung der oxydimetrischen Maßanalyse durch Anwendung von Oxydations- und Reduktionsindicatoren.

Allgemeine Literatur: N. H. Furman; E. Brennecke; E. Merck.

Für oxydimetrische Messungen wurde bis vor einigen Jahren ausschließlich die stark rotgefärbte Lösung des Permanganations als Maßflüssigkeit angewendet, weil sie vermöge ihrer Eigenfarbe den Endpunkt der Titration sehr genau zu erkennen gestattet. Die Verwendung ungefärbter Maßlösungen war nur bei potentiometrischen Titrationen möglich. Erst durch die Auffindung geeigneter Oxydations- und Reduktionsindicatoren wurde es möglich, farblose Maßlösungen für die gewöhnliche oxydimetrische Maßanalyse nutzbar zu machen. Als solche kurz mit Redoxindicatoren bezeichneten Stoffe kommen gewisse organische Farbstoffe in Betracht, die selbst Oxydations- und Reduktionsmittel sind. Beim Endpunkt der Titration werden sie durch einen kleinen Überschuß der Titrierlösung oxydiert bzw. reduziert, was sich durch eine Farbänderung zu erkennen gibt. Dabei muß das Umschlagspotential des Indicators ungefähr mit dem Potential beim Äquivalenzpunkt der Lösung zusammenfallen. Erwünscht ist ein möglichst reversibles Verhalten am Umschlagspunkt, so daß es unter Umständen möglich ist, den Endpunkt der Titration mehrmals in beiden Richtungen unter Beobachtung derselben Farbänderung zu durchlaufen.

Es gibt nur wenige Stoffe, welche im Sinne des oben Gesagten als Redoxindicatoren geeignet sind. Unter ihnen hat vor allem der Ferrokomplex des o-Phenantrolin wegen seiner vorzüglichen Eigenschaften erhöhte Bedeutung für die Maßanalyse bekommen. Daher sei vor allem seine Anwendung an Hand der wichtigsten Bestimmungsmethoden gezeigt.

Das o-Phenantrolin von der nebenstehenden Strukturformel bildet mit dem Ferroion das rotgefärbte Komplexion $Fe(C_{12}H_8N_2)_3^{++}$. Durch Oxydation entsteht daraus das analog gebaute Komplexion mit dreiwertigem Eisen. Nach einem Vorschlag von K. Gleu (1) wird das rote Tri-o-Phenantrolin-Ferroion mit Ferroin und das blaue Tri-o-Phenantrolin-Ferriion mit Ferriin bezeichnet. Der Indicator verhält sich sehr gut reversibel, er ist gegen zerstörende Oxydation sehr beständig. Sogar bei der Titration von Eisen-II-Salz in salzsaurer Lösung wird er nicht merklich angegriffen.

Die größte Bedeutung als maßanalytisches Oxydationsmittel mit Redoxindicatoren kommt dem Cerisulfat zu. Es wurde vor allem durch die Arbeiten von Willard und Young und Furman für die analytische Praxis nutzbar gemacht. Cerisulfat ist in saurer Lösung ein sehr starkes Oxydationsmittel, sein Oxydationspotential beträgt in 1 n-Schwefelsäurelösung 1,44 Volt gegenüber 1,48 Volt der entsprechenden Permanganatlösung. Als Hauptvorteile gegenüber Permanganat müssen gelten: 1. Haltbarkeit der Lösungen bis zum Siedepunkt, so daß Titrationen auch in der Hitze ausgeführt werden können. 2. Die Cerisulfatlösungen sind selbst in großer Verdünnung absolut titerbeständig. 3. Auch bei Gegenwart von Salzsäure lassen sich Titrationen ausführen.

In Tabelle 2 ist eine Zusammenstellung der wichtigsten oxydimetrischen Methoden mit Redoxindicatoren gegeben. Den größten Raum nehmen die Verfahren mit Cerisulfat und Ferroin als Indicator ein. Nachstehend seien daher für die wichtigsten Anwendungen der Ceriometrie die Arbeitsvorschriften gegeben. Im übrigen muß auf die Literaturangaben der Tabelle 2 verwiesen werden.

Arbeitsvorschriften. Für die Titrationen mit Cerisulfat und Ferroin benötigt man folgende Lösungen:

1. Erforderliche Lösungen. a) $^1/_{10}$ n-Cerisulfatlösung hergestellt durch Auflösen von 14,01 g Cer enthaltendes „Cerisulfat zur Analyse" in 500 ccm Wasser + 28 ccm konzentrierter Schwefelsäure. Verdünnen auf 1 l, Absitzenlassen von basischem Sulfat und Filtrieren der überstehenden klaren Flüssigkeit.

b) $^1/_{10}$ n-Ferrosulfatlösung. 28,5 g kristallisiertes Ferrosulfat in 100 ccm Wasser + 10 ccm konzentrierter Schwefelsäure gelöst. Auffüllen auf 1 l.

c) $^1/_{100}$ n-Cerisulfat und $^1/_{100}$ n-Ferrosulfat wird durch Verdünnen der $^1/_{10}$ n-Lösungen erhalten.

d) Indicatorlösung $^1/_{40}$ molar. Lösen von 1,624 g o-Phenantrolinhydrochlorid[1] + 0,695 g kristallisiertes Ferrosulfat in Wasser und Verdünnen auf 100 ccm.

e) Katalysatorlösungen.

α) $^1/_{100}$ m-Osmiumsäurelösung: 0,255 g Osmiumsäure in 100 ccm $^1/_{10}$ n-Schwefelsäure gelöst.

β) $^1/_{200}$ m-Jodchlorid: 0,279 g KJ + 0,178 g KJO_3 in 250 ccm Wasser gelöst und sofort mit 250 ccm konzentrierter HCl versetzt[2].

2. Einstellung der Maßlösungen. a) Einstellung der Cerisulfatlösung. α) *Mit Arsentrioxyd als Ursubstanz in schwefelsaurer Lösung* [K. Gleu (1)]. Etwa 0,25 g arsenige Säure werden in einer heißen Lösung von 1 g Natriumcarbonat in 15 g Wasser gelöst. Nach dem Abkühlen verdünnt man auf 80 ccm und fügt 100 ccm 2 n-Schwefelsäure und 3 Tropfen $^1/_{100}$ m-Osmiumsäurelösung hinzu. Die Titration

---

[1] Von der Chemischen Fabrik E. Merck, Darmstadt.
[2] Einstellung mit verd. KJ- bzw. KJO_3-Lösung bis zur verschwindenden Rosafärbung des als Indicator zugesetzten Chloroforms.

erfolgt mit der einzustellenden Cerisulfatlösung unter Zusatz von 1 bis 2 Tropfen $^1/_{40}$ m-Ferroinlösung bis der Farbumschlag von rot auf farblos bis blaßblau erfolgt. 4,948 g As_2O_3 entsprechen 1000 ccm $^1/_{10}$ n-Cerisulfatlösung.

β) *Mit Natriumoxalat als Urtitersubstanz* [H. H. Willard und Ph. Young (2)]. Man löst etwa 0,2 g Natriumoxalat nach Sörensen in Wasser, fügt 10—20 ccm konzentrierte Salzsäure, 5 ccm $^1/_{200}$ m-Jodchloridlösung und 1 Tropfen Ferroinlösung hinzu. Nach dem Verdünnen auf 100 ccm titriert man bei etwa 50° C bis die rote Farbe nach blaßblau umschlägt. Sie muß am Titrationsendpunkt wenigstens 1 Minute bestehen bleiben. Bei der Titration ist darauf zu achten, daß die Temperatur nicht unter 45° fällt. 6,700 g $Na_2C_2O_4$ entsprechen 1000 ccm $^1/_{10}$ n-Cerisulfatlösung.

b) Einstellung der $^1/_{10}$ n-Ferrosulfatlösung. Sie geschieht a) gegen die eingestellte Cerisulfatlösung, b) gegen Kaliumbichromat als Ursubstanz, c) gegen eingestellte Kaliumpermanganatlösung mit Ferroin als Indicator. Alle drei Methoden sind bei der Eisenbestimmung beschrieben.

c) Einstellung der $^1/_{100}$ n-Lösungen. Sie erfolgt analog wie bei den $^1/_{10}$ n-Lösungen, doch muß hier eine Indicatorkorrektur berücksichtigt werden, die sich aus dem Leerverbrauch der zugesetzten Ferroinlösung ergibt (s. Analysenvorschrift S. 39).

3. Anwendungen. Im folgenden seien von den zahlreichen Anwendungsmöglichkeiten der Oxydimetrie mit Redoxindicatoren die für die Eisenindustrie wichtigen näher beschrieben. Im übrigen muß auf Tabelle 2 mit ihren Literaturangaben verwiesen werden.

a) Bestimmung von Eisen [H. H. Willard und Ph. Young (2)]. α) *Mit Cerisulfat.* Das Eisen muß in der Ferrostufe vorliegen. Die fast immer notwendige Reduktion geschieht am einfachsten und zweckmäßigsten

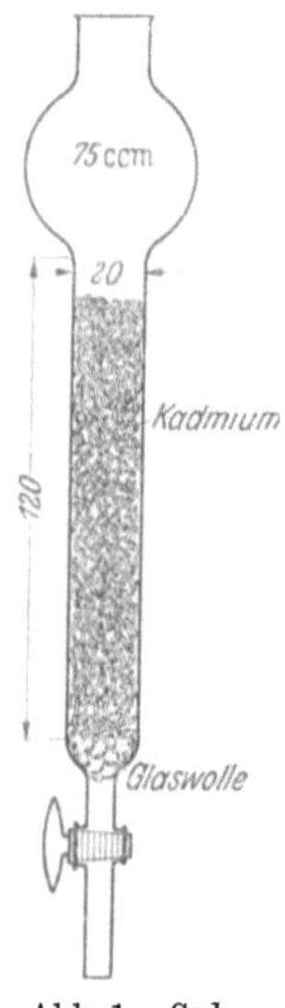

Abb. 1. Cadmiumreduktor.

im Cadmiumreduktor (Abb. 1). Zur Füllung desselben wird Cadmiummetall „grob gepulvert" verwendet, das durch kurzes Behandeln mit verdünnter Schwefelsäure von seiner Oxydhaut befreit wurde. Im Ruhezustand bleibt das Reduktionsrohr mit etwa 1 n-Schwefelsäure gefüllt. Zur Reduktion des Eisens genügt einmaliges Durchlaufenlassen der angesäuerten Lösung und nachfolgendes Ausspülen des Reduktors. Die Reduktion kann auch in der üblichen Weise, wenn auch weniger zweckmäßig, mit Zinnchlorür vorgenommen werden.

Die etwa 0,2 g Fe enthaltende Lösung wird bei einem Volumen von 100 ccm mit etwa 10 ccm konzentrierter Schwefelsäure oder mit 20 ccm konzentrierter Salzsäure versetzt und bei gewöhnlicher Temperatur reduziert. Das Titrationsvolumen soll etwa 200 ccm betragen. Der schnell erfolgende Farbumschlag geschieht in schwefelsaurer Lösung von rot nach blaßblau, in salzsaurer Lösung von rotorange nach grünlichgelb.

β) *Mit $^1/_{10}$ n-Kaliumbichromat und Ferroin als Indicator* (G. H. Walden, L. P. Hamett und R. P. Chapman). Die Bestimmung geschieht genau so wie bei der Titration mit Cerisulfat, nur muß beachtet werden, daß wegen der kleinen Reaktionsgeschwindigkeit die Zugabe von Maß-flüssigkeit am Umschlagspunkt langsam erfolgt. Man erzielt jedoch einen befriedigenden Farbumschlag, wenn man die Eisenlösung mit einem gemessenen Überschuß an Kaliumbichromat versetzt und mit $^1/_{10}$ n-Ferrosulfat zurücktitriert.

γ) *Mit* $^1/_{10}$ *n-Kaliumpermanganat und Ferroin als Indicator* (G. H. Walden, L. P. Hamett und R. P. Chapman). An Stelle von Cerisulfat nach Vorschrift a) kann ohne weiteres $^1/_{10}$ n-Permanganatlösung ver-wendet werden. Diese Bestimmungsart des Eisens hat gegenüber der üblichen Titration mit Permanganat ohne Indicator den Vorteil, daß sie auch bei künstlicher Beleuchtung gut durchgeführt werden kann. Auch kann ohne besondere Vorsichtsmaßregeln in salzsaurer Lösung gearbeitet werden. Der Farbwechsel erfolgt in schwefelsaurer Lösung von rot nach bläulichgrün und in salzsaurer Lösung nach gelb.

b) **Bestimmung von Vanadin in Stählen** (G. H. Walden, L. P. Hamett und S. M. Edmonds). Die Methode beruht auf der Reduk-tion des Vanadins durch $^1/_{10}$ n-Ferrosulfatlösung von der fünfwertigen zur vierwertigen Stufe. Chrom und Molybdän stören die Bestimmung nicht. Liegt das Vanadin in niedrigerer Wertigkeit vor, so wird es vor der Be-stimmung durch Permanganat in Vanadat übergeführt.

Die etwa 0,1 g Vanadin enthaltende Lösung wird mit etwa 4 ccm 10 molarer Schwefelsäure (D = 1,65) versetzt und mit $^1/_{10}$ n-$KMnO_4$-Lösung bis zur schwachen Rosafärbung versetzt. Zur Beseitigung des Überschusses an Oxydationsmittel gibt man bis zum Verschwinden der Permanganatfarbe wenige Tropfen Natriumnitritlösung und darauf 5 g Harnstoff hinzu. Zur Titration wird schließlich mit 100 ccm 10 molarer Schwefelsäure versetzt und das Titrationsvolumen auf 200 ccm gebracht. Die letzte Maßnahme des Ansäuerns und Verdünnens gilt naturgemäß auch für eine Analysenlösung, die das Vanadin bereits in der fünfwertigen Form enthält. Nach dem Abkühlen wird unter Zusatz von 1—2 Tropfen Ferroinlösung mit $^1/_{10}$ n-Ferrosulfatlösung titriert bis die Farbe von grünlichblau nach rötlichgrün umschlägt. Der Farbwechsel erfolgt schnell und scharf.

Zur Bestimmung kleiner Vanadinmengen, z. B. in Stählen, eignet sich das Verfahren ebenfalls sehr gut. Es ist in diesen Fällen zweckmäßig $^1/_{100}$ n-Lösungen zu verwenden. Man legt einen gemessenen Überschuß $^1/_{100}$ n-Ferrosulfat vor und titriert mit $^1/_{100}$ n-Cerisulfat zurück. Die hier notwendige Indicatorkorrektur ergibt sich aus dem Leerverbrauch der angewandten Ferroinmenge an $^1/_{100}$ n-Cerisulfat. 1 Tropfen $^1/_{40}$ m-Ferroin verbraucht bei einem Titrationsvolumen von 200 ccm etwa 0,15 ccm $^1/_{100}$ n-Cerisulfat.

c) **Bestimmung von Chrom und Vanadin in Stählen** [H. H. Willard und Ph. Young (4)]. Bei dieser Analyse werden die in die höchste Wertigkeitsstufe übergeführten Elemente Chrom und Vanadin im ersten Arbeitsgang gemeinsam mit gemessener Ferrosulfatlösung reduziert. Durch Rückoxydation mit Permanganat bei verringerter Acidität ist es dann möglich, das Vanadin getrennt vom Chrom zu erfassen. Bei Anwesenheit von Wolfram läßt sich dieses Bestimmungsverfahren nicht durchführen.

Ausführung. Je nach dem Chromgehalt der Legierung wird die Einwaage in den Grenzen 0,2—2 g gewählt entsprechend etwa 2—20% Chrom. Der Stahl wird in einem hohen Becherglas mit 20—25 ccm 70%iger Perchlorsäure vorsichtig unter Erwärmen in Lösung gebracht. Danach wird noch 15—20 Minuten im bedeckten Becherglas gekocht und abkühlen gelassen. Nach einem Wasserzusatz von 25 ccm wird dann noch einmal zur Entfernung des gebildeten Chlors etwa 3 Minuten aufgekocht. Nach Zusatz von 250—300 ccm Wasser und 15 ccm Phosphorsäure $(D = 1,37)$ wird bei gewöhnlicher Temperatur mit einem gemessenen Überschuß von $^1/_{10}$ n-Ferrosulfatlösung reduziert. Das nicht verbrauchte Ferrosulfat wird mit $^1/_{10}$ n-$KMnO_4$ und Ferroin als Indicator zurückgemessen. Farbumschlag von rosa nach hellgrün. Zur Oxydation des Vanadylsalzes durch die Permanganatlösung ist es notwendig, die freie Perchlorsäure abzustumpfen. Dies geschieht durch Zusatz einer bestimmten Menge Natriumacetat, die sich nach Maßgabe der ursprünglich angewandten und zur Auflösung der Legierung verbrauchten Perchlorsäuremenge wie folgt abschätzen läßt: Zur Auflösung und Oxydation von 1 g Stahl werden 5 ccm 70%iger Perchlorsäure verbraucht. Zum Abstumpfen von 1 ccm 70%iger Perchlorsäure sind 1,6 g kristallisiertes Natriumacetat notwendig. Nach Zugabe der richtigen Acetatmenge beginnt sich ein Niederschlag von Ferriphosphat auszuscheiden, der in geringer Menge die Titration nicht stört. Die Lösung wird nun auf genau 50° erwärmt und nach erneutem Zusatz von 1 Tropfen Ferroin sofort mit Permanganat weitertitriert, bis die Farbe von rosa nach hellgrün umschlägt und wenigstens 1 Minute bestehen bleibt.

Die für diese Analyse verwendete Ferrosulfatlösung muß bei Gegenwart von Perchlorsäure eingestellt sein. Bei der Titerstellung mit $KMnO_4$ wird deshalb bei einem Titrationsvolumen von 250 ccm 10—15 ccm 70%ige Perchlorsäure zugesetzt.

Das Analysenresultat ergibt sich aus folgenden Gleichungen

$$\% \text{ Cr} = \frac{0,1734\,(a - m - n)}{p}, \qquad \% \text{ V} = \frac{0,5095\,n}{p}.$$

Hier bedeutet p die Einwaage in Gramm, a die vorgelegte Menge $^1/_{10}$ n-Ferrosulfat, m den Verbrauch an $^1/_{10}$ n-Permanganat in ccm bis zum ersten Titrationsendpunkt und n den weiteren Verbrauch an Permanganat für die Oxydation des Vanadins.

Tabelle 2. Oxydimetrische Bestimmungen mit Ferroin als Indicator.

Be-stimmung von	Bemerkungen	Literatur
As	As_2O_3 als Urtitersubstanz zur Einstellung der Cerisulfatlösung	N. H. Furman; E. Merck; K. Gleu (1); H. H. Willard and Ph. Young (2); Erg.-Bd., S. 37
Ca	Indirekte Bestimmung über Calciumoxalat	N. H. Furman; H. H. Willard and Ph. Young (1); Erg.-Bd., S. 38
Cr	Bestimmung von Cr und V in Stählen nebeneinander. Wo störend	N. H. Furman; E. Merck; H. H. Willard and Ph. Young (4); Erg.-Bd., S. 39

Tabelle 2. Oxydimetrische Bestimmungen mit Ferroin als Indicator.
(Fortsetzung.)

Be-stimmung von	Bemerkungen	Literatur
Cu	Oxydimetrische Bestimmung des Cu_2O erhalten durch Reduktion mit Fehlingscher Lösung	N. H. Furman; R. A. Stegman and D. T. Englis
Fe	Einstellung der $FeSO_4$-Maßlösung	Erg.-Bd., S. 38
Fe	Mit Permanganat und Ferroin. Auch in salzsaurer Lösung leicht durchführbar	E. Brennecke; E. Merck; G. H. Walden, L. P. Hamett and R. P. Chapman; Erg.-Bd., S. 39
Fe	Mit Kaliumdichromat und Ferroin. $K_2Cr_2O_7$ als Urtitersubstanz zur Einstellung von Ferrosulfatlösung	E. Brennecke; E. Merck; G. H. Walden, L. P. Hamett and R.P. Chapman; Erg.-Bd., S. 38
Fe	Bestimmung von Fe in Stählen und Erzen neben V, Ti und Mn. Mo störend	E. Merck; G. H. Walden, L. P. Hamett and S. M. Edmonds; Erg.-Bd., S. 39
Hg	Oxydation von Hg^I mit einem Überschuß von Cerisulfat	N. H. Furman; H. H. Willard and Ph. Young (3)
K	Indirekte Bestimmung über Kaliumkobaltinitrit	N. H. Furman; H. Benett and H. F. Harwood; H. H. Willard and Ph. Young (2)
Mo	Cu störend	N. H. Furman; N. H. Furman and W. M. Murray
Na	Indirekte Bestimmung über Natrium-Magnesiumtriuranylacetat	N. H. Furman; E. R. Caley and C. W. Foulk; H. H. Barber and I. M. Kolthoff
Sb	Oxydation von Sb^{III} mit Cerisulfat und Jodmonochlorid als Katalysator	N. H. Furman; E. Merck; H. H. Willard and Ph. Young (2)
Tl	Oxydation von Tl^I mit Cerisulfat	N. H. Furman; E. Merck; H. H. Willard and Ph. Young (2)
Ur	Oxydation von Ur^{IV} zu Ur^{VI} mit Cerisulfat	N. H. Furman; E. Merck; H. H. Willard and Ph. Young (2); E. R. Caley and C. W. Foulk; H. H. Barber and I. M. Kolthoff
V	Bestimmung neben Cr und Fe möglich	N. H. Furman; E. Merck; G. H. Walden, L. P. Hamett and S. M. Edmonds; Erg.-Bd., S. 39
K_4FeCN_6	Oxydation in salzsaurer Lösung mit Cerisulfat	N. H. Furman; E. Merck; H. H. Willard and Ph. Young (2)
J^-	Oxydation von J^- bei Anwesenheit von Aceton zu Jodaceton	N. H. Furman; D. Lewis
ClO_3^-	Reduktion von ClO_3^- mit arseniger Säure	E. Merck; K. Gleu (2)
NO_2^-	Oxydation von Nitrit zu Nitrat	N. H. Furman; E. Merck; H. H. Willard and Ph. Young (2)
$C_2O_4^=$	Vollständige Oxydation zu Co_2 und H_2O	N. H. Furman; H. H. Willard and Ph. Young (2); Erg.-Bd., S. 38

Literatur.

Barber, H. H. and I. M. Kolthoff: Journ. Amer. Chem. Soc. 50, 1625 (1928). — Benett, H. and H. F. Harwood: Analyst 60, 677 (1935). — Brennecke, E.: Oxydations- und Reduktionsindicatoren. Die chemische Analyse, herausgeg. von W. Böttger, Bd. 33. Stuttgart 1937.
Caley, E. R. and C. W. Foulk: Journ. Amer. Chem. Soc. 51, 1664 (1929).

Furman, N. H.: Cerisulfat als maßanalytisches Oxydationsmittel. Die chemische Analyse, herausgeg. von W. Böttger, Bd. 33. Stuttgart 1937. — Furman, N. H. and W. M. Murray: Journ. Amer. Chem. Soc. 58, 1689 (1936).
Gleu, K.: (1) Ztschr. f. anal. Ch. 95, 305 (1933). — (2) Ztschr. f. anal. Ch. 95, 385 (1933).
Lewis, D.: Ind. and Engin. Chem., Anal. Ed. 8, 199 (1936).
Merck, E., Chemische Fabrik, Darmstadt: Der Tri-o-Phenantrolin-Ferrokomplex als Redoxindicator und Cerisulfatlösungen in der maßanalytischen Praxis, 2. Aufl. 1937.
Stamm, H.: (1) Ztschr. f. angew. Ch. 47, 791 (1934). — (2) Ztschr. f. angew. Ch. 48, 710 (1935). — (3) Ztschr. f. angew. Ch. 48, 150 (1935). — (4) Die chemische Analyse, herausgeg. von W. Böttger, Bd. 8, S. 49—59. — Stegman, R. A. and D. T. Englis: Trans. Illinois State Acad. Sci. 27, 75 (1934).
Walden, G. H., L. P. Hamett and R. P. Chapman: Journ. Amer. Chem. Soc. 55, 2649 (1933). — Walden, G. H., L. P. Hamett and S. M. Edmonds: Journ. Amer. Chem. Soc. 56, 57 (1934). — Willard, H. H. and Ph. Young: (1) Journ. Amer. Chem. Soc. 50, 1322 (1928). — (2) Journ. Amer. Chem. Soc. 55, 3260 (1933). — (3) Journ. Amer. Chem. Soc. 52, 557 (1930). — (4) Ind. and Engin. Chem., Anal. Ed. 6, 48 (1934).

Elektroanalytische Bestimmungsmethoden

(I, 386—402).

Von

Dr.-Ing. **K. Wagenmann**, Eisleben.

A. Allgemeine Bestimmungsmethoden.

1. Allgemeine Grundlagen[1]. a) **Empfindlicher Nachweis nichtmetallischer Verunreinigungen (Arsen, Posphor, Antimon und Schwefel) in Metallen.** G. Grube und H. Kleber haben festgestellt, daß beim elektrolytischen Entwickeln von Wasserstoff an einer Arsenkathode Arsenwasserstoff gebildet wird. K. W. Fröhlich fand, daß selbst sehr geringe Mengen Phosphor, Arsen, Antimon und Schwefel, wie sie auch in technisch reinen Metallen — Silber, Kupfer, Nickel und deren Legierungen — noch vorkommen, ebenfalls in die Hydride übergeführt werden, wenn man die Metalle als Kathode in einem sauren oder basischen Elektrolyt nascierendem Wasserstoff aussetzt. Es ist dabei gleichgültig, ob die Verunreinigungen im Grundmetall als heterogener Gefügebestandteil vorliegen oder in fester Lösung. Die Bildungsgeschwindigkeit der Hydride hängt auch nicht vom mehr oder weniger elektropositiven Charakter des Grundmetalles ab, d. h. die Menge des entwickelten Hydrides ist praktisch die gleiche aus Kupfer, Silber oder Nickel als Grundmetall, vorausgesetzt, daß die angewandte kathodische Stromdichte die gleiche ist. Grundsätzlich besteht die Nachweismethode in folgendem (Näheres s. K. W. Fröhlich, zit. oben; über die Apparatur s. unten S. 44; über die Ausführung der Methode s. Kapitel „Elektroanalytische Bestimmungsmethoden", S. 49):

---

[1] In den Physikalischen Methoden der analytischen Chemie, Bd. II, Leipzig, 1936, behandelt W. Böttger im Kapitel „Elektroanalyse" die allgemeinen Grundlagen, Apparaturen und Arbeitsweisen ausführlich in einer für den Praktiker besonders gut verständlichen Art.

Die elektrolytisch an einer Blech- oder Drahtkathode (aus dem zu untersuchenden Metall) gegen eine Platinanode entwickelten Hydride werden über geeignete Reagenspapiere geleitet; deren charakteristische Verfärbung zeigt die Natur der Beimengung an, und der Grad der Färbung gibt einen Maßstab für die vorhandene Menge ab, wenn die maßgeblichen Bedingungen für die Entstehung der Hydride konstant gehalten werden (das sind anodische Stromdichte, Zusammensetzung und Temperatur des Elektrolyten und Dauer der Elektrolyse). Sind mehrere Verunreinigungen zugleich im Probematerial vorhanden, so erfolgt eine Differenzierung durch Elektrolyse in verschiedenen Elektrolyten — sauer bzw. basisch und Zusätze — und Anwendung verschiedener Reagenspapiere oder Indicatoren.

Die Methode soll eine etwas geringere Empfindlichkeit als die spektralanalytische haben, hat ihr gegenüber aber den Vorteil, daß sie größere Durchschnitte des Probematerials in einem erfaßt. Der Nachweis für Arsen, Phosphor, Antimon und Schwefel soll abwärts bis zur Größenordnung $10^{-3}\%$ möglich sein. Selen und Tellur als Beimengungen können, da ihre Hydride im Elektrolyt unter Abscheidung der Metalloide leicht zersetzlich sind, nur qualitativ nachgewiesen werden, wenn ihr Gehalt einige Prozente beträgt, was aber in technisch brauchbaren Metallen oder Legierungen nicht vorkommt.

b) Elektrolyse ohne Stromzufuhr („Innere Elektrolyse") [W. Böttger (1)]. Der Vorgang besteht darin, daß — in den meisten Fällen — die Entladung eines Kations an der Kathode nicht durch äußere Stromzufuhr erfolgt, sondern durch eine mit der Kathode in leitende Verbindung gebrachte als Anode wirkende Elektrode, durch deren elektromotorische Kraft der innere Strom erzeugt wird. Auf diese Möglichkeit zum qualitativen Nachweis des Kupfers mit Eisen hat schon R. Fresenius hingewiesen.

Verfahren zur quantitativen Arbeitsweise sind von Ullgren, von A. J. Hollard, von A. Diedrichs und von P. S. Tutundžić gemacht worden, ohne daß sie nennenswert praktische Anwendung gefunden hätten.

H. J. S. Sand (s. a. S. 49) und Mitarbeiter haben die von ihm als „internal electrolysis" bezeichnete Arbeitsweise in erster Linie zur Bestimmung von Verunreinigungen in Erzen oder Metallen angewendet. Die von ihm und E. M. Collin vorgeschlagene Methode zur „Bestimmung von Wismut in Bleierzen" und die „Schnellbestimmung von Bi und Cu in Bleibarren" sind heute praktisch in Anwendung (s. S. 49 und Kap. Wismut).

Der Apparat und die Arbeitsmethode finden sich bei Wismut, 2. Bd. des Ergänzungswerkes, beschrieben.

2. Apparatur und Arbeitsweise (I, 391). a) Netzelektroden. Die für die schnellelektrolytische Arbeitsweise bevorzugte Elektrodenform ist das Doppelnetz nach A. Fischer (Abb. 12, I, 394). Für Arbeiten in Industrielaboratorien empfehle ich folgende Verbesserungen:

1. Außen- und Innennetz sind statt mit 0,12- mit 0,20 mm-Gaze zu bespannen. Die Oberfläche nimmt zwar infolge größerer Maschenweite etwas ab, genügt aber in allen Fällen. Die Elektroden sind damit erheblich versteift und daher weniger empfindlich gegen mechanische

Beschädigungen. Das Mehrgewicht des Netzpaares beträgt nur einige Gramm.

2. An der Übergangsstelle des Anschlußdrahtes in das Außennetz wird eine dreieckige Verstärkung aus Platinblech angebracht, die das Abbrechen an dieser Stelle verhindert und auf der eine Kennzeichnung des Netzes angebracht werden kann.

Bemerkung. Die am Isolierröhrchen übliche Einschnürung in der Nähe des unteren Endes ist fortzulassen, da sie die Zirkulation des Elektrolyten an dieser Stelle unnötig erschwert.

b) Trocknen der Metallniederschläge. An Stelle des Trocknens mit Alkohol und Äther empfiehlt W. Böttger (2) ein solches mit Aceton, da es nicht oxydierend wirkt und weniger gefahrvoll ist. Das verwendete Aceton muß durch Abdunsten einer Probe auf einem tarierten Uhrglas auf wägbaren bzw. fremdartig riechenden Rückstand geprüft werden. Ist das verwendete Aceton rein und praktisch wasserfrei, so genügt es, die damit abgespülte Elektrode einfach abdunsten zu lassen. Bei hohen Ansprüchen an Genauigkeit und zur Sicherheit kann die Elektrode nachträglich ganz kurze Zeit erwärmt werden.

Nach meinen vieljährigen Erfahrungen kann man, selbst für höchste Ansprüche an Genauigkeit, bei allen nicht besonders leicht oxydierbaren Metallniederschlägen wie Silber, Kupfer, Nickel, Kobalt, ja sogar Zink und Cadmium die Trocknung unmittelbar, also unter Einsparung der organischen Mittel, vor einem „Fön" vornehmen, vorausgesetzt, daß die Raumluft normal staubfrei ist. Im Fön, während längeren Nichtgebrauchs etwa abgelagerter Staub, kann durch kurzes Laufen in Warmstellung vorher ausgeblasen werden.

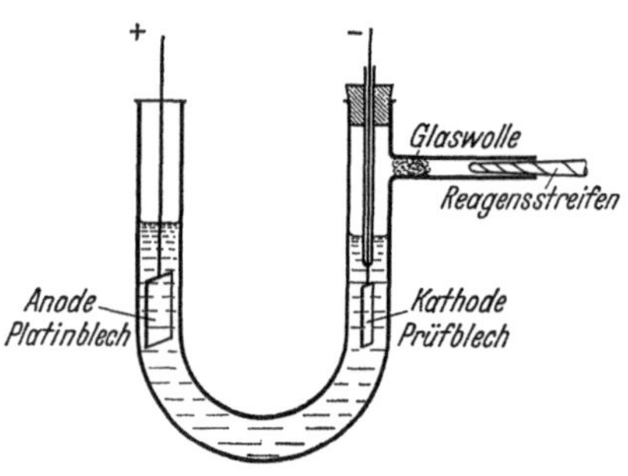

Abb. 1. Elektrolysiergefäß zum Nachweis von Hydriden. (Nach K. W. Fröhlich.)

c) Vorrichtung zur Bestimmung nichtmetallischer Beimengungen in Metallen nach K. W. Fröhlich (s. S. 49). In Abb. 1 ist die Apparatur wiedergegeben, die für die elektrolytische Bestimmung des Arsens, Phosphors, Antimons und Schwefels anzuwenden ist.

Eine Blech- oder Drahtkathode (von etwa 10 qcm Oberfläche) aus der zu untersuchenden Metallprobe wird als Kathode in einen Schenkel eines als Elektrolysiergefäß dienenden U-Rohres, mit Gummistopfen abgedichtet, eingesetzt. In den anderen Schenkel taucht ein Platinblech. als Anode ein. Das obere Ende des Kathodenraumschenkels hat ein seitliches Gasabführungsrohr, aus dem die Hydride entweichen; ein kleiner Glaswattebausch dient als Filter für etwa mitgerissene Elektrolytnebel. Mittels eines Röllchens aus spiralig aufgewickeltem Reagenspapier in diesem Ansatzrohr können die Hydride festgestellt werden. Das U-Rohr muß lang genug sein, so daß kein Anodengas, das meist ozonhaltig ist, in den anderen Schenkel übertreten kann. Der Apparat wird an eine normale Vorrichtung für Elektrolyse angeschlossen, so daß die Stromstärke geregelt und überwacht werden kann.

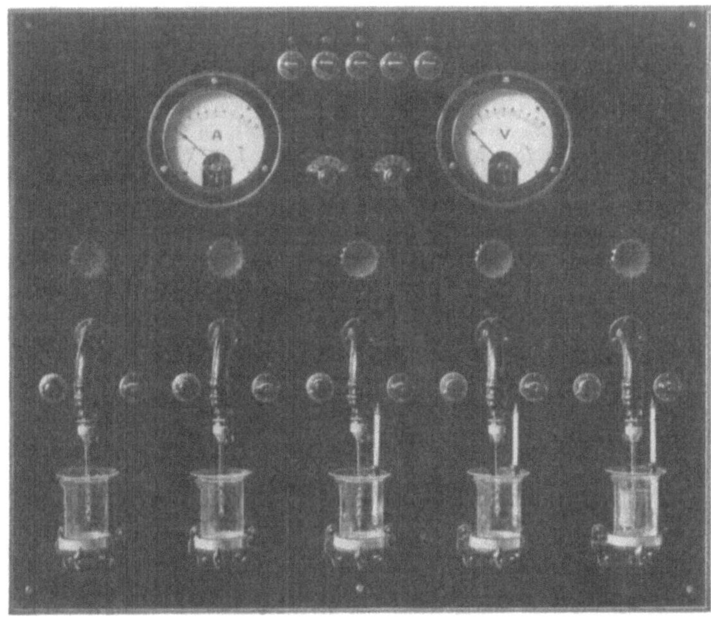

Abb. 2. Industrie-Elektrolyse, D.R.P.a. und D.R.G.M.a. (Bauart Janke & Kunkel K.G., Köln.)

(Anwendung s. Kapitel „Elektroanalytische Bestimmungsmethoden", S. 49.)

d) **Rührstative** (I, 395). Vorzüge gegenüber den Einzelrührstativen bieten, besonders für Industrielaboratorien die neueren Anordnungen etwa gemäß Abb. 2, Wandtafeleinrichtungen, bei denen der Rührmotor — für Gleich- oder Wechselstrom — hinter der Tafel angebracht und damit der schädlichen Einwirkung von Säuredämpfen praktisch vollständig entzogen ist. Die elektrische Heizplatte für das Elektrolysiergefäß ist herunterklappbar, so daß das schnelle Unterbrechen der Elektrolyse möglich ist.

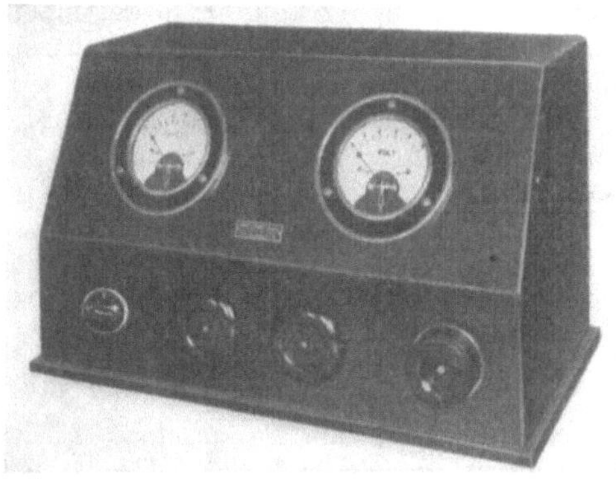

Abb. 3. Elektrolyse-Schaltpult.
(Bauart Janke & Kunkel K.G., Köln.)

Die ganze Anlage ist praktisch korrosionsbeständig.

e) **Elektrolyse-Schaltpulte**, wie Abb. 3 zeigt, für ein oder mehrere Anschlüsse haben den Vorteil, daß sie ohne weiteres ortsveränderlich sind.

An Stelle der motorisch bewirkten **Elektrolytbewegung** hat die durch Einleiten eines Gases hervorgerufene, stärkere Verbreitung gefunden. Man verwendet Druckluft oder Gase aus Stahlflaschen an, insbesondere Kohlensäure, soweit die Natur des Elektrolyten dies zuläßt. Im ersteren Falle ist aber darauf zu achten, daß die Druckluft frei von Staub, namentlich Metallstaub ist; notfalls ist an der Entnehmestelle ein Filter (Filterhülse) vorzuschalten. Die Einrichtung ist zwar billiger in der Anschaffung, erreicht aber nicht die intensive Elektrolytdurchmischung wie die motorische und hat neben anderen Nachteilen den, daß Verstäubungsverluste eintreten können. Über eine neuere Einrichtung dieser Art zum Betrieb mit Druckluft siehe K. Brückner.

3. Stromquellen (I, 398). Zu den bisherigen **Umformer-Ladevorrichtungen** für die Akkumulatorenbatterie sind seit einigen Jahren

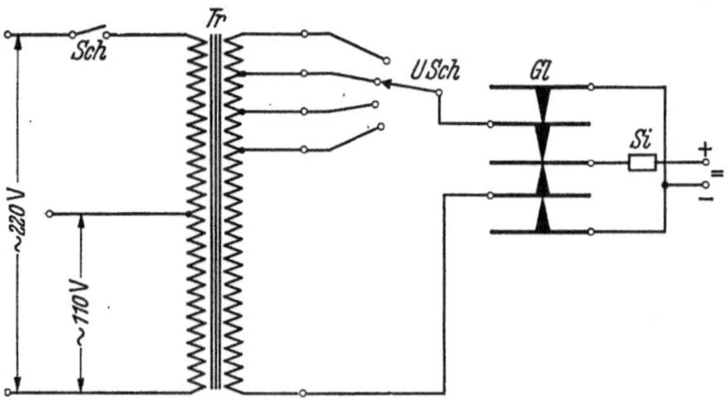

Abb. 4. Schaltschema eines Wechselstromgleichrichters für Batterieladung. *Sch* Schalter, *Tr* Transformator, *U.Sch.* Umschalter, *Gl* Gleichrichter, *Si* Sicherung.

Elektrolyse-Spezial-Trocken-Gleichrichter gekommen, zum unmittelbaren Anschluß an 110- oder 220-Volt-Wechselstromnetz, die niederspannungsseitig 6—12 Volt bei 3—8 Ampere abgeben. Sie zeigen praktisch keine Abnutzung. Ein unmittelbarer Betrieb der Elektroanalyse mit einem solchen Gleichrichter, zwecks Einsparung der Akkumulatorenbatterie, ist wegen auftretender Spannungsschwankungen nicht zu empfehlen. Abb. 4 gibt das Schaltschema eines derartigen Gleichrichters wieder.

Literatur.

Böttger, W.: (1) Physikalische Methoden der analytischen Chemie, Bd. II: „Elektroanalyse", S. 190. 1936. — (2) Physikalische Methoden der analytischen Chemie, Bd. II: „Elektroanalyse", S. 135. 1936. — Brückner, K.: Chem.-Ztg. **62**, 33 (1938).

Diedrichs, A.: Studien zur Bestimmung des Silbers auf elektrochemischem Wege. Diss. Münster i. W. 1907.

Fresenius, R.: Anl. zur qualitativ-chemischen Analyse, S. 164. 1874. — Fröhlich, K. W.: Ztschr. f. angew. Ch. **48**, 624 (1935).

Grube, G. u. H. Kleber: Diss. Kleber, Techn. Hochsch. Stuttgart 1924.

Hollard, A. J.: Anwendung der Theorie der galvanischen Elemente auf die quantitative Bestimmung der Metalle. Bull. Soc. Chim. belg. **29**, 116.

Tutundžić, P. S.: Galvanoelektrische quantitative Cu-Bestimmung. Ztschr. f. anorg. u. allg. Ch. **190**, 59.

Ullgren: Ztschr. f. angew. Ch. **7**, 442 (1868).

B. Spezielle Bestimmungsmethoden (II/2, 904—987).

Die Zahl der in Vorschlag gebrachten neuen Methoden ist verhältnismäßig klein. Zumeist handelt es sich um für Sonderfälle zugeschnittene Arbeitsweisen oder um geringfügige Verbesserungen der bisher üblichen Methoden. Diese Vorschläge erscheinen noch zu unsicher, als daß sie hier aufgeführt werden könnten.

Anders bei den folgenden Methoden:

1. Elektroanalyse in saurem Elektrolyt mit Chlorionen. In sauren Elektrolyten tritt normalerweise an der Anode Chlor auf, das jedes Anodenmetall angreift, auf die Dauer zur Zerstörung der Elektrode und infolge kathodischer Mitabscheidung des in Lösung gegangenen Metalles zu Übergewichten führt. Die Kathodenniederschläge aus salzsaurer Lösung werden auch unansehnlich und zeigen schlechte Oberflächenbeschaffenheit. G. Vortmann hat diese Schwierigkeiten bei der Elektroanalyse mit Quecksilberkathode zur Bestimmung des Wismuts durch Zusatz eines Drittelvolumens Alkohol zum Elektrolyten behoben. Seither ist verschiedentlich versucht worden, die schädliche Wirkung des Chlors durch Zusätze zum Elektrolyt auszuschalten.

Bei der im Hauptwerk II/2, 978 angegebenen Methode zur Zinnbestimmung in Salzsäure-Oxalsäurelösung wird das Auftreten schädlicher Mengen Chlor durch die Oxalsäure vollständig verhindert.

E. P. Schoch und D. J. Brown (s. auch A. Fischer-Schleicher) haben zur Abscheidung der Metalle Kupfer, Wismut, Antimon, Blei, Zinn und Cadmium aus salzsaurer Lösung folgende Zusätze zum Elektrolyt als störungsbeseitigend festgestellt:

Oxalsäure (Dihydrat). .	10 g	
Ammoniumoxalat . . .	10 g	
Hydroxylaminchlorid. .	2—4 g	je etwa 200 ccm Elektrolyt.
Weinsäure.	10 g	
Formalin	10 ccm	

Die nachstehenden Methoden dürften für technische Zwecke von Interesse sein.

a) **Wismut**[1] (W. Böttger). „Nach bisher nicht veröffentlichten Versuchen von B. M. Flade-Schall lassen sich recht zuverlässige Wismutabscheidungen aus salzsaurer Lösung auf einer mit Ag bedeckten Netzelektrode nach den folgenden Angaben ausführen: Als Anode dient eine Perkinelektrode. Von der Beobachtung der K.-Sp. kann abgesehen werden. Dagegen kommt es auf genaue Regelung der B.-Sp. an. Die Lösung von $BiCl_3$ soll auf 120—125 ccm 5—6 ccm HCl ($d = 1,2$) enthalten, also in bezug auf HCl 0,5—0,6 n sein. Dies gilt für 0,25 g Bi. Sind größere Mengen vorhanden, so wird gerade soviel HCl zugegeben, daß ein Ausfallen von Oxysalz verhindert wird. Vor dem Verdünnen gibt man 1,5 g Hydroxylaminchlorid hinzu, um das Ausfallen von Oxysalz zu verhindern. Die Lösung wird auf 55—60° erwärmt und in einem Becherglase von 150 ccm Inhalt unter Erwärmen mit der Sparflamme

---

[1] Siehe auch Abschnitt „Wismut".

eines Bunsenbrenners elektrolysiert. Man beginnt mit einer Stromstärke von 0,5—0,55 Ampere und läßt die B.-Sp. allmählich auf 1,1 Volt ansteigen. Wenn ein deutliches Schwanken am Voltmeter erkennbar ist, wird die Spannung auf 0,9 Volt erniedrigt und sobald abermals Schwankung einsetzt auf 0,85 Volt. Mit dieser B.-Sp. wird die Elektrolyse zu Ende geführt, bis die Stromstärke auf 10—8 Milliampere und über 10 Minuten konstant geblieben ist. Zur Unterbrechung wird konzentriertes Ammoniak, das mit Phenolphthalein versetzt ist, zugegeben, bis im Becherglas Rotfärbung auftritt. Alsdann wird mit Wasser bis zum völligen Entfärben der Flüssigkeit gründlich nachgewaschen. Die Elektrode wird in der üblichen Weise unter Zuhilfenahme von Aceton getrocknet. — Das Elektrat wird mit H_2S gesättigt und nötigenfalls eine Restbestimmung durch Abrösten des abfiltrierten Sulfids zu Oxyd ausgeführt.‘‘

b) Blei als Metall (E. P. Schoch und D. J. Brown, zit. S. 47). Zu 0,25—0,7 g Blei (als Chlorid) in 200 ccm Flüssigkeitsvolumen setzt man 10 ccm Salzsäure ($d = 1,19$) und 2 g Hydroxylaminchlorid hinzu und elektrolysiert 25—40 Minuten bei 60—70° C mit 1,5 Ampere auf eine verkupferte Netzelektrode. Statt Hydroxylaminchlorid können nach obigem auch Oxalsäure oder Formalin angewendet werden. Das Elektrat muß auf vollständige Fällung geprüft werden, was zweckmäßig durch nachträgliche Elektrolyse auf frischer Elektrode geschieht.

Angesichts der leichten Oxydierbarkeit des feuchten Bleis muß die gewaschene Elektrode sofort mit Alkohol und Äther oder mit Aceton getrocknet werden.

Die Abweichungen der Auswaagen liegen zwischen —0,10 und +0,16% (W. Böttger, zit. S. 47).

c) Kupfer (E. P. Schoch und D. J. Brown, zit. S. 47, sowie A. J. Engelenburg). 150—200 ccm Lösung enthalten 8—12 ccm konzentrierte Salzsäure und 2 g Hydroxylaminchlorid. Man elektrolysiert bei 70° C unter starker Elektrolytbewegung auf Doppelnetz nach A. Fischer. Die Badspannung wird so geregelt, daß an der Kathode keine sichtbare Wasserstoffentwicklung auftritt. Bei Kontrolle des Kathodenpotentials soll die Spannung gegen die $^1/_1$ n-Kalomelelektrode 0,5—0,6 Volt sein; andere Kationen stören nicht.

Salpetersäure, etwa zum Auflösen der Probesubstanzen, soll in möglichst geringer Menge verwendet werden.

d) Zinn (II/2, 978) (E. P. Schoch und D. J. Brown, zit. S. 47). Die etwa 200 ccm betragende saure Antimonchloridlösung versetzt man mit 4 g Hydroxylaminchlorid und fällt auf verkupferter Kathode des Fischerschen Doppelnetzes schnellelektrolytisch mit 1,5 Ampere unter Erwärmen des Elektrolyten bis auf 70° C. Die Vollständigkeit der Fällung kann durch Gewichtskontrolle der Kathode nach wiederholter Elektrolyse geprüft werden.

e) Cadmium (E. P. Schoch und D. J. Brown, zit. S. 47). Auf 200 ccm enthält der Elektrolyt 10—15 ccm konzentrierte Salzsäure und 2 g Hydroxylaminchlorid. Die Schnellelektrolyse erfolgt auf Doppelnetz nach Fischer mit 1 Ampere bei 1,4—1,8 Volt Badspannung. Die

Arbeitsweise ist der von A. Beyer in Parallele zu setzen, der Schwefelsäure bis zu $^1/_1$ n anwendet. Nach meinen Erfahrungen gibt die elektroanalytische Bestimmung des Cadmiums aus reiner Cyanidlösung — auch in Gegenwart nicht zu großer Mengen Chlorid oder Nitrat — die besten Niederschläge und zuverlässigsten Werte. Das aus schwefelsaurer Lösung abgeschiedene Metall läßt stets zu wünschen übrig, besonders hinsichtlich Haftfähigkeit.

2. Wismut (II/2, 919). **Bestimmung kleiner Mengen in Bleierzen und -produkten durch „innere Elektrolyse"** (E. M. Collin) (Apparat s. im Kap. Wismut, Bd. II des Erg.-W.). Die Methode ist vom **Chemiker-Fachausschuß der Gesellschaft Deutscher Metallhütten- und Bergleute, Berlin** in den ausgewählten Methoden für Schiedsanalyse und kontradiktorische Arbeiten (Selbstverlag Berlin 1931, 2. Aufl.) aufgenommen worden (s. a. Kap. Wismut). Bleierze und Hüttenprodukte schmilzt man nach der belgischen Tiegelprobe auf einen Bleikönig, wie dies im Hauptwerk II/2, 1116 beschrieben ist. 10 g Blei löst man in 60—100 ccm Salpetersäure ($d = 1,12$) auf, setzt 3 ccm 50%ige Hydroxylaminchloridlösung zwecks Zerstörung der Stickoxyde hinzu und erhitzt zum Sieden. Silber fällt man mit einigen Tropfen Kochsalzlösung als Chlorid aus und filtriert es nach mehrstündigem Absitzen ab. Etwa vorhandenes Antimon führt man dann durch Zusatz von Kaliumpermanganatlösung bis zur bleibenden Rosafärbung in die fünfwertige Form über, aus der es kathodisch nicht abgeschieden wird. Die Lösung wird mit Ammoniak neutralisiert, mit 3 ccm Salpetersäure angesäuert, 1 g Hydroxylaminchlorid zugesetzt, auf etwa 200 ccm gebracht und in die im Kap. Wismut beschriebene und abgebildete Apparatur für innere Elektrolyse nach H. J. S. Sand übergeführt. Bei 80—90° C ist die Abscheidung des Wismuts in 10—20 Minuten beendet. Bis zu 10 mg Wismut scheiden sich gut ab; größere Mengen haften nicht mehr.

Ist gleichzeitig Kupfer vorhanden, so fällt es mit dem Wismut aus; bis zu 50 mg Kupfer geben einen haftenden Niederschlag. Proben, die mehr als die angegebenen Wismut- oder Kupfermengen enthalten, kann man mehrfach elektrolysieren, indem man die Kathode rechtzeitig aushebt, die abgeschiedenen Metalle wägt, mit Salpetersäure ablöst, und die Probelösung weiterelektrolysiert.

Kupfer und Wismut trennt man nach dem Auflösen in Salpetersäure in bekannter Weise mit Ammoncarbonat. Die beiden Metalle können dann in der Sandschen Apparatur wie oben beschrieben oder colorimetrisch einzeln bestimmt werden.

3. Nichtmetallische Verunreinigungen (Arsen, Phosphor, Antimon und Schwefel) **in Metallen** (K. W. Fröhlich). Ein blankgeschmirgeltes Stück von etwa 5—10 qcm Oberfläche der zu untersuchenden Metallprobe wird in das auf S. 44 abgebildete Elektrolysier-U-Rohr am Platindraht mit Häkchen eingehängt. Man füllt das U-Rohr mit dem geeigneten Elektrolyt und führt den zu einem Röllchen spiralig aufgewickelten Reagenspapierstreifen in den Gasabführungsstutzen ein. Man elektrolysiert dann unter stets gleichen Bedingungen, z. B. mit 3 Ampere 45 Minuten lang.

Die Färbungen, welche die Hydride am Reagenspapierstreifen hervorrufen, und der jeweilig zweckmäßige Elektrolyt sind aus folgender Zusammenstellung ersichtlich. Die Färbungsintensitäten und -strecken der Röllchen sind mit einer empirisch aufgestellten Skala zu vergleichen.

Einzelreaktionen für Arsen, Phosphor, Antimon und Schwefel.

	Elektrolyt	Reagens	Reaktion	Nachweis für
1.	5%ige NaOH +5% KCN	Trocknes $AgNO_3$	gelb, übergehend in braunschwarz	As
2.	5%ige NaOH +5% KCN	Ammoniakalische $AgNO_3$-Lösung	braunschwarz	P oder As
3.	5%ige NaOH +5% KCN	Glasrohr an einer Stelle erhitzt, dahinter Kühlstelle, dahinter ammoniakalische $AgNO_3$-Lösung	a) Spiegel löslich in NaClO-Lösung b) schwarz	a) As b) P
4.	5%ige H_2SO_4	Cadmiumacetat oder Natriumplumbit	gelb schwarz	S
5.	5%ige H_2SO_4	Bei Abwesenheit von P und S: ammoniakalische $AgNO_3$-Lösung	schwarz	Sb
		Bei Anwesenheit von S oder viel P: Glasrohr lokal erhitzt, dahinter Kühlstelle	Spiegel, unlöslich in NaClO-Lösung	Sb

Die erforderlichen Reagenslösungen sind:

a) 1%ige Silbernitratlösung, die mit soviel Ammoniak versetzt wird, daß das ausfallende Silberhydroxyd gerade wieder gelöst wird; Ammoniaküberschuß setzt die Empfindlichkeit herab. Feucht angewendet als Nachweis für Arsen-, Phosphor- und Antimonwasserstoff.

b) 10%ige Silbernitratlösung zum Tränken der Papierröllchen; trocken werden lassen. In trockner Form spezifisches Reagens für Arsenwasserstoff.

c) 5%ige, schwach saure Cadmiumacetatlösung, spezifisches Reagens für Schwefelwasserstoff.

Beim Nachweis des Antimons soll die Temperatur des Elektrolyten 40—50° C nicht übersteigen.

Störend wirkt bei allen Reaktionen die Anwesenheit größerer Mengen — etwa mehr als 0,5% — Selen, das unter den Bedingungen des Schwefelwasserstoffnachweises (4) Cadmiumacetat fleischrot färbt.

Literatur.

Beyer, A.: Über elektrolytische Trennung von „Cadmium und Zink". Diss. Dresden 1906. — Böttger, W.: Physikalische Methoden der analytischen Chemie, Bd. II: „Elektroanalyse", S. 232. Leipzig 1936.

Collin, E. M.: Analyst **55**, 312, 680 (1930) oder: Chem. Zentralblatt **1930 II**, 1739; **1931 I**, 489.

Engelenburg, A. J.: Z. anal. Ch. **62**, 257.

Fischer, A.-Schleicher: Elektrolytische Schnellmethoden, 2. Aufl. Stuttgart 1926. — Fröhlich, K. W.: Ztschr. f. angew. Ch. **48**, 624 (1935).

Schoch, E. P. and D. J. Brown: Journ. Amer. Chem. Soc. **38**, 1660.

Vortmann, G.: Ber. Dtsch. Chem. Ges. **24**, 2749 (1891).

Elektrometrische Maßanalyse (I, 403—505).

Von

Professor Dr. **Günther Rienäcker**, Göttingen.

Die vorliegenden Ergänzungen berücksichtigen das Schrifttum von
Mitte 1929 bis etwa Anfang 1938. In dieser Zeit sind eine große Anzahl
wertvoller Verfahren neu geschaffen worden, so daß jetzt wohl für die
meisten Aufgaben der quantitativen Analyse geeignete Methoden zur
Verfügung stehen.

Die theoretischen Kapitel erfordern für die Bedürfnisse der Praxis
kaum eine Ergänzung; auf neuere Arbeiten theoretischen Inhalts wird
deshalb nur kurz hingewiesen. Die Methoden der praktischen Ausführung
sind im Grunde die gleichen geblieben, sie sind apparativ vervollkommnet
worden mit besonderer Berücksichtigung ihrer Verwendbarkeit im
Betriebs- und Untersuchungslaboratorium. Es ist zwar unverkennbar,
daß die Methoden der elektrometrischen Maßanalyse im letzten Jahrzehnt weiter Eingang in die Praxis gefunden haben, z. B. in Stahlwerks-
laboratorien, doch steht ihre Benutzung immer noch in keinem richtigen
Verhältnis zu ihrem Wert, ihrer Einfachheit und schnellen Ausführbarkeit, insbesondere bei Serienanalysen, vor allem in Anbetracht der gut
durchkonstruierten fertigen Meßanordnungen. Die Kosten für derartige
Apparate machen sich durch Zeit- und Reagenzienersparnis bezahlt.

Diese Ergänzungen sind im Zusammenhange mit dem Hauptwerk
zu benutzen; die Einteilung der Kapitel und Abschnitte entspricht der
des Hauptwerkes.

I. Leitfähigkeitstitrationen (I, 404—425).

Allgemeine Literatur: G. Jander und O. Pfundt; H. T. Britton.

A. Praxis der Leitfähigkeitstitrationen.

1. Apparaturen (I, 415—419). a) Elektrische Meßeinrichtungen.
Die konduktometrischen Methoden verdanken ihre zunehmende Ver-
breitung ihrer Anwendung ganz wesentlich der Einführung der Messung
der Leitfähigkeit auf visuellem Wege. Die bewährte Apparatur von
Jander und Pfundt mit Synchrongleichrichtung ist weiter vervollkommnet worden und erlaubt bei höherer Empfindlichkeit auch Titrationen in Anwesenheit mäßiger Mengen von Fremdelektrolyt. Da die
Anwendbarkeit konduktometrischer Methoden für viele analytische
Zwecke gebunden ist an die Bedingung, auch in Gegenwart großer
Mengen von Fremdelektrolyt titrieren zu können, wurde eine neue
Apparatur von G. Jander und H. Schorstein in Angew. Chem. **45**,
701 (1932) angegeben, die als Netzanschlußgerät gebaut ist und ein
neues, hochempfindliches Wechselstromgalvanometer als Stromzeiger
benutzt (Gebr. Ruhstrat, Göttingen). Schon vorher hatte Gollnow in
Chem.-Ztg. **55**, 1378 (1931) ein etwas weniger empfindliches Wechsel-

stromgalvanometer benutzt. Mit der neuen Apparatur können Titrationen verfolgt werden, bei denen die Änderung der Gesamtleitfähigkeit nur wenige Prozent beträgt. Zum Ausgleich der Netzschwankungen, die unter diesen Umständen große Fehler verursachen können, sind Eisenwiderstände vorgeschaltet. Selbstverständlich ist die Einhaltung sehr guter Temperaturkonstanz Bedingung.

Weitere Anordnungen zur visuellen Titration beschrieben E. Rother, G. Jander und O. Pfundt in Chem. Fabrik 5, 9, 19 (1932) (selbstregulierendes Netzanschluß-Konduktometer mit Selengleichrichter, Hersteller: Gebr. Ruhstrat, Göttingen); F. L. Hahn in Ztschr. f. Elektrochem. 36, 989 (1930) und L. Wolf unter Angabe einer neuartigen, einfachen Schaltung in Chem. Fabrik 9, 46 (1936).

Auch die Gleichrichtung durch Elektronenröhren wurde benutzt (R. L. Garman in Ind. and Engin. Chem., Anal. Ed. 8, 989 (1936). Viele der für die potentiometrische Analyse angegebenen Röhrenapparate lassen sich auch für Leitfähigkeitsmessungen benutzen, so z. B. das Triodometer [U. Erhardt, Chem. Fabrik 2, 443, 455, 463 (1929); 9, 509 (1936). Hersteller: K. Retsch, Düsseldorf], die Apparate von W. Kordatzki und P. Wulff: Ztschr. f. anal. Ch. 89, 872 (1932), (Hersteller: F. & M. Lautenschläger, München) und andere.

Apparate mit automatischer bzw. photographischer Registrierung des Titrationsverlaufes beschrieben: W. Kordatzki und P. Wulff, P. Jolibois und G. Fouretier in C. r. l'Acad. des sciences 194, 872 (1932).

b) Leitfähigkeitsgefäße, Büretten. In Anwesenheit großer Mengen von Fremdelektrolyt, also bei hoher Gesamtleitfähigkeit, ist die Anwendung eines Gefäßes von hoher Widerstandskapazität geboten [Beschreibung bei G. Jander und A. Ebert: Ztschr. f. Elektrochem. 41, 790 (1935)]. Zweckmäßige Thermostaten für Titrationen unter diesen Bedingungen: G. Jander und H. Schorstein, zit. S. 51; G. Jander und A. Ebert, zit. S. 52; J. Pieper: Ztschr. f. Elektrochem. 40, 856 (1934).

Für Titrationen in Suspensionen, z. B. in Bodenaufschlämmungen, ist von H. Schorstein (zit. S. 53, a, 3) ein Spezialgefäß angegeben worden, in dem durch Rührung mit einer Gummifahne eine gute Durchmischung erfolgt.

Bei der Übertragung konduktometrischer Verfahren auf die Mikroanalyse wurden besondere Gefäße und Büretten verwandt: G. Jander und J. Harms: Angew. Chem. 48, 267 (1935).

2. Genauigkeit konduktometrischer Titrationen (I, 420—421). Die erwähnten empfindlicheren Anordnungen haben den Anwendungsbereich und auch die Genauigkeit erhöht. Für die meisten Zwecke wird die graphische Auswertung nach der „Ausschlagsmethode" genügen; über die rechnerische Auswertung der Titrationskurven vgl. J. Mika: Ztschr. f. anal. Ch. 98, 3 (1934); 106, 248 (1936); J. Pieper: Ztschr. f. Elektrochem. 40, 844 (1934) und die Arbeiten von G. Jander und Mitarbeitern. Berücksichtigung des durch den Carbonatgehalt der Laugen bedingten Fehlers bei acidimetrischen Titrationen: W. Poethke: Ztschr. f. anal. Ch. 86, 45 (1931).

B. Anwendungen der Leitfähigkeitstitrationen (I, 421—425).

In der folgenden Übersicht ist nur eine Auswahl neuerer konduktometrischer Bestimmungsmethoden gegeben; die ausführlichen Analysenvorschriften müssen in den Originalarbeiten eingesehen werden.

a) **Metalle** (s. a. S. 54). *1. Kalium* mit $NaClO_4$: J. **Harms** und K. F. **Jahr**: Ztschr. f. Elektrochem. **41**, 130 (1935). — Titration mit $Ca_2Fe(CN)_6$: J. H. **Boulard**: Journ. Soc. Chem. Ind. **52**, 270 (1933).

2. NH_4-Salze, auch in Phosphaten usw. durch Titration mit NaOH: O. **Pfundt**: Angew. Chem. **46**, 218 (1933).

3. Calcium mit NaF; in wäßrigen Lösungen stört Magnesium, in methylalkoholischen ist die Summe Ca + Mg bestimmbar. Titration von Ca + Mg auch in Bodenproben (in methylalkoholischer Suspension) und Bestimmung des austauschfähigen Erdalkalis: H. **Schorstein**: Bodenkunde u. Pflanzenern. **3** (1937).

4. Zink mit Na_2S; Zusatz von überschüssigem Na_2S und Rücktitration mit HCl: G. **Jander** und H. **Schorstein**: Angew. Chem. **45**, 701 (1932) — mit NaOH in Chloridlösung, nicht in Sulfatlösung: O. **Pfundt**: Angew. Chem. **46**, 218 (1933) — mit $K_4Fe(CN)_6$ in siedender Lösung: G. **Jander**, O. **Pfundt** und H. **Schorstein**: Ztschr. f. angew. Chem. **43**, 507 (1930).

5. Thallium (1), Titration mit Chromat oder Jodid: E. **Rother** und G. **Jander**: Ztschr. f. angew. Ch. **43**, 930 (1930).

6. Seltene Erden, Titration mit NaOH oder Oxalat: G. **Jantsch**: Österr. Chem.-Ztg. **40**, 77 (1937).

7. Molybdat und Wolframat mit Bleisalz: E. **Rother** und G. **Jander**, zit. S. 53. — Titration mit $AgNO_3$: C. **Candea** und I. G. **Murgulescu**: Bull. Soc. Chim. Romania **17**, 103, 223 (1935).

b) **Nichtmetalle** (s. a. S. 54). *1. Nitriersäure.* a) Titration der Summe $H_2SO_4 + HNO_3$ acidimetrisch mit NaOH, b) Titration der Schwefelsäure allein mit Bleinitrat: E. **Müller** und H. **Kogert**: Ztschr. f. anorg. u. allg. Ch. **188**, 60 (1930).

2. Säuregemische, acidimetrische Titration, Anwendung auf Gerbflüssigkeiten und Lederextrakte: E. C. **Righellato** und C. W. **Davies**: Trans. Faraday Soc. **29**, 429, 437 (1933).

3. Sulfat, auch in kleinen Mengen, z. B. im Trinkwasser; Titration in siedender, neutraler Lösung mit Bariumacetat: G. **Jander**, O. **Pfundt** und H. **Schorstein**: Ztschr. f. angew. Ch. **43**, 507 (1930). — Sulfatbestimmung, vor allem in Ammonsulfat usw.: O. **Pfundt**: Angew. Chem. **46**, 200 (1933).

4. Calciumbisulfitlauge. Nach Oxydation zu Sulfat bzw. freier Schwefelsäure durch Wasserstoffperoxyd Titration mit $Ba(OH)_2$ in siedender Lösung, Bestimmung von gebundener und freier schwefliger Säure möglich: G. **Jander** und K. F. **Jahr**: Ztschr. f. angew. Ch. **44**, 977 (1931).

5. Überchlorsäure, Titration mit $Ba(OH)_2$: G. **Jander** und A. **Ebert**: Ztschr. f. Elektrochem. **41**, 790 (1935).

6. Jodid mit Silberacetat: G. **Jander** und H. **Schorstein**: Angew. Chem. **45**, 701 (1932).

7. Cyanat mit Silbernitrat: O. **Pfundt**: Angew. Chem. **46**, 218 (1933). Cyanid und Cyanat: R. **Ripan-Tilici**: Ztschr. f. anal. Ch. **99**, 415

(1934). — Selenocyanid, auch neben Cyanid: R. Ripan-Tilici: Ztschr. f. anal. Ch. **99**, 110 (1934); **100**, 408 (1935).

8. Fluorid mit $AlCl_3$, Komplexbindung: $6\,F' + Al^{\cdots} = AlF_6'''$; in essigsaurer, acetathaltiger Lösung. Auch kleine Mengen bestimmbar (2—3 mg, bei Ausführung als Mikrotitration bis 12 γ), Cl', NO_3', SO_4'' und Silicat stört nicht: J. Harms und G. Jander: Ztschr. f. Elektrochem. **42**, 315 (1936).

9. Phosphat mit BiOClO₄ in überchlorsaurer Lösung, auch in Gegenwart vieler anderer Kationen. Wegen der hohen spezifischen Leitfähigkeit der zu titrierenden Lösung ist ein Titriergefäß von hoher Widerstandskapazität zu benutzen. Geeignet zur PO_4^{---}-Bestimmung in Mineralien, Düngemitteln, Waschmitteln u. a.: J. Harms und G. Jander: Angew. Chem. **49**, 106 (1936).

10. Anorganische Bestandteile des Rohzuckers: K. Sandrera und Q. Jedlička: Ztschr. f. Zuckerind. Čechosl. Republ. **55**, 199, 215, 227 (1931).

c) **Organische Stoffe.** *1. Fettsäuren.* Titration in stark alkoholischer Lösung, z. B. Stearinsäure, Palmitinsäure: W. Poethke: Ztschr. f. anal. Ch. **86**, 399 (1931). — Bestimmung der freien Fettsäuren in Seifen: Extraktion mit Petroläther, Titration des Extraktes in alkoholischer Lösung mit NaOH: G. Jander und K. F. Weitendorf: Angew. Chem. **45**, 705 (1932). — Natriumsalze niederer Fettsäuren werden mit gemessenem Überschuß HCl versetzt und mit NaOH zurücktitriert: M. Gehrke und H. H. Willrath: Ztschr. f. angew. Ch. **42**, 988 (1929). — Titration in Benzollösung, z. B. Trichloressigsäure mit Diäthylamin: V. K. La Mer und H. C. Downes: Journ. Amer. Chem. Soc. **53**, 888 (1931).

2. Phenole (vgl. I, 422), Amine, Alkaloide: K. Hrynakowsky und F. Modrzejewski: Chem. Zentralblatt **36 I**, 589; Wiada mosci farmac. **62**, 427, 441, 457 (1935). — Morphin (Opium) in 40%iger alkoholischer Lösung: E. N. Winogradowa: Chem. Journ., Ser. B J. angew. Chem. (russ.) **6**, 150 (1933). — Diacetyl-Brenzcatechin läßt sich nach Verseifung mit H_2SO_4 als einbasische Säure titrieren: C. Torres, A. S. Capuchino und L. Socias: Chem. Zentralblatt **1930 II**, 1890; Anales Soc. espanola Fis. Quim. **28**, 694 (1930).

d) **Mikrobestimmungen.** *1. Pb, Cd, Cu, Ag, Bi* lassen sich in Mengen bis 1 γ (Wismut bis 10 γ) durch Titration mit H_2S gut bestimmen: H. Immig und G. Jander: Ztschr. f. Elektrochem. **43**, 204 (1937).

2. Silber ist durch Titration mit NaCl in kleinen Mengen zu bestimmen, auch neben Blei, falls die Konzentration so gewählt wird, daß kein $PbCl_2$ ausfällt: H. Immig und G. Jander: Ztschr. f. Elektrochem. **43**, 214 (1937).

3. Arsen läßt sich bis zu Mengen von unter 1 γ mit alkoholischer Jodlösung titrieren: G. Jander und J. Harms: Angew. Chem. **48**, 267 (1935).

4. Chlorid mit $AgNO_3$ in wäßriger Lösung bis zu 10 γ in 3 ccm, in alkoholischer Lösung bis zu 1 γ bestimmbar: H. Immig und G. Jander: Ztschr. f. Elektrochem. **43**, 211 (1937).

5. Fluorid vgl. S. 54.

II. Potentiometrische Titrationen (I, 425—505).

Allgemeine Literatur: Erich Müller; I. M. Kolthoff und N. H. Furman; I. M. Kolthoff und N. Howell; Werner Hiltner.

A. Die Praxis potentiometrischer Titrationen.

1. Apparate mit Vergleichselektrode für Wendepunktsmethoden (I, 438 bis 451). a) Titrationsgefäß, Rührer. Von einer Reihe von Firmen werden fertige Apparate zur Titration in den Handel gebracht, die zum Teil recht zweckmäßig sind (s. S. 56). Man achte darauf, daß die Gefäße möglichst einfach zu reinigen sind, und daß die ganze Anordnung (Gefäß, Rührer, Indicatorelektrode, Vergleichselektrode) rasch und einfach auseinandergenommen werden kann. Insbesondere muß die zu titrierende Lösung leicht zu erhitzen sein und dafür gesorgt sein, daß aus dem Titriergefäß entweichende heiße Säuredämpfe nicht schaden können. Auf alle Fälle muß auch eine Einrichtung vorhanden sein, um im indifferenten Gasstrom arbeiten zu können, falls man luftempfindliche Maßlösungen (z. B. $TiCl_3$, $FeSO_4$ oder $CrSO_4$) zu verwenden hat. Nicht alle angebotenen Apparate entsprechen diesen Anforderungen, und dann sind sie weniger vorteilhaft als eine mit einfachen Mitteln selbst zusammengestellte Anordnung (s. I, 438—447).

b) Vergleichselektroden. Die Bürettenelektrode von Willard und Boldyreff ist durch die Fa. Fr. Köhler, Leipzig, zu beziehen, vgl. W. Ackermann: Ztschr. f. anal. Ch. **79**, 8 (1930).

c) Büretten. Die beschriebene Bürette (I, 441) mit angeschlossener Vorratsflasche zur Verwendung luftempfindlicher Lösungen wird noch etwas handlicher, wenn man das Bunsenventil D nicht oben, sondern tiefer, kurz über dem Hahn F ansetzt. Ähnliche oder gleiche Büretten werden von mehreren Firmen für Laboratoriumsbedarf in den Handel gebracht [z. B. von der Fa. Ströhlein, Düsseldorf, vgl. P. Dickens: Chem. Fabrik **4**, 185 (1931)]; nicht bei allen ist darauf geachtet, daß die Maßlösung vor Eintritt in die Bürette mit gefetteten Hähnen nicht in Berührung kommen darf.

d) Einrichtungen zur Potentialmessung. Fertige Meßanordnungen nach der Kompensationsmethode liefern mehrere Firmen; die Apparate für p_h-Messungen sind oft für die Titration gut brauchbar. Erwähnt seien hier die Fabrikate der Firmen Hartmann & Braun, Frankfurt a. M. („Pehavi"), Ströhlein & Co., Düsseldorf [vgl. P. Dickens: Chem. Fabrik **4**, 145 (1931)], F. & M. Lautenschläger, München („Ionometer"). Für fast alle Zwecke der potentiometrischen Titration sind Apparate nach der Kompensationsmethode oder Einrichtungen zur Potentialmessung mit empfindlichen Spannungszeigern mit hohem Vorschaltwiderstand (I, 443) völlig ausreichend. Deshalb sei auf die komplizierteren Röhrenpotentiometer nur kurz verwiesen: E. Berl, W. Herbert und W. Wahlig: Chem. Fabrik **3**, 445, 458 (1930); Chem. Ztg. **55**, 323 (1931); E. Berl: Chem. Fabrik **4**, 211 (1931) (Hersteller: Ströhlein & Co., Düsseldorf); F. L. Hahn: Chem. Fabrik **4**, 121, 211 (1931); P. Wulff und W. Kordatzki: Chem. Fabrik **3**, 329, 343, 353 (1930) (Hersteller: F. & M. Lautenschläger, München); Fr. Müller:

Ztschr. f. Elektrochem. **36**, 923 (1930); **38**, 418 (1932); Ztschr. f. physik. Ch. A **155**, 451 (1931); W. Hiltner: Chem.-Ztg. **56**, 352 (1932); Chem. Fabrik **6**, 111 (1933) (Hersteller: H. A. Freye, Braunschweig); H. H. Willard und O. B. Hager jr.: Ind. and Engin. Chem., Anal. Ed. **8**, 144 (1936); U. Erhardt: „Triodometer", vgl. I, 446; Chem. Fabrik **9**, 509 (1936). — Eine Bedeutung im Vergleich zu den einfachen Kompensationsapparaten haben die Röhrenpotentiometer, abgesehen bei der genauen p_h-Messung, bei der Titration mit Elektrodenketten hohen Widerstandes, z. B. mit Glaselektroden (s. S. 57).

e) **Beispiele für Titrationsapparaturen.** Es sei hier auf die im Abschnitt d) angeführten Firmen und auf die Angaben im Abschnitt a) verwiesen. Einrichtungen zur Mikrotitration beschreiben unter anderem K. Schwarz: Mikrochemie **13** (N. F. 7), 6 (1933); K. Schwarz und C. Schlösser: Mikrochemie **13** (N. F. 7), 18 (1933); L. Pincussen und J. Görne: Biochem. Ztschr. **249**, 126 (1935); G. Rienäcker: Potentiometrische Mikrotitration in: E. Abderhaldens Handbuch der biologischen Arbeitsmethoden, Abt. 3, Teil A_2, H. 10. 1930.

Verschiedentlich hat man sich bemüht, die Titrationen automatisch zu registrieren oder eine Einrichtung zur automatischen Schließung der Bürette beim Endpunkt zu konstruieren. Es muß dahingestellt bleiben, ob hierdurch wirklich Zeit eingespart werden kann. Entsprechende Anordnungen werden beschrieben bei: W. Kordatzki und P. Wulff: Ztschr. f. anal. Ch. **89**, 241 (1932) (Hersteller: Lautenschläger); P. Jolibois: C. r. l'Acad. des sciences **194**, 1072, 1162 (1932); K. Hickmann und C. R. Sanford: Ind. and Engin. Chem., Anal. Ed. **5**, 65 (1933); W. E. Shenk und F. Fenwick: Ind. and Engin. Chem., Anal. Ed. **7**, 194 (1935).

f) **Wahl der Indicatorelektrode.** Es ist bekannt, daß die Silberelektrode nicht nur zur Bestimmung von Silberion benutzt werden kann, sondern auch zur Titration von Anionen, die schwerlösliche Silbersalze oder wenig dissoziierte Silberkomplexe geben. Nicht immer spricht die Silberelektrode gut an, z. B. in Gegenwart oxydierender Substanzen, $Fe^{\cdots}$-Ion usw. Für viele Anionenbestimmungen sind die Silber-Silberhalogenidelektroden oder die Silber-Silbersulfidelektroden gut brauchbar, wie sie unter dem Namen „Elektroden zweiter Art" vor allem von W. Hiltner in größerem Umfange als Indicatorelektroden eingeführt wurden [Ztschr. f. anal. Ch. **95**, 37 (1933); Chem.-Ztg. **57**, 704 (1933); Ausführung potentiometrischer Analysen. Berlin 1935]. Silberhalogenidelektroden werden am besten durch Aufschmelzen von AgCl, AgBr oder AgJ auf einen gereinigten Silberdraht oder einen versilberten Platindraht hergestellt, Silbersulfidelektroden durch elektrolytische Sulfidierung eines versilberten Platindrahtes. Die Silbersulfidelektrode spricht z. B. gut auf die Fällung oder Komplexbildung von Nickel mit KCN oder auf die Fällung von Schwermetallsalzen mit Na_2S an. Diese Elektroden sind auch als Vergleichselektroden für viele Fälle benutzbar. Eine Silber-Silberoxalat-Indicatorelektrode beschreibt A. Ringbom: Ztschr. f. physik. Ch. A **173**, 198, 207 (1935).

g) **Indicatorelektroden für Neutralisationsmethoden** (vgl. auch W. Kordatzki: Taschenbuch der praktischen p_h-Messung, 2. Aufl. München 1935).

Antimonelektrode. Neuere Literatur: F. L. Hahn: Ztschr. f. angew. Ch. **43**, 712 (1930); H. Th. St. Britton und R. A. Robinson: Journ. Chem. Soc. London **1931**, 458; E. Vellinger: Chimie et Industrie **29**, 218 (1933); J. Pieper: Ztschr. f. Elektrochem. **40**, 793 (1934).

Wolframelektrode. Diese Elektrode arbeitet ähnlich wie die Antimonelektrode und wurde wie diese mit gutem Erfolg zur Indizierung in Lösungen benutzt, in denen die Messung mit der Wasserstoff- oder Chinhydronelektrode nicht möglich ist (s. I, 451): H. Th. St. Britton und E. N. Dodd: Journ. Chem. Soc. London **1931**, 829.

Tellurelektrode. Ebenfalls ähnlich der Antimonelektrode, Potential gegen die n-Wasserstoffelektrode: 603 Millivolt; O. Tomicek und J. Feldmann: Čas. česk. lék. **15**, 127 (1935); O. Tomicek und F. Poupé: Coll. Trav. chim. Tchechoslov. **8**, 520 (1936).

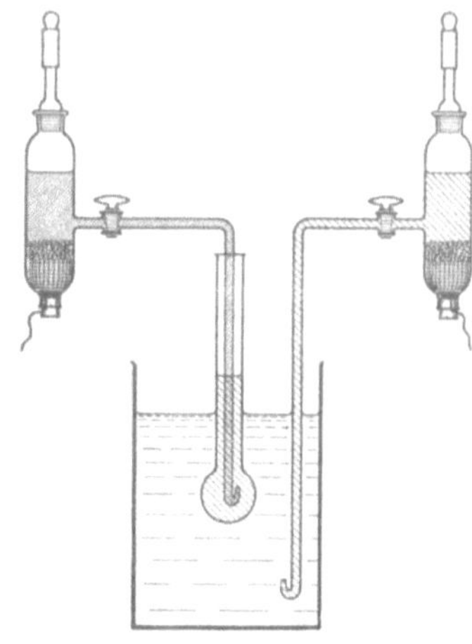

Abb. 1. Schema einer Glaselektrode.

Glaselektrode (s. I, 451). Die Anwendung dieser Elektrode für p_h-Messungen und potentiometrische Titrationen ist stark im Steigen begriffen. Die Glaselektrode ist im Bereich von p_h 1—10 anwendbar und für Titrationszwecke bei Zimmertemperatur praktisch indifferent gegen alle aggressiven Lösungen außer konzentrierten Alkalien und Flußsäure. Den Bau einer Glaselektrode gibt Abb. 1 schematisch wieder.

Hinderlich für ihren Gebrauch war bisher der sehr hohe Widerstand von einigen 100 MΩ, der die Benutzung eines Röhrenpotentiometers verlangte oder den Ersatz des Zeigergalvanometers beim Schleifdrahtkompensator durch ein Spiegelgalvanometer (z. B. „Mirravi" der Fa. Hartmann & Braun, Frankfurt a. M.). Außerdem waren die Elektroden mechanisch nicht sehr widerstandsfähig. In neuester Zeit ist es dem Glaswerk Schott & Gen., Jena, gelungen, neue Glaselektroden aus Spezialglas herzustellen, die hohe Bruchfestigkeit mit guter chemischer Beständigkeit und vor allem geringem elektrischen Widerstand verbinden. Der

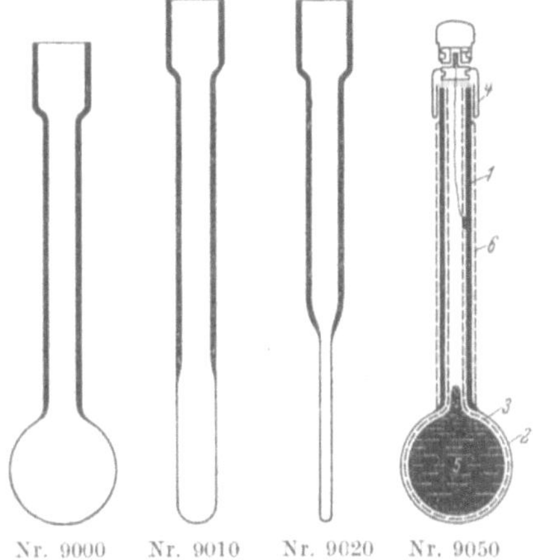

Abb. 2. Jenaer Glaselektroden. Nr. 9000, 9010 und 9020 zum Arbeiten mit Bezugslösung in Kölbchen-, Stäbchen- und Nadelform, Nr. 9050 Kölbchenelektrode mit Metallbelag und abgestützter Membran (*1* Schaft, *2* Membran, *3* Metallbelag, *4* Ableitungsklemme, *5* elastischer Stützkörper, *6* isolierender Überzug des Halses).

Widerstand einer solchen Elektrode in der Kölbchenform liegt zwischen 0,3 und 0;5 MΩ bei 20° C, bei 40° beträgt er nur $^1/_{10}$ dieser Werte. Abb. 2 zeigt einige Ausführungsformen dieser neuen Elektroden. Mit ihnen kann nach der Kompensationsmethode unter Verwendung eines Zeigergalvanometers von der üblichen Empfindlichkeit von rund $2 \cdot 10^{-7}$ Ampere pro Skalenteil eine Genauigkcit von etwa 0,1 p_h erzielt werden; empfindlichere Nullinstrumente erlauben natürlich, genauer zu messen.

An neueren Veröffentlichungen über die Glaselektrode seien genannt: K. Schwabe: Ztschr. f. Elektrochem. **41**, 681 (1935); **43**, 874 (1937); Fr. Müller und W. Dürichen: Ztschr. f. Elektrochem. **42**, 730 (1936); D. A. McInnes und L. G. Longsworth: Trans. electrochem. Soc. **71** (1937); W. Kordatzki: Taschenbuch der praktischen p_h-Messung, München 1935. — In diesen Arbeiten finden sich auch Hinweise auf weitere Literatur.

2. Umschlagselektroden (I, 452). Angabe einer Reihe von Umschlagselektroden für verschiedene Umschlagspotentiale: A. Laur: Diss. Dresden 1929; Chem. Zentralblatt **1931 I**, 3265; Acta Comm. Univ. Tartuensis (Dorpatensis), Ser. A **16**, 5 (1930). — Herstellung von Umschlagselektroden verschiedenen Potentials durch Verwendung von Chinhydronelektroden in entsprechenden Pufferlösungen: F. v. Bruchhausen; Apoth.-Ztg. **46**, 1130 (1931); vgl. ferner: Th. Heczko: Ztschr. f. anal. Ch. **78**, 247 (1929).

3. Ersatz für Vergleichselektroden (I, 452—455). Über die Anwendung der Methode der „Differenztitration" seien an neueren Arbeiten genannt: I. I. Shurkow und V. M. Gortikow (Acidimetrie mit 2 Sb-Elektroden): Ztschr. f. Elektrochem. **35**, 853 (1929); D. A. McInnes und I. A. Cowperthwaite (Acidimetrie mit zwei Wasserstoffelektroden, sehr genaue Werte): Journ. Amer. Chem. Soc. **53**, 555 (1931); P. K. Winter und H. V. Moyer: Journ. Amer. Chem. Soc. **57**, 1402 (1935).

Bimetallelektroden. An neueren Arbeiten über bimetallische Elektrodenpaare sind zu erwähnen: I. A. Atanasiu und A. I. Velculescu (Pt-Ni, Carborundum u. a.): Ztschr. f. anal. Ch. **85**, 120 (1931); J. A. Boltunow und M. A. Worssina (Pt-Ni, Pd-Ni, Pt-Co): Russ. chem. J., Ser. A **5**, 519 (1935); Chem. Zentralblatt **1936 I**, 2148; B. Kamienski (Carborundum): Ztschr. f. physik. Ch. A **138**, 345 (1929); L. Wolf: Journ. f. prakt. Ch. **147**, 133 (1936); A. Mazzuchelli (Pt-Nichrom): Gazz. chim. ital. **62**, 265 (1932); R. M. Fuoss (Sb-Cu-Amalgam u. a. für Acidimetrie): Ind. and Engin. Chem., Anal. Ed. **1**, 125 (1929); M. L. Holt und L. Kahlenberg (Ag-W, Sb-C, W-C, für Acidimetrie, Titration der Alkaloide): Journ. Amer. pharmac. Assoc. **20**, 11 (1931); J. Errera (Sb-Au, Titration von Proteinen): C. r. l'Acad. des sciences **193**, 1347 (1931).

Endlich sei noch eine Untersuchung nach der „dead-stop"-Methode unter Verwendung einer Elektronenröhre erwähnt, Titration von Jod/Thiosulfat, Arsenit/Bromat und Eisen(2)/Bichromat: J. L. Kassner, R. B. Hunze und J. N. Chatfield: Journ. Amer. Chem. Soc. **54**, 2278 (1932).

4. Praktische Ausführung und Genauigkeit potentiometrischer Titrationen (I, 455—457). Über die Möglichkeiten der rechnerischen Auswertung von Titrationskurven siehe B. Cavanagh: Journ. Chem. Soc. London **1930**, 1425; F. Fenwick; Ind. and Engin. Chem., Anal. Ed. 4, 144 (1932); F. L. Hahn: Ztschr. f. angew. Ch. **43**, 712 (1930); Ztschr. f. physik. Ch. A 146, 363 (1930); F. L. Hahn und R. Klockmann: Ztschr. f. physik. Ch. A 146, 373 (1930).

5. Einige spezielle Maßlösungen für die potentiometrische Maßanalyse (I, 457—460). Von ausführlichen Darstellungen der Bereitung, Titerstellung, Handhabung und Anwendung einiger wichtiger Maßlösungen sind zu nennen: *Cer(IV)sulfat* als maßanalytisches Oxydationsmittel: N. H. Furman. — *Jodat- und Bromatmethoden:* R. Lang. — *Chrom(II)salzlösungen* als maßanalytische Reduktionsmittel: E. Brennecke; sämtlich in „Neuere maßanalytische Methoden". Stuttgart 1935 (Bd. 33 der Sammlung „Die chemische Analyse", herausgeg. von W. Böttger).

B. Anwendungen der potentiometrischen Titration.

Über Versuche zur Aufstellung eines systematischen Trennungsganges in der potentiometrischen Analyse vgl. W. Hiltner und W. Gittel: Ztschr. f. anal. Ch. **99**, 97, 169 (1934); **101**, 28 (1935); insbesondere W. Hiltner: Ausführung potentiometrischer Analysen, S. 75f. Berlin 1935.

1. Säuren und Basen (I, 460—463). Zur Frage der Anwendbarkeit potentiometrischer Titrationen schwacher Säuren und Basen vgl. F. L. Hahn und R. Klockmann: Ztschr. f. physik. Ch. A 151, 80 (1930); A 157, 203, 206, 209 (1931); F. L. Hahn: Angew. Chem. **45**, 77 (1932); S. Kilpi: Ztschr. f. physik. Ch. A 173, 427 (1935). In diesen Arbeiten sind ausführliche Berechnungen über die Lage und Abflachung des Wendepunktes in Abhängigkeit von den Dissoziationskonstanten der Säuren und Basen gegeben.

Einige neuere Anwendungen der potentiometrischen Acidimetrie: Starke Säuren in Gegenwart schwacher Basen (z. B. Nicotinchlorid): H. Drewski: Chem. Zentralblatt **1932 II**, 1807; Roczniki Chemji **12**, 112 (1932); Borsäure nach Mannitzusatz: L. V. Wilcox: Ind. and Engin. Chem., Anal. Ed. 4, 38 (1932); Säure und Alkali in Papier: B. L. Clarke und L. A. Wooten: Ind. and Engin. Chem., Anal. Ed. 2, 385 (1930); Alkaloide: M. L. Holt und L. Kahlenberg: Journ. Amer. pharmac. Assoc. **20**, 11 (1931); Natriumsalze der Fettsäuren: A. Lottermoser und A. K. Ghose; Kolloidchem. Beihefte **45**, 253 (1937); Titration organischer Säuren in nichtwäßrigen Lösungsmitteln an Sb- oder Te-Elektrode: O. Tomicek und J. Feldmann: Čas. čes. lék. **15**, 127 (1935).

Im übrigen sei auf die Anwendungsmöglichkeiten der Acidimetrie auf potentiometrischem Wege in den Fällen verwiesen, in denen in gefärbten, trüben oder stark oxydierenden bzw. reduzierenden Lösungen titriert werden muß; diese Titrationen werden zweckmäßig an Antimon- oder Glaselektroden ausgeführt (s. I, 463 und S. 57).

2. Metalle (I, 463—492). *a) Silber* (I, 463, s. a. S. 71). *1. Fällung mit Cl⁻, Br⁻ oder J⁻*. Silberbestimmung in der Probierkunde: E. Raub: Mitt. Forschungsinst. Prob.-Anst. Edelmet. Schwäb.-Gmünd 8 (1934).

2. Fällung mit Na₂S. Titration an Silbersulfid-Indicatorelektrode (s. S. 56): W. Hiltner und W. Grundmann: Ztschr. f. physik. Ch. A **168**, 291 (1934).

3. Reduktion von Ag⁺ zu Ag-Metall mit Cr⁺⁺-Salz. In schwefelsaurer Lösung wurden Überwerte von 1%, in salzsaurer höhere beobachtet: E. Brennecke: Neuere maßanalytische Methoden, S. 110. Stuttgart 1935.

4. Reduktion von Ag⁺ zu Ag-Metall mit VOSO₄. In ammoniakalischer Lösung: C. del Fresno und E. Mairlot: Anales soc. espanola Fis. Quim. **32**, 280 (1934).

Simultanbestimmung. *5. Ag-Pd.* Zuerst Titration der Summe Pd + Ag mit KJ (s. Platinmetalle, s. S. 66, Methode 9); in einer zweiten Probe Fällung des Pd mit Dimethylglyoxim, Titration des Silbers im Filtrat mit KBr: E. Müller und W. Stein: Ztschr. f. Elektrochem. **40**, 133 (1934).

Selektivbestimmungen. *6. Ag neben Cd, Cu, Zn, Ni, Co.* Nach Methode 2 mit Na₂S ausführbar: a) Ag neben Cu oder Cd, oder Zn, b) Ag neben Cd und Cu, c) Ag neben Cu und Zn: W. Hiltner und W. Grundmann, zit. S. 60. — Ferner durch Titration mit KCN an Silbersulfidelektrode ausführbar: Ag neben Ni, Co, Cu, Cd, Zn: W. Hiltner und W. Grundmann: Ztschr. f. anorg. u. allg. Ch. **218**, 1 (1934).

a, 1) Aluminium. 1. Titration mit NaF. In sehr schwach saurer, mit NaCl gesättigter, 50% alkoholischer Lösung; Reaktion: $Al^{+++} + 6\,F^- = AlF_6^{---}$. Zusatz von 2 Tropfen einer Fe(3)-haltigen FeCl₂-Lösung (20%ig), Indicatorelektrode Platin (Prinzip der Endpunktsindikation vgl. Fluorid I, 498). Luftausschluß durch CO₂: W. D. Treadwell: Helv. chim. Acta **13**, 500 (1930).

Simultanbestimmung. *2. Al-Mg.* Titration mit NaF, siehe Al, Methode 1, Mg, Methode 1 (s. S. 64). 1. Wendepunkt nach Bildung von AlF_6^{---}, 2. nach Bildung von MgF_3^-. Mengenverhältnis Al:Mg von 1:10 bis 10:1. W. D. Treadwell, zit. S. 60.

b) Arsen (I, 465). *1. Oxydation von As(3) zu As(5) mit J₂.* Diese Bestimmung ist in salzsaurer Lösung gut ausführbar in Gegenwart von HgCl₂: N. H. Furman und C. O. Miller: Journ. Amer. Chem. Soc. **59**, 152 (1937).

2. Oxydation von As(3) zu As(5) mit Ce(SO₄)₂. In 4 n-HCl bei Zusatz von JCl mit genauen Resultaten: E. H. Swift und H. C. Gregory: Journ. Amer. Chem. Soc. **52**, 901 (1930); H. H. Willard und Ph. Young: Journ. Amer. Chem. Soc. **55**, 3260 (1933).

3. Oxydation von As(3) zu As(5) mit K₃Fe(CN)₆. In alkalischer Lösung bei 70°: C. del Fresno und L. Valdes: Anales soc. espanola Fis. Quim. **27**, 595 (1929); Ztschr. f. anorg. u. allg. Ch. **183**, 258 (1929).

4. Oxydation von As(3) zu As(5) mit KJO₃. I. C. Schoonover und N. H. Furman: Journ. Amer. Chem. Soc. **55**, 3123 (1933).

5. Fällung von AsO₃⁻⁻⁻ bzw. AsO₄⁻⁻⁻ mit AgNO₃. M. H. Bredford, F. R. Lamb und W. E. Spicer: Journ. Amer. Chem. Soc. **52**, 583 (1930); W. E. Hanson, S. B. Sweetser und H. B. Feldmann: Journ. Amer. Chem. Soc. **56**, 577 (1934).

6. Fällung von AsO_4^{---} mit $HgNO_3$. P. Spacu: Ztschr. f. anal. Ch. **100**, 187 (1935).

Simultanbestimmung. *7. As(3)—Sb(3) mit $Ce(SO_4)_2$ (Zusatz).* Bei Vorhandensein kleiner Arsenmengen: Titration des Sb nach Sb, Methode 3 (I, 484), dann Zusatz von 10 ccm 0,005 m-JCl und Titration des As(3) nach Arsen, Methode 2: N. H. Furman: Journ. Amer. Chem. Soc. **54**, 4235 (1932).

c) Gold (I, 466). *1. Reduktion von Au(3) zu Au-Metall mit $SnCl_2$.* E. Müller und W. Stein: Ztschr. f. Elektrochem. **36**, 376 (1930); E. Zintl: Ztschr. f. Elektrochem. **36**, 551 (1930).

2. Reduktion von Au(3) zu Au(1) mit KJ. In sehr schwach saurer Lösung (unter 0,1 n-HCl), Anwesenheit von Te verringert die Genauigkeit: K. Someya: Ztschr. f. anorg. u. allg. Ch. **187**, 337 (1930).

3. Reduktion von Au(3) zu Au-Metall mit $VOSO_4$. In alkalischer Lösung bei 50—70°: C. del Fresno: Ztschr. f. anorg. u. allg. Ch. **214**, 73 (1933).

d) Calcium (I, 468). *1. Fällung als Oxalat und Titration mit $KMnO_4$.* Anwendung zur Mikrobestimmung: L. Pincussen und J. Görne: Biochem. Ztschr. **249**, 126 (1935).

2. Fällung als Oxalat. Zusatz eines gemessenen Oxalatüberschusses und Rücktitration mit $HgNO_3$: C. Mayr und G. Burger: Monatshefte f. Chemie **56**, 113 (1930). — Titration mit Oxalat in Anwesenheit von CuC_2O_4 als Bodenkörper, Elektroden: Au-Pt oder Ag-Pt: C. A. Nierstrasz und H. J. C. Trendeloo: Rec. trav. chim. Pays-Bas **53**, 792 (1934). — Direkte Titration mit Oxalat an $Ag_2C_2O_4$-Elektrode; bei nicht zu großen Verdünnungen und geringem Fremdelektrolytgehalt brauchbare Resultate: A. Ringbom: Ztschr. f. physik. Ch. A **173**, 207 (1935).

e) Cerium (I, 469). *1. Fällung des Ce^{+++} mit $K_4Fe(CN)_6$ als $KCeFe(CN)_6$.* In neutraler Lösung bei 70°: P. Spacu: Ztschr. f. anal. Ch. **104**, 119 (1936); Methanol- oder Acetonzusatz (30%) verbessern den Sprung: I. A. Atanasiu: Ztschr. f. anal. Ch. **105**, 422 (1936); **108**, 329 (1937); I. A. Atanasiu und A. I. Velculescu: Bull. Sect. Sci. Acad. roum. **19**, 37 (1937).

2. Reduktion von Ce(4) zu Ce(3) mit $K_4Fe(CN)_6$. Nach voraufgegangener elektrolytischer Oxydation zu Ce(4) Titration in 10—15%-iger H_2SO_4 mit $K_4Fe(CN)_6$: I. A. Atanasiu: Ztschr. f. anal. Ch. **108**, 329 (1937).

Simultanbestimmung. *3. Ce-La.* 1. Titration Fällung mit $K_4Fe(CN)_6$ ergibt Summe Ce + La, siehe Cer, Methode 5, Lanthan (I, 481, s. a. S. 64). 2. Titration Ce allein nach Methode 2: I. A. Asanasiu, zit. S. 61.

f) Kobalt. *1. Oxydation von Co(2) zu Co(3) mit $K_3Fe(CN)_6$.* In ammoniakalischer Lösung, Ni, Cu, Zn, As(5), Fe(3), Cr(3), Mo stören nicht, Mn muß als MnO_2 vorher entfernt werden; O. Tomicek und F. Freiberger: Journ. Amer. Chem. Soc. **57**, 801 (1935). — Besser: Zusatz von überschüssigem Ferricyanid in ammoniakalischer, citrathaltiger Lösung und Rücktitration bei 20° mit $Co(NO_3)_2$. Außer den angegebenen Ionen stört auch V(5) nicht; in Anwesenheit von Mn wird die Summe Mn + Co titriert: P. Dickens und G. Maassen: Arch. f. Eisenhüttenwes. **9**, 487 (1935); Mitt. K.-Wilh.-Inst. Eisenforsch. **17**, 191 (1935).

2. Weitere Methoden, siehe Nickel.

g) Chrom (I, 470). *1. Reduktion von Cr(6) zu Cr(3) mit FeSO₄.* Titration nach der von Heczko angegebenen Methode: F. Spindeck: Chem.-Ztg. **54**, 890 (1930).

2. Oxydation von Cr(3) zu Cr(6) mit Ce(SO₄)₂. Anwendung zur Bestimmung des Chromgehaltes von Verchromungsbädern: Ph. Young: Metal Clean Finish. **8**, 397, 473 (1936).

3. Reduktion von Cr(6) zu Cr(3) mit N₂H₄-Salz. G. Holst: Svensk Kem. Tidskr. **43**, 2 (1931).

4. Fällung als BaCrO₄. In neutraler Lösung bei 85°, Temperaturkonstanz wichtig; Indicatorelektrode: matt verchromter V2A-Draht oder schwarz verchromter Stahldraht: H. Brintzinger und E. Jahn: Ztschr. f. anal. Ch. **94**, 396 (1933); Angew. Chem. **47**, 173 (1934); vgl. dazu auch E. Müller und K. Mehlhorn: Ztschr. f. anal. Ch. **96**, 173 (1934).

Simultanbestimmungen. *5. Cr(6)-Fe(3) mit SnCl₂.* Zuerst bei 18° Titration des Cr, dann bei 75° Titration des Eisens, siehe Chrom, Methode 3 (I, 470), Eisen, Methode 5 (I, 476), Anwendung zur Bestimmung von Fe und Cr in Verchromungsbädern: E. Müller und G. Haase: Ztschr. f. anal. Ch. **91**, 241 (1933).

6. Cr(6)-W(6) mit BaCl₂. Zuerst Fällung von BaCrO₄ an verchromter Elektrode (s. Chrom, Methode 4), dann Fällung von BaWO₄ an Wolframelektrode, s. Wolfram, Methode 1 (s. a. S. 68): H. Brintzinger und E. Jahn, zit. S. 62.

7. Cr(6)-Mo(6)-V(5) mit SnCl₂. In 20%iger HCl, Zusatz von etwas FeSO₄ als Überträger; bei 20°. Zuerst Übergang von Cr(6) zu Cr(3) + V(5) zu V(4) also Summe Cr + V (1. Sprung); 2. Sprung nach V(4) zu V(3) + Mo(6) zu Mo(5), also Summe V + Mo; anschließend Oxydation durch KBrO₃ und Titration des V allein mit SnCl₂ (s. Chrom, Methode 3, I, 470), Molybdän, Methode 4 (S. 65) und Vanadium, Methode 2 (S. 68): W. Trcebiatowski: Ztschr. f. anal. Ch. **82**, 45 (1930). — Potentialeinstellung besser bei 70°, FeSO₄-Zusatz dann überflüssig; Luftabschluß (CO₂): P. Dickens und R. Brennecke: Mitt. K.-Wilh.-Inst. Eisenforsch. **14**, 258 (1932); Arch. f. Eisenhüttenwes. **6**, 443 (1933).

h) Kupfer (I, 473). *1. Fällung als CuCNS mit KCNS.* Nur bei Einhaltung genauer Bedingungen erhält man gute Werte: M. E. Pring und J. F. Spencer: Analyst **54**, 509 (1929). — Verfahren: Lösung mit SO₂ sättigen, Überschuß von KCNS zusetzen, SO₂ auskochen, Rhodanüberschuß mit AgNO₃ zurücktitrieren: M. E. Pring und J. F. Spencer: Analyst **54**, 576 (1929). — Empfehlenswert als Reduktionsmittel: Traubenzucker + Natriumacetat: W. Hiltner und W. Grundmann: Ztschr. f. anal. Ch. **97**, 172 (1934). — Rücktitration des CNS⁻-Überschusses mit KJO₃: H. B. Hope und M. Ross: Ind. and Engin. Chem., Anal. Ed. **6**, 316 (1934).

2. Fällung als CuJ mit KJ. Titration des entstandenen J₂ mit Thiosulfat oder As₂O₃, z. B. nach der „dead-stop"-Methode (I, 455); die meisten Schwermetalle stören nicht, Fe(3) wird durch Pyrophosphat maskiert: M. E. Pring und J. F. Spencer: Analyst **55**, 375 (1930).

3. Fällung als CuCN mit KCN. In ammoniakalischer, tartrathaltiger Lösung, Indicatorelektrode Ag_2S; Bestimmung von Cu in Stählen: C. Piccini: Metall. ital. **27**, 707 (1935).

4. Reduktion von Cu(2) zu Cu(1) und Cu-Metall mit $VOSO_4$. In alkalischer (NH_3)-Lösung: C. del Fresno und E. Mairlot: Anales soc. espanola Fis. Quim. **32**, 280 (1934).

5. Reduktion von Cu(2) zu Cu(1) mit $FeSO_4$. In Gegenwart von Komplexbildnern für Fe(3), z. B. F^-, Acetat, Pyrophosphat, Oxalat möglich: N. M. Milosslawski und J. I. Dolgina: Chem. Zentralblatt **1937 II**, 3631; Betriebs-Labor. (russ.) **5**, 1289 (1936).

Selektivbestimmung. *6. Cu neben Cd und Zn mit Na_2S.* An der Silbersulfid-Indicatorelektrode: W. Hiltner und W. Grundmann: Ztschr. f. physik. Ch. A **168**, 291 (1934).

i) Eisen (I, 475). *1. Oxydation von Fe(2) zu Fe(3) mit $KMnO_4$.* Beschreibung einer Umschlagselektrode ($H_3PO_4 + V_2O_5 + FeSO_4$) (s. Chrom, Methode 1, I, 470): Th. Heczko, zit. I, 470.

2. Reduktion von Fe(3) zu Fe(2) mit $SnCl_2$. E. Feil: Angew. Chem. **49**, 606 (1936).

3. Reduktion von Fe(3) zu Fe(2) mit $TiCl_0$. Anwendung zur Bestimmung kleiner Eisenmengen in biologischem Material: W. D. McFarlane: Biochemic. Journ. **26**, 1034 (1932).

4. Reduktion von Fe(3) zu Fe(2) mit $CrCl_2$. Ausführung der Titration bei 90° in einer Lösung, die 25% konzentrierte HCl und 30% kristallisiertes $CaCl_2$ enthält: H. Brintzinger und W. Schieferdecker: Ztschr. f. anal. Ch. **78**, 110 (1929).

5. Reduktion von Fe(3) zu Fe(2) mit VSO_4 oder VCl_2. K. Maass: Ztschr. f. anal. Ch. **97**, 241 (1934).

Simultanbestimmungen. *6. Fe-Cr.* Siehe Chrom, Methode 5 (s. S. 62).

7. Fe-Mo. Titration mit $CrCl_2$ in salzsaurer, calciumchloridhaltiger Lösung, siehe Eisen, Methode 4, Molybdän, Methode 3 (I, 482): H. Brintzinger und W. Schieferdecker, zit. S. 63.

k) Quecksilber (I, 479). *1. Fällung des Hg(2) mit KJ.* Auch aus K_2HgJ_4-Komplexsalzlösung durch Titration mit $HgCl_2$ bestimmbar: L. Maricq: Bull. Soc. Chim. Belgique **38**, 259 (1929). — Titration an der Jodsilber-Indicatorelektrode: W. Hiltner und W. Gittel: Ztschr. f. anal. Ch. **101**, 28 (1935).

2. Reduktion von Hg(2) zu Hg-Metall mit $CrCl_2$. Bei Titration in salzsaurer Lösung können Überwerte auftreten (bis 1,5%), besser: in chloridfreier, schwefelsaurer Lösung Titration mit $CrSO_4$: E. Brennecke: Neuere maßanalytische Methoden, S. 107. Stuttgart 1935.

3. Fällung des Hg(1) als $Hg_2C_2O_4$. An der Silberoxalatelektrode: C. Mayr und G. Burger: Monatshefte f. Chemie **56**, 113 (1930).

4. Fällung des Hg(1) als $HgJO_3$. Maßlösung: 0,1 m-KJO_3 in 30%igem Alkohol, Indicatorelektrode: amalgamierter Pt-Draht: G. Spacu und P. Spacu: Ztschr. f. anal. Ch. **96**, 188 (1934).

5. Oxydation von Hg(1) zu Hg(2) mit Ce(SO₄)₂. In siedender, schwefel-saurer Lösung mit überschüssigem Ce(4) oxydieren, Überschuß bei 30° mit $FeSO_4$ zurücktitrieren: H. H. Willard und Ph. Young: Journ. Amer. Chem. Soc. **52**, 557 (1930).

6. Reduktion von Hg(2) zu Hg-Metall mit N₂H₄-Salz. G. Holst: Svensk Kem. Tidskr. **43**, 2 (1931).

l) Kalium (I, 480). *Fällung als K₂MeᴵᴵFe(CN)₆.* Als Me^{II} kann nicht nur Ca^{++} dienen, sondern auch Cd^{++}, Ni^{++} oder Mn^{++}: I. Tanana-jew und E. Djaparidze: Ztschr. f. anal. Ch. **107**, 347 (1936).

m) Lanthan (I, 481). *1. Fällung als KLaFe(CN)₆ mit K₄Fe(CN)₆.* In Anwesenheit von Ce(3) wird die Summe Ce + La gefunden.

Simultanbestimmung von Cerium und Lanthan siehe Cerium, Methode 3 (s. S. 61): I. A. Atanasiu: Ztschr. f. anal. Ch. **108**, 329 (1937).

2. Fällung als Oxalat. Über die Möglichkeit der Titration von Lanthan und seltenen Erden mit Oxalat und anderen Fällungsmitteln: G. Jantsch und H. Gawalowski: Ztschr. f. anal. Ch. **107**, 389 (1936).

n) Magnesium. 1. Titration mit NaF. Reaktion: $Mg^{++} + 3\ F^-$ $= MgF_3^-$; Titration nach dem unter Aluminium, Methode 1 (s. S. 60) angegebenen Verfahren: W. D. Treadwell: Helv. chim. Acta **13**, 500 (1930).

Simultanbestimmung. *2. Mg-Al.* Siehe Aluminium, Methode 2 (s. S. 60).

o) Mangan (I, 481). *Oxydation von Mn(2) zu Mn(3) mit K₃Fe(CN)₆.* In ammoniakalischer, citrathaltiger Lösung. Titration nach dem bei Kobalt, Methode 1 (s. S. 61) beschriebenen Verfahren; die Anwesenheit der dort angegebenen Ionen stört nicht, in Gegenwart von Kobalt wird die Summe Co + Mn titriert: P. Dickens und G. Maassen: Mitt. K.-Wilh.-Inst. Eisenforsch. **17**, 191 (1935); Arch. f. Eisenhüttenwes. **9**, 487 (1935). Vgl. O. Tomicek und J. Kalny: J. Amer. Chem. Soc. **57**, 1209 (1935).

p) Molybdän (I, 482). *1. Reduktion von Mo(6) zu Mo(3) mit CrCl₂.* In salzsaurer, calciumchloridhaltiger Lösung wie Eisen, Methode 4 (s. S. 63): H. Brintzinger und W. Schieferdecker: Ztschr. f. anal. Ch. **78**, 110 (1929).

2. Oxydation von Mo(5), (eventuell Mo(3)) zu Mo(6) mit Ce(SO₄)₂. Vorher Reduktion mit Zn, Pb, $SnCl_2$ oder $TiCl_3$, Titration bei 80° in 20%iger HCl in Gegenwart von $MnCl_2$ als Überträger; 1. Sprung nach Oxydation zu Mo(5), 2. Sprung nach Oxydation zu Mo(6), Luftabschluß (CO_2): B. Stehlik: Coll. Trav. chim. Tchechoslov. **4**, 418 (1932).

3. Oxydation von Mo(3) zu Mo(5) mit K₂CrO₄. Vorbehandlung: Vorreduktion mit granuliertem Zink in salzsaurer Lösung, Vervoll-ständigung der Reduktion mit $CrCl_2$, Titration in 20%iger HCl bei 80° unter Luftabschluß; bei Mengen bis zu 50 mg genau auch in Gegenwart von Fe, Mn, Ni, Cr, Al, Co, Zr, Cu, HBr, H_2SO_4, H_3PO_4, HF; V ver-schlechtert in Mengen von über 100 mg die Potentialeinstellung, W muß vorher als WO_3 entfernt werden; in Anwesenheit von Titan wird die Summe Ti + Mo bestimmt: P. Klinger, E. Stengel und W. Koch: Arch. f. Eisenhüttenwes. **8**, 433 (1934); Techn. Mitt. Krupp **3**, 41 (1935).

4. Reduktion von Mo(6) zu Mo(5) mit SnCl₂. In verdünnt salzsaurer Lösung bei 50°, Zusatz von $CrCl_3$ als Überträger: E. Müller und W. Stein: Ztschr. f. Elektrochem. **36**, 382 (1930). — Bei 30° in 20%iger HCl, Zusatz von $FeSO_4$ als Überträger: W. Trcebiatowski: Ztschr. f. anal. Ch. **82**, 45 (1930). — Bei 80° bessere Potentialeinstellung, $FeSO_4$-Zusatz dann unnötig: P. Dickens und R. Brennecke: Mitt. K.-Wilh.-Inst. Eisenforsch **14**, 249 (1932); Arch. f. Eisenhüttenwes. **6**, 437 (1933). — Anwendung zur Molybdänbestimmung in Erzen und Gesteinen, Titration in konzentriert salzsaurer Lösung bei 70°; Vorschriften zum Aufschluß: F. Krüll: Zentralblatt Mineralog., Geolog., Paläontolog., Abt. A **1934**, 331.

5. Fällung des MoO_4^{--} mit $HgClO_4$ oder $Pb(ClO_4)_2$. Indicatorelektrode: Molybdänblech: P. Dickens und R. Brennecke: Mitt. K.-Wilh.-Inst. Eisenforsch **14**, 249 (1932); Arch. f. Eisenhüttenwes. **6**, 437 (1933).

6. Fällung des MoO_4^{--} mit $BaCl_2$. In neutraler Lösung; Indicatorelektrode: Mo-Draht. Auch mit Pb(2)-, Sr- oder Cu-Salz ausführbar: H. Brintzinger und E. Jahn: Ztschr. f. anal. Ch. **94**, 396 (1933); vgl. dazu: E. Müller und K. Mehlhorn: Ztschr. f. anal. Chem. **96**, 173 (1934).

Simultanbestimmungen. *7. Fe-Mo mit $CrCl_2$.* Siehe Eisen, Methode 6 (s. S. 63).

8. Cr-Mo-V. Siehe Chrom, Methode 7 (s. S. 62).

q) Natrium. Indirekte Bestimmung mit Uranylacetat. Fällung als $NaMg(UO_2)_3(CH_3COO)_9 \cdot {}^1/_2 H_2O$ oder $NaZn(UO_2)_3(CH_3COO)_9 \cdot 6\,H_2O$, Filtration, Lösen des Niederschlags, Reduktion des U(6) zu U(4) und Titration des U(4) nach Methode 1 (s. S. 68): N. H. Furman und J. C. Schoonover: Journ. Amer. Chem. Soc. **53**, 2561 (1931).

r) Nickel und Kobalt (I, 482). *1. Titration mit KCN.* Dircktc Titration in ammoniakalischer tartrat- oder citrathaltiger Lösung, auch in Gegenwart kleiner Fe- und Mn-Mengen; Cr(3) stört, Cr(6) stört nicht; Indicatorelektrode: Silber: Th. Heczko: Ztschr. f. anal. Ch. **78**, 325 (1929). — Titration in ammoniakalischer, ammonchloridhaltiger Lösung; ausfallendes $Fe(OH)_3$ braucht nicht abfiltriert zu werden: W. Bohnholtzer: Ztschr. f. anal. Ch. **87**, 401 (1932). — Bei Ni-Bestimmung im Stahl wird die Potentialeinstellung an der Silberelektrode durch Cr, Mn, Fe usw. beeinträchtigt; gut spricht jedoch die Silbersulfidelektrode an; Cr, Mn, V, Mo, W stören nicht, Co und Cu stören (werden mittitriert): W. Hiltner und W. Grundmann: Arch. f. Eisenhüttenwes. **7**, 461 (1934).

Simultanbestimmungen. *2. Ni-Co.* 1. Titration der Summe Co + Ni an der Silbersulfidelektrode. 2. Fällung mit KCN + Bromwasser, Titration des Nickels nach Auflösen des Niederschlages mit KCN, Titration des $K_3Co(CN)_6$ mit $CuSO_4$: W. Hiltner und W. Grundmann: Ztschr. f. anorg. u. allg. Ch. **218**, 1 (1934).

3. Ni-Zn(-Mn). 1. Titration des Nickels in ammoniakalischer Lösung mit KCN nach Methode 1. 2. Titration des Zinks in neutraler, acetat- und tartrathaltiger Lösung mit Na_2S nach vorheriger Zugabe der nach Titration 1 berechneten KCN-Menge (Zink, Methode 2, s. S. 69). Manganbestimmung in Sondereinwaage: Oxydation mit Persulfat und

Titration mit Oxalsäure. Bei Analyse von Neusilber u. dgl. werden Cu (elektrolytisch) und Fe (Acetatfällung) vorher abgeschieden: W. Hiltner und W. Grundmann: Ztschr. f. anorg. u. allg. Ch. **218**, 1 (1934); W. Hiltner und L. Seidel: Journ. f. prakt. Ch., N. F. **143**, 94 (1935). — Dort auch Angabe ähnlicher Simultanbestimmungen: Ni-Cd; Co-Zn; Co-Cd.

s) Platin und Platinmetalle (I, 483). *1. Osmium: Reduktion von $Os(8)$ zu $Os(4)$ mit $N_2H_4 \cdot H_2SO_4$.* W. R. Crowell: Journ. Amer. Chem. Soc. **54**, 324 (1932).

2. Platin: Reduktion von $Pt(4)$ zu $Pt(2)$ und Pt-Metall mit $TiCl_3$. In schwach saurer Lösung Reduktion zu Pt(2), in stark saurer zu Pt-Metall. Vorher mit etwas Chlorwasser oxydieren; zuerst bei 20°, dann bei 60° langsam titrieren: E. Müller und W. Stein: Ztschr. f. Elektrochem. **36**, 220 (1930).

3. Platin: Oxydation von $Pt(2)$ zu $Pt(4)$ mit $KBrO_3$ (oder $KMnO_4$). Vorher Reduktion mit Hydrazinsulfat, Titration in salzsaurer Lösung: O. Stelling: Svensk Kem. Tidskr. **43**, 130 (1931); **45**, 4 (1933).

4. Platin: Oxydation von $Pt(2)$ zu $Pt(4)$ mit $KMnO_4$. Vorher Reduktion mit CuCl: A. A. Grünberg und B. W. Ptitzyn: Chem. Zentralblatt **1935** I, 1743; C. r. l'Acad. des sciences U.R.S.S., Ser. A (russ.) **1933**, 284.

5. Iridium: Reduktion von $Ir(4)$ zu $Ir(3)$ mit $TiCl_3$. In salzsaurer Lösung: Sho-Chow Woo und D. M. Yost: Journ. Amer. Chem. Soc. **53**, 884 (1931).

6. Iridium: Reduktion von $Ir(4)$ zu $Ir(3)$ mit $Fe(NH_4)_2(SO_4)_2$. Ir(3), Pt(4), Rh(3), Fe(3) stören nicht: A. A. Grünberg und B. W. Ptitzyn, zit. S. 66.

7. Iridium: Oxydation von $Ir(3)$ zu $Ir(4)$ mit $KMnO_4$. Rh(3), Ir(4), Pt(4) und Fe(3) stören nicht: A. A. Grünberg und B. W. Ptitzyn, zit. S. 66.

8. Osmium: Reduktion von $Os(4)$ zu $Os(3)$ mit $CrCl_2$. In schwach saurer Lösung: W. R. Crowell und H. L. Baumbach: Journ. Amer. Chem. Soc. **57**, 2607 (1935).

9. Palladium: Fällung als PdJ_2 mit KJ. Direkte Titration, Indicatorelektrode: Gold, oder Fällung mit KJ im Überschuß, Rücktitration mit $AgNO_3$ an Silberelektrode: E. Müller und W. Stein: Ztschr. f. Elektrochem. **40**, 133 (1934).

Simultanbestimmung. *10. Pd-Ag.* Siehe Silber, Methode 5 (s. S. 60).

t) Rhenium. Reduktion von $Re(7)$ mit $SnCl_2$. In 15%iger Salzsäure bei 80° Reduktion zu Re(5), Luftabschluß. — In Gegenwart von CNS^- bei 20° Reduktion zu Re(4): H. Hölemann: Ztschr. f. anorg. u. allg. Ch. **217**, 105 (1934).

u) Antimon (I, 484). *1. Oxydation von $Sb(3)$ zu $Sb(5)$ mit $Ce(SO_4)_2$.* In rund 10%iger HCl gute Ergebnisse, auch in Gegenwart kleiner As(3)-Mengen (höchstens bis As:Sb = 1:1): N. H. Furman: Journ. Amer. Chem. Soc. **54**, 4235 (1932).

2. Oxydation von $Sb(3)$ zu $Sb(5)$ mit $KMnO_4$. In salzsaurer Lösung: W. Pugh: Journ. Chem. Soc. London **1933**, 1.

3. Oxydation von Sb(3) zu Sb(5) mit J_2 oder KJO_3. In salzsaurer Lösung unter Zusatz von $HgCl_2$: N. H. Furman und C. O. Miller: Journ. Amer. Chem. Soc. 59, 152 (1937).

4. Oxydation von Sb(3) zu Sb(5) mit $K_3Fe(CN)_6$. In alkalischer Lösung bei 70°: C. del Fresno und L. Valdes: Anales soc. espanola Fis. Quim. 27, 595 (1929); Ztschr. f. anorg. u. allg. Ch. 183, 258 (1929).

Simultanbestimmung. *5. Sb-As mit $Ce(SO_4)_2$.* Siehe Arsen, Methode 7 (s. S. 61).

v) Selen (I, 485). *1. Reduktion von Se(4) zu Se mit KJ.* In stark salzsaurer Lösung; Tellur und Gold stören: K. Someya: Ztschr. f. anorg. u. allg. Ch. 187, 337 (1930).

2. Reduktion von Se(4) zu Se mit $Na_2S_2O_3$. Auch in Gegenwart von Tellur und Gold ausführbar: K. Someya, zit. S. 67.

3. Fällung von SeO_4^{--} als $PbSeO_4$. In 75% alkoholischer Lösung; Zusatz von $K_3Fe(CN)_6$ und $K_4Fe(CN)_6$ zur Potentialindikation: R. W. Gelbach und G. Brooks King: Journ. Physical. Chem. 41, 803 (1937).

w) Zinn (I, 485). *Oxydation von Sn(2) zu Sn(4) mit $K_3Fe(CN)_6$.* In alkalischer Lösung bei 20° unter Luftabschluß (N_2): C. del Fresno und L. Valdes: Anales soc. espanola Fis. Quim. 27, 595 (1929); Ztschr. f. anorg. u. allg. Ch. 183, 258 (1929).

x) Tellur (I, 486). *1. Oxydation von Te(4) zu Te(6) mit $Ce(SO_4)_2$.* In schwefelsaurer Lösung Ce(4)-Überschuß zusetzen in Gegenwart von $Cr_2(SO_4)_3$ als Überträger; Rücktitration des Ce(4) mit $FeSO_4$: H. H. Willard und Ph. Young: Journ. Amer. Chem. Soc. 52, 553 (1930).

2. Reduktion von Te(4) mit KJ. In stark salzsaurer Lösung, Selen, Kupfer und Eisen(3) stören: K. Someya: Ztschr. f. anorg. u. allg. Ch. 187, 337 (1930).

y) Thallium (I, 486). *1. Oxydation von Tl(1) zu Tl(3) mit $Ce(SO_4)_2$.* In stark salzsaurer Lösung bei 20°, in schwach salzsaurer bei 60°, Resultate genau. As(3) und Sb(3) stören (werden gleichzeitig oxydiert): H. H. Willard und Ph. Young: Journ. Amer. Chem. Soc. 52, 36 (1930).

2. Oxydation von Tl(1) zu Tl(3) mit Chloramin. Unter Zusatz von KBr: C. del Fresno und A. Aguado: Ztschr. f. anal. Ch. 109, 334 (1937).

3. Reduktion von Tl(3) zu Tl(1) mit $Na_2S_2O_3$. In salzsaurer Lösung, Benutzung eines empirischen Faktors notwendig; F. Cuta: Coll. Trav. chim. Tchéchoslov. 6, 383 (1934).

Selektivbestimmung. *4. Tl(1) neben Fe(3), Cu, Bi, Cd, Pb, Sn(4), Hg(2), Zn, SeO_3^{--}, TeO_3^{--}, As(5), Sb(5), Cr(3).* Nach Methode 1.

z) Thorium (I, 487). *Fällung als $ThFe(CN)_6$ mit $K_4Fe(CN)_6$.* Ausführung in 30%igem Alkohol empfehlenswert: F. M. Schemjakin und W. A. Wolkowa: Chem. Zentralblatt 1937 II, 1411.

aa) Titan (I, 487). *Oxydation von Ti(3) zu Ti(4) mit $K_2Cr_2O_7$.* Vorbehandlung: Vorreduktion in salzsaurer Lösung mit granuliertem Zink, Vervollständigung durch $CrCl_2$; Titration bei 80° in 20%iger HCl. Fe, Mn, Cr, Ni, Co, Al, Zr, Zn, Cu und V stören nicht, in Anwesenheit von Molybdän wird die Summe Mo + Ti gefunden: P. Klinger,

E. Stengel und W. Koch: Arch. f. Eisenhüttenwes. **8**, 433 (1934); Techn. Mitt. Krupp **3**, 41 (1935).

bb) Uran (I, 487). *1. Oxydation von U(4) zu U(6) mit Ce(SO$_4$)$_2$* (auch mit KMnO$_4$, vgl. I, 487). Vorher Reduktion mit Zinkamalgam zu U(4), teilweise zu U(3), Titration bei 80—90°, Titrationsverlauf wie Uran, Methode 1 (I, 487). Chlorid stört: N. H. Furman und I. C. Schoonover: Journ. Amer. Chem. Soc. **53**, 2561 (1931). — Reduktion mit Zink, wie oben oder Reduktion zu U(4) mit FeSO$_4$, bei der anschließenden Titration wird zuerst Uran, dann der FeSO$_4$-Überschuß oxydiert: D. T. Ewing und M. Wilson: Journ. Amer. Chem. Soc. **53**, 2105 (1931).

cc) Vanadium (I, 488). *1. Reduktion von V(5) zu V(4) mit FeSO$_4$.* Sprung am größten in 20%iger H$_2$SO$_4$: G. Thanheiser und P. Dickens: Arch. f. Eisenhüttenwes. **5**, 105 (1931); Mitt. K.-Wilh.-Inst. Eisenforsch. **13**, 187 (1931).

2. Reduktion von V(5) zu V(4) mit SnCl$_2$. In stark salzsaurer Lösung bei 20°. 1. Sprung nach Reduktion zu V(4), 2. Sprung nach Reduktion zu V(3); falls Mo(6) zugegen ist, wird es nach dem 1. Sprung zu Mo(5) reduziert: W. Trcebiatowski: Ztschr. f. anal. Ch. **82**, 45 (1930).

3. Reduktion von V(5) zu V(4) mit VSO$_4$ oder VCl$_2$. K. Mass: Ztschr. f. anal. Ch. **97**, 241 (1934).

4. Reduktion von V(5) zu V(4) mit N$_2$H$_4$-Salz. H. Holst: Svensk Kem. Tidskr. **43**, 2 (1931).

5. Oxydation von V(4) zu V(5) mit K$_3$Fe(CN)$_6$. In alkalischer Lösung: C. del Fresno und L. Valdés: Anales soc. espanola Fis. Quim. **72**, 368 (1929); Ztschr. f. anorg. u. allg. Ch. **183**, 251 (1929).

6. Fällung als Ag$_3$VO$_4$ mit AgNO$_3$. P. Spacu: Ztschr. f. anal. Ch. **103**, 422 (1935).

Simultanbestimmung. *7. V-Cr-Mo mit SnCl$_2$.* Siehe Chrom, Methode 7 (s. S. 62).

Selektivbestimmung. *8. V neben Cr, W, Cu, Mo, Co, Ni und anderen.* Methode 1 (Thanheiser und Dickens). Siehe auch Stahlanalyse, Methode 12 (s. S. 70).

dd) Wolfram. *1. Fällung als BaWO$_4$ mit BaCl$_2$.* In neutraler Lösung bei 85°, Temperaturkonstanz wichtig, Indicatorelektrode: Wolframdraht. Auch zur Wolframbestimmung im Stahl geeignet: H. Brintzinger und E. Jahn: Ztschr. f. anal. Ch. **94**, 396 (1933); Angew. Chem. **47**, 456 (1934). Vgl. dazu E. Müller und K. Mehlhorn: Ztschr. f. anal. Ch. **96**, 173 (1934).

2. Fällung als PbWO$_4$ mit Pb(NO$_3$)$_2$. Zusatz von K$_3$Fe(CN)$_6$ und K$_4$Fe(CN)$_6$ zur Potentialindikation, Indicatorelektrode: Platin. A. Ringbom: Chem. Zentralblatt **1935 I**, 754; Acta Acad. Aboensis math. et physic. **8**, Nr. 5 (1934).

3. Oxydation von W(5) zu W(6). Vorher Reduktion in stark salzsaurer Lösung mit Wismutamalgam; Titration mit einem der üblichen Oxydationsmittel: A. K. Babko; Chem. Zentralblatt **1937 I**, 4400; Bull. sci. Univ. Etat Kiev (russ.), Ser. Chim. Nr. 1, 147 (1935).

Simultanbestimmung. *4. WO$_4^{--}$-CrO$_4^{--}$.* Siehe Chrom, Methode 6 (s. S. 62).

ee) Zink (I, 490). *1. Fällung mit $K_4Fe(CN)_6$ als $K_2Zn_3(Fe(CN)_6)_2$.* Minderverbrauch von rund 1% beobachtet: E. Brennecke: Ztschr. f. anal. Ch. **86**, 45 (1931).

2. Fällung als ZnS mit Na_2S. Indicatorelektrode: Silbersulfid; auch neben Mn und anderen: W. Hiltner und W. Grundmann: Ztschr. f. anorg. u. allg. Ch. **218**, 1 (1934).

Simultanbestimmung. *3. Zn-Ni.* Siehe Nickel, Methode 3 (s. S. 65).

ff) Potentiometrische Analyse von Spezialstählen (I, 490). *1. Cr und V.* Ähnliche wie die im Hauptwerk beschriebene Arbeitsweise: W. Werz: Ztschr. f. anal. Ch. **86**, 335 (1931).

2. Cr, Mo und V (auch in W-Stahl). Behandeln mit 30%iger HCl, abdampfen mit Königswasser, WO_3 abfiltrieren, Filtrat eindampfen, mit $NaOH + Na_2O_2$ schmelzen, durch Glasnutsche filtrieren, Filtrat mit H_2SO_4 ansäuern und mit $SnCl_2$ titrieren nach Chrom, Methode 7 (s. S. 62): W. Trcebiatowski, zit. S. 62.

3. Cr, Mn und V (auch im W-Stahl). Lösen in Schwefelsäure 1:4 (falls *W* vorhanden, anschließend Oxydation mit HNO_3, Verkochen der Stickoxyde, Filtration der WO_3), Oxydation mit Persulfat und Silbernitrat, Verkochen des Persulfates und Titration des Mn(7) mit Oxalsäure. WO_3-Niederschlag lösen in NaOH, Fluorid und Schwefelsäure zusetzen und zur Hauptlösung geben, anschließend Chromat und Vanadat titrieren mit $FeSO_4$ und $KMnO_4$, siehe Stahl, Methode 16 (I, 492), Chrom, Methode 10 (I, 471): W. Hiltner und C. Marwahn: Ztschr. f. anal. Ch. **91**, 401 (1933); W. Hiltner: Ausführung potentiometrischer Analysen, S. 108. Berlin 1935.

4. Cr und Fe in Ferrochrom. Lösen bzw. Abrauchen mit H_2SO_4, oxydieren mit Persulfat und Silbersulfat, Persulfat verkochen und anschließend mit $TiCl_3$ titrieren, siehe Chrom, Methode 13 (I, 471): P. Dickens und G. Thanheiser: Mitt. K.-Wilh.-Inst. Eisenforsch. **14**, 179 (1932).

5. Cr und W in Cr-W-Stahl. Lösen in Königswasser oder HCl + H_2O_2, eindampfen, eingießen in $NH_3 + H_2O_2$ und umfällen mit $NH_3 + H_2O_2$. Kochen zur Vertreibung bzw. Zerstörung des NH_3 und H_2O_2, Titration mit $BaCl_2$, siehe Chrom, Methode 4 und 6 (s. S. 62): H. Brintzinger und E. Jahn, zit. S. 62.

6. Fe und V in Ferrovanadium. Lösen der Probe in 30 ccm HCl (1:1) und 20 ccm konzentrierter H_2SO_4, HCl wegrauchen, mit 200 ccm Wasser verdünnen, mit NaOH nahezu neutralisieren, V liegt dann teilweise als V(3), teilweise als V(4) vor. Erhitzen und bei 90—100° mit $KMnO_4$ oder $Ce(SO_4)_2$ bis zum 1. Sprung titrieren [V(3) zu V(4)], abkühlen, 50 ccm konzentrierte H_2SO_4 zusetzen, bei 20° mit $KMnO_4$ [oder $Ce(SO_4)_2$] bis zum 2. Sprung titrieren [Fe(2) zu Fe(3)], bei 60—70° bis zum 3. Sprung titrieren [V(4) zu V(5)]. — Falls sich die Probe nur unter HNO_3-Zusatz löst, vorher reduzieren im Reduktor. — Probe lösen und oxydieren mit $KMnO_4$, Überschuß durch Kochen mit HCl zerstören, titrieren in stark salzsaurer Lösung bei 20° mit $TiCl_3$ [zuerst V(5) zu V(4)], dann mit NaOH abstumpfen und bei 75° das Eisen mit $TiCl_3$

titrieren: P. Dickens und G. Thanheiser: Mitt. K.-Wilh.-Inst. Eisenforsch. 14, 169 (1932).

7. Fe, V und Cr. Bestimmung des Fe und V vgl. vorstehende Methode, anschließend Cr oxydieren und mit $TiCl_3$ titrieren: P. Dickens und G. Thanheiser: Arch. f. Eisenhüttenwes. 6, 379 (1933).

8. Mo bzw. Ti in Stahl, Ferrolegierungen usw. Lösen des Stahles (nicht über 50 mg Mo) in 20%iger $HCl + H_2O_2$. Eventuell WO_3 abscheiden mit HNO_3; mit $HNO_3 + H_3PO_4$ abrauchen und mit HCl aufnehmen. Vorreduktion mit granuliertem Zink, filtrieren, Nachreduktion und Titration mit K_2CrO_4 siehe Molybdän, Methode 3 (s. S. 64) bzw. Titan (s. S. 67): P. Klinger, E. Stengel und W. Koch, zit. S. 64.

9. Mo in Stahl. Wolframfreie Stähle: Lösen in 25%iger HCl, Oxydation mit $KClO_3$, Cl_2 auskochen, mit NaOH fast neutralisieren, Zusatz von Na_2SO_3 und Abtrennung des Eisens durch Eingießen in NaOH. Filtrieren und Titration des Mo(6) mit $Pb(ClO_4)_2$ (vgl. Molybdän, Methode 5, s. S. 65).

Wolframhaltige Stähle: Lösen in HCl, Oxydation mit HNO_3 und Abscheidung der Wolframsäure. Filtrat mit HCl abrauchen und wie oben weiterbehandeln: P. Dickens und R. Brennecke: Mitt. K.-Wilh.-Inst. Eisenforsch. 14, 249 (1932); Arch. f. Eisenhüttenwes. 6, 437 (1932).

10. Ni bzw. Co in Stahl und Nickeleisen. Siehe Nickel, Methode 1 (s. S. 65): Th. Heczko; W. Bohnholtzer. — Lösen in verdünnter $H_2SO_4 + HNO_3$, Stickoxyde auskochen, Zusatz von 4 g Weinsäure pro Gramm Einwaage und von überschüssigem NH_3, titrieren bei 20° mit KCN: W. Hiltner und W. Grundmann, zit. S. 65.

11. Co bzw. Mn in Stahl. Lösen in HCl, oxydieren mit HNO_3 und $HClO_4$, abrauchen, verdünnen auf 200 ccm, eingießen in 100 ccm Ammoniumcitrat (entsprechend 30 g Citronensäure) und 80 ccm NH_3, versetzen mit $K_3Fe(CN)_6$ im Überschuß, Rücktitration mit $Co(NO_3)_2$, siehe Kobalt, Methode 1 (s. S. 61) und Mangan (s. S. 64): P. Dickens und G. Maassen, zit. S. 62.

12. V in Stahl, auch in Cr-Mo-Mn-W-Stahl usw. Lösen in H_2SO_4 (15%ig) $+ H_3PO_4$, Oxydation mit überschüssigem $KMnO_4$, Reduktion des Überschusses und eventuell gebildeten Chromats mit festem $FeSO_4$, Oxydation des $FeSO_4$-Überschusses mit $KMnO_4$, entfärben mit Oxalsäure und Titration des V mit $FeSO_4$, siehe V, Methode 4 (I, 489; s. S. 68, Methode 1): G. Thanheiser und P. Dickens: Mitt. K.-Wilh.-Inst. Eisenforsch. 13, 187 (1931); Arch. f. Eisenhüttenwes. 5, 105 (1931).

13. Schwefel in Eisen, Stahl und Legierungen. Verbrennung der Probe in Sauerstoff bei 1100—1200°, Absorption des SO_2 in NaOH $+ H_2O_2$, Rücktitration des Laugeüberschusses an Sauerstoffelektrode (Umschlagselektrode: $Hg/Hg(CH_3COO)/2$ n-$NaCH_3COO$). — Bei Bestimmung in Schlacken und Erzen: jodometrische Titration des SO_2: G. Thanheiser und P. Dickens: Mitt. K.-Wilh.-Inst. Eisenforsch. 15, 255 (1933); Arch. f. Eisenhüttenwes. 7, 557 (1933).

14. Schwefel in Eisen, Stahl und Erzen. Austreiben als H_2S, Absorption in NaOH, Titration mit Natriumplumbit, siehe Sulfid, Methode 3 (I, 501); Indicatorelektrode: Silbersulfid: E. Feil: Angew. Chem. 49, 606 (1936).

3. Nichtmetalle (I, 492—502). *a) Chlorid* (I, 492). *1. Fällung mit
AgNO₃*. In angesäuerter Lösung stören Sulfite nicht, auch bei Titration
von Br⁻ und J⁻: E. Zintl und G. Rienäcker: Ber. Dtsch. Chem. Ges.
63, 1098 (1930); O. Tomicek und A. Jansky: Coll. Trav. chim.
Tchéchoslov. **1**, 582 (1930). — Cl⁻-Bestimmung im Zinkstaub: N. Joassart und E. Leclerc: Bull. Soc. Chim. Belgique **38**, 360 (1929). —
Mikrobestimmung, bis zu einigen γ, in alkoholischer oder acetoniger
Lösung: K. Schwarz und C. Schlösser: Mikrochemie **13** (N. F.), 18
(1933).

b) Jodid (I, 493). *1. Fällung mit AgNO₃*. Zur Vermeidung von
Adsorption und Okklusion Titration bei 90°; Diskussion und Vermeidung
der Fehlerquellen: E. Lange und R. Berger: Ztschr. f. Elektrochem.
36, 980 (1930). — Diskussion der Fehler, Titration bei großen Verdünnungen: I. M. Kolthoff und J. J. Lingane: Journ. Amer. Chem. Soc.
58, 1524, 1528, 2457 (1936).

2. Oxydation von J⁻ zu J₂ mit KMnO₄. Bestimmung kleiner Mengen
neben großen Cl⁻- und Br⁻-Mengen in salzsaurer Lösung, auch mit
KBrO₃; Zusatz von CCl₄, bei Titration von einigen γ ohne CCl₄: R. Flatt
und A. Boname: Bull. Soc. Chim. France (4) **51**, 761 (1932).

3. Oxydation von J⁻ zu J₂ mit K₂CrO₄. Ausführung als Mikrobestimmung neben viel Cl⁻ und Br⁻: R. Flatt: Helv. chim. Acta **17**, 1494
(1934).

4. Oxydation von J⁻ zu J₂ mit Ce(SO₄)₂. K. Someya: Ztschr. f.
anorg. u. allg. Ch. **181**, 183 (1929).

c) Chlorid, Bromid und Jodid (I, 494). *1. Br⁻ neben Cl⁻ (Selektivbestimmung)*. Sehr geringe Br⁻-Mengen neben großen Cl⁻-Mengen:
G. E. Vladimirov und J. A. Epstein: Mikrochemie **18**, 58 (1935).

2. Br⁻-Cl⁻ (Simultanbestimmung). Der Mehrverbrauch für Br⁻
und Minusverbrauch für Cl⁻ ist unter Einhaltung ähnlicher Titrations-
bedingungen abhängig vom Verhältnis Br:Cl. Die durch graphische
Endpunktsermittlung gefundenen Werte werden je nach dem gefundenen Br/Cl-Verhältnis mit einem empirischen Faktor multipliziert;
Fehler nach dieser Methode: 0,1—0,2% für Br⁻, 0,2—1% für Cl⁻:
H. Schütza: Angew. Chem. **51**, 55 (1938).

3. J⁻ bzw. Br⁻ neben Cl⁻ (Selektivbestimmung). Oxydation mit
KMnO₄ und Destillation des J₂ bzw. Br₂, Reduktion des Destillats mit
Na₂SO₃ und Titration nach dem Ansäuern mit AgNO₃: O. Tomicek
und A. Jansky: Coll. Trav. chim. Tchéchoslov. **1**, 585 (1930); **2**, 1 (1930).

4. Halogen in organischen Verbindungen. Aliphatisch gebundenes
Halogen nach Verseifen mit NaOH + Zinkstaub mit AgNO₃ gut bestimmbar: O. Tomicek und K. Petak: Čas. česk. lék. **17**, 309 (1937).

d) Fluorid (I, 498). *Bestimmung mit Ce(3)-Salz*. Versetzen mit
überschüssigem KCeFe(CN)₆, Reaktion: 3 KF + KCeFe(CN)₆ = CeF₃ +
K₄Fe(CN)₆, anschließend Titration des K₄Fe(CN)₆ mit Ce(3)-Salz, siehe
Cerium, Methode 5 (I, 469, s. S. 61, Methode 1): N. Allen und N. H.
Furman: Journ. Amer. Chem. Soc. **55**, 90 (1930).

e) Cyanat, Rhodanid und Selenocyanid (I, 498). *1. Fällung
mit AgNO₃*. Cyanat (auch neben Halogenid und Selenocyanid): R. Ripan-
Tilici: Ztschr. f. anal. Ch. **98**, 23 (1934). — Selenocyanid (auch neben

Rhodanid und Halogenid): R. Ripan: Ztschr. f. anal. Ch. 94, 331 (1933); 104, 189 (1936); P. Spacu: Ztschr. f. anal. Ch. 98, 26, 179, 248 (1934); 100, 397 (1935).

2. Fällung mit Hg(2)-Salz. Rhodanid, Fällung mit $Hg(NO_3)_2$: Ergebnisse am besten bei Titration bei $0°$: I. M. Kolthoff und J. J. Lingane: Journ. Amer. Chem. Soc. 57, 2377 (1935). — Selenocyanid, Bestimmung mit $Hg(ClO_4)_2$: R. Ripan-Tilici: Ztschr. f. anal. Ch. 105, 410 (1936).

f) Ferrocyanid (I, 499). *1. Oxydation von $Fe(CN)_6^{----}$ zu $Fe(CN)_6^{---}$ mit $Ce(SO_4)_2$.* K. Someya: Ztschr. f. anorg. u. allg. Ch. 181, 183 (1929).

2. Fällung mit $AgNO_3$. Auch an Bimetallelektroden ausführbar, z. B. Pt/Ni, Pt/SiC: I. A. Atanasiu und A. J. Velculescu: Ztschr. f. anal. Ch. 85, 120 (1931).

3. Fällung mit Ce(3)-Salz als $KCeFe(CN)_6$. Siehe Cerium, Methode 5 (I, 469, s. S. 61, Methode 1).

g) Ferricyanid (I, 499). *1. Reduktion von $Fe(CN)_6^{---}$ zu $Fe(CN)_6^{----}$ mit $VOSO_4$.* In alkalischer Lösung: C. del Fresno und L. Valdés: Anales soc. espanola Fis. Quim. 27, 368 (1929); Ztschr. f. anorg. u. allg. Ch. 183, 251 (1929). Auch Simultanbestimmung CrO_4^{--}-$Fe(CN)_6^{---}$ möglich: C. del Fresno und E. Mairlot: Ztschr. f. anorg. u. allg. Ch. 212, 331 (1933).

2. Reduktion von $Fe(CN)_6^{---}$ zu $Fe(CN)_6^{----}$ mit $Co(NO_3)_2$. In ammoniakalischer Lösung, Zusatz von NH_4Cl, bei $20°$, gute Werte: P. Dickens und G. Maassen: Mitt. K.-Wilh.-Inst. Eisenforsch. 17, 191 (1935); Arch. f. Eisenhüttenwes. 9, 487 (1935).

3. Fällung mit $AgNO_3$. In neutraler oder schwach saurer Lösung, auch in Gegenwart von Rhodanid. Chlorid stört, ebenso verschiedene Kationen: O. Tomicek und M. K. Hubrova: Coll. Trav. chim. Tchécho-slov. 8, 293 (1936).

h) Phosphat (I, 499). *1. Fällung mit Uranylsalz.* Unter ähnlichen Bedingungen wie im Hauptwerk beschrieben: I. A. Atanasiu und A. J. Velculescu: Ztschr. f. anal. Ch. 102, 344 (1935).

2. Fällung als Hg_3PO_4. C. Mayr und G. Burger: Monatshefte f. Chemie 56, 113 (1930).

i) Subphosphat (I, 500). *Fällung mit $AgNO_3$.* In schwach alkalischer, acetathaltiger Lösung. Cl^-, Br^-, J^-, CN^-, CNS^-, die vorher gefällt werden, und PO_4^{---} sowie HPO_3^{--} stören nicht; Indicatorelektrode: Silberjodid: W. Grundmann und R. Hellmich: Journ. f. prakt. Ch. (N. F.) 143, 100 (1935).

k) Sulfat (I, 500). *1. Fällung mit $Pb(NO_3)_2$ [und $K_4Fe(CN)_6$].* Anwendung zur Bestimmung der Schwefelsäure in Nitriersäure; a) Titration der Gesamtsäure ($HNO_3 + H_2SO_4$) acidimetrisch, b) Titration der Schwefelsäure: E. Müller und H. Kogert: Ztschr. f. anorg. u. allg. Ch. 188, 60 (1930). — Direkte Titration mit $Pb(NO_3)_2$ unter Zusatz von $Fe(CN)_6^{---}$ und $Fe(CN)_6^{----}$ zur Endpunktsindikation: A. Ringbom: Chem. Zentralblatt 1935 I, 754.

2. Fällung mit Benzidin. In 30%iger HCl mit Benzidinüberschuß fällen, Filtration und Rücktitration des Überschusses mit $NaNO_2$ bei

60°, siehe Benzidin (s. S. 74): J. A. Atanasiu und A. J. Velculescu: Ztschr. f. anal. Ch. **90**, 337 (1932).

l) Nitrat und Nitrit (I, 500). *1. Nitrat: Reduktion zu NO mit FeSO₄.* Maßlösung: $FeSO_4$ in 30%iger H_2SO_4, Ausführung der Titration in 96%iger H_2SO_4; Vergleichselektrode: PbO_2 auf Pt. Erfassungsgrenze 0,4 γ/ccm. Geeignet auch zur Bestimmung von Nitrat in Nitrit, von Salpetersäureestern, z. B. Glycerinnitrat, Cellulosenitrat. Aromatische Nitroverbindungen stören nicht: W. D. Treadwell und H. Vontobel: Helv. chim. Acta **20**, 573 (1937).

2. Nitrit: Reduktion zu NO mit $K_4Fe(CN)_6$. J. V. Romon: Anales soc. espanola Fis. Quim. **38**, 1045 (1930); Chem. Zentralblatt **1930 II**, 3529.

m) Sulfit und Hyposulfit (I, 500). *1. Sulfit: Fällung als Na_2Hg $(SO_3)_2$.* Titration mit $HgCl_2$ in wäßriger oder 30% alkoholischer Lösung: G. Spacu und C. Dragulescu: Ztschr. f. anal. Ch. **101**, 113 (1935).

2. Hyposulfit: Oxydation zu Sulfit. Titration in alkalischer Lösung: a) mit $AgNO_3$ oder $CuSO_4$ in NH_3-Lösung; b) mit K_2HgJ_4 in alkalischer bzw. mit $K_2Hg(CN)_4$ in essigsaurer Lösung: T. Murooka: Sci. Pap. Inst. phys. chem. Res. **27/28**, 585 (1935); Bull. Inst. phys. chem. Res. Tokyo **14**, 55 (1935). — Oxydation in alkalischer Lösung mit $K_3Fe(CN)_6$, Sulfit stört nicht: C. del Fresno und L. Valdés: Ztschr. f. anorg u. allg. Ch. **183**, 251 (1929); C. del Fresno und E. Mairlot: Ztschr. f. anorg. u. allg. Ch. **212**, 331 (1933).

n) Thiosulfat und Polythionsäuren (I, 501). *1. Trithionat und Tetrathionat: Bestimmung mit $AgNO_3$.* F. Ishikawa und T. Murooka: Chem. Zentralblatt **1933 I**, 1815; Sci. Rep. Tohoku imp. Univ. **21**, 527 (1932).

Simultanbestimmung. *2. Thiosulfat und Chlorid.* In Fixierbädern: Titration des $S_2O_3^{--}$ in der Siedehitze mit $AgNO_3$ (Fällung als Ag_2S), dann bei 20° Titration des Cl^-: A. Petit: Bull. Soc. Chim. France (4) **51**, 1312 (1932).

o) Sulfid (I, 501). *Titration mit $Na_2Fe(CN)_5(NO)$.* In alkalischer Lösung an Silbersulfidelektrode; Cl^-, SO_4^{--}, NO_3^-, CO_3^{--}, Silicat stören nicht: G. Scaglinarini und P. Pratesi: Atti Real. Accad. Linc. Rendic. (6) **7**, 75; **11**, 193 (1930).

p) Wasserstoffperoxyd und Perverbindungen (I, 501). *1. Oxydation von H_2O_2 mit $KMnO_4$.* In schwefelsaurer Lösung: R. Müller und H. Brenneis: Berg- u. Hüttenm. Jahrb. Mont. Hochsch. Leoben **80**, 101 (1932).

2. Reduktion von Caroscher Säure und H_2O_2 mit H_3AsO_3. In Abwesenheit von H_2O_2 in $NaHCO_3$-Lösung, in Gegenwart von H_2O_2 in schwefelsaurer Lösung, Zusatz von 2 Tropfen 0,1 n-KJ als Überträger: E. Müller und G. Holder: Ztschr. f. anal. Ch. **84**, 410 (1931).

q) Hydrazin (I, 502). *Oxydation mit $KMnO_4$.* In saurer Lösung, Zusatz von KJ als Überträger: O. Stelling: Svensk Kem. Tidskr. **45**, 4 (1933).

r) Carbonat. Fällung mit $Pb(NO_3)_2$. Fällungsmittel im Überschuß zusetzen, Rücktitration mit $K_4Fe(CN)_6$ siehe Blei, Methode 1 (I, 483): A. Ringbom: Ztschr. f. anal. Ch. **84**, 161 (1931).

4. Organische Verbindungen (I, 502—505). *a) Cyanamid. Titration mit AgNO_3.* Na- und Ca-Cyanamid titrierbar mit $AgNO_3$, auch in Gegenwart von Cyanid: H. Sinozaki: Chem. Zentralblatt **1933 II**, 2427.

b) Harnsäure. Titration mit $K_3Fe(CN)_6$. R. D. Barnard: Journ. Labor. and clin. Med. **16**, 1101 (1932).

c) Benzidin (I, 502, dd). *Titration mit $NaNO_2$.* In salzsaurer Lösung (10%ig) bei 60°: I. A. Atanasiu und A. J. Velculescu: Ber. Dtsch. Chem. Ges. **65**, 1080 (1932).

d) Aminosäuren und Peptide. Titration mit Formaldehyd. An der Glaselektrode: M. S. Dunn und A. Loshakoff: Journ. Biol. Chem. **113**, 359 (1936).

e) Cystin und Cystein. Oxydation mit $KBrO_3$ oder Br_2. In saurer Lösung; Cystin wird zur Sulfosäure, Cystein zur Cysteinsäure oxydiert: K. Yamazagi: Journ. Biochemistry **12**, 207 (1930).

f) Mercaptane. Titration mit $AgNO_3$. In stark alkoholischer, natriumacetathaltiger Lösung: M. W. Tamele und L. B. Ryland: Ind. and Engin. Chem., Anal. Ed. **8**, 16 (1936).

g) Viscose. 1. Titration des Alkaligehaltes an der Glaselektrode; 2. Titration des Sulfides, Trithiocarbonates usw. mit $AgNO_3$ und J_2: R. S. Neumann, W. A. Kargin und E. A. Fokina: Cellulosechem. **17**, 16 (1936).

h) Alkaloide. — Antipyrin, Pyramidon. Fällung mit K_2HgJ_4 (Meyer-Valserschem Reagens). Fällung mit Überschuß, Filtration und Titration des Überschusses mit $HgCl_2$, siehe Quecksilber, Methode 1 (s. S. 63). Indicatorelektrode: amalgamierter Pt- oder Au-Draht. Auch andere, durch K_2HgJ_4 fällbare Stoffe so bestimmbar; *Simultanbestimmung* Antipyrin-Pyramidon möglich: L. Maricq: Journ. Pharmac. Belge **11**, 517 (1929); Bull. Soc. Chim. Belgique **38**, 265, 426 (1929); **39**, 496 (1930); **40**, 361 (1931).

i) Hydrochinon (I, 503, ii). *Oxydation zu Chinon mit $Ce(SO_4)_2$.* In schwach saurer Lösung (bis 2 n), bei 20°: N. H. Furman und J. H. Wallace jr.: Journ. Amer. Chem. Soc. **52**, 1443 (1930).

k) o-Oxychinolin. Bromierung mit $KBrO_3$. In 10—12%iger HCl: I. A. Atanasiu und A. J. Velculescu: Ztschr. f. anal. Ch. **97**, 102 (1934).

l) Oxalsäure (I, 503, kk). *1. Fällung mit $AgNO_3$.* Maßlösung: $AgNO_3$ in 60%igem Alkohol: P. Spacu: Ztschr. f. anal. Ch. **103**, 272 (1935).

2. Fällung mit $HgNO_3$. C. Mayr und G. Burger: Monatshefte f. Chemie **56**, 113 (1930).

m) Carbonsäuren. Komplexbindung mit $FeCl_3$. Titration der Natriumsalze mit ganz schwach saurer $FeCl_3$-Lösung, Zusatz von Alkohol und Zucker verbessert den Wendepunkt. Einzelheiten siehe W. D. Treadwell und E. Wettstein: Helv. chim. Acta **18**, 200, 981 (1935).

n) Nitrosoverbindungen (I, 502, ff). *Reduktion mit $SnCl_2$.* Zum Beispiel Nitroso-β-Naphthol, in salzsaurer Lösung: L. I. Belenki und I. I. Ssokolow: Chem. Zentralblatt **1935 II**, 3954.

o) β-Naphtholsulfosäuren. Titration mit $KBrO_3$. Potentiometrische Verfolgung der Bromierung in 10 n-H_2SO_4-Lösung in Anwesenheit von KBr bei 20°. Schaeffersche Säure (2-Oxy, 6-Sulfo) und

R-Säure (2-Oxy, 3,6-Sulfo) mit 1% Genauigkeit bestimmbar. G-Säure (2-Oxy, 6,8-Sulfo) wird nicht bromiert: St. D. Forrester und D. Bain: Journ. Soc. Chem. Ind. 49, Trans., 410, 423 (1930); J. S. Harland, St. D. Forrester und D. Bain: Journ. Soc. Chem. Ind. 50, 100 (1931).

p) Azofarben. Titration mit TiCl₃. Zum Beispiel Ponceau usw. In Citrat- oder Tartratpuffer: O. L. Evenson und R. H. Nagel: Ind. and Engin. Chem., Anal. Ed. 4, 151 (1932).

Literatur.
(Zusammenfassende Darstellungen.)

Britton, H. T.: Conductometric Analysis. London 1934.
Hiltner, Werner: Ausführung potentiometrischer Analysen. Berlin 1935.
Jander, G. u. O. Pfundt: Leitfähigkeitstitrationen und Leitfähigkeitsmessungen, 2. Aufl. Stuttgart 1934.
Kolthoff, I. M. and N. H. Furman: Potentiometric Titrations. 2ⁿᵈ Ed. New York 1931. — Kolthoff, I. M. and N. Howell: Potentiometric Titrations. 2ⁿᵈ Ed. London 1931.
Müller, Erich: Die elektrometrische (potentiometrische) Maßanalyse, 5. Aufl. Dresden u. Leipzig 1932.

Polarographie.

Von

Professor Dr. Jaroslav Heyrovský, Prag.

Das Prinzip der polarographischen Methode besteht darin, daß man aus selbsttätig aufgezeichneten Stromspannungskurven auf die Bestandteile der zu analysierenden Lösung schließt.

Strenge Reproduzierbarkeit der elektrolytischen Kurven erhält man nur dann, wenn als die eine Elektrode Quecksilbertröpfchen, die aus einer dickwandigen Glascapillare langsam austropfen, und als die andere eine große unpolarisierbare Metalloberfläche benützt wird. Für letztere Elektrode ist es am zweckmäßigsten, eine am Boden des elektrolytischen Gefäßchens ruhende Quecksilberschicht zu wählen (Abb. 1).

Prinzipiell ist diese Anordnung eine Modifikation des Capillarelektrometers von G. Lippmann; seine Umänderung in die tropfende Capillare hat G. Kučera 1903 eingeführt, und damit eine genauere Methode zum Studium der Oberflächenspannung des polarisierten Quecksilbers geschaffen. Das elektrolytische Gerät von Lippmann-Kučera wird seit 1922 von J. Heyrovský (1—4) zur Untersuchung der Stromspannungskurven benutzt, woraus sich ein eingehendes Studium der Elektrodenvorgänge und daraus sich ergebende analytische Anwendungen entwickelten.

I. Die Apparatur.

1. Die Capillare. Der Hauptbestandteil der elektrolytischen Zelle ist, wie aus Abb. 1 ersichtlich, die mit einem Quecksilberbehälter verbundene tropfende Elektrode. Mit dieser haben sich auch alle theoretischen

Betrachtungen zu beschäftigen, da bei der Elektrolyse die angewandte Spannung (elektromotorische Kraft) nur hier zur Geltung kommt und demgemäß spezifische Elektrodenvorgänge hervorruft. Infolge der großen Oberfläche behält dagegen die ruhende Quecksilberschicht ihr Elektrodenpotential auch unter der angelegten Spannung und während des Stromdurchganges unverändert, da an ihr die Stromdichte zu gering ist um chemische Änderungen zu bewirken.

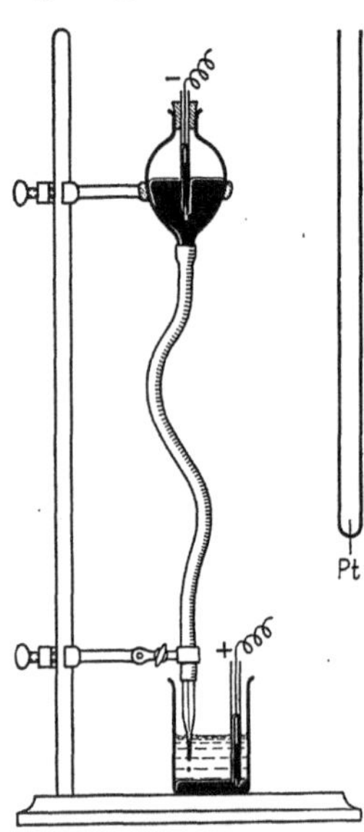

Abb. 1. Die tropfende Quecksilberelektrode mit dem elektrolytischen Gefäß und den Platinkontakten.

Vorteile der langsam tropfenden Quecksilberelektrode sind: 1. Das regelmäßige Abtropfen des sorgfältig gereinigten Quecksilbers bewirkt, daß in der Lösung stets eine neue, durch vorhergehende Elektrodenvorgänge unbeeinflußte Oberfläche vorhanden ist, an der eine große Wasserstoffüberspannung herrscht, so daß aus neutralen Lösungen auch die Alkalimetalle glatt ohne Wasserstoffentwicklung abgeschieden werden. 2. An der frischen Oberfläche können die als verdünnte Amalgame ausgeschiedenen Metalle ihre höchste elektrolytische Aktivität ausüben, und somit eine vollkommene Polarisation der Kathode bewirken. 3. Die regelmäßige Erneuerung der Oberfläche der polarisierten Elektrode hat eine vollständige Reproduzierbarkeit der Resultate zur Folge, wobei der Strom nur von der äußeren angelegten Spannung und nicht von der Zeitdauer der Elektrolyse abhängig ist. Bei Anwendung eines hochempfindlichen Galvanometers wird bei der Elektrolyse nur eine zu vernachlässigende Menge der Bestandteile der Lösung zersetzt, so daß die Aufnahme der Stromspannungskurven beliebig wiederholt werden kann, ohne daß sich die Zusammensetzung der Lösung merklich verändert. 4. Die dünn ausgezogene Capillarelektrode erlaubt Messungen auch in sehr kleinen Volumina (0,01—0,005 ccm), was für die Mikroanalyse von Bedeutung ist.

Die tropfende Elektrode besteht aus einer dickwandigen Glascapillare, deren äußerer Durchmesser etwa 0,5—0,7 cm, deren innerer 0,5—1 mm beträgt und die zu einer Spitze von 0,03—0,05 mm Durchmesser ausgezogen ist. Die Capillarelektrode wird folgendermaßen hergestellt: Aus je 14 cm langen, frischen Jenaer Glascapillaren (Abb. 2a), die innen weder staubig noch gewaschen sein dürfen, wird unter stetigem Drehen in der Gebläseflamme der mittlere Teil verdickt (Abb. 2b) und in scharfer Flamme erhitzt, bis sich der Durchmesser ziemlich verengt hat; dann wird das Rohr (unter stetigem Drehen) von der Flamme entfernt und der mittlere Teil bei schwacher Rotglut durch langsames und starkes Ziehen ausgezogen (Abb. 2c). Der enge Teil soll 15 cm nicht überschreiten, weil sonst die Capillare zu dünn und zerbrechlich wird. Durch Abschmelzen des engen Teiles werden zwei Capillarelektroden gewonnen, die mit zugeschmolzenen Spitzen aufbewahrt werden (Abb. 2d). Soll die Capillare

mit Quecksilber gefüllt werden, so wird ihr dickes Ende mit einem
etwa 50 cm langen Vakuumgummischlauch verbunden, der am anderen
Ende mit einem birnenförmigen Glasbehälter versehen ist (Abb. 1).
Nun wird die Glasbirne mit Quecksilber gefüllt, durch Schütteln des
Schlauches die Luftblasen ausgetrieben, der enge, abgeschmolzene Teil
etwa 5 cm weit von der Verbreiterung angeritzt (s. Abb. 2d), die Spitze
wird abgebrochen und in destilliertes Wasser im Becherglas getaucht.
Die feine Spitze der Capillare wird — falls die Tropfdauer über 8 Sekunden beträgt — soweit abgeschnitten, daß in destilliertem Wasser
bei der höchsten Lage des Behälters eine Tropfzeit von 4—5 Sekunden
erreicht wird. In Elektrolytlösungen beträgt dann die Tropfzeit etwa
3 Sekunden. Die Stromzuleitung zur Kathode sowie zur Anode wird
durch in Glasröhrchen eingeschmolzene Platinkontakte vermittelt

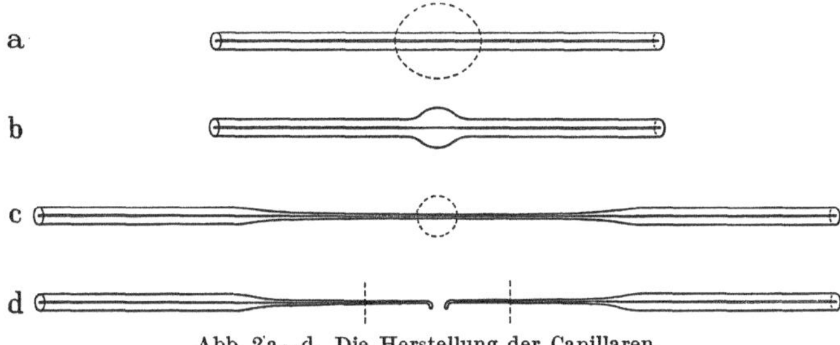

Abb. 2a—d. Die Herstellung der Capillaren.

(Abb. 1, rechts). Das als Anode dienende Quecksilber wird einfach auf
den Boden des Gefäßes gegeben. Das Quecksilber muß von Schwermetallen vollständig frei sein. Nach gewöhnlicher chemischer Reinigung
soll es deshalb einmal im Luftstrome und nachher im Vakuum destilliert
werden.

In letzter Zeit wurde wiederholt (Maas; Winkel und Siebert)
versucht, die selbsthergestellten Capillaren durch käuflich bezogene
zu ersetzen. Brauchbar scheinen die 6 mm dicken Glascapillaren von
Schott & Gen., Jena, mit einem inneren Durchmesser von 0,05—0,07 mm
zu sein. Von einer solchen Capillare können etwa 5—6 cm lange Stücke
als Tropfelektrode benützt werden (Abb. 13). Die Vorteile der dünn
ausgezogenen Capillare, das ist ihr kleines Ausmaß und ihre staublose
Herstellung und Aufbewahrung, gehen aber bei einer abgeschnittenen
breiten Capillare verloren. Nach Siebert und Langer können auch
dünne Thermometercapillaren, und zwar von etwa 50 μ Durchmesser
und 1,5—2 mm Wandstärke zur Polarographie fertig von der Firma
Schott & Gen., Jena, bezogen werden. Sie werden am besten in
Stücken zu 10 cm an beiden Enden zugeschmolzen angefordert. Bei
der günstigen Länge von 6—8 cm erreicht man bei einer Höhe des Quecksilberbehälters von etwa 50 cm eine Tropfzeit von etwa 3 Sekunden.

Es ist geäußert worden (Leach und Terrey), daß der Gummischlauch unzweckmäßig wäre, da das sich bildende Quecksilbersulfid
im tropfenden Quecksilber und an den Stromspannungskurven Störungen hervorruft. Der Verfasser kann sich dieser Ansicht nicht

anschließen und möchte nicht die handliche Anordnung aufgeben. Im Falle, daß man Verunreinigung durch Gummi befürchtet, bedient man sich eines Glasrohres, das mit der Capillare mittels eines kurzen Gummischlauches verbunden wird.

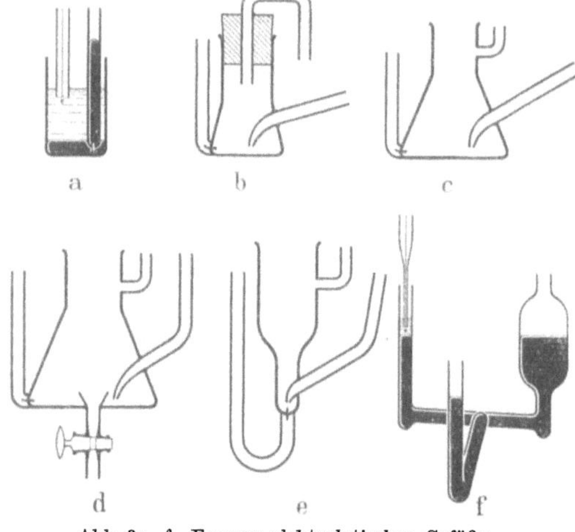

Abb. 3a—f. Formen elektrolytischer Gefäße.

2. Die elektrolytischen Gefäße. Die Gefäße haben verschiedene Formen, je nach der zur Verfügung stehenden Flüssigkeitsmenge und je nachdem, ob die Lösung in Gegenwart oder Abwesenheit von Luft elektrolysiert werden kann. Gewöhnlich kommt ein etwa 20 ccm fassendes Becherglas zur Verwendung (Abb. 3a). Für genauere Bestimmungen, bei denen Luftsauerstoff abwesend sein muß, werden die in Abb. 3b—e gezeichneten Gefäße verwendet. Die zum Boden führenden eingeschmolzenen Röhrchen dienen zum Zuleiten von Wasserstoff oder eines anderen indifferenten Gases (Stickstoff, Kohlendioxyd), das die Luft aus der Lösung austreibt. Nach

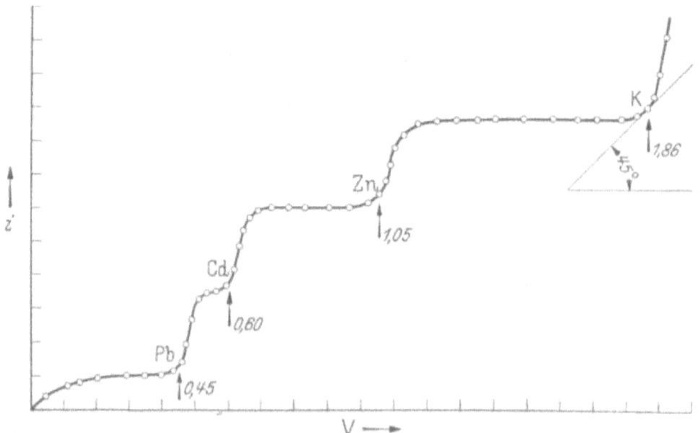

Abb. 4. Stromspannungskurve von Hand aus gezeichnet (1 n-KCl-Lösung enthält Spuren von Pb··, Cd··, Zn··).

dem Durchleiten des Gases wird in Gefäß a oder auch während des Durchperlens in c—e die tropfende Capillare durch die Öffnung im Gummistopfen in die Lösung eingesetzt. Für geringe Flüssigkeitsmengen bis zu 0,1 ccm werden die Gefäßchen e benutzt; Mengen bis zu 0,01 ccm können in der unter f abgebildeten Capillare über den Quecksilbermeniscus gemessen werden. Das Quecksilber der rechten

Verbreiterung des U-förmigen Capillarrohres dient zur Niveauhaltung des Meniscus und zur Vermittlung des Anodenkontaktes. Der zum Durchperlen der Lösung dienende Wasserstoff muß völlig von Sauerstoff und von schwefel- oder arsenhaltigen Verunreinigungen frei sein und unter höherem Druck als im Kipp- schen Apparate erzeugt werden, damit er durch mehrere Lösungen und Waschflaschen geleitet werden kann. Meistens genügt Stickstoff, der weniger als 2% Sauerstoff enthalten muß.

3. Schema des Polarographen. Das Zeich- nen der Stromspannungskurven in der üblichen Weise als ein Diagramm, indem mit der Hand die an die Quecksilberelek- troden angelegte Spannungen (V) als Ab- szisse und der dabei durch das Gefäßchen fließende Strom (i) als Ordinate aufgetragen wird, ist zeitraubend (Abb. 4).

Ein Apparat, der die Stromspannungs- kurven selbsttätig aufzeichnet, wird Polaro- graph genannt (Heyrovský und Shikata).

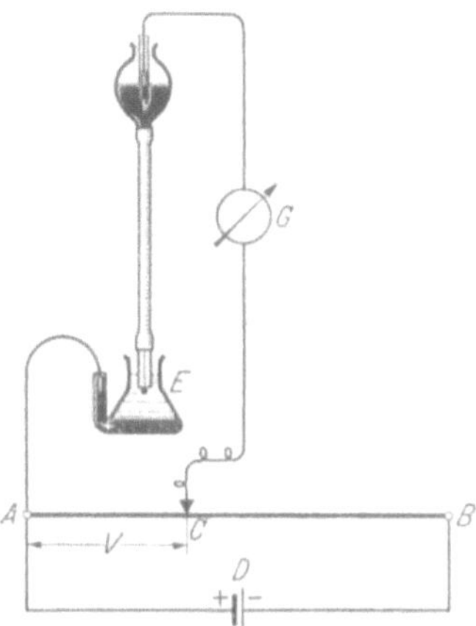

Abb. 5. Schaltungsschema zur Mes- sung der Stromspannungskurven.

Das Schema Abb. 5 stellt die gewöhn- liche Anordnung zur Messung des Stromes i, der durch die angelegte Spannung V entsteht, dar. AB bedeutet einen potentiometrischen Meßdraht, längs dem ein Schleifkontakt C beweg- lich ist; die Enden A, B des Meßdrahtes, sind mit einem Akkumu- lator D verbunden. Dann zweigt der Schleifkontakt C an die Elek- troden des Gefäßchens E eine Spannung V ab, infolge der durch das Gefäß ein Strom fließt, welcher mit dem Galvanometer G ge- messen wird.

Diese einfache und bil- lige Anordnung wird aber nur in seltenen Fällen, wie etwa bei einem Sauerstoff- oder Kalimeter (s. weiter), in der Technik Gebrauch finden. Für die Mehrzahl der technischen Analysen

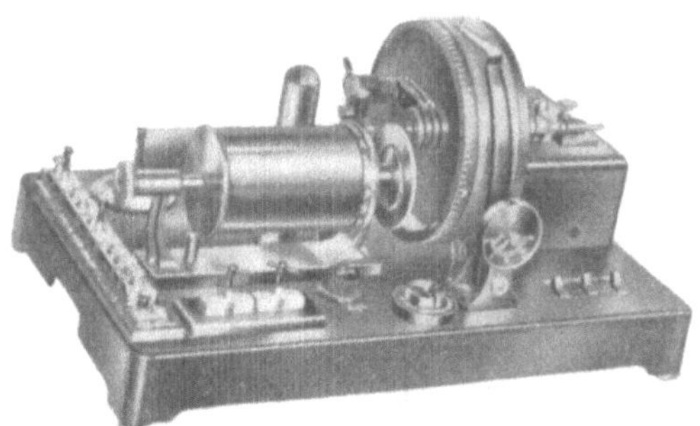

Abb. 6. Der Polarograph (8. Serie).

ist der Polarograph erforderlich, der nächst einer bedeutenden Zeit- ersparnis alle Vorteile einer photographischen Registrierung bietet.

Der Apparat[1] ist in der Abb. 6 wiedergegeben und sein Prinzip schematisch in Abb. 7 veranschaulicht. Er besteht aus einem Rad von nichtleitendem Material („Textgumoid") in der Form einer Kohlrausch- Trommel, auf welche in 20 Windungen ein potentiometrischer Wider-

---

[1] Hergestellt von der Firma Dr. V. und J. Nejedlý, Prag XIX, Dejvice, Kladenská 76.

standsdraht AB (etwa 16 Ω) aufgewickelt ist. Das Rad wird durch einen Elektromotor in langsame Drehung versetzt, wodurch sich ein Schleifkontakt C dem Draht entlang bewegt. Gleichzeitig betreibt das Rad die Drehung einer photographischen Trommel F durch eine Übersetzung so, daß sich bei 21 Umdrehungen des Rades die Trommel einmal umdreht. Die Stromleitungen führen von dem 2- oder 4-Volt-Bleiakkumulator zu dem potentiometrischen Widerstandsdraht AB, von dem die Spannung an die Quecksilberelektroden der Zelle abgezweigt wird; und zwar wird der positive Pol mit der ruhenden Quecksilberschicht verbunden, während vom Schleifkontakt C der Strom durch eine Shuntvorrichtung R und durch das Galvanometer G der tropfenden Elektrode K in dem Quecksilberreservoir zugeleitet wird. Durch Drehen des Rades wird die an die Elektroden angelegte Spannung von Null bis zu 2 oder 4 Volt kontinuierlich vergrößert, wobei der Schleifkontakt am Ende B ankommt. Der bei dieser Steigerung der Spannung auftretende Strom wird mittels des Galvanometers G, dessen Spiegel durch die Lampe L beleuchtet wird, auf der mit photographischem Papier bedeckten Trommel F aufgezeichnet. Auf dem entwickelten photographischen Papier erscheint dann die Kurve, auf deren Abszissenachse die Spannungen von 0—2 oder 4 Volt und auf deren Ordinatenachse die Galvanometerausschläge aufgetragen sind. Diese Kurve ist die Stromspannungskurve.

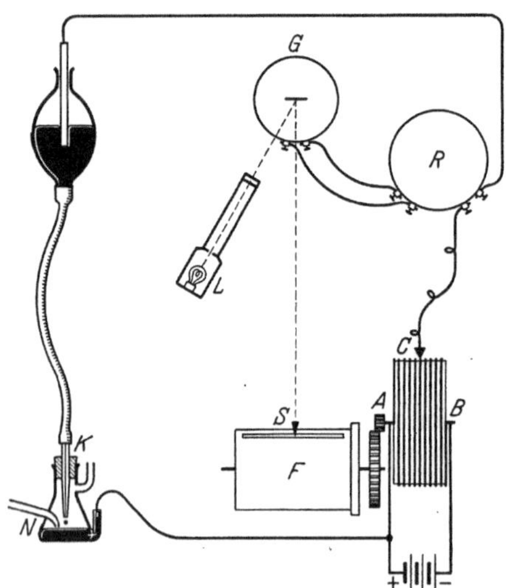
Abb. 7. Schema des Polarographen.

Bei jeder Umdrehung des potentiometrischen Drahtes wird außerdem der Spalt S einmal beleuchtet, wodurch auf dem photographischen Papier Linien entstehen, die jede 100 bzw. 200 Millivolt bezeichnen.

Neuerlich wird ein Apparat hergestellt, bei dem sowohl das Galvanometer als auch das Beleuchtungsrohr und der Nebenschluß in einem Kistchen mit dem Polarographen eingebaut ist. Der Apparat, Mikropolarograph genannt, enthält auch einen Stromgleichrichter und Transformator, der den Netzstrom auf die erforderliche Spannung von 2 oder 4 Volt herabsetzt, so daß der Akkumulator entfällt (Abb. 8).

4. Das Galvanometer und der Nebenschluß. Zum Verständnis der Änderung der Empfindlichkeit des Galvanometers mittels eines Nebenschlusses (Ayrtonscher Shunt) sei hier noch folgendes erörtert:

Das erforderliche Galvanometer ist ein Drehspulenspiegelgalvanometer mit einer Empfindlichkeit von 10^{-8} bis 10^{-9} Ampere pro 1 mm Ausschlag in 1 m Entfernung von der Skala und einer halben Schwingungsdauer von 4—5 Sekunden. Der innere Widerstand R_G, soll 1000 Ohm nicht überschreiten und der Widerstand zur aperiodischen Dämpfung mindestens einige Hundert Ohm betragen. Die Dämpfungsbedingungen müssen sorgfältig beachtet werden, da sonst der Gang der Kurve nicht den eigentlichen Stromänderungen entsprechen würde. Deswegen muß dem Galvanometer ein Serienwiderstand R_S und ein Nebenschlußwiderstand R_P (Shunt) angepaßt werden, um den Widerstand des inneren Stromkreises „Galvanometer-, Serien-, Parallelwiderstand" (R_G, R_S, R_P) konstant zu halten. Die Empfindlichkeit des Galvanometers ist dann durch das Verhältnis $R_P/R_G + R_S + R_P = E$ gegeben. Als Widerstände R_P und R_S werden zwei Serien von Stöpselrheostaten[1] von je 10000 Ohm benötigt.

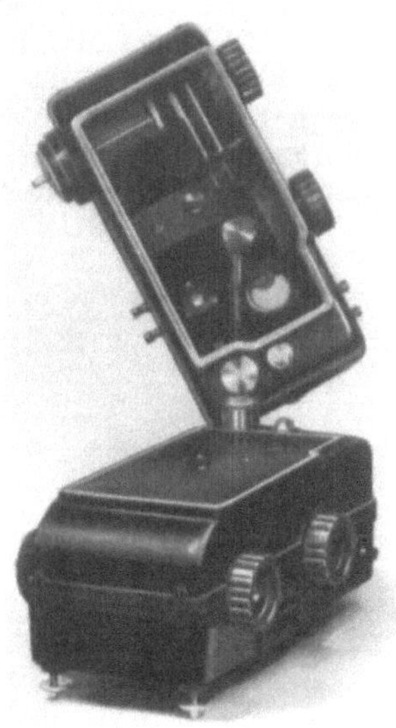

Abb. 8. Der Mikropolarograph (mit Spiegelbild).

Da die größte Empfindlichkeit der polarographischen Spiegelgalvanometer in der Nebenschlußanordnung etwa $6 \cdot 10^{-9}$ Ampere pro Millimeter Ausschlag beträgt, bedeutet z. B. $E = {}^1/_{10}$, daß 1 mm Ausschlag einen Strom von $6 \cdot 10^{-8}$ Ampere angibt; ähnlich bei $E = {}^1/_{200}$, entspricht jedem Millimeter $1,2 \cdot 10^{-6}$ Amp., so daß z. B. ein am Polarogramm gemessener Ausschlag von 60 mm eine Stromsteigerung von $7,2 \cdot 10^{-5}$ Amp. angibt.

Die Handhabung des Polarographen befindet sich in den von der Firma gelieferten Einleitung eingehend beschrieben, weswegen man sich hier nur auf die Erörterung der physikalischen Grundideen beschränken kann.

II. Bedeutung der Stromspannungskurven.

Die Gestalt der Stromspannungskurven ist von der Empfindlichkeit des Galvanometers abhängig. Auf den „Polarogrammen" entspricht gewöhnlich 1 cm der Abszissenachse einer Spannung von 100 oder 200 Millivolt, je nachdem ob ein 2-Volt- oder 4-Volt-Akkumulator benützt wird. Der Ordinatenmaßstab ist dagegen durch die Empfindlichkeit des Galvanometers veränderlich, und zwar von etwa 1 mm gleich $3 \cdot 10^{-9}$ Amp. bis etwa 10^{-4} Amp.

Für die Anwendungen in der technischen Analyse kommen nur die sog. „Stufen" der Stromspannungskurven in Betracht. Elektrolysiert man eine Lösung, die — von Luft befreit — Spuren von Salzen, z. B.

---

[1] Nach der Firma Dr. J. und V. Nejedlý baut man diese Shuntvorrichtung als „Reduktor" in einem Kasten ein, dessen Gesamtwiderstand der Galvanometerdämpfung angepaßt ist und an dem die Galvanometerempfindlichkeit durch Einschalten eines Kurbelkontaktes von 1 bis zu $^1/_{5000}$ verkleinert werden kann.

der Ionen Cu++, Pb++, Cd++, Zn++, Mn++, Al+++, Ba++, enthält, so erhält man ein Polarogramm wie in Abb. 9 abgebildet.

Durch die steigende Spannung erreicht man zunächst die Zersetzungsspannung, bei der sich Kupferionen an der tropfenden Kathode abscheiden, dann die der Bleiionen, endlich die der Cadmiumionen, Zink-, Mangan- und Bariumionen. Das Potential der Kathode, bei dem die Abscheidung stattfindet, ist charakterisiert durch den Halbierungspunkt der Stufe und ist in den Tabellen als „Halbstufenpotential" bezeichnet (Heyrovský und Ilkovič).

Beim Erreichen jeder spezifischen Zersetzungsspannung wächst der Strom an und erreicht bei steigender Spannung einen Grenzwert, den Diffusionsstrom (horizontaler Teil der Kurve), so daß jede Metallausscheidung durch eine „Stufe" charakterisiert ist.

Die Größe des Diffusionsstromes, das ist die Höhe der Stufe, ist der Konzentration der sich abscheidenden Ionen proportional und ist deshalb als deren quantitatives Maß aufzufassen, wogegen die Lage der Stufe an der Abszissenachse, das ist ihr „Halbierungspotential", qualitativ das Ion charakterisiert [Ilkovič (1)]. In dieser Hinsicht ähnelt die polarographische Analyse der spektrographischen, denn aus der Lage und Höhe der „Stufen" wird

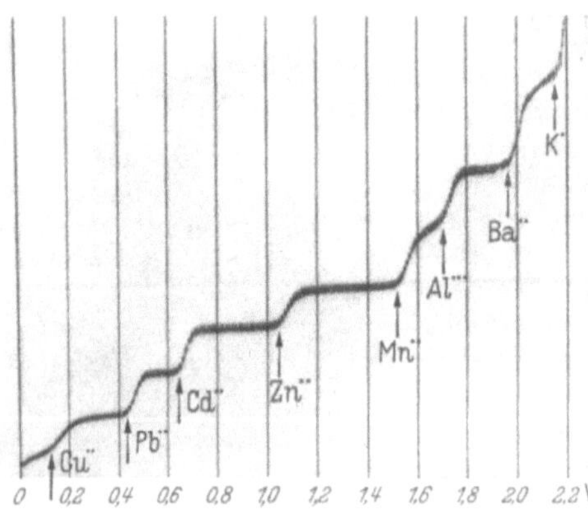

Abb. 9. Ein „elektrochemisches Spektrum" durch die automatisch aufgenommene Stromspannungskurve erhalten; durch die 7 Stufen gibt es Spuren von 7 Elementen in der Lösung an. Die Lösung enthält Cu‥, Pb‥, Cd‥, Zn‥, Mn‥, Al+++, Ba‥ in $2 \cdot 10^{-4}$ n-Konzentration ist an KCl 0,1 n. Empfindlichkeit des Galvanometers: $E = {}^8/_{100}$.

hier wie aus der Lage und Intensität der Spektrallinien die Qualität und Quantität von mehreren Bestandteilen photographisch bestimmt. Das erhaltene „Polarogramm" kann also als ein „elektrochemisches Spektrum" betrachtet werden (Abb. 9).

Die Stufen der Stromspannungskurven weisen oft, namentlich bei größeren Konzentrationen der sich abscheidenden Ionen, scharfe Maxima auf (Abb. 10). Untersuchungen dieser Erscheinung haben erwiesen, daß der jähe Zuwachs des Stromes am ansteigenden Aste eines Maximums durch Elektroadsorption polarer Teilchen (Ionen, Dipolmolekülen) entsteht. Deswegen nennt man die Maxima der Stromspannungskurven „Adsorptionsströme", im Gegensatz zu den horizontal verlaufenden „Diffusionsströmen" [Ilkovič (2)].

Der analytische Wert der Maxima liegt darin, daß sie äußerst empfindlich gegen geringe Mengen (bis 0,0001%) von oberflächenaktiven Stoffen sind und dadurch deren Anwesenheit in der Lösung anzeigen. Über die Zusammensetzung der die Maxima unterdrückenden Stoffe läßt sich wenig aussagen, wohl aber sind uns ihre polaren Vorzeichen bekannt, da die Maxima Polaritätseigenschaften aufweisen, die in engster Beziehung zu elektrokinetischen Erscheinungen stehen. Es wurde gefunden, daß Maxima, die bei einem kathodischen Potential entstehen, das positiver ist als —0,56 Volt (auf die n-Kalomelelektrode bezogen), nur durch negativ geladene adsorbierbare Teilchen, wie negative Kolloide, saure Farbstoffe (Abb. 10), aromatische Säuren, höhere Fettsäuren oder deren Salze und andere adsorbierbare Anionen unterdrückt werden können (Heyrovský und Emelianova). Andererseits wieder werden „negative" Maxima, die bei einem negativeren Potential als —0,56 Volt (dem sog. Nullpunkt der Elektrodenladung) entstehen, durch positive Kolloide, basische Farbstoffe, Alkaloide und deren Salze, ferner durch höherwertige Kationen stark unterdrückt (Heyrovský und Vascautzanu). Das Unterdrückungs-

vermögen der Kationen gegen „negative" Maxima steigt entsprechend ihrem Vermögen, negative lyophobe Kolloide auszuflocken.

Die hier beschriebenen Stufen und Maxima entstehen nicht nur beim Abscheiden von Kationen, sondern auch durch sonstige kathodische Reduktionen wie

$$Cr^{+++} + \ominus \rightarrow Cr^{++}$$
$$NO_3^- + 8\ominus + 6\,H_2O \rightarrow NH_3 + 9\,OH^-$$
$$O_2 + 2\,H^+ + 2\ominus \rightarrow H_2O_2.$$

Solche Elektroreduktionen beschränken sich aber nicht nur auf anorganische Körper, sondern können bei unzähligen organischen Verbindungen wie bei Hydrogenisationen statt-

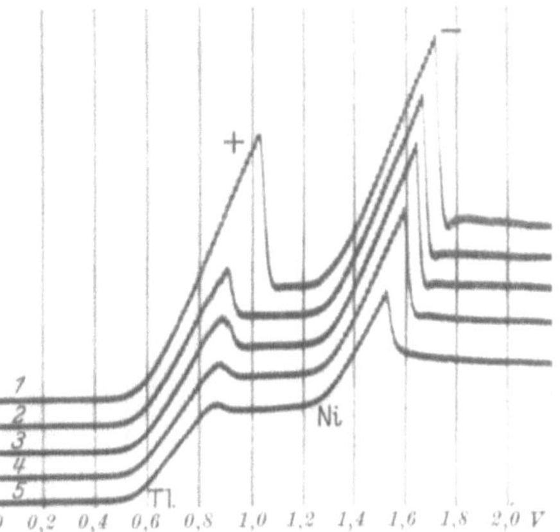

Abb. 10. Unterdrückung eines „positiven" Maximums, das sich bei der Abscheidung der Thalloionen bildet, durch Zugaben von saurem Fuchsin. Zu 25 ccm 0,005 n-TlCl, NiCl₂ wurden von einer 0,001 m-Fuchsinlösung 0. 0,5, 1,0, 2,0, 4,0 ccm zugegeben. Das „negative" Maximum der Nickelabscheidung wird nur wenig unterdrückt.

finden; z. B. Fumarsäure $+ 2\,H^+ + 2\ominus \rightarrow$ Bernsteinsäure, oder Reduktionen von Aldehyden, Ketosen, Nitroderivaten, Halogenderivaten u. a. Auch die Gruppe der Redox-Körper, die — wie Chinhydron — leicht in eine höhere und tiefere Oxydationsstufe übergehen, gibt gut ausgeprägte Stufen der Stromspannungskurven (Müller und Baumberger).

Diese Stufen findet man nicht nur an Kurven, die mit der tropfenden Elektrode als Kathode erhalten werden, sondern auch wenn sie als Anode dient. An ihr lassen sich zahlreiche Oxydationsvorgänge anorganischer und organischer Körper verfolgen, z. B.

$$Ti^{+++} \rightarrow Ti^{++++} + \ominus$$
$$Sn^{++} \rightarrow Sn^{++++} + 2\ominus$$
$$Cu^+ \rightarrow Cu^{++} + \ominus$$
$$Hydrochinon \rightarrow Chinon + 2\,H^+ + 2\ominus$$

und Elektrodenreaktionen mit Anionen, wie

$$2\,Hg + 2\,Cl' \rightarrow Hg_2Cl_2 + 2\ominus$$
$$2\,Hg + 2\,CN' \rightarrow Hg(CN)_2 + 2\ominus.$$

Solche Vorgänge bedingen alle eine Elektrizitätsübertragung zwischen
Elektrode und Lösung und verursachen deshalb, gemäß der Faradayschen Gesetze, eine Stromsteigerung, die bei angepaßter Galvanometerempfindlichkeit zu den analytisch charakteristischen Stromstufen führt.
Es kommen aber auch Fälle vor — und zwar bei der Wasserstoffabscheidung —, bei denen sich der Reduktionsvorgang durch geringe
Mengen katalytisch wirkender Substanzen erleichtern läßt, so daß er
bei kleineren Spannungen verläuft, und zwar in einem Umfange, der
der Konzentration der Substanz proportional ist, was auf gleichzeitige
Ausscheidung des Katalysators und von Wasserstoff zurückzuführen
ist. Als solche Katalysatoren sind bisher Magnesium- und Kobaltionen,
Perrhenate, ferner Salze der Platinmetalle sowie Alkaloide der Chinin-
gruppe und organische Sulfhydrylgruppen festgestellt worden. Einige
solcher Fälle können auch in der Analyse Anwendung finden. Eine
Spur von Platinchlorid verursacht in Salzsäurelösungen einen Stromanstieg um etwa 0,2 Volt vor dem Abscheidungspotential des Wasserstoffs und die Größe des Sättigungsstromes wächst proportional der
Konzentration an Platinchlorid [Herasymenko und Slendyk (2)].
Die Höhe dieser „Stufe‟ ist jedoch ungefähr 20mal größer, wie sie der
Platinabscheidung entsprechen würde. Durch diese Erscheinung ist
es möglich, geringe Spuren von Platinverbindungen in Lösungen nachzuweisen. Alle Platinmetalle setzen die Überspannung herab, jedoch
ist in jedem Falle der Charakter der Stufe ein anderer. Die Wirkung
des Rutheniums ist 30mal größer und die des Palladiums ist 30mal
kleiner als die des Platins.

Das Perrhenat in saurer Pufferlösung mit Schwefelwasserstoff vorbehandelt, bewirkt ebenfalls eine katalytische Wasserstoffentwicklung,
deren Stufe etwa 10mal größer ist, als die Stufe der Elektroreduktion
einer reinen Perrhenatlösung [Heyrovský (3)].

Eine für die Biochemie wichtige katalysierte Elektroreduktion zeigen
Lösungen, die Proteinkörper enthalten. Der katalysierte Elektroden-
vorgang besteht hier in der Abscheidung von Wasserstoffionen aus
Pufferlösungen, z. B. aus 0,1 n-NH$_4$Cl und ist der Reaktivität des Wasserstoffatoms der Sulfhydrylgruppe der Proteine zuzuschreiben (Heyrovský und Babička). Dieser Effekt kann, nach R. Brdičkas Untersuchungen, noch deutlicher in Erscheinung treten, wenn man der Lösung
neben Ammonchlorid noch Ammoniak und ein Salz des zweiwertigen
oder dreiwertigen Kobalts zugibt. Es entsteht ein neuer Stromanstieg
in der Nähe des Kobaltabscheidungspotentials (Abb. 11), der höchst-
empfindlich auf die Anwesenheit von Proteinen ist und deren Gehalt
in der Lösung angibt. In ähnlicher Weise hat Brdička (2) gezeigt,
daß Cystin oder Cystein in Anwesenheit von Kobaltsalz (nicht aber
von Kobaltaminen!) in der Lösung von Ammoniak und Ammonchlorid
an der Kurve ein Maximum hervorruft (Abb. 32), dessen Höhe 500mal
größer ist, als die Höhe des gewöhnlichen, durch die Elektroreduktion
derselben Menge von Cystin verursachten Diffusionsstromes.

Eine für die Chemie der Alkaloide erwähnenswerte katalysierte
Reaktion ist die Überspannungserniedrigung der Wasserstoffabscheidung,
die durch Spuren von Chinolinderivaten (Chinin, Chinidin, Cinchonin,

Cinchonidin) schon in 10^{-7} m Konzentration deutlich in der Form einer Stufe an der Stromspannungskurve saurer- oder Ammonchloridlösungen vor der Wasserstoffabscheidung hervortritt [Pech (2)].

Zu den katalytischen Reaktionen gehört auch der polarographische Effekt von Hämoglobin und Hämatinderivaten, der die Reihe von katalysierten und biologisch wichtigen Reaktionen bedeutend bereichert. Die Kurve einer reinen, Luftsauerstoff enthaltenden Lösung zeigt zwei abgetrennte, der Sauerstoffreduktion entsprechende Stufen (Abb. 17).

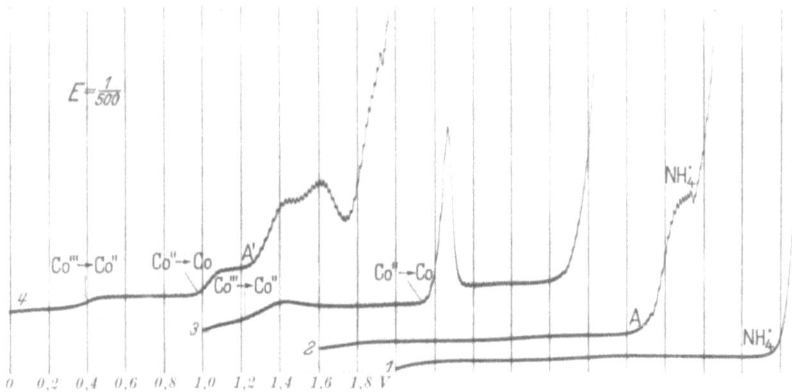

Abb. 11. Kurve 1: Pufferlösung 0,1 n-NH_3, 0,1 n-NH_4Cl allein (das ist die leere Testlösung). Kurve 2: Zu 20 ccm der Pufferlösung wurden 0,5 ccm eines 10fach in physiologischer NaCl-Lösung verdünnten Menschenblutserums zugegeben; bei A erscheint die einfache Proteinstufe. Kurve 3: Lösung von 0,001 m-Co(NH_3)$_6$Cl$_3$ in Pufferlösung 0,1 n-NH_3, 0,1 n-NH_4Cl (das ist die leere Testlösung); die erste Stromsteigerung entspricht der Reduktion der Kobaltiionen, das scharfe Maximum der Abscheidung der Kobaltoionen. Kurve 4: Zu 20 ccm der Kobaltamminlösung wurde 0,50 ccm der Serumlösung zugegeben; bei A' erscheint die Doppelstufe der Proteine. Das scharfe Maximum der Kobaltoionen ist durch das Serum unterdrückt.

Die erste wird durch die Reduktion von Sauerstoff zu Wasserstoffperoxyd und die zweite von Wasserstoffperoxyd zu Wasser hervorgerufen. Peroxydasen, die den Zerfall des Wasserstoffperoxyds beschleunigen, verschieben die zweite Stufe bis zur ersten, und zeigen dadurch ihre Anwesenheit schon in einer Verdünnung von 1:100000 an (Brdička und Tropp).

III. Auswertung der Polarogramme.

Um die Art der sich abscheidenden Ionen oder — allgemein ausgedrückt — der an der tropfenden Elektrode depolarisierend wirkenden Bestandteile der Lösung festzustellen, muß man das Potential der Halbstufe bestimmen.

Dies ist nur möglich, wenn ein Überschuß eines „indifferenten Elektrolyten" zugegen ist, welcher den Widerstand der Lösung erniedrigt ohne dabei einen Stromanstieg im Spannungsbereiche der Stufen zu verursachen. Als solche dienen je nach der Zusammensetzung der Lösung Salze oder Hydroxyde des Lithiums, Calcium oder der quaternären Basen, wie des Tetra-Methyl- oder -Äthyl-Ammoniums.

Die Abhängigkeit des Potentials der kleinen Elektrode π_{kl}, von der äußeren Spannung E, ist dann:

$$\pi_{kl} = -E + k,$$

wo k das konstante Ruhepotential (Bodenpotential) der großen Quecksilberelektrode angibt.

Zu genauen Bestimmungen der Halbstufenpotentiale sollte deswegen das Bodenpotential mittels einer Normalelektrode gemessen werden. Bei technischen Analysen kommt eine solche Messung selten vor; meistens genügt es die Lage der Stufen nur ungefähr abzuschätzen. Dazu hilft die empirische Kenntnis der Ruhepotentiale, die z. B. 0 Volt in 1 n-Chloridlösungen, in verdünnteren Chloridlösungen ungefähr um 0,1 Volt positiver, ferner in Sulfatlösungen $+0,20$ Volt, in solchen der Nitrate und Perchlorate etwa $+0,30$ Volt, dagegen in ammoniakalischen Lösungen $-0,1$ Volt und in 1 n-Laugen $-0,20$ Volt von dem Potentiale einer 1 n-Kalomelelektrode verschieden sind. Viel besser aber erkennt man die Lagen der Stufen durch die meisten vorkommenden Verunreinigungen wie Blei oder Zink, deren Stufen ($-0,46$ Volt und $-1,06$ Volt) als Anhaltspunkte für die Bestimmung anderer Halbstufenpotentiale dienen. Falls solche nicht zu beobachten sind, kann man der Lösung 1 Tropfen verdünnter Thallosalzlösung zufügen; auf der Kurve erscheint das Potential der „Halbstufe" des Thalliums bei $-0,50$ Volt und durch dessen Lage wird die Ablesung aller Potentiale an der Kurve ermöglicht.

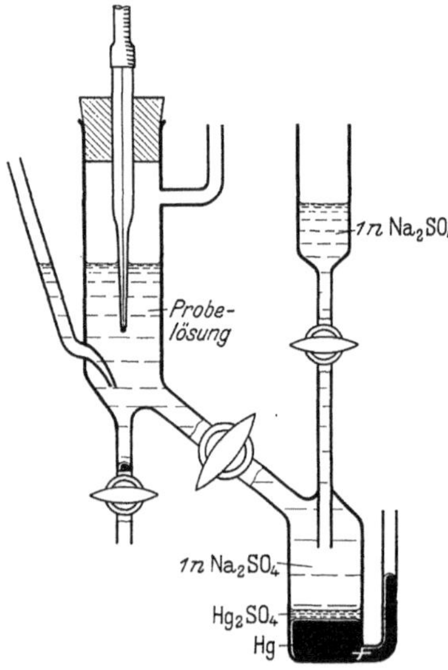

Abb. 12. Elektrolytisches Gefäß mit getrennter Bezugselektrode.

Man kann auch aus der Lage des Abscheidungspotentials der Kationen des indifferenten Elektrolyten z. B. der 1 n-Kaliumionen bei $-1,86$ Volt, die Stufenpotentiale grob abschätzen. In vielen Fällen ist es am bequemsten eine getrennte Bezugselektrode durch ein Agarheberrohr oder eine andere leitende Schicht mit der Lösung zu verbinden und diese als Anode zu benützen. Gut eignet sich für solche Zwecke eine Quecksilberelektrode von großer Oberfläche, die sich in einer Lösung von schwach saurem 1 n-Na$_2$SO$_4$ befindet und von einer Schicht von Hg$_2$SO$_4$ bedeckt ist (Abb. 12). Diese Bezugselektrode hat den Vorteil, daß ihr Potential etwa $+0,25$ Volt gegen das der Kalomelelektrode beträgt und uns dadurch in den Stand setzt, Abscheidungen von edleren Metallen wie von Silber, Kupfer sowie auch sonstige Elektrodenvorgänge, die bei positiveren Potentialen an der Quecksilberelektrode verlaufen, polarographisch zu verfolgen. Auf diese Weise konnte J. Revenda die Reaktionen vieler Anionen an der tropfenden Quecksilberelektrode eingehend untersuchen.

G. Maaßen (1—4) empfiehlt, namentlich für Serienanalysen die Verwendung von Einsatzgefäßchen (Abb. 13). Die zu untersuchende Lösung kommt in ein reagensglasförmiges, 5 ccm fassendes Gefäß, das seitlich ein säure- und alkalifestes Diaphragma[1] trägt. Diese Diaphragmen zeichnen sich vor anderen keramischen Massen dadurch aus, daß sie bei geringster Durchlässigkeit für die Lösung den Strom ohne merklichen Widerstand leiten. Das Einsatzgefäß wird in ein Erlenmeyerkölbchen gehängt, welches die Bodenelektrode und eine gesättigte Kaliumchloridlösung enthält. Bei dieser Anordnung ist aber am Anfange der Kurve, wenn der Schleifkontakt auf 0 der E.M.K steht, die wirkende Spannung nicht gleich Null, sondern durch die Kette — Boden Hg/gesätt. KCl-Lösung/tropfendes Hg — gegeben. Deswegen entsteht gleich bei 0 E.M.K. ein Galvanometerausschlag, und zwar zur anodischen Seite, wenn das Bodenpotential positiver als das des tropfenden Quecksilbers ist, z. B. in alkalischen Lösungen der Lösungen der Cyanide, und zur kathodischen Seite, wenn das Bodenpotential negativer als das des tropfenden Quecksilbers ist (z. B. in Lösungen von Sulfaten, Nitraten oder verdünnten Chloridlösungen). Bei steigender Spannung erhält man aber dieselbe Kurve wie in dem Fall, wenn beide Elektroden in derselben Lösung sind.

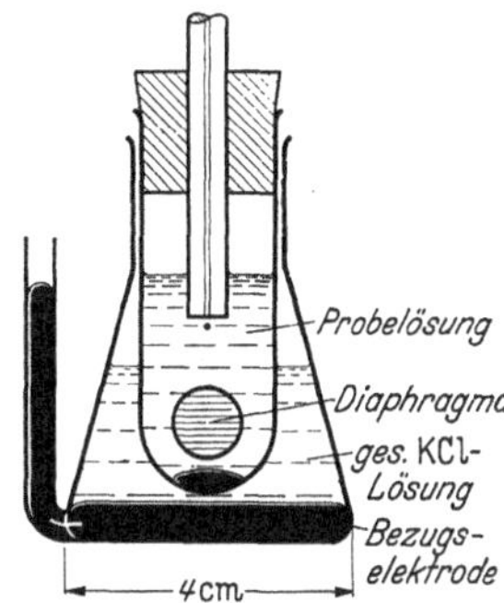

Abb. 13. Bezugselektrode mit Einsatzgefäßchen. Benützung einer stumpfen Capillare.

IV. Qualitative und quantitative Bestimmungen.

Die an den Kurven vorhandenen Stufen erlauben qualitative und quantitative Schlüsse. Für die qualitativen muß man, wie eben erwähnt, den Wert des Anodenpotentials kennen, um die Kathodenpotentiale der „Halbstufen" zu berechnen (Heyrovský und Ilkovič). Für technische Zwecke genügt es den Mittelpunkt eines Diffusionsstromes annähernd zu ermitteln, da es sich meistens nur um quantitative Bestimmung der schon bekannten Bestandteile handelt. Nur bei Prüfungen von Reinheit kommt es vor, daß aus der Lage der Stufe die Art des polarographisch wirkenden Bestandteiles bestimmt werden soll. Dabei bedient man sich der hier angegebenen Tabellen 1—4 (S. 88—89). Hier sei bemerkt, daß den Tabellen 1—2 der Reduktionspotentiale und — im allgemeinen — der Potentiale der Depolarisationsvorgänge, die sowohl bei der kathodischen als auch bei der anodischen Polarisation der tropfenden Quecksilberelektrode charakteristische Inflexions- oder Krümmungspunkte der polarographischen Stufen angeben, ein Diagramm des „polarographischen Spektrums" (S. 90, Abb. 14) folgt. Die damit verfolgte Absicht ist, einerseits eine Übersicht über die analytisch wichtigsten Reaktionen zu geben, andererseits soll das Diagramm die Auswertung

---

[1] Der Firma Ströhlein & Co., Hamburg.

Tabelle 1. Abscheidungspotentiale der Kationen*.

Substanz	Abscheidungs-potential[1] aus molarer Lösung Volt	Halbstufenpotential	
		in neutraler oder saurer Lösung Volt	in 1 n-Alkali Volt
$N(CH_3)_4^+$, $N(C_2H_5)^+$	—2,62	—2,8	—
Ca^{++}	—2,05	—2,23	—2,23
Li^+	—2,02	—2,31	—2,31
Mg^{++}	—2,0	—	—
Sr^{++}	—1,96	—2,13	—2,13
K^+	—1,88	—2,17	—2,17
Na^+	—1,86	—2,15	—2,15
NH_4^+	—1,78	—2,07	—2,17
Ba^{++}	—1,76	—1,94	—1,94
Ra^{++}	—1,72	—1,89	—1,89
Al^{+++}	—1,60	—1,70	—
Mn^{++}	—1,33	—1,53	—
Cr^{++}	—	—1,42	—
Fe^{++}	—1,11	—1,33	—1,56
H^+	—1,10	—1,60	—
Co^{++}	—0,9	—1,23	—1,44
Ni^{++}	—0,7	—1,09	—
Zn^{++}	—0,86	—1,06	—1,41
In^{+++}	—0,50	—0,63	—1,13
Cd^{++}	—0,35	—0,63	—0,80
Sn^{++}	—0,29	—0,47	—1,18
Pb^{++}	—0,26	—0,46	—0,81
Tl^+	—0,15	—0,50	—0,50
Sb^{+++}	—0,04	—0,21	—
Bi^{+++}	+0,1	—0,0	—0,35[2]
Cu^{++}	—	—	—0,14[2]

Tabelle 2. Reduktionspotentiale anorganischer Körper*.

Vorgang	Lage der Stufe wenn Lösung		
	sauer Volt	neutral Volt	alkalisch Volt
$O_2 \rightarrow H_2O_2$	—0,1	—0,4	—0,4
$Fe^{+++} \rightarrow Fe^{++}$	—0,1	—	—0,9
$U^{VI} \rightarrow U^V$	—0,1	—	—
$H_2O_2 \rightarrow H_2O$	—0,8	—1,1	—1,1
SO_2	—0,31	—	—
$NO(HNO_2)$	—0,76	—	—
$Cr^{+++} \rightarrow Cr^{++}$	—0,78	—	—1,9
$Co^{+++} \rightarrow Co^{++}$	—	—0,41	—
$IO_3' \rightarrow I'$	+0,13	—1,09	—1,09
$BrO_3' \rightarrow Br'$	—0,16	—1,66	—1,66
NO_3', $NO_2' \rightarrow NH_3$	—in 0,1 n-LaCl$_3$:	—1,3	—
$Ti^{IV} \rightarrow Ti^{III}$	—0,75	—	—
$Nb^V \rightarrow Nb^{III}$ (HNO$_3$)	—0,80	—	—
$V^V \rightarrow V^{II}$	—0,83	—	—1,8
WO_3	—1,0	—	—
$ReO_4^+ \rightarrow Re$	—	—1,20	—1,20
$(CN)_2$	—	—1,15	—

* Bezogen auf 1 n-Kalomelelektrode.
[1] Bei 10^{-8} Amp./mm Empfindlichkeit durch den Berührungspunkt der 45°-Tangente ermittelt.　　[2] In 10% Seignettesalzlösung.

Tabelle 3. Anodische Depolarisationspotentiale*.

Vorgang	Halb-stufen-potential Volt	Vorgang	Halb-stufen-potential Volt
$Hg + Cl' \to HgCl$	$+0{,}22$	Hydrochinon $\big\}$	$+0{,}06$
$Hg + CNS' \to HgCNS$	$+0{,}15$	$\to$ Chinon $(p_h = 7)$	
$Hg + Br' \to HgBr$	$+0{,}09$	$Fe(OH)_2 \to Fe(OH)_3 \big\}$	$-0{,}9$
$Hg + 2\,OH' \to H_2O + HgO$	$+0{,}05$	(in 1 n-NaOH)	
$Hg + 2\,SO_3'' \to Hg(SO_3)_2''$	$-0{,}04$	Vitamin C $\to$ $\big\}$	$-0{,}39$
$Hg + I' \to HgI$	$-0{,}09$	Dehydroascorbin S. $(p_h = 7)$	
$Hg + 2\,S_2O_3'' \to Hg(S_2O_3)''$	$-0{,}27$	$Cu^+ \to Cu^{++}$	$-0{,}1$
$Hg + 2\,CN' \to Hg(CN)_2'$	$-0{,}37$	$Sn^{++} \to Sn^{++++}$	$0{,}0$
$Hg + S'' \to HgS$	$-0{,}63$	$Ti^{+++} \to Ti^{++++}$	$-0{,}48$
		(gesätt. Weinsäure)	

Tabelle 4. Reduktionspotentiale organischer Körper*.

Verbindung	Lage der Stufe wenn Lösung			
	sauer bis neutral		neutral bis alkalisch	
	Volt		Volt	
Chinon $\big\}$	$(p_h = 6)$	$+0{,}06$	$(p_h = 7)$	$\pm 0{,}00$
Chinhydron				
Methylenblau (I)	$(p_h = 4)$	$-0{,}11$		
Azobenzol	$(p_h = 4)$	$-0{,}18$	$(p_h = 7)$	$-0{,}43$
Aromatische Nitro- $\big\}$	$(p_h = 4)$	$-0{,}15$	$(p_h = 14)$	$-0{,}64$
verbindungen	bis	$-0{,}42$		$-0{,}8$
Orange 2	$(p_h = 3)$	$-0{,}31$	$(p_h = 10)$	$-0{,}70$
Neutralrot	$(p_h = 7)$	$-0{,}61$		
Bilirubin	$(p_h = 7)$	$-1{,}34$		
Diacetyl (I) (II)	$(p_h = 7)$	$-0{,}85, -1{,}97$		
Benzophenon	$(p_h = 7)$	$-0{,}41$		
Brenztraubensäure	$(p_h = 1)$	$-0{,}4$	$(p_h = 7)$	$-1{,}4$
Fumarsäure	$(p_h = 1)$	$-0{,}54$	$(p_h = 7)$	$-1{,}7$
Maleinsäure	$(p_h = 1)$	$-0{,}54$	$(p_h = 7)$	$-1{,}9$
Oxalsäure	$(p_h = 1)$	$-1{,}2$	in n-$MgCl_2$	$-1{,}9$
Cyan	$(p_h = 7)$	$-1{,}15$	$(p_h = 9)$	$-1{,}15$
Nicotinsäure	$(p_h = 4)$	$-1{,}02$		
Zimtsäure	$(p_h = 1)$	$-1{,}1$	$(p_h = 7)$	$-1{,}8$
Cystin	$(p_h = 1)$	$-0{,}4$	$(p_h = 7)$	$-0{,}8$
Saccharin	$(p_h = 1)$	$-1{,}0$	$(p_h = 7)$	$-1{,}8$
Methylenblau (II)	$(p_h = 4)$	$-1{,}2$		
Benzoin	$(p_h = 2)$	$-0{,}82$	$(p_h = 7)$	$-1{,}26$
Furfurol	$(p_h = 7)$	$-1{,}22$		
Benzaldehyd (I) (II)	$(p_h = 4)$	$-1{,}02, -1{,}27$	$(p_h = 8) =$	$-1{,}31$
Pyridin	$(p_h = 7)$	$-1{,}30$		
Acetylaceton	$(p_h = 7)$	$-1{,}37$		
Glycerinaldehyd	$(p_h = 6)$	$-1{,}34$		
Anisaldehyd	$(p_h = 6)$	$-1{,}37$		
Vanilin	$(p_h = 6)$	$-1{,}37$		
Piperonal	$(p_h = 6)$	$-1{,}34$		
Zimtaldehyd	$(p_h = 6)$	$-1{,}46$		
Acetophenon	$(p_h = 7)$	$-1{,}53$		
Krotonaldehyd	$(p_h = 7)$	$-1{,}34$		
Formaldehyd	$(p_h = 7)$	$-1{,}50$		$-1{,}50$
Acetaldehyd	$(p_h = 7)$	$-1{,}60$		$-1{,}60$
Fructose	$(p_h = 7)$	$-1{,}80$		
Oxamid	$(p_h = 7)$	$-1{,}50$	$(p_h = 8)$	$-1{,}55$

* Bezogen auf 1 n-Kalomelelektrode.

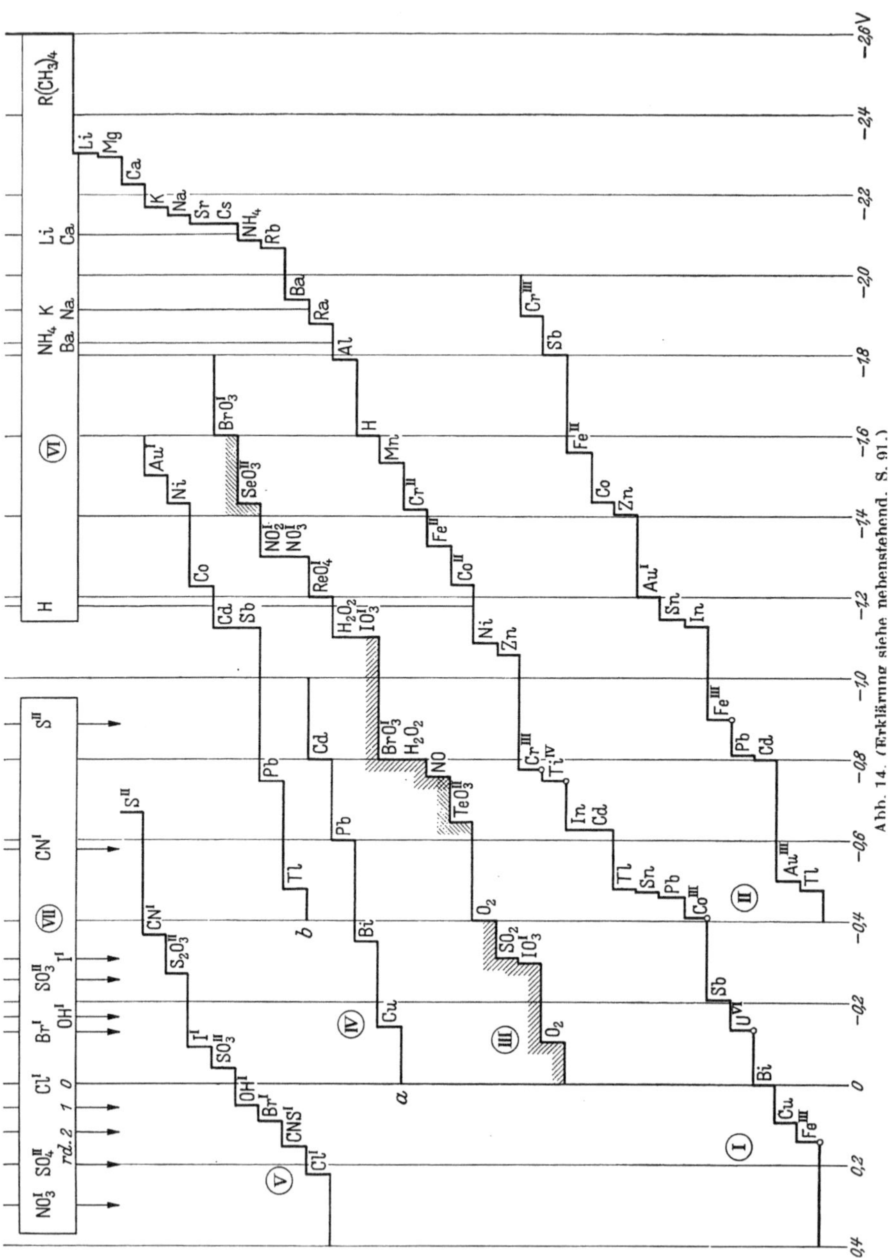

Abb. 14. (Erklärung siehe nebenstehend. S. 91.)

der Polarogramme erleichtern. Dieses „Spektrum" stellt eine idealisierte polarographische Kurve — im Maßstabe der erhaltenen Polarogramme (das ist 200 Millivolt auf 1 cm Abszissenabstand) — dar, so daß die hier bezeichneten Inflexionspunkte sich mit den tatsächlich erhaltenen decken. Natürlich muß dabei das „Spektrum" über die erhaltene polarographische Kurve so verschoben werden, daß der Absolutwert der Potentiale bei beiden übereinstimmt (Gebrauchsanweisung siehe unten).

Es empfiehlt sich, eine so identifizierte Substanz in entsprechender Verdünnung der untersuchten Lösung zuzugeben, so daß die Stufe meßbar erhöht wird. So erzielt man nicht nur einen qualitativen Beweis, daß der vermutete Körper tatsächlich die Stufe hervorruft, sondern auch ein quantitatives Maß für die in der Lösung anwesende Menge des Körpers. Wenn durch die Zugabe die Stufenhöhe gerade verdoppelt wird, so muß die ursprüngliche Konzentration gerade so groß wie die der zugefügten Substanz sein. Im allgemeinen Falle, wenn durch die Zugabe eine a mm hohe Stufe um b mm erhöht wird, ist die ursprüngliche Konzentration $x = c \cdot a/b$, wo c die Konzentration der zugegebenen Substanz bedeutet (auf das neue Volumen berechnet). Bei dieser Formel wird vorausgesetzt, daß sich das Lösungsvolumen durch Zugaben nicht vergrößert. Falls aber dies nicht zutrifft, und das Volumen von V auf V' steigt, muß man die Konzentrationen berichtigen; die ursprüngliche Konzentration ist dann

$$x = \frac{a}{b + a\,\dfrac{V'-V}{V'}} \cdot c \cdot$$

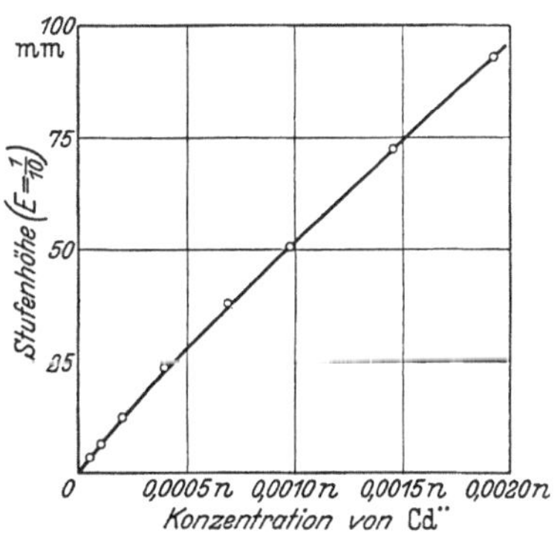

Abb. 15.
Eichkurve für Cadmiumlösungen.

Bei Serienanalysen macht man am besten durch Konzentrationsänderungen eine Eichkurve, aus welcher (Abb. 15) man zu den gemessenen Stufenhöhen die entsprechenden Konzentrationen ablesen kann.

Da die Stufenhöhe von der Tropfgeschwindigkeit und der Temperatur abhängt, müssen die Bedingungen bei der Anfertigung der Eichkurve mit denen der Serienanalysen vollständig übereinstimmen.

Abb. 14. Polarographisches Spektrum der Depolarisationspotentiale.
I. Reduktions- und Abscheidungspotentiale der Kationen in neutraler oder saurer Lösung. II. Reduktions- und Abscheidungspotentiale der Ionen in alkalischer Lösung. III. Reduktionspotentiale der Anionen und Moleküle in neutraler (einfach ausgezogen) oder in saurer (links schraffiert) Lösung und im NH_3-Puffer (rechts schraffiert). NO_3' und NO_2' in 0,1 n-$LaCl_3$. IV. Abscheidungspotentiale einiger komplex gebundener Metalle. a in 10% Seignettesalzlösung, b in 1 n-KCN. V. Depolarisationspotentiale der Anionen. (Anodische Polarisation.) VI. Abscheidungspotentiale von Kationen der meist benutzten indifferenten Elektrolyte, die im Überschusse (1000fach) in der Lösung vorhanden sind. VII. Potentiale der großen Quecksilberbezugselektrode in Lösungen, die die gewöhnlichen Anionen in der Konzentration von etwa 1 n enthalten. (Konzentration der Chloride: $10^{-0}, 10^{-1}, 10^{-2}$ n.) Alle Werte geben die Potentiale des halben Diffusionsstromes[1] an mit Ausnahme von solchen, die mit einem kleinen Kreis bezeichnet sind und die die Lage der 2 cm hohen Stufe (45°-Tangente) angeben[2]. Die Werte beziehen sich auf die 1 n-Kalomelelektrode und auf Zimmertemperatur. Der Abszissenmaßstab stimmt mit dem der üblichen Polarogramme überein, wenn ein 4-Volt-Akkumulator benutzt wird. Es ist deshalb möglich, die Lage der Stufen an dem zu untersuchenden Polarogramme direkt mit dem Diagramme zu vergleichen. Dabei ist es notwendig, den Anfang der zu untersuchenden Stromspannungskurve (d. i. bei EMK = 0) je nach dem Potentiale der Bezugselektrode mit der Lage des entsprechenden Pfeiles in der Tabelle 7 in Übereinstimmung zu bringen. Für diese Zwecke eignet sich am besten ein auf durchsichtigem Papier gedrucktes Diagramm.

---

[1] J. Heyrovský und D. Ilkovič.   [2] J. Heyrovský (1).

Namentlich muß die Höhe des Quecksilberbehälters und die Temperatur immer konstant gehalten werden; für jede neue Capillare muß eine neue Eichkurve gemacht werden. Was die Temperatur anbelangt, wächst die Stufenhöhe um etwa 2% per 1° C; bei sehr genauen quantitativen Messungen müssen deswegen die elektrolytischen Gefäßchen im Thermostatbade gehalten werden.

Um den Einfluß der Änderungen der Temperatur, Viscosität, Tropfengeschwindigkeit und eventueller Verluste durch Adsorption bei den quantitativen Bestimmungen zu beseitigen führt Forche (2) die Bestimmung durch den „Quotient zweier Stufen" ein. Diese Methode besteht darin, daß zu der zu untersuchenden Lösung ein dem zu bestimmenden Ion (oder Molekül), z. B. Pb^{++}, ähnliches Ion (bzw. Molekül) mit günstig gelegenem Depolarisationspotential, z. B. Cd^{++}, in bekannter Menge als Bezugssubstanz zugegeben wird. In der Annahme, daß sich Änderungen der Viscosität, Tropfengröße usw. auf beide Stufen in gleichem Maße auswirken, braucht die Gehaltsbestimmung dann nicht durch Bezugnahme auf eine in anderem Medium durchgeführte Eichung zu geschehen, sondern kann einfach aus dem Verhältnis der Stufenhöhen zweier Kationen in der gleichen Lösung erfolgen. Dazu ist nur eine Eichkurve, die — unabhängig von der Temperatur, Capillare, Viscosität usw. — das Konzentrationsverhältnis der beiden Ione (z. B. $[Pb^{++}]:[Cd^{++}]$) als Funktion des Verhältnisses der beiden Stufen (also des „Stufenquotienten") angibt, erforderlich. Das hier beschriebene Verfahren bietet wie alle polarographische Methoden dann keine Vorteile, wenn es sich um die einmalige Analyse einer Lösung völlig unbekannter Zusammensetzung handelt. Es bewährt sich dagegen ausgezeichnet bei laufenden Untersuchungen ähnlicher, aber nicht gleichmäßig zusammengesetzter Flüssigkeiten.

Eine sehr genaue Ausmessung der Stufenhöhen ist nur dann möglich, wenn der Grundstrom und Diffusionsstrom parallele, nahezu waagerechte Kurvenstücke darstellen; dann ist nämlich der Abstand der Parallelen leicht meßbar. Da jeder Diffusionsstrom infolge des regelmäßigen Abtropfens des Quecksilbers Zäckchen an der Kurve verursacht, wählt man den linienförmigen Mittelstrom zwischen den Zackenspitzen als den wahren Diffusionsstrom. Bei großen Galvanometerempfindlichkeiten oder bei Anwesenheit von mehreren polarographisch wirkenden Bestandteilen verlaufen die Diffusionsströme oft nicht waagerecht, sondern allmählich ansteigend (Abb. 21) oder sogar absteigend (Abb. 19). In solchen Fällen findet man einen womöglich durch Eichkurven erprobten empirischen Weg zur geeignetsten Messung, etwa daß man den Stromanstieg von der letzten noch regelmäßig ansteigenden Zacke bis zur ersten nach dem Anstiege wieder regelmäßigen Zacke mißt. Damit ist eine gewisse Willkür und eine dementsprechende Herabsetzung der Genauigkeit verbunden.

Störender sind beim Ausmessen der Stufenhöhen die mit steigender Spannung abfallende Ströme, das ist die mehr oder weniger ausgeprägte Maxima. Es bieten zwar die nach dem Abfall eines Maximums waagerecht verlaufenden Diffusionsströme ein verläßliches Maß der Konzentration, doch kommt es oft vor, daß noch vor dem Abfall zum wahren

Diffusionsstrom der Strom wegen anderen Vorgängen ansteigt. In solchen Fällen muß das Maximum unterdrückt werden. Dazu gebraucht man kleine Zugaben von Farbstoffen (wie Rosebengal, Fuchsin) oder noch besser von Kolloiden wie Gelatine oder Cellulosederivate, Eiweißkörper oder andere hochmolekulare Verbindungen. H. Hohn empfiehlt z. B. eine in kaltem Wasser lösliche Methylcellulose „Tylose S", deren käufliche 10% Paste (Viscositätszahl 100) man mit Wasser durch Umrühren bis zur Homogenisierung vermischt und den Wasserzusatz solange fortsetzt, bis man von 200 g Paste 1 l kolloider Lösung erhält. Von dieser Lösung fügt man zu der zu untersuchenden Lösung 1 Teil auf 100, so daß dieselbe 0,2% Tylose S enthält.

Bei verdünnten Lösungen genügt oft bloßes Filtrieren durch ein gewöhnliches Filtrierpapier, um ein Maximum, wie z. B. das des Luftsauerstoffes, gänzlich zu unterdrücken.

Da aber Cellulose oder Gelatinelösungen und auch Proteine oft mit Metallionen reagieren, kann solch ein Mittel nur in durch Eichkurven oder ähnlicherweise gut erprobten Fällen angewendet werden. Die Wahl der Unterdrückungsmittel wird deshalb in den polarographischen Vorschriften je nach der analytischen Aufgabe speziell angegeben.

V. Empfindlichkeit, Genauigkeit und Anwendbarkeit der Methode.

Wenn die Konzentration bei höchster Empfindlichkeit des Galvanometers unterhalb 10^{-5} Grammäquivalente per Liter liegt, werden die Stufen der meisten Stoffe undeutlich. Da man noch mit 0,1 cm der Lösung bequem die Elektrolyse durchführen kann, beträgt der polarographisch bestimmbare Absolutwert in gewöhnlichen Fällen 10^{-9} Grammäquivalente, wobei mehrere Bestandteile gleichzeitig und mit $\pm 5\%$ Genauigkeit bestimmt werden können. Bei größeren Konzentrationen als 10^{-5} n sind die Stufen genauer meßbar, und wenn ihre Höhen — wie etwa bei einer Normalität von $2 \cdot 10^{-4}$ etwa 8—9 cm erreichen, können sie mit $\pm 2\%$ Genauigkeit gemessen werden. Bei noch größeren Konzentrationen der reduzierbaren Stoffe als 10^{-4} normal, läßt sich die Genauigkeit nicht weiter steigern, da man die Empfindlichkeit des Galvanometers herabsetzen muß, damit die Stufen auf dem Polarogramm Platz finden. Die Empfindlichkeit wird im allgemeinen auf Grammäquivalenten bezogen, weil jedes Äquivalent eines Stoffes dieselbe Menge Coulomb zur Reduktion verbraucht und deshalb auch annähernd dieselbe Höhe der Stufe bewirkt. Die hier in Betracht kommenden Äquivalente sind als Reduktionsäquivalente aufzufassen nicht etwa als Ionenladungsäquivalente, was besonders bei reduktionsfähigen Anionen einen großen Unterschied bedeutet. Es erfordert z. B. ein Grammanion von Nitraten eine Elektrizitätsmenge von 8 Faraday, weil das Nitrat um 8 Valenzen tiefer bis zu Ammoniak reduziert wird, obwohl sein einwertiges Kation zur völligen Reduktion bloß 1 Faraday verbraucht. Deswegen sind die „Stufen" an den Kurven, die durch Reduktion von Anionen entstehen, bei NO_3'- 8mal, bei ReO_4'- 7mal, bei JO_3'-, NO_2'- 6mal so groß wie die durch ihre Kationen verursachten

„Stufen" (Abb. 16). Deswegen ist in diesen Fällen der Anionenreduktion die polarographische Methode 6—8mal empfindlicher, so daß sich diese Anione noch in einer Konzentration von etwa 10^{-6} Grammäquivalente pro Liter in den Kurven durch Stufen gut bemerkbar machen. Man könnte meinen, daß man durch Erhöhung der Empfindlichkeit des Galvanometers die Empfindlichkeit der Methode beliebig steigern könnte. Nähere Untersuchungen zeigen aber, daß die oben angegebene Empfindlichkeit von $3 \cdot 10^{-9}$ die höchste noch benützbare ist, und zwar aus folgendem Grunde: Das stetige Abtropfen von Quecksilber erfordert eine gewisse Menge von Elektrizität, die jeder neuen Oberfläche der Quecksilbertropfen zugeführt werden muß, um sie auf ein bestimmtes Potential aufzuladen. Dadurch entsteht ein Strom, der als ein „Kondensatorladungsstrom" aufzufassen ist, welcher im Gegensatz zu dem gewöhnlichen Faradayschen Reduktionsstrom sich immer bildet, wenn auch kein reduktionsfähiger Stoff in der Lösung anwesend ist. Die Stärke dieses Kondensatorstromes steigt mit der Spannung ziemlich linear und erreicht bei 1,0 Volt Spannung etwa $2 \cdot 10^{-7}$ Ampere, also bei der oben angegebenen Empfindlichkeit einen Galvanometerausschlag von 6 cm. Bei einem so steil ansteigenden Strome verwischen sich die nur einige Millimeter hohen Stufen, was daher die Empfindlichkeitsgrenze der Methode bedeutet. Man kann jedoch nach dem Schema von D. Ilkovič und G. Semerano den unbequemen „Kondensatorladungsstrom" durch einen automatisch linear ansteigenden Gegenstrom soweit ausschalten, daß die „Stufen" an den Kurven wieder deutlich zum Vorschein kommen, namentlich, wenn sie durch Steigerung der Tropfgeschwindigkeit erheblich vergrößert werden. So können viele reduktionsfähige Körper noch in einer Konzentration von 10^{-6} n nachgewiesen werden. Da die Äquivalentgewichte der meisten Stoffe im Bereiche von 10—100 liegen, lassen sich in einem Volumen von 0,1 ccm noch 10^{-9} bis 10^{-8} g (also 0,001—0,01 γ) bestimmen. Das mikroanalytische Gefäßchen f (Abb. 3) — nach V. Majer (3) — erlaubt sogar 0,005 ccm der Lösung polarographisch zu untersuchen und von der Luft zu befreien, was die Grenze des bestimmbaren Absolutwertes wieder 10mal erniedrigt.

Noch empfindlicher sind polarographische Bestimmungen bei katalysierten Elektroreduktionen, die z. B. durch Platin, Rhenium, Alkaloide oder Proteine in Lösungen hervorgerufen werden.

Polarographisch können nur Stoffe bestimmt werden, die depolarisierend wirken können und in echter Lösung vorliegen. Eine Ausnahme bilden die wenigen Stoffe, die nur katalytisch wirken, sowie einige

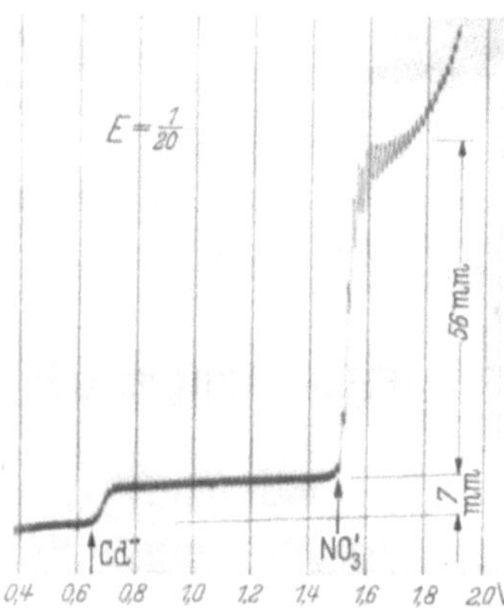

Abb. 16. Abscheidung des Kations (bei 0,6 Volt) und Elektroreduktion des Anion (bei 1,3 Volt) des Cadmiumnitrats. Die Lösung enthält 0,01 n-LaCl₃ und 0,00016 n-Cd(NO₃)₂.

höchst disperse und aktive Formen von Kolloiden, wie frisch gefälltes Ferrihydroxyd, die an den Kurven Wellen hervorrufen können. Die Lösungsmittel können auch nichtwäßrige sein, z. B. Methyl- oder Äthylalkohol oder andere ionisierende Flüssigkeiten. Suspensionen und kolloidal gelöste Stoffe kann man nur indirekt, nach ihrem Unterdrückungsvermögen der Maxima an den Stromspannungskurven, was ihr Vorzeichen und ihre Adsorptionsfähigkeit anbelangt, beurteilen.

Die große Anzahl der in dem engen Potentialgebiet zwischen 0 und 2 Volt reduzierbaren Stoffe verursacht Koinzidenzen, wenn die Abscheidungs- bzw. Reduktionspotentiale sehr nahe beieinander liegen. Deswegen soll zur polarographischen Analyse die Lösung chemisch so vorbereitet werden, daß sie nicht allzu viele Bestandteile enthält. Dies läßt sich bei anorganischen Körpern durch Trennungen in Sulfidgruppen erzielen, bei organischen Stoffen durch fraktionierte Destillation.

Die meisten Natur- oder Industrieprodukte zeichnen sich schon durch eine gewisse chemische Auswahl der vertretenen Elemente aus, ihre Hauptbestandteile sind von wenigen Verunreinigungen begleitet. Deswegen kann man in den meisten praktischen Fällen die polarographische Analyse ohne chemische Vorbereitung anwenden. Der Hauptwert der polarographischen Analyse ist jedoch in mikroanalytischen Fällen zu suchen, wo infolge einer zu kleinen Menge der zu analysierenden Substanz oder der äußerst großen Verdünnung der Lösung chemische Operationen unmöglich werden. Deswegen ist anzustreben einen systematischen Gang zu finden, um mit einer Lösung, ohne sie zu filtrieren, eine eindeutige qualitative und quantitative Analyse auf mehrere Bestandteile auszuführen. Die diesen Gang hindernden Koinzidenzen der Reduktionspotentiale werden durch folgende Maßnahmen behoben: 1. Ansäuern der Lösung, wodurch diejenigen Reduktionspotentiale ihre Lage ändern, deren Elektrodenvorgänge auf primärer Wasserstoffreduktion beruhen; hierher gehören viele organische Reduktionen und einige anorganische, wie die von NO, SO_2. 2. Die Lösung wird alkalisch gemacht, wodurch die Lage der Reduktionspotentiale organischer Säuren verändert wird und die amphoteren Elektrolyte wie Plumbite, Stannite, Zinkate, Indate, Chromite, Vanadate erkannt werden können. 3. Zugabe von einem Überschuß von Cyaniden oder Rhodaniden, wodurch Cadmium, Nickel, Kobalt, Zink und ihre komplexen Verbindungen charakterisiert werden. 4. Zugabe von Ammoniak, Citraten, Oxalaten oder Tartraten, mit denen viele Kationen (z. B. Cu^{++}, Cd^{++}, Zn^{++}) in Komplexe eingehen, die zum Teil andere Abscheidungspotentiale als die freien Metallionen aufweisen.

Aus der Reihe der Abscheidungspotentiale geht hervor, daß von mehreren anwesenden Bestandteilen nur die edleren, mit der höchsten polarographischen Empfindlichkeit bestimmt werden können. Die unedleren Bestandteile können nur dann qualitativ und quantitativ in einer Mischung erfaßt werden, wenn ihre Konzentration mindestens 5% von der des edleren Hauptbestandteiles beträgt. Man kann also z. B. sehr kleine Mengen (0,001—0,01%) von Cu, Pb, Cd in großem Überschusse von Zink, Mangan, Aluminium gut bestimmen, nicht aber Spuren von Cd, Zn, Fe oder Alkalimetallen in Anwesenheit großer

Mengen von edlen Metallen wie Cu, Bi, Tl, Pb. In einigen Fällen lassen sich jedoch diese Einschränkungen durch Komplexbildung des edleren Bestandteils umgehen, so z. B. bei Anwesenheit von Kupfer durch einen Überschuß von Cyanidionen, wodurch fast alle unedleren Metalle sich bei kleineren Spannungen als Kupfer selbst abscheiden, oder bei Bestimmungen von Alkalien im Aluminium, wenn dies in Tetramethylammonium als Aluminat gelöst wird (s. S. 99).

Nach F. A. Uhl liegt der Vorteil der polarographischen Methode in der indirekten Analyse, bei der man einen beliebigen Grad von Genauigkeit erzielen kann. Diese besteht darin, daß man zunächst das zu ermittelnde Ion unmittelbar polarographisch (mit gewöhnlich 2%iger Genauigkeit) bestimmt; dann fällt man auf Grund des erhaltenen etwas ungenauen Resultates mittels einer bekannten Menge eines polarographisch nicht wirksamen Fällungsmittels von bekanntem Titer den größten Teil des zu prüfenden Ions aus und macht jetzt eine polarographische Aufnahme der Restionen. Falls durch das Fällungsmittel z. B. 95% der Ionen abgeschieden wurde, dann sind die in der Lösung gebliebenen 5% Restionen wiederum mit 2% Genauigkeit bestimmbar, so daß der Fehler auf 0,1% sinkt.

VI. Technische Anwendungen.

Im folgenden sollen nicht Anwendungsmöglichkeiten besprochen, sondern nur einfache, gut ausgearbeitete und erprobte Arbeitsvorschriften gegeben werden, auf Grund deren man bei entsprechender analytischen und elektrochemischen Ausbildung selbst in der Lage sein wird, neue Anwendungen auszuarbeiten. Hierzu ist eine gründliche Kenntnis der polarographischen Literatur erforderlich. Hingegen können polarographische Messungen auch ohne fachmännischer Ausbildung verläßlich ausgeführt werden.

1. Sauerstoffbestimmung im Wasser und Gasen. Ist Sauerstoff in einer wäßrigen Lösung zu bestimmen, so dürfen keine sich etwa vor —1,2 Volt abscheidenden oder reduzierbaren Körper anwesend sein (z. B. Cu^{++}, Pb^{++}, Cd^{++}, Fe^{+++}); sonst muß man ihre Spuren mit einigen Tropfen von Alkalicarbonatlösung fällen. Die Lösung kann sauer, neutral oder alkalisch reagieren. Man taucht die Capillarelektrode womöglichst schnell in die zu untersuchende Lösung, die das Gefäß bis zum Gummistopfen füllen muß. Um Überschuß vom indifferenten Elektrolyten braucht nicht gesorgt werden, da der Diffusionsstrom eines Nichtelektrolyten, wie Sauerstoff, von der Leitfähigkeit vollkommen unabhängig ist. Tritt ein Maximum auf, so mißt man den waagerechten Diffusionsstrom nach dem Abfall des Maximums. Einige Tropfen einer Lösung von Alkaloiden, Coffein, Eiweiß oder Tylose genügen um das Maximum vollständig zu unterdrücken, so daß dann die Sauerstoffreduktion zwei typische Wellen an der Kurve hervorruft (Vítek, Abb. 17). Da die erste der Reduktionsstufe

$$O_2 + 2\,H \rightarrow H_2O_2$$

und die zweite der Stufe

$$H_2O_2 + 2\,H \rightarrow 2\,H_2O$$

entspricht, kann man, falls Hydroperoxyd in der Lösung abwesend ist (das ist, wenn beide Stufen gleich groß sind), entweder die Höhe der ersten oder — was genauer meßbar ist — die Höhe beider Stufen als ein Maß der Konzentration des in der Lösung vorhandenen Sauerstoffes betrachten. Zur Bestimmung der Eichkurve nimmt man eine offen an der Luft stehende verdünnte, frisch filtrierte Elektrolytlösung, in der bei 20° C die Sauerstoffkonzentration millinormal ist, da sie 8 mg O_2 per Liter enthält. Für kleinere Sauerstoffkonzentrationen können zum Vergleich nur Lösungen benützt werden, die mit einem Gas von bekanntem kleinen Sauerstoffgehalt bei Atmosphärendruck gesättigt sind. Dazu leitet man z. B. mit Stickstoff, der 5% Sauerstoff enthält, in eine 0,01 n-$Ca(NO_3)_2$ im elektrolytischen Gefäß (Abb. 3 b, c) enthaltene Lösung solange, bis der Sauerstoffdiffusionsstrom sich nicht mehr vergrößert; die Höhe der zweiten Sauerstoffstufe entspricht dann 2 mg O_2 je Liter Lösung.

Bei diesen Strommessungen braucht man nur den Spannungsbereich zu registrieren, wo der zu messende Diffusionsstrom zwischen 1,2 und 1,4 Volt erreicht wird. In vielen Fällen genügt es bei entsprechender Spannung nur den Diffusionsstrom zu messen.

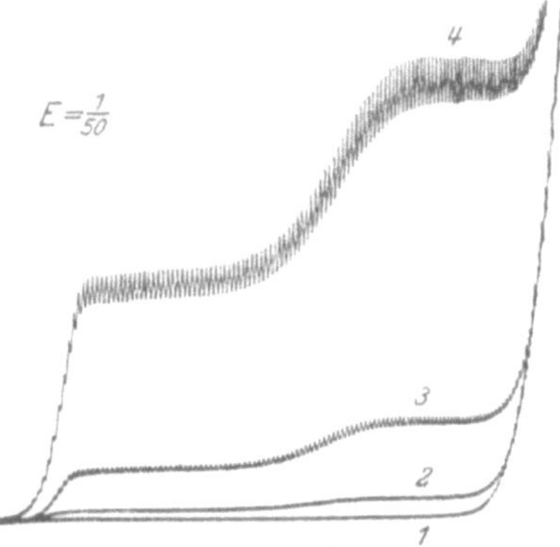

Abb. 17. Analyse technischer Gase an Sauerstoff: Die Lösung von 0,01 n-$Ca(NO_3)_2$-Coffein wurde 1. mit reinem Wasserstoff, 2. mit technisch reinem Stickstoff (5% O_2), 3. mit Luft (20,3% O_2), 4. mit technisch reinem Sauerstoff (91,2% O_2) gesättigt. Die Stufenhöhen sind dem Sauerstoffgehalt proportional.

Petering und Daniels führen gemäß den Untersuchungen von Vitek eine handliche Sauerstoffbestimmung ein, wobei sich die Sauerstoff enthaltende Lösung in dem elektrolytischen Gefäß mit der tropfenden Quecksilberelektrode befindet. Der Galvanometerausschlag wird an einer Skala nur bei Spannungen von 0,1 Volt und 1,0 Volt abgelesen. Die beiden Spannungen werden von zwei Zellen aus angelegt, so daß der potentiometrische Meßdraht entfällt. Das Galvanometer braucht nicht empfindlich zu sein, es genügt ein Zeigergalvanometer. Die Autoren bestimmen auf diese Weise Veränderungen des Sauerstoffgehaltes bei der Photosynthese und Respiration der Algen, bei der Respiration der Hefe und der Blutkörperchen und bei Sauerstoffbestimmungen im Humus und im lebendigem Gewebe.

Karsten bestimmt den Sauerstoffgehalt in Boden, indem er eine ausgekochte 0,1 n-KCl, 0,05% Gelatine und 0,05% Thymollösung nach Erkalten unter Luftausschluß mit den Bodenmuster schüttelt und die polarographische Kurve dieser Suspension mit einer der reinen luftfreien Lösung vergleicht.

Ist in der Lösung Wasserstoffperoxyd anwesend, dann ist die zweite Reduktionsstufe höher als die erste, und zwar um einen Betrag, der der ursprünglichen Wasserstoffperoxydkonzentration proportional ist.

Die kleinste Konzentration des Sauerstoffs, welche noch meßbare
Stufen hervorruft, beträgt 0,04 mg per Liter. Da zur Analyse 1 ccm
hinreichend ist, beträgt die Erfassungsgrenze 0,04 γ.

Soll der Sauerstoffgehalt in Gasen bestimmt werden, dann muß das
betreffende Gasgemisch durch die verdünnte Elektrolytlösung [z. B.
0,01 n-Ca(NO$_3$)$_2$], die durch Spülen mit Wasserstoff völlig vom Sauerstoff befreit wurde, bis zur Sättigung durchgeleitet werden. Die Höhe
des Diffusionsstromes gibt dann die Volumenprozente an Sauerstoff
im Gase an, wenn der Gehalt der Luft an Sauerstoff mit 20,3% angenommen wird. Da technische Gase oft saure Verbindungen enthalten,
welche in der Lösung polarographisch wirksam sind, wie z. B. SO$_2$,
CO$_2$, NO, so muß man kurz vor der polarographischen Aufnahme einige
Tropfen einer Coffein enthaltenden alkalischen Lösung (etwa 2 n-NaOH

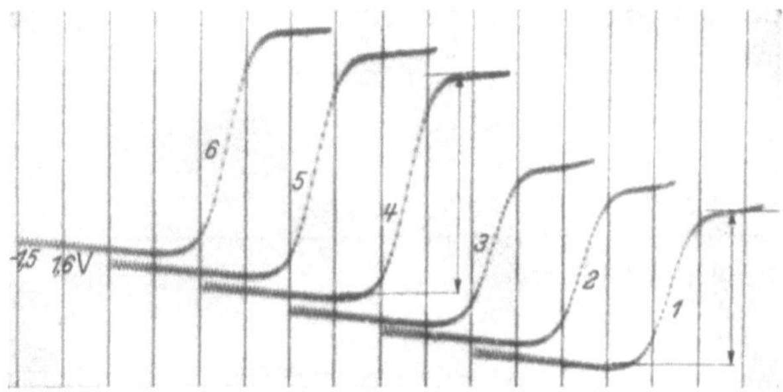

Abb. 18. Kurven *1*, *2*, *3* wurden mit einer Lösung, die Alkalien aus keramischem Material enthält,
erhalten; Kurven *4, 5, 6* nach Zugabe einer bekannten Menge K$^+$-Ionen. Die Stufenerhöhung zwischen
1 und *4* erlaubt den Gesamtgehalt an Alkalien zu berechnen.

mit Coffein gesättigt) zugeben, um die Lösung schwach alkalisch zu
machen. Nach dieser Zugabe leitet man das Gas wiederum für einige
Minuten durch und polarographiert (Abb. 17).

Auf diese Weise kann man Sauerstoff von 100 bis zu 0,5 Vol.-% in
Gasgemischen bestimmen. Allerdings verbraucht man, wegen des
Durchspülens, $^1/_2$—1 l des zu untersuchenden Gases.

Für noch geringere Sauerstoffgehalte empfiehlt es sich eine wasser-
freie Methanollösung anzuwenden, in welcher Sauerstoff etwa 8mal
mehr löslich ist wie in Wasser. Um dieses Lösungsmittel vollständig
wasserfrei zu halten, benützt man wasserfreies Calciumchlorid als Elektrolyt, das etwa 0,1 n sein soll. Die Diffusionsströme sind dann etwa
8mal größer als die einem gleichen Sauerstoffgehalt entsprechenden,
aber in wäßriger Lösung beobachteten Sauerstoffstufen.

2. Bestimmung der Alkalimetalle. Die Abscheidungspotentiale der
„Halbstufen“ der Alkalikationen (Na$^+$, K$^+$, Rb$^+$, Cs$^+$) liegen alle ungefähr bei —2,1 Volt — Lithium ausgenommen, das sich bei —2,31 Volt
abscheidet. Deshalb kann man nur das Lithium von den anderen Alkalimetallen getrennt bestimmen. Da in technischen Analysen meistens
nur Kalium und Natrium in Frage kommen, wird die folgende von
V. Majer (1, 2) ausgearbeitete Schnellanalyse empfohlen:

a) Bestimmung im keramischen Material. Diese Bestimmung bewährt sich auch bei hohem Gehalt an Aluminium. Von der fein zerriebenen Probe werden 5—20 mg durch Erhitzen mit 0,3 ccm n-H_2SO_4 und 0,5 ccm 40%iger Flußsäure im Platintiegel gelöst, abgedampft und nach Zugabe von 1 Tropfen n-H_3PO_4 mit 1,0 ccm 0,5 n-Tetramethyl (oder -äthyl)-Ammoniumhydroxyd ausgelaugt. Die Flüssigkeit wird mit 0,5 ccm Wasser in ein kleines Elektrolysiergefäß übergespült und unter Luftzutritt polarographiert. Es genügt mit einer Spannung von 1,5 Volt anzufangen, da die Alkalimetallabscheidung über 2,0 Volt bedarf. An der Kurve (Abb. 18) entsteht eine deutliche Stufe, die dem Gesamtgehalt an Kalium und Natrium proportional ist. Um den Gehalt genauer berechnen zu können, wird zu der Lösung eine bekannte Kaliummenge zugegeben und die davon erhaltene Stufe mit der ersten verglichen.

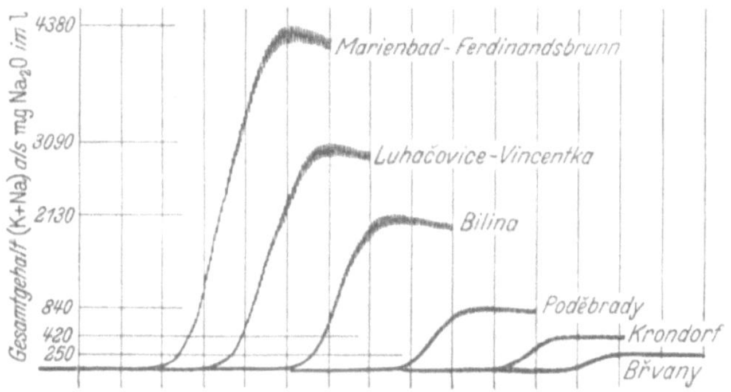

Abb. 19. Stufen der Alkalimetalle (K + Na) in Mineralwässern.

b) Bestimmung in Aluminiummetall und -salzen. In ein kleines elektrolytisches Gefäß gibt man 0,2 ccm einer etwa 0,5 n-Aluminiumsalzlösung oder etwa 15 mg Aluminium, setzt soviel 0,2 n-Tetramethylammoniumhydroxydlösung (2—3 ccm, genau abgemessen) zu, daß sich das Aluminiumhydroxyd im Überschuß der Lauge klar löst, und polarographiert bei Luftzutritt.

Bei der Analyse von Aluminium kommt man schneller zum Ziel, wenn man das Metall mit einigen Tropfen Salzsäure löst und fast zur Trockne abdampft; den Rückstand löst man mit 0,2 ccm Wasser und fügt dann die zum Auflösen erforderliche Menge $N(CH_3)_4OH$ in bestimmtem Volumen zu.

c) Bestimmung in Wässern. Es genügt 1 ccm des Wassers. Man fügt 1 Tropfen 1 n-H_3PO_4, 1 ccm 0,5 n-$N(CH_3)_4OH$ und 1 ccm destilliertes Wasser hinzu. Die Elektrolyse findet unter Luftzutritt, mit 1,5 Volt beginnend, statt. Die ganze Bestimmung kann in 20 Minuten erledigt werden (Abb. 19).

d) Bestimmung des Kalium mit chemischer Abtrennung des Natriums. Die chemische Vortrennung des Natriums, wird nach K. Abresch (1, 2) wie folgt ausgeführt: Von einer schwachsauren wäßrigen Lösung, welche 1—10 mg K_2O bzw. Na_2O in 10 ccm enthalten soll, wird 1 ccm in ein graduiertes Zentrifugenröhrchen von 12—13 ccm

Inhalt pipettiert und mit 3 ccm absolutem Alkohol versetzt. Dann
werden tropfenweise unter beständigem Reiben mit einem Glasstab
6 ccm einer alkoholischen Überschlorsäure (1 Vol. 70% Überchlorsäure,
2 Vol. absolutem Alkohol) zugesetzt. Nach kurzem Zentrifugieren wird
die überstehende Flüssigkeit abgezogen, der Bodensatz durch Auf-
spritzen von überchlorsäurehaltigem Alkohol (3 Vol. absolutem Alkohol,
1 Vol. 75% Überchlorsäure) gewaschen und durch abermaliges Zentrifugieren und Hebern isoliert. Das Kaliumperchlorat wird mit 5 ccm
Wasser in Lösung gebracht und nach dem Verfahren von V. Majer
mit 2 Tropfen Phosphorsäure, 2 ccm einer 0,5 n-Tetramethylammoniumhydroxydlösung versetzt und auf 10 ccm mit Wasser verdünnt.

Es genügt meist die Stromstufe des Kaliums in einfacher Weise zu
messen[1].

Zur Bestimmung des Natriums wird die abgeheberte Lösung samt
der Waschflüssigkeit in ein Porzellan- oder Glasschälchen überführt
mit der gleichen Menge Wasser sowie 1 ccm einer 10%igen Schwefelsäure versetzt und zuerst auf dem Wasserbad und schließlich auf dem
Sandbad zur Trockne eingedampft. Der Rückstand wird in wenig
Wasser gelöst, wie bei Kaliumperchlorat mit Phosphorsäure, Tetra-
methylammoniumhydroxyd und Wasser zu 10 ccm gebracht und polarographisch untersucht.

3. Bestimmung von Kupfer, Nickel und Kobalt in Eisen. Nach
G. Maaßen (1—4) gibt die polarographische Methode nach vorheriger
Abtrennung des Eisens gute quantitative Ergebnisse. Der Niederschlag
des Ferrihydroxyds braucht nicht abfiltriert werden. Eine Verfälschung
des Analysenresultates durch Adsorption ist nicht zu befürchten, da
der Fehler durch Eichkurven ausgeschaltet wird.

Die gleichzeitige Bestimmung von Kupfer und Nickel in Eisen wird
dadurch möglich, daß in ammoniakalischen ammonsalzhaltigen Lösungen bei Anwesenheit von Kupfer zwei gleich große Stufen bei etwa
—0,34 und —0,54 Volt und bei Anwesenheit von Nickel eine Stufe bei
—1,1 Volt auftreten; bei —1,3 Volt scheidet sich Kobalt ab, so daß
kleine Mengen Nickel neben Kobalt in Kobaltstählen bestimmt werden
können.

a) Bestimmung von Kupfer und Nickel. 0,1 g Stahl löst man
in einem 50-ccm-Becherglas in 3—5 ccm Salzsäure (1:1), oxydiert nach
dem Lösen mit wenigen Tropfen konzentrierter Salpetersäure und dampft
zur Trockne ein. Die völlig trockene Probe wird mit genau 1 ccm Salzsäure (1:1) und 1 Tropfen konzentrierter Salpetersäure durch schwaches
Erwärmen gelöst. Ohne den Niederschlag von Kiesel- oder Wolframsäure
zu entfernen, spült man die Lösung mit wenig Wasser in ein 50-ccm-
Meßkölbchen und füllt bis zur 10-ccm-Marke mit Wasser auf. In zwei
Anteilen gießt man zur Fällung des Eisens 20—25 ccm der ammon-
chloridhaltigen zweifach normalen Ammoniaklösung in der Kälte unter
kräftigem Schütteln zu. Nach Zusatz von 5 Tropfen Leimlösung zur
Unterdrückung des „Maximums", füllt man mit dem Fällungsmittel

---

[1] Ein dazu geeignetes Gerät hat die Firma Geißler in Bonn unter dem Namen
„Kalimeter" in Handel gebracht.

auf 50 ccm auf. Die Lösung wird nach Befreiung von Luftsauerstoff polarographisch untersucht.

Das beschriebene Verfahren gestattet auch eine schnelle, qualitative Prüfung auf Kupfer, Nickel und Kobalt in kleinsten Stahlmengen. Einige Stahlspäne löst man im Reagensglas mit wenig Salzsäure, oxydiert mit Salpetersäure und fällt das Eisen mit Ammoniaklösung. Dann setzt man Leimlösung zu, filtriert, leitet durch das Filtrat kurze Zeit Stickstoff und prüft mit dem Polarographen.

Mit befriedigendem Erfolg bestimmt man in dieser Weise auch Spuren von Kupfer und Nickel in technischen Eisensorten mit weniger als 0,05% Cu und Ni. Hierzu nimmt man 1 g Eisen auf 25 ccm der ammoniakalischen Lösung.

Zu diesen polarographischen Analysen sei bemerkt, daß in allen alkalischen Lösungen, also auch ammoniakalischen und cyanidhaltigen Lösungen, Luftsauerstoff durch Zugabe von einigen Tropfen einer gesättigten Natriumsulfitlösung oder einiger Kriställchen nach gründlichem Umrühren soweit gebunden wird, daß die Lösungen offen an der Luft mit höchster Empfindlichkeit polarographisch untersucht werden können.

b) Bestimmung von Nickel und Kobalt. Für eine gute, getrennte Lage der Nickel- und Kobaltstufe erwies sich die Fällung des Eisens mit einer Bariumcarbonataufschlämmung als günstig. Nickel wird aus dem Filtrat bei $-0{,}95$ Volt, Kobalt bei $-1{,}25$ Volt und das in Lösung gegangene Barium erst bei $-1{,}94$ Volt abgeschieden.

0,1 g Stahl werden wie unter a) gelöst und in ein 50-ccm-Meßkölbchen übergeführt. Nach Zugabe von 10 ccm Ammonchloridlösung (200 g NH_4Cl auf 1000 ccm Wasser) setzt man langsam 10 ccm Bariumcarbonataufschlämmung (250 g $BaCO_3$ in 1000 ccm Wasser) unter kräftigem Schwenken der Lösung zu, gibt 5 Tropfen Leimlösung in das Meßkölbchen und füllt mit Wasser auf. Ein Anteil der filtrierten Lösung wird im Stickstoffstrom polarographisch untersucht.

Falls es sich um Serienanalysen handelt, empfiehlt G. Maaßen (1—4) die Entfernung des gelösten Luftsauerstoffes durch gereinigten Stickstoff, was weitaus handlicher als die Entfernung durch Wasserstoff ist, wenn man z. B. Einsatzgefäße (Abb. 13) benützt. In eine Reihe von kleinen, etwa 20 ccm fassenden Waschflaschen werden 10—20 ccm der zu untersuchenden Lösungen durch 10—15 Minuten langes Durchleiten eines nicht zu kräftigen Stickstoffstromes von Sauerstoff befreit. Der Stickstoff wird aus der Stahlbombe durch eine alkalische Pyrogallollösung (250 g festes KOH und 50 g Pyrogallol zu 1 l Wasser gelöst) durchgeleitet, um Sauerstoffspuren zu entfernen. Weniger rasch aber angenehmer entfernt man diese durch eine wenig Kaliumhydroxyd enthaltende Lösung von Hydrosulfit $K_2S_2O_4$ (11 g KOH und 31 g $K_2S_2O_4$ zu 180 ccm Wasser). Die zu untersuchende Lösung wird beim Umkehren der kleinen Waschflasche durch den Stickstoffstrom in das mit Stickstoff vorgespülte Einsatzgefäß gedrückt. Man verschließt das Einsatzgefäß bis zum Einsetzen der Capillare, die einen Stopfen trägt, mit dem Finger. Der so erzielte Luftabschluß ist ausreichend.

4. Analyse von Messing und Neusilber. Nach H. Hohn verläuft die Bestimmung von Zink und Kupfer ohne jede Schwierigkeit. Man wiegt 0,1 g Messingspäne ein und versetzt in einem kleinen, mit Uhrglas bedeckten Becherglas mit 2 ccm konzentrierter Salpetersäure; dann spült man in einen 50 ccm Meßkolben, füllt auf und pipettiert ohne Rücksicht auf einen eventuellen Zinnsäureniederschlag 5 ccm der Probelösung zu 10 ccm einer Ammoniak-Ammonchloridlösung (2 n-NH_4Cl, 2 n-NH_3), die 10% der früher beschriebenen Tyloselösung enthält. Dann nimmt man im Spannungsbereich 0,2—1, 0 Volt das Kupfer und im Bereich 1,0—1,6 Volt das Zink in Stickstoffatmosphäre polarographisch auf.

Da in der ammoniakalischen Lösung Zink und Nickel koinzidieren, muß von der Zinkwelle gegebenenfalls der Nickelanteil abgezogen werden. Die Bestimmung des Nickels erfolgt in cyankalischer Lösung, da Kupfer und Zink so stabile Komplexe bilden, daß sie polarographisch nicht mehr angezeigt werden; das Nickel dagegen bildet eine gut meßbare Stromstufe bei etwa 1 Volt Spannung.

Um Spuren von Nickel besser bestimmen zu können, geht man von einer Einwaage von 0,5 g aus; man löst mit konzentrierter Salpetersäure, setzt 15 ccm konzentriertes Ammoniak zu, filtriert kalt durch einen Glasfiltriertiegel, wäscht mit ammoniakhaltigem Wasser gründlich aus. Das Filtrat wird auf 250 ccm gebracht und die Kupfer- und Zinkwelle aufgenommen, wie dies beschrieben wurde. Zur Bestimmung des Nickels fügt man zu 5 ccm der Lösung 5 ccm 2 n-KCN und 5 ccm reines 2 n-NH_4Cl, 2 n-NH_3 und etwa 1 g reines kristallisiertes Natriumsulfit zu; kocht auf — um das Cyangas zu entfernen — und polarographiert bei Luftzutritt nach dem Erkalten. Eine Eichkurve hilft nun die Nickelkonzentration zu ermitteln.

Ebenso lassen sich Spuren von Nickel in Kupfersalzen bestimmen. Auch die Analyse des Neusilbers kann ohne jede Vortrennung nach dieser Methode durchgeführt werden.

5. Bestimmungen von Cadmium, Blei, Kupfer und Zink in Rohzinkerzen. a) Cadmium, Kupfer und Zink. 1 g des fein zerriebenen Zinkerzes (z. B. Zinkblende) wird durch Kochen in einen 50-ccm-Meßkolben mit 10 ccm konzentrierter Salzsäure und nachheriger Zugabe von 5 ccm Salpetersäure vollständig gelöst. Nach Erkalten werden etwa 10 Tropfen einer gesättigten Natriumsulfitlösung zugegeben und 20 ccm einer konzentrierten Ammoniaklösung, die auch etwa 10 Tropfen der gesättigten Natriumsulfitlösung enthält, zugefügt. Nachher wird etwa 1 ccm einer $^1/_2$%igen Gelatinelösung zugegeben und die Lösung im Meßkolben wird zur 50-ccm-Marke mit einer 0,01 m-Na_2SO_3-Lösung aufgefüllt. Etwa 5 ccm dieser Lösung, in der alles Blei und Eisen gefällt ist, werden in ein kleines elektrolytisches Gefäß gebracht und offen an der Luft polarographiert. Auf dem Polarogramm (Abb. 20a) ist bei 0,6 Volt Spannung die Cadmiumwelle ersichtlich und vor ihr die Doppelwelle des Kupfers (nach Kraus und Novák).

Wenn Zink zu bestimmen ist, wird die im 50-ccm-Meßkolben enthaltene Lösung 100fach mit einer 2 n-NH_3, NH_4Cl-Lösung, die Na_2SO_3 enthält, verdünnt und an der Luft polarographiert.

b) **Blei und Cadmium.** In den Fällen wo der Kupfergehalt ziemlich groß ist oder der Bleigehalt zu bestimmen ist, wird folgendermaßen vorgegangen:

1 g der Zinkblende wird durch Kochen mit 10 ccm Salzsäure in einem 50-ccm-Meßkolben womöglich gelöst und die zur völligen Auflösung eben nötige Menge Salpetersäure zugefügt. Nach dem Erkalten wird in die Lösung etwa 0,2 g reinstes Aluminiumblech gegeben, wodurch alles dreiwertige Eisen zum zweiwertigen reduziert und das Kupfer metallisch abgeschieden wird. Nach völliger Lösung des Aluminiums wird die Lösung mit ausgekochtem Wasser auf 50 ccm aufgefüllt und etwa 5 ccm dieser Lösung nach Zugabe von 2 Tropfen 1%iger Gelatinelösung in Stickstoffatmosphäre polarographiert. Es erscheint die Bleiwelle bei 0,45 Volt und die Cadmiumwelle bei 0,6 Volt (Abb. 20b).

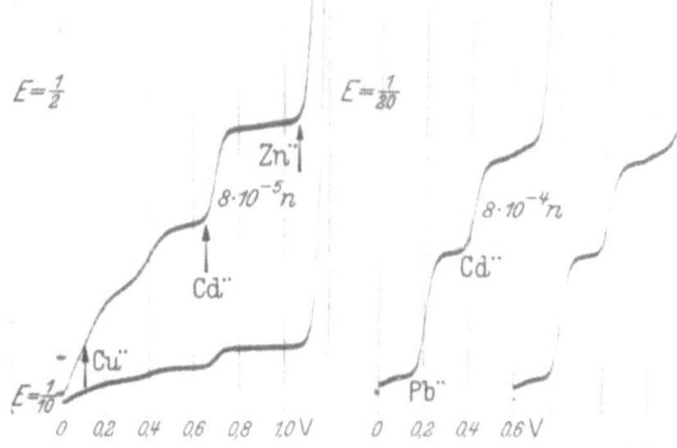

Abb. 20. Analyse der Rohzinkblenden: a Bestimmung des Cadmiums nach Fällung von Fe··· und Pb·· durch NH₄. b Bestimmung des Bleis und des Cadmiums nach Reduktion von Fe··· und Cu·· durch Al.

Man kann aber auch nach Auflösen des Al im Meßkolben etwa 30 ccm einer 10%igen Na-Citrat- oder Tartrat-Lösung zufügen, mit NaOH zu schwachsaurer Reaktion neutralisieren, zur Marke auffüllen und in Stickstoffatmosphäre polarographieren; die Pb- bzw. Cd-Stufe erscheint bei 0,6 bzw. 0,8 Volt.

6. Bestimmung von Zinkoxyd in Lithopone. Nach S. Knoke werden 0,5 g Lithopone mit 20 ccm einer Mischung von 10% NH_4Cl und 2,5% NH_3 mit 0,4% Tylose kräftig durchgeschüttelt. Nach 15 Minuten wird der Inhalt mit der aufgeschwemmten Lithopone in ein Becherglas gegossen und darin an der Luft polarographisch zwischen 1,0 und 1,5 Volt Spannung untersucht. Der Gehalt an ZnO (0,09—0,87%) ist in bester Übereinstimmung mit den gravimetrischen Bestimmungen.

7. Jodid und Jodatbestimmungen. Da Jodide meist in Anwesenheit von einem Überschuß von Bromiden und Chloriden vorkommen, eignet sich zu ihrer polarographischen Bestimmung die anodische Stufe nur in seltenen Fällen. Vorteilhaft ist dagegen die Bestimmung als Jodat, welches eine gut meßbare Stufe bei —1,1 Volt hervorruft, und zwar auch in Anwesenheit eines beliebigen Überschusses von Bromaten, Chloraten, Perchloraten, Chloriden, Bromiden, Nitraten oder Nitriten. Ein weiterer Vorteil liegt darin, daß das Jodat durch Sulfit nicht

reduziert wird, so daß nach Zugabe einer alkalischen Sulfitlösung unter
Luftzutritt gemessen werden kann. Das Jodat wird an der Quecksilberkathode direkt zu Jodid reduziert, erfordert also die 6fache Elektrizitätsmenge einer Kationenreduktion, und verursacht deshalb eine 6mal
so hohe Stufe, was eine erhöhte Empfindlichkeit zur Folge hat. Darum
eignet sich das Verfahren zu Mikrobestimmungen. Eine Konzentration
von 10^{-6} n kann in 1 Tropfen der Lösung bequem erfaßt werden, was
einer Menge von 0,006 γ Jod entspricht.

Man fügt der neutralen oder alkalischen Lösung, welche keine zwischen
von 0 bis —1,2 Volt störende Substanzen enthalten darf, einige Kriställchen von reinstem Natriumsulfit (etwa 0,25 g je 10 ccm) und polarographiert offen. Sollten Schwermetallsalze anwesend sein oder die

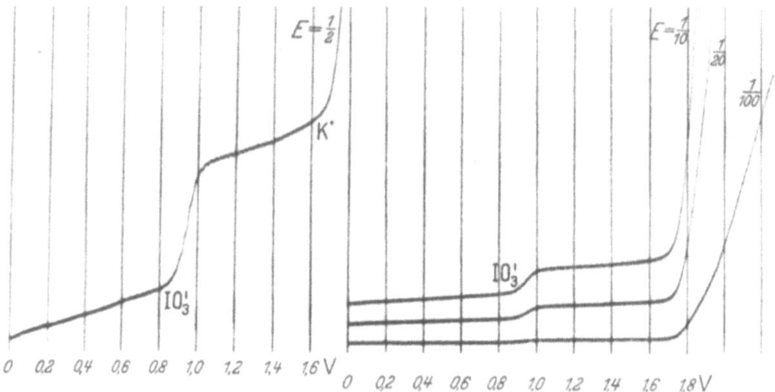

Abb. 21. Bestimmung von Jodid in einer 10^{-4} n-Lösung nach Oxydation zu Jodat. Die Lösung
enthält $2 \cdot 10^{-5}$ n-IO_3'. Die Kurve ist mit verschiedenen Empfindlichkeiten aufgenommen.

Lösung sauer reagieren, so gibt man reinstes Alkalicarbonat in Pulverform zu, bis die Lösung alkalisch reagiert und verfährt wie oben.

Wenn Jodid zu bestimmen ist, verdünnt man — nach A. Rylich —
die Lösung auf einen Jodidgehalt unter 0,001 n, säuert mit einigen
Tropfen etwa 1 n-Salzsäure schwach an, fügt zu 1 ccm der Lösung etwa
das 4fache von Chlorwasser zu, und läßt in einem Porzellanschälchen
auf dem siedenden Wasserbade auf etwa 1 ccm eindampfen. Dadurch
wird — nach Schulek — das Jodid quantitativ zu Jodat oxydiert.
Dann macht man mit etwa 1 n-Lauge schwach alkalisch und verdampft
zur Trockne. Der Rückstand wird mit 1 ccm alkalischer Sulfitlösung
(0,2 n-Na_2SO_3, 0,2 n-NaOH) gelöst und im kleinen elektrolytischen
Gefäß polarographiert (Abb. 21). Wenn die ursprüngliche Lösung nur
sehr kleine Mengen von Jodid enthält (unter 10^{-6} normal), soll sie entweder durch Abdampfen entsprechend konzentriert oder der trockene
Rückstand mit 0,1 ccm Sulfitlösung ausgelaugt werden; 1 Tropfen dieser
Lösung genügt dann, um im kleinsten Gefäß (Abb. 3f) offen polarographiert zu werden.

8. Die Molybdatbestimmung. F. A. Uhl hat eine Molybdatbestimmung ausgearbeitet, welche auch indirekt für Phosphatbestimmungen
angewendet werden kann. Da letztere aber etwas langwierig ist und

für Düngemittelanalysen erst näher ausgearbeitet werden muß, ist hier bloß die Grundmethode beschrieben.

Die Probe muß frei sein von Stoffen, die von 0,4—1,0 Volt an der Kathode reagieren und frei von Anionen schwacher Säuren, wie Essigsäure usw., und von Kolloiden, wie Tylose, Gelatine u. dgl. Sie soll in 50 ccm nicht mehr als 300 mg Fe_2O_3 (andere mit Oxalsäure reagierende Stoffe als Äquivalente Fe_2O_3 gerechnet) und nicht mehr als 100 mg MoO_3 oder 67 mg Mo enthalten.

In einem 100-ccm-Meßkolben wird die salpetersaure Molybdatlösung mit 10 ccm 2 n-$K_2C_2O_4$ und 15 Tropfen Bromphenolblaulösung[1] versetzt und durch 2 n-NaOH bis zur Blaurotfärbung neutralisiert; dann wird 2 n-HNO_3 bis zum bräunlichen Gelbgrün zugegeben, 10 ccm 2 n-Milchsäure und 2 ccm 2 n-HNO_3 zugesetzt, die Lösung auf 100 ccm aufgefüllt und offen auf der Luft mit kleiner Galvanometerempfindlichkeit polarographiert. Die Molybdänstufe erscheint in einer Doppelwelle, die bei 0,37 und 0,55 Volt aufsteigt.

9. Titration von Schwefelsäure und Blei. J. Majer (4, 5) und M. Spálenka haben diese „polarometrische Titration", in welcher Bleilösungen direkt mit Schwefelsäure oder Schwefelsäure indirekt durch Fällen von Bleiionen bestimmt werden, praktisch erprobt.

Es ist besser die Schwefelsäure (oder Sulfatlösung) im elektrolytischen Gefäß zu haben und von der Bürette die Bleilösung zuzugeben (Abb. 22). Solange Schwefelsäure im Überschuß ist, werden die Bleiionen gefällt. Nach Überschreiten des Äquivalentpunktes ist das plötzliche Ansteigen der Bleiionenkonzentration polarographisch gut verfolgbar. Man braucht auch hier keine Registrierung der Kurve, sondern nur die Bestimmung der Bleistufe, die bei etwa —0,8 bis 1,0 Volt erreicht wird. Die Mischung der Lösungen muß in Stickstoffatmosphäre geschehen.

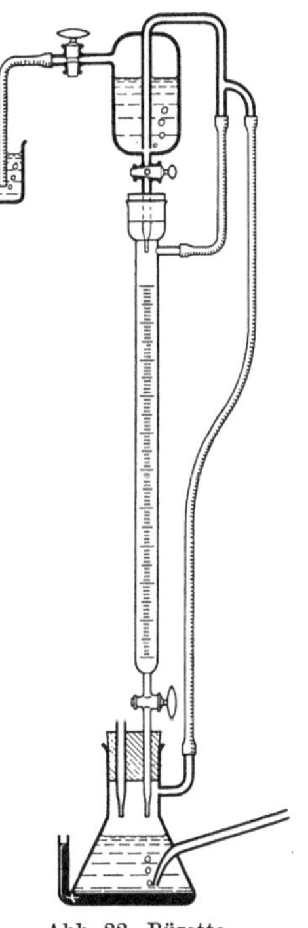

Abb. 22. Bürette für Untersuchungen ohne Luftzutritt.

10 ccm einer Sulfatlösung (etwa 0,1 n) wird in einem 40 ccm fassenden elektrolytischen Gefäß nach Zugabe von 10 ccm absolutem Alkohol unter lebhaften Durchleiten von Stickstoff mit einer 0,1 n-Bleinitratlösung titriert und nach jeder Bleizugabe und 2 Minuten Abwarten die Stromstärke abgelesen. Die Titration wird fortgesetzt bis die Stromstärke merklich anwächst. Dann wird ein Diagramm gezeichnet, in dem die Abszissen die zugegebenen Kubikzentimeter der Bleilösung und die Ordinaten die Höhe der Bleistufe bezeichnen. Die Abszisse, bei welcher der jähe Stromanstieg zu bemerken ist, gibt die für die Sulfationen erforderliche Menge der Bleiionen an.

---

[1] Die Lösung enthält 0,1 g Bromphenolblau in 1,5 ccm 0,1 n-NaOH zu 250 ccm H_2O gefüllt.

10. Aschenanalysen. Die Alkalimetalle in Aschen oder Verdampfungsrückständen werden in der früher angegebenen Weise analysiert. Spuren von Schwermetallen sind nach K. Heller gut quantitativ zu bestimmen, wenn man die polarographische Methode mit der ,,Dithizon‘‘-Ausschüttelungsmethode von H. Fischer kombiniert. Dadurch trennt man die Schwermetalle Cu, Bi, Pb, Cd, Zn, Ni, Co vom großen Überschuß von Fe, Mn, Alkalien und Erdalkalien. Die ,,Dithizon‘‘-(Diphenylthiocarbazone-) Komplexe der Schwermetalle werden mit CCl_4 extrahiert, angereichert und polarographisch analysiert. So können auch Schwermetalle in Mineralwässern bestimmt werden.

Bei diesen Analysen fällt die Zinkstufe mit der des Nickels zusammen, so daß deren Einzelbestimmung direkt nicht möglich ist. P. R. Stout hat eine Trennungsmethode für Zink und Nickel eingeführt. Die Asche von. unter 500° C verbrannten 1—2 g Pflanzen wird in etwa 100 ccm 1 n-HCl suspendiert und in einem Scheidetrichter von 250 ccm mit 5 ccm 1 n - Ammoniumcitratlösung geschüttelt. Dann wird mit Ammoniak schwach alkalisch gemacht, und mit 10 ccm Chloroform, in dem 1 bis 3 mg Dithizon gelöst

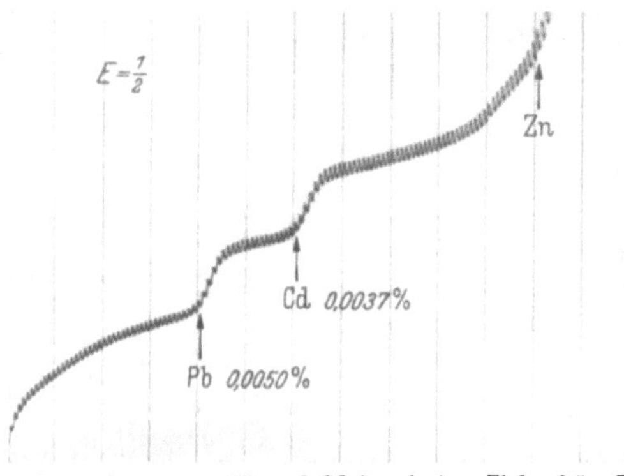

Abb. 23. Spuren von Pb und Cd in reinstem Zink. 0,5 g Zn wurden in 5 ccm HCl gelöst.

sind, ausgiebig geschüttelt. Fe, Mn, die Erdalkalien und die Alkalien bleiben in der wäßrigen Lösung, Cu, Bi, Pb, Cd, Zn, Ni, Co lösen sich dagegen als Dithizonkomplexe im Chloroform. Die Chloroformschicht wird abgetrennt und in einem kleineren Scheidetrichter mit 10 ccm 0,5 n-HCl geschüttelt. Dadurch werden die Dithizonkomplexe von Zn, Cd und Pb zerstört und deren Chloride gehen in die wäßrige Schicht über. Um diese Zersetzung zu vervollständigen, wird die Chloroformschicht mit schwachammoniakalischem Wasser ausgewaschen und wiederum mit 10 ccm 0,5 n-HCl geschüttelt. Dadurch wird alles Zn, Cd und Pb in die wäßrige Lösung gebracht, mit Spuren von Cu, Co, Ni und Bi. Die salzsaure wäßrige Lösung wird verdampft und der Rückstand mit 10 ccm einer 0,1 n-Ammoniumacetatlösung von $p_h = 4,6$ aufgelöst. Diese Lösung wird mit 10 ccm einer 0,05 n-KCNS-Lösung versetzt und dann in einer Wasserstoffatmosphäre polarographisch untersucht. Das erhaltene Polarogramm zeigt die Stufe des Cadmiums bei 0,6 Volt, des Nickels bei 0,9 Volt, des Zinks bei 1,2 Volt, des Kobalts bei 1,5 Volt. Die Chloroformschicht wird verdampft, mit ein wenig Salpetersäure zur Trockne abgedampft und bei 300° C 15 Minuten lang erhitzt. Der Rückstand wird mit einem Gemisch von 10 ccm 0,5 n-Ammoniumacetat und 10 ccm 0,1 n-Weinsäure gelöst und in einer Wasserstoffatmosphäre polarographiert. Dieses Polarogramm zeigt die

Stufen des Kupfers bei 0,2 Volt, des Wismuts bei 0,3 Volt, des Bleis bei
0,65 Volt und des Cadmiums bei 0,85 Volt.

11. Prüfungen auf Reinheit. In Lösungen vieler technisch reiner
Stoffe lassen sich polarographisch Verunreinigungen leicht bestimmen.
So findet man z. B. in Lösungen von 1 g reinstem Zink in 10 ccm konzen-
trierter Salzsäure in Wasserstoffatmosphäre gut meßbare Stufen von
Kupfer, Blei und Cadmium (Abb. 23).

Ähnliche Analysen lassen sich mit Aluminium und Magnesium durchführen. Spuren von Natrium im Magnesium findet man nach verbrennen
des Metalls und suspendieren des Oxyds in gesättigtem Kalkwasser.
Beim Durchperlen von Stickstoff durch diese Suspension geht das

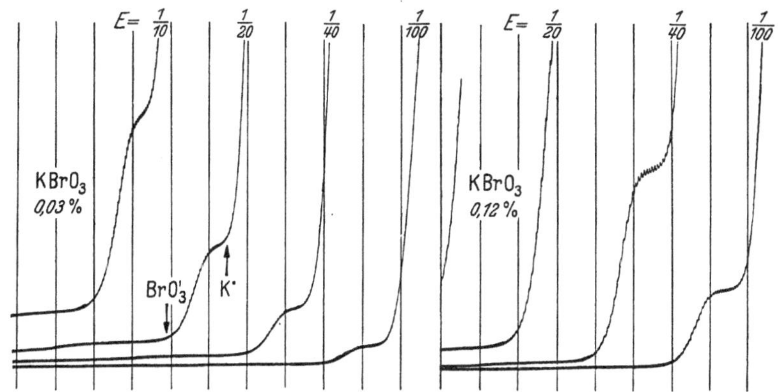

Abb. 24. Eine gesättigte Lösung von KClO₃ „pro analysi" (links Kahlbaum, rechts Merck)
offen an der Luft mit verschiedenen Empfindlichkeiten aufgenommen, zeigt immer Spuren
von Bromat.

Natrium in Lösung, so daß die Alkalistufe bei —2,1 Volt vor dem Abscheidungspotential des Calciums zum Vorscheint kommt.

In Lösungen von Strontiumpräparaten findet man polarographisch
immer Spuren von Barium und in Lösungen von Chloraten immer
Bromate (Abb. 24). In 25—50% Schwefelsäure findet man entweder Spuren von Blei oder katalytische Wirkung von Platinspuren.
In vielen organischen Präparaten können Spuren von Schwermetallen, namentlich von Kupfer, Blei oder Zink nachgewiesen werden.
Im Äther befinden sich stets Oxydationsprodukte, ein peroxydisches
und ein aldehydisches, deren Mengen durch ihre polarographische Stufenhöhen bestimmbar sind (Abb. 25). Wegen der geringen Leitfähigkeit
des Äthers schüttelt man ihn mit 0,1 n-LiOH und untersucht dann diesen
Extrakt.

12. Blutanalysen bei Berufsvergiftungen. J. Teisinger (1, 2) hat
rasche mikropolarographische quantitative Bestimmungen von Blei und
von Nitrobenzol im Blute ausgearbeitet, welche sich namentlich bei
chronischen Vergiftungen, die bei industrieller Berufstätigkeit auftreten,
bewähren.

Die Bleibestimmung kann sowohl im Blut, im Blutserum, Blutplasma,
wie auch in dem roten Blutkörperchen ausgeführt werden. Für die

Analysen genügen 2 ccm Blut, nur für die Serumanalyse benötigt man
6 ccm Blut. Die letztere Analyse sei hier beschrieben: Zu 3 ccm Serum
fügt man 2 Tropfen konzentrierte Salzsäure hinzu und gießt die Mischung
in ein kleines elektrolytisches Gefäß. Darauf leitet man Wasserstoff

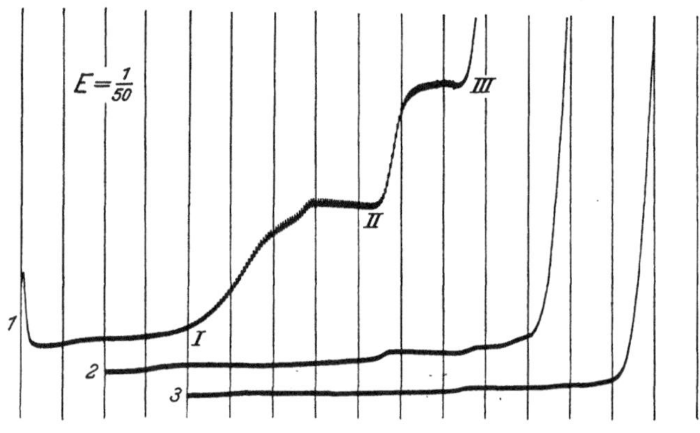

Abb. 25. Prüfung von Äthyläther auf Reinheit durch Bestimmung der Stufen von Peroxydverbindungen. Kurve *1*: 0,01 n-LiOH-Lösung, die mit käuflichem Äther geschüttelt wurde, zeigt bei *I* und *II* beträchtliche Stufen der Peroxydverunreinigungen; bei *III* scheidet sich Lithium ab. Kurve *2*: 0,01 n-LiOH-Lösung, die mit frisch destilliertem Äther geschüttelt wurde, zeigt viel weniger Peroxydverunreinigung. Kurve *3*: 0,01 n-LiOH-Lösung, die mit reinstem chirurgischen Äther geschüttelt wurde. Der letzte Äther ist als frei von Peroxydverbindungen zu betrachten.

ungefähr 1 Stunde durch, wobei eine beträchtliche Schaumbildung entsteht. Um dies möglichst zu vermeiden, leitet man zuerst den Wasserstoff über die Oberfläche des Serums (Abb. 26) bis der Sauerstoff aus dem Raum über der Lösung entfernt ist. Danach leitet man langsam den Wasserstoff durch die Lösung durch, wobei allerdings ein Teil der Flüssigkeit in das Nebengefäß entweicht. Auf diese Weise verliert man

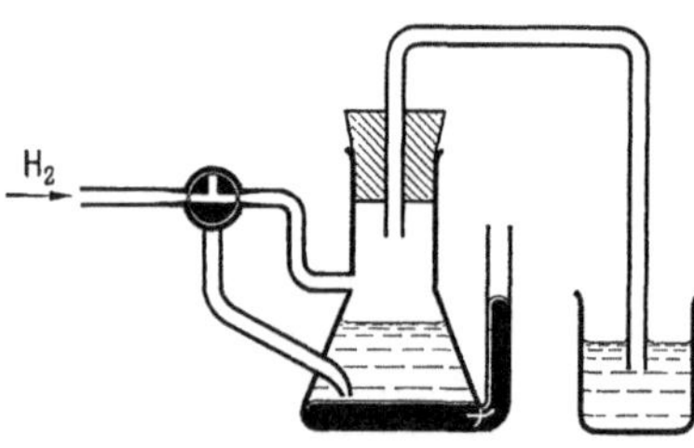

Abb. 26. Gefäßchen für Blutuntersuchungen.

höchstens 1 ccm der Lösung, in dieser Zeit ist aber die Lösung vollkommen sauerstofffrei. Man polarographiert mit möglichst größter Galvanometerempfindlichkeit, wobei man die oben beschriebene Kompensation des „Kondensatorladungsstromes" benützen muß. Dann entspricht $0,1\,\gamma$ Pb in 1 ccm der Flüssigkeit etwa einer Stufenhöhe von 2 mm bei 0,4 Volt Spannung.

Allerdings ist die Prüfung aller Reagenzien und Geräte, die mit dem Blute in Berührung kommen, auf Abwesenheit von Blei unumgänglich notwendig; sie wird durch polarographische Blindversuche ausgeführt.

Die sehr geringen Blutmengen, die Teisinger benutzt, scheinen nach Forche zu unsicheren Werten zu führen, und deshalb gibt er seiner eigenen sorgfältig ausgearbeiteten, chemisch jedoch ziemlich langwierigen polarographischen Bleibestimmungsmethode, bei der er

von 50 ccm Blut ausgeht, den Vorzug. Genaueres muß in der Originalabhandlung nachgesehen werden.

Die Bestimmung kleiner Mengen von Nitrobenzol braucht nur im
Serum ausgeführt zu werden, da es sich gleichmäßig zwischen Serum
und Blutkörperchen verteilt. Man bringt das Serum direkt in das kleine
elektrolytische Gefäß, befreit es durch Wasserstoff vom Luftsauerstoff
wie oben angegeben und polarographiert auch so. Die Nitrobenzolstufe
liegt bei 0,5 Volt Spannung und zeigt noch deutlich $0{,}02\,\gamma$ Nitrobenzol
in 1 ccm Serum an.

Die beschriebene Methode ist für Nitrobenzol nicht spezifisch, denn
dieselbe Stufe, bei 0,5 Volt, ist auch für andere aromatische Nitrokörper

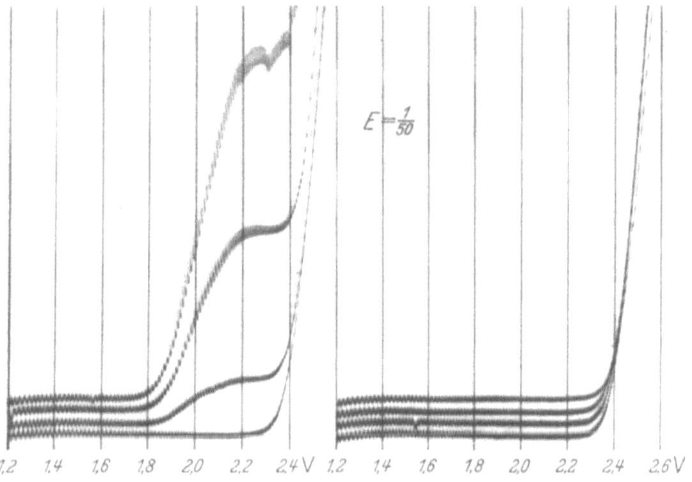

Abb. 27. Unterschied zwischen Ketosen und Aldosen: Links zu 10 ccm 0,02 n-LiCl 0,3, 1,2 ccm
1% Fructoselösung zugegeben; rechts zu 10 ccm 0,02 n-LiCl die gleichen Mengen 1% Glucoselösung
zugegeben.

wie Nitrophenol, Dinitrophenol, Trinitrophenol und Trinitrotoluol charakteristisch, was jedoch für eine ärztliche Diagnose auch von Wichtigkeit ist.

13. Anwendungen in der Zuckerindustrie. Es können die Zucker-
aschen auf die beschriebene Weise qualitativ und quantitativ untersucht werden. Die Reinheit der Zuckersorten wird aber noch bequemer —
nach K. Šandera und B. Zimmermann — durch das Unterdrückungsvermögen der Strommaxima angezeigt. Die Maxima, welche bei der
Reduktion des Luftsauerstoffes in verdünnten Elektrolyten an der Sauerstoffstufe entstehen, werden nämlich in hohem Maße von Spuren von
Verunreinigungen der Zuckersorten der Industrie beeinflußt. Überhitzte
Zuckersorten, die später beschränkte Haltbarkeit aufweisen — jedoch
analytisch von den haltbaren nicht zu unterscheiden sind — zeichnen
sich durch starkes Unterdrückungsvermögen der Maxima aus.

Eine weitere Methode erlaubt den Gehalt an Invertzucker zu bestimmen. Fructose — nicht aber Glucose oder Saccharose — erzeugt
in der Stromspannungskurve bei gewöhnlicher Temperatur bei $-1{,}6$ Volt
eine gut meßbare Reduktionsstufe (Abb. 27). Dadurch ist Invertzucker

bis zu 0,002% in der Saccharose eindeutig bestimmbar. Es genügt
1 g des Zuckers in 10 ccm gesättigtem Kalkwasser zu lösen und offen
auf der Luft mit etwa $^{1}/_{20}$ der Empfindlichkeit zu polarographieren.
Honig kann auf dieselbe Weise auf Fructose analysiert werden (Abb. 28).

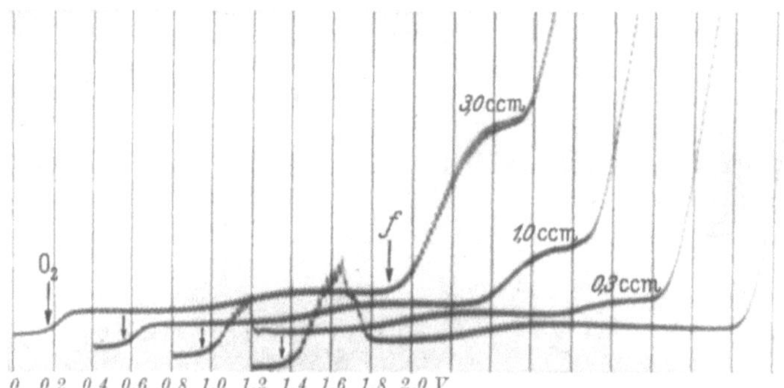

Abb. 28. Zu 10 ccm einer 0,01 n-LiCl-Lösung wird bei Luftzutritt eine 1%ige Lösung von Honig
zugegeben. Die Fructosestufe (bei *f*) erhöht sich und das Luftsauerstoffmaximum wird unterdrückt
(bei O₂).

Auch „Saccharin" ist polarographisch quantitativ bestimmbar,
die Imidgruppe läßt sich glatt reduzieren, und zwar in saurer Lösung
bei 1,0 Volt Spannung [Pech (1)]. Die polarographischen Stufenhöhen

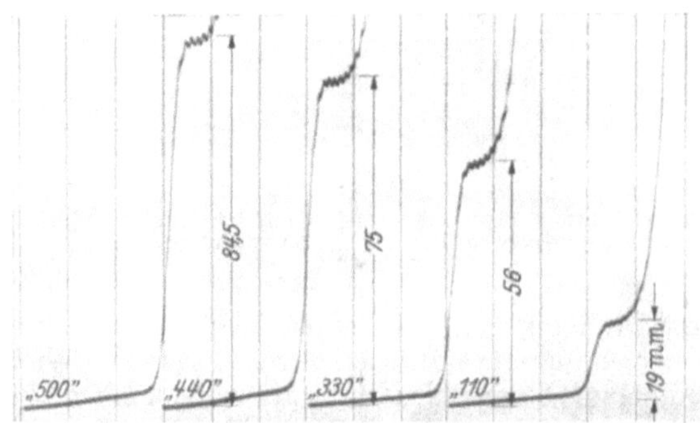

Abb. 29. Saccharinprobe. Lösungen enthalten je 20 ccm einer 0,1%igen Lösung von Saccharin-
tabletten in 8 ccm einer 0,05 n-HCl, 0,05 n-NaCl-Lösung mit etwas Morphium. Die Kurven fangen
bei 0,4 Volt an; 4-Volt-Akkum.; $E = \dfrac{1}{10}$.

sind dem Süßigkeitsgehalt (äquivalente Zuckermenge) genau proportional
(s. Abb. 29).

14. Lebensmitteluntersuchungen. In Gärungsprodukten wie Essig,
Spiritus und verschiedenen alkoholischen Getränken ist Acetaldehyd po-
larographisch einfach bestimmbar, da er bei 1,6 Volt in einer 0,01 n-LiOH-
Lösung eine Stufe hervorruft (Heyrovský, Smoler und Štastný).

Dazu destilliert man von 25 ccm der zu untersuchenden Flüssigkeit
5 ccm über, welche praktisch allen Acetaldehyd enthalten, füllt mit
0,02 n-LiOH auf 10 ccm auf und polarographiert offen (Abb. 30).
So wurden z. B. in Weinen 0,0004—0,034% Acetaldehyd festgestellt.

Destillate von verschiedenen alkoholischen Getränken weisen neben der Acetaldehydstufe noch die des Furols und anderer für den Geschmack und Geruch charakteristischer reduktionsfähiger Stoffe auf. Polarogramme von Weinen zeigen oft eine beträchtliche Stufe von schwefliger

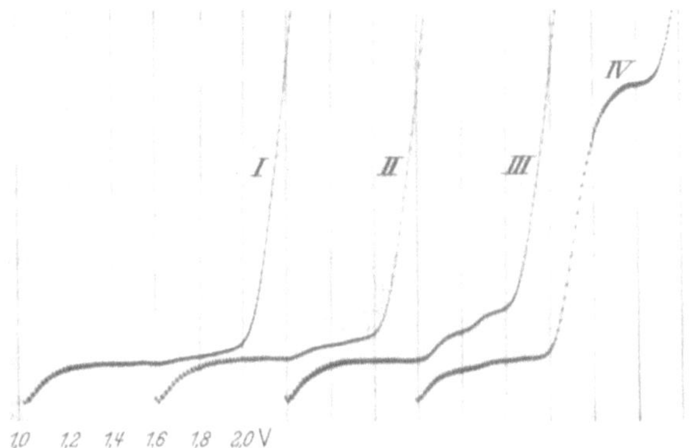

Abb. 30. Spuren von Acetaldehyd in Destillaten von 10%igen Spiritussorten: *I* feinster, *II* feiner, *III* mittelfeiner, *IV* grober rektifizierter Spiritus (in 0,01 n-LiOH). $E = {}^1/_{40}$. Die Stufen geben den Gehalt von Acetaldehyd an.

Säure (SO_2), die aber nur in saurer Lösung (bei 0,5 Volt) auftritt. Dann muß man das Destillat, zu dem 5 ccm 0,02 n-LiOH zugegeben waren (also nach der Prüfung auf Acetaldehyd), im Stickstoffstrome von Luftsauerstoff befreien, mit einigen Tropfen 1 n-HCl ansäuern und polarographieren.

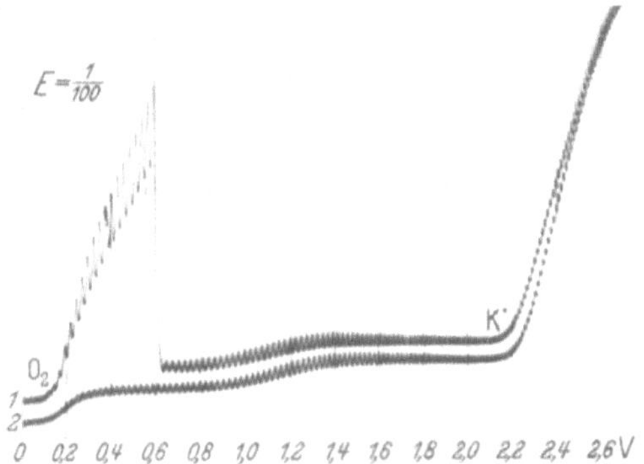

Abb. 31. Unterscheidung zwischen gegorenem und künstlichem Essig. Kurve *1*: 0,02 molarer Holzessig, mit stark ausgeprägtem Luftsauerstoffmaximum. Kurve *2*: 0,02 molarer Gärungsessig mit völlig unterdrücktem Maximum.

In einfacher Weise läßt sich Holzessig (oder synthetische Essigsäure) von Gärungsessig unterscheiden. Diese beruht auf dem Unterdrückungsvermögen der Spuren von hochmolekularen Verbindungen, die nur in Gärungsessig anwesend sein können. Lösungen von synthetischem Essig enthalten sie nicht und zeigen deshalb ein ausgeprägtes Luftsauerstoffmaximum (Abb. 31).

Zu dieser Prüfung genügt es 2 Tropfen von konzentriertem Essig zu 5 ccm Wasser zu geben (also 0,2% Essigsäure) und die Stromspannungskurve an der Luft zu registrieren. Bei Benützung eines gegorenen Essigs muß das Maximum völlig unterdrückt sein; ein Maximum bezeugt, daß es sich um Holzessig oder ein synthetisches Produkt handelt.

Nach G. Proske kann der in Butter und anderen Fetten enthaltene Aromastoff Diacetyl polarographisch bestimmt werden. In natürlicher Butter ist dies infolge des zu geringen Gehaltes nicht möglich, wohl aber bei Kunstprodukten, die häufig zur Vortäuschung des Butteraromas größere Mengen Diacetyl enthalten. Man stellt sich ein alkoholisches Destillat in der von H. Mohler und E. Helberg angegebenen Weise her, indem man 50 g Butter mit 20 ccm Alkohol in einem Destillationskolben erhitzt. Zu etwa 20 ccm des Destillats fügt man Ammoniumchlorid, so daß die Lösung ungefähr 0,1 normal ist und untersucht es polarographisch. Man hat so in wenigen Minuten quantitativ das gesuchte Diacetyl nach der bei 0,8 Volt entstandenen Stufe bestimmt.

Hier sei auch noch eine von J. Semerano stammende Nicotinbestimmung kurz beschrieben. Man trocknet 1 g Tabak bei 50—60° C, pulvert, wägt und läßt mit 25 ccm 0,1 n-NaOH einige Stunden unter öfterem Umrühren stehen. 10 ccm der filtrierten Lösung werden mit 0,1 n-HCl gegen Methylrot genau neutralisiert und polarographisch untersucht. Dabei soll die Lösung wiederholt mit 1 Tropfen 0,1 n-HCl angesäuert und nach jeder Zugabe polarographiert werden. Die Nicotinstufe bildet sich nämlich am besten dann aus, wenn der Gehalt an Säure 5mal höher ist als der an Nicotin; die Nicotinstufe entsteht bei 1,3 Volt und die der Wasserstoffionenabscheidung bei 1,5 Volt. Diese Bestimmung, die 1 Teil Nicotin in 10,000.000 Teilen Tabak erfaßt, wird durch organische Basen wie Ammoniak oder Pyridin nicht gehindert.

15. Anwendungen in der Warenkunde. a) Bestimmung von Cystin in Wolle und Haar. Diese von R. Brdička (2) stammende mikroanalytische Bestimmung gehört zu den empfindlichsten, da sie noch 1 γ Cystin in 1 ccm Lösung mit 5% Genauigkeit — z. B. in einigen Millimetern eines Haares — bestimmen vermag. Dies beruht auf der beschriebenen katalytischen Wirkung des „labilen Wasserstoffatoms" der Cystein-sulfhydrylgruppe, welche in Anwesenheit eines Puffers große Mengen des Wasserstoffes zur kathodischen Abscheidung bringt.

Etwa 30 mg Wolle oder Haar werden 6 Stunden lang am Rückflußkühler mit 10 ccm 5 n-HCl gekocht. Nach vollendeter Hydrolyse wird die Lösung mit Wasser auf 100 ccm aufgefüllt. Ein Teil wird mit 1 n-NH$_3$ titriert um die Konzentration an Salzsäure genau zu kennen. 1 ccm wird nun durch 1 n-NH$_3$ genau neutralisiert, dann mit 1 ccm 1 n-NH$_3$ versetzt und mit 1 n-NH$_4$Cl auf 3 ccm aufgefüllt. Zu diesem Gemisch werden 1 ccm 0,01 n-CoCl$_2$ und 6 ccm Wasser zugegeben und die Lösung, nun in 10 ccm, offen mit etwa $^1/_{200}$ Empfindlichkeit polarographiert (Abb. 32).

Man mißt die Höhe des Maximums über der Kobaltstufe und findet den Gehalt durch Vergleich mit der Eichkurve.

In Reinwolle werden auf diese Weise 9—10% Cystin gefunden, im Menschenhaar 14—17%.

b) **Bestimmung von Formaldehyd in Desinfektionsmitteln.**
Da Formaldehyd in alkalischer Lösung eine Stufe bei —1,5 Volt erzeigt,
die von der Acetaldehydstufe verschieden ist (Jahoda), eignet sich
eine polarographische Bestimmung zu Untersuchungen von käuflichen
Desinfektionsmitteln.

Ist eine Seifenlösung wie ,,Lysoform" vorhanden, genügt es 0,5 ccm
der Lösung zu 20 ccm 0,5 n-LiOH zuzufügen, um — bei Luftzutritt —
an der Kurve die Formaldehydstufe zu erhalten. Eine zweite Stufe
gibt gleichzeitig auch den Gehalt der Alkalien an. Tabletten wie
,,Formamint", werden je 1 Stück in 30 ccm einer verdünnten Lauge

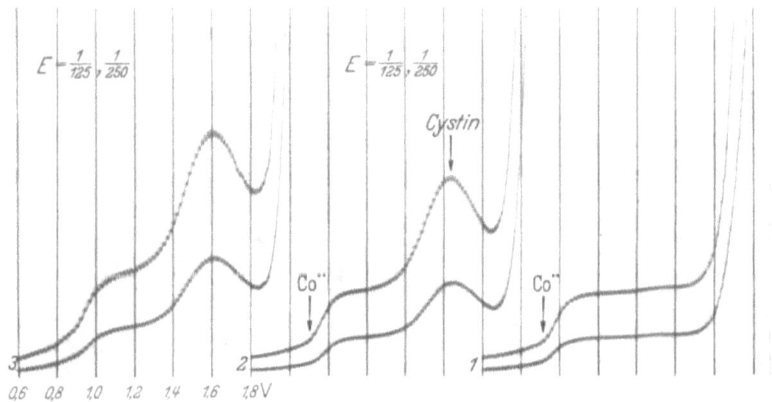

Abb. 32. Bestimmung des Cystingehaltes in 0,0005 g eines Menschenhaares. Kurven *1*: Das Hydro-
lysat des Haares wurde 1. zu einer 0,003 n-Kobalti-test-Lösung zugegeben; keine Wirkung, es entsteht
nur die Kobaltstufe. 2. zu einer 0,001 n-Kobalto-chlorid-test-Lösung zugegeben; es entsteht das
Cystinmaximum. 3. zu einer 0,002 n-Kobalto-chlorid-test-Lösung zugegeben; das Cystinmaximum
ist erhöht. Jede Lösung ist mit zwei Empfindlichkeiten ($^1/_{125}$, $^1/_{250}$) offen an der Luft aufgenommen.

(0,03 n-NaOH) gelöst und direkt an der Luft polarographisch untersucht. Dann tropft man eine Formalinlösung von bekannten Gehalt
an Formaldehyd zu und berechnet, aus der Erhöhung der Stufe, die
ursprüngliche Konzentration an Formaldehyd.

c) **Untersuchungen aktiver Kohlen.** Das Absorptionsvermögen
kann leicht polarographisch bestimmt werden, indem man die in der
Lösung durch Absorption verursachten Veränderungen durch Stufen-
erniedrigung mißt. Als Beispiel sei hier die von B. Gosman stammende
Methode beschrieben: 0,2 g der aktiven Kohle werden mit 20 ccm einer
0,5%igen Methylenblaulösung 5 Minuten lang mittels eines Motors
geschüttelt. 10 ccm der Suspension werden mit 0,2 ccm 1 n-H_2SO_4
angesäuert und sofort bei Luftzutritt mit kleiner Galvanometerempfindlichkeit polarographiert. Es genügt den Diffusionsstrom des in der
Lösung gebliebenen Methylenblaus zu registrieren, der bei einer Spannung von 0,3—0,7 Volt waagerecht auftritt (Abb. 33).

Ein Vergleich der Höhe des Diffusionsstromes (*a*) der reinen 0,5%igen
Methylenblaulösung mit der Höhe (*b*), die bei der Adsorption erscheint,
ergibt die Menge, die an der Kohle adsorbiert ist als $100 \dfrac{a-b}{a}$ %.

Zuletzt sei hier noch die von R. Procházka stammende polarographische Bestimmung des Flockulationsgrades bei Reinigung von Wasser erwähnt. Das trübe, Kolloide enthaltende Flußwasser unterdrückt stark das Sauerstoffmaximum der in Wasser gelösten Luft, und

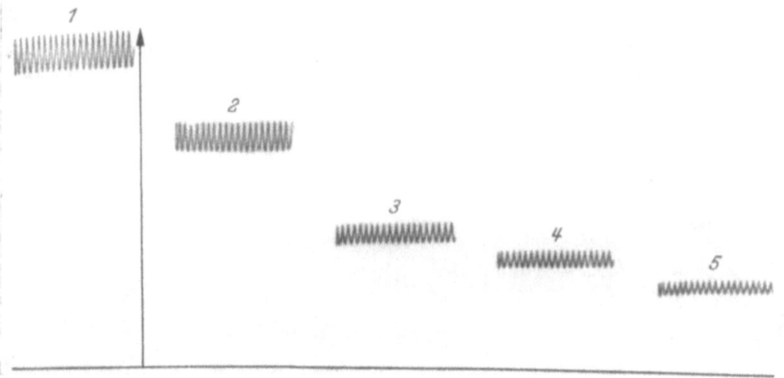

Abb. 33. *1* Der Diffusionsstrom einer reinen 0,5%igen Methylenblaulösung, *2* nach Schütteln mit: „Norit" (1922), *3* mit nicht gewaschenem „Norit" (1929), *4* mit gewaschenem „Norit" (1929), *5* mit „Supranorit"-Kohle. Die Erniedrigung des Diffusionsstromes ist dem Adsorptionsvermögen der Kohle proportional.

erst wenn die Kolloide durch Salzzugabe vollständig ausgeflockt werden, erreicht das Sauerstoffmaximum dieselbe Höhe, wie im reinen Trinkwasser. Man braucht deshalb nicht durch zeitraubende Filtration die

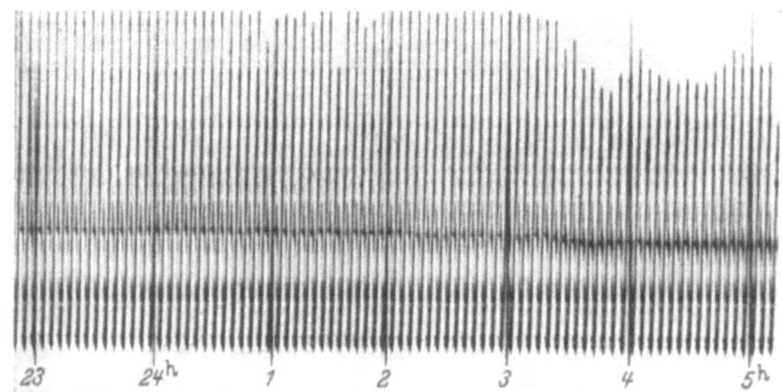

Abb. 34. Das Koagulogramm gibt durch die Höhen der Linien (die sehr scharfe Maxima sind) den Flockungsgrad an. Die Ziffern geben die Stunden an.

gefällten Kolloide abzutrennen, um die Kontrolle einer vollständigen Flockung zu haben, sondern man sieht sofort aus der Höhe des Maximums, wieweit das Wasser durch die Salzzugabe von kolloiden Stoffen gereinigt ist.

Einige Kubikzentimeter des Kolloide enthaltenden Wassers werden während des Ausflockens von Zeit zu Zeit entnommen und bei Luftzutritt zwischen 0 und 1,2 Volt Spannung polarographiert; die Höhe des Maximums zeigt den Flockungsgrad an, indem das in reinster

0,001 n-NaCl-Lösung entstehende Maximum den höchst erreichbaren Reinheitsgrad bezeichnet.

Auf diesem Prinzip hat R. Procházka ein selbsttätig arbeitendes Gerät „Koagulograph" konstruiert, wobei die Elektroden ununterbrochen in das flockulierte Wasser eintauchen und der Apparat jede 5 Minuten eine Kurve im Bereiche des Maximums photographisch registriert. Das „Koagulogramm" (Abb. 34) zeigt dann den zeitlichen Verlauf der Flockung an; die niedrigen Spitzen, das ist das Sauerstoffmaximum, weisen auf eine unzureichende Flockung hin.

Der gegebene Bericht über die Anwendung der technischen Polarographie ist keineswegs erschöpfend, da er nur einige typische Verfahren aus den erschienenen etwa 600 Abhandlungen erörtert.

Literatur.

Vollständiges Schrifttumverzeichnis.

Heyrovský, J. u. J. Klumpar: Bibliography of publications dealing with the polarographic method. Collection of Czechoslovak chemical communication (abgekürzt: Collection) **10**, 153—173 (1938) u. Heyrovský, J: Collection **11**, 98—103 (1939).

Die wichtigsten Literaturangaben findet man im folgenden Verzeichnis.

Zusammenfassende Arbeiten.

Heyrovský, J.: (1) Anwendung der polarographischen Methode in der Mikroanalyse. Mikrochemie **12**, 25 (1932). — (2) Použití polarografické methody v praktické chemii (Anwendung der polarographischen Methode in der praktischen Chemie). Institut der „Masaryk's Akademie der Arbeit", Prag 1933 (russ. Übersetzung 1937). —(3) Polarographie, 62 S. in W. Böttger: Physikalische Methoden der analytischen Chemie, Bd. II. 1936. — (4) Fortschritte der Polarographie, in W. Böttger: Physikalische Methoden der analytischen Chemie, Bd. III. 1939. Leipzig: Akademische Verlagsgesellschaft. — (5) Les applications de la polarographie. XVIII. Congrès de Chimie Industrielle à Nancy 1938. Chimie et Industrie **35** (Dez. 1938). — Hohn, H.: Chemische Analysen mit dem Polarographen. Anleitungen für die chemische Laboratoriumspraxis, Bd. III, S. 102. Herausgeg. von E. Zintl. Berlin: Julius Springer 1937.

Kemula, W.: Über Heyrovskýs elektroanalytische „polarographische" Methode. Z. f. Elektrochem. **37**, 779 (1931).

Maaßen, G.: (1) Die Anwendung des Polarographen im Eisenhüttenlaboratorium zur quantitativen Bestimmung von Cu, Ni und Co nebeneinander in Stählen. Angew. Chem. **50**, 375—391 (1937). — (2) Physikalische Methoden im chemischen Laboratorium, S. 194—210. Berlin: Verlag Chemie 1937. — (3) Thanheiser, G. u. G. Maaßen: Mitt. Kaiser Wilhelm-Inst. f. Eisenforschung Düsseldorf **19**, 27—46 (1937). — (4) Arch. d. Eisenhüttenwesens **10**, 441 (1937).

Prát, S.: Die polarographische Methode. Abderhaldens Handbuch der biologischen Arbeitsmethoden, Abt. III, A. II, S. 1413—1442. 1928.

Semerano, G.: Il Polarografo, sua teoria e applicazioni. Padova: A. Draghi 1932. 2. Aufl. 1933.

Tropp, C.: Polarographie in der Medizin. Klin. Wschr. **1938** I, 374—377.

Winkel, A. u. G. Proske: (1) Über physikalische Methoden im chemischen Laboratorium. XXXIII. Anwendungsmöglichkeiten der polarographischen Methode im Laboratorium. Angew. Chem. **50**, 18—25 (1937). — (2) Physikalische Methoden im chemischen Laboratorium, S. 171—193. Berlin: Verlag Chemie 1937.

Originalarbeiten.

Abresch, K.: (1) Eine neue elektroanalytische Methode der Alkalibestimmung. Angew. Chem. **48**, 683 (1935). — (2) Ein Gerät zur Alkalischnellbestimmung. Chem. Fabrik **8**, 380 (1935).

Brdička, R.: (1) P.S.D.M.[1] Kathode. Part XXXI. A new test for proteins in the presence of cobalt salts in ammoniacal solutions of ammonium chloride. Collection **5**, 112—128 (1933). — (2) P.S.D.M. Kathode. Part XXXIII. The microdetermination of cysteine and cystine in the hydrolysates of proteins and the course of the protein decomposition. Collection 5, 238—252 (1933). — Brdička, R. u. C. Tropp: Polarographische Untersuchungen über Blutfarbstoffe und ihre Derivate I. Biochem. Ztschr. **289**, 301—312 (1937).

Forche, E.: (1) Polarographische Studien, S. 1—47. Diss. Leipzig 1938. — (2) Vereinfachung der polarographischen Methode durch Einführung des „Stufen-quotienten". Mikrochemie v. m. Microchimica Acta **25**, 217—224 (1938).

Gosman, B.: Étude du pouvoir adsorbant des charbons actifs par la méthode polarographique. Douzième Congrès de Chimie Industrielle. Chimie et Industrie **29**, No. 6, 199—203 (1933).

Heller, K., G. Kohla u. F. Machek: Methode zur Bestimmung von Schwer-metallspuren in Mineralwässern. Mikrochemie **18**, 193—222 (1935). — Hera-symenko, P. u. I. Šlendyk: (1) Wasserstoffüberspannung und Adsorption der Ionen. Ztschr. f. physik. Ch. A **149**, 123—139 (1930). — (2) P.S.D.M. Kathode. Part XXXVI. The catalysis of the electrodeposition of hydrogen due to the presence of platinum metals. Collection **5**, 479—496 (1933). — Heyrovský, J.: (1) Elektrolysa se rtuť'ovou kathodou. Chemické listy **16**, 256—304 (1922). — (2) Electrolysis with a Dropping Mercury Cathode I. Deposition of Alkali and Alkaline Earth Metals. Philos. Magazine **45**, 303—314 (1923). — (3) A sensitive polarographic test for the absence of rhenium in manganouse salts. Nature (Lond.) **135**, 870 (1935). — Heyrovský, J. and J. Babička: P.S.D.M. Kathode. The effect of proteins. Chem. News **141**, 369, 385 (1930). — Heyrovský, J. and N. V. Emelianova: Maxima on Current-Voltage Curves. Part I. Trans. Faraday Soc. **24**, 257—267 (1928). — Heyrovský, J. and D. Ilkovič: P.S.D.M. Electrode, Part II. The absolute determination of reduction and depolarization potentials. Collection **7**, 198—214 (1935). — Heyrovský, J. and Shikata: Researches with the Dropping Mercury Cathode. Part II. The Polarograph. Rec. trav. chim. Pays-Bas **44**, 496—498 (1925). — Heyrovský, J., I. Smoler, J. Štastný: Polarografický výzkum kvasných produktů. (Recherches polarographiques des produits de fermentations. Věstník Čsl. Akad. Zeměd. **9**, 599—607 (1933). — Heyrovský, J. and Vascautzanu: P.S.D.M. Kathode. Part XXIV. Disappea-rence of adsorption currents at the electrocapillary zero potential. Collection **3**, 418—429 (1931). — Hohn, H.: Die polarographische Analyse des Messings. Die Grundlagen serienmäßiger Schnellanalysen mittels Quecksilbertropfkathoden. Ztschr. f. Elektrochem. **43**, 127—139 (1937).

Ilkovič, D.: (1) P.S.D.M. Kathode. Part XLIV. The dependence of limiting currents on the diffusion constant, on the rate of dropping and on the size of drops. Collection **6**, 498—513 (1934). — (2) P.S.D.M. Electrode. Part III. The cause of maxima on current-voltage curves. Collection 8, 13—34 (1936). — Ilkovič, D. and G. Semerano: P.S.D.M. Kathode. Part XXV. Increased sensitivity of micro-analytical estimations by a compensation of current. Collection **4**, 176—180 (1932).

Jahoda, F. G.: P.S.D.M. Kathode. Part LIV. The electroreduction of form-aldehyde. Collection **7**, 415—423 (1935).

Karsten, S.: The use of the dropping mercury cathode as a rapid method for the determination of soil oxygen. Amer. Journ. of Botany (Abstracts) **25**, 145 (1938). — Knoke, S.: Die Bestimmung von ZnO in Lithopone mittels Polarographen. Angew. Chem. **50**, 728 (1937). — Kodiček, E. and K. Wenig: Polarographic estimation of vitamine C. Nature (Lond.) **142**, 35 (1938). — Kraus, R. and J. Novák: P.S.D.M. Kathode. Part LXXVI. The estimation of cadmium in rinc blende. Collection **10**, 534—541 (1938). — Kučera, G.: Ann. der Physik **1903 II**, 529, 698.

Leach, R. H. and H. Terrey: Reactions of scandium at the dropping mer-cury cathode. Trans. Faraday Soc. **33**, 480—486 (1937).

Maas, J.: An empirical study of the factors of the diffusion current. Collec-tion **10**, 42 (1938). — Maaßen, G.: (1) Die Anwendung des Polarographen im

---

[1] Abkürzung von: Polarographic Studies with the Dropping Mercury.

Eisenhüttenlaboratorium zur quantitativen Bestimmung von Cu, Ni und Co nebeneinander in Stählen. Angew. Chem. **50**, 375—391 (1937). — (2) Physikalische Methoden im chemischen Laboratorium, S. 194—210. Berlin: Verlag Chemie 1937. — (3) Thanheiser, G. u. G. Maaßen: Mitt. Kaiser Wilhelm-Inst. f. Eisenforschung Düsseldorf **19**, 27—46 (1937). — (4) Arch. d. Eisenhüttenwesens **10**, 441 (1937). — Majer, V.: (1) Die polarographische Bestimmung der Alkalimetalle. Ztschr. f. anal. Ch. **92**, 321—351 (1933). — (2) Über den polarographischen und gravimetrischen Gesamtalkaliwert. Ztschr. f. anal. Ch. **92**, 321—351 (1933). — (3) Mikropolarographische Untersuchungen. I. Apparatur und Technik. Mikrochemie **18**, 74—88 (1935). — (4) Polarometrische Titrationen. Ztschr. f. Elektrochem. **42**, 120—123 (1936). — (5) Polarometrische Fällungstitrationen mit tropfender Quecksilberkathode. Ztschr. f. Elektrochem. **42**, 123—127 (1936). — Mohler, H. u. E. Helberg: Mitt. Lebensmittelunters. **24**, 274 (1933). — Müller, O. H. and J. P. Baumberger: Oxidation-reduction potentials measured with the dropping mercury electrode. Parts I. and II. Trans. electrochem. Soc. **61**, 169—194 (1937).

Pech, J.: (1) P.S.D.M. Kathode. Part XXXVIII. The reduction of some aliphatic amines, quinolin and saccharin. Collection **6**, 126—136 (1934). — (2) P.S.D.M. Kathode. Part XXXIX. The electroreduction of some alkaloids. Collection **6**, 190—203 (1934). — Petering, H. G. and F. Daniels: The determination of dissolved oxygen by means of the dropping mercury electrode, with applications in biology. J. Amer. Chem. Soc. **60**, 2796—2802 (1938). — Procházka, R.: Etude de processus de coagulation dans l'eau par le coagulograph. Douzième Congrès de Chimie Industrielle. Chimie et Industrie **29**, No. 6, 281—283 (1933). — Proske, G.: Anwendung der polarographischen Methode auf Fragen der Lebensmitteluntersuchung. Ztschr. f. Unters. Lebensmittel **71**, 385—390 (1936).

Revenda, J.: P.S.D.M. Electrode. Part I. Anodic polarization and the influence of anions. Collection **6**, 453—467 (1934). — Rylich, A.: P.S.D.M. Kathode. Part XLIX. Electroreduction and estimation of bromates and iodates. Collection **7**, 288—298 (1935).

Šandera, K. u. B. Zimmermann: Polarographische Messungen in der Zuckerfabrikationsforschung. Ztschr. Zuckerind. **53**, 373 (1929). — Scarameli, G.: Die Anwendung des polarographischen Verfahrens bei der Untersuchung von Transformatorölen. Atti del X Congresso Internationale di Chimica in Roma 1938. — Semerano, G.: Applicazioni del metodo polarografico. La riduzione della nicotina. Giorn. Chim. Ind. Appl. **14**, 608—617 (1932). — Siebert, H. und I. Langer: Anwendung neuer Capillaren in der Polarographie. Chem. Fabrik **11**, 141—142 (1938). — Smoler, I.: The electroreduction of acetaldehyde at the dropping mercury cathode. Chem. News **142**, 97—105 (1931). — Stout, P. R. and J. Levy: The simultaneous estimation of nickel and zinc. Collection **10**, 136 (1938). — Stout, P. R., J. Levy and C. Williams Lee: The estimation of zinc in the presence of nickel, cobalt, cadmium, lead, copper and bismuth. Collection **10**, 129 (1938). — Strubl, R.: (1) P.S.D.M. Kathode. Part LXXV. The estimation of uranium and heavy metals in the excess of iron. Collection **10**, 466—474 (1938). — (2) P.S.D.M. Electrode. Part VIII. Titanometry. Collection **10**, 475—492 (1938).

Teisinger, J.: (1) Eine rasche mikropolarographische Methode zur quantitativen Bestimmung des Bleies im Blut. Ztschr. f. ges. exper. Med. **98**, 520—538 (1936). — (2) Mikropolarographische Bestimmung von Nitrobenzen im Blut. Mikrochemie v. m. Microchimica Acta **25**, 328—331 (1938).

Uhl, F. A.: Die polarographische Bestimmung des Molybdat- und Phosphations. Ztschr. f. anal. Ch. **110**, 102—117 (1937).

Vítek, V.: P.S.D.M. Kathode. Part LVII. The estimation of oxygen contained in gases and solutions. Collection **7**, 537—547 (1935).

Winkel, A. u. C. Proske: (1) Über die elektrolytische Reduktion organischer Verbindungen an der Quecksilbertropfelektrode. Ber. Dtsch. Chem. Ges. I. Mitt. **69**, 693—706 (1936); II. Mitt. **69**, 1917—1929; III. Mitt. **71**, 1785—1793 (1938). — (2) Winkel, A. u. Siebert: Ztschr. f. Elektrochem. **44**, 127 (1938).

Metallographische Untersuchungen.

Von

Dr.-Ing. Helmut Mann, Bad Godesberg.

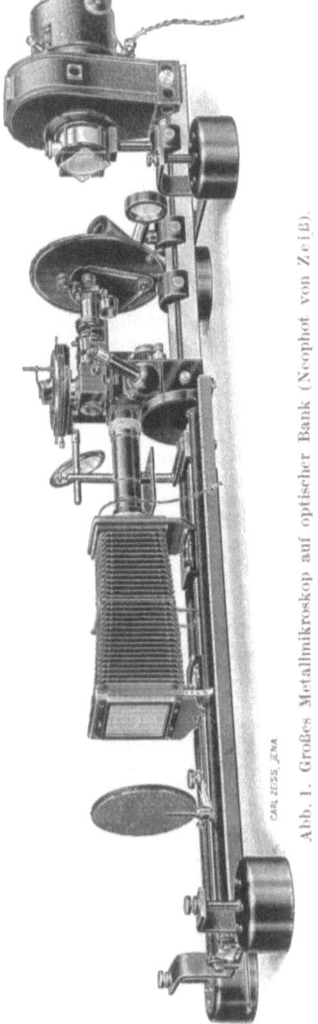

Abb. 1. Großes Metallmikroskop auf optischer Bank (Neophot von Zeiß).

A. Mikroskopische Untersuchung
(I, 760 u. 869).

Neben der Analyse hat in erster Linie die Metallographie zur Vertiefung unserer Kenntnisse vom Aufbau und von den Eigenschaften der Metalle und Legierungen beigetragen. Fortschritte, die im Verlauf der letzten Jahre auf diesem Gebiet erzielt wurden, erstrecken sich vor allem auf die Steigerung der optischen und mechanischen Leistungen der Geräte, insbesondere der Mikroskope. Die Methodik ist dagegen im wesentlichen etwa gleich geblieben.

Das alte Stativ von Martens mit seinen zwei optischen Bänken wurde durch einfachere Bauarten mit einer optischen Bank abgelöst. Das eigentliche Mikroskop wurde durchweg als „umgekehrtes Mikroskop" nach Le Chatelier ausgebildet. In Deutschland bringen drei optische Werke derartige große Metallmikroskope auf optischer Bank heraus, die Firmen Leitz, Reichert und Zeiß.

Das bemerkenswerteste und modernste Gerät ist zur Zeit das Neophot von Zeiß (Abb. 1). Es besitzt eine optische Bank in Form eines schweren Dreikantes, die in vier Federschwingungsdämpfern in Form großer zylindrischer Töpfe ruht. Durch sie ist das Gerät gegen äußere Erschütterungen weitgehend unempfindlich gemacht. Das eigentliche Mikroskopstativ (Abb. 2) besitzt einen stabilen Tisch, der sowohl als Kreuztisch wie als Gleittisch hergerichtet werden kann. Der Grobtrieb bewegt den Tisch und ist feststellbar, der Feintrieb bewegt das Objektiv und den Illuminator. Der Beobachtungstubus hat schrägen Einblick und liegt mitten vor dem Objekttisch. Der Übergang zur Projektion auf die Mattscheibe wird in einfacher Weise durch Herausziehen eines Stiftes neben dem Tubus ermöglicht. Zur Beleuchtung ist ein kombinierter Illuminator entwickelt worden, der sowohl das Arbeiten im Hellfeld mit Prismailluminator oder Planglas wie auch im Dunkelfeld und schließlich im polarisierten Licht durch einfache mit wenigen Handgriffen durchzuführende Änderungen ohne Verstellung der Optik ermöglicht.

Durch Sondereinrichtungen kann das Gerät schnell für Übersichtsaufnahmen bei schwächeren Vergrößerungen hergerichtet werden, ebenso für Makroaufnahmen großer Objekte annähernd im natürlichen Maßstab unter Zuhilfenahme eines photographischen Objektives. Als Lichtquelle dient für subjektive Betrachtung bei stärkeren

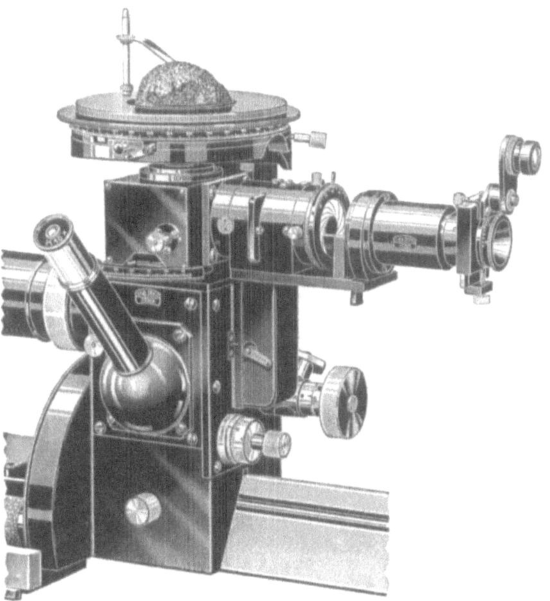

Abb. 2. Eigentliches Mikroskop des Neophots.

Vergrößerungen, für Untersuchungen im Dunkelfeld oder polarisierten Licht sowie für Aufnahmen und Projektion auf die Mattscheibe eine Bogenlampe. Für subjektive Betrachtungen bei mittleren und geringen Vergrößerungen ist eine Niedervoltglühlampe wegen ihres ruhigen Lichtes vorzuziehen. Sie kann durch eine einfache Zwischenvorrichtung an Stelle der Bogenlampe eingeschwenkt werden. Für Aufnahmen wird eine Camera im Format 13×18 oder 18×24 cm verwendet, die mit Zeit- und Momentverschluß ausgerüstet wird. Über die Beleuchtungseinrichtungen und die Optik folgen später noch eingehendere Ausführungen.

Der Grundaufbau der großen Metallmikroskope von Leitz und Reichert ist dem des Neophot ähnlich; auch ihre Leistungsfähigkeit ist ausgezeichnet. Unterschiede bestehen hauptsächlich in der baulichen Gestaltung der

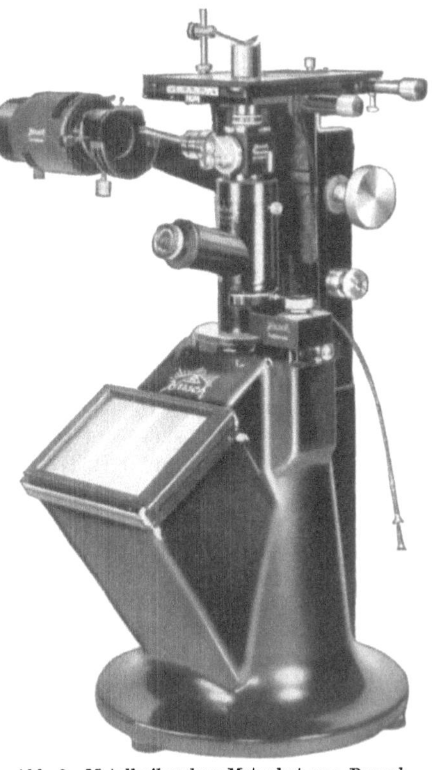

Abb. 3. Metallmikroskop Metaphot von Busch.

Zusatzeinrichtungen insbesondere für Dunkelfeld und Polarisation sowie für Aufnahmen bei schwachen Vergrößerungen.

Der verhältnismäßig hohe Aufwand für ein derartiges großes Bankmikroskop führte zu dem Wunsch nach einfachen Geräten. Vielfach kann man sich mit normalen Mikroskopstativen behelfen, die mit einem Vertikalilluminator, am besten mit angebauter Beleuchtungseinrichtung nach Köhler, ausgerüstet sind. Für höhere Ansprüche entwickelten vor allem Leitz und Zeiß vereinfachte Bankgeräte (Leitz MM in vereinfachter Form), die zum Teil mehr in Richtung auf Werkstattmikroskope entwickelt wurden (Leitz M II, Zeiß Werkstoffmikroskop) oder Sonderschöpfungen sind (Zeiß Metalliput).

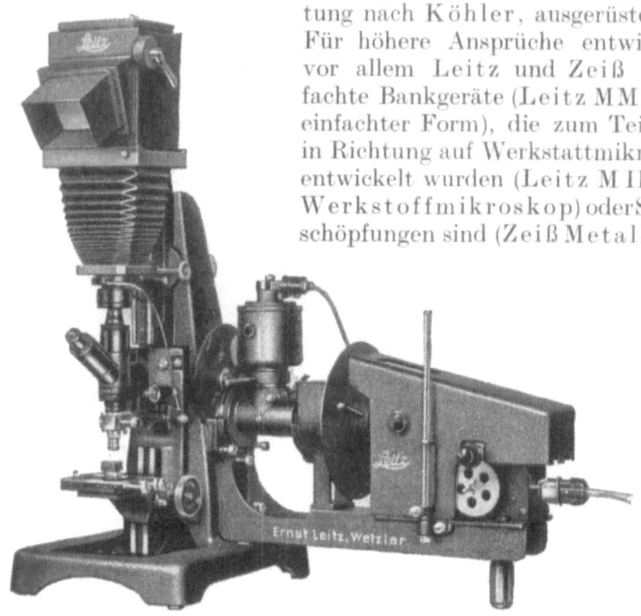

Abb. 4. Cameramikroskop Panphot von Leitz.

Die nachfolgend beschriebenen Geräte mit senkrechtem Aufbau lassen heute alle diese Bauarten praktisch mehr und mehr in den Hintergrund treten.

Für die Bauarten in senkrechter Anordnung waren Vorbilder wohl der Metallus von Seibert, das „projection microscope" von Vickers und das Metaphot von Busch. Das Metaphot (Abb. 3) insbesondere hat sich für betriebsnahe Arbeiten infolge seiner ausgezeichneten geschlossenen Formgebung und festen Vereinigung des Mikroskops mit Camera und Beleuchtungseinrichtung gut eingeführt.

Während diese ersten senkrecht aufgebauten Geräte als umgekehrte Mikroskope nach Le Chatelier ausgebildet waren, kehrte Leitz bei seinem Panphot (Abb. 4) und später Zeiß beim Ultraphot zur aufrechten Mikroskopanordnung zurück. Daneben schuf Fueß noch eine etwas ungewöhnlich anmutende Bauart, bei der Mikroskop und Camera nebeneinander angeordnet sind.

Schliffproben müssen bei diesen Geräten auf eine Glasplatte aufgekittet und in einer Presse ausgerichtet werden, um unter dem Objektiv betrachtet und senkrecht zur optischen Achse auf dem Tisch verschoben werden zu können. Dieses Aufpressen und Ausrichten ist bei vielen Schliffen, insbesondere bei kleinen und dünnen Proben, unbequem. Auch ist die Ausrichtung selten so vollkommen, daß man beim Absuchen von Schliffen ohne Korrektur des Objektabstandes mittels des Feintriebes auskommt. Die Metallographen neigen daher heute zu der Auffassung, daß das umgekehrte Mikroskop nach Le Chatelier die bessere Anordnung für ein Metallmikroskop ist, während Geräte wie

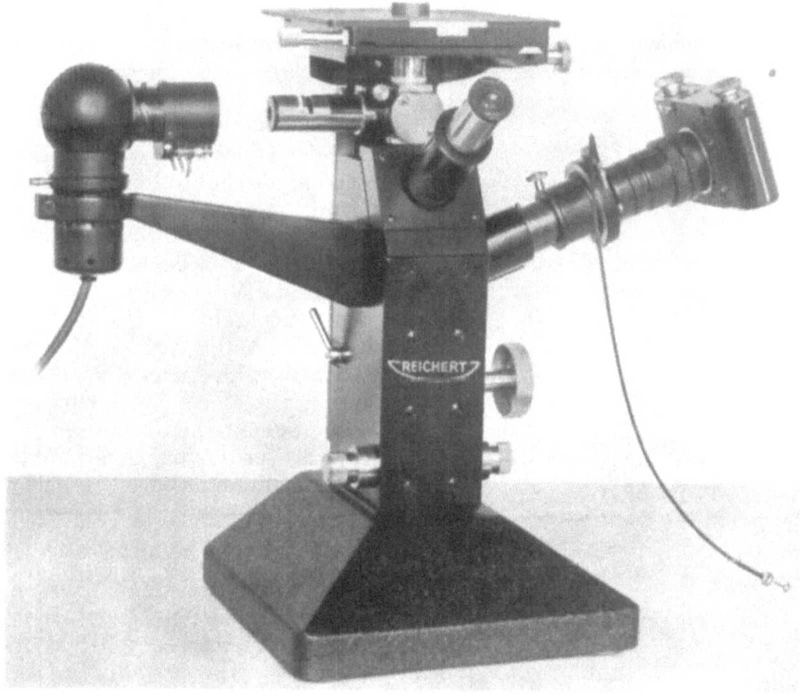

Abb. 5. Metallmikroskop MeG von Reichert.

das Panphot, Ultraphot und Orthophot mehr als Cameramikroskope hoher Vollkommenheit für Arbeiten anderer naturwissenschaftlicher Richtungen zu gelten haben. Dieser Auffassung tragen heute die Hersteller des Panphot und Ultraphot durch Zusatzeinrichtungen mit Le Chatelier-Tisch Rechnung. Die baulichen Lösungen können jedoch nicht besonders gefallen. Die meisten Firmen sind daher inzwischen ebenfalls zur Grundform des Metaphot gelangt und haben senkrecht aufgebaute Geräte mit Le Chatelier-Tisch entweder bereits herausgebracht oder in Entwicklung. Bisher sind zunächst neben dem Metaphot von Busch die Typen *MeF* und *MeG* (Abb. 5) von Reichert und das neue kleine Metallmikroskop von Zeiß (Abb. 6) bekannt geworden. Das Metaphot und das MeF sind ausgesprochene Cameramikroskope. Das MeG von Reichert und das kleine Metallmikroskop von Zeiß sind insbesondere zweckmäßig für Reihenuntersuchungen. Beide

Geräte haben Einrichtungen zum Ansetzen einer Camera, insbesondere einer Kleinbildcamera. Eine gute Lösung ist für Reihenarbeiten insbesondere die niedrige, der natürlichen Handhaltung gerecht werdende Anordnung von Fein- und Grobtrieb beim MeG, wie sie auch die neueren normalen Mikroskopstative aufweisen. Anzustreben ist noch eine entsprechende Verlegung der beiden Kreuztischantriebe.

Die im letzten Jahrzehnt noch recht lebhafte Entwicklung und Verbesserung der Optik nähert sich voraussichtlich den technisch erreichbaren Grenzwerten, so daß ungewöhnliche Fortschritte kaum mehr zu erwarten sind. Die Grenzen für diese Entwicklung sind im wesentlichen durch die Wellenlängen des sichtbaren Lichtes und die numerische Apertur der Objektive gegeben. Für die Leistung des Mikroskopes ist nicht die „leere" Vergrößerung des Okulars, sondern das Auflösevermögen des Objektivs entscheidend. Dabei ermöglicht die Verwendung von Immersionen noch eine Steigerung. Die Grenzen der Auflösung bei Verwendung von weißem Licht werden beispielsweise mit einem Zeiß-Objektiv mit der numerischen Apertur 1,4 (I, 873) bei Verwendung einer Monobromnaphthalinimmersion erreicht. Das Auflösungsvermögen ist bestimmt zu $d = \dfrac{\lambda}{2\,a}$, wobei d kleinster noch erkennbarer Teilchenabstand, λ Wellenlänge des verwendeten Lichtes und a numerische Apertur des Objektivs bedeuten.

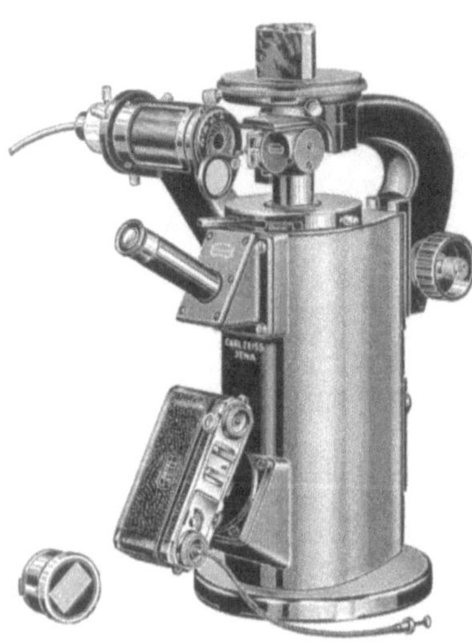

Abb. 6. Neues kleines Metallmikroskop von Zeiß.

Bei der numerischen Apertur 1,4 sind danach Teilchen der Größe 0,17 μ gerade noch getrennt zu erkennen. Für ihre Sichtbarmachung ist eine etwa 1600fache Vergrößerung notwendig. Sie stellt praktisch die höchste zu erreichende förderliche Vergrößerung dar. Eine Steigerung ist nur noch möglich durch Wahl einer Lichtquelle mit kürzerer Wellenlänge, zunächst durch Anwendung von Filtern, die nur das Licht kürzerer Wellenlänge durchlassen, weiterhin durch Anwendung des kurzwelligen Lichtes der Quecksilberdampflampe, schließlich durch Arbeiten im Ultravioletten mit Hilfe der photographischen Platte. Arbeiten in dieser Richtung führten zu einer höchsten förderlichen Vergrößerung von etwa 2500. Der Metallograph beschränkt sich jedoch noch allgemein auf Objektive mit einer numerischen Apertur unter 1,35 bei Verwendung einer Ölimmersion, d. h. auf Vergrößerungen unter 1400.

Die Entwicklungsarbeiten an der Optik der Lichtmikroskope erstreckten sich weiterhin auf die Berichtigung der Fokus- und Blendendifferenz sowie Bildwölbung der Objektive, wodurch die klare Wiedergabe und insbesondere die Randschärfe gegenüber älteren Systemen wesentlich gesteigert werden konnte. Für photographische Zwecke wurden sog. Photookulare mit bemerkenswert geringer Bildwölbung entwickelt, und zwar Photookulare von Winkel, die Homale von Zeiß und Projektare von Leitz.

Auch die Beleuchtungseinrichtungen erfuhren wesentliche, auf die Leistung der Mikroskope sehr einflußreiche Verbesserungen. Die beiden Grundformen nach Nachet und nach Beck zeigt Abb. 7. Bei dem Illuminator nach Nachet trifft das Licht senkrecht zur Mikroskopachse auf eine um 45° geneigte Spiegel- oder Prismenfläche und wird von ihr in die optische Achse zum Objektiv abgelenkt. Die Prismenfläche steht nur über der einen Hälfte der freien Objektivöffnung. Lediglich die andere Hälfte ist demnach als Objektiv wirksam. Daraus ergeben sich Unregelmäßigkeiten in der Beleuchtung und falsche Bilder des Objektes.

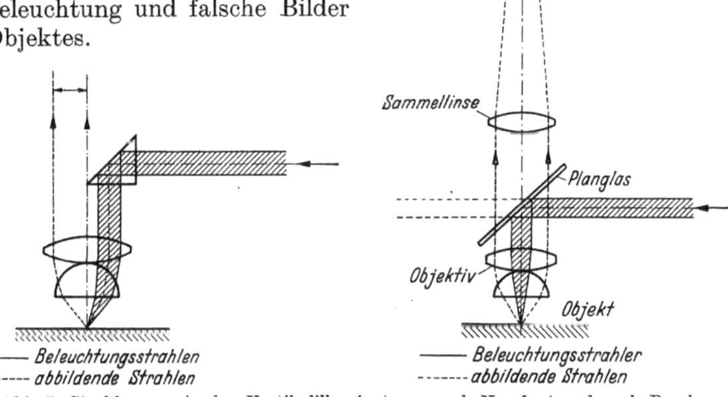

Abb. 7. Strahlengang in den Vertikalilluminatoren nach Nachet und nach Beck.

Diese Schwäche vermeidet der Illuminator nach Beck, bei dem das seitlich einfallende Licht durch ein dünnes planparallel geschliffenes Glasplättchen in die Richtung der optischen Achse abgelenkt wird. Hier wirkt also die ganze Objektivöffnung als Kondensoröffnung und das ganze Objektiv als fehlerfrei abbildendes System. Die Becksche Anordnung hat dafür aber eine wesentlich geringere Lichtstärke. Um die Vorzüge, die der Illuminator von Nachet bei kleineren Vergrößerungen besitzt, zur Verfügung zu haben, sind bei allen größeren Metallmikroskopen beide Illuminatoren vorgesehen. Sie können wahlweise durch Umlegen eines kleinen Hebels oder dgl. eingeschwenkt werden.

Außer diesen beiden Grundanordnungen wurden neuerdings unter Verwendung besonders angeordneter Spiegel Einrichtungen geschaffen, die ähnlich dem Nachetschen Prisma eine hohe Lichtstärke bei Korrektur der Azimut- und Bildfehler besitzen (Spiegelzunge von Reichert).

Wichtig ist gerade bei Hellfeldbeleuchtung die genaue Regelung des Leuchtfeldes unter Vermeidung jeder Streustrahlung. Dieser Forderung kommt die von Köhler angegebene in Abb. 11 (S. 125) dargestellte Anordnung von Kollektorlinse, Leuchtfeldblende und Kondensor dadurch nach, daß sie eine gleichmäßige, auf das Sehfeld begrenzte Ausleuchtung ermöglicht. Nicht nur die großen Metallmikroskope, sondern auch viele Vertikalilluminatoren einfacher Mikroskope sind mit dieser optisch allein einwandfreien Beleuchtungseinrichtung ausgestattet.

Außer dem Lichteinfall in der optischen Achse, also der Hellfeldbeleuchtung, findet in der letzten Zeit der schräge Lichteinfall, also die Dunkelfeldbeleuchtung, häufiger Anwendung. Sie ist dem diffusen Tageslicht ähnlich und läßt farbige Gegenstände in den für Tageslicht kennzeichnenden Farben erscheinen.

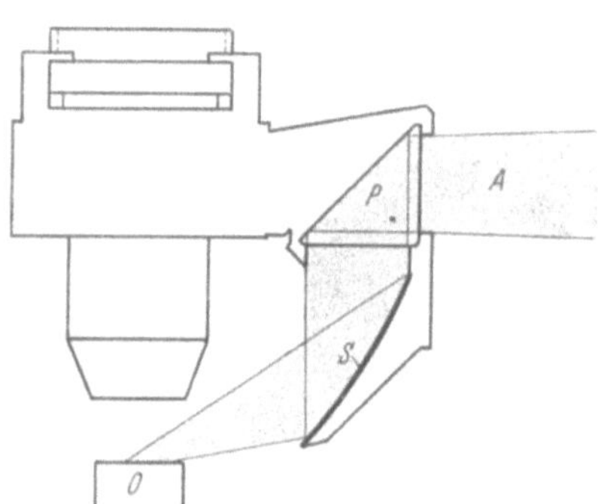
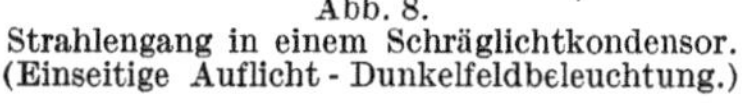

Abb. 8.
Strahlengang in einem Schräglichtkondensor.
(Einseitige Auflicht - Dunkelfeldbeleuchtung.)

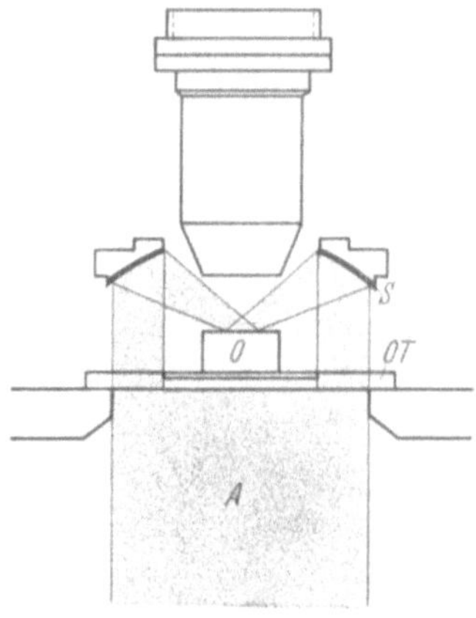

Abb. 9.
Strahlengang in einem Auflicht-Spiegelkondensor.
(Allseitige Auflicht-Dunkelfeldbeleuchtung.)

Bei kontrastschwachen, aber infolge Härtedifferenz der Kristallite unebenen Flächen können plastischere Bilder erzielt werden. Ein Nachteil ist jedoch oft die Ausbildung störender Reflexe.

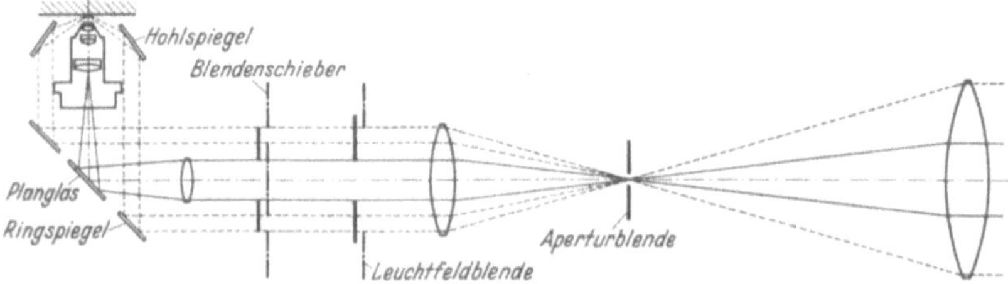

Abb. 10. Strahlengang für Hell- und Dunkelfeldbeleuchtung in einem großen Metallmikroskop (Neophot von Zeiß).

Die Einrichtungen für Auflicht-Dunkelfeldbeleuchtung können für einseitige oder für allseitige Beleuchtung eingerichtet sein. Abb. 8 und 9 geben eine grundsätzliche Darstellung beider Beleuchtungsarten. Die einseitige Dunkelfeldbeleuchtung besteht in ihrer einfachsten Form (Epilampe 8 von Zeiß) aus einer Glühbirne mit Kollektorlinse, die das gesammelte Licht unter dem gewünschten Winkel auf den Schliff fallen läßt.

Vollkommener durchgebildete Beleuchtungseinrichtungen, wie sie bei Metallmikroskopen verwendet werden, sind als Schräglichtkondensoren nach Abb. 8 gestaltet (Busch, Reichert).

Dunkelfeldeinrichtungen für allseitige Beleuchtung bedienen sich nach Abb. 9 eines Ringspiegels, der schon um 1738 von Lieberkühn angegeben worden war. Er wurde von Reichert, Prof. Hauser und Zeiß so verbessert, daß er heute auch für starke Systeme verwendbar ist. Eine weitere grundlegende Verbesserung brachten Beleuchtungssysteme nach Abb. 10, bei denen ähnlich wie beim Vertikalilluminator das Licht unterhalb des Schliffes um das Objektiv herum zur Schliff-fläche hingelenkt wird (Univertor von Busch, Ultropak von Leitz, Epilumen von Reichert, Epikondensor W von Zeiß). Abb. 10 zeigt den diesen Grundsätzen entsprechenden Strahlengang für Hell- und Dunkelfeldbeleuchtung beim Neophot.

Die Anwendung polarisierten Lichtes gibt die Möglichkeit, amorphe und regulär

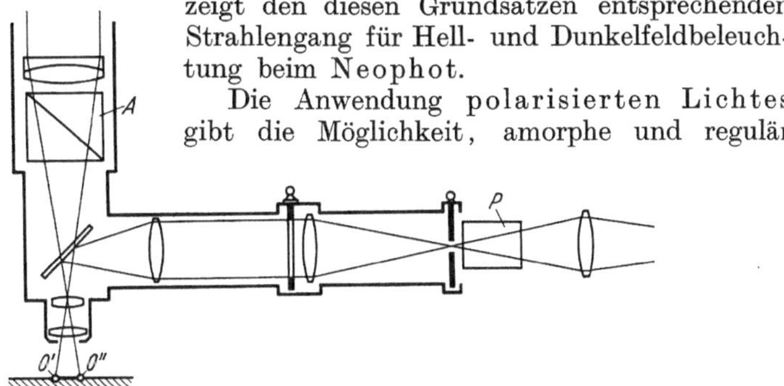

Abb. 11. Strahlengang der Hellfeld-Auflichtbeleuchtung im polarisierten Licht bei Anwendung des Köhlerschen Beleuchtungsprinzips (Reinert).

kristallisierende Körper, die dunkel erscheinen, von anisotropen Stoffen, die bei Stellungen unter bestimmten Winkeln aufleuchten, zu unterscheiden. Polarisiertes Licht gibt beim Metallschliff also insbesondere die Möglichkeit der Bestimmung nichtmetallischer Einschlüsse. Sulfide, z. B. von Fe, Mn, Al, Zr, Ti, Cr sind teils isotrop, teils anisotrop, so daß ihre Unterscheidung in Stählen durch polarisiertes Licht ermöglicht wird. Ferner können Graphit und Temperkohle, beide anisotrop, von ähnlich aussehenden anderen Gefügebestandteilen unterschieden werden. Über weitere Möglichkeiten und Aussichten der Verwendung polarisierten Lichtes berichtet zusammenfassend Pusch.

Die Polarisationseinrichtungen sind durchweg so ausgebildet, daß der Polarisator ein- und ausklappbar ist. Beim Neophot beispielsweise (vgl. Abb. 2) ist er an die Aperturblende angeschraubt und mit der Blende drehbar. Der ebenfalls drehbare Analysator wird unter dem Vertikalilluminator mittels eines Schlittens ein- und ausgeschaltet. Seine Drehung kann an einer Gradeinteilung von —5° bis +95° abgelesen werden. Den Strahlengang der Hellfeldauflichtbeleuchtung im polarisierten Licht zeigt Abb. 11.

B. Mikrophotographie.

In der Mikrophotographie wurden im Lauf der letzten Jahre Fortschritte erzielt, insbesondere durch Steigerung der Empfindlichkeit der Emulsionen, die eine wesentliche Verkürzung der Belichtungsdauer brachte, ferner Steigerung des Feinkorns insbesondere bei Film und

Papier sowie durch Weiterentwicklung der Farbfilme. Insbesondere sind manche Forschungs- und Prüfstellen, die zahlreiche Aufnahmen, z. B. als Abnahmebeleg machen müssen, zur Verwendung von lichtempfindlichem Papier, wie es auch für Kontophotnegative verwendet wird, oder zur Verwendung von Normalfilm unter Benutzung einer Kleinbildcamera als Aufnahmegerät übergegangen. Durch die Vorteile des geringen Kosten-, Zeit- und Platzaufwandes ergibt sich die Möglichkeit, sehr viele Aufnahmen in wirtschaftlicher Weise als dokumentarische Belege zu gewinnen, ein Vorteil, der beispielsweise bei späteren Beanstandungen von großer Bedeutung sein kann.

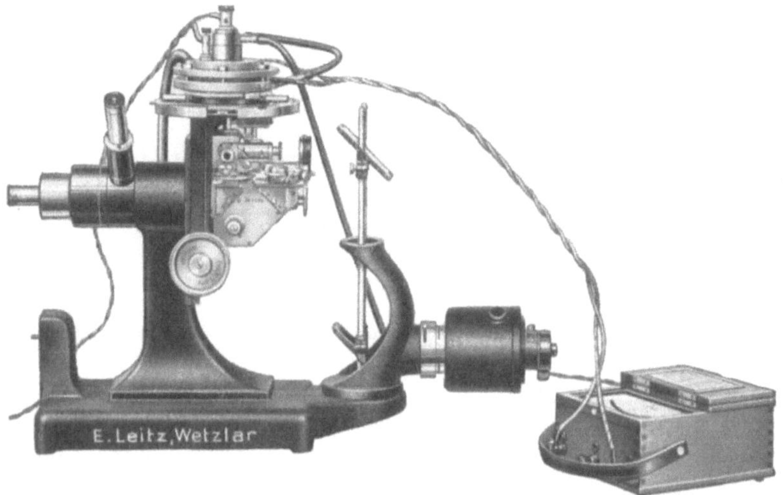

Abb. 12. Vakuumheiztisch zur Gefügebeobachtung bei höheren Temperaturen.

Auch die Kinotechnik konnte inzwischen in der Metallographie erfolgreich eingesetzt werden. Insbesondere Hanemann und Mitarbeitern gelang es, Umwandlungsvorgänge im Film festzuhalten. Hier sei besonders die Aufnahme der Martensitkristallisation im Filmbild von Wiester genannt. Ein bemerkenswertes Gegenstück dazu sind die von Scheil und Förster mit Hilfe eines Elektrokardiographen aufgenommenen akustischen Effekte bei der Bildung von Martensitnadeln.

Die Farbaufnahme hat vorerst in der metallographischen Aufnahmetechnik kaum Bedeutung und wird nur hin und wieder zur Gewinnung instruktiver Diapositive für Vorführ- und Lehrzwecke benutzt. Wenn die kommende Entwicklung eine weitere Vereinfachung der Farbfilmtechnik bringt, ist eine Ausdehnung dieses Gebietes zu erwarten.

C. Zusatzausrüstungen.

1. Heiztisch. Das Bestreben, Gefügeausbildung und -umwandlungen bei höheren Temperaturen zu verfolgen, führte zur Konstruktion von heizbaren Objekttischen. Die vollkommenste heute vorhandene Form ist wohl der von Esser und Cornelius entwickelte und von Leitz gebaute Vakuumheiztisch (Abb. 12).

2. Härteprüfer. Die übliche Härteprüfung, z. B. mit der Stahlkugel, führt zu einer Integration der Härte über alle vom Kugeleindruck erfaßten, oft verschieden harten Kristallite. Die Härteprüfung mittels der Diamantspitze nach Rockwell (*C*) oder Vikkers wies den Weg zu einer Mikrohärteprüfung unter dem Mikroskop, wobei zunächst der in Betracht kommende Gefügebestandteil unter dem Fadenkreuz genau in die Feldmitte gebracht und nach Wechsel des Objektivs gegen die in den Revolver eingesetzte Diamantspitze mit dem Härteeindruck versehen wird. Abb. 13 zeigt einen derartigen von Schopper entwickelten Kleinhärteprüfer, Abb. 14 einen mit ihm hergestellten Diamanteindruck in einem Zementitkorn.

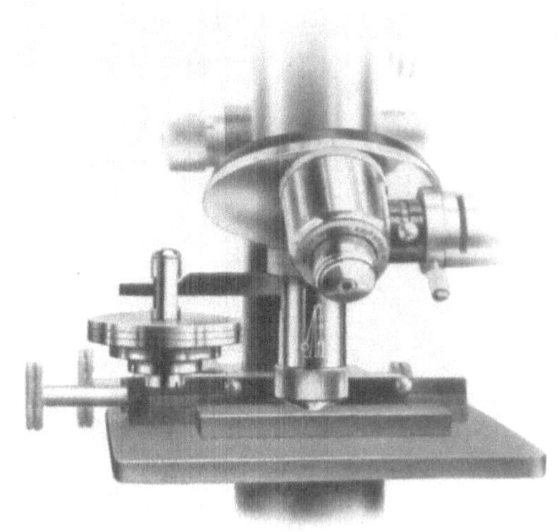

Abb. 13. Kleinhärteprüfer von Schopper zur Verwendung in Mikroskoprevolvern.

3. Pressen zum Einbetten. Das Einbetten von Schliffen wird durch Pressen nach Abb. 15 (Bühler, Chicago Ill., Dujardin) erleichtert, in denen das Prüfstück in durchsichtiges Kunstharz eingepreßt wird. Die Vorzüge liegen in der Schnelligkeit und einfachen Handhabung sowie in der Durchsichtigkeit der Einbettmasse.

4. Das Schleifen und Polieren wird durch Schmirgelmaschinen mit endlosen Schleifbändern und durch selbsttätige Poliermaschinen mit einstellbarem Schleifdruck und selbsttätiger Kreisbogenführung der Probe (Leitz) sehr erleichtert. Bei der Herrichtung von Schliffen auf Maschinen mit gesteigerter Leistung muß man jedoch peinlich darauf

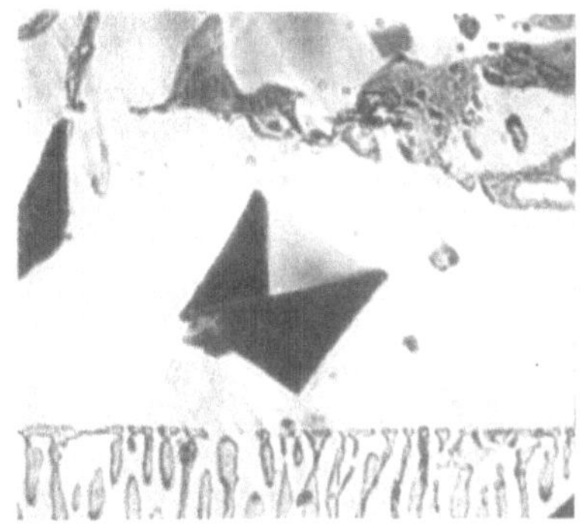

Abb. 14. Diamanteindruck des Kleinhärteprüfers in einem Zementitkorn (Roll).

bedacht sein, die an der Schleiffläche entstehende Wärme stets soweit zu begrenzen, daß durch sie niemals Anlaßeffekte auftreten, welche die Probe in ihrem Zustand durch Umwandlungen, Kornumbildung oder Ausscheidungen verändern. Auf diese Möglichkeit ist gerade in der letzten Zeit mit besonderem Nachdruck aufmerksam gemacht worden. Eine ähnliche Gefahr besteht bereits bei Einhaltung verschiedener Zeiten

beim Polieren infolge verschieden starken Herausarbeitens des Reliefs
oder durch Erzeugung von „Übergefüge" sowie durch Überätzen. Ganz

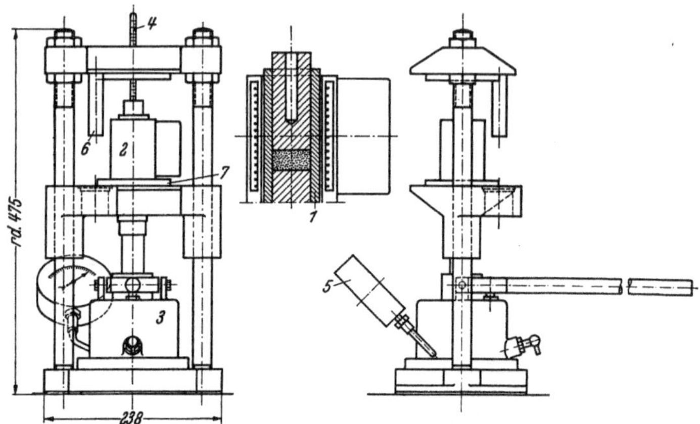

Abb. 15. Presse von Dujardin zum Einbetten von Schliffen in Preßmasse.
1 Schnitt durch Preßwerkzeug und Heizvorrichtung, *2* Preßwerkzeug und Heizvorrichtung,
3 Öldruckpumpe, *4* Thermometer, *5* Manometer, *6* Ausstößer, *7* Wärmeschutzplatte.

besonders bei Reihenuntersuchungen ist die Einhaltung gleicher Versuchsbedingungen zur Gewährleistung eines einwandfreien Vergleichs
oft schwierig.

D. Ätztechnik (I, 759).

In der Ätztechnik sind keine bemerkenswerten Fortschritte zu
verzeichnen. Hier sind durch systematische Arbeit noch Fortschritte
in der Richtung der exakteren Bestimmung der verschiedenen Phasen
in komplexen Legierungen zu erwarten. Ansätze zu solchen Arbeiten,
die eine Art mikrographischen Analysengang darstellen, finden sich
beispielsweise bei Dix und seinen Mitarbeitern beim Studium von
Al-Legierungen.

E. Thermische Untersuchung (I, 763).

Die Geräte zur Aufnahme der Erhitzungs- und Abkühlungs-
kurven erfuhren unter Zuhilfenahme neuzeitlicher Meß- und Regel-
geräte erhebliche Verbesserungen. So wurden insbesondere im National
Physical Laboratory von Payne und Adcock Registriergeräte
unter Zuhilfenahme eines mechanisch betriebenen Potentiometers konstruiert, das durch eine vom Lichtfleck des Galvanometers getroffene
Photozelle gesteuert wird und Haltepunktskurven über beliebig lange
Zeit sehr exakt und vollkommen selbsttätig aufzeichnet. Dabei wird
der Heizstrom des Ofens durch ein besonderes Gerät so gesteuert, daß
die Temperatur möglichst geradlinig ansteigt bzw. abfällt. Derartige
in verschiedenen Laboratorien durchgebildete Geräte haben eine wesentlich gesteigerte Genauigkeit bei der Ermittlung der Zustände und Umwandlungen in den Metallen und Legierungen ermöglicht.

Schrifttum.

Adcock, F.: Apparatus for raising or lowering the temperature of a laboratory furnace in a pre-determined manner. Journ. Sci. Instrum. 12, 285—288, spez. S. 286 (1935).

Diergarten, H.: Angewandte Metallographie in der stahlverarbeitenden Industrie. Metallwirtschaft 17, 1328—1338 (1938). — Dix, E. H.: The etching characteristics of constituents in commercial aluminium alloys. Proc. Amer. Soc. Test. Mater. 26 II, 317—334 (1926). Ref. von K. L. Meißner in Ztschr. f. Metallkunde 20, 124—126 (1928).

Esser, H. u. H. Cornelius: Gefügeuntersuchung bei Temperaturen bis 1100° Stahl u. Eisen 53, 532—535 (1933).

Förster, F. u. E. Scheil: Akustische Untersuchung der Bildung von Martensitnadeln. Ztschr. f. Metallkunde 28, 245—247 (1936). — Freund, H.: Zur Geschichte des Metallmikroskops. (1) Gießerei 23, 491—502 (1936). (2) Gießerei 25, 429—430 (1938).

Hanemann, H. u. H. J. Wiester: Die Martensitkristallisation in hochkohlenstoffhaltigen Stählen. Arch. f. Eisenhüttenwes. 5, 377—382 (1931/32).

Köhler, A.: Über die Grenzen der förderlichen Vergrößerung in der Mikroskopie. Metallwirtschaft 17, 1327—1328 (1938). — Köster, W.: Fortschritte in den Verfahren zur Erforschung von Zustandsdiagrammen. Internat. Verb. Materialprüfung. London Congress, 19. bis 24. April 1937. Gruppe A: Metalle. Untergruppe 2, S. 86—88.

Mossoux, R.: Application de quelques innovations en matière de metallographie microscopique. Bull. Soc. roy. belge Ing. Industriels 1938, 513—524.

Payne, R. J. M.: (1) A semi-automatic potentiometer for thermal analysis. Journ. Sci. Instrum. 12, 348 (1935). — (2) An automatic potentiometer for thermal analysis. Journ. Sci. Instrum. 13, 159 (1936). — Pusch, R.: Verbesserungen an Metallmikroskopen. Stahl u. Eisen 56, 1330—1337, 1362—1365 (1936).

Reinert, G. G.: Praktische Mikrofotographie. Halle: W. Knapp 1937. — Roll, F.: (1) Fehlerquellen bei der Behandlung von Metallschliffen. Gießerei 23, 645—652 (1936). — (2) Neuere Verfahren zur mikroskopischen Untersuchung von Metallen. Gießerei 26 (12), 1—8 (1939).

Schafmeister, P. u. G. Moll: Die Verwendbarkeit polarisierten Lichtes bei der Gefügeuntersuchung von Eisen und Stahl. Arch. f. Eisenhüttenwes. 10, 155 bis 160 (1936). — Schrader, A.: Ätzheft. Berlin: Gebr. Bornträger 1939.

Wiester, H. J.: Die Martensitkristallisation im Filmbild. Ztschr. f. Metallkunde 24, 276, 277 (1932).

Weiteres Schrifttum in den oben genannten Arbeiten.

Ferner die Druckschriften folgender optischer Werke: E. Busch, Rathenow; E. Leitz, Wetzlar; C. Reichert, Wien; Carl Zeiß, Jena.

Gasanalyse[1].

Von

Professor Dr.-Ing. **K. R. Andreß** und Dr.-Ing. **K. Wüst**, Darmstadt.

A. Allgemeines.

1. Sperrflüssigkeiten (I, 647). In der exakten Gasanalyse ist Quecksilber als beste Sperrflüssigkeit nicht zu entbehren. Bedingung für ein sauberes Messen ist jedoch die Anwendung von vollkommen reinem Quecksilber. Neue Reinigungsvorrichtungen, die den älteren zum Teil überlegen sind (I, 574), wurden in Chem. Fabrik **10**, 150 (1937); Ind. and Engin. Chem., Anal. Ed. **10**, 94 (1938); Chem.-Ztg. **63**, 54 (1939) beschrieben.

Will man Quecksilber bei analytischen Arbeiten vermeiden, so hat sich nach K. A. Kobe und J. Williams als Sperrflüssigkeit eine 20%ige Natriumsulfatlösung, die mit 5 Vol.-% Schwefelsäure angesäuert ist, am besten bewährt. Andere Lösungen, wie 40%ige $CaCl_2$-, gesättigte $Na_2Cr_2O_7$- oder gesättigte $AgNO_3$-Lösung besitzen zwar noch geringeres Lösungsvermögen für Gase, sind jedoch zu viscos.

Tabelle 1.

°C	P mm Hg
16	11,6
18	12,9
20	14,7
22	16,7
24	18,9
26	21,4
28	24,7
30	27,2

Ein Nachteil der Natriumsulfatlösung besteht darin, daß sie nicht bei Temperaturen unter 16° angewandt werden kann, da bei etwa 15° Dekahydrat auskristallisiert. Der Dampfdruck dieser Sperrflüssigkeit ergibt sich aus Tabelle 1. Die Löslichkeit von Einzelgasen und Gasgemischen in Natriumsulfatlösung und Wasser geht aus den Tabellen 2 und 3

Tabelle 2.

Gas	ccm gelöstes Gas/ ccm Lösung bei 25° Na_2SO_4-Lösung	Bunsenkoeffizient[2]	
		Na_2SO_4- Lösung	Wasser
SO_2	13,6	12,5	32,786
C_2H_2	0,343	0,324	0,93
CO_2	0,270	0,247	0,759
N_2O	0,159	0,146	0,608
C_2H_4	0,024	0,022	0,108
C_2H_6	0,0108	0,0099	0,0410
CH_4	0,0093	0,0085	0,0301
O_2	0,0089	0,0081	0,0283
H_2	0,0073	0,0067	0,0175
N_2	0,0049	0,0045	0,0143
CO	0,0039	0,0036	0,0214

hervor [vgl. Ind. and Engin. Chem., Anal. Ed. **10**, 76 (1938)]. Die angegebenen Werte beziehen sich auf 25° und einen Partialdruck des betreffenden Gases von 760 mm Hg.

Bei der üblichen technischen Gasanalyse auf Kohlenwasserstoffe und CO_2 können nach Untersuchungen von J. R. Branham (1) erhebliche

---

[1] Man findet auch in den Abschnitten „Luft" und „Gasfabrikation" weitere Bestimmungsmethoden bei den einzelnen Stoffen beschrieben.

[2] ccm Gas von 0° und 760 mm Hg, gelöst in 1 ccm Sperrflüssigkeit von 25°.

Fehler dadurch entstehen, daß sich merkliche Mengen von diesen Gasen in Gummiverbindungen und Hahnfetten lösen. Dies gilt vor allem für die Untersuchung von Propan und Butan enthaltenden Gasgemischen.

Folgende Zahlen zeigen die Löslichkeit einiger Kohlenwasserstoffe und von CO_2 in einem 8 cm langen Gummischlauch bei 10 Minuten langer Berührungsdauer:

CO_2 . . . . 0,25 ccm
C_2H_6 und C_2H_2 . 0,35 ccm
C_3H_8 . . . . . . 0,80 ccm
C_3H_6 . . . . . 1,00 ccm
C_4H_{10} . . . . . 2,5 ccm

Über die Löslichkeit von N_2 in einigen Reagenzien vgl. Journ. Res. nat. Bur. Standards **21**, 63 (1938). Ref. Chem. Zentralblatt **1938 II**, 2975.

Tabelle 3.

Gase	Vol.-%	ccm gelöstes Gas/ ccm Lösung bei 25° Na_2SO_4-Lösung	Bunsenkoeffizient Na_2SO_4-Lösung
Luft		0,0053	0,0049
CO_2 Luft	5 95	0,0135	0,0124
CO_2 Luft	10 90	0,0235	0,0215
CO_2 Luft	20 80	0,0447	0,0410
CO_2 O_2 N_2	14,5 6,1 79,4	0,0310	0,0284
CH_4 C_2H_4 C_2H_2	40,3 39,9 19,8	0,056	0,0513

Hat man Gasgemische zu analysieren, die keine Kohlenwasserstoffe enthalten, so bewährt sich Anilin als Sperrflüssigkeit (flacher Meniscus, kein Haften von Tropfen an der Wandung der Meßgefäße, geringe Löslichkeit für CO_2 und O_2).

Bei der Verwendung von wäßrigen Sperrflüssigkeiten ist darauf zu achten, daß man vor Ablesung der Volumina genügend lange wartet bis sich Sättigungsgleichgewicht eingestellt hat (mindestens 1 Minute). Nach Schuftan (1) kann man den Einfluß einer mit dem zu untersuchenden Gas nicht im Lösungsgleichgewicht stehenden Sperrflüssigkeit auf die Gaszusammensetzung annähernd nach folgender Gleichung berechnen:

$$\frac{(p_W - p_E)\,(100 - p_E)}{p_E - p_G} = \frac{100\,G}{W \cdot \alpha'} \, .$$

Hierbei bedeutet:

p_W = Konzentration des interessierenden Gasbestandteils in Volumprozenten über der Sperrflüssigkeit, bevor diese mit dem zu untersuchenden Gas in Berührung gebracht wurde.

p_E = Endkonzentration dieses Gasbestandteils in Volumprozent nach erreichtem Sättigungsgleichgewicht.

p_G = Anfangskonzentration des zu untersuchenden Gasbestandteils in dem Gasgemisch.

W bzw. G = Wasser- bzw. Gasvolumen in ccm, die sich ins Gleichgewicht setzen sollen.

α' = Ostwaldscher Absorptionskoeffizient, der die von 1 ccm Flüssigkeit gelösten ccm Gas bei der betreffenden Versuchstemperatur angibt.

Besonders groß werden die Fehler bei Gasgemischen, die leicht lösliche Komponenten enthalten, wie an folgendem Beispiel gezeigt wird (nach Schuftan):

9*

Ein aus 20 ccm CO_2 und 80 ccm N_2 bestehendes Gas befinde sich bei 18° C in einer Meßbürette mit 30 ccm Sperrflüssigkeit, die vorher mit diesem Gas gesättigt worden sei. Zur Analyse werde nun das CO_2 in KOH absorbiert und der Gasrest über 30 ccm der vorher verwendeten Sperrflüssigkeit gemessen. Es ergibt sich dann nach obiger Formel:

$$\frac{(20 - x)\,(100 - x)}{x} = \frac{100 \cdot 80}{30 \cdot 0{,}928} = 288$$

oder

$$x = 4{,}96\% \ CO_2, \ \text{d. h. } 4{,}2 \text{ ccm.}$$

Man findet also — Gleichgewichtseinstellung vorausgesetzt — etwa 4,2 ccm CO_2 zu wenig, obwohl die Absorption vollständig war. Bei Analysen solcher Gasgemische, die leicht lösliche Komponenten enthalten, muß man zur Messung des von den leichtlöslichen Bestandteilen befreiten Gases das Sperrwasser erneuern. Hat man Serienanalysen auszuführen, so verwendet man dann zweckmäßig eine zweite Meßbürette.

Nach A. Horstmann und C. Scheffer muß man ferner in der exakten Gasanalyse berücksichtigen, daß zahlreiche Gase, wie CO_2 und gasförmige Kohlenwasserstoffe von den Gesetzen der idealen Gase erheblich abweichen. Die zur Volumenkorrektion benötigten Faktoren F einiger wichtiger Gase sind in Tabelle 4 angegeben.

Zwischen 15° und 25° ist lineare Extrapolation möglich. Die Berücksichtigung dieser Korrektionsfaktoren ist besonders notwendig bei Gasen mit größerem Gehalt an Kohlenwasserstoffen. Erhält man z. B. aus 100 ccm

Tabelle 4.

Gas	15°	25°
CH_4	0,9983	0,9985
C_2H_6	0,9913	0,9923
C_3H_8	0,9784	0,9808
CO_2	0,9942	0,9995
CO	0,9994	0,9995

eines Gemisches von x ccm C_3H_8 und $100 - x$ ccm C_2H_6 300 ccm CO_2, so ergibt sich die Gleichung:

$$3\,x \cdot \frac{F_{CO_2}}{F_{C_3H_8}} + 2\,(100 - x) \cdot \frac{F_{CO_2}}{F_{C_2H_6}} = 300$$

und daraus $x = 95{,}4\% \ C_3H_8$, $100 - x = 4{,}6\% \ C_2H_6$.

2. Gassammelgefäße. Gefäße zur Gasmessung und Probeentnahme (I, 646). Zur Entnahme und Aufbewahrung kleiner Gasmengen eignet sich die Marikovszky-Pipette. Ihr Vorteil besteht darin, daß das Gas während des Aufbewahrens nicht mit Hähnen in Verbindung steht.

Eine automatische Gassammel- und Meßvorrichtung gibt W. Allner an, die es erlaubt, Gase unter konstantem Druck zu entnehmen. Sie hat sich besonders zur Schwelgasanalyse bewährt. Eine einfachere Vorrichtung, die sich im K.W.I. für Kohleforschung, Mühlheim (Ruhr) gut bewährt hat, gibt E. Dittrich (1) an.

Neue Vorrichtungen zur Gasprobeentnahme werden beschrieben in Chem. Fabrik 6, 299 (1933). — Journ. Soc. Chem. Ind., Japan (Suppl.) 41, 60 B (1938). — Ind. and Engin. Chem., Anal. Ed. 7, 240 (1935).

Der Apparat nach Elion erlaubt in einfacher Weise größere Gasmengen durch Volumenbestimmung des verdrängten Wassers zu messen.

Eine Doppelbürette mit einer Ablesegenauigkeit von $< 0{,}1$ ccm beschreibt J. Hume. Sie hat den Vorteil, daß sie leicht in Orsatapparate eingebaut werden kann, und daß die Sperrflüssigkeit schneller von den Wänden abfließt.

Eine Meßbürette mit einer Ablesegenauigkeit von 0,01 Vol.-% wird von F. Büchler angegeben.

Die Boothsche Barobürette zur Gasmengenmessung ist in Ind. and Engin. Chem., Anal. Ed. 2, 182, 237 (1930) beschrieben (s. a. Abschnitt „Gasdichtebestimmung").

Ein neues Gerät für die Messung kleiner strömender Gasmengen wird von A. Bader angegeben.

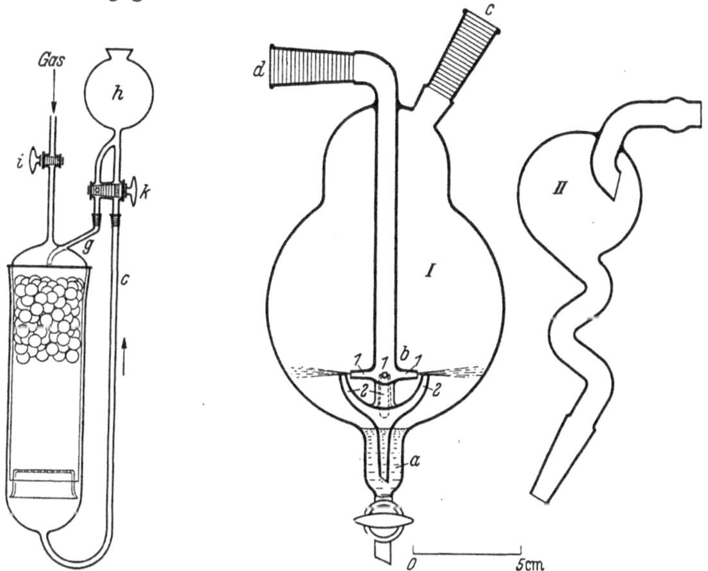

Abb. 1. Absorptionsgefäß nach Bayer.   Abb. 2. *I* Absorptionsgefäß mit Zerstäuber, *II* Aufsatzrohr.

3. Gasanalysenapparate, Gasabsorptionsgefäße und Waschflaschen.

Über neue Gasanalysenapparate siehe E. R. Smith; H. K. Sen, K. Roy und P. Roy; M. P. Matuszak (1); H. Gehle.

Auf dem Gebiet der Gasabsorptionsgefäße (Waschflaschen) (I, 72) sind in letzter Zeit zahlreiche Neuerungen und brauchbare Geräte entwickelt worden, und zwar von dem Gesichtspunkt ausgehend, eine möglichst große Absorptionsfläche zu schaffen, die ständig mit neuer Absorptionsflüssigkeit in Berührung steht.

Eine gut wirkende Absorptionspipette, die von Bayer entwickelt wurde, zeigt Abb. 1.

Durch besondere Einfachheit zeichnet sich die von R. T. Dillon angegebene Absorptionspipette aus, die nur wenig Absorptionsflüssigkeit benötigt und in ihrer Wirkung den Spiralwaschflaschen gleichkommt. Ein Nachteil ist der große hydrostatische Druck, den das Gas überwinden muß, der aber durch Neigen des Gefäßes verringert werden kann. Über weitere Absorptionsgefäße mit geringer Flüssigkeitsmenge siehe A. Shaw.

Auf dem Zerstäubungsprinzip beruht das von O. Lamm angegebene Absorptionsgefäß (Abb. 2). Seine gute Wirksamkeit geht daraus hervor, daß man mit zwei solcher hintereinandergeschalteter Gefäße nahezu quantitativ SO_3-Nebel zurückhalten kann (Temperatur 95°).

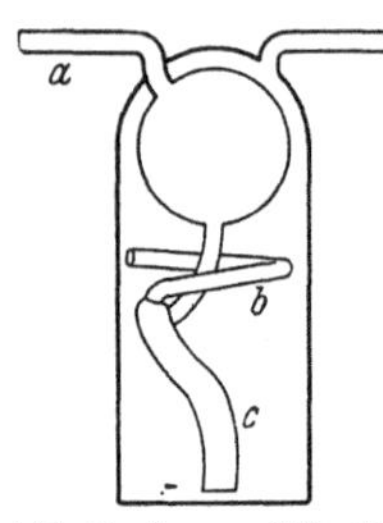

Abb. 3. Gaswaschflasche des K.W.I. für Kohleforschung.

Ein neues Absorptionsgefäß zur industriellen Gasanalyse beschreibt Roy-Pochon.

Gaswaschflaschen von sehr hoher Wirksamkeit nach Kölliker-Dwilling liefert Schott & Gen., Jena.

Eine im K.W.I. entwickelte Intensivwaschflasche (Abb. 3) [Chem. Fabrik 10, 302 (1937)] zeichnet sich dadurch aus, daß das Gas nur einen geringen Druck zu überwinden hat und trotzdem auf einem langen Weg mit neuer Absorptionsflüssigkeit in Berührung kommt. Über Spiralwaschflaschen zur Gasabsorption siehe Ind. and Engin. Chem., Anal. Ed. 10, 646 (1938). — Chem. Fabrik 12, 57 (1939). — Bull. Soc. Chim. de France 3 (5), 267 (1936).

Eine gute Mischung von Gas und Absorptionsflüssigkeit bewirkt die von R. Margaria angegebene Absorptionspipette.

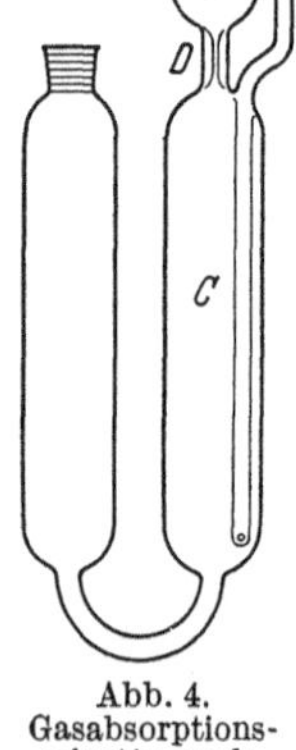

Abb. 4. Gasabsorptionspipette nach H. Tramm.

Zum Einbau in Orsatapparate eignet sich das von H. Tramm angegebene Absorptionsgefäß[1] (s. Abb. 4). Das Gas wird bei einmaligem Durchgang durch die Pipette 4mal gewaschen, was eine Verkürzung der Absorptionszeit um 30—40% gegenüber den üblichen Absorptionspipetten bedingt. Diese Pipette ist wirksamer als die von Neumann und Strähuber [Arch. f. Eisenhüttenwes. 2, 557 (1928/29)] angegebenen Absorptionsgefäße.

Für die CO-Absorption mittels J_2O_5-Oleum oder für Gasabsorptionen-, wo gleichzeitig eine Fällung hervorgerufen wird, eignet sich ein von F. Büchler angegebenes Absorptionsgefäß.

Über ein CO_2-Absorptionsgefäß, welches bei hohen Strömungsgeschwindigkeiten geeignet ist, siehe Ind. and Engin. Chem., Anal. Ed. 4, 356 (1932).

Zur Bestimmung von Gasspuren in Luft und Industriegasen eignet sich das Cauer-Rohr. Je nach dem beabsichtigten Zweck verwendet man an Absorptionsflüssigkeiten Mengen von 5—100 ccm. Als Gasverteilungsfilter werden solche aus Sinterglas der Firma Schott & Gen., Jena verwendet. Folgende Fritten kommen zur Anwendung: Nr. 1 (100 bis 120 μ Porenweite) und Nr. 2 (40—50 μ) zur Absorption von Gasen, Nr. 3 (20—30 μ) zur Untersuchung von chemisch leicht reagierenden Schwebestoffen, Nr. 4 (5—10 μ) zur Untersuchung von chemisch schwer reagierenden Schwebestoffen. Die Stärke des hindurchgesaugten Luftstromes wird so eingestellt, daß die Schaumsäule etwa $^1/_3$ der Höhe

---

[1] Lieferfirma: W. Feddeler, Essen (Ruhr), Wächtlerstraße 39.

des Waschrohres einnimmt. Zur Bewältigung verhältnismäßig großer Gasmengen (bei 25 cm langem und 2,5 cm weitem Rohr) von etwa 4 l/Min. verwendet man zweckmäßig eine kleine rotierende Ölluftpumpe.

B. Absorptionsmethoden.

1. Kohlendioxyd (I, 648). Zur CO_2-Bestimmung kleiner Konzentrationen in einem kontinuierlichen Gasstrom beschreiben W. Mck Martin und J. R. Green, eine Methode, bei der das Kohlendioxyd in einem besonderen Spiralabsorber (s. Gasabsorptionsgeräte) mittels 0,0175 n-$Ba(OH)_2$ absorbiert und das ausfallende $BaCO_3$ mit 0,07 n-HCl titriert wird (höhere HCl-Konzentrationen bewirken CO_2-Verluste).

Bei hohen Strömungsgeschwindigkeiten hat sich ein von E. F. Degering beschriebenes Absorptionsgefäß bewährt.

Eine potentiometrische Methode zur CO_2-Bestimmung bei Konzentrationen von 0,03—7% CO_2 gibt P. W. Wilson, F. S. Orcutt und W. H. Peterson an. Nach Einstellen des Gleichgewichtes zwischen dem Kohlendioxyd des Gases und einer Bicarbonatlösung bekannten Gehaltes, stellt man den p_H-Wert der Lösung fest und erhält den CO_2-Gehalt in Atmosphären nach der Gleichung:

$$\log p_{CO_2} = 1{,}70 - p_H,$$

wobei sich diese Gleichung auf die p_H-Messung mit der Glaselektrode bei 25° und eine Konzentration der Bicarbonatlösung von 0,001 m bezieht. Die Fehlergrenze dieser Methode beträgt $\pm 4\%$.

Ähnlich wie die Wilsonsche Methode arbeitet das von N. Kauko angegebene Verfahren zur Bestimmung kleiner CO_2-Mengen in Luft und anderen Gasen: Das zu untersuchende Gasgemisch wird in eine verdünnte Natriumbicarbonatlösung (10^{-3} m) eingeleitet und der p_H-Wert bestimmt, der innerhalb bestimmter Grenzen[1] linear mit steigender CO_2-Konzentration der Gasphase abnimmt. Verwendet man eine genau 10^{-3} molare $NaHCO_3$-Lösung, so gilt bei 18° für den Druck des CO_2 in Atmosphären:

$$\log p_{CO_2} = 4{,}68 - p_H.$$

Zur praktischen Ausführung der Bestimmung verfährt man folgendermaßen: Das zu untersuchende Gas wird bei 18° mit einer Geschwindigkeit von 1—1,5 l/Stunde durch die 10^{-3} molare Lösung geleitet (1,689 g $NaHCO_3$/l, davon 50 ccm auf 1 l verdünnt und mit 7,381 g KCl versetzt). Sobald sich das Gleichgewicht eingestellt hat (nach etwa 10 Minuten) wird mit Hilfe einer genauen colorimetrischen oder elektrometrischen Methode der p_H-Wert bestimmt. Um sich von etwaigen Unsicherheiten in der Konzentration der Bicarbonatlösung und systematischen Fehlern der p_H-Bestimmung unabhängig zu machen, empfiehlt es sich, die Konstante obiger Gleichung experimentell zu bestimmen, indem man reines CO_2 durch die zur Analyse verwendeten Bicarbonatlösung leitet und den p_H-Wert bestimmt. Bei einem Gehalt der Luft von 10% CO_2 ergibt

---

[1] Die Gleichung ist nur mit genügender Genauigkeit linear für einen p_H-Wert von 5—7,5, also für CO_2-Gehalte von 50—0,15 Vol.-%.

sich eine Genauigkeit der Bestimmung von $\pm 0{,}23\%$, wenn der p_H-Wert auf $\pm 0{,}01$ festgelegt ist.

Halbmikro-Schnellverfahren zur Bestimmung der Kohlensäure in der Luft nach L. W. Winkler (1). Diese Methode beruht auf der beträchtlichen Löslichkeit von CO_2 in Alkohol bei Zimmertemperatur, wie folgende Zahlen (Tabelle 5) (in ccm Gas/ccm Flüssigkeit) zeigen.

Tabelle 5.

	0°	10°	20°	30°
Alkohol	4,514	3,595	2,964	2,448
Wasser	1,711	1,188	0,869	0,662

Ausführung. Zu der in einem 250-ccm-Kolben mit engem Hals befindlichen Luftprobe fügt man vorsichtig 10 ccm 96%igen Alkohol hinzu, den man vorher mit 2 Tropfen 1%iger Alkohol-Phenolphthaleinlösung[1] und soviel 0,02 n-Natriumcarbonatlösung versetzt hat, bis er eine beständige blaßrote Farbe zeigt. Den verschlossenen Kolben läßt man dann 1—2 Minuten ohne zu Schütteln stehen, lüftet kurz und schüttelt darauf den Kolbeninhalt durch (Kolben verschlossen). Nun titriert man aus einer Mikrobürette mit 0,02 n-Na_2CO_3-Lösung solange, bis nach kräftigem Durchschütteln sich die blaßrote Färbung der Lösung nicht mehr verändert. Um zu verhindern, daß während des Titrierens von der Lösung Atemkohlensäure aufgenommen wird, befestigt man vor der Bürette eine Glasscheibe. Bei der Reduktion der untersuchten Luftmenge auf Normalvolumen ist zu beachten, daß man die Tension des Alkohols und das Volumen der hinzugefügten Weingeistmenge (10 ccm) berücksichtigen muß.

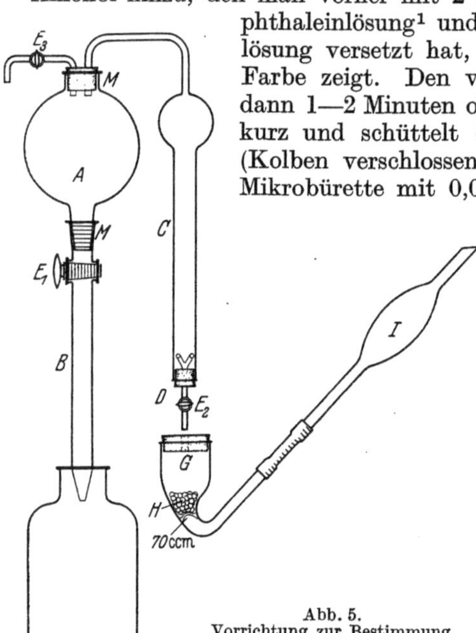

Abb. 5.
Vorrichtung zur Bestimmung
von CO_2 nach Bayer.

Die von K. Sarlo angegebene Methode zur Kohlensäurebestimmung, die jedoch keine vollkommen befriedigenden Ergebnisse liefert, wurde von F. Bayer verbessert.

Das Prinzip dieser Methode besteht darin, daß man eine bestimmte Luftmenge durch ein mit $Ba(OH)_2$ gefülltes Absorptionsgefäß durchperlen läßt und den Überschuß an nicht verbrauchtem $Ba(OH)_2$ mit Oxalsäure zurücktitriert.

---

[1] Man löst 1 g Phenolphthalein in 50 ccm 96%igen Alkohol und gibt 50 ccm reinstes Glycerin und 1 Tropfen sehr verdünnte Natronlauge hinzu, bis sich die Lösung eben rötlich gefärbt hat. Die so dargestellte Lösung hält sich im Tropffläschchen längere Zeit.

Die hierzu benutzte Vorrichtung zeigt Abb. 5 (nach F. Bayer, S. 27).

Ausführung der Bestimmung. Nach dem Füllen des Glasbehälters A [1] und des Ansatzrohres F mit Wasser, werden bei geschlossenem Hahn E_2 25 ccm gn/2 [2] oder gn/4 Ba(OH)$_2$ mit bekanntem Titer in das Absorptionskugelrohr C gefüllt und A mit C verbunden. Durch Öffnen der Hähne E_1 und E_2 wird eine der Wassermenge entsprechende Luftmenge durch die Ba(OH)$_2$-Lösung gesaugt. Darauf stellt man Druckausgleich her, indem man von F aus Wasser eintreten läßt. Das eingesaugte Wasservolumen zieht man vom ursprünglichen Luftvolumen ab und erhält so das Volumen der von CO$_2$ befreiten Luftprobe, die zur Untersuchung kam. Zur Titration der Lauge entnimmt man mittels der Pipette I nach Öffnen des unteren Hahnes E_2 10 ccm Lösung, die beim Durchfließen durch die Glaswolle H filtriert wird. Es ist beim Titrieren und Ansaugen der Luft darauf zu achten, daß keine Atemkohlensäure aufgenommen wird.

Nach E. M. Emmert kann man CO$_2$ colorimetrisch dadurch bestimmen, daß man die Gasmenge bestimmt, die zur Entfärbung einer roten Natriumphenolphthalatlösung benötigt wird. Eine andere colorimetrische Schnellbestimmung von CO$_2$ in Gasgemischen mittels NaHCO$_3$ und Thymolblau schlägt P. W. Wilson vor.

Zur Absorption großer CO$_2$-Mengen eignet sich am besten eine 28%ige KOH-Lösung, der man 2,5 Vol.-% Isopropylalkohol zusetzt, um das lästige Schäumen zu verhindern (vgl. auch O. Wolf).

Über weitere CO$_2$-Bestimmungsmethoden siehe „Automatische Gasanalyse".

2. Ungesättigte Kohlenwasserstoffe (I, 649). Gase: Äthylen, Propylen, Butylen, Acetylen und Homologe, Butadien. Bestimmungsmethoden: a) Absorption, b) Hydrierung, c) Bromierung, d) Destillation azeotropischer Gemische mit Schwefeldioxyd und andere Methoden.

a) **Bestimmung durch Absorption.** Nach H. Tropsch und W. J. Mattox gelingt es, die Kohlenwasserstoffe Äthylen, Propylen und Butylen in verschieden konzentrierten Schwefelsäuren durch fraktionierte Absorption zu bestimmen.

Da Propylen und Butylen durch 87%ige Schwefelsäure zusammen absorbiert werden, kann Äthylen auf diese Weise quantitativ erfaßt werden. Um die einzelnen Komponenten auf chemischem Wege zu ermitteln, war man bisher auf die zeitraubende Methode der Oxydation der Schwefelsäureester angewiesen (Tropsch und Dittrich). Bedeutend rascher kann man Propylen und Butylen dadurch bestimmen, daß man zwei Molekulargewichtsbestimmungen mit der Stockschen elektromagnetischen Gaswaage ausführt, und zwar einmal von dem trockenen schwefelwasserstoff- und kohlensäurefreien Ausgangsgas und ferner von dem mit 87%iger Schwefelsäure von Propylen und Butylen

---

[1] Das Wasservolumen wird zwischen zwei an A angebrachten Marken abgelesen (etwa 2200 ccm).

[2] gn = gasnormal, d. h. eine Lösung, von der 1 ccm genau 1 ccm Gas im Normalzustand aufnehmen kann.

befreiten Gas. Der Prozentgehalt an den Komponenten errechnet sich dann nach folgenden Gleichungen:

$$\% \ C_3H_6 = 4\,U + \frac{M_2 - M_1 - M_2 \cdot U}{14{,}02}\,,$$

$$\% \ C_4H_8 = U - \% \ C_3H_6\,.$$

Hierin bedeutet:

M_1 Molekulargewicht des Ausgangsgases.
M_2 Molekulargewicht des Gases nach Entfernung von Propylen und Butylen.
U Volumprozent von Propylen + Butylen im Ausgangsgas.

Bei der Berechnung von M_1 und M_2 ist zu beachten, daß die auf Normalbedingungen des Drucks und der Temperatur reduzierten Gasdichten zugrunde gelegt werden.

Zur Absorption des Äthylens dient aktivierte Schwefelsäure. Man stellt sie her durch Mischen von 1 Teil konzentrierter Schwefelsäure (spez. Gew. 1,84), die mit Nickelsulfat bei Zimmertemperatur gesättigt wird, mit 15 Teilen konzentrierter Schwefelsäure, die 0,6 % Silbersulfat enthält.

Eine brauchbare Methode zur Bestimmung von Äthylen, Propylen und Butylen, die eine Kombination von Absorption und Verbrennung darstellt, wird von P. K. Ssakmin (1) angegeben. Gegenüber der ähnlichen Methode von A. Dobrjanski hat sie den Vorzug größerer Genauigkeit (0,5 %) und erlaubt ferner, die isomeren Butylene zu bestimmen. Die teilweise Absorption der höheren Paraffine wird durch Vermeiden von Oleum als Absorbens verhindert. Ferner wird die Dauer einer Analyse von 9 Stunden auf 2 Stunden herabgesetzt.

Ausführung. Die Summe von Propylen + Butylen bestimmt man durch Absorption mittels 85 %iger Schwefelsäure unter einem Überdruck von 20 ccm Schwefelsäure in einer Buntebürette. Die Dauer der Absorption beträgt etwa 1 Stunde. Nach Absorption des Äthylens mit Bromwasser wird der Gasrest bei 800° über Kupferoxyd verbrannt [P. K. Ssakmin (2)].

Bei der Bestimmung der ungesättigten Kohlenwasserstoffe mit Schwefelsäure sind nach M. P. Matuszak (2) folgende Fehlerquellen zu berücksichtigen:

1. Einstellung eines Absorptionsgleichgewichtes.
2. Löslichkeit von gasförmigen Paraffinen in Schwefelsäure.

Löslichkeit für Methan bei 20°:

% H_2SO_4	0,0	35,9	61,7	95,6
ccm CH_4/ccm H_2SO_4	0,0350	0,0169	0,0131	0,0308

Löslichkeit von n-Butan bei 25°:

% H_2SO_4	60,6	80,7	88,5	89,3
ccm C_4H_{10}/ccm H_2SO_4	0,001	0,012	0,012	0,015

3. Löslichkeit von gesättigten Kohlenwasserstoffen in ausgefällten Polymerisationsprodukten (bei der Butylenbestimmung sind hierbei bis 5 % Fehler möglich).
4. Löslichkeit von gesättigten Kohlenwasserstoffen in säurelöslichen Absorptionsprodukten (bis zu 0,6 % Fehler möglich).

Verwendet man nicht zu starke Säuren (unter 90%) und ersetzt die Absorptionslösung stets, wenn 15 ccm Gas pro 1 ccm Lösung aufgenommen worden sind, so sind diese letzteren beiden Fehlerquellen, beruhend auf der physikalischen Löslichkeit des Gases in Reaktionsprodukten, praktisch zu vernachlässigen.

Bei Anwendung sehr starker Säuren können ferner noch sehr große Fehler durch Entwicklung von SO_2 infolge Reduktion der Säure entstehen. Bei Verwendung von 104%iger H_2SO_4 wurden Fehler bis zu 6% beobachtet. Als noch zulässige Schwefelsäurekonzentrationen gelten die Werte der Tabelle 6.

Tabelle 6.

Gas	Vorabsorption	Endabsorption
Isobutylen . .	60—62% H_2SO_4	68— 70% H_2SO_4
n-Butylen . .	80—82% ,,	88— 90% ,,
Propylen. . .	80—82% ,,	88— 90% ,,
Äthylen . . .	88—90% ,, $+0{,}9$—1% Ag_2SO_4	98—100% ,, $+0{,}4$—0,5 Ag_2SO_4

b) Bestimmung durch Hydrierung nach W. A. McMillan, H. A. Cole und A. Ritchie. Da die Bestimmung größerer Olefinkonzentrationen durch Absorption mit Schwefelsäure oder durch Bromierung mit erheblichen Fehlern behaftet ist (bei der Bromierung z. B. nach G. R. Schultze bis 2% Fehler!), kann man mit Vorteil die Hydrierungsmethode verwenden. Man hydriert mit sauerstofffreiem Wasserstoff über hochaktiven Nickel-Tonerde-Kontakten (Ni : Al_2O_3 = 100 : 2,5) bei 170—180°, wobei nach 7—10 Minuten die Hydrierung beendet ist. Bei Verwendung von Nickelkontakten, die in besonderer Weise hergestellt sind (vgl. Originalarbeit), gelingt die Hydrierung bereits bei Zimmertemperatur. Vor der eigentlichen Hydrierung ist jedoch eine Entfernung des CO_2 mit KOH (28%ig), des O_2 mit Pyrogallol und des CO durch Oxydation bei 300° über Kupferoxyd unerläßlich. Aromatische Kohlenwasserstoffe und C_2H_2 müssen vorher durch Sonderbestimmungen erfaßt werden. Aus der erhaltenen Kontraktion läßt sich der Olefingehalt berechnen. Diese Methode hat sich besonders bei Untersuchungen von Crackgasen bewährt. Vgl. auch Teknisk Tidskr. **62**, Kemi, 57/60 (1932). Ref. Brennstoff-Chem. **13**, 452 (1932).

c) Bestimmung durch Bromierung und Ermittlung des Bromverbrauchs (E. H. Francis; H. S. Davis, G. S. Grandall und W. E. Higbee jr.). Eine abgemessene Menge $^1/_2$ n-Bromid-Bromatlösung (2 ccm mehr als der äquivalenten Menge entspricht) wird in ein evakuiertes Schüttelgefäß eingebracht, die 2mal mit Pyrogallol behandelte Gasprobe hinzugefügt und eine der Bromid-Bromatlösung äquivalente Menge konzentrierte H_2SO_4 langsam unter Umschütteln hinzugefügt. Nach 60—85 Minuten Schütteldauer auf der Schüttelmaschine, fügt man 3—5 ccm gesättigte KJ-Lösung und 20 ccm Wasser hinzu. Dann öffnet man die Bürette, bringt den Inhalt auf ein Volumen von 100 bis 150 ccm und titriert das freigesetzte Jod in üblicher Weise. Gesättigte Kohlenwasserstoffe werden durch die Absorptionslösung nicht angegriffen [vgl. auch Ing. Vet. Akad. Handl. **138**, 5, 143 (1936). Ref. Chem. Zentralblatt **1936 I**, 237].

d) **Calorimetrische Bestimmung der Olefine** C_2H_4, C_3H_6, C_4H_8, siehe J. Dubois.

e) **Bestimmung der Buten-Butangemische.** α) *Durch Destillation der azeotropischen Gemische mit SO_2* (nach M. P. Matuszak und F. E. Frey). Da die Butenazeotrope einen höheren Siedepunkt zeigen als die Butanazeotrope, gelingt es, beide Gruppen durch Destillation zu trennen.

Siedepunkt der azeotropischen Gemische:

i-Butan	. . . . . —24°	i-Buten	. . . . —14°
n-Butan	. . . . . —18°	2-Buten (cis)	. . . . —14°
1-Buten	. . . . . —14°	2-Buten (trans)	. . —13°

Eine Trennung ist jedoch nur dann möglich, wenn die SO_2-Konzentration der flüssigen Phase 10 Mol.-% übersteigt. Praktisch führt man die Destillation mit 0,8—1,2 l Gas (Gemisch mit SO_2) in einer gasanalytischen Laboratoriumskolonne bei $+3°$ durch.

β) Eine weitere recht brauchbare Trennungs- und Bestimmungsmethode der Butylene und Butane, wie sie zur Untersuchung von Crackgasen mit Erfolg angewendet wird, gibt W. A. McMillan an: Die Gasprobe wird nach vollständiger Kondensation durch sorgfältige Tieftemperaturdestillation in zwei Fraktionen geteilt. Die erste Fraktion enthält i-Butan, i-Butylen und 1-Butylen.

Die zweite Fraktion dagegen n-Butan, 2-Butylen (trans) und 2-Butylen (cis). In der ersten Fraktion wird die Summe der Olefine durch Hydrierung über einen Ni-Katalysator (s. Bestimmung der Olefine durch Hydrierung) bestimmt. Eine zweite Probe der ersten Fraktion dient zur Bestimmung des i-Butylens. Sie beruht darauf, daß i-Butylen mit trockener gasförmiger Salzsäure i-Butylchlorid bildet, während alle übrigen Butylene nicht reagieren. Hierzu wird ein bestimmtes Gasvolumen mit HCl im Überschuß gemischt, mit flüssiger Luft völlig kondensiert und anschließend wieder verdampft. Die erhaltene Volumenkontraktion ist ein direktes Maß für den i-Butylengehalt. Die Reaktion muß bei einem Druck von unter 400 mm Hg durchgeführt werden, um eine Kondensation des i-Butylchlorids zu vermeiden. Zur Analyse des i-Butylens sind 30—40 ccm Gas erforderlich. Die Zeitdauer der Bestimmung beträgt etwa 15 Minuten. Die Genauigkeit wird zu $\pm 0,15\%$ angegeben.

In einer Probe der zweiten Fraktion werden die ungesättigten Kohlenwasserstoffe wieder durch Hydrierung bestimmt. Eine neue Probe wird nach völliger Kondensation mit einigen Tropfen Brom versetzt und das gebildete racemische- und meso-2,3-Dibrombutan nach Abdampfen des Butans refraktometrisch untersucht. Da die Brechungsindices der Einzelkomponenten bekannt sind, läßt sich aus dem erhaltenen Wert leicht die Konzentration der Komponenten berechnen.

γ) *Bestimmung des Butadiens* (nach H. Tropsch und W. J. Mattox). Die früheren Bestimmungsmethoden, Addition von Brom und Trennung der Dibromide von den Tetrabromiden sind langwierig und erfordern größere Gasmengen. Die hier angeführte Methode beruht darauf, daß Maleinsäureanhydrid auch bei mäßigen Temperaturen Butadien quantitativ in Tetrahydrophthalsäureanhydrid überführt. Um die physikalische Löslichkeit anderer Kohlenwasserstoffe in Maleinsäureanhydrid möglichst zu unterdrücken, wird die Absorptionsbürette mit nur 2 g frisch destilliertem Maleinsäureanhydrid (Schmelzp. 56°) gefüllt, wobei man durch Glasperlen für eine Vergrößerung der Oberfläche sorgt. Vor der Analyse wird ferner das Absorbens mit den möglicherweise vorhandenen Kohlenwasserstoffen gesättigt. Olefine reagieren nicht mit Maleinsäureanhydrid und Acetylen erst bei Konzentrationen über 15% im Gasgemisch. Die Bestimmung dauert etwa 10 Minuten und erfordert nur etwa 100 ccm Gas. Die hiermit erhaltenen Werte stimmen gut mit denen der alten „Tetrabromidmethode" überein.

δ) *Bestimmung von Acetylen in Luft* [P. Schuftan (2)]. Diese Methode beruht auf der Absorption des C_2H_2 in Aceton. Die Füllung einer Pipette mit 180 ccm Aceton reicht für 15—20 Analysen aus. Die gefundenen Acetylengehalte liegen im allgemeinen 0,3% zu niedrig.

Über eine gravimetrische Acetylenbestimmung vgl. A. Wassiljew.

3. Kohlenoxyd (I, 656). Eine kritische Übersicht der verschiedenen Methoden findet sich in Gasmaske **1**, 9 (1929) und Chem. Apparatur **25**, 137, 155, 177 (1938).

a) **Absorption mit neutraler Kupferchlorürlösung.** Nach H. Brückner und W. Gröber hat sich eine Lösung folgender Zusammensetzung hinsichtlich der Absorptionsfähigkeit und der Komplexstabilität am geeignetsten erwiesen: 1 g Kupferchlorür, 2,12 g Ammoniumchlorid, 15 ccm Wasser. Zum praktischen Gebrauch stellt man sich die Lösung wie folgt her: 125 g CuCl und 265 g NH_4Cl werden in einer 1 l fassenden Stöpselflasche eingewogen und nach Ausfüllen der Flasche mit sauerstofffreiem Stickstoff 750 ccm Wasser hinzugegeben und längere Zeit geschüttelt. Zur Verhinderung der Oxydation der Lösung durch Luftsauerstoff bringt man in die Lösung ein Stück frisch reduziertes Kupferdrahtnetz oder eine Kupferspirale.

Nach H. G. Pyke soll jedoch die neutrale Lösung weniger wirksam sein als eine saure Kupferchlorürlösung. Letztere soll ferner nicht den Nachteil besitzen, beim Gebrauch einen weißen Niederschlag auszuscheiden.

Über Absorption von CO (und $CO + O_2$) in ammoniakalischer Kupfercarbonatlösung siehe K. Leschewski, H. Tolkmitt und H. Möller.

b) **Absorption mit Jodpentoxyd-Oleumsuspension.** Diese Methode eignet sich nach neueren Untersuchungen nur dann, wenn von gesättigten Kohlenwasserstoffen keine höheren Glieder als Propan vorliegen, da z. B. Butan bereits quantitativ absorbiert wird [E. Dittrich (2)]. Äthan, Propan, Wasserstoff und Kohlendioxyd stören bei Mengen über 1% (K. A. Kobe und N. R. Dunbar).

Methode nach O. Pfundt. Hiernach wird die Kohlendioxydkonzentration durch Leitfähigkeitsmessung einer Bariumcarbonatsuspension bestimmt, durch die das aus Kohlenoxyd und J_2O_5 entstehende Kohlendioxyd hindurchgeleitet wird (Jod wird mit Silber abgefangen). Diese Methode ist bis 0,1% CO zuverlässig.

Colorimetrische Methoden. Die Verfärbung der Jodpentoxydsuspensionen durch absorbiertes Kohlenoxyd benutzen einige Verfahren zur colorimetrischen Bestimmung des Kohlenoxyds. So z. B. beim Hoolamit-anzeiger der Mine Safety Appliances Co. [Journ. Sci. Instrum. 9, 327 (1932)] oder der Degea-CO-Detektor der Auergesellschaft [Gasmaske 1, 9 (1929); 5, 36, 97 (1933)]. Die Empfindlichkeit dieser Handapparate beträgt etwa 0,1% Kohlenoxyd.

Etwas empfindlicher scheint das colorimetrische Verfahren von P. Borinski und H. Murschhauser zu sein; hierbei wird die Verfärbung einer nachgeschalteten Thiosulfatlösung durch das gebildete Jod gemessen (Stärke als Indicator).

Über eine Jodpentoxydmethode zur Bestimmung kleiner CO-Mengen in Stadtgasen siehe auch Masterman und Dunning.

Zur Herstellung von Jodpentoxyd-Oleumsuspensionen nach Schläpfer und Hofmann gibt man eine geringe Menge Phosphorpentoxyd, das im Reagensglas mit etwas Suspension erhitzt wird, hinzu, wodurch die Suspension außerordentlich stabilisiert wird (F. Büchler).

c) Bestimmung von Kohlenoxyd in Gemischen mit Wasserstoff und Methan (nach G. Mejer und A. Sloof). Eine Bürette mit dem zu untersuchenden Gas wird mit einer Apparatur verbunden, die im wesentlichen aus drei hintereinandergeschalteten U-Rohren besteht. Das erste U-Rohr ist mit Jodpentoxyd gefüllt und wird auf 120—130° erhitzt. Das zweite U-Rohr wird mit einem Gemisch von fester Kohlensäure und Alkohol und das dritte Gefäß mit flüssiger Luft gekühlt. Die vorher mit kohlendioxydfreier Luft ausgespülte Apparatur wird evakuiert, und darauf das zu untersuchende Gas in einem sehr langsamen Strom (höchstens 300 ccm/Stunde) hindurchgeleitet. Im ersten U-Rohr findet die Oxydation des Kohlenoxyds zu Kohlendioxyd statt, wobei Jod in Freiheit gesetzt und im zweiten U-Rohr zurückgehalten wird. Im dritten U-Rohr wird das Kohlendioxyd zusammen mit einem Teil des Methans kondensiert. Nach Verdrängung des Gases aus der Bürette wird die Apparatur mit kohlendioxydfreier Luft sehr langsam ausgespült. Darauf wird das dritte U-Rohr mit einer Quecksilberpumpe verbunden und das kondensierte Kohlendioxyd von dem im Vakuum verdampfenden Methan befreit. Zum Schluß wird das Kohlendioxyd verflüchtigt und sein Volumen bestimmt. Nach Berücksichtigung der entsprechenden Korrektur für das Abweichen vom idealen Gasgesetz und für Temperaturunterschiede läßt sich hieraus der ursprüngliche Kohlenoxydgehalt ermitteln. Bei Gegenwart von Wasserstoff im Gasgemisch bildet sich im Jodpentoxyd-U-Rohr Wasser, das vom Jodpentoxyd als Hydratwasser zurückgehalten wird. Das Jodpentoxyd muß daher von Zeit zu Zeit durch einen Strom von trockener Luft bei 180° entwässert werden. Diese Methode liefert bessere Resultate als die Bestimmung des Kohlenoxyds durch Verbrennung über Kupferoxyd.

d) Nachweis von Kohlenoxyd in Luft (s. a. Kapitel Luft). Eine genaue Methode zur quantitativen Bestimmung von Kohlenoxyd in Luft, besonders bei Konzentrationen von 1—10 Teilen CO auf 10000 Teile Luft geben A. A. Christman, W. D. Block und J. Schultz an. Sie haben die Palladiumchlorürreaktion dahin abgeändert, daß das überschüssige $PdCl_2$ nach dem Abfiltrieren des Palladiums mit KJ versetzt wird. Das durch vorherige Zugabe von Leim- oder Gummilösung in kolloidaler Suspension erhaltene PdJ_2 wird als dunkelrote Lösung colorimetrisch bestimmt. Durch diese Reaktion, die etwa 6 Stunden dauert, werden bis zu 98% des vorhandenen CO erfaßt. Störend wirken: C_2H_2, C_2H_4 und Homologe, H_2 über 2%. Diese Methode ist für qualitative Zwecke auch als Schnellbestimmung ausführbar, wenn man das Zeitintervall zwischen dem Ansaugen des Gases in den Reaktionskolben und der ersten Palladiumabscheidung mißt (s. hierzu auch O. Ishisaka). Graham beschreibt ein Gerät, mit dem man noch 0,0005% CO erfassen kann; zur Bestimmung ist nur 1 l Gas erforderlich.

L. W. Winkler (2) hat eine Halbmikromethode ausgearbeitet, die ebenfalls $PdCl_2$ als Absorbens verwendet (s. a. Kapitel Gasfabrikation). Diese Methode beruht auf folgenden Reaktionen:

$$PdCl_2 + CO = Pd + COCl_2,$$
$$COCl_2 + H_2O = CO_2 + 2\,HCl.$$

Das Pd wird mit Brom in $PdBr_2$ übergeführt und das überschüssige Brom mit Arsenigsäurelösung und Jod als Endanzeiger zurücktitriert. Die Empfindlichkeit läßt sich bei Verwendung von 0,004 n-Lösungen an $KBrO_3$ und As_2O_3 bis auf $0,005^0/_{00}$ steigern.

Ausführung. Das Gas wird in einem 250 ccm fassenden Kolben mit 10 ccm $PdCl_2$-Lösung versetzt und nach 4 Stunden (öfteres Schütteln) Reaktionszeit und weiterer Zugabe von 2 ccm CCl_4, 2 ccm 0,02 n-$KBrO_3$, 5 ccm 10%ige HCl und 1 ccm gesättigter wäßriger Jodlösung (einige Minuten Schütteln) solange mit 0,02 n-Natriumarsenitlösung titriert, bis der Tetrachlorkohlenstoff sich eben blaßrot gefärbt hat. Diese Methode ist bis zu CO-Konzentrationen von 0,1% anwendbar. Bei höheren CO-Konzentrationen muß entsprechend mit Luft verdünnt werden. Bei Gegenwart von H_2 bis 50% genügt es für praktische Untersuchungen die verbrauchte Menge Bromatlösung mit 1,2 zu multiplizieren, um das in 1000 ccm Luft vorhandene CO zu finden. Übertrifft die H_2-Konzentration die CO-Menge um das 2—5fache, so muß mit 1,1 multipliziert werden.

Eine besondere Vorrichtung zur colorimetrischen CO-Bestimmung mittels $PdCl_2$ gibt das E.P. 396672 an. Ref. Chem. Zentralblatt **1933 II**, 3600.

Bestimmung des CO durch Oxydation mit Hopkalit. Mit einem Apparat des Bureau of Mines A.P. 1418246 wird die durch die Oxydation des CO mit Hopkalit entstehende Wärmetönung mittels 48 in Serie geschalteter Thermoelemente gemessen. Es können auf diese Weise noch 0,0004% CO erfaßt werden. Dieser Apparat hat sich besonders bewährt bei der Überwachung der Luft in Tunnels.

Verbessert wurde diese Methode von H. W. Frevert und E. H. Francis. Einen ähnlichen Apparat entwickelten die Drägerwerke; mit diesem ist jedoch nur 0,01% CO erfaßbar. Nicht anwendbar sind die Hopkalitmethoden, wenn mehr als 1% H_2 in dem Gas vorhanden ist.

CO-Bestimmung von Verbrennungsprodukten von Stadtgasen, E. R. Roberson; in Gas und Luft, insbesondere bei niedrigen Gehalten, H. A. J. Pieters und K. Penners (1); in technischen Gasen neben O_2,

H. H. Müller-Neuglück. Eine ausführliche Zusammenstellung der Bestimmungsmethoden von CO in Luft findet man bei F. Spausta (1).

4. Wasserstoff (I, 662). a) **Absorption mittels Permanganat.** Diese schon früher beschriebene Methode wird nach F. Hein und W. Daniel dadurch wesentlich verbessert, daß man versilbertes Kieselsäuregelpulver zur Permanganatlösung hinzufügt. Es konnte hierdurch die Absorptionsdauer bei gutem Schütteln auf 6—12 Minuten herabgesetzt werden. Ferner ist es nicht mehr nötig die Lösung vor der Analyse mit Wasserstoff vorzubehandeln. Die Absorptionstemperatur soll nicht viel unter 20° liegen.

Die Absorption wird in einer Pipette[1] vorgenommen, wie sie Abb. 6 zeigt.

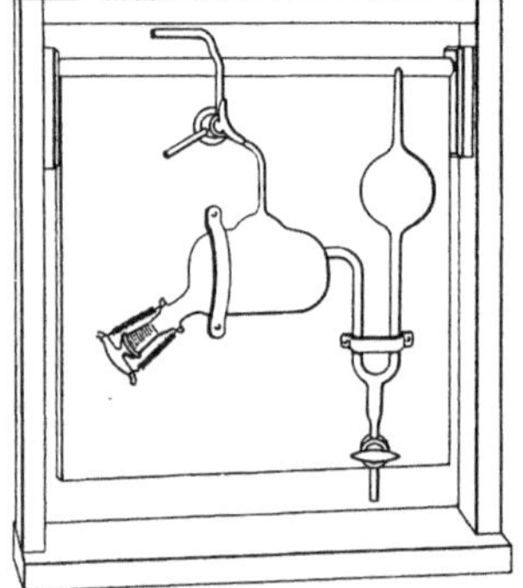

Füllungsvorschrift. Zu 300 ccm einer gesättigten $KMnO_4$-Lösung setzt man 50 ccm Wasser hinzu, in dem 40,6 g $AgNO_3$ gelöst sind. Darauf trägt man unter ständigem Umrühren 20 g versilbertes Kieselgel ein. Die so bereitete Lösung füllt man durch den seitlichen Ansatzstutzen in die Pipette ein. Das Aufnahmevermögen pro Füllung beträgt etwa 3 l H_2. Das versilberte Kieselgel stellt man her, indem man eine $^1/_{10}$ n-$AgNO_3$-Lösung (200 ccm) so lange mit konzentriertem Ammoniak versetzt, bis der

Abb. 6.
Schüttelpipette zur H_2-Bestimmung nach Hein und Daniel.

anfangs ausgefallene Niederschlag sich wieder aufgelöst hat. Nach Eintragen von 20 g Kieselgel[2] gibt man allmählich unter Durchmischen 20 ccm 40%ige Formalinlösung zu, wobei das Kieselgel eine schmutzig dunkelgrüne Färbung annimmt. Nach dem Absitzen wird die überstehende Lösung abdekantiert und solange mit heißem Wasser ausgewaschen, bis der Formaldehydgeruch verschwunden ist[3]. Nach Versuchen von B. Rassow und L. Wolf wäscht man danach noch mehrere Male gründlich aus, um die aus der Absorptionslösung sich entwickelnde Sauerstoffmenge möglichst gering zu halten. (Diese Sauerstoffentwicklung hat nichts mit der Reaktion an sich zu tun, sondern ist wahrscheinlich bedingt durch ungenügendes Auswaschen.) Ferner wird von ihnen empfohlen, zur erstmaligen Benutzung oder bei Wiederbenutzung einer Pipette nach längerem Nichtgebrauch vor dem Einfüllen des Gases die Lösung einige Minuten mit etwa 100 ccm Luft oder Stickstoff kräftig durchzuschütteln. Hierdurch wird die entwickelte Sauerstoffmenge bereits nach der zweiten Analyse auf wenige Kubikzentimeter reduziert, die dann nach erfolgter Wasserstoffabsorption rasch mit wenig Pyrogallol entfernt werden können.

Da CO und ungesättigte Kohlenwasserstoffe ebenfalls begierig durch dieses Absorbens aufgenommen werden, muß man diese nach üblicher Art vorher entfernen. Diese Methode hat sich vorzüglich bewährt bei

---

[1] Hersteller: Fr. Weiß, Leipzig, Liebigstraße 11.
[2] Marke „V" (gepulvert), Erzröste G. m. b. H., Köln.
[3] Das versilberte Gel wird noch feucht in die $KMnO_4$-Lösung eingetragen.

Untersuchung von Stickstoff-Wasserstoffgemischen, bei Leuchtgasuntersuchungen und zur Absorption des Wasserstoffs aus Crackgasen. Sie liefert ebenso genaue Resultate wie etwa die Palladium-Pikratmethode nach Paal und ist in kürzerer Zeit ausführbar. Zum mechanischen Schütteln wird eine besondere Pipette[1] angegeben, die sich nicht verstopfen kann.

b) **Absorption mittels Anthrachinon-2,7-disulfosaurem-Na und Pd** (nach D. T. Bonney und W. J. Huff). Das anzuwendende kolloidale Palladium ist mit Natriumprotalbinat stabilisiert. Das Aufnahmevermögen beträgt etwa 2250 ccm H_2 pro 100 ccm Lösung. Gesättigte Kohlenwasserstoffe stören nicht.

c) **Absorption mit kolloidalem Palladium.** Eine verbesserte Methode geben W. P. Zybassow und Mitarbeiter an. Insbesondere wird eine genaue Vorschrift für die Herstellung der Absorptionslösung angegeben, die jedoch ziemlich langwierig ist.

d) **Feinschlammethode nach E. Biesalski.** Das zu untersuchende Gas, welches außer N_2 und CH_4 keine weiteren Fremdgase enthalten soll, wird mit Sauerstoff im Verhältnis 1:1 gemischt und mittels Stickstoff von 0,8—2 atü durch eine Filterkerze[2] in eine kolloidales Pd enthaltende wäßrige Lösung gedrückt. Die Absorptionslösung stellt man her, indem man in 100 ccm Wasser 0,025 g kolloidales Pd suspendiert und 0,5 g hydrozimtsaures Natrium als Schäumungsmittel hinzufügt. Vor Verwendung einer frischen Palladiumlösung müssen für je 100 ccm Flüssigkeit etwa 250 ccm Luft zur Sättigung der Lösung hindurchgedrückt werden. Eine Wasserstoffbestimmung läßt sich nach dieser Methode in etwa 15 Minuten bei gewöhnlicher Temperatur ausführen. Die Apparatur[3] besteht im wesentlichen aus zwei Meßbüretten mit Niveaugefäßen und Stickstoffbombe und einer Filterkerze zur Feinverteilung des Gases in der Lösung. Der Wasserstoffgehalt berechnet sich aus der erhaltenen Volumenverminderung nach folgender Gleichung:

$$\% \ H_2 = \frac{2\,(Va - Vs - Vb) \cdot 100}{3\,Va - Vs}.$$

Va = Anfangsvolumen des Gasgemisches + O_2.
Vs = Volumen des schädlichen Raumes der Filterkerze.
Vb = Volumen des nicht umgesetzten Gasrestes.

e) **Natriumchloratmethode** (nach E. Biesalski und H. Giehmann). Diese Arbeitsweise, bei der Wasserstoff mittels einer 25%igen $NaClO_3$-Lösung bei 80—90° unter Verwendung präparierter Kontaktkerzen absorbiert wird, ist dann von Vorteil, wenn eine Verbrennung des Wasserstoffs über Kupferoxyd durch Kontaktgifte gestört wird.

f) **Volumetrische Elektroanalyse von Wasserstoff neben Methan nach A. Daßler.** Diese Methode beruht auf der Tatsache, daß elektrometrisch aktive Gase (d. h. Gase, die sich an geeigneten Gaselektroden stromliefernd betätigen) an arbeitenden Gaselektroden absorbiert werden. Solche Gase sind z. B. H_2, O_2, CO, O_3, Cl_2 u. a. Wenn man also eine vorher auf ihrem Ruhepotential befindliche Wasserstoff-

---

[1] Firma Fr. Hugershoff, Leipzig, Carolinenstraße 13.
[2] Porzellanmasse P_{28} oder SK, geliefert von Firma Haldenwanger, Berlin-Spandau.
[3] Geliefert von Firma E. Geißler & Co., Berlin W 50, Schaperstr. 32.

elektrode anodisch polarisiert, wobei die Polarisationsspannung höchstens 0,8 bis max. 1,3 Volt vom Ruhepotential sich unterscheiden darf, so wird H_2 an der Elektrode absorbiert.

Die zur Wasserstoffbestimmung benutzte Apparatur (D.R.P. 648212, im Handel erhältlich[1]) zeigt Abb. 7.

Das Gerät besteht aus Pipettengefäß P mit Zubehör, Polwendeschalter S und Nickel-Cadmiumakkumulator A. Die Gaselektrode e besteht aus einem spiralig aufgerollten mit Palladium überzogenen Nickeldrahtnetz (200 Maschen/Zoll), die von dem mittels Glasrohr isolierten Draht d getragen wird. Die Gegenelektrode g aus Nickelblech oder vernickeltem Eisenblech liegt in Form eines Kegelstumpfmantels um das untere Ende der Pipette. Der Elektrolyt ist Kalilauge vom spezifischen Gewicht 1,20.

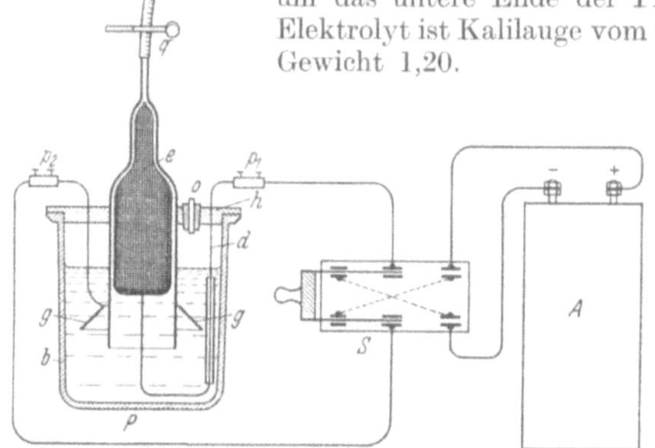

Abb. 7. Vorrichtung zur volumetrischen Elektroanalyse von Gasen.

Ausführung der H_2-Bestimmung, z. B. im Restgas der Leuchtgasanalyse. Nach dem Füllen des Absorptionsraumes der Pipette durch Saugen bei q mit KOH ($d = 1,20$) aktiviert man die Gaselektrode durch einige Sekunden dauernde kathodische Polarisation (Schaltung wie Abb. 7). Nun drückt man das zu untersuchende Gasgemisch in die Pipette e und polarisiert durch Umlegen des Polwendeschalters S anodisch, wodurch in 10 Minuten die Hauptmenge des Wasserstoffs absorbiert wird (etwa 100 ccm, bei einer Stromstärke bis 0,6 Ampere). Nach weiteren 30—45 Minuten ist die Absorption vollständig, vorausgesetzt, daß das Gasgemisch CO-frei war. (CO wirkt stark hemmend, aber nicht vergiftend auf die Elektrode, was daraus hervorgeht, daß bereits 0,2% CO in 100 ccm H_2 eine Verdoppelung der Absorptionszeit bedingen.) Will man das Gasgemisch nicht von den letzten Spuren CO befreien, so kann man trotzdem eine rasche H_2-Absorption erzielen, wenn man auf 2 Teile Gasgemisch 1 Teil reinen O_2 zumischt und das Gasgemisch an der kathodisch polarisierten Elektrode umsetzt. Hierbei wird zunächst das CO und das Knallgas mit großer Geschwindigkeit und anschließend der restliche O_2 mit etwas geringerer Geschwindigkeit umgesetzt (Gesamtdauer etwa 30 Minuten). Man muß jedoch berücksichtigen, daß hierbei, dem CO-Gehalt entsprechend, zu hohe Wasserstoffwerte gefunden werden.

---

[1] E. Leybolds Nachfolger, Köln-Bayenthal.

Diese Methode der H_2-Bestimmung insbesondere bei Leuchtgasanalysen, bietet gegenüber den anderen Verfahren zur H_2-Analyse verschiedene Vorteile: 1. Es wird eine einwandfreie Trennung des H_2 vom CH_4 ermöglicht, da das CH_4 vollkommen unberührt bleibt, was bei der partiellen Verbrennung des Gas-Sauerstoffgemisches am Palladiumkontakt nicht mit Sicherheit der Fall ist. 2. Während des Absorptionsvorganges fällt jede Schütteltätigkeit oder sonstige Manipulation fort (vgl. Wasserstoffabsorption nach E. Biesalski und H. Giehmann oder nach F. Hein und W. Daniel).

5. Sauerstoff (I, 652). a) **Absorption mit Pyrogallol.** Nach H. Brückner und A. Bloch (1) ergab sich als günstigste Lösung eine solche, die Pyrogallol und KOH in molarem Verhältnis von 1:4 enthält. Eine stärkere Alkalität vermindert die Absorptionsgeschwindigkeit und das Gesamtaufnahmevermögen; auch NaOH statt KOH liefert schlechtere Absorptionswerte. Nach H. Seebaum und E. Hartmann (1) liefert diese Methode bei der Untersuchung von Stadtgas im Orsat 0,2—0,3% zu hohe O_2-Werte.

b) **Absorption mit Natriumhydrosulfit.** Nach H. Brückner und A. Bloch (1) erfolgt die Aufnahme des Sauerstoffs nach folgender Gleichung:

$$Na_2S_2O_4 + 2\,NaOH + O_2 = Na_2SO_3 + Na_2SO_4 + H_2O.$$

Je geringer die Alkalität der Lösung desto größer ist das Gesamtaufnahmevermögen und die Absorptionsgeschwindigkeit.

D. Quiggle konnte zeigen, daß Natriumhydrosulfitlösungen sich nicht lange halten, da sie durch Licht zersetzt werden (Schaumigwerden der Lösung).

c) **Absorption mit Oxyhydrochinon** [nach H. Brückner und A. Bloch (1, 2)]. Enthält ein Gas mehr als 25% O_2 und gleichzeitig CO, so verwendet man zweckmäßig eine Lösung von Oxyhydrochinon als Absorptionsmittel. Am günstigten erwies sich das Verhältnis Oxyhydrochinon : KOH = 1 : 14,8. Der Vorteil dieses Absorptionsmittels gegenüber Pyrogallol besteht darin, daß es kein CO entwickelt. Dieses Absorptionsmittel, das im Handel nicht billig zu haben ist, kann man sich leicht wie folgt herstellen: 250 g Hydrochinon, in einem Gemisch von 250 g konzentrierter Schwefelsäure und 1 l Wasser suspendiert, werden unter kräftigem Rühren und Kühlen langsam mit 225 g feingepulvertem Kaliumbichromat versetzt, wobei die Lösung gleichzeitig auf ein Volumen von 3 l allmählich verdünnt wird. Während der Reaktion soll die Temperatur der Suspension keinesfalls $+10°$ übersteigen. Nach der Zugabe des Oxydationsmittels wird noch eine weitere Stunde gerührt, das gebildete Chinon abfiltriert und der noch gelöste Anteil durch Ausschütteln mit Äther gewonnen. Die Ausbeute ist fast quantitativ.

Das Chinon wird nun nach A. Thiele in Triacetyloxyhydrochinon übergeführt. 150 g über Calciumchlorid getrocknetes Chinon werden in ein Gemisch von 400 g Essigsäureanhydrid und 10 ccm konzentrierter Schwefelsäure eingetragen, wobei die Temperatur $40°$ nicht übersteigen darf. Darauf wird die Lösung unter Rühren in viel kaltes Wasser eingegossen und nach Erstarren des Triacetylproduktes abfiltriert, mit viel Wasser ausgewaschen und aus Alkohol umkristallisiert (Schmelzp. 97°). Die Ausbeute beträgt 80—85% bezogen auf Hydrochinon. Bei gasanalytischen Arbeiten kann man das so hergestellte Triacetyloxyhydrochinon für das Ansetzen der Absorptionslösung direkt verwenden, ohne es vorher in saurer oder alkalischer Lösung verseifen zu müssen. Zur Herstellung einer Orsatfüllung trägt man 40 g Triacetyloxyhydrochinon in eine Lösung von 110 g KOH in 200 ccm Wasser unter Luftausschluß ein und schüttelt solange, bis sich das Produkt aufgelöst hat.

d) **Absorption mittels Chromsulfat.** Nach H. W. Stone zeigt schwefelsaure Chromsulfatlösung (hergestellt durch Reduktion einer schwefelsauren Lösung von Chromalaun mit Zinkamalgam) eine sehr viel höhere Absorptionsgeschwindigkeit als alle anderen Sauerstoffabsorptionsmittel.

Als relative Absorptionsgeschwindigkeiten wurden folgende Werte gefunden:

$$
\begin{array}{ll}
\text{Chromsulfat} & 100 \\
\text{alkalisches Natriumhydrosulfit} + \beta\text{-anthrachinon-} & \\
\quad \text{sulfosaures Na} & 4 \\
\text{ammoniakalisches CuCl—NH}_4\text{Cl} & 4 \\
\text{alkalisches Pyrogallol} & 2{,}3
\end{array}
$$

[s. a. J. R. Branham (2)].

e) **Absorption mittels Manganchlorür nach Lubberger-Broche,** vgl. Brennstoffchem. **15**, 272 (1934). Das zu untersuchende Gas wird mit 30 ccm einer Manganchlorürlösung 30—40 Minuten lang geschüttelt. Die $MnCl_2$-Lösung stellt man her, indem man 20 g kristallisiertes $MnCl_2$ in 200 ccm ausgekochtem Wasser löst und mit 1 Tropfen Salzsäure ansäuert. Nach der Absorption des Sauerstoffs (bei Anwendung einer Schüttelmaschine ist eine Schütteldauer von etwa $1—1^1/_2$ Stunden erforderlich) werden 150 ccm einer KJ-Lösung und 30 ccm konzentriertes HCl hinzugefügt und nach kurzem Schütteln mit $^1/_{10}$ n-$Na_2S_2O_3$-Lösung titriert.

$$1 \text{ ccm } ^1/_{10} \text{ n-}Na_2S_2O_3 = 0{,}560 \text{ ccm } O_2 \ (0°, 760 \text{ mm Hg}).$$

Die KJ-Lösung stellt man her durch Lösen von 17 g KJ, 20 g NaOH und 70 g Seignettesalz in 600 ccm ausgekochtem Wasser. Zur Vermeidung der Bildung von jodsauren Salzen gibt man noch ein Stück Silberblech in das Vorratsgefäß.

Diese Methode gestattet noch 0,005% O_2 in Gasen zu bestimmen.

Zur rascheren Durchführung der $MnCl_2$-Methode schlagen H. Seebaum und E. Hartmann (1) eine Intensivschüttelung (200 Touren/Min.) in einer 1-l-Flasche D.R.G.M. 1268453[1] vor, wonach es gelingt eine quantitative O_2-Absorption bei 20° in etwa 40—45 Minuten zu erzielen. Die Genauigkeit dieser Methode beträgt $\pm$ 0,02%.

Von den gleichen Verfassern wurde ferner eine Schnellmethode zur O_2-Bestimmung mittels $MnCl_2$ ausgearbeitet [vgl. Brennstoffchem. **16**, 324 (1935)].

f) **Schnellbestimmung von Sauerstoff in verbrauchter Luft** (nach A. Kling). Als Reaktionsflüssigkeit dient eine Lösung von 1,4 g Mohrschem Salz, 20 g Weinsäure und etwas Methylenblau pro 1 l.

---

[1] Zu beziehen durch Fa. Feddeler, Essen.

Das Gasgemisch wird durch eine Lösung von 5 ccm der obigen Reaktionsflüssigkeit und 5 ccm $^1/_1$ n-NaOH geleitet (3—4 Blasen pro Sekunde) und gemessen. Aus der bis zum Auftreten der Blaufärbung durchgeleiteten Luftmenge läßt sich der Sauerstoffgehalt mit einer Genauigkeit von $\pm 0,5\%$ ermitteln (Apparatur im Original).

g) **Verschiedene Verfahren.** Das von der Union-Apparatebaugesellschaft, Karlsruhe entwickelte Absorptionsmittel „O_2-Multi-Rapid" hat sich sehr gut bewährt. Gegenüber der Pyrogallollösung bietet es den Vorteil, daß es genauere O_2-Werte liefert ($\pm 0,1\%$, gegenüber $\pm 0,3\%$), ein bedeutend höheres O_2-Aufnahmevermögen besitzt, und daß die Absorptionsgeschwindigkeit wesentlich größer ist.

Nach W. I. Panassjuk eignet sich zur Sauerstoffbestimmung eine Lösung von 35,4 g $FeSO_4$ in 120 ccm Wasser (filtrieren), zu der man eine Lösung von 10 g Weinsäure in 45 ccm 25%igem Ammoniak zugibt. Die Absorption von Luftsauerstoff erfolgt mit dieser Lösung in etwa 7—8 Minuten.

Ein neuer, handlicher und leicht transportierbarer Sauerstoffbestimmungsapparat „Oxymeter" wird von der Auergesellschaft A.G., Berlin, geliefert. Als Absorptionsflüssigkeit dient hier eine ammoniakalische Lösung von $CuCl + (NH_4)_2CO_3$.

Über O_2-Bestimmung durch volumetrische Elektroanalyse mit kathodisch polarisierter Elektrode, siehe H_2-Bestimmung nach dieser Methode (A. Daßler). Ein anderes Gerät zur O_2-Bestimmung nach der Methode der volumetrischen Elektroanalyse hat die Martin Böhme G. m. b. H., Berlin NW 87, F.P. 723965 angegeben.

h) **Bestimmung äußerst geringer Sauerstoffmengen.** Hierzu scheint die von G. H. Damow angegebene halbquantitative Methode brauchbar zu sein. Sie beruht auf der Fluorescenzbeeinflussung von Acetondampf durch sehr geringe Mengen Sauerstoff. Man mißt die Zeit, die verstreicht, bis die Blaufluorescenz wieder in Grünfluorescenz umschlägt und vergleicht mit der entsprechenden Zeit von Standardgasgemischen. Diese Methode kann jedoch nur bei äußerst geringen Mengen O_2, die unterhalb der Fehlergrenze der gebräuchlichen Bestimmungsarten liegen, angewandt werden. N_2, CO, CO_2, H_2, CH_4, C_2H_6, C_2H_4, $(C_2H_5)_2O$, H_2O stören nicht.

Nach J. W. MacHattie und J. E. Moconachie kann man geringe Mengen Sauerstoff in Gasen und Flüssigkeiten dadurch bestimmen, daß man diesen mit Kupfer absorbiert, das mit ammoniakalischer Ammonchloridlösung befeuchtet ist. Das in Lösung gegangene Kupfer wird colorimetrisch bestimmt. Diese Methode gestattet Sauerstoffbestimmungen bis zu Verdünnungen von 20:1000000 herab. Die Genauigkeit beträgt 3% bei O_2-Mengen von 0,02—2 ccm. SO_2 stört in Mengen über 10%, während Spuren von H_2S und CS_2 ohne Einfluß sind.

6. Ammoniak. a) Zur exakten Ausführung der Knopschen Ammoniakbestimmung (Oxydation zu Stickstoff mit Hypobromid, (I, 603) wird eine von Wa. Ostwald erdachte Apparatur empfohlen, die besonders bei der Ausführung technischer Reihenanalysen von Nutzen ist. Apparatur siehe Abb. 8.

Zur Analyse füllt man das Zersetzungsgefäß (30—60 ccm Inhalt) mit 25—50 ccm einer Lösung von 100 g NaOH in 1,5 l Wasser + Eis, die mit 25 ccm Brom versetzt ist. Die Lösung der Substanz füllt man in das seitliche Ansatzrohr des Zersetzungsgefäßes und läßt sie vorsichtig in die Hypobromitlösung einlaufen. Die entwickelte Stickstoffmenge liest man an der Gasbürette ab [F. Muhlert (1)].

b) Colorimetrische Methode nach Clayton, Williams und Avery (vgl. A. McCulloch).

c) Über eine Möglichkeit zur NH₃-Bestimmung in der Ofenatmosphäre beim Zementbrennen siehe F.P. 750367. Ref. Chem. Zentralblatt **105 I**, 919 (1934).

7. Cyanwasserstoff im Leuchtgas (Abschnitt Gasfabrikation). a) Nach E. Boye kann man die Blausäure im Leuchtgas dadurch bestimmen, daß man es mit 10%iger Na_2CO_3-Lösung absorbiert. Nach dem Verdünnen

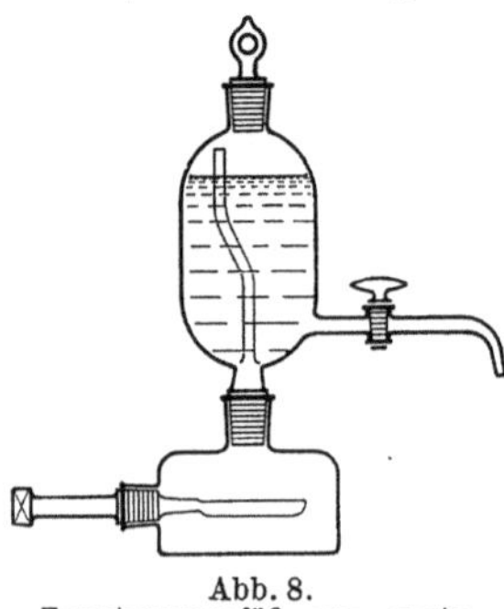

Abb. 8.
Zersetzungsgefäß zur azotometrischen NH₃-Bestimmung.

werden 20 ccm der Lösung mit 5 ccm einer soda-alkalischen Pikrinsäure versetzt, 15 Minuten bei 60° erhitzt und die entstehende gelbe bis dunkelrote Färbung (Isopurpursäure) mit Standardlösungen verglichen. So sind noch 0,3 mg HCN/l Absorptionsflüssigkeit zu erkennen.

b) Die Bestimmungsmethode nach Drehschmidt und Feld (III, 303) und die vereinfachte mit Ammoniumpolysulfid arbeitende Methode von W. Gluud und W. Klempt ergeben leicht, wie K. Voituret nachgewiesen hat, falsche Ergebnisse. Die erstere Methode liefert oft um 3—5% zu niedrige Werte, infolge der Bildung von teilweise unaufschließbaren Rhodaniden, von denen sich ein Teil unter den im Rohgas herrschenden Bedingungen als freie Rhodanwasserstoffsäure verflüchtigt. Ist viel H_2S und O_2 im Gas vorhanden, so werden die Fehler noch größer, da ein Teil der Cyanwasserstoffsäure in der Absorptionsflüssigkeit in Rhodansalze umgewandelt und bei der Destillation nicht erfaßt wird. Die von Gluud angegebene Methode liefert oft zu hohe Werte, da teilweise gebildetes Ammoniumthiosulfat bei der Verkochung mit Weinsäure nicht immer vollständig zerstört und deshalb mittitriert wird. Auch bei der Gegenwart von viel CS_2 werden die Ergebnisse zu hoch, weil CS_2 mit Ammoniumpolysulfid in Trithiocarbonat übergeht, das bei der Aufarbeitung der Lösung teilweise in NH_4CNS umgewandelt wird.

Letztere Methode wurde daher so abgeändert, daß man statt mit Weinsäure mit verdünnter HNO_3 oder H_2SO_4 eine bestimmte Zeit kocht, wobei Thiosulfat restlos zersetzt, die Rhodanlösung jedoch nicht angegriffen wird [Brennstoffchem. **14**, 23 (1933)]. Bei größeren Mengen CS_2 und $(CN)_2$ liefert jedoch diese Methode zu hohe Werte, wie H. A. Pieters und K. Penners (2) berichten.

c) Jodcyanmethode nach E. Seil. Dieses Verfahren beruht auf folgenden Reaktionen:

$$HCN + J_2 + NaHCO_3 = JCN + NaJ + CO_2 + H_2O,$$
$$JCN + NaJ + HCl = HCN + NaCl + J_2,$$
$$J_2 + 2 Na_2S_2O_3 = 2 NaJ + Na_2S_4O_6.$$

Ausführung der Bestimmung. Nach Abmessen von 500 ccm Gas in einer Tutweiler Bürette, läßt man aus dem zylindrischen Aufsatz der Bürette tropfenweise $^1/_{10}$ n-Jodlösung bis zur Blaufärbung der Stärkelösung zufließen (0,5%ige Stärkelösung, die mit $NaHCO_3$ gesättigt ist, dient als Sperrflüssigkeit). Nach jeder Zugabe schüttelt man die Bürette kräftig durch. Es ist hierbei zu beachten, daß man nicht zu viel Jod hinzugibt, da sonst infolge der Bildung von $NaJO_3$ die Bestimmung gefälscht wird.

Die bläuliche Lösung spült man dann in einen Erlenmeyerkolben und bringt mit wenig Natriumthiosulfat die Blaufärbung gerade zum Verschwinden. Nach dem Ansäuern mit verdünnter Salzsäure (1:8), deren Menge man in einem Vorversuch ermitteln muß, läßt man 1 Minute stehen und titriert mit einer Thiosulfatlösung (1 ccm = 0,00092 g), die man durch Verdünnen von 3,7 ccm $^1/_{10}$ n-$Na_2S_2O_3$ auf 100 ccm herstellt. Die Lösung muß vor Gebrauch frisch hergestellt werden. Die bei der letzten Titration verbrauchten Kubikzentimeter Thiosulfat geben die Zehntel Gramm HCN im Kubikmeter Gas an. Dieses Verfahren stellt eine ausgesprochene Schnellmethode dar, bei der der HCN-Gehalt in wenigen Minuten ermittelt werden kann. Sie ist jedoch in ihrer Anwendung beschränkt; da nur 500 ccm Gas analysiert werden, und da H_2S erheblich stört, eignet sie sich nur zur Untersuchung von Reingasen.

d) **Schwefelsäuremethode.** Nach G. A. Brender à Brandis und S. F. Bohlken, die diese Methode eingehend nachgeprüft haben, soll man hiermit bei rascher und einfacher Handhabung gute Werte erhalten. Anwendung findet diese Arbeitsweise vornehmlich in USA. [vgl. Gas Age Rec. **60**, 223 (1927)]. Sie beruht auf folgenden Reaktionen:

$$HCN + H_2SO_4 + H_2O = NH_4HSO_4 + CO,$$
$$NH_4HSO_4 + 2\,NaOH = NH_4OH + Na_2SO_4 + H_2O,$$
$$2\,NH_4OH + H_2SO_4 = (NH_4)_2SO_4 + 2\,H_2O.$$

Ausführung der Bestimmung. Das zu untersuchende Gas leitet man zunächst durch eine mit 2 n-H_2SO_4 gefüllte Waschflasche, dann durch drei kleine Waschflaschen, die mit soviel konzentrierter Schwefelsäure gefüllt sind, daß das Einleitungsrohr etwa 4 cm tief in die Schwefelsäure eintaucht und schließlich durch einen mit Luxmasse gefüllten Absorptionsturm, in dem der nicht oxydierte Schwefelwasserstoff und das teilweise durch Oxydation entstandene Schwefeldioxyd entfernt wird. Das mit einem Gasmesser gemessene Gas wird auf eine Strömungsgeschwindigkeit von 20—30 l/Stunde eingestellt. Für eine HCN-Bestimmung müssen etwa 500 l gereinigtes oder 100 l ungereinigtes Gas durchgeleitet werden. Nach dem Versuch werden die Schwefelsäurevorlagen in einem 1-l-Kolben vereinigt und mit 8 n-NaOH vorsichtig neutralisiert. Nach dem Verdünnen auf etwa 500 ccm gibt man rasch einen Überschuß von NaOH hinzu, verbindet schnell mit der Destillationsvorrichtung und destilliert in bekannter Weise. Das in $^1/_{10}$ n-H_2SO_4 aufgefangene NH_3 wird, nachdem 150—200 ccm überdestilliert sind, mit $^1/_{10}$ n-NaOH titriert.

e) **Nickelcarbonatmethode** (nach R. H. Clayton, H. E. Williams und H. B. Avery) findet sich im Abschnitt Gasfabrikation beschrieben.

Qualitativer Nachweis, „Gasrestnachweis". Ein Erlaß des Ministers des Innern über Schädlingsbekämpfung mit hochgiftigen Stoffen vom 16. 6. 1934 schreibt zum Gasrestnachweis von HCN einen mit wäßriger Kupferacetat-Benzidinacetat getränkten Filtrierpapierstreifen vor. Die nach 10 Minuten (früher 7 Minuten) Einwirkungsdauer entstehende Blaufärbung wird sofort mit einer amtlich vorgeschriebenen Vergleichstafel ausgewertet (vgl. A. Sieverts und K. Rehm).

8. Stickoxyde (I, 664). Die genaue Kenntnis auch geringer Stickoxydmengen für die Betriebskontrolle von insbesondere Koksofengas-Zerlegungsanlagen ist insofern sehr wichtig, als durch die Bildung explosiver Gumkörper bei der Tiefkühlung erhebliche Störungen eintreten können.

a) **Bestimmung durch Oxydation in gasförmiger Phase.** α) *Methode von P. Schuftan* (3). Dieses Verfahren eignet sich bei Konzentrationen von 10^{-4} bis $5 \cdot 10^{-5}$ Vol.-% NO. Nach H. Tramm und W. Grimme sowie nach H. Seebaum und E. Hartmann (2) werden nach dieser Methode bedeutend zu niedrige Werte gefunden. Die Methode ist jedoch für Betriebskontrollen ausreichend.

β) *Methode von H. Tramm und W. Grimme.* Diese Autoren schlagen vor, die Oxydation des NO zu NO_2 während einer Zeit von 3 Tagen vorzunehmen. Das durch Absorption in NaOH-Lösung unter häufigem Schütteln gebildete Nitrit wird mit Lunge-Ilosvajs-Reagens (s. S. 153) versetzt und die entstehende Rotfärbung mit einer Vergleichslösung bekannten Nitritgehaltes verglichen. Diese Methode, die auch nur eine 60—65%ige Oxydation des NO bewirkt, hat sich infolge ihrer langen Dauer nicht in die Betriebspraxis eingeführt.

γ) *Methode nach H. Tropsch und R. Kaßler.* Da auch nach dieser Arbeitsweise nur eine teilweise Oxydation des NO erfolgt, muß ebenfalls der tatsächliche Stickoxydgehalt mittels einer empirischen Kurve bestimmt werden. Die Methode ist im Gegensatz zur Arbeitsweise nach Schuftan eine rein statische.

δ) *Methode nach W. H. Fulweiler und C. W. Jordan.*

Prinzip. Das zu untersuchende Gas wird innerhalb 2 Minuten mit einem nach der Gaszusammensetzung ausgewählten Katalysator oxydiert und das gebildete NO_2 mit Grießschem Reagens zu einem rosa Azofarbstoff umgesetzt. Durch colorimetrischen Vergleich mit Standardlösungen kann der NO-Gehalt des Gases ermittelt werden. Infolge der unvollständigen Oxydation wird je nach Gasart und NO-Gehalt ein Faktor, der zwischen 2—4 liegt, in die Berechnung eingesetzt. Auf Grund ihrer Untersuchungen wurde ein selbsttätiger Stickoxydanzeiger entwickelt.

ε) Auf die Methode von Schuftan zurückgehend benutzt A. Shaw besondere Absorptionsgefäße, Shaw-Absorber, wobei unabhängig von der NO-Konzentration des Gases stets der Faktor 2 gefunden wird. (Die angegebene Arbeitsvorschrift muß jedoch peinlichst genau eingehalten werden!)

b) **Oxydation in der flüssigen Phase.** α) Eine einfache und gute Methode zur NO-Bestimmung im Konzentrationsbereich von 0,05 bis 5,0 ccm NO/cbm Gas wurde von H. Seebaum und E. Hartmann (2) angegeben[1]. Zur Bestimmung ist die Verwendung der angegebenen Apparatur (s. Abb. 9) erforderlich. Diese Methode beruht auf der Oxydation des NO zu NO_2 mittels einer sauren $KMnO_4$-Lösung und colorimetrischen Bestimmung des in Ilosvay-Reagens absorbierten NO_2 durch Vergleich mit Standardlösungen, die man sich durch Ilosvay-Reagens + Nitritlösung herstellt.

Die Strömungsgeschwindigkeit beträgt 25 l/Stunde ± 2 l. Der Widerstand in der Apparatur wird zu 550—600 mm W.-S. angegeben. Der Umsatz NO zu NO_2 beträgt 45%, wobei auch der durch unvollständige Absorption hervorgerufene Verlust an NO_2 eingerechnet ist. Die mit dieser Arbeitsweise, die sich durch einfache Handhabung und schnelle Durchführbarkeit auszeichnet, und die Stickoxydbestimmungen selbst bei sehr kleinen Stickoxydgehalten auszuführen erlaubt, sind befriedigend.

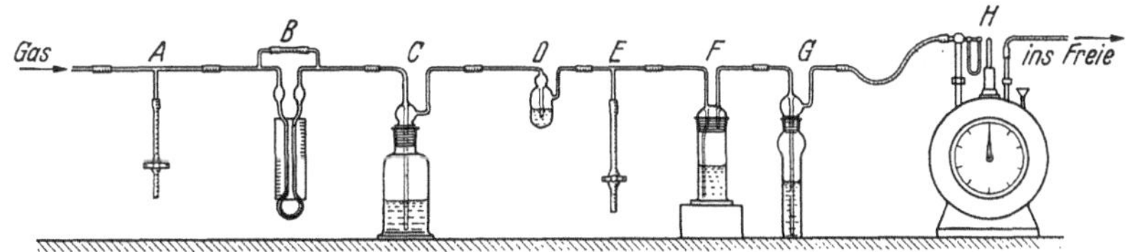

Abb. 9. Apparatur zur Bestimmung des Stickoxydgehaltes von Koksofengas.

Erforderliche Reagenzien. $KMnO_4$-Lösung: 500 ccm 5%ige $KMnO_4$-Lösung werden mit 500 ccm einer 5%igen Schwefelsäure versetzt. Von dieser Lösung verwendet man zur Bestimmung 50 ccm bei Anwendung einer Schottschen Frittenwaschflasche (*F*). Nach 20 l Gasdurchgang muß die Lösung erneuert werden.

Ilosvay-Reagens: 2 g Sulfanilsäure werden in 400 ccm Wasser und 100 ccm Eisessig unter Luftabschluß gelöst und mit einer Lösung von 0,5 g α-Naphthylamin in 400 ccm Wasser + 100 ccm Eisessig versetzt. (Das α-Naphthylamin darf nicht erhitzt werden, da es bereits bei 54° schmilzt und sich dann leicht rosa verfärbt; Lösung in dunkler Flasche aufbewahren.) Von diesem Reagens verwendet man zur Bestimmung 15 ccm, bei Anwendung einer Frittenwaschflasche[2] (*G*).

Natriumnitritlösung: 0,03 g $NaNO_2$ in 1000 ccm Wasser lösen und den Gehalt an Nitrit genau durch Titration mit $KMnO_4$ feststellen.

Kalilauge (1:3) in der Drechsel-Waschflasche *C* dient zur Aufnahme von etwa vorhandenem NO_2 und H_2S.

Das Greiner-Friedrich-Fläschchen *D* ist mit Ilosvay-Reagens beschickt. (Dieses muß bei restloser Entfernung des NO_2 farblos bleiben.) Sind größere Mengen NH_3 im Gas vorhanden, so muß noch ein zweites Greiner-Friedrich-Fläschchen mit $^1/_{10}$ n-Schwefelsäure angeschlossen werden.

---

[1] Abgeänderte Bestimmungsapparatur. Gas- u. Wasserfach **81**, 893 (1938).
[2] Geliefert von der Fa. Feddeler, Essen.

Der Gehalt an NO berechnet sich folgendermaßen, wenn bedeutet:

V_0 = reduziertes Gasvolumen (bei Berücksichtigung des im Gasmesser H herrschenden Über- oder Unterdrucks).

y = NO-Gehalt in Kubikzentimeter/Kubikzentimeter Nitritlösung.

z = Kubikzentimeter $NaNO_2$-Lösung, deren Gehalt der Ilosvay-Lösung (15 ccm) nach dem Versuch entspricht.

$$X = \frac{z \cdot 1000 \cdot y \cdot 100}{V_0 \cdot 45} \ \text{ccm NO/cbm}.$$

β) Nach der gleichen Methode arbeitet H. Hollings. Die Entfernung des H_2S und HCN sowie die Oxydation des NO erfolgt in je einem Spiralwascher im Gegenstrom.

γ) *Colorimetrische Analyse* von NO und NO_2 in der Praxis der Schwefelsäurefabriken (I. N. Kusminych und E. J. Turchan).

δ) Über die Verwendung der Kontaktkerze zur analytischen Bestimmung von NO und N_2O durch Hydrierung in Gegenwart von Pt vgl. E. Biesalski und A. Wacher (1).

9. Stickstoff (I, 668). Meistens wird der Stickstoff aus der Differenz bestimmt. Dieses Verfahren schließt jedoch zahlreiche Fehlerquellen ein, und zwar um so mehr, je mehr Gase vorher entfernt wurden (Undichtigkeiten, Ablesefehler, Absorption in der Sperrflüssigkeit usw.).

Nach H. R. Ambler (1) kann man mittels einfacher Verbrennungs- und Absorptionsbürette eine exakte, direkte Stickstoffbestimmung ausführen. (Verbrennung von CO, H_2, CH_4 usw. mit O_2 an einem glühenden Platindraht und nachfolgende Absorption des $CO_2 + O_2$ in derselben Bürette mittels alkalischer Pyrogallollösung.) Als Sperrflüssigkeit wird Quecksilber benutzt. Durch besondere Anordnung der Quecksilberfüllung wird jegliche Undichtigkeit der Hähne unschädlich gemacht. Ferner ist von Vorteil, daß die Gasprobe nur zweimal von der Absorptionsbürette zur Meßbürette gelangt und daher nur zwei Ablesungen nötig sind. Außerdem kommt das Gas nur einmal mit flüssigem Reagens in Berührung, so daß die Absorption des N_2 in der flüssigen Phase stets zu vernachlässigen ist [vgl. Journ. Sci. Instrum. 8, 18 (1931), Einzelheiten der Verbrennungsbürette].

Zur Bestimmung des Stickstoffs in Sauerstoff haben W. D. Treadwell und Th. Zürrer eine weitere Methode angegeben.

10. SO_2 und SO_3 (II, 526). a) In Röst- und Kontaktgasen der Schwefelsäureindustrie (nach R. Kraus). Der das SO_2 und SO_3 (Schwefelsäurenebel) enthaltende Gasstrom wird nach Sättigung mit Wasserdampf bei 100° durch eine Kühlzone geleitet, wodurch die SO_3-Nebel quantitativ kondensiert werden. Das SO_2 des Restgases kann dann nach Absorption in Lauge bestimmt werden.

Ausführung der Bestimmung. Die beiden Kölbchen K_1 und K_2 (vgl. Abb. 10) werden vor Beginn des Durchleitens des Gases mit je 130 bis 150 ccm Wasser gefüllt und zum Sieden erhitzt. Der Erlenmeyerkolben A enthält 200 ccm und die Waschflasche B 20 ccm $^1/_1$ n-NaOH. (Sind in dem zu analysierenden Gas nur Zehntelprozente SO_2 vorhanden, so wird A mit 200 ccm $^1/_{10}$ n-Jodlösung und B mit 20 ccm $^1/_{10}$ n-$Na_2S_2O_3$-Lösung beschickt.) Die Gasgeschwindigkeit stellt man mittels eines Aspirators von 35 l Inhalt, an dem sich eine weitere 35 l fassende Flasche als Meßgefäß anschließt, je nach dem SO$_2$-Gehalt auf 50—150 ccm/Min. ein. Die Sauggeschwindigkeit ist so zu regulieren, daß die in den Kühlern aufsteigenden Säure- und Flugstaubnebel bereits in den untersten Kugeln des Kühlers Kl_2 verschwinden. Bei dieser Gasgeschwindigkeit kann mit der angegebenen Beschickung ein Analysendurchschnitt über eine Betriebszeit von 10 Stunden gewonnen werden. Nach beendetem Durchleiten des Gases wird während 10 Minuten reine Luft (KOH-Waschflaschen vorschalten) mit einer Strömungsgeschwindigkeit von 150 ccm/ Min. durchgesaugt, wobei die Flüssigkeit in den Kölbchen im Sieden erhalten wird, um etwa gelöstes SO$_2$ nach A und B überzutreiben. Darauf läßt man erkalten, wobei die Kühler Kl_1 und Kl_2 noch in Betrieb bleiben.

Zur Bestimmung des SO$_3$ (Schwefelsäurenebel) wird der Inhalt der Kölbchen nach dem Abfiltrieren des Flugstaubes titriert oder mit BaCl$_2$ gefällt.

Zur Bestimmung des SO$_2$ wird der Inhalt der Gefäße A und B auf 1000 ccm aufgefüllt und ein aliquoter Teil (50 ccm oder weniger) mit Brom nach Zugabe von 30 ccm oder weniger $^1/_1$ n-NaOH oxydiert und nach dem Ansäuern mit HCl mit BaCl$_2$ gefällt.

$$\text{g BaSO}_4 \cdot 0{,}0938 = \text{Liter SO}_2$$
$$(0°,\ 760\ \text{mm Hg}).$$

Man kann auch so verfahren, daß man das SO$_2$ nach vollständiger Oxydation mit H$_2$O$_2$ durch Titration (falls keine andere Säure zugegen ist) bestimmt. Vgl. auch H. Lohfert.

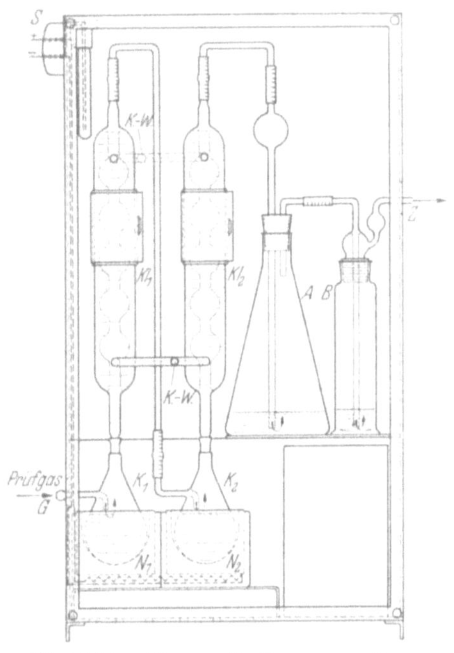

Abb. 10. Vorrichtung zur Bestimmung von SO$_3$ (Schwefelsäurenebel) in Kontakt- und Röstgasen der Schwefelsäureindustrie.

b) SO$_2$-Bestimmung bei Anwesenheit nitroser Gase (nach G. W. Robowski). Die Methode beruht darauf, daß man das SO$_2$ und NO des Gasgemisches in einem evakuierten Gefäß mit 3%igem H$_2$O$_2$ zu H$_2$SO$_4$ bzw. HNO$_3$ oxydiert. Nach dem Titrieren der Gesamtsäure bestimmt man in einer anderen Probe das SO$_4''$ mittels Benzidinchlorhydrat.

c) Bestimmung von SO$_2$ neben H$_2$S im Generatorgas (s. A. Horn und E. Jakuba).

d) Gleichzeitige Bestimmung von Schwefel, Schwefeldioxyd und Schwefeltrioxyd in Verbrennungsgasen (s. E. A. Blank).

e) Bestimmung von SO$_2$ in Luft nach S. M. Chumanow und M. B. Axelrod. Die Bestimmung beruht auf der Reduktion von Fe-III-Salzen in Gegenwart einer stark verdünnten Lösung von K$_3$(Fe(CN)$_6$) als Indicator. Das Verfahren ist anwendbar bis zu 0,02 mg

SO_2 pro 1 l Luft. Eine weitere colorimetrische Methode gibt S. M. Chumanow an. Über eine Bleidioxydmethode vgl. auch Analyst **58**, 284 (1933).

11. Schwefelwasserstoff (II, 731, s. a. S. 171). a) Zur Bestimmung hoher H_2S-Gehalte in Schwelgasen neben CO_2, CO, H_2, O_2 und Kohlenwasserstoffen im Gang der volumetrischen Gasanalyse nach Hempel hat sich eine von A. Landgraf angegebene Methode bewährt. In einer besonderen Zweikugelpipette, in deren oberen Kugel (30 mm Durchmesser) mit Capillaransatz sich zwei mit sirupöser Phosphorsäure getränkte MnO_2-Kugeln von 8—9 mm Durchmesser befinden, wird durch das Zurücksaugen des Quecksilbers des unteren Kugelgefäßes von 60 mm Durchmesser durch den Capillaransatz das zu untersuchende Gas eingeführt. Nach 20 Minuten langem Hin- und Herleiten des Gases, wobei dieses über die beiden porösen MnO_2-Kugeln streichen muß, ist die Hauptmenge des H_2S absorbiert.

Um die Absorptionszeit nicht zu lange auszudehnen, wird der restliche Schwefelwasserstoff mit 2 ccm stark saurer $CuSO_4$-Lösung absorbiert, nachdem man die MnO_2-Kugeln entgast und das Gas in die gewöhnliche Hempel-Pipette übergeführt hat. Die Absorptionskapazität der MnO_2-Kugeln beträgt etwa 80 ccm H_2S.

b) Nach A. R. Scharnagel und A. W. Trusty kann man den Schwefelwasserstoff der Koksofengase genau und rasch dadurch bestimmen, daß man eine gemessene Gasmenge durch eine saure Bleinitratlösung leitet, das PbS abfiltriert und in einem aliquoten Teil des Filtrates das noch vorhandene Blei bestimmt, woraus man dann den Schwefelwasserstoff des Gases erhält, wenn die durchgeleitete Gasmenge bekannt ist. Die Bleibestimmung wird zweckmäßig durch Titration mit Ammoniummolybdatlösung vorgenommen.

c) Schnellmethode zur stichprobeweisen Bestimmung von Schwefelwasserstoff (Betriebsmethode): Gas- u. Wasserfach **81**, 485 (1938).

Prinzip. Der als CdS mittels Cadmiumacetat gefällte Schwefelwasserstoff wird nach dem Abfiltrieren und der Zersetzung mit HCl auf jodometrischen Wege bestimmt.

Ausführung der Bestimmung. Das zu untersuchende Gas läßt man zunächst etwa 3 Minuten durch eine trockene Doppelhahnbürette strömen, schließt die Bürette und stellt dann den normalen Druck durch kurzes Öffnen des unteren Hahnes her. Durch den Trichteraufsatz drückt man dann 20 ccm einer Cadmiumacetatlösung (30 g Cadmiumacetat, kristallisiert + 6 ccm Eisessig in 1 l Wasser) in die Bürette und schüttelt kurze Zeit kräftig durch. Das ausgefallene CdS sammelt man nach Ausspülen der Bürette mit essigsaurem Wasser in einem Erlenmeyer. Dann filtriert man ab und wäscht den Niederschlag mit sehr verdünnter Essigsäure aus.

Das Filter mit dem CdS wird in einem verschließbaren Erlenmeyer gebracht. Nach dem Zufügen von 10 ccm $^1/_{10}$ n-Jodlösung verdünnt man mit Wasser und säuert mit einigen Kubikzentimetern konzentrierter Salzsäure an. Man schüttelt dann im verschlossenen Erlenmeyer solange, bis das Filter zerfasert ist und titriert das überschüssige Jod mit Thiosulfat zurück.

$$g\ H_2S/cbm = \frac{ccm\ verbrauchte\ Jodlösung \cdot 1{,}7}{Literinhalt\ der\ Bürette}.$$

Bei Schnellbestimmungen unterbleibt die Filtration des CdS. Man spült die Cadmiumacetatlösung mit dem Niederschlag direkt in einen Erlenmeyerkolben und titriert nach Zugabe von Jodlösung wie üblich. Bei H_2S-Bestimmungen während einer längeren Betriebsperiode saugt man eine bestimmte Menge Gas durch ein Zehnkugelrohr und verfährt sonst wie vorher.

d) **Bestimmung von H_2S in geringen Konzentrationen** (nach P. Woog, R. Sigwalt und J. Saint-Mars). *Ausführung der Bestimmung.* Man taucht Filtrierpapierstreifen (30 × 8 mm) einige Sekunden in eine Lösung von 10 g Bleiacetat, kristallisiert + 50 ccm Glycerin (30° Bé) + 50 ccm Wasser und bringt sie nach dem Abpressen der überschüssigen Lösung in Ampullen von etwa 15 ccm Inhalt, die man dann evakuiert. Diese bringt man nun in die das zu untersuchende Gas enthaltende Glasflasche, zertrümmert die Ampulle durch kräftiges Schütteln und vergleicht die entstehende Färbung der Filtrierpapierstreifen mit Standardfärbungen.

Eine weitere colorimetrische H_2S-Bestimmung gibt S. Doldi an.

e) **Bestimmung von Spuren H_2S in Abwasserkanalgasen** (nach W. J. Wiley). Dieses colorimetrische Verfahren, das jedoch keine große Genauigkeit beansprucht, benutzt Natriumplumbat als Absorptionsmittel. Die Vergleichslösungen stellt man sich her durch Mischen verschiedener organischer Farbstoffe, wie Ponceau 3 R, „Chlorozolgelb" und Cottonblau in bestimmten Verhältnissen, so daß die Färbungen der wäßrigen Lösungen der Färbung bestimmter PbS-Konzentrationen entsprechen. Die Herstellung der Vergleichslösungen auf diese Weise ist geboten, weil kolloidales PbS nach kurzer Zeit koaguliert.

f) **Über eine Bestimmung von H_2S und Wasserdampf in Gasgemischen** siehe F. Fraas und E. P. Partridge. Einen handlichen Apparat[1] für H_2S und O_2-Bestimmungen gibt Alex Schmid an.

g) **Mikroanalytische Methode zur H_2S-Bestimmung neben SO_2 und CS_2** siehe J. Böeseken und H. D. Müller.

h) **Zur quantitativen Bestimmung von H_2S neben SO_2, Cl_2,** HCl-Gas und Stickoxyden hat sich H. Bergerhoff ein Verfahren schützen lassen.

Über die zur H_2S-Absorption vorgeschlagenen Reagenzien siehe Brennstoffchem. **15**, 187 (1934).

i) **Qualitative Bestimmung des H_2S-Gehaltes** (Bleiprobe nach Ruhrgas A.G.). Ein Gasstrahl des zu untersuchenden Gases wird im Abstand von 1 cm aus einer Öffnung von 2 mm Durchmesser unter einem Überdruck von 60 mm W.-S. gegen einen Bleiacetatpapierstreifen (25 g Bleiacetat in 100 ccm Wasser) strömen lassen. Schwärzt sich

---

[1] Geliefert von der Fa. E. Dittmar & Vierth, Fabrik für Laboratoriumsapparate, Hamburg 15.

das Papier während 60 Sekunden nicht, so liegt der H_2S-Gehalt unter 2 mg/cbm [vgl. Gas- u. Wasserfach **81**, 485 (1938)].

k) **Kritische Bemerkungen über H_2S-Absorptionsmittel** (nach O. Roelen und W. Feißt). α) *Bei der Absorption von H_2S* in Gegenwart von organischen Schwefelverbindungen wie COS, CS_2 u. a. mit Jodlösung müssen bestimmte Bedingungen eingehalten werden [Gas- u. Wasserfach **75**, 767 (1932)]. Ferner ist eine Nachwaschung mit Thiosulfatlösung erforderlich.

β) Alkalilaugen lassen H_2S teilweise durch und greifen außerdem auch organische Schwefelverbindungen an.

γ) Bromsalzsäure gibt flüchtige Bestandteile an das Gas ab.

δ) Mit Kupfersulfatlösung (auf Bimsstein oder in wäßriger Lösung) kann man eine vollständige Absorption des H_2S nur dann erreichen, solange noch nicht viel freie H_2SO_4 gebildet ist. (Außerdem reagiert $Cu^{\cdot\cdot}$ auch mit anderen Gasbestandteilen.)

ε) Mit Zinkacetat erhält man nur eine unvollständige Auswaschung.

ζ) Cadmiumacetat absorbiert zwar H_2S sicher, jedoch werden auch geringe Mengen anderer, besonders organischer Schwefelverbindungen absorbiert.

η) Gasreinigungsmassen sind zur Gasanalyse unbrauchbar, da organische Schwefelverbindungen neu gebildet werden können. (Sogar Neubildung von H_2S ist nicht ausgeschlossen.)

ϑ) Alkalische Ferricyankaliumlösungen [150 g $K_3Fe(CN)_6$ 185 g Na_2CO_3 1000 ccm Wasser] bewirken dagegen eine schnelle und vollständige Absorption. Arbeitet man bei normaler Temperatur, so sind auch die von diesem Absorbens zurückgehaltenen Mengen an organischen Schwefelverbindungen zu vernachlässigen.

12. Schwefelkohlenstoff (I, 667). a) **Die gravimetrische Bestimmung** erfolgt mittels **Hektorscher Base**

$$C_6H_5 \cdot N{=}C{-}S{-}N \cdot C_6H_5$$
$$HN{-}{-}{-}C{=}NH$$

b) **Maßanalytische Bestimmung des CS_2** ist möglich durch Titration der mit Essigsäure neutralisierten Kaliumxanthogenatlösung, entweder mit $CuSO_4$: Ref. Chem. Zentralblatt **1930 II**, 770 oder mit Jod [M. P. Matuszak (3)].

c) **Die colorimetrische Bestimmung** wird ermöglicht durch die Bildung von Diäthyl-dithio-carbaminsaurem Kupfer, das in alkoholischer Lösung einen gelben Farbton hervorbringt [Ind. and Engin. Chem., Anal. Ed. 4, 146 (1932)]. Hierbei stören jedoch andere Schwefelverbindungen, die doppelt gebundenen Schwefel enthalten, da diese ebenfalls mit dem Reagens Verbindungen eingehen.

d) **Über die qualitative Bestimmung** siehe F. Feigl und K. Weisselberg; F. Muhlert (2); F. Spausta (2).

e) Eine Methode zur raschen Ermittlung des Reinheitsgrades von CS_2 gibt S. S. Magidowa, J. K. Diwinskaja, F. Andrejewa u. a. an.

13. Gesamtschwefel bzw. organisch gebundener Schwefel (I, 750). a) Nach O. Roelen und W. Feißt arbeitet man so, daß man in einem

Intensivrührapparat mittels 5%iger H_2O_2-Lösung die Schwefelverbindungen herauswäscht (Thiophen wird jedoch nur teilweise erfaßt) oder aber das Gas in einem Glasbrenner verbrennt. Die Oxydationsprodukte werden nach Kühlung in einer 1%igen K_2CO_3-Lösung absorbiert, wobei man zweckmäßig eine Frittenwaschflasche (Fritte Nr. 101a, G 1, 6 cm Durchmesser, 20 cm hoch) verwendet.

b) Zur sicheren Ermittlung des organisch gebundenen Schwefels in Gasen wird von W. Grimme und E. Koch eine Methode angegeben, die vor den älteren Arbeitsweisen den Vorzug schnellerer Ausführbarkeit besitzt. Gegenüber der Roelen- und Feißtschen Methode bietet sie den Vorteil, daß auch sehr widerstandsfähige organische Schwefelverbindungen wie Thiophen sicher erfaßt werden. Da die Methode der katalytischen Hydrierung der Schwefelverbindungen, die an sich analytische Vorteile bietet (Sulfidbestimmung statt Sulfatbestimmung), erhebliche Schwierigkeiten bereitet[1] wurde von Ausby versucht, diese Nachteile durch Vorbeileiten des Gases an glühenden Platinspiralen zu beseitigen. Diese Methode wurde von W. Grimme und E. Koch aufgenommen und weiter verbessert. Durch Zusatz von Wasserdampf neben Wasserstoff erzielten sie eine beschleunigte Aufspaltung der organischen Schwefelverbindungen. Der Wasserdampfzusatz hat ferner den Vorteil, daß keine Kohlenstoffabscheidung am Platindraht bei der Untersuchung kohlenwasserstoffhaltiger Verbindungen eintritt, wodurch dieser erheblich geschont wird. Das Gas wird zunächst durch eine auf 80—90° erhitzte mit Wasser gefüllte Schottsche Frittenflasche geleitet und durch einen seitlichen Einleitungsstutzen in das etwa 30 cm lange waagerecht angeordnete Quarzrohr, durch dessen Länge eine Platinspirale gespannt ist, geleitet. Durch einen zweiten mit Wasser gekühlten Ableitungsstutzen gelangt das Gas in ein Wasserabscheidungsgefäß und anschließend in ein Zehnkugelrohr, das mit Cadmiumacetatlösung beschickt ist. Die beiden Enden der Platinspiralen (1 m lang, 0,3—0,5 mm Durchmesser, 15 mm Windungsdurchmesser) sind an starke Elektroden angeschlossen, die mit Quarzschliffkappen beiderseits in das Quarzrohr eingeführt sind, was eine leichte Reinigung des Rohres ermöglicht.

Der Gasstrom wird auf 50—80 l/Stunde eingestellt und solange am glühenden Draht vorbeigeleitet, bis in der vorgelegten Cadmiumacetatlösung eine ausreichende Menge Sulfid zur Titration sich angesammelt hat.

c) Eine abgeänderte Drehschmidt-Verbrennungsmethode wird von E. Lieber und R. Rosen angegeben. Diese erlaubt, auch sehr resistente organische Schwefelverbindungen wie z. B. Thiophen leicht zu bestimmen.

---

[1] Während die katalytische Hydrierung (Molybdänsulfid, Platin, Uransulfid als Katalysator) des CS_2 mit Wasserstoff bei 300—600° leicht durchgeführt werden kann [Gas- u. Wasserfach **75**, 765 (1932). — Ztschr. Elektrochem. **37**, 173, 766 (1931)], bleibt Thiophen selbst bei Temperaturen von 900° noch unzersetzt. Über das Verhalten anderer organischer Schwefelverbindungen unter ähnlichen Bedingungen ist noch wenig bekannt. Ferner besteht die Schwierigkeit, daß bei Gasen mit wechselndem Schwefelgehalt, infolge des sich jedesmal neu einstellenden Gleichgewichts, teils Schwefel aufgenommen, teils solcher vom Kontakt abgegeben wird, was die Analysenergebnisse fälschen kann.

d) Nach C. W. Wilson und W. A. Kemper arbeitet man folgendermaßen: Eine bestimmte Menge des zu untersuchenden Gases wird mit einer Geschwindigkeit von 14—28 l/Stunde verbrannt und die entstehenden Verbrennungsprodukte in Natriumcarbonatlösung absorbiert [Ind. and Engin. Chem., Anal. Ed. 5, 20 (1933)]. Nach Beendigung der Verbrennung wird das Absorptionsgefäß mit möglichst wenig Wasser ausgespült und nach Zufügen von 3 Tropfen Methylorange mit verdünnter HCl neutralisiert. Mit wenig Natriumcarbonatlösung bewirkt man nun einen Umschlag des Methyloranges, gibt 30 ccm Äthyl- oder Isopropylalkohol und 0,22 g Tetrahydrochinon hinzu und titriert nach dem Durchmischen der Lösung mit eingestellter $BaCl_2$-Lösung auf rot (gut Durchschütteln).

e) Über eine weitere Bestimmungsmethode nach einer modifizierten A.S.T.M.-Methode berichtet V. Zahn. Hierbei wird der störende Einfluß geringer Mengen Schwefel in der Verbrennungsluft durch eine zusätzliche Reinigungsapparatur ausgeschaltet (vgl. auch C. W. Wilson).

Bei der Probenahme von organischen Schwefelverbindungen und H_2S enthaltenden Gasen, die zugleich größere Mengen CO enthalten, ist darauf zu achten, daß an Eisenrohrleitungen, besonders wenn sie geschwefelt sind, schon bei Zimmertemperatur und sehr schnell bei $100°$ organische Schwefelverbindungen aus CO und H_2S entstehen können. Es ist daher zweckmäßig, solche Gasentnahmen mittels keramischer Rohre oder solcher aus Aluminium bzw. Glas vorzunehmen.

14. Bestimmung aromatischer Kohlenwasserstoffe. a) Benzol. α) *Benzolbestimmung in der Luft* (nach K. R. Dietrich). Die zu untersuchende Luft wird mittels einer Wasserstrahlpumpe mit einer Strömungsgeschwindigkeit von 16—17 l/Stunde durch zwei zylindrische Absorptionsgefäße bestimmter Dimensionen gesaugt, die je 50 ccm Alkohol enthalten. In die Gefäße sind oben und unten je zwei gesinterte Glasplatten eingesetzt, die zur feinen Verteilung des durchgesaugten Gasstromes dienen. Nach Beendigung des Versuches (etwa $^1/_2$ Stunde) wird das Alkohol-Benzolgemisch durch die unteren Hähne in einen 150 ccm fassenden Meßzylinder abgelassen, und mit 20 ccm einer Lösung von 0,02 ccm 40%iger Formalinlösung in 60 ccm konzentrierter H_2SO_4 (spez. Gew. 1,84) unterschichtet. Bei Benzolgehalten von mehr als 0,01% in der Luft tritt nach spätestens 15 Minuten an der Grenzschicht Alkohol-Schwefelsäure ein brauner Ring auf. Diese Methode eignet sich insbesondere für Betriebe, die Alkohol nach der azeotropischen Methode mit Benzol entwässern. Das ältere von H. Löffler angegebene interferometrische Verfahren gibt ungenaue Werte. Vgl. auch Chem. Fabrik 12, 200 (1939).

β) Über eine *spektroskopische Bestimmung* von Benzol, Toluol, Xylol in alkoholischer Lösung mit Hilfe des Extinktionskoeffizienten siehe A. Luszczak; F. Jostes.

γ) Nach H. A. J. Pieters kann man Benzol in Wasser dadurch bestimmen, daß man mit CCl_4 ausschüttelt und die Volumenzunahme ermittelt. Mit hinreichender Genauigkeit sind so noch Benzolgehalte von 0,05 Vol.-% aufwärts bestimmbar.

δ) Über Feindestillation von Kohlenwasserstoffen zur Trennung und Bestimmung von Benzol, Toluol und Xylolen siehe H. Brückner (1), (2).

b) **Naphthalin** (I, 668). α) Nach B. C. Simek und Z. Beranek wird das zu untersuchende Gas durch wäßrige Pikrinsäurelösung geleitet und die Lösung samt ausgefälltem Pikrat im Scheidetrichter mit 10 ccm Butyläther, 100 ccm konzentrierter Natriumhydrosulfitlösung $+$ 50 ccm NaOH (spez. Gew. 1,15) versetzt und nach dem Schütteln die Butyläther-Naphthalinlösung abgetrennt. Diese wird dann mit Na_2SO_4 getrocknet, abfiltriert und der Brechungsindex bei 20° mit Na-Licht bestimmt. Der Naphthalingehalt berechnet sich nach der Formel:

$$X = \frac{V\,(n_2 - n_1)}{100 \cdot \varDelta\,n}.$$

Hierbei bedeutet:

X = Gehalt an Naphthalin in Gramm.
V = Volumen des angewandten Butyläthers in ccm.
n_2 = Refraktion der Naphthalinlösung.
n_1 = Refraktion des Butyläthers beim Blindversuch.
$\varDelta\,n$ = Refraktionszunahme beim Auflösen von 1% Naphthalin.

Auf diese Weise lassen sich über 99% des tatsächlich vorhandenen Naphthalins bestimmen.

β) *Bestimmung von Naphthalin in Gas, Teer und Teerölen* (nach H. A. J. Pieters und M. J. Mannens). Da auch die von Flachs und von Mezger modifizierte Methode von Glaser noch verschiedene Mängel aufweist (unvollständige Absorption des Naphthalins, Oxydation merklicher Naphthalinmengen durch das zur Unschädlichmachung anderer flüchtiger pikratbildender Kohlenwasserstoffe zugesetzte $KMnO_4$), wird in der Weise verfahren, daß man nur solange 0,1 n-$KMnO_4$-Lösung zufügt, bis das durchgeschüttelte Gemisch während 5 Minuten schwach rosa bleibt. Anstatt mit 0,3%iger Pikrinsäurelösung wäscht man den Niederschlag besser mit dem Filtrat des Pikratniederschlages aus.

γ) Die von H. Seebaum und W. Oppelt angegebene Arbeitsweise, bei der mit 0,9%iger Pikrinsäure absorbiert wird, ist zwar recht genau, jedoch wegen ständiger Temperaturkontrolle (Temperatur auf $+4$ bis $+7°$ einhalten) etwas unbequem. Die Fehlergrenze liegt bei ± 1—2 mg.

W. Zwieg und F. Kossendey (s. a. Funk) arbeiten daher folgendermaßen: Das Gas durchströmt eine 150 ccm fassende Waschflasche, die mit 50 ccm 15%iger Schwefelsäure beschickt ist, darauf zwei eisgekühlte Spezialwaschflaschen mit je 80 ccm 0,71%iger Pikrinsäure. Die Strömungsgeschwindigkeit soll bei 24stündigem Betrieb 25—30 l/Stunde nicht überschreiten. Der ausgefallene Pikratniederschlag wird wie üblich auf einer Fritte (G_3) abgenutscht, wobei darauf zu achten ist, daß der Filtertiegel vollkommen fettfrei ist, da nur so verhindert werden kann, daß Tröpfchen der Pikrinsäurelösung zusammen mit dem Pikrat an der Tiegelwandung hängen bleiben. Mit dem Filtrat wird nachgewaschen und 20 Minuten scharf abgesaugt. Der Niederschlag muß danach unbedingt frei von farblosen Pikrinsäurekristallen sein. Nach dem Zersetzen des Niederschlages durch Einstellen des Tiegels in 300 ccm kaltes Wasser und vorsichtigem Erhitzen zum Sieden, bis der Niederschlag restlos zersetzt und das Naphthalin verdampft ist, wird heiß mit $^1/_{10}$ n-KOH titriert (Phenolphthalein als Indicator)

1 ccm $^1/_{10}$ n-KOH = 0,0128 g Naphthalin.

Als Korrektur für die der Fritte anhaftende Pikrinsäure werden von der verbrauchten $^1/_{10}$ n-KOH 0,3 ccm in Abzug[1] gebracht. Bei Gehalten von unter 1 g/100 cbm müssen Gasmengen von über 1 cbm durchgeleitet werden, um genügend titrierbare Säure zur Verfügung zu haben.

δ) *Methode nach J. A. van Dijk.* In einen Kochkolben von 250 ccm Inhalt werden 150 ccm einer bei Raumtemperatur gesättigten Pikrinsäurelösung pipettiert. Der Kolben wird dann ohne Einleitungsrohr auf 0,1 g genau gewogen und sein Inhalt auf etwa $^2/_3$ eingeengt. Nach Abkühlen auf Raumtemperatur kristallisiert die überschüssige Pikrinsäure aus. Nach dem Durchleiten des naphthalinhaltigen Gases wird die am Einleitungsrohr haftende Pikrinsäure in den Kolben gespült und der Kolbeninhalt mit Wasser auf das ursprüngliche Gewicht aufgefüllt, ohne hierbei das Gewicht des Pikrats zu berücksichtigen. Der Kolben wird dann verschlossen, mehrmals umgeschüttelt und zur Auflösung der überschüssigen Pikrinsäure einige Stunden auf 40° gehalten. Nach dem Abkühlen auf Raumtemperatur und Abfiltrieren des Pikrats wird in 50 ccm des Filtrats die Pikrinsäure auf jodometrischem Wege bestimmt. Die Differenz gegenüber 50 ccm der Ausgangslösung ergibt den Naphthalingehalt. (Falls man die Gasgeschwindigkeit bei der Absorption nicht über 15—25 l/Stunde steigen läßt, ist eine zweite Waschflasche nicht erforderlich.)

Über eine von H. A. J. Pieters, K. Penners, W. Geel angegebene Naphthalinbestimmung, vgl. die Literaturangaben. Diese bietet jedoch gegenüber der von W. Zwieg und F. Kossendey keinen Vorteil.

ε) *Zur quantitativen Bestimmung kleinster Naphthalinmengen* im Koksofengas eignet sich die Methode von H. Seebaum und E. Hartmann (3). Der in üblicher Weise erhaltene Pikratniederschlag wird mit neutralem Wasser ausgewaschen und aus einer in 0,01 ccm eingeteilten Mikrobürette mit $^1/_{10}$ n-NaOH titriert (Korrektur —0,15 ccm $^1/_{10}$ n-NaOH). Obwohl die Titration mit Jodid-Jodat unter Einhaltung bestimmter Reaktionsbedingungen etwas genauere Ergebnisse liefert, wird die bequemere und billigere NaOH-Titration empfohlen.

C. Gasanalyse durch Verbrennung.

1. Über Kupferoxyd und anderen Kontakten (I, 670). Die Verbrennungsmethode ist neben der Kondensationsgasanalyse und der Desorptionsmethode das wichtigste Verfahren, um gesättigte Kohlenwasserstoffe zu bestimmen. Wenn auch mit ihr nur wenig Glieder nebeneinander unmittelbar bestimmt werden können, so dient sie doch bei kombinierten Verfahren dazu, etwa die Gase der Einzelfraktionen, die man bei der Desorption bzw. Kondensation, erhält zu bestimmen, wenn man nicht die Bestimmung der Dichte mittels Stockscher Gaswaage heranziehen will.

---

[1] Besserer Korrekturwert: 0,25 + k ccm $^1/_{10}$ n-KOH; k ist die durch Titration von 300 ccm heißem destillierten Wasser ermittelte Korrektur.

a) **Bestimmung von drei Kohlenwasserstoffen durch eine einzige Verbrennung** (nach K. A. Kobe). Der Berechnung ist die Volumabnahme U, die gebildete CO_2-Menge C und das Volumen des Ausgangsgases V zugrunde gelegt. Es seien ferner mit x die ccm Kohlenwasserstoff C_aH_b, mit y die ccm Kohlenwasserstoff C_cH_d und mit z die ccm Kohlenwasserstoff C_eH_f bezeichnet. Die allgemeine Gleichung für die Verbrennung von C_aH_b lautet z. B.:

$$C_aH_b + \left(a + \frac{b}{4}\right) O_2 = a\,CO_2 + \frac{b}{2}\,H_2O \,.$$

Da folgende Gleichungen gelten:

$$V = x + y + z; \qquad C = ax + cy + ez;$$
$$U = \left(1 + \frac{b}{4}\right) x + \left(1 + \frac{d}{4}\right) y + \left(1 + \frac{f}{4}\right) z \,,$$

so ergeben sich die drei Komponenten x, y, z aus nachstehenden Gleichungen:

$$x = \frac{V\left(c - e + \frac{cf - de}{4}\right) + C\left(\frac{d - f}{4}\right) + U\,(e - c)}{D} \,,$$

$$y = \frac{V\left(e - a + \frac{be - af}{4}\right) + C\left(\frac{f - b}{4}\right) + U\,(a - e)}{D} \,,$$

$$z = \frac{V\left(a - c + \frac{ad - bc}{4}\right) + C\left(\frac{b - d}{4}\right) + U\,(c - a)}{D} \,,$$

$$D = \frac{ad + be + cf - af - bc - de}{4} \,.$$

Bestimmt man außerdem noch den bei der Verbrennung verbrauchten Sauerstoff W, so kann man drei Kohlenwasserstoffe + Stickstoff rechnerisch ermitteln. Auf diesem Weg ist es jedoch nicht möglich, vier Kohlenwasserstoffe nebeneinander zu bestimmen, da die vier Gleichungen teilweise voneinander abhängig sind. Es gilt nämlich die Gleichung: $U = V + W - C$.

Nach dieser Methode kann man auch leicht ein Gemisch aus CO, CH_4, H_2 durch eine einzige Verbrennung bestimmen; es ist hierbei lediglich zu berücksichtigen, daß die in nebenstehendem Schema angegebenen Koeffizienten von CO und H_2 in obige Gleichungen eingesetzt werden müssen.

Tabelle 7.

Gas C_aH_b	a	b
CO	1	-2
H_2	0	2
CH_4	1	4

Die Gleichungen gelten natürlich auch für die Bestimmung von zwei ungesättigten Kohlenwasserstoffen neben einem dritten gesättigten. Eine für die Verbrennung geeignete Apparatur findet man bei Shepherd.

Eine andere, physikalische Methode zur Bestimmung mehrerer Kohlenwasserstoffe beruht auf der Ermittlung der Kohlenstoffzahl vor und nach einer bestimmten Diffusionszeit des Gasgemisches. Die zur Berechnung nötigen Gleichungen und apparative Anordnung findet sich bei R. A. Baxter und S. J. Beckham.

b) **Allgemeines zur Verbrennung über Kupferoxyd.** Bei der Verbrennung von Methan und höheren Kohlenwasserstoffen über CuO können erhebliche Fehler eintreten durch Nichtberücksichtigung des toten Raumes, vorzeitige Absorption des CO_2 durch einzelne Tropfen KOH, durch die als Sperrflüssigkeit verwendete NaCl-Lösung oder durch CuO. Diese Fehlerquellen lassen sich durch geeignete Konstruktionsänderungen der Verbrennungsapparatur sowie durch Gasentnahme unter Vakuum und Verwendung von Quecksilber als Sperrflüssigkeit usw. vermeiden [vgl. Angew. Chem. 44, 152 (1931)]. Bei Berücksichtigung solcher Fehlerquellen liefert die Verbrennung nach Jäger zuverlässige Werte.

Bei der Methanverbrennung über CuO gelingt es, durch Zusatz von etwa 4% CeO_2 die Verbrennungstemperatur um etwa 150° und durch Zusatz von Eisenoxyden um 200° herabzusetzen (A. Arneil).

Nach H. Brückner und R. Schick kann man zur stufenweisen Verbrennung (Jäger-Methode) von H_2 und CH_4 vorteilhaft einen Mischkontakt aus 99% CuO und 1% Fe_2O_3 verwenden, der durch Fällung der Hydroxyde aus der entsprechenden Nitratlösung erhalten wird. Mit diesem Kontakt läßt sich H_2 bei 220° und CH_4 bei 600° rasch und quantitativ oxydieren. Die Regenerierung des verbrauchten Kontaktes erfolgt bei 300—350°.

Nach I. F. Walker und B. E. Christensen kann man mittels eines Kobaltoxyd-Kupferoxydmischkontaktes, der auf unglasiertem Porzellan niedergeschlagen ist, die Verbrennung des Methans bereits bei 500° durchführen (Strömungsgeschwindigkeit 20—25 ccm/Min. bei 3,5 ccm Kontaktraum und 7,5 cm Rohrlänge). Ohne Träger ist jedoch ein solcher Kontakt unbrauchbar, da dann erhebliche Mengen CO_2 absorbiert werden. Ein solcher Kontakt zeigt bei etwa 80 Verbrennungen noch seine volle Aktivität. Vergiftet wird er allmählich durch geringe Mengen schwefelhaltiger Verbindungen.

Um bei der Methanverbrennung nach Jäger den Zeitverlust möglichst einzuschränken, der während des Abkühlenlassens der Verbrennungsapparatur entsteht, wird entweder eine Verbrennungsapparatur mit einem ausschwenkbaren Ofen und Wasserkühlung angewandt, oder aber man macht nach H. Pauschardt alle Ablesungen bei den betreffenden Verbrennungstemperaturen und rechnet alle Volumina auf die gleiche Temperatur um. Bedingung hierbei ist jedoch eine genaue Temperaturkonstanz.

Ein Gerät, das sich zur Bestimmung von CH_4 neben C_2H_6 eignet, wird von J. Maly beschrieben.

2. Selektive Verbrennung über Platin oder Palladium. Die Verbrennung über Platin oder Palladium hat gegenüber der Methode nach Jäger den Vorzug schnellerer Ausführbarkeit und des Fortfalls einer möglichen Absorption des gebildeten Kohlendioxyds durch den Kontakt.

a) **Bestimmung von H_2, CO und CH_4.** Nach M. S. Platonow arbeitet man vorteilhaft mit einem Kontakt, der aus einem porösen keramischen Träger besteht, welcher mit einer salzsauren Palladiumchloridlösung getränkt wird und anschließend bei 120—140° reduziert wird. Wasserstoff verbrennt hierbei bei Zimmertemperatur, Kohlenoxyd bei 140—150° und Methan bei 400—450°. (Methan stört bei der Verbrennung von Wasserstoff nicht.) Ist Kohlenoxyd vorhanden, so muß dieses zusammen mit Wasserstoff bei 140—150° verbrannt werden. Aus der Kontraktion der Gasmenge nach der Verbrennung und dem gebildeten Kohlendioxyd findet man leicht den Wasserstoff- und Kohlenoxydgehalt des ursprünglichen Gasgemisches.

Nach K. A. Kobe und E. B. Brookbank wird zur Verbrennung platiniertes Silicagel (0,075% Pt) benützt. Wasserstoff für sich allein verbrennt bei 100°. (CO wirkt bei dieser Temperatur als Kontaktgift.) Die Grenztemperaturen, bei denen die gesättigten Kohlenwasserstoffe noch nicht angegriffen werden, liegen wie folgt:

CH_4 . . . . 350°[1] C_3H_8 . . . . 130°
C_2H_6 . . . . 230° C_4H_{10} . . . . 120°.

Die Oxydation setzt jedoch schon bei Temperaturen ein, die um 20—25° höher liegen. Die Verbrennung ist bei der experimentellen Maximaltemperatur in keinem Falle vollständig. Infolge dieser niedrigen Grenztemperaturen können Kohlenoxyd und Wasserstoff bei 300° über platiniertem Silicagel nicht bei Anwesenheit von Kohlenwasserstoffen quantitativ bestimmt werden. Man muß vielmehr zunächst Kohlenoxyd mit Kupferchlorür entfernen, dann den Wasserstoff über den Kontakt bei 100° und schließlich die Kohlenwasserstoffe bei höherer Temperatur von etwa 610° verbrennen oder durch Explosion bestimmen.

Zur Bestimmung geringer Methanmengen neben Wasserstoff und Kohlenoxyd wird von H. R. Ambler (2), (3) eine Methode angegeben, die darauf beruht, daß man zunächst Wasserstoff und Kohlenoxyd bei 270—295° nach Jäger verbrennt und anschließend das Methan mit Sauerstoff über hellrotglühenden Platindraht oxydiert. Eine hierzu geeignete Apparatur wird angegeben.

Nach E. Biesalski und A. Wacker (2) kann man bei Anwendung der Kontaktkerze mittels eines Mischkatalysators aus Pt/Rh (0,25 g Pt + 0,03 g Rh) CH_4 bei 500° quantitativ verbrennen.

b) Sauerstoffbestimmung. Nach J. G. de Voogd und H. R. Ambler mischt man dem zu bestimmenden Sauerstoff eine ausreichende Menge Wasserstoff hinzu und bringt das Gemisch zur Verbrennung. Für jeden Raumteil Sauerstoff tritt eine Kontraktion von drei Raumteilen ein. Die Verbrennung am Platin verläuft quantitativ bei 415—580°. Bei Anwesenheit von ungesättigten Kohlenwasserstoffen ist die Kontraktion größer als dem Sauerstoffgehalt entspricht, wahrscheinlich infolge einer geringen Hydrierung der Kohlenwasserstoffe.

c) Allgemeines zur Verbrennung über Platinspiralen [E. Dittrich (3); J. F. Anthes und F. Fahey]. Die Befürchtung, daß sich bei stickstoffhaltigen Gasen infolge der hohen Temperatur der glühenden Platinspiralen Stickoxyd bilden könnte, ist bei heizschwachen Gasen nicht groß, da infolge des Stickstoffballastes die Temperatur nicht so hoch steigt; andererseits ist bei heizstarken Gasen nur sehr wenig Stickstoff vorhanden. Die tatsächlich eintretende Stickoxydbildung ist bei

---

[1] CH_4-Verbrennung an aktiviertem Pd bei 400° siehe Angew. Chem. **50**, 693 (1937).

langsamer Verbrennung zu vernachlässigen. Auch die Kohlenstoff-abscheidung, die selbst bei erheblichem Sauerstoffüberschuß eintritt, ist ohne Bedeutung. Wesentlich beträchtlicher können dagegen die Fehler durch Aufnahme oder Abgabe von Kohlendioxyd in bzw. aus der Sperrflüssigkeit sein; dies läßt sich nur vollkommen ausschalten durch Anwendung von Quecksilber. Eine Möglichkeit auch bei Verwendung von gesättigter Natriumsulfatlösung als Sperrmittel diese Fehler auszuschalten, besteht darin, daß man nach H. A. Bahr diese in verschiedenem Grade mit Kohlendioxyd sättigt und je nach der zu erwartenden Kohlensäurekonzentration im Endgas die entsprechende Lösung verwendet. Nach Schuftan (1) ist es einfacher, wenn man nach Einleitung der notwendigen überschüssigen Sauerstoffmenge die restliche Sperrflüssigkeit aus der Pipette absaugt und das Gas unter Unterdruck verbrennt. Die Sperrflüssigkeit kommt so nur während der Überführung des Gases in die Meßbürette mit diesem in Berührung.

Um mit dieser Methode richtige Werte zu bekommen (Kohlenstoffzahlen auf 0,05—0,1 übereinstimmend), ist besonders auf eine explosionslose Verbrennung zu achten (Gefahr besonders bei paraffinreichen Gasen!). Dies kann vermieden werden durch Anwendung einer geeigneten Verbrennungspipette mit tangentialer Gaseinführung. Den für die Verbrennung nötigen Sauerstoff entwickelt man entweder elektrolytisch (enthält bis zu 2% Wasserstoff) oder besser durch katalytische Zersetzung von Wasserstoffperoxyd mittels Platin (s. a. H. Krutzsch und J. Kahle).

Über mögliche Fehlerquellen bei der Verbrennungsanalyse von Gasen siehe R. S. Jakovlew. Vgl. auch Glückauf **74**, 756 (1938).

D. Automatische Gasanalyse (I, 706).

Bei der großen Bedeutung der gasverarbeitenden chemischen Industrie ist die automatische Gasanalyse in neuerer Zeit besonders durchgebildet worden. Es wird eine immer bessere Betriebsüberwachung angestrebt, da nicht zuletzt von ihr die Wirtschaftlichkeit und Sicherheit des betreffenden Betriebes abhängen. Sie muß folgenden Gesichtspunkten Rechnung tragen:

1. Ununterbrochene Anzeige der jeweiligen Gaszusammensetzung.

2. Kleinste Anzeigeverzögerung bei großer Meßgenauigkeit.

3. Übertragungsmöglichkeit der gemessenen Werte an beliebige Stellen des Betriebes auf Anzeige- oder Schreibgeräte, verbunden mit der Möglichkeit bestimmte Zustände durch Signale zu melden, oder konstante Stoffzusammensetzung selbständig zu regeln.

4. Geringe Wartung bei unbedingter Betriebssicherheit.

Die Methoden der automatischen Gasanalyse sind im wesentlichen rein physikalischer oder physikalisch-chemischer Art. Während die physikalischen Methoden wie Volummessung, Druckmessung, Viscositätsmessung, Dichtemessung, Messung der Lichtbrechung, der Wärmetönung, Wärmeleitfähigkeit usw. unspezifisch sind, können sie in Kombination mit chemischen Vorgängen für einen Bestandteil spezifisch gestaltet werden.

1. Wärmetönungsmessung [P. Wulff; P. Gmelin und H. Grüß; H. Grüß (1)]. Die Wärmetönungsmessung eignet sich grundsätzlich zur Analyse aller Gasgemische, die katalytische Reaktionen eingehen können. Unentbehrlich ist diese bei der kontinuierlichen Spurensuche, z. B. laufende Bestimmung des Wasserstoffs im elektrolytisch hergestellten Sauerstoff (hier lassen sich bei einem Meßbereich von 0—2% noch $\pm 0{,}05\%$ H_2 erfassen), automatische Kontrolle der gasförmigen Verunreinigungen im Wasserstoff, der zu Ammoniaksynthese, zur Kohlehydrierung, Kohlenwasserstoffsynthese, Fett- und Methanolsynthese oder Salzsäure- und Blausäureherstellung dient. Ferner findet sie Anwendung bei der Ermittlung geringer Mengen Sauerstoff in Wasserstoff oder Stickstoff, dem zu diesem Zweck etwas Wasserstoff zugesetzt wird, und schließlich zur Untersuchung von Luft auf geringe Kohlenoxydmengen. Ein Gerät, das sich sehr gut im praktischen Betrieb zur Wärmetönungsmessung bewährt hat, wird von P. Gmelin (1) angegeben. Bei der Kontrolle auf CO in Luft werden hiermit noch 0,01% CO angezeigt. Durch 0,1% CO können Alarmvorrichtungen in Tätigkeit gesetzt werden. Der Nachweis erfolgt durch thermoelektrische Differenzmessung einer Temperaturerhöhung infolge Reaktionswärmetönung am Platinkontakt, der in fein verteilter Form die ungeradzahligen Lötstellen einer Thermosäule umgibt. Das zu untersuchende Gas wird in konstantem Strom durch den Überdruck der Betriebsleitung oder mittels Wasserstrahlpumpe einem auf 100° gehaltenen Wärmetönungsofen zugeführt. Durch Signale ist der Apparat vor Versagen infolge Ausbleibens des Gasgemisches gesichert. Die Betriebssicherheit läßt nichts zu wünschen übrig, wenn man dafür Sorge trägt, daß eine allmähliche Vergiftung des Katalysators nicht eintreten kann. Durch regelmäßige Regeneration des Katalysators mit reinen Gasen kann man die langsame Katalysatorvergiftung weitgehendst verhindern.

2. Wärmeleitfähigkeitsmessung [I, 706; P. Gmelin und H. Grüß; P. Wulff; F. Lieneweg; H. A. Daynes; K. R. Andreß; J. Krönert; H. Grüß und F. Lieneweg (2), (3)]. a) Rauchgasanalyse. Zur laufenden Überwachung des Luftüberschusses bei Feuerungsanlagen bediente man sich bisher aus chemisch-analytischen Gründen fast immer der Rauchgasanalyse auf CO_2 einerseits und $CO + H_2$ andererseits. In neuerer Zeit ist jedoch von verschiedenen Seiten [A. Herberholz, H. A. Daynes, H. Grüß und F. Lieneweg (1)] darauf hingewiesen worden, daß in vielen Fällen die CO_2-Bestimmung vorteilhaft durch eine O_2-Bestimmung im Abgas ersetzt werden kann. Der Luftüberschuß stellt sich nämlich als das Verhältnis der im Rauchgas verbliebenen Menge Sauerstoff zu der verbrauchten Sauerstoffmenge dar. Die Überlegenheit der Sauerstoffbestimmung gegenüber der CO_2-Ermittlung trifft vor allem dann zu, wenn der Brennstoff einen erheblichen und zudem noch stark schwankenden Anteil an disponiblem Wasserstoff aufweist, wie es bei der Anwendung von Gaszusatzfeuerungen oder Mischgas z. B. Koksofengas + Generatorgas der Fall ist. Hier läßt sich an Hand der Sauerstoffbestimmung ein viel sicherer Schluß über den tatsächlichen Luftüberschuß gewinnen als an Hand der Kohlendioxydbestimmung, wie dies aus der Abb. 11 deutlich hervorgeht. Einem bestimmten O_2-Gehalt entspricht hiernach bei kleinem Luftüberschuß λ ein recht genau definierter Wert für den O_2-Gehalt im Abgas, und nur bei hohem Luftüberschuß, der aber praktisch kaum vorkommt, machen sich größere Abweichungen besonders bei Gichtgas geltend. Im Gegensatz hierzu weichen für die angegebenen Beispiele, die CO_2-Kurven so stark voneinander ab, daß danach die Bestimmung des Luftüberschusses sehr unsicher wird. Einen besonderen Nutzen bietet die Sauerstoffbestimmung in den Fällen, wo es sich um die Analyse von solchen Rauchgasen handelt, deren CO_2-Gehalt nur zum Teil aus dem Brennstoff, in der Hauptsache aber aus der Beschickung stammt, wie es z. B. bei den Abgasen aus Zementdrehöfen und Kalköfen der Fall ist. Die heute zur Rauchgasprüfung auf Sauerstoff ausgebildeten Apparate, beruhend auf Absorption oder Wärmeleitfähigkeit, zeigen leider noch einige Mängel, die aber in nächster Zeit überwunden werden dürften.

Über laufende Registrierung von CO_2 und O_2 in der Luft siehe W. F. Hamilton.

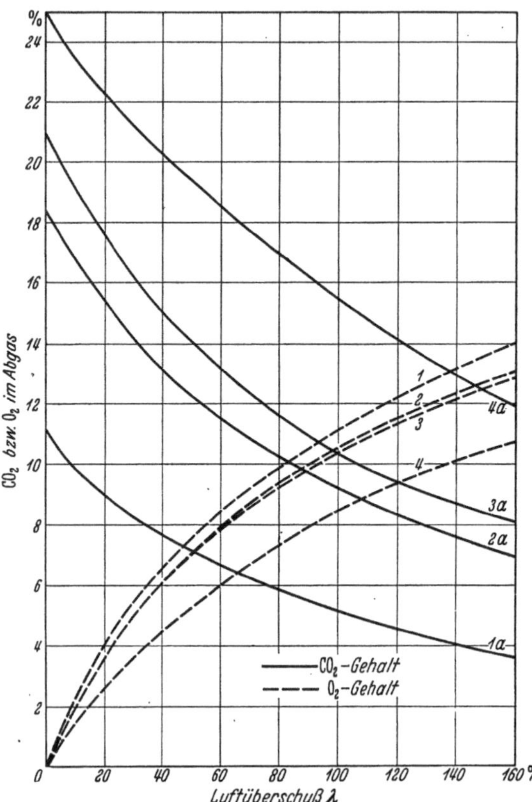

Abb. 11. CO_2- und O_2-Gehalte bei verschiedenem Luftüberschuß und Brennstoffarten. (Der CO-Gehalt ist gleich 0 angenommen.) *1* und *1a* für Koksofengas, *2* und *2a* für Steinkohle, *3* und *3a* für Koks, *4* und *4a* für Gichtgas.

b) **Kontrolle der Luft und Synthesegase auf Spuren unerwünschter Bestandteile.** Zur automatischen Analyse des bei der elektrolytischen Wasserzersetzung entstehenden Wasserstoffs auf Spuren von O_2 ist die Methode der Wärmeleitfähigkeitsmessung ebenso wie die der Wärmetönungsmessung gut anwendbar. Das Überschreiten eines maximal zulässigen Prozentgehaltes dieses Gases an Sauerstoff kann durch optische oder akustische Signale angezeigt werden. Nach dieser Methode lassen sich bei Anwendung betriebssicherer Präzisionsinstrumente bei einem Meßbereich von 0—2% Wasserstoff leicht Meßgenauigkeiten von $\pm 0,05\%$ erzielen.

Außer zu diesem Zweck kommen solche Geräte auch als Gasspurensucher in der Leucht- und Kokereiindustrie und zur Überwachung von Lösungsmittelwiedergewinnungsanlagen zur Anwendung.

Ebenso wichtig ist dieses Verfahren zur automatischen Kontrolle der Röstgase auf SO_2 für die Schwefelsäureindustrie. Nur durch diese ständige Untersuchung kann der Röstofen so gefahren werden, daß ein Verschlacken des Ofens vermieden wird, und daß das Gas die für den Umsatz zu SO_3 günstige SO_2-Konzentration besitzt. Im laufenden Betrieb. kann nach dieser Methode eine Genauigkeit von 0,2% SO_2 erreicht werden. (Das in dem zu messenden Gas etwa vorhandene SO_3 muß vorher entfernt werden, was am besten nach H. Remy erreicht wird.)

Von Bedeutung ist die automatische SO_2-Kontrolle durch Wärmeleitfähigkeitsmessung auch bei der Untersuchung der Röstgase, die zur Sulfitlaugeherstellung in der Zellstoffindustrie, sowie zur Nachsaturation von Zuckersaftlösungen in der Zuckerindustrie dienen.

3. Elektrische Leitfähigkeitsmessung. a) Bestimmung von CO_2, CO und anderer gasförmiger Kohlenstoffverbindungen nach O. Pfundt. Diese Methode beruht auf der Kombination einer Verbrennung mit einer anschließenden konduktometrischen Bestimmung der in einer $BaCO_3$-Aufschlämmung absorbierten Kohlensäure. Die $BaCO_3$-Aufschlämmung, die durch den Gasstrom ständig in der zum Leitfähigkeitsgefäß ausgebildeten Waschflasche aufgewirbelt wird, nimmt CO_2 infolge des sich bei 50° rasch einstellenden Gleichgewichtes:

$$BaCO_3 + CO_2 + H_2O = Ba(HCO_3)_2$$

schnell und reversibel auf, wodurch eine Änderung der Leitfähigkeit bewirkt wird. Die Abhängigkeit der Leitfähigkeit von der CO_2 Konzentration stellt man durch eine empirische Eichung fest. Auf diesem Wege lassen sich CO_2-Konzentrationen von $< 0,01—5\%$ sicher ermitteln.

Über die Verwendung von konzentrierten Laugen zur Absorption des CO_2 siehe W. Mck. Martin und I. R. Green.

Zur CO-Bestimmung hat White die Leitfähigkeitsmessung mit der Jodpentoxydoxydation kombiniert. Als Absorptionsmittel dient hier KOH, die aus einem Vorratsgefäß gleichmäßig in das Absorptionsrohr eintropft.

Eine ähnliche Methode verwendet O. Pfundt zur Ermittlung geringer CO-Mengen im Kontaktwasserstoff. Die hierfür entwickelte Apparatur (s. Abb. 12) hat sich im praktischen Betrieb gut bewährt. Die untere Grenze der Nachweisbarkeit des CO (unter 0,01%) ist durch den CO_2-Druck gegeben, den die Bariumcarbonataufschlämmung[1] bei der gewählten Meßtemperatur hat. Die Temperatur wird dadurch konstant gehalten, daß man das Leitfähigkeitsgefäß dauernd von dem Dampf siedenden Acetons (oder Methanols usw.) umströmen läßt. Die Strömungsgeschwindigkeit von z. B. 10 l/Stunde wird durch einen Druckregler aufrecht erhalten. Bevor das Gas in das Verbrennungsrohr eintritt (100—150°), muß es sorgfältig von störenden Verunreinigungen (CO_2, NH_3, SO_2, ungesättigte Kohlenwasserstoffe) befreit werden. Das

---

[1] 30 g reinstes, gefälltes $BaCO_3$ pro 1 l Wasser.

Verbrennungsrohr enthält eine z. B. 10—15 cm lange Schicht von gekörntem Jodpentoxyd (Merck), das vorher durch Erhitzen auf 130° entwässert wird. Das bei der Oxydation freiwerdende Jod wird durch ein mit Silberwolle gefülltes und auf 200° erhitztes Absorptionsrohr zurückgehalten. Anschließend folgt eine Waschflasche mit wenig Wasser, um etwa gebildete Jodwasserstoffsäure aufzunehmen, die insbesondere bei nahender Erschöpfung des Silberkontaktes auftritt. Die Eichung und Kontrolle des Apparates erfolgt mit Gasen von bekanntem CO-Gehalt. Es muß von Zeit zu Zeit damit geprüft werden,

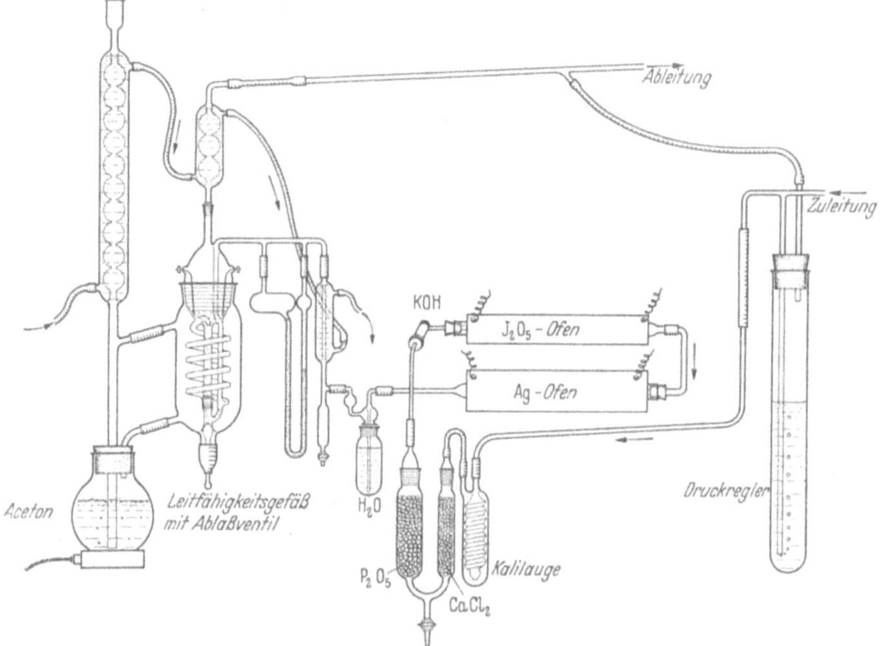

Abb. 12. Vorrichtung zur konduktometrischen Registrierung von CO in Kontaktwasserstoff.

ob sich stets der richtige Ausschlag wieder einstellt. Auch die Empfindlichkeit des J_2O_5 muß durch Einleiten zweier Eichgase öfters geprüft werden. Notwendig werdende Korrekturen können durch Änderung der Brückenstellung und der Empfindlichkeitseinstellung vorgenommen werden.

Eine sehr genaue Methode zur kontinuierlichen Bestimmung von CO_2 in Luft wurde von M. D. Thomas angegeben (Apparatur s. Original). Die Wirksamkeit der zur Absorption verwendeten 0,005 n-NaOH konnte durch Zusatz von 0,1—2% n-Butylalkohol, je nach Glasfritte und Strömungsgeschwindigkeit erheblich gesteigert werden. Durch die hierdurch bewirkte intensive Schaumbildung (Absorptionsgefäß mit einer Glasfritte) und die Volumenverminderung der Gasbläschen infolge der Verminderung der Oberflächenspannung, konnte die Wirksamkeit einer 0,005 n-NaOH bis auf 100% gebracht werden, wenn man die Strömungsgeschwindigkeit nicht über 350 ccm Luft/Min. steigert. Andererseits darf jedoch die Strömungsgeschwindigkeit nicht so klein sein, daß die Schaumbildung stark verringert wird.

b) SO_2-Bestimmung (nach W. Francis, M. C. Morley, E. W. F. Gillham). Im Gegensatz zu älteren Vorrichtungen und Methoden [vgl. Journ. Soc. Chem. Ind. **51**, 7 T (1932) und B.P. 404 600], wird ein Instrument angegeben, das auf der Änderung der elektrischen Leitfähigkeit von H_2O_2-Lösungen durch Absorption von SO_2 beruht und anwendbar ist bis zu sehr kleinen SO_2-Konzentrationen von 4,58 mg/cbm bis 45,8 mg/cbm.

Die Vorrichtung kommt in zwei verschiedenen Ausführungen, und zwar zur integralen oder zu differentialen Erfassung des SO_2 zur Anwendung. Besonders bewährt hat sich diese Vorrichtung zur Untersuchung von Kamingasen.

4. Schwefelwasserstoff. S. R. Roberts und G. Minors haben ein Instrument angegeben, das sowohl als Analysator als auch als Alarmvorrichtung angewendet wird. Die Bestimmung des H_2S beruht auf der Unterbrechung eines auf eine Photozelle treffenden Lichtstrahls durch Änderung der Transparenz eines mit Bleisalz getränkten Papierstreifens

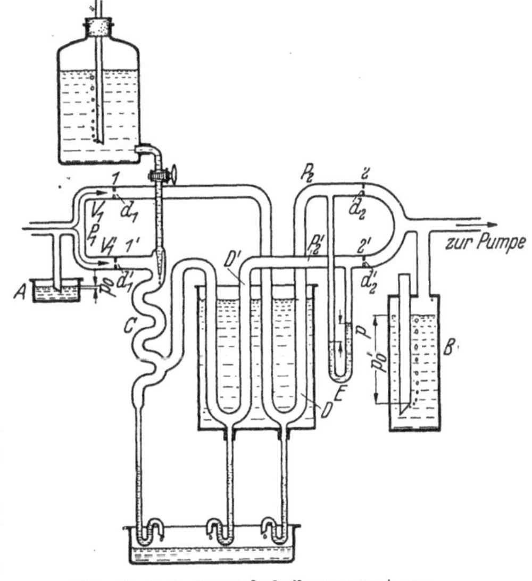

Abb. 13. I. G.-Drosselscheibenapparat zur kontinuierlichen Gasanalyse.

(20%ige wäßrige Lösung von Bleiacetat mit 10% Glycerin), der mit dem H_2S-haltigen Gas in Berührung steht. Die Empfindlichkeit dieses Indicators geht daraus hervor, daß in 3 Minuten 1—2 Teile H_2S pro 1 Million Teile Luft eine deutliche Färbung hervorrufen.

Ein weiteres H_2S-Anzeigegerät zur Bestimmung von H_2S-Spuren im Koksofengas beschreibt B. Reed.

5. Druckdifferenzmessung. Ein auf Druckdifferenzmessung nach Absorption eines Gasbestandteiles beruhendes Gerät zur automatischen Gasanalyse stellt der I.G.-Drosselscheibenapparat (Abb. 13) dar (vgl. Eucken-Jakob, II/4, 67). Dieses Gerät in Verbindung mit einer schreibenden Druckwaage kann bei entsprechender Eichung z. B. den Ammoniakgehalt einer Gasmischung laufend registrieren.

Für praktische Schnelluntersuchungen, z. B. bei Untersuchung von Kohlengruben auf schlagende Wetter (CH_4), von Gasen in Kanälen, Brunnen, Tanks, zur Überwachung der Gasrohrnetze usw. kann der auf der Grundlage der Gasdiffusion aufgebaute ,,Vulkangasanzeiger, System Severin" Anwendung finden. Geliefert wird dieser Apparat von dem Vulkan-Werk G. m. b. H., Gütersloh i. Westf.

6. Messung durch Ultrarotabsorption [H. Grüß (2)]. Während die gasförmigen Elemente für Wärmestrahlen völlig durchlässig sind, zeigen die gasförmigen mehratomigen Gase eine beträchtliche Absorption im Ultrarotgebiet des Spektrums. Im Gegensatz zur Gasanalyse auf Grund anderer physikalischer Eigenschaften ist diese Analysenmethode eine spezifische. Im Mehrstoffsystem kann man in günstigen Fällen eine eindeutige Analyse auf einem Bestandteil dadurch erhalten, daß man die Bestimmung in einem Wellenlängenbereich ausführt, wo nur die zu analysierende Komponente Absorption zeigt. Die Methode beruht auf der Anwendbarkeit des Beerschen Absorptionsgesetzes, das in manchen Fällen zwar nicht genau, aber doch in ausreichendem Maße gilt.

Durch Änderung der durchstrahlten Schichtdicke oder des Gasdruckes ist es möglich, die Empfindlichkeit je nach dem gewünschten Meßbereich innerhalb weiter Grenzen den Erfordernissen anzupassen. Es muß jedoch berücksichtigt werden, daß man mit der Schichtdicke nicht zu hoch gehen darf, da sonst infolge der besonderen Charakteristik der Absorptionskurve die Genauigkeit herabgesetzt wird. Die Messung besteht im Prinzip in folgendem:

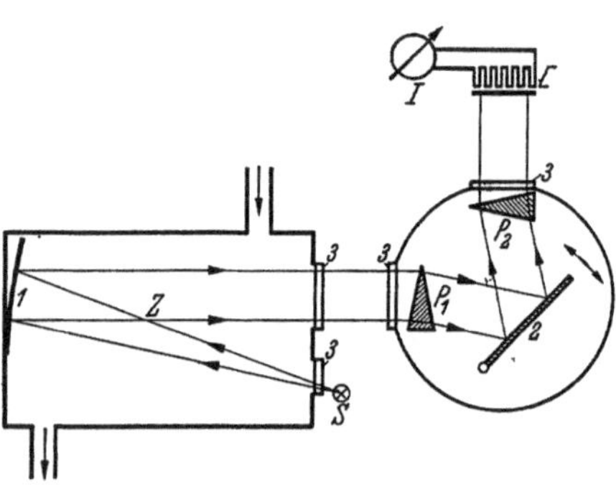

Abb. 14. Ultrarotspektrometer zur Gasanalyse.

Die Strahlungsquelle S (s. Abb. 14), die meist aus einem Nernst-Stift besteht, sendet ihr Licht durch die Absorptionskammer Z, die das zu untersuchende Gas enthält. Durch den Spiegel S wird außer der Parallelrichtung der Strahlen eine Verdopplung der wirksamen Schichtdicke erreicht. Das Ultrarotspektrometer mit den Prismen P_1 und P_2 und dem verstellbaren Spiegel 2 bewirkt, daß nur die Strahlung von der Wellenlänge des Absorptionsbereiches auf die Thermosäule E mit dem Anzeigeinstrument J zur Wirkung kommt. Bei betriebsmäßig angewandten Apparaten muß eine zweite Gaskammer gleicher Konstruktion vorhanden sein, in der sich ein nicht absorbierendes Gas (N_2, H_2 usw.) befindet. Diese Zweikammeranordnung hat den Vorteil, daß der Einfluß der die Meßkammern begrenzenden Wände wegfällt, wenn diese aus dem gleichen Material und der gleichen Schichtdicke bestehen. Um die durch schwankende Strahlungsenergie bedingten Fehler auszuschalten, mißt man zweckmäßig mit einem Kreuzspulinstrument als elektrischem Quotientenmesser das Verhältnis der Gesamtstrahlung zu der durch die Absorption geschwächten Strahlung. Statt des thermisch erregten Strahlers kann man auch elektrische Entladungsrohre verwenden, wenn man die starke Hitzeentwicklung vermeiden will. Der Spektrograph ist bei Messungen im Wellenlängenbereich über 4 μ mit Flußspat- oder Steinsalzoptik ausgerüstet. Die Registrierung der Meßwerte und damit die automatische Betriebsmessung kann z. B. dazu benutzt werden, laufend Spuren von Fremdgasen in einem Gasstrom zu kontrollieren

[P. Gmelin (2)]. So kann man den für die Ammoniaksynthese nach Haber-Bosch verwendeten Wasserstoff auf geringe Beimengungen von CH_4, CO und Kohlenwasserstoffen mit einer Empfindlichkeit von 0,002% kontrollieren.

E. Gasdichte (I, 707).

1. Wägemethoden. H. S. Booth und S. Willson beschreiben eine Methode, die gegenüber den älteren Verfahren zahlreiche Vorteile bietet. Die hierzu benutzte, als Barobürette bezeichnete Vorrichtung zeigt Abb. 15.

Prinzip der Methode. Nach sorgfältigem Evakuieren der Apparatur wird eine bestimmte Menge Gas aus dem Gefäß T oder dem Gasbehälter in die Bürette eingelassen und nach etwa $^1/_2$ Stunde Wartezeit Druck, Temperatur und Volumen abgelesen. Anschließend adsorbiert man das in der Bürette befindliche Gas mittels A-Kohle, die sich in dem Gefäß P befindet und vorher sorgfältig bei 250° ausgegast wurde (Kühlung mit flüssiger Luft oder anderen Kühlmitteln), und zwar wird der größte Teil des Gases in dem Teilgefäß mit dem Hahn H und der Rest in dem anderen Teilgefäß adsorbiert.

Aus der Gewichtszunahme der A-Kohle und den abgelesenen Werten

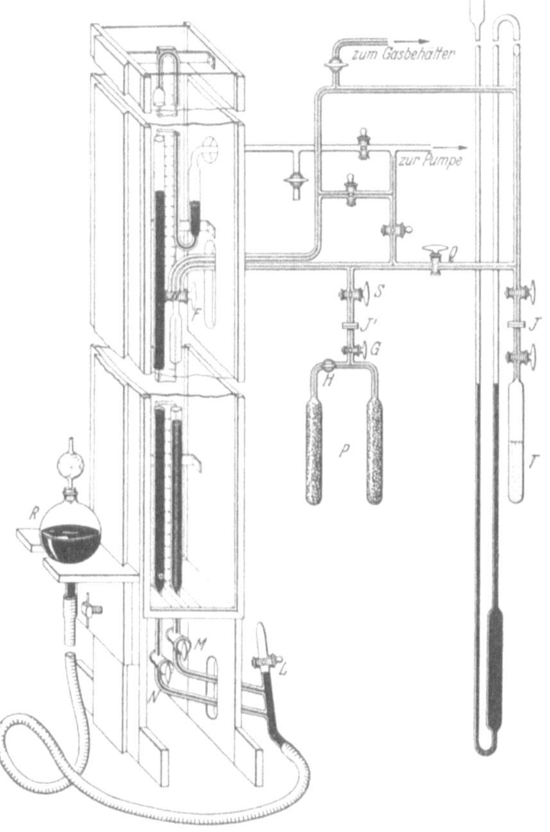

Abb. 15. Boothsche Barobürette zur Gasdichtebestimmung.

für den Druck und das Volumen läßt sich leicht die Dichte ermitteln. Bei Verwendung der Apparatur zur Bestimmung des Molekulargewichtes einer unbekannten gasförmigen Verbindung ist die Möglichkeit einer Abweichung vom idealen Gasgesetz zu berücksichtigen. Zu diesem Zweck werden für ein und dieselbe Gasprobe bei verschiedenen Drücken die dazugehörigen Volumina abgelesen und daraus die Grenzdichte bestimmt. Über weitere Verwendung als Volumeter siehe Ind. and Engin. Chem., Anal. Ed. 2, 182, 237 (1930).

Ein neues Gerät zur Gasdichtebestimmung stellt die auf dem Prinzip der kommunizierenden Röhren beruhende kompensierte Gaswaage der Hydro-Apparatebaugesellschaft, Düsseldorf dar [vgl. Angew. Chem. 48, 234 (1935)]. Sie bietet den Vorteil, daß durch eine besondere Kompensationseinrichtung der Einfluß der Temperatur- und Druckänderung während der Messung ausgeschaltet wird.

Eine aus Glas gebaute Gasdichtewaage beschreibt J. H. Simon.

2. Strömungsmethoden. Einen neuen Apparat, beruhend auf dem Prinzip der Ausströmungsmethode, stellt der Lehr-Messer dar (vgl. H. K. Lehr). Die Wirkungsweise des Apparates geht aus Abb. 16 hervor.

Der Vorteil der Meßanordnung besteht darin, daß die Bestimmung der Gasdichte auf eine einzige genau und rasch ausführbare Gasdruckmessung zurückgeführt wird. Dadurch, daß die Gasgeschwindigkeiten an der Drossel für alle Gasdichten nahezu gleich sind, wird erreicht, daß sich auch die Reynoldsschen Zahlen verhältnismäßig wenig ändern, wodurch die Resultate zuverlässiger werden, als etwa bei dem Bunsen-Schilling-Gerät in der älteren Ausführungsform.

Die gemessene Höhe h hängt in folgender Weise mit der Gasdichte zusammen:

$$h = \frac{H \cdot \gamma}{\gamma w \cdot \dfrac{C^2}{K^2} + \gamma} \, .$$

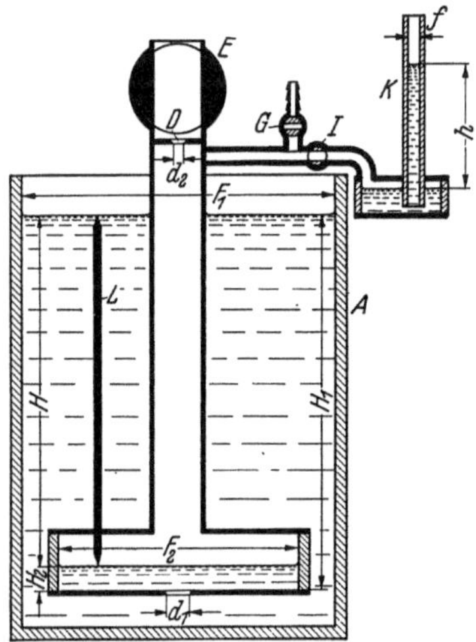

Abb. 16.
Lehr-Messer zur Gasdichtebestimmung.

Es bedeutet:

H = Niveaudifferenz,
γw = spezifisches Gewicht des Wassers in kg/cbm,
γ = spezifisches Gewicht des Gases in kg/cbm,
C und K sind Konstanten.

Zur Absolutmessung können die Apparatekonstanten vorher durch Eichung z. B. mit Luft festgestellt werden. Für Relativmessungen ergibt sich

$$s_f = \frac{h_g \, (H - h_e)}{h_e \, (H - h_g)} \, .$$

Es bedeutet:

h_g = Druck bei der Gasbestimmung,
h_e = Druck bei der Luftbestimmung,
s_f = Dichteverhältnis der Gase in feuchtem Zustand.

Ein Nomogramm zur Dichtemessung nach Lehr ist in der Originalarbeit enthalten.

Ein im praktischen Betrieb gut bewährtes Instrument stellt der Debro-Gasdichteschreiber dar (Hersteller: Firma Paul de Bruyn,

Düsseldorf). Die Meßgrundlage beruht darauf, daß Gas und Luft gleichen
Zustandes durch zwei gleiche, auf gemeinsamer Welle sitzende Radial-
flügelräder, gleichmäßig beschleunigt werden, wodurch sich in den Ge-
bläsekammern entsprechend den verschiedenen Massen von Gas und Luft
verschiedene Drücke einstellen, aus deren Verhältnis sich das Maß für
die Dichte ergibt. Das Gerät besteht im wesentlichen aus zwei Teilen:
Druckgeber und Schreiber, der als schreibender Quotientenmesser
ausgebildet ist (s. Abb. 17) (vgl. W. Wunsch, R. Adelheidt und
A. Kammüller).

Von Bedeutung sind ferner einige wesentliche Verbesserungen des
alten Bunsen-Schilling-Apparates. Die infolge der verschiedenen
Reynoldsschen Zahlen der zu untersuchenden Gase auftretenden

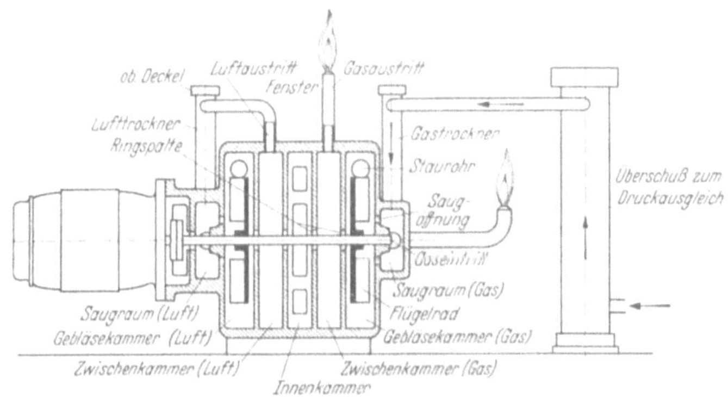

Abb. 17. Debro-Dichteschreiber (Druckgeber).

Fehler (30—40%) können weitgehend durch die Anwendung bestimmter Düsenformen und Düsendurchmesser vermieden werden, wie
W. Wunsch und F. Herning gezeigt haben (vgl. auch C. Kemp jun.,
F. Collins jun. und W. E. Kuhn). Als günstigster Durchmesser ergab
sich für die Düse 0,24—0,26 mm. Ferner muß für die Düse nichtrostender
Stahl oder Platin verwendet werden. Die Genauigkeit der Zeitmessung
kann durch Einschnüren des Durchlaufrohres und Spitzenablesung
(nach Zipperer) erhöht werden. Da die Fehler des alten Apparates
zum Teil auch durch das zu kleine Volumen (200—300 ccm) bedingt
sind, wurde von der Wärmestelle Düsseldorf ein 1000 ccm fassendes
Ausströmgerät geschaffen, das einen Düsendurchmesser von 0,6—1 mm
aufweist [vgl. Chem. Fabrik 7, 51 (1934)].

Der Apparat der B.A.S.F. mit ähnlichem Volumen benutzt als
Sperrflüssigkeit leichtes Öl, um die Löslichkeit der Gase zu verringern
(Düsendurchmesser 0,3 mm). Wenn die Gase in dem Gasgemisch annähernd gleiche Atomzahlen und gleiche Zähigkeit aufweisen, kann
hiermit nach P. Gmelin (3) eine Genauigkeit von 0,5—0,2% erreicht
werden, die den technischen Bedürfnissen entspricht.

Einen verbesserten Bunsen-Schilling-Apparat mit elektrisch-
optischer Anzeige zur Zeitstoppung beschreiben S. Zipperer und
K. Fischer.

Erwähnt sei noch der Gasdichtemesser der A.E.G., D.R.P. 611830 Kl. 42 l (8. 11. 1933).

3. Rechnerische Ermittlung der Gasdichte aus der Gasanalyse [Brennstoffchem. **15**, 146 (1934)]. Da die Dichte von Gasgemischen sich additiv zusammensetzt aus den Dichten der einzelnen Komponenten, so braucht man nur die Produkte aus dem Prozentgehalt der Komponenten und ihrer Dichte (vgl. I, 576) zu addieren. Zur Vereinfachung können die Analysenwerte für N_2, CO, C_2H_4 addiert und die Summe mit 0,967 multipliziert werden, da diese drei Gase nahezu dieselbe Dichte von 0,967 besitzen.

Dieses Verfahren ist bei den meisten technischen Gasen anwendbar, wenn man entsprechende Korrektionsglieder berücksichtigt. Nach dieser Methode kann man z. B. bei fünf additiven Gliedern eine Genauigkeit von ±0,5% erreichen, was für praktische Zwecke ausreicht.

Literatur.

Allner, W.: Chem. Fabrik **9**, 70 (1936). — Ambler, H. R.: (1) Analyst **54**, 517 (1929); **56**, 804 (1931). — (2) Analyst **56**, 635 (1931). — (3) Analyst **55**, 677 (1930). — Andreß, K. R.: Gas- u. Wasserfach **80**, 922 (1937). — Anthes, J. F. and F. Fahey: Gas Age-Rec. **73**, 271, 280 (1934). Ref. Brennstoffchem. **15**, 275 (1934). — Arneil, A.: Chem. et Ind. **53**, 89 T (1934). — Ausby: Americ. Gas Assoc. Proc. **1936**, 752.

Bader, A.: Chem. Fabrik **6**, 171 (1933). — Bahr, H. A.: Chem. Fabrik **2**, 13 (1929). — Baxter, R. A. and S. J. Beckham: Journ. Amer. Chem. Soc. **55** III, 3926 (1933). — Bayer, F.: Die chemische Analyse, herausgeg. von W. Böttger, Bd. 39: „Gasanalyse". Stuttgart 1938. — Bergerhoff, H.: D.R.P. 589355. — Biesalski, E.: Ber. Dtsch. Chem. Ges. **63**, 1704 (1930). — Biesalski, E. u. H. Giehmann: Angew. Chem. **45**, 767 (1932). — Biesalski, E. u. A. Wacker: (1) Ztschr. f. anorg. u. allg. Ch. **232**, 214 (1937). — (2) Ztschr. f. anorg. u. allg. Ch. **232**, 205 (1937). — Blank, E. A.: Ref. Chem. Zentralblatt **1934** I, 897. — Boeseken, J. et H. D. Müller: Rec. trav. chim. Pays-Bas **50**, 1117 (1931). — Bonney, D. T. and W. J. Huff: Ind. and Engin. Chem., Anal. Ed. **9**, 157 (1937). — Booth, H. S.: Ind. and Engin. Chem., Anal. Ed. **2**, 182 (1937). — Booth, H. S. and N. C. Jones: Ind. and. Engin. Chem., Anal. Ed. **2**, 237 (1930). — Booth, H. S. and S. Willson: Ind. and Engin. Chem., Anal. Ed. **4**, 427 (1932). — Borinski, P. u. H. Murschhauer: Chem. Fabrik **5**, 41 (1932). — Boye, E.: Chem.-Ztg. **60**, 508 (1936). — Branham, J. R.: (1) Bur. Stand. Journ. Res. Paper **12**, Nr. 661, 353 (1934). — (2) Journ. Res. Natl. Bur. Standards **21**, 45 (1938). — Branham, J. R. and M. Sucher: Journ. Res. nat. Bur. Standards **21**, 63 (1938). Ref. Chem. Zentralblatt **1938** II, 2975. — Brender à Brandis, G. A. en S. F. Bohlken: Het Gas **53**, 194 (1933). Ref. Chem. Zentralblatt **1933** II, 478. — Brückner, H.: (1) Gas- u. Wasserfach **77**, 58 (1934). — (2) Brennstoffchem. **20**, 11 (1939). — Brückner, H. u. A. Bloch: (1) Gas- u. Wasserfach **78**, 645 (1935). — (2) Angew. Chem. **50**, 190 (1937). — Brückner, H. u. W. Gröber: Gas- und Wasserfach **78**, 269 (1935). — Brückner, H. u. R. Schick: Gas- u. Wasserfach **82**, 189 (1939). — Büchler, F.: Glückauf **71**, 641 (1935).

Carlson, W. A. and L. F. Borchardt: Ind. and Engin. Chem., Anal. Ed. **10**, 94 (1938). — Carson, B. B.: Ind. and Engin. Chem., Anal. Ed. **10**, 646 (1938). Ref. Chem. Fabrik **12**, 57 (1939). — Cauer, H.: Ztschr. f. anal. Ch. **103**, 166 (1935). — Chumanow, S. M. and M. B. Axelrod: Ref. Chemical Abstracts **32**, 6974 (1938). — Clayton, R. H., H. E. Williams and H. B. Avery: Gas-Journ. **196**, 311 (1931). — Cristman, A. A., W. D. Block and J. Schultz: Ind. and Engin. Chem., Anal. Ed. **9**, 153 (1937).

Damow, H. G.: Ind. and Engin. Chem., Anal. Ed. **7**, 133 (1935). — Daßler, A.: Angew. Chem. **50**, 725 (1937). — Davis, H. S., G. S. Grandall and W. E. Highbee: Ind. and Engin. Chem., Anal. Ed. **3**, 108 (1931). — Daynes, H. A.: Gas

Analysis by Measurement of Thermal Conductivity. London 1933. — Degering, E. F.: Ind. and Engin. Chem., Anal. Ed. 4, 356 (1932). — Dietrich, K. R.: Chem. Fabrik 5, 11 (1932). — Dillon, R. T.: Ind. and Engin. Chem. 26, 111 (1934). — Dittrich, E.: (1) Brennstoffchem. 17, 152 (1936). — (2) Brennstoffchem. 17, 218 (1936). — (3) Brennstoffchem. 17, 249 (1936). — Dobrjanski, A.: Ref. Ztschr. f. anal. Ch. 76, 459 (1929); 98, 409 (1934). — Doldi, S.: Chim. et Ind. 5, 20 (1938). — Dubois, J.: Ref. Brennstoffchem. 13, 151 (1932). — Dijk, J. A. van: Chemisch Weekblad 32, 111 (1935). Ref. Brennstoffchem. 16, 172 (1935).

Elion, E.: Ztschr. f. anal. Ch. 92, 89 (1933). — Emmert, E. M.: Journ. Assoc. of agricult. Chem. 14, 386 (1931). Ref. Analyst 56, 386 (1931). — Eymann, C.: Gas- u. Wasserfach 81, 485 (1938).

Feigl, F. u. K. Weisselberg: Ztschr. f. anal. Ch. 83, 93 (1931). — Flachs, R. u. P. Schläpfer: Monats-Bull. Schweiz. Ver. Gas-Wasserfachmänner 8, 224, 250, 283 (1928). — Fraas, F. and E. P. Partridge: Ind. and Engin. Chem., Anal. Ed. 7, 198 (1935). — Francis, E. H.: Ind. and Engin. Chem. 18, 821 (1926). — Francis, W., M. C. Morley and E. W. F. Gillham: Journ. Soc. Chem. Ind. 57, 419 (1938). — Frevert, H. W. and E. H. Francis: Ind. and Engin. Chem., Anal. Ed. 6, 226 (1934). — Fulweiler, W. H. and C. W. Jordan: Ref. Brennstoffchem. 16, 212 (1935). — Funk, V.: Gas- u. Wasserfach 78, 263 (1935).

Gehle, H.: Angew. Chem. 50, 693 (1937). — Glaser, E.: Gas- u. Wasserfach 63, 1 (1920). — Gluud, W. u. W. Klempt: Handbuch der Kokerei, Bd. II, S. 85. 1928. — Gmelin, P.: (1) Ann. der Physik 76, 198 (1925). — Chem. Fabrik 3, 448 (1930). — (2) Chem. Fabrik 3, 470 (1930). — (3) In Eucken-Jakob, Der Chemie-Ingenieur, Bd. II, 4, Kap. XV. — Gmelin, P. u. H. Grüß: In Eucken-Jakob, Der Chemie-Ingenieur, Bd. II, 4, Kap. XVI. — Graham: Methods of Air Analysis. — Grimme, W. u. E. Koch: Chem.-Ztg. 62, 870 (1938). — Grüß, H.: (1) Arch. f. techn. Mess. V 723-2. — (2) Arch. f. techn. Mess. V 723-7. — Grüß, H. u. F. Lieneweg: (1) Arch. f. techn. Mess. V 723-8. — (2) Arch. f. techn. Mess. V 723-9, 10. — (3) Arch. f. techn. Mess. V 723-14.

Hamilton, W. F.: Ind. and Engin. Chem., Anal. Ed. 2, 233 (1930). — Hein, F. u. W. Daniel: Chem. Fabrik 4, 381 (1931). — Herberholz, A.: Arch. f. Eisenhüttenwes. 4, 461 (1931). — Hollings, H.: (1) Gas-Journ. 218, 522 (1936). — (2) Brennstoffchem. 18, 365 (1937). — Horn, A. u. E. Jakuba: Ref. Chem. Zentralblatt 1935 II, 635. — Horstmann, A. et C. Scheffer: Rec. trav. chim. Pays-Bas 51, 143 (1932). — Hume, J.: Journ. Soc. Chem. Ind. 53, 37 (1934). Ref. Chem. Fabrik 7, 82 (1934).

Jakovlew, R. S.: Ref. Chem. Zentralblatt 105 I, 1676 (1934). — Jean, M. M. L.: Bull. Soc. Chim. de France 3, 267 (1936). — Jostes, F.: Öl u. Kohle 14, 1012 (1938). — Jshisaha, O.: Journ. pharm. Soc. Japan 57, 278 (1937).

Kauko, N.: (1) Angew. Chem. 47, 164 (1934). — (2) Ztschr. anal. Ch. 102, 393 (1935). — Kemp, C. F. Collins and W. E. Kuhn: Ind. and Engin. Chem., Anal. Ed. 7, 338 (1935). — Klein, K.: Chem. Fabrik 10, 150 (1937). — Klempt, W. u. W. Riese: Brennstoffchem. 14, 23 (1933). — Kling, A.: Bull. Acad. Méd. Paris 3, 102, 178 (1938). — Kobe, K. A.: Ind. and Engin. Chem., Anal. Ed. 3, 262 (1931). Kobe, K. A. and E. B. Brookbank: Ind. and Engin. Chem., Anal. Ed. 6, 35 (1934). — Kobe, K. A. and F. H. Kenton: Ind. and Engin. Chem., Anal. Ed. 10, 76 (1938). — Kobe, K. A. and J. S. Williams: Ind. and Engin. Chem., Anal. Ed. 7, 37 (1935). — Kobe, K. A. and N. R. Dunbar: Oil Gas-Journ. 36, 59 (1938). Kölliker, R. A.: Chem. Fabrik 6, 299 (1933). — Kraus, R.: Angew. Chem. 48, 277 (1935). — Krönert, J.: Arch. f. techn. Mess. V 723-1. — Krutzsch, J. u. A. Kahle: Chem. Fabrik 7, 452 (1934). — Kusminych, I. N. u. E. J. Turchan: Ref. Chem. Zentralblatt 1936 II, 2759; 1938 II, 3429. — K.W.I. für Eisenforschung, Düsseldorf. Chem. Fabrik 10, 302 (1937).

Lamm, O.: Kolloid-Ztschr. 70, 273 (1935). — Landgraf, A.: Chem. Fabrik 8, 71 (1935). — Lehr, H. K.: Gas- u. Wasserfach 81, 435 (1938). — Leschewski, K., H. Tolkmitt u. H. Möller: Ztschr. f. anorg. u. allg. Ch. 235, 369 (1938). — Lieber, E. and R. Rosen: Ind. and Engin. Chem., Anal. Ed. 4, 90 (1932). — Lieneweg, F.: Angew. Chem. 45, 531, 546 (1932). — Löffler, H.: Ztschr. f. Gewerbehyg. u. Unfallverhütg. 1930, 41. — Lohfert, H.: Angew. Chem. 52, 219 (1939). — Luszczak, A.: Abh. Gesamtgeb. Hyg. 21, 30 (1936). Ref. Zentralblatt 1936 II, 1212.

MacHattie, J. W. and J. E. Moconachie: Ind. and Engin. Chem., Anal. Ed. 9, 364 (1937). — Magidowa, S. S., J. K. Diwinskaya u. F. Andrejewa: Ref.

Österr. Chem.-Ztg. **42**, 43 (1939). — Maly, J.: Glückauf **74**, 756 (1938). — Margaria, R.: Journ. Sci. Instrum. **10**, 242 (1933). — Marikovszky, Z. v.: Chem. Fabrik **9**, 448 (1936). — Martin, W. M. and I. R. Green: Ind. and Engin. Chem., Anal. Ed. **5**, 114 (1933). — Masterman and Dunning: Report on the Combustion Standards of Gas Appliances. The Institution of Gas Engineers, London, Comm. **41** (1931). — Matuszak, M. P.: (1) Ind. and Engin. Chem., Anal. Ed. **6**, 72 (1934). — (2) Ind. and Engin. Chem., Anal. Ed. **10**, 354 (1938). — (3) Ind. and Engin. Chem., Anal. Ed. **4**, 98 (1932). — Matuszak, M. P. and F. E. Frey: Ind. and Engin. Chem., Anal. Ed. **9**, 111 (1937). — McCulloch, A.: Gas Analysis. London 1938. — McMillan, W. A.: Ind. and Engin. Chem., Anal. Ed. **9**, 511 (1937). — McMillan, W. A., H. A. Corle and A. Ritchie: Ind. and Engin. Chem., Anal. Ed. **8**, 105 (1936). — Mejer, G. et A. Sloof: Rec. trav. chim. Pays Bas **54**, 800 (1935). — Mezger, R.: Gas- u. Wasserfach **64**, 413 (1921). Muhlert, F.: (1) Gas- u. Wasserfach **75**, 874 (1932). — (2) Der Kohlenschwefel. Halle 1930. — Müller-Neuglück, H. H.: Wärme **61**, 280 (1938).

Panassjuk, W. I.: Ukrain. chem. Journ. **7**, 94 (1932). Ref. Chem. Zentralblatt **104 II**, 2562 (1933). — Pauschardt, H.: Gas- u. Wasserfach **74**, 613, 1039 (1931). — Pfundt, O.: Chem. Fabrik **6**, 69 (1933). — Pieters, H. A. J.: Chemisch Weekblad **29**, 72 (1932). Ref. Brennstoffchem. **13**, 151 (1933). — Pieters, H. A. J. 'en M. J. Mannens: Het Gas **52**, 138, 313 (1932). Ref. Brennstoffchem. **14**, 71 (1933). — Pieters, H. A. J. u. K. Penners: (1) Het Gas **58**, 252 (1938). Ref. Chem. Zentralblatt **1938 II**, 2975. — (2) Het Gas **52**, 382 (1932). Ref. Brennstoffchem. **14**, 31 (1933). — Pieters, H. A. J., K. Penners en W. Geel: Chemisch Weekblad **32**, 286 (1935). Ref. Brennstoffchem. **16**, 295 (1935). — Platonow, M. S.: Ztschr. f. anal. Ch. **106**, 416 (1936). — Prausnitz, P. H.: Chem.-Ztg. **63**, 54 (1939). — Pyke, G. H.: Austral. Journ. chem. Inst. J. Proc. **5**, 201 (1938).

Quiggle, D.: Ind. and Engin. Chem., Anal. Ed. **8**, 363 (1936).

Rassow, B. u. L. Wolf: Chem. Fabrik **4**, 407 (1931). — Reed, B.: Journ. Soc. Chem. Ind. **57**, 43 (1938). — Remy, H.: Ztschr. f. anorg. u. allg. Ch. **159**, 241 (1927). — Roberson, E. R.: J. Soc. Chem. Ind. **57**, 39 (1938). — Roberts, S. R. and G. Minors: Journ. Soc. Chem. Ind. **53**, 526 (1934). — Robowski, G. W.: Ref. Chem. Zentralblatt **1938 II**, 360. — Roelen, O. u. W. Feißt: Brennstoffchem. **15**, 187 (1934). — Roy-Pochon: Congr. chim. ind., Paris **17 I**, 448 (1937). — Ruhrgas A.G.: Analytische Methoden für die Untersuchung von Kokereigas, 2. Aufl., S. 12. Essen 1933.

Sarlo, K.: Chem. Fabrik **4**, 397 (1931). — Scharnagel, A. R. and A. W. Trusty: Ind. and Engin. Chem., Anal. Ed. **3**, 29 (1931). — Schläpfer, P. u. Hofmann: Kritische Untersuchung über die Bestimmung des Kohlenoxyds. Ber. Nr. 25 der Eidgenössischen Materialprüfungsanstalt der Technischen Hochschule in Zürich. – Schmid, Alex.: Brennstoffchem. **15**, 271 (1934). – Schmidt, A.: Angew. Chem. **44**, 152 (1931). — Schmidt, J.: Brennstoffchem. **15**, 146 (1934). — Schuftan, P.: (1) Technische Gasanalyse. Leipzig 1931. — (2) Autogene Metallbearbeitung **26**, 88 (1933). — (3) Brennstoffchem. **13**, 104 (1932). — Schultze, G. R.: Angew. Chem. **45**, 573 (1932). — Seebaum, H. u. E. Hartmann: (1) Brennstoffchem. **16**, 321 (1935). — (2) Brennstoffchem. **16**, 41 (1935). — (3) Brennstoffchem. **18**, 460 (1937). — Seebaum, H. u. W. Oppelt: Gas- u. Wasserfach **77**, 280 (1934). — Seil, E.: Ind. and Engin. Chem. **18**, 142 (1926). — Sen, H. K., K. Roy and P. Roy: Journ. Indian Chem. Soc. **12**, 654 (1935). Ref. Chem. Zentralblatt **1936 II**, 340. — Shaw, A.: Ind. and Engin. Chem., Anal. Ed. **6**, 479 (1934); **8**, 162 (1936). — Shepherd, F. M. E.: Bur. Stand. Journ. Res. **6**, 121 (1931). — Sieverts, A. u. K. Rehm: Angew. Chem. **50**, 88 (1937). — Simek, B. C. u. Z. Beranek: Mitt. Kohlenforschungsinst. Prag **4**, 208 (1932). — Simon, J. H.: Ind. and Engin. Chem., Anal. Ed. **10**, 587 (1938). — Sklärblom, K. J.: Tekniske Tidskr. **62**, Kemi, 57/62 (1932). Ref. Brennstoffchem. **13**, 452 (1932). — Smith, E. R.: Journ. Soc. Chem. Ind. **51**, 184 (1932). — Spausta, F.: (1) Chem. Apparatur **25**, 137, 155, 177 (1938). — (2) Petroleum **26**, Beilage Motorenbetrieb VII, 7 (1930). — Ssakmin, P. K.: (1) Ztschr. f. anal. Ch. **98**, 409 (1934). — (2) Ztschr. f. anal. Ch. **96**, 104 (1934). — Stone, H. W.: Journ. Amer. Chem. Soc. **58**, 2591 (1936). — Strähuber: Arch. f. Eisenhüttenwes. **2**, 557 (1928/29).

Thiele, A.: Ber. Dtsch. Chem. Ges. **31**, 1247 (1898). — Thomas, M. D.: Ind. and Engin. Chem., Anal. Ed. **5**, 193 (1933). — Tramm, H.: Brennstoffchem. **13**,

146 (1935). — Tramm, H. u. W. Grimme: Brennstoffchem. **14**, 25 (1933). — Treadwell, W. D. u. Th. Zürrer: Helv. chim. Acta **16**, 1180 (1933). — Tropsch, H. u. E. Dittrich: Brennstoffchem. **6**, 169 (1935). — Tropsch, H. u. R. Kassler: Brennstoffchem. **12**, 345 (1931). — Tropsch, H. and W. J. Mattox: Ind. and Engin. Chem., Anal. Ed. **6**, 235, 404 (1934).

Voituret, K.: Brennstoffchem. **13**, 264 (1932). — Voogd, J. G. de en H. R. Ambler: Het Gas **54**, 43 (1934). Ref. Gas- u. Wasserfach **77**, 818 (1934).

Walker, I. F. and B. E. Cristensen: Ind. and Engin. Chem., Anal. Ed. **7**, 9 (1935). — Wassiljew, A.: Ztschr. f. anal. Ch. **84**, 217 (1931). — White, E. C.: Journ. Amer. Chem. Soc. **50**, 2148 (1928). — Wiley, W. J.: Ind. and Engin. Chem., Anal. Ed. **7**, 202 (1935). — Wilson, C. W.: Ind. and Engin. Chem., Anal. Ed. **5**, 20 (1933). — Wilson, C. W. and W. A. Kemper: Ind. and Engin. Chem., Anal. Ed. **10**, 418 (1938). — Wilson, P. W.: Science, N. Y. **78**, 462 (1933). — Wilson, P. W., F. S. Orcutt and W. H. Peterson: Ind. and Engin. Chem., Anal. Ed. **4**, 357 (1932). — Winkler, L. W.: (1) Ztschr. f. anal. Ch. **92**, 23 (1933). — (2) Ztschr. f. anal. Ch. **100**, 321 (1935); **102**, 101 (1935). — Wolf, O.: Arch. f. Wärmewirtschaft **10**, 19 (1929). — Woog, P., R. Sigwalt et J. Saint-Mars: Bull. Soc. Chim. France **2**, 1214 (1935). — Wulff, P.: Anwendung physikalischer Analysenverfahren in der Chemie. München 1936. — Wunsch, W., R. Adelheidt u. A. Kammüller: Gas- u. Wasserfach **79**, 81 (1936). — Wunsch, W. u. F. Herning: Gas- u. Wasserfach **79**, 177 (1936).

Zahn, V.: Ind. and Engin. Chem., Anal. Ed. **9**, 543 (1937). — Zipperer, S.: Gas- u. Wasserfach **73**, 816, 1190 (1930). — Zipperer, S. u. K. Fischer: Gas- u. Wasserfach **81**, 434 (1938). — Zwieg, W. u. F. Kossendey: Gas- u. Wasserfach **78**, 101 (1935). — Zybassow, W. P.: Ref. Chem. Zentralblatt **108** II, 3563 (1937).

Die chromatographische Adsorptionsanalyse.

Von

Dozent Dr. Gerhard Hesse, Marburg a. L.

I. Einleitung[1].

Die chromatographische Analyse ist eine fraktionierte Adsorption aus Lösungen; sie erlaubt eine vollständige Trennung auch sehr ähnlicher Stoffe, und zwar in präparativem Maßstab. Sie ist als Adsorptionsmethode auf größere Moleküle beschränkt (MG. etwa oberhalb 250) und gelingt besonders bei solchen, die Restvalenzen äußern und dadurch der Adsorption Angriffspunkte bieten. Dies sind stark ungesättigte oder Sauerstoff und Stickstoff enthaltende Moleküle der organischen Chemie oder Ionen. Es sind also gerade die Stoffe, die nicht unzersetzt destilliert werden können. Methodisch tritt die Chromatographie bei schwer flüchtigen Stoffen an die Stelle der fraktionierten Destillation und leistet bezüglich der Trennschärfe mindestens das gleiche. Sie ähnelt, wie wir sehen werden, der Rektifikation auch darin, daß der auslesende Vorgang automatisch vielfach wiederholt wird.

Das Prinzip der Methode ist folgendes: Die Lösung des Substanzgemisches wird durch ein pulverförmiges Adsorptionsmittel hindurchfiltriert, mit dem ein senkrecht auf einer Saugflasche stehendes Glasrohr angefüllt ist. Dabei werden die gelösten Stoffe, einer nach dem anderen, in der „Säule" niedergeschlagen und bilden übereinander angeordnete

---

[1] Alphabetisches Literaturverzeichnis siehe S. 209.

Ringe. Bei gefärbten Stoffen erscheint die Säule in farbige Zonen eingeteilt, von denen jede einen Bestandteil des Gemisches enthält. Im Filtrat findet sich das reine Lösungsmittel, falls nur adsorbierbare Stoffe im Gemisch vorhanden waren. Es folgt nun das Waschen, d. h. man gießt nach der Lösung reines Lösungsmittel auf und beobachtet, daß die Zonen abwärts wandern, weiter auseinander rücken und häufig auch zahlreicher werden. Man kann dann die Säule zwischen den Ringen zerteilen und durch einen Wechsel des Lösungsmittels die adsorbierten Substanzen von ihrem Träger herunterlösen („eluieren").

Diese geniale Methode wurde im Anfang dieses Jahrhunderts von dem russischen Botaniker Tswett erdacht und an den Blattfarbstoffen erprobt. Es gelang ihm damit erstmalig der Nachweis von vier verschiedenen Farbstoffen, die wir heute als Chlorophyll a und b, Xanthophyll und Carotin kennen. Das Farbenspektrum, das er so aus seinen Blattauszügen erhielt, nannte er Chromatogramm. Schon Tswett hat betont, daß seine Methode keineswegs auf farbige Stoffe beschränkt sei. Seinen Anspruch, ein universelles Verfahren gefunden zu haben, hat er verschiedentlich auch in deutschen Zeitschriften verteidigt. Trotzdem blieb die Methode 25 Jahre lang ohne praktische Einwirkung auf die Chemie. Erst als ab 1931 R. Kuhn, P. Karrer und A. Winterstein mit ihren Schulen ihre großen Erfolge bei der präparativen Trennung von Carotinfarbstoffen bekannt machten, feierte sie eine schnelle und glanzvolle Auferstehung. Aus der Biochemie wurde sie bald in die organische Chemie übernommen, diente bei vielen Abbaureaktionen zum Zerlegen der entstehenden Gemische und hat eine große Zahl neuer Stoffe kennen gelehrt. Wieder 5 Jahre später wurde sie von G.-M. Schwab auf die Trennung anorganischer Ionen aus wäßriger Lösung angewandt. Damit ist ein analytisches Verfahren entwickelt worden, das mit einfachsten Mitteln mitunter spektroskopische Empfindlichkeit erreicht.

II. Anwendungsbereich.

Die größten Erfolge hat die Chromatographie in der Aufteilung jener Gemische ähnlicher oder sogar isomerer organischer Substanzen gehabt, die uns die Biochemie aufgibt. Dabei ist ihr besonderer Vorzug, daß sie außerordentlich schonend ist: sind doch die empfindlichsten Substanzen, die wir kennen, die Enzyme, gerade durch Adsorptionsverfahren voneinander getrennt und gereinigt worden. Ferner ist sie mit einer sehr geringen Substanzmenge verlustfrei durchzuführen und erleichtert deren Beobachtung dadurch, daß diese als ganz dünne Schicht eine große Menge Adsorptionsmittel überzieht. Dies ist auf der anderen Seite eine Schwäche der Methode, wenn es sich um die Bewältigung größerer Mengen handelt. Der Bedarf an Adsorptionsmittel wird außerordentlich groß, denn er liegt zwischen dem 10fachen und 10000fachen der zu absorbierenden Substanz. Auch der Bedarf an Lösungsmittel und Waschflüssigkeit ist dann sehr hoch und verhindert die technische Anwendung.

Die Verhältnisse liegen günstig, wenn der gesuchte Stoff viel stärker adsorbiert wird als alle seine Begleiter. Dann kann man ihn noch aus großen Mengen der verdünntesten Lösungen herausholen. Neben der Reinigung wird zugleich eine starke Konzentrierung erreicht. Dies Verfahren ist von Koschara auf biologisch wichtige Farbstoffe angewandt worden und wurde etwa gleichzeitig von Fink unter dem Namen „Adsorptive Filtration" zum Patent angemeldet. Das Verfahren erscheint durchaus geeignet, technischen Abwässern einen wertvollen Stoff zu entziehen, der dann aus dem Adsorbat gewonnen werden kann.

Der umgekehrte Fall, daß man sich nur für das Filtrat interessiert und das Adsorbat verwirft, ist z. B. bei der Regenerierung gebrauchter Autoöle durch Bleicherden verwirklicht. Im Laboratorium dient das Kochen mit Tierkohle dem gleichen Zweck. Es bedeutet jedoch eine große methodische Verbesserung, die Lösung durch eine Schicht von Tierkohle oder Aluminiumoxyd hindurch zu saugen: denn dann finden die letzten Reste der Verunreinigung noch ganz frisches, unverbrauchtes Adsorptionsmittel vor, an dem sie sicher gebunden werden. Bei farblosen Entfärbungsmitteln kann man zudem die allmähliche Erschöpfung mit dem Auge verfolgen („Schnellchromatographie").

Außer diesen präparativen Aufgaben dient die Adsorptionsanalyse diagnostischen Zwecken. Es kann sich z. B. um die Prüfung einer Substanz auf Einheitlichkeit handeln. Dann muß man verlangen, daß beim Adsorbieren und Waschen nur eine einzige Zone auftritt. Abweichungen von dieser Regel, die bekannt geworden sind, waren stets auf Veränderungen des Stoffes in der Säule zurückzuführen (vgl. S. 200). Die Identität zweier Substanzen kann man vielfach dadurch prüfen, daß man sie zusammenmischt, gemeinsam löst und die Lösung chromatographiert. Zeigt das „Mischchromatogramm" nur eine Zone, dann sind die Stoffe mit großer Wahrscheinlichkeit identisch. Hierzu genügen Mengen von der Großenordnung 1 mg, also ebensowenig als man zu einem Mischschmelzpunkt benötigt.

In der Pharmazie tritt die Chromatographie an die Stelle der Capillaranalyse. Dieses Verfahren von Goppelsröder dient dazu, gefärbte Lösungen oder Auszüge auf ihre Herkunft zu prüfen. Man hängt Streifen von Filtrierpapier in die Lösung ein; die verschiedenen Substanzen werden dann von dem aufgesaugten Lösungsmittel verschieden weit mitgenommen, ehe sie sich durch Adsorption und Verdunstung ausscheiden. Sie bilden dann übereinander angeordnete Zonen verschiedener Färbung, die ebensovielen Stoffen entsprechen und bei Extrakten derselben Herkunft ähnlich ausfallen. Da nicht die Adsorption allein dies Diagramm zuwege bringt, sind seine Gesetze wenig übersichtlich — und da ein Waschen fortfällt, ist auch die Trennschärfe weniger gut als in der Chromatographie. Die verfeinerte capillaranalytische Methode vermeidet beide Nachteile, indem sie den Filtrierpapierstreifen mit einem Glasrohr umgibt (zur Einschränkung der Verdunstung) und das Diagramm durch Nachsaugen von Wasser weiter aufteilt. Trotzdem bleiben noch die Beschränkung auf papierartige Adsorptionsmittel und die Unmöglichkeit jeder präparativen Verwendung als Nachteile bestehen. Für die Durchführung diagnostischer Chromatogramme ist auf S. 208 ein Beispiel gegeben (Arbeiten von Graßmann, Mohler und Hämmerle, Valentin und Franck, Franck, Merz und Franck).

In der präparativen organischen Chemie wird eine ganze Reihe von Stoffen über Molekülverbindungen isoliert, ungesättigte Kohlenwasserstoffe z. B. über ihre gut kristallisierten Pikrate. Der letzte Schritt ist die Zerlegung des Pikrats zur Rückgewinnung der reinen Substanz. Das kann man in bequemster Weise chromatographisch durchführen, indem man eine Lösung der Molekülverbindung durch die Adsorptionssäule filtriert. Das Adsorptionsmittel verdrängt den Kohlenwasserstoff aus seiner schwachen Bindung an die Pikrinsäure, die es selber viel stärker adsorbiert, und das Filtrat ist eine Lösung des reinen Kohlenwasserstoffs (vgl. die Zerlegung des Azulentrinitrobenzolats auf S. 201). Verwandt hiermit ist die permutitartige Umwandlung von Alkaloidpikraten oder dgl. in die Chlorhydrate an der HCl-präparierten Aluminiumoxydsäule (vgl. S. 196).

Schließlich ist die chromatographische Trennung Grundlage einer ganzen Reihe quantitativer Verfahren geworden, bei denen die reinen Zonen (eventuell im Extraktor) vollständig eluiert und ihr Inhalt durch Wägung, colorimetrisch oder sonstwie bestimmt wird (Beispiel auf S. 208) [Arbeiten von Winterstein und Stein (2), Kuhn und Brockmann (1), Merz und Franck, Willstaedt (2)].

III. Ausführung der Adsorptionsanalyse.

1. Apparatur. Es ist ein ganz besonderer Vorteil der chromatographischen Analyse, daß sie keiner teuren Spezialapparaturen bedarf, sondern mit den Einrichtungen eines jeden Laboratoriums mit sehr geringen Kosten durchgeführt werden kann. Das Adsorptionsrohr, in das die Säule des Adsorbens eingefüllt wird, soll zylindrisch sein und über seinen ganzen Querschnitt ein gleichmäßig starkes Absaugen gestatten. Dies erreicht man für mittlere Ansätze (10—500 g Adsorbens) leicht mit einem Glasrohr, das mit einem Kork in einen Goochvorstoß eingepaßt ist und auf einer Porzellansiebplatte aufsteht; man kann auch einen Sintervorstoß (Schott & Gen.) verwenden. Manchmal ist ein Hahn zum Unterbrechen des Durchlaufens angenehm (Abb. 1). Die ganze Anordnung sitzt auf einer Saugflasche und trägt oben auf dem Rohr einen Tropftrichter, der die gleichmäßige Zugabe der Lösung erleichtert.

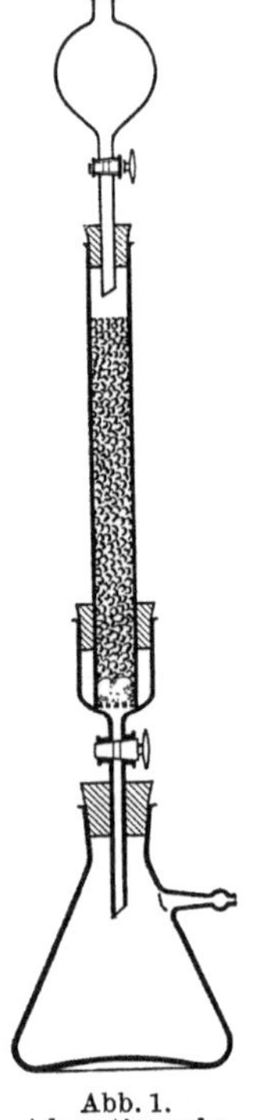

Abb. 1.
Adsorptionsrohr für mittlere Mengen.
($^1/_{10}$ nat. Größe.)

Für große Ansätze mit mehreren Kilogramm Adsorptionsmittel eignet sich eine von Winterstein und Schön ausgearbeitete Vorrichtung (Abb. 2), bei der eine Porolithfilterplatte (Filterwerk Meißen) den unteren Abschluß bildet, und die von L. Hormuth, Inhaber W. Vetter, Heidelberg, zu beziehen ist.

Eine kleine technische Apparatur beschreiben Cerecedo und Hennessy: sie besteht aus einem innen verbleiten Metallturm von 1,5 m Höhe und 28 cm Durchmesser. Der Boden ist durchlöchert und wird mit einem Tuch bedeckt. Die Füllung geschieht bis zur Höhe 0,5 m.

Für Vorproben und sehr kleine Mengen eignen sich gewöhnliche, spitz ausgezogene Glasröhren, sog. Tropfrohre. Allerdings ist bei dieser primitiven Anordnung der Sog in der Mitte stärker als am Rand und daher sind die Zonenfronten nicht eben, was die Trennung sehr erschweren kann. Deshalb ist ein Rohr mit Verengung, in die ein Glasnagel eingesetzt wird, vorzuziehen (Abb. 3). In beiden Fällen wird ein Wattepfropf als Grundlage für das Adsorptionsmittel eingedrückt. Die Entleerung dieser Rohre geschieht, falls das Adsorbat nicht gebraucht wird, am bequemsten hydraulisch durch Anpressen des unteren Endes an die Wasserleitung und Ausspülen unter Druck.

Wenn man bei schwer löslichen Substanzen in der Hitze arbeiten will, benutzt man als Adsorptionsrohr einen weiten Liebigkühler, durch dessen Mantel ein geeigneter Dampf hindurchgeleitet wird.

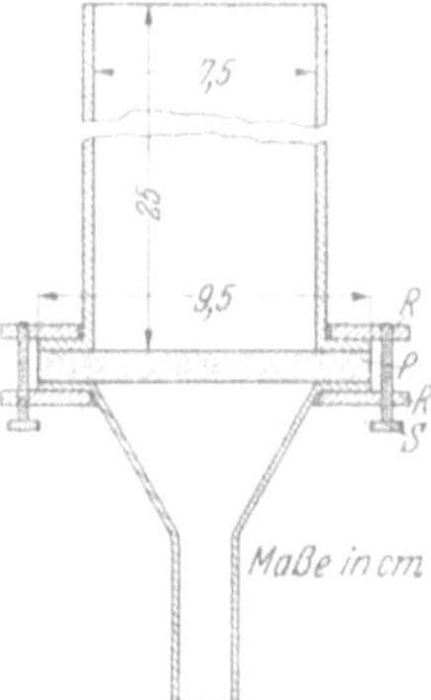

Abb. 2. Adsorptionsrohr nach Winterstein und Schön für große Ansätze.

Für die Beurteilung der Chromatogramme im ultravioletten Licht nimmt man Rohre aus Uviolglas oder Quarz, doch reicht die Durchlässigkeit von gewöhnlichem Glas für die meisten Fälle aus.

Für adsorptive Filtrationen oder Schnellchromatographie, wenn man also keine Unterteilung in der Säule beansprucht, sind gewöhnliche Porzellannutschen, Glasnutschen oder Sintertiegel empfehlenswert.

2. Adsorptionsmittel. Im Prinzip kann zur Adsorption jedes pulverförmige Material verwendet werden, das in der Lösung der Substanz unlöslich ist. Die Wahl des richtigen Adsorptionsmittels ist entscheidend für das Gelingen der chromatographischen Trennung. Werden die gelösten Stoffe zu schwach adsorbiert, dann fließen sie ohne Trennung in das Filtrat; ist die Adsorption zu fest, dann bleiben sie aufeinander hängen und lassen sich nicht auseinanderwaschen. Deshalb ist es empfehlenswert, eine Sammlung von Adsorptionsmitteln mit grobabgestufter Aktivität anzulegen und feinere Differenzierungen durch die Wahl des Lösungsmittels (s. später) vorzunehmen. Adsorptionsmittel und Lösungsmittel bilden zusammen das „Adsorptionsmilieu". Als Adsorptionsmittel werden hauptsächlich benutzt: Aktivkohle, Aluminiumoxyd, Aluminiumhydroxyd, Bleicherden, Magnesiumoxyd, Calciumoxyd, Calciumhydroxyd, Calciumcarbonat, Calciumsulfat, Calciumphosphat, Silica-Gel, Talk, Kunstharze, Zucker, Milchzucker, Inulin, Baumwolle. In dieser Aufstellung stehen die aktivsten am Anfang und jedes folgende ist weniger aktiv als das vorhergehende. Allerdings können je nach dem Lösungsmittel und bei nicht neutralen Substanzen Umstellungen eintreten; die Anordnung hat daher nur den Charakter einer Faustregel.

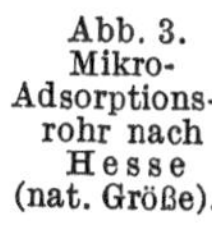

Abb. 3. Mikro-Adsorptionsrohr nach Hesse (nat. Größe).

Bei allen Adsorbentien, die nicht für wäßrige Lösungen benutzt werden, ist auf schärfste Trocknung und trockene Aufbewahrung Wert zu legen. Wasser wird nämlich recht stark adsorbiert (vgl. Elutionsmittel) und belegt dann einen größeren oder kleineren Teil der aktiven Stellen, wodurch die Aktivität sinkt oder ganz verloren geht. Man kann diese Eigenschaft des Wassers benutzen, um Adsorptionsmittel zu „standardisieren", d. h. auf die Aktivität eines beliebigen (weniger adsorbierenden) Standards einzustellen, etwa indem man feuchte Luft hindurchsaugt. Der Erfolg wird durch chromatographische Adsorption einer geeigneten Farbstofflösung kontrolliert. Natürlich gilt diese Standardisierung nur für Lösungen, die schwächer als Wasser adsorbiert werden; sonst wird das Wasser ja einfach wieder verdrängt. Ein Aluminiumoxyd, das mit Wasser standardisiert wurde, ist also z. B. für Petroläther oder Benzol immer von der gleichen Aktivität; nicht dagegen gegenüber wäßrigen Lösungen.

Auch die **Korngröße** ist wesentlich für die Brauchbarkeit eines Adsorptionsmittels. Allzu feine Pulver lassen besonders wäßrige Lösungen schlecht filtrieren, sehr grobe nehmen wenig Substanz auf. Zu porösen Aggregaten gesinterte, also zu hoch erhitzte Stoffe entziehen an ihren inneren Oberflächen adsorbierte Moleküle dem Waschvorgang und verschlechtern dadurch die Trennung. Die günstigste Teilchengröße ist 5—10 μ. Das Material soll möglichst einheitlich sein.

Im einzelnen ist über die wichtigsten Adsorptionsmittel folgendes zu sagen:

Bleicherden sind saure Silicate des Aluminiums, die zu Adsorptionszwecken technisch gewonnen werden und sehr billig sind. Zur Chromatographie eignen sich besonders: Floridin XXF (H. Bensmann, Bremen), ein fein gemahlenes, sonst unbehandeltes Naturprodukt. Es ist eisenhaltig und annähernd neutral. Wegen seines Carbonatgehaltes ist es für saure Lösungen nicht zu brauchen, da die entstehende Kohlensäure die Säule zerreißt. Auch Lösungen, die alkalischer als $p_H = 11$ sind, zerstören die Säule. Durch Behandeln mit Salzsäure (mehrfaches Auskochen mit 10 Teilen 3 n-Salzsäure) sinkt die Aktivität. Frankonit KL (Pfirschinger Mineralwerke, Kitzingen) ist mit Salzsäure gereinigt und aktiviert, also auch für saure Lösungen ohne weiteres brauchbar. Er reagiert an sich schon kongosauer. Bleicherden haben zur Trennung von Schmetterlingsfarben (Pterine, Schöpf und Becker), von Chinin und Cinchonin (Karrer und Nielsen), der Lyochrome aus Harn (Koschara) und zur Gewinnung von Vitamin B_1 (I. G. Farbenindustrie D.R.P. 646 548) gedient. Die Adsorption ist sehr fest und daher die Elution manchmal schwierig.

Permutite und ***Zeolithe*** sind ganz allgemein zur Chromatographie von Kationen und organischen Basen brauchbar. Die Elution (S. 191) geschieht mit Säuren oder Salzlösungen (KCl, NH_4NO_3), deren Kation stärker festgehalten wird als die interessierende Substanz oder sie durch seinen Überschuß verdrängt (Massenwirkung).

Versuche dieser Art stammen von Whitehorn und neuerdings von Cerecedo und Mitarbeitern, die auf solche Weise Vitamin B_1 gereinigt und konzentriert haben (F.P. 818 702). Als Adsorptionsmittel hat sich besonders der synthetische Zeolith „Decalso" (Permutit Company, New York) bewährt, der in diesem Fall mit Schwefelsäure vom $p_H = 4$ vorbehandelt ist. Zur Elution des Vitamins dient Ammonnitratlösung.

Talk (Talkum), ein saures Magnesiumsilicat, wurde schon von Tswett benutzt. In neuerer Zeit hat es vielfach zur Reinigung von Porphyrinen gedient (H. Fischer und Mitarbeiter, Gaffron).

Kieselsäure in Form von Silica-Gel oder Kieselgur ist mitunter ein sehr gutes, billiges Adsorptionsmittel. Beide Arten verhalten sich je nach Vorbehandlung, Herkunft und Verunreinigungen sehr verschieden. Kieselgur hat Brockmann zur Trennung von Alkannin und Alkannan, zwei Naphthochinonfarben, benutzt; Grotepass und Defalque haben daran Porphyrine chromatographiert.

Als *Aktivkohle* dient gewöhnliche Tier- oder Knochenkohle, Carboraffin (eine Chlorzinkpflanzenkohle) und Norit (mit überhitztem Wasserdampf aktiviert). Diese Kohlen katalysieren Autoxydationen und müssen daher bei empfindlichen Substanzen vorher durch Erhitzen im Stickstoffstrom entlüftet werden (z. B. für Aminosäuren). Benutzt wurden Kohlen zur Adsorption von Carotinoiden (Mackinney und Milner), Kohlehydraten (Hayashi), Glucosiden (Schw.P. 125334) und Aminosäuren (Ito); im Gemisch mit Aluminiumoxyd auch zur Trennung des Benzpyrens von anderen aromatischen Kohlenwasserstoffen (Winterstein und Schön). Holmes und Mitarbeiter haben Vitamin A an Norit adsorbiert, Mark und Saito Cellit an Tierkohle.

Aluminiumoxyd ist bei weitem das meistgebrauchte Adsorptionsmittel sowohl der organischen wie der Ionenchromatographie. Merck bringt ein nach Angaben von Brockmann standardisiertes Präparat in den Handel. Ebenso brauchbar ist in den meisten Fällen das Aluminiumoxyd puriss. von Merck und besonders ein Präparat, das man sich aus technischem Aluminiumhydroxyd Merck auf folgende Weise herstellt:

Das Aluminiumhydroxyd wird in Portionen von 300—500 g in einer halbkugeligen emailierten offenen Kasserolle über einem kräftigen Brenner solange erhitzt, bis auch beim Umrühren keine Blasfontänen mehr entstehen. Dann läßt man an trockener Luft erkalten.

Alle diese Präparate reagieren stark basisch ($p_H > 9{,}4$) und können dadurch Umlagerungen oder Kondensationen bewirken (S. 200). Wo solche Einwirkungen zu befürchten sind, kann man mit ätherischer (um Aktivitätsverlust zu vermeiden) oder wäßriger Salzsäure vorher neutralisieren; im allgemeinen verbraucht 1 g Aluminiumoxyd dieser Darstellung 1 ccm 0,1 n-HCl. Die Alkalität rührt von Natriumaluminatzentren im Aluminiumoxyd her, die bei der Ionenadsorption ihr Natrium gegen das betreffende Ion permutieren.

Alkalifreies Aluminiumoxyd erhält man durch Hydrolyse von $AlCl_3 \cdot 6\,H_2O$ mit Ammoniak und Verglühen des gewaschenen Niederschlags (G.-M. Schwab und K. Jockers); zur Ionentrennung ist ein solches Oxyd unbrauchbar, weil es keine permutierenden Stellen hat.

Sehr gute Adsorptionseigenschaften hat die Fasertonerde nach H. Wislicenus, die jedoch sehr teuer ist. Die Herstellung ist in

„Collegium" **244/250**, S. 60 beschrieben. Sie verdient als neutrales Aluminiumoxyd für empfindliche Substanzen besonderes Interesse.

Mit Aluminiumoxyd sind schon sehr viele Adsorptionsanalysen durchgeführt worden. Hier sei nur eine kleine Auswahl genannt:

Carotinoide. γ-Carotin [Kuhn und Brockmann (2)]; Kryptoxanthin [Kuhn und Grundmann (2)]; Vitamin A (Heilbron und Mitarbeiter); Carotinoide in Nahrungsmitteln (Willstaedt u. a.); Isomerisierung von Carotinen (Gillam und el Ridi); Abbauprodukte [Kuhn und Brockmann (3) u. a.].

Aromatische Kohlenwasserstoffe. Benzpyren aus Steinkohlenteer (Cook, Hewett und Hieger); mehrkernige aromatische Kohlenwasserstoffe (Winterstein und Schön); Kohlenwasserstoffe aus Selendehydrierung (Diels und Rickert); Diphenylpolyene (Winterstein und Schön).

Azulene. Zerlegung der Trinitrobenzolate und Pikrate von Azulenen (Plattner und Pfau).

Nitrophenole und Nitraniline (Karrer und Nielsen).

Teerfarbstoffe (Ruggli und Jensen).

Anthocyane. Althaein, Cyanin (Karrer und Weber; Karrer und Strong).

Harzfarbstoffe. Dracorubin (Hesse, Brockmann und Haase).

Schmetterlingsfarben (Pterine) (Schöpf und Becker).

Vitamin-B_2-acetat (Kuhn und Kaltschmitt).

Vitamin D_3 (Windaus, Schenk und v. Werder).

Vitamin E (Drummond, Singer und Macwalter; Karrer und Salomon).

Follikelhormon. Follikulin und Equilenin (Duschinsky und Lederer).

Sterine. Ergosterin aus Cholesterin [Winterstein und Stein (1); Windaus und Stange]; Ergosterin-Isoergosterin (Wetter und Dimroth).

Herzgifte. Sarmentocymarin (Tschesche und Bohle); Calotropagenin (Hesse und Reicheneder).

Krötengifte (Wieland, Hesse und Hüttel; Tschesche und Offe).

Porphyrine und Umwandlungsprodukte (z. B. H. Fischer und Herrle).

Alkaloide. Mutterkornalkaloide (Chem. Fabrik Sandoz, D.R.P. 627027); Knollenblätterpilzgifte (Lynen und U. Wieland); Toxiferin aus Curare (H. Wieland, Konz und Sonderhoff).

Co-Enzyme. Trennung von Co-Zymase und Co-Dehydrase (v. Euler und Adler; v. Euler und Schlenk).

Hochpolymere. Acetylcellulose (Mark und Saito).

Aluminiumhydroxyd wurde in verschiedenen Formen von Willstätter zur Trennung von Enzymen benutzt; einige davon sind auch zur chromatographischen Anwendung geeignet. Brockmann hat ein aktives Aluminiumhydroxyd zur Chromatographie entwickelt (2).

Beispiele: Isolierung des antirachitischen Vitamins [Brockmann (2)]; Dracorubin (Brockmann und Haase).

Magnesiumoxyd, das auch durch Entwässern des Hydroxyds gewonnen wird, ist ein selten gebrauchtes Adsorptionsmittel. Als Handelsprodukt existiert ein amerikanisches Präparat: „Micron brand magnesium oxyde Nr. 2641" von der California Chemical Corporation, Newark. Es wurde an Carotin (Strain) und Vitamin A (Holmes und Mitarbeiter) erprobt.

Calciumoxyd und besonders *Calciumhydroxyd* werden viel bei Carotinoiden und bei Vitamin A verwendet. Man nimmt käuflichen gebrannten Kalk, der gepulvert und durch ein 100-Maschen-Sieb geschickt wird. Calciumhydroxyd erhält man aus dem handelsüblichen gebrannten Kalk durch Besprengen mit Wasser, bis er eben zerfällt. Dann wird das Material durch ein 120-Maschen-Sieb getrieben und unter Luftabschluß aufbewahrt, da es hygroskopisch ist (Zechmeister und Cholnoky). Auch manche Sorten von käuflichem gelöschtem Kalk sind brauchbar. Besonders empfohlen wird ein Präparat, das von Gebr. Siegfried, Zofingen (Schweiz) unter dem Namen „calcium hydricum pulvis alkoholisatus" hergestellt wird.

Calciumhydroxyd ist das häufigste Adsorptionsmittel für Carotinoide, seit Karrer und Walker bei der Reindarstellung von α-Carotin seine vorzügliche Eignung erkannt haben. Fast alle Arbeiten über natürliche Vorkommen von Polyenfarbstoffen sind damit gemacht worden. So wurden analysiert: Mohrrübe, Brennessel, Spinat, Bakterien (Karrer und Mitarbeiter), Paprika, Kürbis, Nachtschatten (Zechmeister und Mitarbeiter), Torfbeeren [Willstaedt (1)]. Carotinoide in Tieren: Lederer u. a.; in Organen: Leber, Depotfett [Zechmeister und Tuszon (2), (3)]. Dabei wurden viele neue Stoffe entdeckt und rein dargestellt. Eine Zusammenstellung der Literatur findet man bei Zechmeister und Cholnoky (Chromatographiebuch).

Calciumcarbonat, das schon Tswett oft gebraucht hat, ist dem vorigen im Verhalten ähnlich; es adsorbiert etwas schwächer und ist als neutraler Stoff universeller verwendbar, z. B. auch für schwache organische Säuren (Heteroauxin). Man benutzt das gefällte Präparat, z. B. Calcium carbonicum praecipitatum von Merck oder das Calcium carbonicum laevissimum. Letzteres ist wirksamer, und durch Zusammenmischen der beiden Präparate kann man die Aktivität sehr fein abstimmen (Zechmeister).

Verwendet wurde Calciumcarbonat hauptsächlich bei: Carotinoiden (über die riesige Literatur s. Zechmeister und Cholnoky, Chromatographiebuch); ferner zur Reindarstellung von Heteroauxin = β-Indolylessigsäure (Kögl, Haagen-Smit und Erxleben) und zur Abscheidung des Hämatochroms (Tischer).

Calciumsulfat, Gips wird in wasserhaltiger Form besonders zur Trennung von Anthocyanen benutzt (Karrer und Weber).

Zuckerarten, Inulin, Stärke verwendet man in Puder- oder Staubform exsiccatortrocken. Puderzucker ist eines der wenigen Adsorptionsmittel, die Chlorophyll nicht verändern (Winterstein und Stein). Milchzucker hat zum Trennen der Mutterkornalkaloide gedient (Sandoz, D.R.P. 627027). Außer der Elution des Adsorbierten kommt bei den Zuckerarten noch das Auflösen der Zonen in Wasser und Extrahieren des Adsorbats als neue Arbeitsweise in Betracht.

3. Wahl und Menge des Adsorptionsmittels. Das geeignetste Adsorptionsmittel muß man in jedem einzelnen Fall ausprobieren. Einen Hinweis dafür gibt die voranstehende Zusammenstellung; meist ist innerhalb einer Klasse von verwandten Stoffen dasselbe Adsorbens geeignet. Einen weiteren Gesichtspunkt hat man in der Reihenfolge der Adsorptionsaffinitäten (S. 183); im Falle zu schwacher Adsorption nimmt man ein stärkeres Adsorptionsmittel und umgekehrt. Über den Einfluß des Lösungsmittels siehe S. 189.

Auch die Menge des Adsorptionsmittels muß ausprobiert werden; sie soll so groß sein, daß nach dem Aufgießen der Lösung nur $^1/_4$ der gesamten Säule belegt ist. Einen ersten Anhalt gibt folgende Tabelle; sie sagt, wieviel Adsorptionsmittel in praktischen Versuchen nötig ist, um 1 g der genannten Substanz darzustellen bzw. zu reinigen:

Für 1 g Carotin	2000 g	Fasertonerde
„ 1 g Lutein	5000 g	Aluminiumoxyd
„ 1 g Chlorophyll	1000 g	Zucker
„ 1 g Anthracen	50 g	Aluminiumoxyd
„ 1 g Bufotalin	50 g	„
„ 1 g Cholesterin	20 g	„

4. Füllen des Rohres. Das Einfüllen muß sehr sorgfältig geschehen, damit keine Risse in der Säule entstehen und die Zonen nicht verzerrt werden. Als unterer Abschluß kommt in das Rohr eine Schicht Watte, die möglichst gleichmäßig ausgebreitet und angedrückt wird. Sie soll etwa 1 cm hoch sein. Das Adsorptionsmittel wird nach einem Vorschlag von Winterstein am besten eingeschlämmt. Es wird zu diesem Zweck mit dem Lösungsmittel, für das die Säule bestimmt ist, zu einem dünnen Brei angerührt. Dieser Brei wird unter schwachem Saugen und möglichst in einem einzigen Guß in das vorbereitete Rohr eingefüllt und die Zugabe der Lösung unmittelbar angeschlossen; die Säule darf nie trocken gesaugt werden, weil sie dabei Risse bekommen kann. Wenn man mit einem Guß nicht auskommt, sondern nachgießen muß, dann muß man mit einer Ungleichmäßigkeit der Säule rechnen: denn es tritt in der Suspension stets eine geringe Sortierung der Teilchen nach der Sinkgeschwindigkeit ein. Die schwersten Teilchen jedes folgenden Gusses kommen dabei unmittelbar auf die leichtesten des vorhergehenden zu liegen und dadurch entstehen in der Säule Stellen, an denen sich das Adsorptionsvermögen sprunghaft ändert. Die Folge ist, daß in einer solchen Säule auch eine reine Substanz verschiedene Zonen gibt und daher für uneinheitlich gehalten werden muß.

Es ist deshalb besser, Säulen, die zur Diagnose der Einheitlichkeit einer Substanz dienen sollen, trocken einzufüllen. Für Adsorptionsmittel, die sich leicht einfüllen lassen (Aluminiumoxyd), ist dies Verfahren wegen seiner Einfachheit auch für präparative Zwecke anzuraten. Das trockene Pulver wird unter Luftdurchsaugen und seitlichem Klopfen in das Rohr langsam eingeschüttet. Bei sehr weiten Rohren und besonders bei feinen Pulvern ist es nötig, das Adsorptionsmittel schichtweise einzutragen und gleichmäßig festzustampfen. Trocken gefüllte Rohre müssen vor Gebrauch mit dem Lösungsmittel durchfeuchtet werden und dürfen dann bis zur Beendigung der Chromatographie nicht mehr trocken gesaugt werden.

Wenn man Stoffe sehr verschiedener Adsorbierbarkeit zu trennen hat, ist es mitunter zweckmäßig, mehrere Adsorptionsmittel übereinander in das gleiche Rohr einzufüllen (A. Winterstein).

5. Die Lösung der Substanz. Nur Lösungen können chromatographiert werden. Bei festen Materialien ist es daher nötig, sie in Lösung zu bringen. Hierzu sind prinzipiell alle gebräuchlichen Lösungsmittel geeignet, doch nimmt die Adsorption der gelösten Substanz in der Reihenfolge ab: Petroläther (Pentan), Benzol, Chloroform[1], Schwefelkohlenstoff, Äther, Aceton, Äthylalkohol, Pyridin, Wasser, Methylalkohol, Eisessig. Dieselbe Substanz wird also aus Petroläther am stärksten, aus Eisessig am schwächsten adsorbiert. Man wird daher diese Lösungsmittel in der angegebenen Reihenfolge durchprobieren und das erste nehmen, das eine genügende Menge der Substanz auflöst. Ist die Adsorption noch zu fest und will man das Adsorptionsmittel beibehalten, dann geht man in der Reihe der Lösungsmittel weiter. Gewöhnlich genügt schon ein geringer Zusatz (unter 1%) von einem nachfolgenden Lösungsmittel, um die Adsorption stark herabzusetzen.

Deswegen muß man sehr reine Lösungsmittel anwenden. 96%iger Alkohol hat wegen seines Wassergehaltes wesentlich andere Eigenschaften als absoluter. Ist die Substanz in Petroläther gelöst, der aber von der Vorbehandlung her noch Alkohol oder gar Pyridin in Spuren enthalten kann (Verseifung von Farbwachsen, Acylierungen), so müssen in diesem Falle erst die Verunreinigungen mit Wasser im Scheidetrichter ganz sorgfältig herausgewaschen und die Lösung anschließend gut getrocknet werden, sonst wird gar nichts adsorbiert (vgl. „Elution", S. 191).

6. Aufgießen. Das Aufgießen der Lösung hat zu beginnen, ehe das Lösungsmittel, das zur Durchfeuchtung der Säule gedient hat, ganz eingezogen ist. Man suche mit möglichst schwachem Saugen auszukommen. Die Trennung ist um so besser, je langsamer filtriert wird. Es ist wichtig, daß die Säule nie trocken wird, weil dabei Risse entstehen können. Daher wird auch das Waschen unmittelbar an ·die Zugabe der Substanzlösung angeschlossen.

Bei tief siedenden Lösungen befördert man das Durchlaufen nicht durch Saugen, sondern durch Gasdruck von oben (Sannié), am besten mit einem Gummiball (Tswett).

7. Waschen (Entwickeln). Unter Waschen wollen wir das Durchsaugen von reinem Lösungsmittel verstehen, das den Zweck hat, die Zonen vollständig zu trennen und eventuell noch weiter aufzuteilen. In der Literatur wird dieser Arbeitsgang im allgemeinen „Entwickeln" genannt. Wir wollen jedoch, entsprechend dem Brauch in der Ionenchromatographie, hiermit nur die Anwendung von Reagenzien bezeichnen, die eine bereits fertig ausgebildete Säule durch einen chemischen Umsatz des Adsorbats sichtbar machen. Beispiele hierfür sind die Entwicklung von Phenolen mit Eisenchlorid (Lederer) oder von Schwermetallionen mit Schwefelwasserstoffwasser (G.-M. Schwab).

---

[1] Das käufliche Chloroform enthält gewöhnlich Alkohol zur Stabilisierung. Um ihn zu entfernen, läßt man über Chlorcalcium stehen.

Erst das Waschen ergibt die große Trennschärfe und ist daher fast die wichtigste Phase bei der Herstellung jedes Chromatogramms. Die schon adsorbierten Moleküle lösen sich nämlich wieder ab und setzen sich je nach ihrer Eigenart früher oder später von neuem fest. Es ist also nicht eine fraktionierte Adsorption, die die Stoffe ordnet, sondern eine endlose Folge von spezifischen Adsorptionen und Elutionen.

Bei der Adsorption von aktiver Weinsäure an Tierkohle hat man beweisen können, daß schon in 20 Sekunden mindestens die Hälfte aller Moleküle ihre primären Plätze im Adsorbat verlassen (Lindau und Salomon). Man kann hieraus ermessen, wie oft sich der Adsorptionsvorgang wiederholen muß, wenn das Waschen einige Stunden dauert — ein durchaus normaler Fall.

Praktisch wäscht man solange, bis keine Verbesserung des Chromatogramms bezüglich der interessierenden Zonen mehr eintritt (über deren Erkennung bei farblosen Substanzen s. Abschn. 9). Hierzu ist etwa das 2—10fache Volumen der Anfangslösung an Waschflüssigkeit erforderlich. Diese Waschflüssigkeit kann das Lösungsmittel der Substanz sein. Geht jedoch die Trennung zu langsam, so nimmt man ein Lösungsmittel, aus dem schwächer adsorbiert wird (vgl. S. 189), also statt Petroläther etwa Benzol. Gewöhnlich genügt ein kleiner Zusatz (0,5—5%) eines solchen Lösungsmittels zum ursprünglichen. Es muß dringend geraten werden, die Elutionskraft der Waschflüssigkeit nur ganz langsam und vorsichtig zu steigern, weil sonst leicht die schon getrennt gewesenen Zonen wieder ineinanderfließen.

8. Zerteilen der Säule. Sobald das Waschen beendet ist, saugt man den Überschuß des Lösungsmittels ab, drückt die noch feuchte Füllung mit einem passenden Stempel aus dem Rohr heraus und zerteilt zwischen den Zonen. Oder man saugt vollkommen trocken — nötigenfalls nach dem Nachwaschen mit einem flüchtigeren Lösungsmittel, das in der Reihenfolge (S. 189) vor dem zuletzt angewandten stehen muß —, lockert schichtenweise mit einem Spatel und schüttet die aufgelockerte Füllung unter Drehen des Rohres heraus. Bei großen Ansätzen hebt man das Adsorptionsmittel mit einem kleinen Löffelchen heraus. Mikrorohre werden zwischen den Zonen zerschnitten.

Voraussetzung für eine zweckmäßige Unterteilung der Säule ist, daß man die Zonen mit den verschiedenen Adsorbaten erkennen kann. Bei farbigen Substanzen macht dies keine Schwierigkeiten. Aber die Methode ist keineswegs auf Farbstoffe beschränkt. Nur muß im Falle farbloser Substanzen der Erkennung der Zonen besondere Aufmerksamkeit zugewendet werden.

9. Feststellung der Zonen bei farblosen Adsorbaten. Der einfachste Weg ist die Betrachtung der Säule im gefilterten ultravioletten Licht der Analysenquarzlampe (Heräus, Hanau). Es gibt erstaunlich viele Substanzen, die hierbei fluorescieren und dadurch ihre Anwesenheit verraten. Bei Verwendung von Röhren aus Uviolglas oder Quarz wird der Anwendungsbereich dieser Methode noch ein wenig erweitert (Beispiele: S. 201, 204, 205, 208).

Handelt es sich darum, eine an sich bekannte Substanz aus einem Gemisch herauszuholen, dann kann man das Indicatorverfahren

verwenden (A. Winterstein). Man sucht in einem Vorversuch einen
Farbstoff, der ebenso adsorbiert wird wie die gewollte Substanz, und
setzt diesen dem Gemisch zu; er markiert dann bei der Chromatographie
die Zone, in der sich der interessierende Stoff befindet. Beispiel: Gewinnung von Vitamin D_3 [H. Brockmann (2)] (vgl. S. 203).

Vielfach kann man gefärbte Derivate herstellen, trennen und hernach
wieder zerlegen. Beispiele sind die Trennung von Ketonen über die
gelben bis roten Dinitrophenylhydrazone (Strain), von Phenolen als
Eisensalze (Lederer), von Alkaloiden als Pikrate, Styphnate, Reineckate
o. ä. (z. B. Wieland, Konz und Sonderhoff[1]). Man kann noch
weiter gehen, wenn man nicht auf die Rückgewinnung der unveränderten
Substanz angewiesen ist, z. B. bei Bestimmungsverfahren. So wurde
Vitamin C als Dinitroosazon (Noyons) und Vitamin B_1 nach Kuppe-
lung zu einem Azofarbstoff, der ausgeäthert werden kann, chromatographiert [Willstädt (2)]. Das letztere Verfahren dürfte allgemeiner,
z. B. zur Bestimmung von aromatischen Aminosäuren im Eiweiß oder
von aromatischen Aminen anwendbar sein.

Während die vorgenannten Verfahren schon beim Waschen die Ausbildung des Chromatogramms zu beurteilen gestatten, muß man da,
wo auch sie versagen, auf diese Kontrolle verzichten. Man wäscht dann
mit etwa dem 5fachen Lösungsvolumen, unterteilt danach die Säule
in regelmäßigen Abständen und prüft jeden Teil nach der Elution durch
Wägung, Farbreaktionen, optische Drehung, physiologische Wirksamkeit oder dgl. Zechmeister empfiehlt, Farbreaktionen derart vorzunehmen, daß man mit einem Pinsel das Reagens als feinen Längs-
strich auf die aus dem Rohr herausgedrückte Säule aufträgt.

10. Elution. Die Elution (Herauslösung) bezweckt die Trennung
der reinen Substanz vom Adsorptionsmittel.

Theorie. Bringen wir ein Adsorbat — z. B. eine Zone eines Chromatogramms — mit Flüssigkeiten oder gelösten Stoffen in Berührung, die
vom Adsorptionsmittel selbst stark adsorbiert werden, so verdrängen
diese (im Rahmen eines Gleichgewichts) den adsorbierten Stoff aus der
Oberfläche und setzen sich an seine Stelle. Der verdrängte Stoff geht
in die Lösung und kann durch Eindampfen gewonnen werden. Das
Adsorptionsmittel aber ist nun mit dem „Elutionsmittel" gesättigt
und daher ohne besondere Regenerierung nicht mehr zu brauchen.

Praktische Durchführung. Als Elutionsmittel werden bisher fast
ausschließlich Flüssigkeiten verwendet. Hierzu eignen sich alle Lösungsmittel in umgekehrter Reihenfolge wie zur Adsorption (vgl. S. 189).
In unserer Zusammenstellung eluiert also Eisessig am stärksten, Petroläther am schwächsten. Aus praktischen Gründen benutzt man gewöhnlich Alkohol oder Wasser zum Eluieren. Man kocht das Adsorbat damit
aus oder extrahiert es aus der Hülse. Wenn der gewünschte Stoff im
Elutionsmittel schwer löslich ist, benutzt man es nur als Zusatz (0,2
bis 5%) zu einem guten Lösungsmittel (z. B. Elution von Carotin mit
Alkohol-Petroläther). Flüssige Elutionsmittel sind sehr bequem, weil

---

[1] Soweit diese Derivate Nebenvalenzverbindungen sind, muß die Affinität
der Partner zueinander größer sein als die Affinität jedes der Partner zum Adsorptionsmittel; sonst wird die Verbindung zerlegt (vgl. S. 201).

sie sich einfach durch Abdampfen entfernen lassen; man sollte aber nicht vergessen, daß man in schwierigen Fällen durch Mitverwendung gelöster Elutionsmittel die Auswahl sehr vergrößern kann.

Es ist irrig, anzunehmen, daß gute Lösungsmittel für den adsorbierten Stoff gleichzeitig gute Elutionsmittel sind. Es kommt fast nur auf die Verdrängerwirkung an.

Häufig kommt es vor, daß in rohen Extrakten oder Reaktionslösungen Stoffe vorkommen, die stark adsorbiert werden und daher eluierend wirken. In solchen Fällen erhält man gar keine Adsorption der interessierenden Stoffe. Durch eine Vorreinigung mit Entmischungsverfahren, über Derivate oder dgl. kann man sie gewöhnlich entfernen und damit die Substanzen der Chromatographie zugänglich machen. Ausdruck dieser Erfahrung ist die alte Regel, daß man nur vorgereinigte Lösungen der Adsorptionsanalyse unterwerfen soll.

Ein zweites Prinzip der Elution ist das: die Substanz wird in der Säule in eine andere Verbindung verwandelt, die schwächer adsorbiert wird. Wurde ein Alkaloid z. B. aus alkalischer Lösung als freie Base adsorbiert, so gelingt es gewöhnlich, mit angesäuertem Wasser das Salz zu eluieren. Dies Verfahren spielt hauptsächlich in wäßriger Lösung eine Rolle [Koschara (1) s. S. 205] und kann durch Anwendung von Pufferlösungen oder Neutralsalzen (v. Euler und Mit.; Cerecedo und Hennessy) verfeinert werden. Cerecedo gelang es, Vitamin B_1 aus dem Zeolithadsorbat mit Ammonnitratlösung herauszulösen. In anderen Fällen, z. B. bei manchen Anilinfarben, erhöht Neutralsalz die Haftfestigkeit im Adsorbat (Ruggli und Jensen).

11. Durchwaschen. Dies Verfahren, das auch „Flüssiges Chromatogramm" genannt worden ist, ist eine Kombination des Waschverfahrens mit der Elution und beruht darauf, daß bei fortgesetztem Waschen schließlich eine Zone nach der anderen in das Filtrat geht. Man braucht nur die Saugflasche in den richtigen Augenblicken zu wechseln und hat dann gleich die Lösungen der reinen Substanzen. Bei farblosen Stoffen erkennt man oft schon am plötzlichen Auftreten von Schlieren im Filtrat den Beginn einer neuen Zone; im übrigen gelten die früher besprochenen Kriterien (S. 190). Das Verfahren ist außerordentlich bequem und wird daher so oft wie möglich angewandt.

12. Wiederbenutzung gebrauchter Adsorptionsmittel. Die Wiederverwendung gebrauchter Adsorptionsmittel im Laboratorium ist nicht üblich und dringend abzuraten, da mancherlei Schwierigkeiten auftreten können. Bei technischen Anwendungen wird sie sich nicht vermeiden lassen. Hierbei ist besonders folgendes zu beachten: Das Adsorbens hinterbleibt nach der Elution beladen mit dem Elutionsmittel, das gewöhnlich stärker als der interessierende Stoff adsorbiert wird und ihm daher nicht weicht. In diesem Zustand adsorbiert es ihn überhaupt nicht mehr. Es ist also in jedem Fall nötig, durch Erhitzen (Glühen) die Adsorptionsfähigkeit wiederherzustellen. Im einzelnen wird man mit Spezialverfahren versuchen, festhaftende Verunreinigungen durch Extrahieren, Waschen mit Säure, Ausglühen an Luft oder dgl. zu entfernen. Zur Regeneration der Bleicherden vgl. Eckart.

IV. Sonderfälle.

1. Sekundäradsorption. Es kommt mitunter vor, daß ein adsorbierter Stoff seinerseits einen dritten Stoff festhält, daß also ein Adsorbat als neues Adsorbens wirkt. Dieser Vorgang wurde von Schöpf und Becker Sekundäradsorption genannt und entspricht vollkommen den Verhältnissen in der Beizenfärberei.

Praktisch äußert er sich so, daß ein Stoff aus seiner Rohlösung gut adsorbiert wird, bei Wiederholung der Chromatographie mit der eluierten Substanz aber unter gleichen Bedingungen keine Zonenbildung mehr stattfindet, weil der „Beizstoff" nicht mit eluiert wurde. Der Trugschluß, die Substanz sei durch die Adsorption verändert worden, liegt dann sehr nahe. Es wird auch oft der Fall eintreten, daß der „Beizstoff" nicht zur Adsorption der ganzen vorhandenen Menge der untersuchten Substanz ausreicht, so daß ein Teil davon durchläuft. Sie erscheint dann uneinheitlich. Beiden Störungen begegnet man am besten dadurch, daß man gut vorgereinigte Lösungen verwendet (vgl. S. 192).

Auch die planvolle Ausnutzung dieser Beobachtung zur Verbesserung von Adsorptionsmitteln ist schon in Gang gekommen. Das erste Beispiel in der Chromatographie ist die Aktivierung von Aluminiumoxyd mit Leitungswasser [Ruggli und Jensen (1)]. Sie ist von Frank durch Verwendung von 5%igem Kalkwasser verbessert und reproduzierbar gemacht worden. Aus letzter Zeit ist ein Patent (D.R.P. 652763) der I. G. Farbenindustrie A.G. zu erwähnen, nach dem „hydrophile Adsorptionsmittel" durch Zusätze (wie Amine, Sulfosäuren u. a.) für die Adsorption organischer Substanzen aktiviert werden. Zweifellos ist auf diesem Gebiet noch viel Arbeit zu leisten, die verspricht, aus wertlosem Füllmaterial ohne große Kosten spezifische Adsorptionsmittel für die Industrie aufzubauen.

2. Adsorption Hochpolymerer. Es ist eine Eigentümlichkeit vieler hochpolymerer Substanzen, daß sie auch in der reinsten Form nicht aus lauter identischen Molekülen bestehen, sondern aus einer homologen Reihe verschieden großer Molekeln, die lediglich nach demselben Bauplan gebildet sind. Da die Adsorption auf Unterschiede im Molekulargewicht anspricht, tritt die Frage auf, ob sich nicht auf chromatographischem Wege einheitliche Fraktionen gewinnen lassen. Sie ist von Mark und Saito untersucht worden, indem sie Cellit (Acetylcellulose) aus Acetonlösung an einer Säule von Tierkohle chromatographierten. Die Säule wurde in 3 Teile geteilt und die 3 Eluate sowie das Filtrat auf ihre Viscosität untersucht (Beispiel S. 206).

Man findet ein ständiges Ansteigen der Viscosität von der stark adsorbierten Fraktion zu den schwächer adsorbierten, und im gleichen Sinne verschiebt sich das mittlere Molekulargewicht. Die präparative Aufteilung von polymerhomologen Gemischen nach der Molekülgröße ist tatsächlich möglich.

Bemerkenswert ist jedoch, daß die Reihenfolge der Fraktionen gerade umgekehrt ist als man erwarten sollte: nicht die größten,

sondern die kleinsten Moleküle werden am stärksten adsorbiert. Die
Erscheinung hat wahrscheinlich dieselbe Ursache wie das Durchschlagen von Nebelstoffen durch Gasmaskenfilter. Sie kommt so zustande, daß die großen Teilchen wegen ihrer trägen Brownschen
Bewegung seltener Gelegenheit haben, an die adsorbierenden Stellen
heranzukommen als die kleineren. Zur Deutung des Vorgangs vgl.
Broda und Mark.

3. Austauschadsorption (anorganische Chromatographie). Die chromatographische Trennung von Ionen wird methodisch ebenso durchgeführt; ihr liegen aber nicht die Gesetze der Adsorption zugrunde,
sondern diejenigen einer „doppelten Umsetzung", und daher sind die
Erscheinungen zum Teil wesentlich andere (G.-M. Schwab und Mitarbeiter).

Als Adsorptionsmittel für Schwermetallionen sind nur Stoffe geeignet,
die austauschbares Alkalimetall enthalten. Das Aluminiumoxyd, dessen
Darstellung auf S. 185 beschrieben ist, und ebenso das nach Brockmann standardisierte Aluminiumoxyd von Merck enthalten Natriumaluminatzentren. Die Fixierung eines Metallions aus der Lösung geht
so vor sich, daß sich das betreffende Aluminat bildet und die äquivalente
Menge Natriumion im Filtrat erscheint. Auch dieses Aluminat kann
wieder zerlegt werden, wenn in der Lösung ein Ion enthalten ist, dessen
Aluminat noch schwerer löslich ist; das vertriebene Ion wandert aber
nur so weit, bis es wieder auf unbelegtes Adsorptionsmittel trifft, wo
es von neuem festgehalten wird. Für die Zonen, die sich so ausbilden,
gelten abweichend von der reinen Adsorptionschromatographie folgende
Regeln:

1. Die Zonen schließen unmittelbar aneinander.

2. Die Zonen wandern beim Waschen nicht abwärts und ver-
breitern sich nicht.

3. Die Breite der Zonen ist proportional der Menge adsorbierter Substanz, so daß das Ausmessen der Zonenhöhen einen Überblick über die
quantitative Zusammensetzung des Gemisches gibt (Genauigkeit bis
zu 1%).

4. Farblose Zwischenzonen beweisen das Vorhandensein eines unge-
färbten Ions an der betreffenden Stelle.

Nach dem Aufgießen und Einsaugen der Analysenlösung soll erst
$1/5$—$1/10$ der Säule belegt sein. Man wäscht dann mit Wasser, bis die
Zonen nicht mehr wachsen, wozu bei molaren Lösungen etwa das 10fache
Volumen nötig ist. Zum Entwickeln dienen die Lösungen von Anionen,
die mit den erwarteten Kationen charakteristisch gefärbte Salze bilden,
also besonders Schwefelwasserstoff, Schwefelammon, Kaliumferrocyanid
u. a. Da das Mercksche Aluminiumoxyd alle Anionen nur schwach
zurückhält (es hat ja kein lösliches Austauschion für sie), ist eine Elution
durch den Entwickler und damit eine Störung des Säulenbildes nicht
zu erwarten. Eine Ausnahme bilden nur Entwicklerlösungen, die mit
einigen Metallionen Komplexe bilden können (z. B. Ammoniumsulfid,
das freies Ammoniak enthält).

Die wichtigsten Kationen werden aus wäßriger Lösung in folgender Reihenfolge festgehalten:

$$\overset{\displaystyle Cr^{\cdots}}{H^{\cdot} - As^{\cdots} - Sb^{\cdots} - Bi^{\cdots} - \underset{\displaystyle Hg^{\cdot\cdot}}{Fe^{\cdots}} - UO_2^{\cdot\cdot} - Pb^{\cdot\cdot} -}$$

$$Cu^{\cdot\cdot} - Ag^{\cdot} - Zn^{\cdot\cdot} - \overset{\displaystyle Co^{\cdot\cdot}}{\underset{\displaystyle Fe^{\cdot\cdot}}{Ni^{\cdot\cdot}}} Cd^{\cdot\cdot} - Tl^{\cdot} - Mn^{\cdot\cdot}$$

Übereinander gedruckte Elemente geben mehr oder minder getrennte Mischzonen. Diese Reihenfolge ist unabhängig vom Anion, sofern sich keine Komplexe bilden. Da diese Bedingung selten ganz streng erfüllt ist, tut man gut,.vor der Chromatographie das Salzgemisch mit Schwefelsäure abzurauchen; unbedingt notwendig ist das, wenn quantitativ ausgewertet werden soll.

Komplexlösungen zeigen eine andere Reihenfolge der Elemente. Man benutzt diese Erscheinung, um die ungetrennten Zonen obiger Reihe analytisch aufzulösen. Aus ammoniakalischer Lösung gilt z. B. die **Reihe der Amminkomplexe:**

$$Co^{\cdot\cdot} - Zn^{\cdot\cdot} - \overset{\displaystyle Cd^{\cdot\cdot}}{\underset{\displaystyle Cu^{\cdot\cdot}}{}} - Ni^{\cdot\cdot} - Ag^{\cdot},$$

d. h. die Trennung von Kobalt und Nickel, für die die wäßrige Lösung versagt, gelingt nun anstandslos.

Aus einer mit überschüssigem basischem Tartrat versetzten Lösung, die die **Tartratokomplexe** enthält, ergibt sich folgende Reihenfolge:

$$Pb^{\cdot\cdot} - Cu^{\cdot\cdot} - Bi^{\cdots} - Fe^{\cdots} - Cr^{\cdots},$$

wodurch die Trennung von Eisen und Chrom möglich wird.

Die **Anionen**, die in der Analysenlösung enthalten waren, findet man zusammen mit der äquivalenten Menge $Na^{\cdot}$ im Filtrat. Um Anionen festzuhalten und zu trennen, braucht man ein Säulenmaterial, das ein permutierendes Anion enthält. Man spricht von einer „sauren Säule" und erhält sie, indem man durch eine Säule mit gewöhnlichem Aluminiumoxyd 1 n-Salpetersäure oder Salzsäure (etwa 1,5 ccm für jedes Gramm Säulenfüllung) durchsaugt und mit destilliertem Wasser nachwäscht. Eine so behandelte Säule verhält sich gerade umgekehrt wie eine unbehandelte („alkalische"): sie läßt die Kationen durchlaufen und adsorbiert die Anionen in der charakteristischen Reihenfolge:

$$OH' - PO_4'' - F' - \overset{\displaystyle Fe(CN)_6''''}{\underset{\displaystyle CrO_4''}{}} - SO_4'' - \overset{\displaystyle Fe(CN)_6'''}{\underset{\displaystyle Cr_2O_7''}{}} -$$

$$Cl' - NO_3' - MnO_4' - ClO_4' - S''.$$

Zum Entwickeln können Lösungen von Kationen dienen. Die Auswahl an solchen, die mit vielen Säureionen charakteristisch gefärbte Salze bilden, ist nur gering. Das beeinträchtigt den analytischen Wert der Anionenchromatographie erheblich.

Die **Empfindlichkeit** und **Trennschärfe** des chromatographischen Analysenverfahrens ist in vielen Fällen außerordentlich hoch. S c h w a b und Jockers geben an, daß sich Fe$^{\cdots}$ aus 0,2 ccm $^1/_{10\,000}$ m-Lösung, das ist etwa 1 γ, noch neben Kobalt oder Kupfer in $^1/_1$ m-Lösung nachweisen läßt.

Präparativ wird die Ionenchromatographie kaum eine große Bedeutung gewinnen, außer zur extremen Reinigung von chemischen Präparaten von Spuren Eisen, Blei, Aluminium, Kupfer u. a. Das Natriumion, das an die Stelle dieser Ionen tritt, ist meist weniger störend und außerdem leicht durch Umkristallisieren abzutrennen. Auch in der organischen Chemie kann die Austauschadsorption eine Rolle spielen und die Erscheinungen der echten Adsorption überlagern, wenn es sich um Säuren oder Basen handelt. Die Sonderstellung der Chromatographie aus wäßriger Lösung ist dadurch wesentlich mitbestimmt.

Die alkalische Säule ermöglicht es, durch einfaches Filtrieren aus einem Alkaloidsalz das Alkaloid frei zu machen; die saure Säule ermöglicht ebenso die Bindung an eine andere Säure, die schwächer adsorbiert wird. Man kann also ein Chlorhydrat durch Filtrieren über Aluminiumoxyd, das mit Überchlorsäure behandelt wurde, in ein Perchlorat verwandeln.

In manchen Fällen sind solche Umwandlungen nicht vollständig und ein einheitliches Material gibt dann zwei Zonen, von denen eine dem Salz, die andere der freien Base zugehört. Bei Reinheitsprüfungen ist dies zu bedenken (Karrer und Strong).

V. Konstitutionseinflüsse.

1. Einleitung. Die Adsorptionsaffinitäten der Moleküle hängen sehr stark von der Konstitution ab. Durch das Waschverfahren kommt diese Abhängigkeit beim gleichen Molekül vielfach wiederholt zur Anwendung, so daß selbst die geringsten Unterschiede schließlich zu einer Trennung führen.

Beispiele für die außerordentliche Leistungsfähigkeit des chromatographischen Verfahrens bilden die Trennbarkeit der isomeren Kohlenwasserstoffe anti-diperi-Dibenzcoronen (I) und Anthro-dianthren (II) (Winterstein und Schön):

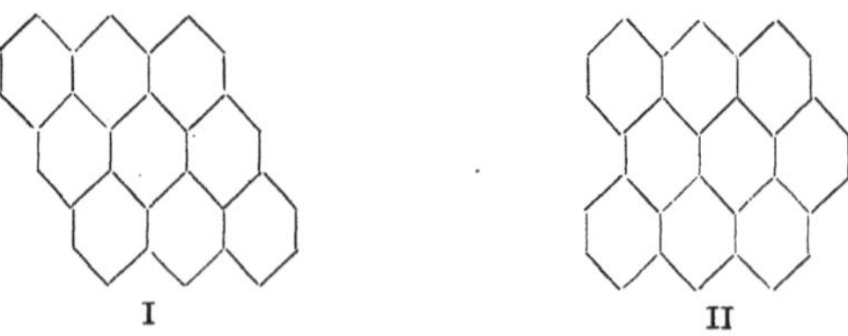

I   II

oder die Trennung der vier ebenfalls isomeren Carotinkohlenwasserstoffe, die gemeinsam in der Frucht von Gonocaryum pyriforme vorkommen [Winterstein (1), (2)]. Der Petrolätherauszug der getrockneten Droge wird scharf getrocknet und durch eine Säule von Aluminiumoxyd (Merck, standardisiert nach Brockmann) filtriert. Nach dem Entwickeln mit dem 8fachen Volumen Benzin bilden sich vier Schichten, die von oben nach unten aus Lycopin, γ-Carotin, β-Carotin und α-Carotin bestehen und deren Elution mit methanolhaltigem Benzin die annähernd reinen Farbstoffe liefert. α- und β-Carotin unterscheiden sich nur durch die Stellung einer einzigen Doppelbindung, γ-Carotin hat eine Doppelbindung mehr und einen Ring weniger, Lycopin hat zwei Doppelbindungen mehr als β-Carotin, aber gar keinen Ring.

Noch leichter als bei Kohlenwasserstoffen gelingt die Trennung bei solchen Isomeren, die Atomgruppen mit ausgesprochener Nebenvalenzbetätigung, sog. polare Gruppen (OH, —O—, C=O, COOH, NO$_2$, NH$_2$ u. a.) enthalten. Als Beispiele seien die drei isomeren Nitraniline (o, m, p) (Karrer und Nielsen) oder die ungesättigten Alkohole Ergosterin und Isoergosterin (Vetter und Dimroth) genannt.

Es ist selbstverständlich, daß nicht isomere Stoffe noch leichter zu trennen sein werden. Schon das Molekulargewicht hat einen Einfluß in dem Sinne, daß unter vergleichbaren Substanzen die schwerste am besten adsorbiert wird. So fanden Ruggli und Jensen, daß Fluorescein und verschiedene Halogenderivate davon in folgender Reihenfolge adsorbiert werden:

		Molekulargewicht	Farbe
Stärkste	Rose bengale (4 J, 2 Cl)	905	blaurot
Adsorption	Erythrosin (4 J)	836	blaustichig rot
Schwächste	Eosin (4 Br)	648	rot
Adsorption	Fluorescein (halogenfrei)	332	gelb

In der Reihe der Diphenylpolyene wirkt außerdem noch die Zahl der Doppelbindungen erhöhend auf die Adsorption und dadurch wird eine gute Trennbarkeit der homologen Verbindungen nach folgender Reihenfolge beobachtet (Winterstein und Schön):

Stärkste C_6H_5—CH=CH—CH=CH—CH=CH—CH=CH—C_6H_5 intensiv
Adsorption Diphenyl-octatetraen gelb

C_6H_5—CH=CH—CH=CH—CH=CH—C_6H_5 schwach
Diphenyl-hexatrien gelb

C_6H_5—CH=CH—CH=CH—C_6H_5
Diphenyl-butadien

C_6H_5—CH=CH—C_6H_5
Stilben

C_6H_5—C_6H_5
Diphenyl

Schwächste
Adsorption

Bei weitem den stärksten Einfluß auf die Adsorptionsaffinität einer Verbindung hat aber die Anzahl und Art der darin vorhandenen „polaren Gruppen" (s. oben); um ihn abzuschätzen, betrachten wir im folgenden die (abgekürzte) Adsorptionsreihe der Carotinfarbstoffe. Sie kommt so zustande, daß für ein bestimmtes Lösungs- und Adsorptionsmittel die Substanzen nach ihrer Reihenfolge im Chromatogramm angeordnet werden; erfahrungsgemäß ist bei neutralen Substanzen diese Reihenfolge auch bei anderen Adsorptionsmitteln im wesentlichen die gleiche, sie ist also auf Eigenschaften der Farbstoffmoleküle gegründet. Nach Winterstein ordnen sich die wichtigsten Carotinoidfarbstoffe in folgende Reihe:

Stärkste Adsorption	Fucoxanthin	$C_{40}H_{56}O_6$		
	Violaxanthin	$C_{40}H_{56}O_4$		
	Taraxanthin	$C_{40}H_{56}O_4$	Alkohole	$CaCO_3$
	Flavoxanthin	$C_{40}H_{56}O_3$		
	Zeaxanthin	$C_{40}H_{56}O_2$		
	Lutein	$C_{40}H_{56}O_2$		
	Rhodoxanthin	$C_{40}H_{56}O_2$	Keton	
	Physalien	$C_{72}H_{116}O_4$	Ester	
	Helenien	$C_{72}H_{116}O_4$		
	Lycopin	$C_{40}H_{56}$	Kohlen- wasser- stoffe	Al_2O_3
	γ-Carotin	$C_{40}H_{56}$		
Schwächste	β-Carotin	$C_{40}H_{56}$		
Adsorption	α-Carotin	$C_{40}H_{56}$		

Das Lösungsmittel ist in allen Fällen Benzin. Als Adsorptionsmittel hat bei den Alkoholen Calciumcarbonat gedient, weil ihre Adsorption an Aluminiumoxyd so stark ist, daß an ihm nur durch sehr langes Waschen eine Trennung zu erreichen wäre; die Reihenfolge würde aber die gleiche sein. Die Kohlenwasserstoffe dagegen werden von Calciumcarbonat so wenig festgehalten, daß man riesige Mengen Adsorptionsmittel brauchen würde; deshalb verwendet man hier besser Aluminiumoxyd.

Man sieht, daß die Alkoholgruppe die Adsorption sehr stark erhöht, stärker als die Ketogruppe. Die Veresterung hebt diesen Einfluß auf und macht die Verbindung kohlenwasserstoffähnlich. Unter den vier isomeren Kohlenwasserstoffen wird das Lycopin mit 13 Doppelbindungen am stärksten adsorbiert, dann folgt das γ-Carotin mit 12 Doppelbindungen und schließlich die beiden anderen Carotinkomponenten mit je 11 Doppelbindungen.

2. Adsorptionsregeln. Faßt man die Beobachtungen der letzten Seiten zusammen, dann folgt, daß ein Stoff um so stärker adsorbiert wird (also um so höher in der Säule steht),

je mehr polare Gruppen vorhanden sind (OH, C=O, COOH, NO_2, NH_2 u. a.),

je ungesättigter das Molekül ist,

je höher das Molekulargewicht ist.

Im gleichen Sinne steigt auch die Zersetzlichkeit an und macht Destillation bald unmöglich. Methodisch vertritt also die Chromatographie die fraktionierte Destillation bei Substanzen, die nicht unzersetzt flüchtig sind. Die Grenze liegt ungefähr beim Molekulargewicht 250 für ungesättigte Kohlenwasserstoffe, für stark sauerstoffhaltige Substanzen noch niedriger.

3. Farbtieferegel. In den Tabellen auf S. 197 ist die Farbe der analogen Verbindungen mit aufgenommen und man sieht, daß die Lichtabsorption um so langwelliger ist, je höher in der Säule ein Stoff steht. Dies ist eine allgemeine Erscheinung, für die in homologen Reihen keine Ausnahmen bekannt sind und die auch unter chemisch verschiedenen Stoffen noch erstaunlich oft gilt. Sie rührt daher, daß dieselben Moleküleigenschaften, deren Bedeutung für die Adsorptionsaffinität wir oben erwähnt haben, in der gleichen Reihenfolge auch eine Vertiefung der Farbe bewirken.

Die Regel kann — mit allem Vorbehalt natürlich — für die Auswahl des Adsorptionsmittels einen Fingerzeig geben: man wird bei grünen oder blauen Stoffen annehmen dürfen, daß sie stark adsorbiert werden, und daher ein schwaches Adsorptionsmilieu nehmen (Chlorophyll an Zucker, Methylenblau an Aluminiumoxyd aus wäßriger Lösung), während gelbe oder farblose Substanzen im allgemeinen kräftigere Adsorptionssysteme brauchen (über den Begriff des „Adsorptionsmilieus s. S. 183).

Die Entfärbungswirkung von Adsorptionsmitteln ist ein Spezialfall dieser Regel (Tierkohle).

VI. Schwierigkeiten, die bei der präparativen Anwendung der Chromatographie auftreten können.

Man umreißt den Anwendungsbereich der Adsorptionsanalyse am besten, wenn man sagt: sie eignet sich für alle Stoffe, die sich nicht destillieren lassen, aber gelöst werden können. Innerhalb dieses Bereichs treten jedoch mitunter Schwierigkeiten auf, die besonders der präparativen Anwendung im Wege stehen. Die häufigsten sind:

1. Die Substanz wird zu schwach adsorbiert. Abhilfe: bessere Vorreinigung bei Gemischen; Suche nach aktiveren Adsorptionsmitteln; reinste Lösungsmittel.

2. Die Substanz wird so stark adsorbiert, daß Elution nicht mehr möglich ist. Dieser Fall tritt am häufigsten ein, wenn eine Salzbildung mit dem Adsorptionsmittel stattgefunden hat. Dann hilft Elution bei anderem p_h oder Wahl eines neutralen Adsorptionsmittels.

3. Es findet keine Trennung statt; die Stoffe verhalten sich so ähnlich, daß sie in einer gemeinsamen Mischzone beisammen bleiben. Manchmal hilft dann schon der Wechsel des Adsorptionsmittels, besonders in der Richtung nach schwächerem Adsorptionsmilieu hin (vgl. Kuhn und Brockmann, β-Oxycarotinon). Noch besser ist es, wenn man eine Komponente in ein Derivat verwandeln kann, das die andere nicht gibt. So konnten Kuhn und Grundmann Bixindialdehyd und Bixinaldehydsäure direkt nicht trennen, da sich Säure- und Aldehydgruppe — der einzige Unterschied — gegen das Adsorptionsmittel zu ähnlich verhalten. Nach Umsatz mit Hydroxylamin konnte jedoch das Dioxim des Aldehyds von dem einfachen Oxim der Aldehydsäure getrennt werden. In der anorganischen Chromatographie dient die Bildung von Komplexionen dem gleichen Zweck (S. 195).

Natürlich gibt es Fälle, in denen eine chromatographische Trennung bis heute unmöglich ist (vgl. die Untersuchungen von Winterstein und Schön an mehrkernigen aromatischen Kohlenwasserstoffen).

4. **Umlagerungen und Zersetzungen in der Säule.** Schon Willstätter hat festgestellt, daß Chlorophyll nach der Adsorption an Talk nicht mehr unverändert eluiert werden kann, und hat daher die chromatographische Methode abgelehnt. Diese Ablehnung wurde verallgemeinert und hat vielleicht die Hauptschuld an der langsamen Einführung der Adsorptionsanalyse. Deshalb muß betont werden, daß die Fälle, in denen ein Stoff am Adsorptionsmittel verändert wird, sehr selten sind, und daß sich fast stets andere Adsorptionsmittel finden lassen, an denen keine Zersetzung eintritt. Für Chlorophyll fanden Winterstein und Stein im Puderzucker ein unschädliches und brauchbares Adsorptionsmittel. Weitere Beispiele sind die Umlagerungen der Carotine an Aluminiumoxyd (Gillam und el Ridi), die an MgO oder $Ca(OH)_2$ wesentlich geringer zu sein scheinen; die Zerstörung mancher Schmetterlingsfarben an Aluminiumoxyd (Schöpf und Becker), die an Bleicherden nicht eintritt. Umgekehrt wird Linalool gerade an Floridin isomerisiert (Pigulewski, Kanetzkaja, Platonowa).

Die Umwandlungen am Aluminiumoxyd gehen vielfach auf den starken Alkaligehalt der üblichen Präparate zurück und sind den OH^- zuzuschreiben, z. B. die Verseifung von Diacetyl-toxicarol zu Toxicarol (Cahn und Phipers). Aceton wird durch dieses Aluminiumoxyd teilweise zum Diacetonalkohol

$$\begin{matrix} CH_3 \\ CH_3 \end{matrix}\Big\rangle C(OH)\!-\!CH_2\!-\!CO\!-\!CH_3$$

kondensiert (Hesse und Eysenbach). Durch eine Vorbehandlung mit verdünnten Säuren lassen sich diese Einwirkungen vermeiden.

Eine **reversible** Umwandlung von Capsanthin an Calciumcarbonat, die nur in Benzollösung eintritt, beobachteten Zechmeister und v. Cholnoky (3). Sie wird als eine Enolisierung gedeutet.

Es ist noch zu beachten, daß viele Farbstoffe im Adsorbat lichtempfindlicher sind als in Lösung oder in reiner Form. Auch der Autoxydation sind adsorbierte Stoffe stärker unterworfen als freie; Heilbron und Mitarbeiter sowie Holmes und Mitarbeiter haben deshalb Anordnungen zur Chromatographie unter Luftausschluß angegeben.

Um den großen Anwendungsbereich der chromatographischen Methoden praktisch zu kennzeichnen und um einige typische Arbeitsweisen näher zu beschreiben, werden im folgenden einige analytische und einige mehr präparative Arbeitsvorschriften gegeben.

VII. Arbeitsvorschriften.

Die durch ein $^+$ bezeichneten Vorschriften eignen sich als Demonstrationsversuche und zur ersten Einarbeitung in das Gebiet. Die Beispiele sind nach Körperklassen geordnet. Eine Anordnung nach Adsorptionsmitteln findet man bei diesen (S. 184f.).

1. Trennungen organischer Stoffe. a) **Aliphatische Kohlenwasserstoffe.** *Trennung der isomeren Carotine aus der Frucht von Gonocarium pyriforme* [A. Winterstein (1), (2)]. Die Schalen der Gonocaryumfrüchte (300 g) werden in 500 ccm Aceton eingelegt, nach 24 Stunden abgepreßt und bei 40° getrocknet. Nach dem Mahlen in einer Kugelmühle wird das staubfeine, hellgelb gefärbte Pulver (70 g) mit insgesamt 750 ccm Petroläther (30—50°) in der Kälte extrahiert. Der dunkel-orangegelb gefärbte Extrakt wird mit 10% methylalkoholischer Kalilauge versetzt und unter Luftausschluß 12 Stunden geschüttelt. Die Seifen werden durch Waschen mit Wasser entfernt, die petrolätherische Lösung getrocknet und auf 300 ccm eingeengt. Diese Lösung wird durch eine 17 cm hohe und 6 cm dicke Säule von aktiviertem Aluminiumoxyd (Merck, stand. nach H. Brockmann) filtriert und mit 2 l gewaschenem Benzin (70°) zum Chromatogramm gewaschen. Es bilden sich vier scharfe Zonen, von denen die oberste aus Lycopin, die zweite aus γ- und δ-Carotin, die dritte aus β-Carotin und die unterste aus α-Carotin besteht. Die zweite Fraktion wird nochmal adsorbiert, wobei noch eine kleine Menge Lycopin abgetrennt werden kann. β-Carotin ist hier nur in Spuren vorhanden. Das Chromatogramm wird in der Weise zerlegt, daß die Fraktionen, deren erste Adsorptionsbande in Schwefelkohlenstoff bei 532—533 mμ lag, gefaßt werden (etwa 50—60% des gesamten Farbstoffs). Diese Fraktion wird nochmal adsorbiert, wobei eine kleine Menge eines Farbstoffs mit tiefer liegenden Absorptionsbanden abgetrennt werden kann. Das so gewonnene γ-Carotin ist chromatographisch einheitlich. Die Hauptfraktion wird mit Petroläther-Methanol eluiert, das Methanol ausgewaschen, der Petroläther bis auf ein kleines Volumen im Vakuum verdampft, das Konzentrat in eine Ampulle übergeführt, das Lösungsmittel im Vakuum vollständig entfernt und die Ampulle im Hochvakuum zugeschmolzen. Nach einiger Zeit beginnt das γ-Carotin aus der braunrot gefärbten Masse auszukristallisieren.

In entsprechender Weise können auch die anderen Zonen mit methanolhaltigem Petroläther eluiert und zur Kristallisation gebracht werden.

Nach P. Karrer und O. Walker ist zur Trennung von α- und β-Carotin Chromatographie der Petrolätherlösung an gelöschtem Kalk besonders geeignet.

Chromatographische Zerlegung von Azulentrinitrobenzolat (Plattner und Pfau). Das Adsorptionsrohr (1,7 cm dick) wird 18 cm hoch mit Aluminiumoxyd (Brockmann) gefüllt. Auf das Aluminiumoxyd werden 400 mg Azulen-trinitrobenzolat aufgeschüttet und dann mit 50 ccm Cyclohexan-Benzol 1:1, darauf mit 30 ccm Cyclohexan ausgewaschen. Das Trinitrobenzol blieb als braune Zone hängen, während das Azulen durchläuft. Die angegebene Menge Adsorptionsmittel ist knapp bemessen.

Aus dem tiefblauen Filtrat wird das Cyclohexan abdestilliert; es muß dazu eine gut wirkende Kolonne verwendet werden, da sonst ein beträchtlicher Teil des leicht flüchtigen Azulens mitgerissen wird, was an der Färbung des Destillats erkannt werden kann. Nach Verdampfen des Lösungsmittels verbleiben 137 mg kristallisiertes Azulen, das ist 92%.

In der gleichen Weise lassen sich auch Azulenpikrate zerlegen (vgl. Original).

b) Aromatische Kohlenwasserstoffe. *Reinigung von Anthracen*[+] (Winterstein, Schön und Vetter). 6 g Anthracen Riedel „für wissenschaftliche Zwecke" wird in Benzin gelöst und an eine 25 cm hohe, 6 cm dicke Säule von aktivem Aluminiumoxyd adsorbiert. Beim Waschen des Chromatogramms mit Benzin bilden sich im obersten Teil einige schmutzigbraune Zonen, aus denen keine kristallisierende Substanz isoliert werden kann. Im Licht der Analysenquarzlampe können weiter unten drei Zonen beobachtet werden. Im oberen Teil des Rohres eine schmale, scharfe, hellblau fluorescierende Zone, darunter eine gelbe und im unteren Teil des Rohres eine blau fluorescierende, breite Zone. Bei längerem Waschen ging der größte Teil des Anthracens ins Filtrat, dessen erste Anteile paraffinähnliche Substanzen enthalten. Das Anthracen kristallisiert beim Einengen in stark blau fluorescierenden, langen Spießen. Die oberste Zone wird mit Äther eluiert, der Äther verdampft, der Rückstand im Vakuum bei 0,5 mm und 150—170° sublimiert und das Sublimat aus Benzol unter Zusatz von Benzin umkristallisiert. Es werden 350 mg farbloser, glänzender Blättchen erhalten, die bei 238° schmolzen und mit Carbazol vom Schmelzpunkt 238° keine Depression geben.

c) **Benzolderivate mit polaren Gruppen.** *Trennung der isomeren Nitraniline* + (P. Karrer und N. Nielsen, zit. nach Zechmeister und v. Cholnoky, Wien 1937). Je 0,15 g von o-, m- und p-Nitranilin werden gemeinsam in Petroläther gelöst, auf Calciumhydroxyd gegossen und mit Petroläther zum Chromatogramm auseinandergewaschen:

Oben: hellgelb, enthält p-Nitranilin

gelb, enthält m-Nitranilin.

Unten: dunkelgelb bis bräunlich: o-Nitranilin.

Die Isolierung geschieht durch Eluieren mit methanolhaltigem Benzol, Eindampfen und erneute Adsorptionsanalyse des Rückstandes.

Die drei *Nitrophenole* lassen sich in gleicher Weise aus Benzollösung an einer Aluminiumoxyd- oder Calciumcarbonatsäule trennen. Reihenfolge von oben: p-, m-, o-Verbindung.

Trennung von Viktoriablau, Methylenblau, Fuchsin und Auramin O + (P. Ruggli und P. Jensen). Als Adsorptionsmittel dient „Aluminiumoxyd reinst wasserfrei" von Merck; da es noch zu schwach adsorbiert, wird es mit (Basler) Leitungswasser 3mal aufgeschlämmt, danach getrocknet und geglüht. Auf eine Säule aus diesem Adsorbens werden die Farbstoffe in wäßriger Lösung, die je 0,1% enthält, aufgegossen und ohne Saugen filtriert. Als Waschflüssigkeit dient Wasser. Man erhält oben eine schwarzblaue Zone von Viktoriablau, darunter, durch einen weißen Ring getrennt, Methylenblau, dann Fuchsin und zu unterst Auramin als verwaschene gelbe Zone, die vollständig ins Filtrat gewaschen werden kann. Die Elution der Zonen gelingt mit Methanol.

Trennung von Boletol und Isoboletol (F. Kögl und W. B. Deijs). Das Gemisch der beiden synthetischen Trioxy-anthrachinon-carbonsäuren, insgesamt weniger als 100 mg, wird in alkoholischer Lösung durch eine 35 cm hohe und 2 cm dicke Säule von käuflichem Aluminiumoxyd filtriert. Zum Waschen dient nacheinander Alkohol, Benzol und Xylol. Es lassen sich folgende Ringe abtrennen: 1. ein breiter rotbrauner Ring, 2. ein gelbbrauner, 3. ein gelbgrüner, 4. ein dunkel blaßgrüner und 5. ein grauer Ring. Die fünf Ringfraktionen werden jeweils mit 1%iger Kalilauge ausgezogen und die alkalischen Lösungen angesäuert und ausgeäthert. Die spektroskopische Untersuchung ergibt, daß die Hauptmenge der Boletole im ersten Ring adsorbiert ist; der zweite Ring enthält noch eine kleinere Menge davon. Die vereinigten Fraktionen aus den beiden ersten Ringen werden nochmals über eine Säule von Aluminiumoxyd filtriert. Das Chromatogramm wird nunmehr durch Waschen mit Alkohol, Aceton und Aceton-Wasser (1:1) ausgebildet. Es entstehen zwei leicht zu trennende Ringe, aus denen die Farbstoffe in der oben beschriebenen Weise isoliert werden.

d) **Hydroaromatische Verbindungen.** *Isolierung von Vitamin D_3 aus Thunfischleberöl* [H. Brockmann (2)]. Das „Unverseifbare" aus Thunfischleberöl wurde zunächst durch Verteilungsverfahren (s. im Original) vorgereinigt. 120 g des Präparates hatten einen Vitamin D-Gehalt von 280 internationalen Einheiten (D = 280 IE).

1. Adsorption (Voradsorption). Je 20 g wurden in 500 ccm Benzol-Benzin (1:4) gelöst und durch eine Säule Aluminiumhydroxyd III filtriert, worauf mit 1200 ccm Lösungsmittel nachgewaschen wurde. Im Filtrat: 5,8 g Öl, D = 800 IE.

2. Adsorption. Je 10 g dieses Präparates wurden zusammen mit 100 mg Indicatorrot 33 in 600 ccm Benzol-Benzin (1:4) aufgenommen und durch eine Aluminiumhydroxyd-III-Säule filtriert. Beim Nachwaschen mit 3 l Lösungsmittel entstand das folgende Bild:

Oben: hellgelb
      rosa
      rot, enthält 2,9 g Öl, D = 2000 IE.
Unten: bräunlichgelb.

3. Adsorption. Die 2,9 g Öl wurden in 200 ccm Benzol-Benzin (1:4) gelöst, von auskristallisiertem Indicatorrot abfiltriert und wieder durch eine Säule von Aluminiumhydroxyd-III filtriert. Nach dem Waschen mit 1,5 l Lösungsmittel entstanden drei Zonen:

Oben: hellgelb
      rot, enthält 0,9 g Öl, D = 5500 IE.
Unten: gelb.

Dieses Endprodukt von 5500 IE enthält etwa 30% Vitamin. Die weitere chromatographische Reinigung ist möglich, aber sehr verlustreich. Es wurde deshalb nach Entfernung des Cholesterins mit 3,5-Di-nitro-benzoylchlorid verestert und das Estergemisch wieder aus Benzol-Benzin 1:4 an Aluminiumhydroxyd III chromatographiert. Nach dem Nachwaschen mit dem Lösungsmittelgemisch sind vier Zonen vorhanden, deren unterste fast reinen Vitamin-D_3-Ester enthält, der aus Aceton-Methanol zur Kristallisation gebracht werden kann.

Krötengift (H. Wieland, G. Hesse und R. Hüttel). Das Gift von rund 33000 Tieren wurde durch Ausdrücken der Ohrdrüsen gewonnen und das in Watte aufgesaugte Sekret (netto 439 g) über P_2O_5 getrocknet. Dann wurde im Soxhlet mit alkoholfreiem Chloroform erschöpft, die im Vakuum stark eingeengten Extrakte mit Sodalösung entsäuert und die Chloroformlösung dann in viel Petroläther eingerührt. Die krümlige Fällung wog etwa 100 g.

35 g davon wurden in 10 Teilen Aceton gelöst, filtriert und auf eine 16 cm hohe und 7 cm dicke Säule von Aluminiumoxyd (Merck, stand.

nach Brockmann) aufgegossen. Ein natürlicher gelber Farbstoff, der ebenso festgehalten wird wie das Hauptgift Bufotalin, dient als Indicator. Man entwickelt so lange mit Chloroform, bis fast das gesamte Pigment durchgewaschen ist, und erhält dann folgendes Säulenbild (links Dicken der Zonen in Millimetern):

10 I. Zone, braun, fluoresciert blau, Farbreaktion nach Liebermann schwach (verworfen).

90 II. Zone, farblos, fluoresciert grün, Liebermann-Reaktion rosa-blau-blaugrün.

40 III. Zone, oberes Ende des gelben Farbstoffs, keine Fluorescenz, Liebermann-Reaktion schon bufotalinähnlich.

20 IV. Zone, Liebermann-Reaktion des reinen Bufotalins: rot-violett-blau-grün.

Durch Elution mit Chloroform-Methanol (1:1) wurden aus der II. (3,2 g) und III. (2,2 g) Zone Nebengifte isoliert, deren saubere Trennung voneinander chromatographisch nicht möglich ist. Die IV. Zone und besonders das Filtrat geben fast reines Bufotalin (9,2 g), das durch nochmalige Adsorption vollständig rein erhalten wird.

e) **Heterocyclische Verbindungen.** *Reinigung von Heteroauxin (β-Indolyl-essigsäure)* (F. Kögl, A. J. Haagen-Smit und H. Erxleben). Der aus Harn isolierte Wuchsstoff glich in allen Punkten der β-Indolyl-essigsäure, war aber optisch aktiv. Dies konnte nur von einer hartnäckig anhaftenden Verunreinigung herrühren, deren Entfernung auf chromatographischem Wege gelang. Als Teste dienten die Linksdrehung einerseits und eine Farbreaktion mit Eisenchlorid-Salzsäure andererseits.

Die Adsorption erfolgte an fein gepulvertes Calciumcarbonat, das sich in einem 40 cm langen Rohr von 4,5 cm Durchmesser befand. Durchgesaugt wurde eine Lösung von 50 mg Heteroauxin in 50 ccm Benzol. Danach wurde einmal mit 50 ccm Benzol, dann mit 30 ccm einer Benzol-Äthanolmischung (10:1) und endlich mit 30 ccm Benzol-Äthanol (10:5) entwickelt und das Adsorbens gut trocken gesaugt. Die Farbreaktion fiel im Filtrat negativ aus. Die Adsorptionssäule wurde nunmehr in 6 Schichten aufgearbeitet, jede Schicht wurde in der Kälte 3mal mit Äthanol extrahiert und dann die Äthanollösungen einzeln eingedampft.

I: 2,9 mg, keine Farbreaktion.

II: 9 mg, schwache Farbreaktion, keine Drehung.

III: 18 mg, starke Farbreaktion, keine Drehung.

IV: 14 mg, deutliche Farbreaktion, keine Drehung.

V: 3 mg, schwache Farbreaktion.

VI: kein nennenswerter Rückstand.

Der Versuch wurde wiederholt und die Rückstände der Schichten II—V gemeinsam aus Wasser umkristallisiert. Schmelzpunkt 165°, keine Drehung.

Aus den Fraktionen I wurden 6,1 mg einer bei 167° schmelzenden Verbindung isoliert, die links drehte ($\alpha_D = -34,3°$) und wegen Isomorphie mit β-Indolyl-essigsäure keine Schmelzpunktsdepression gab.

Trennung der Mutterkornalkaloide Ergotamin und Ergotaminin (zit. nach Zechmeister und v. Cholnoky, Wien 1937). 120 g Aluminiumoxyd (nach Brockmann) werden in einem Rohr (40:2,2 cm) mit reinem Chloroform durchtränkt und dann je 0,5 g der beiden Alkaloide in 100 ccm Chloroform eingeführt. Man entwickelt mit demselben Solvent und erkennt eine Schichtung unter der Quarzlampe. Eine schmalere, stark alkaloidhaltige Zone läuft zuerst ab, dann folgt eine alkaloidarme Fraktion, während der obere Bezirk der Kolonne lebhaft violett fluoresciert. Die ersten Filtratanteile (50 ccm) drehen nach rechts, bei den weiteren 200 ccm geht die Rechtsdrehung ständig zurück und es folgt (nach sehr alkaloidarmen Zwischenfraktionen) die linksdrehende Lösung des Ergotamins. Die rechtsdrehenden Anteile werden im Vakuum eingedampft (0,52 g); durch einmaliges Umkristallisieren aus Pyridin erhält man reines Ergotaminin in hoher Ausbeute. Die linksdrehenden Extrakte gaben 0,33 g reines Ergotamin, das aus wasserhaltigem Aceton auskristallisiert.

Anreicherung von Curare-Alkaloiden über die Reineckate (H. Wieland, W. Konz und R. Sonderhoff). Die für die Fällung verwendete Reineckesäure wird aus reinstem Ammoniumreineckat durch Ansäuern mit Salzsäure und Ausäthern erhalten (chromatographisch auf Einheitlichkeit prüfen!). Die Fällung des vorgereinigten Methanolextrakts aus Curare erfolgt in wäßriger Lösung. 2,7 g Reineckat werden in 800 ccm Aceton gelöst und durch eine 15 cm hohe Säule von 100 g Aluminiumoxyd durchlaufen gelassen; mit 150 ccm Aceton wird nachgewaschen. Die unwirksamen Begleitstoffe (etwa die Hälfte) werden in einer oberen braunen Zone adsorbiert. Das Filtrat wird im Vakuum auf etwa 50 ccm eingedampft, dann fügt man das gleiche Volumen Wasser hinzu, macht mit 2 n-Salzsäure schwach kongosauer und schüttelt die Reineckesäure mit Äther aus. Die wäßrige Lösung wird im Vakuumexsiccator über Ätzkali und Schwefelsäure zur Trockne gebracht: 0,9 g eines braunen Lacks.

Durch Chromatographie der Perchlorate läßt sich eine Aufteilung in mindestens zwei Gifte erreichen (Acetonlösung, Aluminiumoxyd); jedoch gelingt schon aus dem Endprodukt der Reineckat-Chromatographie die Darstellung eines kristallisierten Toxiferin-anthrachinon-β-sulfonats.

Isolierung von Uropterin aus Harn [W. Koschara (3)]. 90 g Frankonit KL werden mit 250 ccm Phosphatpuffer (p_h 7,6) verrührt und der Schlamm unter ganz schwachem Saugen auf eine horizontal genau ausgerichtete Nutsche (Durchmesser 12,3 cm) aufgegossen. Nach Ausbildung der Adsorptionsschicht wird das Konzentrat der Harnfarbstoffe aus 5000 l Harn, in 500 ccm Phosphatpuffer gelöst, aufgegossen. Man saugt anfangs mit einem Unterdruck von 5 cm Wassersäule, welcher allmählich auf 30 cm gesteigert wird. Später kann höheres Vakuum angeschlossen werden. Nach dem Durchlaufen der Farbstofflösung wird mit 250 ccm Phosphatpuffer (p_h 7,6) und danach mit 800 ccm sekundärem Natriumphosphat ($^1/_{15}$ mol.; p_h 8,3) gewaschen. Dadurch wird nur wenig Begleitstoff entfernt, doch ist das intensive Waschen nötig, da die Säule nur so zur Entwicklung vorbereitet wird.

Man eluiert mit Boratpuffer (p_h 9,2): nach etwa 300 ccm Puffer erscheint im Filtrat der erste Farbstoff. Die Abgrenzung der Uropterin-

fraktion (im allgemeinen 200 ccm) von nachfolgenden Farbstoffen ist
schwierig. Sie ist gegenüber den letteren stets ausgezeichnet durch
ihre größere Leuchtkraft im Tageslicht und durch Stärke der Rotfluores-
cenz unter der Quarzlampe. Beim Stehen über Nacht, in Eis, kristalli-
sieren gelbe Warzen aus (30 mg): ein Salz des Uropterins mit einém
Bestandteil der Bleicherde.

Reinigung der Co-Zymase von anderen Co-Fermenten (H. v. Euler
und F. Schlenk). Ausgehend von einem Präparat mit dem Co-Zymase-
wert ACo = 400000 wird aus 1,0 g zunächst eine Bariumsalzfällung
gemacht und die abfiltrierten Salze mit Schwefelsäure wieder zerlegt
(45 ccm 0,5 n-Lösung). Diese Lösung wird unter schwachem Saugen
an einer 10 cm hohen, 8 mm dicken Säule von Aluminiumoxyd (Merck,
nach Brockmann), die frisch eingeschlämmt ist, chromatographiert.
Man wäscht mit Wasser nach. Die in der Saugflasche angesammelte
durchgelaufene Flüssigkeit wird jeweils entfernt, wenn das Volumen
etwa 10 ccm beträgt, und die Fraktionen im Kühlschrank verwahrt.
Es genügt meistens, mit 100 ccm Wasser nachzuwaschen. Die Fraktionen werden nachher einzeln im Gärversuch geprüft und diejenigen,
die mehr als 100 Co/ccm enthalten, vereinigt man. Durch Alkohol-
fällung der eingeengten Lösung erhält man 300—400 mg vom ACo-Wert
600000—630000. Das Präparat enthält etwas $Al(OH)_3$ aus der Säule,
aber keine andere organische Substanz.

f) Hochpolymere. *Fraktionierung von Acetylcellulose* (Mark und
Saito). Auf ein Glasrohr (42:3 cm) wurde eine Kappe aus Messing-
drahtnetz angepaßt, Glaswolle und Asbest eingelegt und als Füllmasse
3mal 10 g Blutkohle (Kahlbaum) verwendet; zwischen je zwei Schichten
wurde ein rundes Stück Leinwand als Separator gelegt. Zuerst wurde
die ganze Säule mit Preßluft von etwa 1 Atm. behandelt, sodann eine
0,5%ige Cellitlösung in Aceton aufgegossen und mit Hilfe der Preßluft
filtriert. Dabei wurde beträchtliche Wärmeentwicklung beobachtet,
wahrscheinlich infolge der starken Adsorption von Aceton an Blutkohle. Es wurden 300 ccm der Cellitlösung aufgegossen und dann mit
Aceton gewaschen, bis keine Acetylcellulose mehr im Filtrat nachweisbar war.
Die Blutkohle jeder Schicht wurde getrocknet, mit 50 ccm Dioxan
gut geschüttelt und nach einem Tag filtriert. Diese Filtration ist schwierig;
es wurde für sie ein Glasrohr von 1,5 cm Durchmesser angewendet,
das mit Glaswolle, Asbest und 7 g Stärke fest gestopft war. Die so
erhaltenen Eluate und das Filtrat wurden bei etwa 60° getrocknet und
der Rückstand im Vakuumexsiccator über Phosphorpentoxyd und
Adsorptionskohle stehen gelassen. Die Viscositäten und der Acetylgehalt der so erhaltenen Proben wurden bestimmt:

	Prozent des Ausgangsmaterials	Viscosität		Prozent des Ausgangsmaterials	Viscosität
Oberste Zone .	30—35	1,101	Unterste Zone	20—30	1,138
Mittlere Zone .	25—30	1,135	Filtrat . . .	10—15	1,198

Die spezifische Viscosität des Ausgangsmaterials hatte 1,163 betragen. Der Acetylgehalt der einzelnen Fraktionen war annähernd der gleiche.

2. Anorganische Trennungen (Ionenaustausch). a) Kationen. $Fe^{\cdots}—Cu^{\cdot\cdot}—Co^{\cdot\cdot}$; *Entwickler* $K_4Fe(CN)_6^+$ (G.-M. Schwab und K. Jockers). Durch eine Säule von geglühtem alkalihaltigem Aluminiumoxyd (z. B. Merck stand. nach Brockmann oder nach Vorschrift S. 185) wird die Mischlösung der drei Sulfate (m/1) aufgegossen und schwach gesaugt. Wenn $^1/_{10}$ der Säule belegt ist, wird nur noch reines Wasser aufgegossen, bis weiteres Waschen das Säulenbild nicht mehr verändert. Man erhält oben eine braune Zone von Eisen(III), darunter eine blaue von Kupfer und dann eine rosa Zone von Kobalt. Die Zonen schließen unmittelbar aneinander. Wenn die Lösung freie Säure enthält, ist über dem Eisen eine farblose Zone von $H^{\cdot}$. Entwickeln: Zur sicheren Identifizierung wird eine Lösung von Kaliumferrocyanid durch die Säule gesaugt. Die Eisenzone wird nun blau (Berlinerblau), die Kupferzone braun und die Kobaltzone grünlich.

$Pb^{\cdot\cdot}—Ag^{\cdot}—Zn^{\cdot\cdot}—Cd^{\cdot\cdot}—Mn^{\cdot\cdot}$; *Entwickler* $(NH_4)_2S^+$ (G.-M. Schwab und K. Jockers). Man verfährt wie beim vorigen Beispiel, verwendet jedoch die Nitrate. Da man den Trenneffekt vor der Entwicklung nicht beobachten kann, wäscht man mit der 10fachen Menge Wasser und gibt dann die Lösung von Ammonsulfid auf, die vollständig mit Schwefelwasserstoff gesättigt sein muß. Man erhält fünf scharf getrennte Zonen: oben eine schwarze von Bleisulfid, darunter eine graue von Silbersulfid, eine weiße von Zinksulfid, eine gelbe von Cadmiumsulfid und schließlich eine fleischfarbene (mitunter grüne) von Mangansulfid.

b) Anionen. $CrO_4''—SO''—MnO_4'$ an der „sauren Säule"$^+$ (G.-M. Schwab und G. Dattler). Nachdem das Adsorptionsrohr mit Aluminiumoxyd gefüllt ist, wird 1 n-Salpetersäure rasch hindurchgesaugt (für eine Säule von 8 cm Höhe und 5 mm Durchmesser braucht man 2,5 ccm); dann wäscht man mit der gleichen Menge Wasser die überschüssige Säure fort. Durch diese „saure Säule" saugt man die Lösung der Alkalisalze obiger Säuren. Nach dem Waschen mit Wasser hat man von oben nach unten: eine gelbe, farblose und violette Zone.

3. Mehrschichtensäule. Trennung der Blattfarbstoffe$^+$ (A. Winterstein). 3—4 frische Spinatblätter werden in einem Erlenmeyerkolben in ein Gemisch von 45 ccm Benzin (70°), 5 ccm Benzol und 15 ccm Methanol gelegt. Nach mehrstündigem Stehen wird der fast weiße Rückstand abgesaugt und mit dem gleichen Lösungsmittelgemisch nachgewaschen. Durch häufig wiederholtes Waschen mit Wasser im Scheidetrichter (nicht schütteln!) wird der Methylalkohol vollständig entfernt; dann wird die Lösung über Natriumsulfat getrocknet. Der Versuch mißlingt, wenn Methanol und Wasser nicht ganz vollständig entfernt worden sind.

Zur Adsorption wird ein Rohr von etwa 18 cm Länge und 1 cm Durchmesser verwendet. Auf die Watte kommt zunächst eine 2 cm hohe Schicht Aluminiumoxyd, die gleichmäßig eingestampft wird. Darüber wird ebenso eine 4 cm hohe Schicht von bei 150° getrocknetem Calciumcarbonat, anschließend eine 6 cm hohe Säule von gesiebtem

Puderzucker eingefüllt. Durch einen Tropftrichter läßt man jetzt bei schwachem Vakuum Benzin (70°) durch die Säule laufen und gleich anschließend die grüne Lösung. Es bilden sich alsbald verschiedene Zonen aus, von denen die obere gelbgrüne Schicht Chlorophyll b und die blaugrüne Chlorophyll a enthält. Darunter im Calciumcarbonat befindet sich eine gelbe Zone von Xanthophyll, während das orangegelbe Carotin erst vom Aluminiumoxyd in einer schmalen Zone festgehalten wird.

Wenn die Farbstofflösung bis auf einen geringen Rest durchgelaufen ist, wäscht man das Chromatogramm mit einem Gemisch Benzin-Benzol 4:1 auseinander. Sobald die Trennung vollständig ist, wird mit Petroläther (30—50) nachgewaschen, im CO_2-Strom trocken gesaugt und die Säule in die einzelnen Farbzonen zerlegt. Man löst die Farbstoffe einzeln mit Äther, dem wenig Methanol zugesetzt ist, heraus und kann nun die Absorptionsspektren bestimmen oder durch colorimetrischen Vergleich mit Standardlösungen quantitative Bestimmungen durchführen.

4. Anwendungen in der Pharmazie. a) Verfälschungen im Safran (R. Frank). Von einem Safran, der den Anforderungen des D.A.B. 6 entspricht, wird 1 g mit 20 g 70%igem Alkohol extrahiert; ferner wird 1 g einer Mischung des gleichen Safrans mit gleichen Teilen Flores Calendulae (eine handelsübliche „Mischung") ebenso extrahiert. Je 5 ccm dieser Auszüge werden an „Aluminiumoxyd reinst wasserfrei" (Merck) chromatographiert (Uviolglasrohr 20:1) und mit 10 ccm 70%igem Alkohol entwickelt. Dabei zeigten sich für den ungemischten Safran die in Abb. 4a dargestellten Zonen; Abb. 4b zeigt ihre Fluorescenzerscheinungen im Ultraviolettlicht. Für den verfälschten Safran werden die in Abb. 4c bzw. d dargestellten Zonen erhalten. Beim Vergleich erkennt man deutlich, daß der unverfälschte Safran nur vier Zonen gibt, während der verfälschte noch zwei weitere, eine braune und eine gelbe, erkennen läßt:

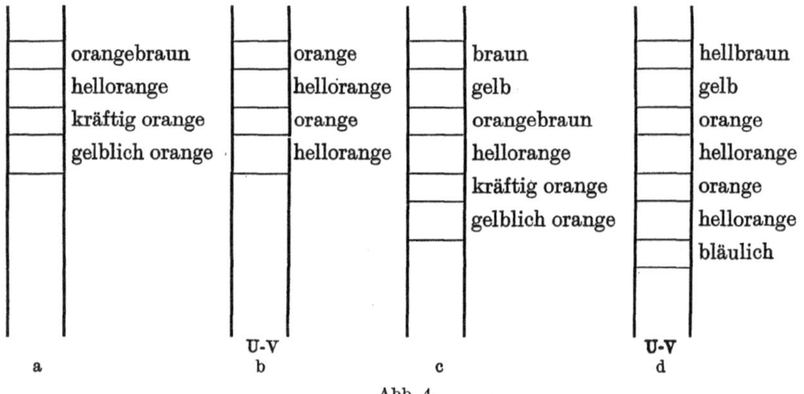

Abb. 4.

b) Quantitative Alkaloidbestimmung im Extractum Strychni (K. W. Merz und R. Franck). Zur quantitativen Bestimmung des Alkaloidgehalts in Strychnosextrakt wird eine bestimmte

Extraktmenge (0,1—0,4 g) in 10 ccm 70%igem Alkohol gelöst, die Lösung an einer etwa 15 cm hohen und 1 cm dicken Säule von Aluminiumoxyd (reinst wasserfrei von Merck) chromatographiert und solange mit 70%igem Alkohol gewaschen, bis etwa 45 ccm Filtrat durchgelaufen sind. Das klare Filtrat wird auf dem Wasserbad bis zur Trübung eingeengt, der Rückstand in 5,00 ccm $^1/_{10}$ n-Salzsäure aufgenommen und mit $^1/_{10}$ n-Natronlauge zurücktitriert (Methylrot).

Extraktmenge g	ccm HCl	Prozentgehalt an Alkaloiden
0,1032	0,449	15,85
0,2026	0,898	15,85
0,2040	0,888	16,04
0,3090	1,374	16,19
0,4133	1,776	15,65
	Durchschnitt	15,91

Die Analysen sind unter Annahme eines mittleren Molekulargewichts von 364,2 für das Alkaloidgemisch berechnet. Nach den Vorschriften des D.A.B. 6 fand man für denselben Extrakt: $15,9 \pm 0,1\%$.

Literatur.

Die Zusammenstellung berücksichtigt die Literatur bis Ende 1937. Sie enthält eine Auswahl von Arbeiten, die entweder für den Ausbau der Methodik grundlegend waren oder zur Erläuterung ihrer Durchführung und des Anwendungsbereichs besonders geeignet sind.

Zusammenfassende Arbeiten.
(Nach Erscheinungsjahr geordnet.)

Tswett, M.: Die Chromophylle in der Pflanzen- und Tierwelt. Warschau: Tipogr. Warshawakago utschebnago Okruga 1910 (russ.).

Winterstein, A.: Fraktionierung und Reindarstellung von Pflanzenstoffen nach dem Prinzip der chromatographischen Adsorptionsanalyse. G. Kleins Handbuch der Pflanzenanalyse, Bd. IV, S. 1403—1437. Wien: Julius Springer 1934.

Dam, H.: Die chromatographische Adsorptionsanalyse. Kem. Maanedsskr. nord. Handelsbl. kem. Ind. **16**, 121 (1935) (dän.).

Lederer, E.: L'adsorption chromatographique et ses applications. Chimie et Industrie **33**, 1072 (1935) (franz.).

Cook, A. H.: Chromatographische Analyse. Chem. and Ind. **55**, 724—726 (1936) (engl.).

Hesse, G.: Die Chromatographische Analyse und ihre Anwendung. Angew. Chem. **49**, 315 (1936).

Lederer, E.: Die chromatographische Adsorption und ihre Anwendungen. Shurn. obschtschei Chim. **6**, 499 (1936) (russ.).

Stix, W.: Die chromatographische Adsorptionsanalyse. Uspechi Chimii **5**, 4 (1936) (russ.).

Willstaedt, H.: Über chromatographische Analyse und ihre Anwendungen. Svensk Kem. Tidskr. **48**, 32—48 (1936) (deutsch).

Zechmeister, L. u. L. von Cholnoky: Dreißig Jahre Chromatographie. Monatshefte f. Chemie **68**, 68 (1936).

Koschara, W.: Die Tswettsche Adsorptionsanalyse. Chem.-Ztg. **61**, 185 (1937).

Zechmeister, L. u. L. v. Cholnoky: Die Chromatographische Adsorptionsmethode, 2. Aufl. Wien: Julius Springer 1938 (354 S.).

Original-Abhandlungen.
(Alphabetisch geordnet.)

Becker, E. u. C. Schöpf: Der mikrochemische Nachweis von Pterinen in Insekten. Liebigs Ann. **524**, 124 (1936). — Brockmann, H.: (1) Die Konstitution des Alkannins, Shikonnins und Alkannans. Liebigs Ann. **521**, 1 (1936). — (2) Die Isolierung des antirachitischen Vitamins aus Thunfischleberöl. Ztschr. f. physiol. Ch. **241**, 104 (1936). — Brockmann, H. u. R. Haase: (1) Über Dracorubin, den roten Farbstoff des „Drachenblutes". I. Ber. Dtsch. Chem. Ges. **69**, 1950 (1936). — (2) Über das Dracorubin. II. Ber. Dtsch. Chem. Ges. **70**, 1733 (1937). — Broda, E. u. H. Mark: Zur Adsorption von Kettenmolekülen. Ztschr. f. physik. Ch. Abt. A **180**, 392 (1937).

Cahn, R. S. and R. F. Phipers: Reactions caused by activated Alumina. Nature (Lond.) **139**, 717, 718 (1937). — Cerecedo, L. R. and D. J. Hennessy: Gewinnung von Vitamin B_1. Journ. Amer. Chem. Soc. **59**, 1617, 1619 (1937). — Cook, J. W., C. L. Hewett and I. Hieger: Die Isolierung eines krebserzeugenden Kohlenwasserstoffs aus Steinkohlenteer. Journ. Chem. Soc. London **1933**, 395.

Diels, O. u. H. F. Rickert: Über den Identitätsnachweis des Dehydrierungskohlenwasserstoffes $C_{18}H_{16}$ aus Sterinen und Geninen mit γ-Methylcyclopentanophenanthren. Ber. Dtsch. Chem. Ges. **68**, 267 (1935). — Drummond, J. C., E. Singer and R. J. Macwalter: Eine Untersuchung über die unverseifbare Fraktion von Weizenkeimöl, mit besonderer Berücksichtigung von Vitamin E. Biochemic. Journ. **29**, 456, 2510 (1935); vgl. auch **31**, 1852—1860 (1937). — Duschinsky, R. et E. Lederer: Isolierung des Follikulins und des Equilenins durch chromatographische Adsorption. Bull. Soc. Chim. biol. **17**, 1534 (1935).

Eckart, O.: Die Verfahren zur Aufbereitung gebrauchter Bleicherden. Chem.-Ztg. **60**, 153 (1936). — Euler, H. v. u. E. Adler: Über die Komponenten der Dehydrasesysteme. IX. Die Co-Dehydrasen: Co-Zymase und „Co-Dehydrase II". Ztschr. f. physiol. Ch. **238**, 233 (1936). — Euler, H. v. u. F. Schlenk: Co-Zymase. Ztschr. f. physiol. Ch. **246**, 64 (1937).

Fink, H.: Über die Isolierung der natürlichen Harnporphyrine. Ber. Dtsch. Chem. Ges. **70** II, 1477 (1937). — Fischer, H. u. K. Herrle: Lichtumwandlung von Porphyrinen. Ztschr. f. physiol. Ch. **251**, 85 (1938). — Fischer, H. u. H. J. Hofmann: Über die Konstitution des Uro- und Muschelschalen-porphyrins. Ztschr. f. physiol. Ch. **246**, 15 (1937). — Franck, R.: Chromatographische Adsorptionsanalyse in der Pharmazie. III. Qualitative Untersuchung einiger Arzneistoffe und Arzneizubereitungen. Arch. der Pharm. **275**, 125 (1937).

Gaffron, H.: Über die Kohlensäureassimilation der roten Schwefelbakterien. II. Biochem. Ztschr. **279**, 1 (1935). — Gillam, A. E. and M. S. el Ridi: Die Isomerisation von Carotinen durch chromatographische Adsorption. I. Pseudo-α-Carotin. Biochemic. Journ. **30**, 1735 (1936). — Gillam, A. E., M. S. el Ridi and S. K. Kon: Die Isomerisation von Carotinen durch chromatographische Adsorption. II. Neo-Carotin. Biochemic. Journ. **31**, 1605 (1937). — Graßmann, W.: Über chromatographische Adsorptionsanalyse von Gerbstoffen. Collegium **9**, 401 (1935). — Graßmann, W. and O. Lang: Über die chromatographische Adsorptionsanalyse von Gerbstoffen. Collegium **9**, 114 (1935). — Grotepass, W. u. A. Defalque: Über die Porphyrine bei einem Fall von Porphyrie ohne Porphyrinurie. Ztschr. f. physiol. Ch. **252**, 155 (1938).

Hayashi, F.: Adsorption von Zuckern an Aktivkohle. Journ. Biochemistry **16**, 1 (1932). — Heilbron, I. M. u. Mitarb.: Charakterisierung hochaktiver Vitamin-A-Präparate. Biochemic. Journ. **26**, 1178 (1932). — Hesse, G.: Über das Drachenblut. Liebigs Ann. **524**, 14 (1936). — Hesse, G. u. F. Reicheneder: Über das afrikanische Pfeilgift Calotropin. I. Liebigs Ann. **526**, 252 (1936). — Holmes, H. N. und Mitarb.: Darstellung eines kräftig wirkenden Vitamin-A-Konzentrats. Journ. Amer. Chem. Soc. **57**, 1990 (1935).

Ito, T.: Über die Oberflächenaktivität und die Adsorbierbarkeit von Aminosäuren. VII. Chem. Zentralblatt **1937** I, 62.

Karrer, P. u. N. Nielsen: Trennung von Substanzgemischen im Chromatogramm und Ultrachromatogramm. Zangger-Festschr. S. 954. Zürich: Rascher & Co. 1934. — Karrer, P. u. H. Salomon: Bestandteile von Pflanzenkeimlingen. I. Über neue Verbindungen aus den unverseifbaren Anteilen des Weizenkeimlingsöls. Helv. chim. Acta **20**, 424 (1937). — Karrer, P. u. W. Schlientz: Zum Vorkommen von α- und β-Carotin in verschiedenen Naturprodukten. Helv. chim. Acta **17**, 7 (1934). — Karrer, P. u. F. M. Strong: Reindarstellung von Anthocyanen durch chromatographische Analyse. Helv. chim. Acta **19**, 25 (1936). — Karrer, P. u. H. M. Weber: Zerlegung natürlicher Anthocyangemische durch chromatographische Adsorptionsanalyse. II. Über „Althaein". Helv. chim. Acta **19**, 1025 (1936). — Karrer, P. u. O. Walker: Reines α-Carotin. Helv. chim. Acta **16**, 641 (1933). — Kögl, F. u. W. B. Deijs: Untersuchungen über Pilzfarbstoffe. XII. Die Synthese von Boletol und Isoboletol. Liebigs Ann. **515**, 23 (1935). — Kögl, F., A. J. Haagen-Smit u. H. Erxleben: Über ein neues Auxin (Hetero-auxin) aus Harn. Ztschr. f. physiol. Ch. **228**, 90 (1934). — Koschara, W.: (1) Adsorptionsanalyse wäßriger Lösungen. Ztschr. f. physiol. Ch. **239**, 89 (1936). — (2) Über ein Lyochrom aus Harn (Uro-flavin). Ber. Dtsch. Chem. Ges. **67**, 761 (1934). — (3) Isolierung eines gelben Farbstoffs aus Menschenharn. Ztschr. f. physiol. Ch. **240**, 127 (1936). — Kuhn, R. u. H. Brockmann: (1) Bestimmung von Carotinoiden. Ztschr. f. physiol. Ch. **206**, 41 (1932). — (2) γ-Carotin. Über das Vitamin des Wachstums. IV. Ber. Dtsch. Chem. Ges. **66**, 407 (1933). — (3) Über den stufenweisen Abbau und die Konstitution des β-Carotins. Liebigs Ann. **516**, 95 (1935). — Kuhn, R. u. Ch. Grundmann: (1) Die Konstitution des Lycopins. Ber. Dtsch. Chem. Ges. **65**, 1880 (1932). — (2) Über Kryptoxanthin, ein Xanthophyll der Formel $C_{40}H_{56}O$. Über das Vitamin des Wachstums. V. Ber. Dtsch. Chem. Ges. **66**, 1746 (1933). — Kuhn, R. u. H. Kaltschmitt: Isolierung von Lactoflavin (Vitamin B_2) aus Heu. Ber. Dtsch. Chem. Ges. **68**, 128 (1935). — Kuhn, R. u. J. O. R. Morris: Synthese von Vitamin A. Ber. Dtsch. Chem. Ges. **70**, 853 (1937). — Kuhn, R., A. Winterstein u. E. Lederer: Zur Kenntnis der Xanthophylle. Ztschr. f. physiol. Ch. **197**, 141 (1931).

Lederer, E.: Über die Carotinoide des Teguments einiger Insekten. C. r. Soc. Biol. Paris **117**, 413 (1934). — Lindau, G. u. G. Salomon: Zur Bestimmung der Haftfestigkeit adsorbierter Moleküle in der Grenzfläche fest—flüssig. Ber. Dtsch. Chem. Ges. **67**, 1296 (1934). — Lynen, F. u. U. Wieland: Über die Giftstoffe des Knollenblätterpilzes. IV. Liebigs Ann. **533**, 93 (1937).

Mackinney, G. and H. W. Milner: Karottenblatt-Carotin. Journ. Amer. Chem. Soc. **55**, 4728 (1933). — Mark, H. u. G. Saito: Fraktionierung hochpolymerer Stoffe durch die chromatographische Adsorptionsanalyse. I. Fraktionierung von Acetylcellulose. Monatshefte f. Chemie **68**, 237 (1936). — Merz, K. W. u. R. Franck: Chromatographische Adsorptionsanalyse in der Pharmazie. IV. Quantitative Untersuchung einiger alkaloidhaltiger Arzneizubereitungen. Arch. der Pharm. **275**, 345 (1937). — Mohler, H. u. W. Hämmerle: Über den Nachweis von Weißwein in Rotwein. Ztschr. f. Unters. Lebensmittel **70**, 193 (1935); **71**, 186 (1936).

Noyons, E. C. H. J.: Eine Methode zur quantitativen Bestimmung kleiner Mengen Vitamin C. Acta brevia neerl. Physiol., Pharmacol., Microbiol. **7**, 79—81 (1937). — Chem. Zentralblatt **1937 II**, 614.

Pigulewski, G. W., Je. T. Kanetzkaja u. M. A. Platonowa: Isomerisation von Linalool unter der Einwirkung von aktivierten Bleicherden (Floridin). Chem. Zentralblatt **1937 II**, 1187. — Plattner, Pl. A. u. A. St. Pfau: Zur Kenntnis der flüchtigen Pflanzenstoffe. V. Über die Darstellung des Grundkörpers der Azulen-Reihe. Helv. chim. Acta **20**, 224 (1937).

Ruggli, P. u. P. Jensen: (1) Die chromatographische Adsorptionsanalyse in Anwendung auf wäßrige Lösungen künstlicher organischer Farbstoffe. Helv. chim. Acta **18**, 624 (1935). — (2) Chromatographische Adsorption von Teerfarbstoffen und Zwischenprodukten. II. Derivate des α- und β-Naphtols. Helv. chim. Acta **19**, 64 (1936).

Sannié, Ch.: Chromatographie unter Druck. Bull. Soc. Chim. de France **54**, 580 (1937). — Schöpf, C. u. E. Becker: Über neue Pterine. Liebigs Ann. **524**, 49 (1936). — Schwab, G.-M. u. G. Dattler: Anorganische Chromatographie. II. Säuretrennung. Angew. Chem. **50**, 691 (1937). — Schwab, G.-M. u. K. Jockers: Anorganische Chromatographie. I. Angew. Chem. **50**, 546 (1937). — Strain, H. H.: (1) Die Trennung von Carotinen durch Adsorption auf Magnesiumoxyd. Science (N. Y.) **79**, 325 (1934). — (2) Carotin. VIII. Trennung von Carotinen durch Adsorption. Journ. Biol. Chem. **105**, 523 (1934). — (3) 3-Nitrobenzohydrazone, 2,4-Dinitrophenylhydrazone und die Trennung von Hydrazonen durch Adsorption. Journ. Amer. Chem. Soc. **57**, 758 (1935).

Tischer, J.: Über die Carotinoide von Haematococcus pluvialis I. Ztschr. f. physiol. Ch. **250**, 147 (1937). — Tschesche, R. u. K. Bohle: Über pflanzliche Herzgifte. XIII. Die Konstitution des Sarmentogenins. Ber. Dtsch. Chem. Ges. **69**, 2497 (1936). — Tschesche, R. u. H. A. Offe: Über Krötengifte. I. Die Selendehydrierung des Cinobufagins. Ber. Dtsch. Chem. Ges. **68**, 1998 (1935). — Tswett, M.: (1) Adsorptionsanalyse und chromatographische Methode. Anwendung auf die Chemie des Chlorophylls. Ber. Dtsch. Bot. Ges. **24**, 384 (1906). — (2) Zur Chemie des Chlorophylls. Über Phylloxanthin, Phyllocyanin und die Chlorophyllane. Biochem. Ztschr. **5**, 6 (1907). — (3) Über die nächsten Säurederivate der Chlorophylline. Ber. Dtsch. Chem. Ges. **41**, 1352 (1908). — (4) Das sogenannte „kristallisierte Chlorophyll", ein Gemisch. Ber. Dtsch. Chem. Ges. **43**, 3139 (1910). — (5) Über die Löslichkeitsverhältnisse der Chlorophylline und eine neue Methode zur Isolierung derselben. Ber. Dtsch. Chem. Ges. **44**, 1124 (1911).

Wetter, F. u. K. Dimroth: Über die Darstellung eines Homologen des Epi-Koprosterins in der Ergosterinreihe. Ber. Dtsch. Chem. Ges. **70**, 1665 (1937). — Whitehorn, J. C.: „Permutit" als Reagens für Amine. Journ. Biol. Chem. **56**, 751 (1923). — Wieland, H., G. Hesse u. R. Hüttel: Zur Kenntnis der Krötengiftstoffe. IX. Weiteres zur Konstitutionsfrage. Liebigs Ann. **524**, 203 (1936). — Wieland, H., W. Konz u. R. Sonderhoff: Über das Curarin aus Calebassen-Curare. Liebigs Ann. **527**, 160 (1937). — Willstaedt, H.: (1) Über die Farbstoffe der Torfbeeren. Skandinav. Arch. f. Physiol. **75**, 155 (1936). — (2) Bestimmung von Vitamin B$_1$. Naturwissenschaften **25**, 682 (1937). — Willstaedt, H. u. H. Behrnts Jensen: Über den Gehalt an Carotinoiden in rohem und gekochtem Spinat. Svensk Kem. Tidskr. **49**, 258 (1937) (deutsch). — Willstätter, R.: Über Isolierung von Enzymen. Ber. Dtsch. Chem. Ges. **55**, 3601 (1922). — Windaus, A., Fr. Schenck u. F. v. Werder: Über das antirachitisch wirksame Bestrahlungsprodukt aus 7-Dehydro-cholesterin. Ztschr. f. physiol. Ch. **241**, 100 (1936). — Windaus, A. u. O. Stange: Über das Provitamin des Eiersterins. Ztschr. f. physiol. Ch. **244**, 218 (1936). — Winterstein, A.: (1) Über ein neues Provitamin A. Ztschr. f. physiol. Ch. **215**, 51 (1933). — (2) Über ein Vorkommen von γ-Carotin. Ztschr. f. physiol. Ch. **219**, 249 (1933). — Winterstein, A. u. K. Schön: Fraktionierung und Reindarstellung organischer Substanzen nach dem Prinzip der chromatographischen Adsorptionsanalyse. IV. Polycyclische aromatische Kohlenwasserstoffe. Ztschr. f. physiol. Ch. **230**, 146 (1934). — Winterstein, A., K. Schön u. H. Vetter: Fraktionierung und Reindarstellung organischer Substanzen nach dem Prinzip der chromatographischen Adsorptionsanalyse. V. Anthracen, Chrysen, Pyren. Ztschr. f. physiol. Ch. **230**, 158 (1934). — Winterstein, A. u. G. Stein: Fraktionierung und Reindarstellung organischer Substanzen nach dem Prinzip der chromatographischen Adsorptionsanalyse. (1) I. Anwendungsbereich. Ztschr. f. physiol. Ch. **220**, 247 (1933). — (2) II. Chlorophylle. Ztschr. f. physiol. Ch. **220**, 263 (1933).

Zechmeister, L. u. L. v. Cholnoky: (1) Untersuchungen über den Paprika-Farbstoff. VII. Adsorptionsanalyse des Pigments. Liebigs Ann. **509**, 269 (1934). — (2) Lycoxanthin und Lycophyll, zwei natürliche Derivate des Lycopins. Ber. Dtsch. Chem. Ges. **69**, 422 (1936). — (3) Untersuchungen über den Paprika-Farbstoff. X. Citraurin aus Capsanthin. Liebigs Ann. **530**, 291 (1937). — Zechmeister, L. u. P. Tuzson: (1) Das Pigment der Cucurbita maxima (Riesenkürbis). Ber. Dtsch. Chem. Ges. **67**, 824 (1934). — (2) Isolierung von Komponenten des menschlichen Lipochroms. Ztschr. f. physiol. Ch. **231**, 259 (1935). — (3) Über den Lipochrominhalt der menschlichen Leber. Ztschr. f. physiol. Ch. **234**, 241 (1935).

Fluorescenzanalyse (I, 919).

Von

Oberst **Max Haitinger**, Wien.

A. Einleitung.

Viele Stoffe haben die Eigenschaft, daß sie durch Bestrahlung mit Licht zum Leuchten in verschiedenen Farben angeregt werden, die oft wesentlich von ihrer Tageslichtfarbe abweichen. Man nennt diese Erscheinung Photoluminescenz und unterscheidet zwischen Fluorescenz, bei der die Leuchterscheinung so lange andauert als die Bestrahlung und Phosphorescenz, bei der noch ein Nachleuchten beobachtet werden kann. Besonders auffallende Lichteffekte werden durch ultraviolettes Licht hervorgerufen. In diesem erscheint z. B. das weiße Natriumsalicylat veilchenblau, die gelben Uranylsalze leuchtend gelbgrün, das grüne Chlorophyll blutrot. Ob ein Stoff und in welcher Farbe er fluoresciert hängt von seiner chemischen Konstitution ab. Die Fluorescenzerscheinungen sind oft so charakteristisch, daß man viele Verbindungen durch sie entweder direkt oder nach Einleiten chemischer Reaktionen erkennen kann. Dabei genügen oft außerordentlich geringe Mengen und man kann gewöhnlich noch Bruchteile von γ bei Grenzkonzentrationen, die zwischen 10^{-6} und 10^{-12} liegen, erkennen, weshalb die Fluorescenzanalyse in das Gebiet mikrochemischer Untersuchungen gehört.

Solange man nur mit wenigen und sehr verschieden fluorescierenden Stoffen zu tun hat, kann man sich die Farben einzelner derselben merken; sobald aber die Zahl der zu untersuchenden Proben größer wird, ist dies nicht mehr möglich; auch deshalb nicht, weil sehr viele Stoffe ähnliche Fluorescenzerscheinungen zeigen. Dazu kommt noch, daß man die Farben sprachlich sehr schlecht definieren kann, auch wenn zur Farbbezeichnung Hinweise auf bekannte Objekte wie kirschrot, grasgrün, veilchenblau usw. angewendet werden. Vergleiche mit Standardmustern können nur in beschränktem Maße zum Ziele führen, ebenso auch Farbbestimmungen an Hand von Farbtafeln, mit denen man in der Regel nur zu einer angenäherten Farbermittlung gelangt. Eine präzise Farbbestimmung muß für die drei Bestimmungsstücke einer Farbe, d. s. Farbton, Sättigung und Helligkeit, zahlenmäßige und immer reproduzierbare Werte ergeben, d. h. man muß den Farbton nach Wellenlängen in $m\mu$, die Sättigung in Bruchteilen der maximal möglichen Sättigung und die Helligkeit im Verhältnis zur Helligkeit eines passend gewählten Standards angeben können. Dies ist im beschränkten Maße durch spektrophotometrische Messungen möglich; doch ist diese Art der Farbbestimmung sehr umständlich und erfordert eine intensive Lichtquelle, um auch das äußerste Rot und Blau genügend hell zu erhalten.

Eine andere Methode, die eine **Farbbestimmung** in sehr einfacher Weise ermöglicht, hat E. Haschek ausgearbeitet, die von E. Haschek und M. Haitinger nicht nur für sichtbares Licht, sondern gerade an fluorescierenden Substanzen vielfach erprobt wurde. Sie beruht auf dem Verfahren des Photometrierens hinter drei Filtern. Man kann dazu sowohl das Pulfrichsche Stufenphotometer der Firma Zeiß als auch ein eigens für diesen Zweck konstruiertes Photometerokular der Firma Reichert verwenden. Letzteres bietet den Vorteil, daß man die Farbbestimmung auch am mikroskopischen Bilde durchführen kann, während man beim Stufenphotometer Substanzmengen von mindestens 3 mm Durchmesser braucht. Die Theorie dieser Methode ist in der Monographie von E. Haschek und M. Haitinger, „Farbmessungen. Theoretische Grundlagen und Anwendungen" (Wien: Julius Springer 1936) ausführlich dargelegt. Hier sei nur in aller Kürze erläutert, wie solche Farbmessungen durchgeführt werden.

Die Methode gründet sich auf die Young-Helmholtzsche Theorie, welche von der Annahme ausgeht, daß jede Farbempfindung durch die drei Grundempfindungen Rot, Grün und Blau erregt werden. Man photometriert daher hinter einem Rot-, Grün- und Blaufilter gegen weißes Licht und wählt als Bezugsnormale eine Barytweißplatte, welche von einem Niedervoltlämpchen beleuchtet wird. Da aber unsere künstlichen Lichtquellen nie weiß, sondern orangegelb leuchten, muß das von der Barytweißplatte reflektierte Licht auf weißes Licht umgerechnet werden. Dies geschieht, indem man die Vergleichslampe zunächst mit dem Lichte eines gleichmäßig mit Wolken bedeckten Himmels vergleicht, wobei man die Ablesungen A_L, B_L und C_L hinter dem Rot-, Grün- und Blaufilter erhält. Beim Stufenphotometer gibt dann das Verhältnis

$$\frac{A_L}{C_L} = \varrho, \qquad \frac{B_L}{C_L} = \gamma$$

an, wieviel die Rotempfindlichkeit größer ist als die Blau- bzw. Grünempfindlichkeit. Beim Photometerokular ist:

$$\frac{C_L}{A_L} = \varrho, \qquad \frac{C_L}{B_L} = \gamma.$$

Diese beiden Faktoren müssen zeitweise wieder überprüft werden und berichtigt werden.

Die beim Photometrieren hinter den drei Filtern erhaltenen Trommelablesungen A, B, C werden nun mit den Faktoren ϱ und γ multipliziert und man erhält

$$A' = A\,\varrho, \qquad B' = B\,\gamma, \qquad C' = C.$$

Die gesamte Rot-, Grün- und Blauempfindung (r, g, b) erhält man durch Multiplikation dieser korrigierten Trommelablesungen mit den Filterkonstanten, die in folgender Tabelle wiedergegeben sind.

	Rot	Grün	Blau
L_1 (Rotfilter der Firma Zeiß)	$r_r = 67{,}974$	$r_g = 31{,}687$	$r_b = 0{,}339$
L_2 (Grünfilter der Firma Zeiß)	$g_r = 61{,}343$	$g_g = 99{,}221$	$g_b = 12{,}580$
L_3 (Blaufilter der Firma Zeiß)	$b_r = 16{,}520$	$b_g = 14{,}929$	$b_b = 132{,}648$

Es ergibt sich also, und zwar für das

Rotfilter	$A' \cdot r_r$	$A' \cdot r_g$	$A' \cdot r_b$
Grünfilter	$B' \cdot g_r$	$B' \cdot g_g$	$B' \cdot g_b$
Blaufilter	$C' \cdot b_r$	$C' \cdot b_g$	$C' \cdot b_b$
	$\overline{r}$	$\overline{g}$	$\overline{b}$

Die Summe r, g, b bilden die Grundlagen für die weitere Berechnung bzw. für eine graphische Darstellung. Doch empfiehlt es sich r, g, b durch Anteile der Gesamtempfindung $r + g + b$ auszudrücken; es ist dann

$$p_1 = \frac{r}{r + g + b}, \qquad p_2 = \frac{g}{r + g + b}, \qquad p_3 = \frac{b}{r + g + b}.$$

Denkt man sich nun p_1, p_2, p_3 an den Endpunkten eines gleichseitigen Dreiecks von der Seitenlänge s als Gewichte angebracht, so ergibt der Schwerpunkt derselben innerhalb dieses Dreiecks, das wir das Farbendreieck nennen, den gesuchten Farbton. Für ein durch den Rotpunkt gelegtes Koordinatensystem, dessen Achse in der Basis des Dreiecks verläuft und dessen Y-Achse zur Höhe parallel ist, ergeben sich durch eine einfache Rechnung die Koordinaten des Farbortes. Wählt man die Seitenlänge des Farbendreiecks $s = 1$, so ist wegen $p_1 + p_2 + p_3 = 1$

$$\xi = \frac{p_2}{2} + p_3, \qquad \eta = \frac{p_2}{2} \sqrt{3}.$$

Die Koordinaten des Weißpunktes sind dann

$$\xi_W = \frac{s}{2}, \qquad \eta_W = \frac{s}{2} \sqrt{3},$$

das ist der geometrische Schwerpunkt des Dreiecks.

Man kann sich nun in einfacher Weise unter Ausnützung der eben entwickelten Formeln die Spektralkurve in das Farbendreieck einzeichnen und durch Verbindung der Endpunkte derselben im Blau und Rot jene Farben darstellen, welche im Spektrum nicht enthalten sind, die als Purpurtöne bezeichnet werden.

Um die Wellenlänge, in der eine Probe fluoresciert, zu bestimmen, verbindet man den Weißpunkt mit dem so ermittelten Farbort, verlängert die Verbindungslinie über diesen hinaus bis zum Schnitt mit der Spektralkurve bzw. der Purpurgeraden und liest dort die Wellenlänge der Spektralfarbe bzw. der den Purpurtönen komplementären Farbe in mμ ab. Purpurfarben werden zu ihrer Kennzeichnung durch die Wellenlängen der eingeklammerten Komplementärfarben angegeben. Die Sättigung σ ergibt sich aus der Formel

$$\sigma = 1 - 3\, p_{\min},$$

die Helligkeit h wird charakteristisch durch den Wert

$$h = r + \tfrac{3}{4} g + \tfrac{1}{40} b.$$

Helligkeitsvergleiche dürfen nur dann gemacht werden, wenn alle Messungen unter vollkommen gleichen Verhältnissen vorgenommen werden. Für eine Farbbestimmung einschließlich der zugehörigen Rechnungen genügen bei einiger Übung 10—15 Minuten. Die ermittelten Farbtöne werden um so genauer sein, je größer man die Seitenlänge des Farbendreiecks wählt; eine solche von 50 cm wird in den meisten Fällen ausreichen. Dieses Verfahren ist auch für das von der Internationalen Beleuchtungskommission in Cambridge ausgearbeitete (I.B.K.-) System verwendbar. Es bietet aber die Farbmessung nach der Young-Helmholtzschen Theorie diesem gegenüber den Vorteil, daß es auch dem

Farbblinden möglich ist Farbbestimmungen durchzuführen, während das I.B.K.-System gewisse Anforderungen an die Farbtüchtigkeit des Beobachters stellt.

Die Methode der Farbbestimmung eignet sich auch zur Ermittlung von Konzentrationen stark verdünnter Lösungen, auch von Spuren gelöster Substanz. Die Farbe der Lösungen zahlreicher fluorescierender Stoffe bleibt bei zunehmender Verdünnung im allgemeinen nicht gleich, sondern verschiebt sich gegen kürzere Wellenlängen. Eine Ausnahme machen nur die blau- und gelbfluorescierenden Substanzen, dies deshalb, weil diese nur einen Absorptionsstreifen besitzen, während alle anderen farbigen Körper deren mindestens zwei haben, die sich mit der Konzentrationsänderung auch quantitativ verändern. Die Farbänderung umfaßt oft einen weiten Spektralbereich und geht beispielsweise beim Thiazolgelb vom Orange bis Blau. Da zu jeder Konzentration ein eindeutig bestimmter Farbton gehört, ist es möglich auf Grund der Farbmessung eine Konzentrationsbestimmung durchzuführen. Man braucht dazu nur sehr geringe Mengen, wenn man für die Untersuchung das Mikroskop heranzieht. Weil man im allgemeinen den Farbton noch bei Verdünnungen von 10^{-7} bestimmen kann, können in der Lösung noch Bruchteile von γ pro Kubikzentimeter nachgewiesen werden.

Ein anderes Anwendungsgebiet dieser Methode eröffnet sich in der Bestimmung der Wasserstoffionenkonzentration. Von den zahlreichen fluorescierenden Indicatoren besitzen viele ein schleichendes Umschlagsintervall; dies ist gerade für die Methode der exakten Farbbestimmung außerordentlich wertvoll, weil man im ganzen Umschlagsgebiet jedem p_H-Wert einen Farbort eindeutig nach Farbton, Sättigung und Helligkeit zuordnen kann, wobei sich eine so hohe Genauigkeit erreichen läßt, daß Änderungen des p_H-Wertes von 5 Einheiten der zweiten Dezimale noch mit Sicherheit unterschieden werden können. Über die Anwendung derartiger Bestimmungen wird weiter unten berichtet.

B. Makroskopische und mikroskopische Untersuchungen.

Für die Untersuchung von Fluorescenzfarben stehen zwei Wege zur Verfügung: die makroskopische Untersuchung und die Untersuchung unter dem Fluorescenzmikroskop. Liegen chemisch einheitliche Stoffe vor, so genügt die erstere. Anders ist es aber bei Stoffgemischen, wie bei technischen Produkten, Gerbstoffen, Kautschuk, Leder, galenischen Präparaten und dgl. Hier sind oft in Ausgangs-, Zwischen- oder Endprodukten mehrere Stoffe enthalten, welche in verschiedenen Farben fluorescieren. Bei der makroskopischen Untersuchung sieht man das Präparat in einer Mischfarbe, die uns in der Regel kaum etwas über die Zusammensetzung der untersuchten Probe aussagt. Mikroskopisch sieht man die einzelnen Partikelchen in den verschiedenen Farben aufleuchten und kann sie entweder daran direkt oder auf dem Wege der Farbbestimmung erkennen. Es ist daher die makroskopische Untersuchung in solchen Fällen kaum mehr als eine Vorprobe, der eine chemische Analyse folgen muß. Allerdings kann diese Untersuchung im Ultraviolett richtungsgebend für die Wahl des analytischen Ganges werden.

Der Weg, in der sich die Fluorescenzanalyse weiter entwickeln kann, liegt wohl nur in der weiteren Ausbildung der Fluorescenzmikroskopie[1].

Für die Durchführung einer fluorescenzanalytischen Untersuchung benötigt man Lichtquellen, welche sich durch starken Ultraviolettreichtum auszeichnen. Zur makroskopischen Untersuchung namentlich größerer Objekte wie beispielsweise von Textilwaren in ganzen Stücken, die auf Ölflecke, gleichmäßige Färbung oder dgl. untersucht werden sollen, ist die Quecksilberdampflampe (I, 919) besonders zu empfehlen,

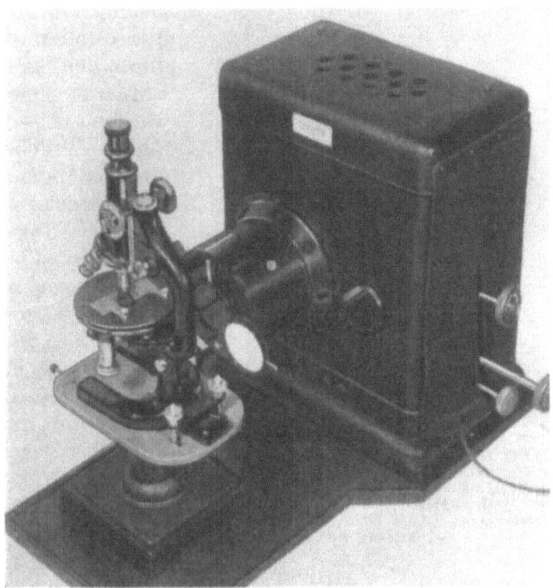

Abb. 1. Gesamtansicht der vollständigen Reichert-Apparatur für Fluorescenzmikroskopie nach M. Haitinger.

mit Filter aus Schwarzglas (UG 1, UG 2, UG 3 von Schott und Gen., Schwarzglas der Sendlinger Optischen Werke oder der Hanauer Quarzlampengesellschaft, endlich das Red-Purple Corexglas der Corning Glass Works USA.). Durch dieses wird das sichtbare Licht abgehalten, so daß nur ultraviolettes Licht im Wellengebiet zwischen 300 und 400 mμ auf das Präparat fällt und dieses nicht durch das sichtbare Licht, welches die Lampe emittiert, überstrahlt wird. Auf solches filtriertes ultraviolettes oder Woodlicht beziehen sich die Ergebnisse der hier geschilderten Untersuchungen. Während es bei makroskopisch durchgeführten Untersuchungen auf große Gesamthelligkeit im Ultraviolett ankommt, muß man für die mikroskopische Betrachtung Lichtquellen verwenden, welche im Ultraviolett eine hohe Flächenhelligkeit besitzen.

---

[1] Eine ausführliche Darstellung der Methode der Fluorescenzmikroskopie findet sich bei M. Haitinger: Fluorescenzmikroskopie. Anwendung in der Histologie und Chemie. Leipzig: Akademische Verlagsgesellschaft m. b. H. 1938.

In dieser Beziehung ist der elektrische Flammenbogen (I, 919) der Quecksilberdampflampe weitaus überlegen und ganz besonders ein Lichtbogen, der zwischen Eisenelektroden übergeht, ist allen anderen Lichtquellen vorzuziehen. Seine Flächenhelligkeit ist etwa 4mal so groß als jene der Quecksilberdampflampe und auch bedeutend größer als jene des Kohlenbogens. Ein derartiges lichtstarkes Fluorescenzmikroskop wird von der Firma Reichert nach den Angaben von M. Haitinger gebaut. Das Bogenlicht wird durch einen Kollektor konvergent gemacht, durch Schwarzglasfilter und eine mit 20%iger Kupfervitriollösung gefüllte Cuvette gefiltert und über den Spiegel durch den Kondensor zum Präparat geleitet. Dort werden die fluorescenzfähigen Teilchen zur Fluorescenz angeregt, die dann im Mikroskop beobachtet werden. Der prinzipielle Unterschied zwischen der Fluorescenzmikroskopie und der Tageslichtmikroskopie liegt darin, daß wir in ersterem Falle Selbstleuchter, also Lichtquellen beobachten die im Präparat selbst liegen, während wir zur mikroskopischen Beobachtung im gewöhnlichen Licht fremdes Licht zur Beleuchtung des Prä-

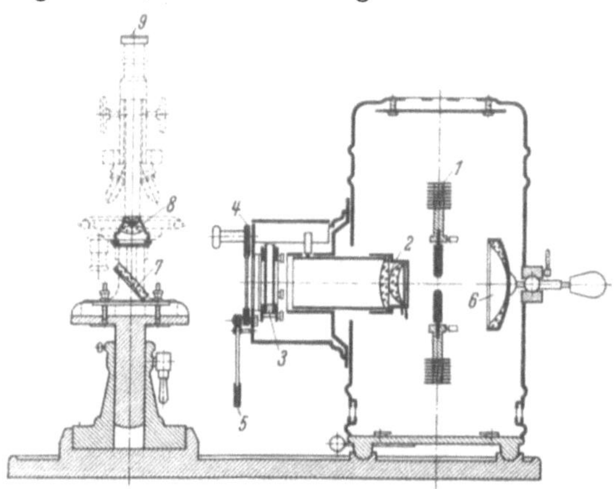

Abb. 2. Schema des Reichertschen Fluorescenzmikroskopes. *1* Lichtquelle (in der Abbildung eine Eisenbogenlampe; diese wird bei Wechselstrom durch eine Quecksilberhochdrucklampe ersetzt), *2* Kollektor, *3* Kupfervitriolcuvette, *4* Schwarzglasfilter, *5* Opalglasscheibe (heruntergeklappt). *6* Reflektor, *7* Mikroskopspiegel, *8* Hell- und Dunkelfeldkondensor, *9* Okularsperrfilter.

parates verwenden. Ultraviolettes Licht, das in das Mikroskop dringt und nicht vom Präparat absorbiert wird, muß vom Auge abgehalten werden, weil es die Augenmedien irritieren würde, indem es die Linse und Retina zum Fluorescieren bringt. Hierzu dient ein Sperrfilter aus Gelbglas GG_4 von Schott & Gen. Für den Betrieb der Eisenbogenlampe eignet sich am besten Gleichstrom. Die Lampe brennt bei einer Elektrodenspannung von 40 Volt mit 5 Ampere; für den Betrieb mit Wechselstrom ergeben sich einige Schwierigkeiten. In diesem Falle ist sie durch die in neuerer Zeit in die Beleuchtungstechnik eingeführten Quecksilber-Hochdruckdampflampen zu ersetzen. Diese besitzen in den in Frage kommenden Wellenlängengebiet ein nahezu kontinuierliches Spektrum und stark verbreiterte Banden in den vorherrschenden Wellenlängen. Ihre Flächenhelligkeit kommt der Eisenbogenlampe sehr nahe [1].

Nach denselben Grundsätzen sind auch die anderen Fluorescenzmikroskope konstruiert, wie jene der Firmen Zeiß bzw. Leitz, die beide Kohlenelektroden verwenden.

---

[1] Die Firma Reichert hat in jüngster Zeit eine neue Type einer solchen Quecksilberhochdrucklampe ausgearbeitet, die sowohl für mikroskopische als auch für makroskopische Beobachtung größerer Objekte verwendet werden kann.

Abb. 1 und 2 zeigt die Ansicht und das Schema des Reichertschen Fluorescenzmikroskopes mit der Eisenbogenlampe nach M. Haitinger.

Mikrophotographische Aufnahmen können mit jedem für diese Zwecke geeigneten Aufnahmeapparat gemacht werden; man verwende aber hierzu ein strengeres Sperrfilter als für die okulare Beobachtung und Apparate ohne Auszug bei möglichst kleinem Format, wie etwa eine Aufsatzcamera, wie sie von verschiedenen Firmen in den Handel kommen oder eine Kleinbildcamera, wie beispielsweise die Contax-Camera. Die Expositionsstärken schwanken je nach der Lichtstärke des Objektes und der gewählten Vergrößerung zwischen 1 uns 30 Minuten. Als Platten verwende man orthochromatisches Material, wo rotfluorescierende Details dargestellt werden sollen, panchromatische Platten.

C. Methodik.

Eine ausführliche Darstellung der Methodik findet sich in den Monographien von P.W.Danckwortt (1), M.Haitinger (2) und J.A.Radley und J.Grant.

Feste Stoffe untersucht man in ganzen Stücken, an frischen Bruchflächen und in Pulverform, wobei man bei vergleichenden Versuchen für möglichst gleiche Korngröße zu sorgen hat. Mikroskopisch untersucht man im auffallenden Licht unter Verwendung eines Auflichtspiegelkondensors oder im Durchlicht, wozu das Pulver mit einer nichtfluorescierenden Flüssigkeit zu einer möglichst gleichmäßigen Paste verrieben und auf den Objektträger aufgestrichen wird. Man kann aber auch feste Substanzen aus einem Lösungsmittel auf dem Objektträger auskristallisieren lassen und erhält dann außer der Fluorescenzfarbe nicht selten noch charakteristische Kristallformen für die Erkennung der zu untersuchenden Substanz. Auch Sublimationsversuche führen oft zum Ziel. Diese Art der Untersuchung läßt auch erkennen, ob eine Substanz einheitlicher Natur, absichtlich vermischt oder verunreinigt ist. Durch Lösung der Stoffe in fluorescenzfreien Lösungsmitteln erhält man weitere Anhaltspunkte. Hierzu dienen destilliertes Wasser, Äthyl-, Methyl- und Amylalkohol, Äther, Petroläther, Chloroform, Tetrachlorkohlenstoff, Aceton, Äthylacetat, Essigester, Benzol, Toluol oder Gemische dieser Stoffe. Da die Handelsprodukte der genannten Flüssigkeiten nicht immer rein sind und häufig eine bläuliche Fluorescenz zeigen, müssen sie wiederholt destilliert werden, wobei man den Vorlauf und einen Rückstand von etwa 10—15% ausscheidet, bis man ein nichtfluorescierendes Material erhält. Man beobachtet Flüssigkeiten oder Lösungen in Eprouvetten oder Glasschalen aus nichtfluorescierendem Glas und erkennt die reine Fluorescenz nur dann, wenn man senkrecht zum einfallenden ultravioletten Licht beobachtet. Nicht selten können fluorescierende Substanzen durch Ausschütteln von Flüssigkeiten mit einem der oben genannten Lösungsmittel in diese überführt werden, was wieder neue Möglichkeiten für die Beurteilung der Fluorescenzfarben ergibt.

Häufig zeigen Adsorbate, namentlich an Cellulose in Form holzfreier Watte oder Filtrierpapier, dann auch an Wolle und Seide viel intensivere Fluorescenzerscheinungen als die Flüssigkeit selbst und man kann unter Umständen an verschiedenen Adsorbaten mitunter auch ein selektives Verhalten beobachten, in dem einzelne gewisse Stoffe adsorbieren, andere nicht; ein derart unterschiedliches Verhalten zeigen beispielsweise Nitrocellulose mit 10% Stickstoff und Diacetylcellulose oder Acetatseide und Cellophan gegen die fluorescierenden Anteile gewisser Gerbstoffpräparate.

Aus Stoffgemischen können durch die **chromatographische Adsorptionsanalyse** (s. S. 227) und durch **capillaranalytische Versuche** die einzelnen Bestandteile voneinander getrennt werden und man sieht im ultravioletten Licht sehr oft farbig leuchtende Zonen, auch dann, wenn solche im gewöhnlichen Licht nicht wahrnehmbar sind. Entscheidend für die Beurteilung der Capillarbilder sind die Fluorescenzfarben der einzelnen Zonen und die Steighöhe, letztere aber nur dann, wenn die Capillarisierung stets unter gleichen Verhältnissen durchgeführt wird. Es ist daher zu empfehlen, die schon von H. Platz gegebenen Anweisungen genauestens einzuhalten; man verwende zylindrische Glasgefäße von 5 cm Höhe und 3 cm lichter Weite, 2 cm breite Capillarstreifen, 5 ccm Flüssigkeit, capillarisiere etwa 24 Stunden und untersuche die Streifen nach vollkommener Trocknung.

Als Filtrierpapier eignet sich zu diesem Zwecke jenes von Schleicher und Schüll Nr. 604 oder Nr. 617 von Machery und Nagel. Da es viele Substanzen gibt, deren Fluorescenz unter dem Einfluß des Lichtes leidet, ist es vorteilhaft, die Capillarisierung in einem dunklen Raume durchzuführen. Selbstverständlich genügt es nicht die Farbbilder der Capillarstreifen nur zu beschreiben, man muß auch die Inhaltsstoffe der einzelnen Zonen kennen, die durch geeignete Reaktionen, sei es im Tageslicht, sei es im Fluorescenzlicht ermittelt werden müssen; man kann dann durch Vergleich mit Teststreifen bei weiteren Untersuchungen auf den Reinheitsgrad, Konzentration oder Verfälschung schließen. In besonders schöner Weise haben A. Kuhn und Schäfer (1, 2) dies für eine Reihe von Extrakten und Tinkturen durchgeführt. Es ist jedoch zu berücksichtigen, daß die Fluorescenzfarben unter dem Einfluß der Luft und des Lichtes Veränderungen erleiden und es wird sich daher empfehlen, für vergleichende Untersuchungen die Farbtöne der einzelnen Zonen nach der Methode der exakten Farbbestimmung zu ermitteln.

An Stelle der Capillaruntersuchungen führt auch sehr oft die von F. Feigl in die Mikrochemie eingeführte Tüpfelanalyse zum Ziel. Hierzu verwendet man Tüpfelpapier der Firma Schleicher und Schüll, 598 g, bringt 1 Tropfen der zu prüfenden Lösung auf dieses und untersucht mit geeigneten Reagenzien. Dies genügt wohl für einfache Stoffe. Weil aber gerade bei technischen Untersuchungen sehr oft Stoffgemische vorliegen, müssen in solchen Fällen statt der einfachen Tropfen größere Mengen des Prüflings auf das Tüpfelpapier gebracht werden, damit sich in ähnlicher Weise wie bei der Capillaranalyse die einzelnen Bestandteile in Zonen ausbilden können. Diese werden sowohl im feuchten als im trockenen Zustande beobachtet, dann mit geeigneten Reagenzien, wie 10%ige Natron- oder Kalilauge, gesättigte Aluminiumsulfatlösung, Lösungen von Borax, Magnesiumsulfat, stark verdünnte Salzsäure,

Essigsäure und Kaliumcyanid behandelt, wobei man Farbänderungen, Verstärkungen und Löschungen der Fluorescenz wahrnehmen kann.

Selbstverständlich werden, wie schon angedeutet, durch chemische Reaktionen Veränderungen in der Fluorescenz ausgelöst. Dies äußert sich einmal in der Auslöschung der Fluorescenz, welche namentlich durch Schwermetallsalze wie solche von Silber, Kupfer, Nickel, Eisen, Mangan, Kobalt, dann durch Brom, Jod, Salpetersäure, aber auch durch organische Substanzen wie Hydrochinon, Brenzcatechin und Resorcin, ferner durch ungesättigte konjugierte Systeme, wie Dimethylbutadien, Cyclopentadien, Furan, Thiophen bewirkt werden können.

Der Wechsel der Reaktion von sauer auf alkalisch oder umgekehrt bewirkt oft ganz auffällige Fluorescenzänderungen. Es gibt eine große Anzahl von Stoffen, die sich derart verhalten, daß sie als fluorescierende Indicatoren zur Bestimmung der Wasserstoffionenkonzentration verwendet werden können, von denen hier nur einzelne wenige genannt werden sollen. Einen besonders scharfen Umschlag zeigt das Umbelliferron im Bereiche von p_H 6,5—7,5 von farblos auf blau. Es lassen sich mit ihm bei gewöhnlicher Temperatur sowohl starke Säuren und Basen als auch Ammoniak, Kohlensäure, Oxal-, Citronen- und Salicylsäure, in der Hitze oder beim Durchleiten von Luft oder Dampf auch Alkalicarbonate und Acetate titrieren. Weiters sei genannt das Phosphin 3 R, mit welchem man den Bereich von p_H 2,0—5,0 und das Chinin für den Bereich von p_H 5,0—9,5. Letzteres ist insofern interessant, als es zwei Umschlagspunkte besitzt, und zwar bei p_H 6 einen solchen von vergißmeinnichtblau in violett und einen zweiten bei p_H 9,5 von violett in farblos. Nach der Methode der exakten Farbbestimmung ist es möglich, mit diesen beiden Indicatoren den ganzen Bereich von p_H 2,0—9,5 zu erfassen und die einzelnen Werte auf 0,05 Einheiten genau festzustellen. In der folgenden Tabelle sind einige der wichtigsten fluorescierende Indicatoren mit ihren Umschlagsbereichen verzeichnet.

Tabelle 1.

Benzoflavin	0,3—1,7	gelbgrün
β-Naphthylamin	2,8—4,4	farblos-violett
Salicylsäure	3,0	farblos-dunkelblau
Erythrosin	4,0—4,5	farblos-hellgelb
β-Methyläsculetin	4,0—6,2	farblos-blau
Acridin	5,0	grün-violett
Chinin, 1. Umschlag	6,0	vergißmeinnichtblau-violett
Umbelliferon	6,5—7,5	farblos-blau
β-Methylumbelliferon	7,0	farblos-blau
1,4-Naphtholsulfonsäure	8,2	dunkelblau-veilchenblau
Chinin, 2. Umschlag	9,5	violett-farblos
α-Naphthionsäure	12—13	azurblau-grün

Für exakte Farbbestimmungen eignet sich Phosphin 3 R für das Gebiet zwischen p_H 2—5, Chinin zwischen 5—9,5 und α-Naphthylamin-4-Sulfosäure, die bei $p_H = 3$ nicht, bei $p_H = 4$ violett, bei $p_H = 6$ blau, bei $p_H = 10$ blaugrün, bei $p_H = 12$ gelbgrün fluoresciert [M. Haitinger (2, 5), M. Déribéré (2)].

Die Bestimmung der Wasserstoffionenkonzentration mit fluorescierenden Indicatoren ist besonders wertvoll für die Untersuchung farbiger und trüber Flüssigkeiten, wie sie in der Industrie nicht selten vorkommen, etwa bei Celluloseablaugen, sulfurierten Ölen, Indigocarmin, Abwässern aus der Färberei und bei der Untersuchung von Lebens- und Genußmitteln, die gerade bei den gewöhnlichen Methoden im sichtbaren Licht mit Schwierigkeiten verbunden sind. Es hängt dies damit zusammen, daß im weißen Licht die zur Beobachtung gelangende Farbe das Resultat einer subtraktiven Farbmischung ist, im Fluorescenzlicht aber sich additiv aus der Fluorescenzfarbe des Prüflings und jener des zugesetzten Indicators ergibt. Additive Farbmischungen aber lassen sich im Gegensatz zu den subtraktiven rechnerisch leicht erfassen und es ist daher ohne Schwierigkeiten möglich aus der bekannten Farbe des Prüflings und der beobachteten Farbe nach Beimengung des Indicators die resultierende Fluorescenzfarbe zu errechnen.

Bei allen Untersuchungen ist darauf Rücksicht zu nehmen, daß es viele Stoffe gibt, deren Fluorescenz unter dem Einfluß des Lichtes oft ganz bedeutend zurückgeht. Es müssen daher die zu untersuchenden Präparate vor Licht, und zwar sowohl vor sichtbarem Licht als auch vor ultraviolettem, namentlich vor ungefiltertem, Licht geschützt werden. Der Einfluß des filtrierten ultravioletten Lichtes ist zwar kein sehr großer, so daß im allgemeinen ein Rückgang der Fluorescenz auch während längerer Beobachtungsdauer nicht zu befürchten ist. Doch gibt es auch Stoffe, bei denen ein solcher schon nach einer Bestrahlung von wenigen Minuten wahrnehmbar ist.

Endlich sei als besondere Methode noch das **Fluorochromierungsverfahren** erwähnt, das namentlich bei histologischen Untersuchungen zu wertvollen Resultaten führte, jedoch auch, wie in einzelnen Fällen gezeigt wird, für die Untersuchung technischer Produkte von großem Nutzen sein kann (vgl. Papier und Textilien). Wir bezeichnen die Fluorescenz, die ein Präparat ohne irgendwelche Vorbehandlung zeigt, als seine primäre oder Eigenfluorescenz. Durch Behandlung mit fluorescierenden Substanzen kann es neue sekundäre Fluorescenzen annehmen, welche dann vielfach zur Unterscheidung einzelner sonst ähnlich fluorescierender Substanzen verwertet werden kann. Derartige Stoffe, welche sehr häufig keine Veränderung der Farbe im sichtbaren Licht bewirken, werden als **Fluorochrome** bezeichnet. Als solche dienen namentlich eine Reihe von fluorescierenden Farbstoffen, und zwar werden hierzu **Xanthen-, Chinonimid-, Triphenylmethan-, Acridin-** und **Thiazolfarbstoffe**, daneben auch **Alkaloide, organische Säuren** und **Glykoside** verwendet. Das Verfahren beruht darauf, daß diese Stoffe von einzelnen Präparaten selektiv adsorbiert und festgehalten werden, während andere dies nicht tun. Es ist außerordentlich einfach auszuführen, erfordert nur geringen Zeitaufwand und gibt oft überraschende Kontraste [M. Haitinger (1, 3, 6, 7)].

D. Anwendungen.

1. Keramik. In der Keramik sind einige qualitative Feststellungen möglich. Es läßt sich z. B. der Aufbau schwarzer Glasuren, die entweder von Uranoxyd oder von Schwermetalloxyden herrühren, teilweise erkennen. Uran ist durch die sehr stark gelbe, Mangan durch eine deutlich violette Fluorescenz nachweisbar. Auch soll es möglich sein, die Provenienz verschiedener Kaoline und Tone durch Vergleich mit Standardproben zu bestimmen. Mit sekundären Fluorescenzen kann man einige kolloidstruktuelle Eigentümlichkeiten von Tonen und Kaolinen dadurch erkennen, daß man sie mit fluorescierenden Chemikalien behandelt und diese adsorbieren läßt (O. Krause).

2. Glas. Untersuchungen bei Glas liegen nur sehr wenige vor. Zinkboratgläser, welche Mangan enthalten, lassen im ultravioletten Licht deutliche Fluorescenz wahrnehmen. Das Emissionsspektrum liegt in der Gegend zwischen 567 und 675 mμ und besitzt ein Intensitätsmaximum bei 610 mμ. Vergleichende Versuche haben ergeben, daß die Intensität am größten ist, wenn sich das Verhältnis Zink zu Mangan wie 1:23 ergibt (B. E. Cohn). Auch ist es möglich schnell festzustellen, ob ein Glas mit Mangan oder Selen entfärbt ist. Ferner kann man Eisen, Kobalt von Chrom, Kobaltfarben unterscheiden; Mangan kann neben Kobalt manchmal auch neben Teer nachgewiesen werden (W. W. Lester). Bei gefärbten Gläsern kann die Fluorescenz die Anwesenheit einzelner Zusätze anzeigen, jedoch lassen sich keine Regeln angeben, wenn verschiedene Zusätze gleichzeitig vorhanden sind. Jedenfalls scheinen sich Fluorescenzbeobachtungen für die Betriebskontrolle zu eignen (P. Gilard, L. Dubrut und D. Crespin).

3. Metallurgie. In der Metallurgie hat die Fluorescenzanalyse nur wenig Eingang gefunden, weil die Metalle überhaupt keine Fluorescenz zeigen und nur wenige Metallsalze anorganischer Säuren im ultravioletten Licht leuchten. Immerhin finden sich einige Hinweise in der Literatur, die zur Annahme berechtigen, daß die Fluorescenzanalyse mit Nutzen verwendet werden kann. So hat F. Lukas festgestellt, daß Ferrit, Perlit, Austenit und freie Carbide das ultraviolette Licht reflektieren, während Troostit und Sorbit es mehr oder weniger absorbieren. Andererseits zeigte A. Lißner, daß Cr_7C_4-Mischkristalle grünlich fluorescieren, während Cr_4C-Mischkristalle gelbgrün leuchten. Für die Untersuchung von Metallproben ist das Mikroskop notwendig, da es sich in der Regel darum handelt, kleine Gefügebestandteile oder nicht metallische Einschlüsse nachzuweisen. Dies gelingt im allgemeinen nicht durch die Beobachtung der Eigenfluorescenz, sondern durch Veränderungen der Fluorescenzerscheinungen durch Einleitung chemischer Reaktionen oder Behandlung mit Lösungsmitteln. So fluoresciert Tonerde blau. In derselben Farbe leuchten aber auch Ablagerungen von Staub auf dem Schliff. Behandelt man aber den Schliff, der Tonerde enthält, mit **Morinlösung**, so tritt an den aluminiumhaltigen Teilchen die außerordentlich **empfindliche Goppelsroedersche Reaktion** ein und das Aluminium verrät sich durch eine gelbgrüne Fluorescenz, während an den Staubteilchen eine solche nicht wahrnehmbar ist. Der Grad der Adsorption für Morin ist von der Dichte der Tonerde abhängig, je größer diese ist, desto geringer ist die Adsorption, desto geringer ist auch die Fluorescenz. Eine andere Methode bezieht sich auf eine schnelle Erfassung von nichtmetallischen Einschlüssen in Metallen. Fe_2O_3, FeO, MnO, CuO in Pulverform zeigen keine Fluorescenz. Durch Behandlung derselben mit Essigsäure bzw. Ameisensäure zeigt die über dem Pulver überstehende Flüssigkeit bei Fe_2O_3 milchigweiße Fluorescenz, während bei den drei anderen Stoffen eine solche nicht auftritt. Auch Ameisensäure, die mit Fe_2O_3 in Berührung stand, zeigt die gleiche Fluorescenz, während bei MnO nur eine schwach weiße Fluorescenz zu beobachten ist. Beim CuO entsteht aber erst nach 3 Wochen eine sehr schwache gelblichweiße Fluorescenz. Es ist daher möglich auf diese Weise das Fe_2O_3 von den drei anderen Stoffen und das FeO vom MnO schnell zu unterscheiden. Inwieweit diese Untersuchungsmethode auch auf Metallschliffe anwendbar ist, läßt sich bisher nicht übersehen [R. Mitsche (1—3)].

In diesem Zusammenhange verdient noch erwähnt zu werden, daß es möglich ist, auf fluorescenzmikroskopischem Wege die Vorgänge, die sich bei der Erzschwimmaufbereitung abspielen, visuell zu verfolgen. In einem Gemisch von Sand, Bleiglanz, Wasser und Ölsäure werden die Kristalle mit einer dünnen Schicht der Ölsäure überdeckt, nicht aber die Sandteilchen; unter dem Fluorescenzmikroskop leuchten daher die ersteren blau, während der Sand nicht fluoresciert. Setzt man dem feuchten Gemisch etwas Amylalkohol zu, so tritt eine stürmische Reaktion ein, die Ölsäure breitet sich rasch aus und man sieht an den dünnen Bleiglanzkristallen, wie die Kanten derselben ausbrechen und schartig werden (C. J. Frosch und E. A. Hauser, E. A. Hauser und C. J. Frosch).

4. Zuckerindustrie. Roh- und Rübenzucker fluorescieren im reinen Zustande in einem bläulichweißen Farbton. Ein analytisches Verfahren läßt sich auf die Fluorescenz bisher nicht gründen. Die widersprechenden Berichte lassen annehmen, daß sowohl die Provenienz als auch die Sorte und die Wachstumsbedingungen des Rohmaterials die Fluorescenzfarbe der Fertigwaren beeinflussen. Vergleichsweise habe ich, ohne auf die Ursachen selbst einzugehen, die einzelnen Phasen der Zuckerfabrikation makroskopisch und mikroskopisch untersucht und gebe die Ergebnisse dieser Untersuchung in der folgenden Tabelle:

Tabelle 2.

	Makroskopisch	Mikroskopisch
Diffusionssaft . .	blau	blau } mit gelben Verunrei-
Dünnsaft	lichtblau	lichtblau } nigungen
1. Kläre	grünlichblau	} graublau mit gelblichen Punkten
2. Kläre	graublau	
Dicksaft	graublau	blau, am Rande gelb
Rohzucker I . . .	gelb	} matt blaue und gelbe Kristalle
Rohzucker II . .	hellgelb	
Würfelzucker . .	hellblau	weißlich blaue neben blauen Kristallen mit wenig gelben Teilchen
Melasse	orangegelb	orangegelb, am Rande gelb

Die Fluorescenz des Zuckers geht nicht von diesem selbst aus, sondern der fluorescierende Stoff ist wahrscheinlich ein wenig gefärbter oder farbloser in Äther oder Chloroform und in Zuckerlösung löslicher Stoff, vermutlich eines der ersten Erzeugnisse der Zersetzung des Invertzuckers oder der Karamelisation, entweder von Zucker allein, oder von diesem in Verbindung mit N-haltigen Substanzen (K. Sandera). Die stärkste Anreicherung des fluorescierenden Stoffes erfolgt in der Melasse. Je reiner der Zucker ist, desto geringer wird die Blaufluorescenz und reinster Zucker fluoresciert nur ganz schwach graublau.

Besser eignet sich die Fluorescenzanalyse vielleicht zur Betriebsüberwachung, wenn man nicht nur die Fertigware, sondern auch die Rohmaterialien und Zwischenprodukte untersucht. So kann man beispielweise nach G. Mezzadroli und E. Vareton den ganzen Reinigungsprozeß kontrollieren und auch entscheiden, ob die Raffination mit Tier- oder Pflanzenkohle erfolgt ist, was die genannten Autoren sowohl für Rohr- als für Rübenzucker untersucht haben. Auch E. Naehring berichtet, daß die Typenbewertung von Rohzuckermustern im ultraviolettem Licht mit Vorteil angewendet werden kann. Bei Trockenprodukten (getrocknete Rüben und Schnitzel) bietet die Untersuchung mit der Quarzlampe die bequeme Möglichkeit die Gleichmäßigkeit des Trocknens zu prüfen. „Grüne Rüben“, die erheblich weniger Polarisation aufweisen, lassen sich erkennen und aus dem Fabrikationsgang ausscheiden. Getrocknete Rübenschnitzel leuchten blau, vollständig ausgetrocknete Rübenteilchen zeigen keine Fluorescenz.

Anschließend seien noch einige Methoden zum Nachweis von Monosacchariden, Aldosen und Pentosen gegeben. Für den Nachweis von Dextrose wird eine 5%ige Natriumhydroxydlösung zugefügt und am Wasserbad 5 Minuten lang erwärmt, worauf grüne Fluorescenz auftritt. Verwendet man dazu eine 10%ige Salzsäurelösung, so tritt keine Färbung auf, auch wenn man längere Zeit am Wasserbad erhitzt, sie erscheint aber, wenn man die Lösung alkalisch macht. Diese Lösung ist blaugrün bei $p_H = 7$ und gelbgrün bei $p_H = 7,5$. Auch eine Lösung von β-Naphthol in Alkohol erzeugt in Dextroselösungen grüne Fluorescenz; ebenso bewirkt Salzsäure mit einer 1%igen Orcinlösung eine gelbrote Färbung, welche sich in Alkohol löst und grüne Fluorescenz zeigt. Für den Nachweis von Lävulose, Arabinose und Rhamnose erwärmt man die Proben mit einer Lösung von Zirkoniumoxychlorid, die dann eine grüne Fluorescenz aufweisen. Fructose kann nachgewiesen werden, indem man die Probe mit gleichen Teilen von Resorcin und Salzsäure (spez. Gew. 1,18) erwärmt, den entstehenden roten Niederschlag in Alkohol löst und Natriumcarbonat zuführt. Die orangerote Lösung zeigt mit Amylalkohol extrahiert eine rotgrüne Fluorescenz. Aldosen und Methylpentosen werden mit Salzsäure und Naphthoresorcin erwärmt, wobei eine grüne Fluorescenz entsteht, wenn man das Reaktionsprodukt in Alkohol löst [Ch. Dhéré (1, 2)].

Schließlich sei noch über einen fluorescenzanalytischen Nachweis von Saccharin berichtet. Die Proben, in denen man Saccharin vermutet, werden mit sublimiertem Resorcin und konzentrierter Schwefelsäure bei 130° erwärmt, das Reaktionsprodukt in Wasser gelöst und alkalisch gemacht. Ist Saccharin vorhanden, so tritt intensiv rote Fluorescenz auf. Auch durch Schmelzen der Probe mit Fluoresceinchlorid und Zinkchlorid in saurer Lösung kann man Saccharin an seiner hellgelben Fluorescenz erkennen. Diese wird beim Versetzen mit Alkali dunkelgelb, wobei man beim Durchgang durch den Neutralisationspunkt ein violettstichiges Rosa wahrnehmen kann (F. Feigl und Mitarbeiter).

5. Gerbstoffe. Vegetabilische Gerbstoffe fluorescieren in der Regel in festem Zustande nicht. Nur die frischen Schnitte von Quebracho und Tizera leuchten gelb. Wäßrige Extrakte zeigen nur sehr schwache oder überhaupt keine Fluorescenz. Dagegen leuchten Adsorbate an Cellulose außerordentlich lebhaft, und zwar jene von Quebracho-, Tizera-, Mimosa-, Kastanien- und Hemlockextrakten gelb, solche von Fichten und Malettorinde sowie von Eichenholz violett. Die Fluorescenz dieser Adsorbate ist irreversibel und verschwindet auch nach mehrmaligem Waschen nicht. Extrakte von Fichte, Donga und Maletto zeigen beim Zusatz von Alkalien eine wesentliche Verstärkung der Fluorescenz, verbunden mit einem Farbumschlag ins Grasgrün für Fichte und Maletto, einen solchen nach Orange für Donga. Sulfitierter Tizeraextrakt gibt schneeweiße Wattefluorescenz. Urundayextrakt fluoresciert in Lösung violett und an Watte gelb. Die Ursache der Fluorescenz liegt nicht in den Gerbstoffen selbst; diese wird durch Begleitstoffe verursacht, so für Quebracho-, Tizera-, Mimosa und Urundayextrakte durch das Fisetin, für Fichtenrindenextrakt durch eine Verbindung von Bruttoformel $C_{33}H_{33}O_{13}$. Die Reaktionen sind außerordentlich empfindlich und es gelingt reinen Fichtenrinden und Quebrachoextrakt noch in einer Lösung von $1:1\,000\,000$ nachzuweisen. Bemerkenswert ist das selektive Verhalten der beiden Stoffe gegen bestimmte Adsorptionsmittel; so wird die gelbe Fluorescenz des Fisetins von niedrig nitrierter Nitrocellulose (10% N) adsorbiert, nicht aber die blaue Fluorescenz des Fichtenrindenextrakts, die wieder von Acetatseide und Diacetylcellulose festgehalten wird. Dadurch kann man in Gemischen von gelb- und violettfluorescierenden Gerbextrakten, z. B. von Quebracho und Fichte, durch Eintauchen von Kollodiumwolle, die nur den gelben Stoff und Watte, die beide Stoffe adsorbiert, diese Gerbmittelextrakte nebeneinander erkennen.

Die Adsorption an Cellulose gestattet auch eine annähernde Schätzung des Gehaltes an festem Extrakt. Man bestimmt hierzu zunächst diejenige Verdünnung, bei der noch Wattefluorescenz bemerkbar ist (10^x) und dann die Reaktionsschwelle der zu untersuchenden Lösung (v); das Verhältnis $100v/10^x$ gibt den Prozentsatz an Reinsubstanz in der letzteren. Zu genaueren Resultaten gelangt man durch die Methode der exakten Farbbestimmung, wozu man eine Eichkurve für Farbton und Sättigung anfertigt, und nach dieser und den Meßresultaten der Untersuchung den Gehalt der Probe an wirksamer Substanz und die Konzentration bestimmt.

Künstliche Gerbstoffe zeigen in wäßrigen Lösungen sehr starke Fluorescenz, die auf die zu ihrer Herstellung verwendeten Rohstoffe wie Naphthosulfosäuren, Sulfosäuren der Anthracenreihe, Derivate der Salicylsäure sowie Säureharze der Mineralölreinigung zurückzuführen ist. Sie leuchten meist blau bis violett. Eine Auswertung zu analytischen Zwecken ist wohl nur durch Festlegung der Farbtöne nach Wellenlängen und Sättigung möglich. Von ihnen unterschieden ist eine Reihe künstlicher Gerbstoffe, die überhaupt nicht fluorescieren, wie Gerbstoff

HS und SW, Holzkohle- und Humuskohlegerbstoff, Resorcin-
gerbstoff und Neradol D [O. Gerngroß und Mitarbeiter (1—3);
L. Meunier und Mitarbeiter (1—3)].

Lösungen in Aceton zeigen oft bessere Resultate als wäßrige Lösungen. Besonders charakteristische Fluorescenz aber erhält man mit
ätherischen oder Äthylacetatauszügen. Hierzu werden 20 ccm der Gerbstofflösung mit dem Reagens ausgeschüttelt, die obere Schicht abgegossen und im ultravioletten Licht unverändert und nach Zusatz von
verdünnter Natronlauge bzw. Salzsäure beobachtet. Auch durch Behandlung mit 50%igem Alkohol gelangt man zu neuen Unterscheidungsmerkmalen; namentlich die rosafarbige Fluorescenz ist für Magrove
sehr charakteristisch.

Besonders schön leuchtet eine Petrolätherausschüttlung von Gambir,
die man erhält, wenn man 5 ccm der wäßrigen Gerbstofflösung mit der
gleichen Menge Äthylalkohol und 1 ccm Natronlauge versetzt und dann
mit 10 ccm Petroläther ausschüttelt. Die Ätherschicht zeigt leuchtend
hellgrüne Fluorescenz (V. Kubelka und Vl. Němec).

Bei künstlichen Gerbstoffen ist es günstiger wäßrige Lösungen zu
untersuchen, weil einzelne von ihnen, wie beispielsweise das Neradol NW
viel intensiver in Wasser fluorescieren als in Äther. Andere wieder
wie Ordoval G und Gerbstoff F zeigen in Äther gelöst deutlichere
Fluorescenz; aber, während sich diese beiden Gerbstoffe in wäßriger
Lösung durch ihre Fluorescenzfarben unterscheiden lassen (hellblau
und violett), ist der Farbunterschied in der ätherischen Lösung nur ein
äußerst geringer.

Für die weitere Unterscheidung können Baumwollstreifen verwendet
werden, die mit verschiedenen Eisen- oder Aluminiumbeizen imprägniert werden und nach Behandlung mit den Gerbstofflösungen zur
Beobachtung der adsorptiven Fluorescenz dienen (G. Desmurs). Gleichzeitig mit der Beobachtung der gebeizten Streifen wird die Fluorescenz
an gewöhnlichen Perkal- (Baumwoll-) Streifen untersucht. Auf diesem
Wege kann man besonders die Extrakte von „Algorobo" und Algaro-
billa, ferner Catechu und Gambir voneinander unterscheiden, endlich auch Mimosa und Maletto, was aber in letzterem Falle rascher
durch die Untersuchung der Lösungen an Watte gelingt; Mimosa
fluoresciert leuchtend gelb, Maletto leuchtend violett.

Zur Gruppenunterscheidung der Rinden-, Holz-, Blätter und Früchte-
sowie Gallen- und Knopperngerbstoffe kann man die Fluorescenz der
Farbstoffe, die beim Kochen von Gerbstoffen mit salzsaurem Antipirin
entstehen, heranziehen. Flanellstreifen werden mit den Lösungen bei
saurer und alkalischer Reaktion betupft und im ultravioletten Licht
beobachtet (W. Appelius und L. Keigueloukis). Neue Wege für die
Untersuchung der Gerbstoffe bietet die chromatographische Adsorptionsanalyse, denn sie gestattet es, die einzelnen fluorescierenden Bestandteile von Gerbstoffgemischen besser als bisher zu trennen. Man
verwendet als Adsorbentien Aluminiumoxyd, Calciumcarbonat, Sili-
kagel oder Fullererde und entwickelt mit Äthylalkohol, Äthylacetat
oder Ligroin, bis die einzelnen Zonen reinlich getrennt sind (W. Graßmann und O. Lang) (s. S. 220).

15*

Zur Bestimmung des Säuregrades von synthetischen Gerbstoffen eignet sich Thioflavin S, Säurephosphin oder Patentphosphin; man titriert dabei bei sauren Lösungen von farblos auf gelbgrün, bei alkalischen Lösungen von gelbgrün auf farblos (A. Borgialli).

Sulfitcelluloseablauge fluoresciert in wäßriger Lösung stark violett, unterscheidet sich aber von Fichtenrinde und Maletto dadurch, daß sie nur eine äußerst schwache Faserfluorescenz zeigt, die sich durch Wasser leicht entfernen läßt. Da die natürlichen Gerbstoffe für diese Fluorescenz in Lösung starkes Auslöschungsvermögen besitzen, müssen sie bei der Untersuchung auf Verfälschungen erst aus den Gemischen beseitigt werden. Dies geschieht durch Behandlung der Proben mit einer Lösung von Seignettesalz und Bleiacetat; 25 g Seignettesalz werden in 100 ccm Wasser gelöst und dieser Lösung tropfenweise 10%ige Bleiacetatlösung zugefügt, bis sich der anfänglich bildende Niederschlag löst. Sodann vermischt man 10 ccm der zu prüfenden Flüssigkeit mit der Bleisalzlösung, setzt etwas Kaolin zu, filtriert und untersucht das klare Filtrat im ultravioletten Licht [L. Meunier und A. Jamet (3)]. Weißlichlila Fluorescenz zeigt das Vorhandensein von Sulfitablauge an. Doch ist es nicht möglich, mit dieser Methode sulfitierte Quebrachoextrakte von Quebrachoextrakten, die einen Zusatz von Sulfitablauge enthalten, zu unterscheiden. Auch versagt das Verfahren für den Nachweis von Fichten- und Malettorindenextrakten, denen Sulfitcelluloseablauge zugesetzt ist. Die violette Fluorescenz dieser Gelbrindenextrakte wird nämlich durch die Seignettebleisalzfällung nicht beseitigt und täuscht die Anwesenheit von Sulfitcelluloseablauge vor.

Mikroskopisch lassen sich an Dünnschnitten unter Verwendung von Fluorochromen wie Phosphin, Geranin oder Thioflavin S, die Veränderungen, welche die tierische Haut durch das Einweichen, Äschern und Beizen erleidet, viel rascher überblicken, als dies im gewöhnlichen Licht möglich ist (E. R. Theis und Earl J. Serfas). Auch die Durchgerbung des fertigen Leders kann fluorescenzmikroskopisch besser beurteilt werden als durch die Mikroskopie im weißen Licht.

6. Faserstoffe. Papier und Textilindustrie. Es lassen sich wohl tierische und pflanzliche Fasern makroskopisch voneinander unterscheiden, doch bietet diese Untersuchungsmethode gegenüber den anderen bekannten Verfahren keinerlei Vorteile. Etwas weiter kommt man mit der mikroskopischen Beobachtung, wie die Untersuchungen von E. Goethel (1, 2) zeigen. Auch hier ergeben sich als hauptsächlichstes Unterscheidungsmerkmal Helligkeitsunterschiede, die Goethel durch jene Vergrößerung charakterisiert, bei der noch Einzelheiten des Präparates deutlich erkannt werden können. Die Fluorescenzspektren sind einander sehr ähnlich und führen nicht zu deutlichen Unterschieden.

Eine Unterscheidung der einzelnen Baumwollsorten ist nicht möglich; einige fluorescieren bläulichweiß, andere weißlichgelb. Die erstere Farbe kommt der Cellulose zu, während die gelblichen Farbtöne auf eingelagerte Naturfarbstoffe und die besondere chemische Beschaffenheit der Cuticula zurückzuführen sind. Bemerkenswert ist, daß tote und unreife Baumwollhaare viel schwächer fluorescieren als vollreife.

Durch Bleiche und Mercerisation geht die Fluorescenz wesentlich zurück. Durch Beizen wird die Intensität der Farbe erhöht und in Weiß mit bläulich oder gelblichgrünen Schimmer überführt; nur Zinn- und Tonerdebeizen bewirken hell weißlichblaue Fluorescenz. Flachs fluoresciert nach Maceration mit 10%iger Sodalösung grün, Hanf intensiv schwefelgelb.

Bei tierischen Haaren und Wollen läßt sich im Mikroskop Keratin A der Epidermisschicht von Keratin C der Rinden und Markschicht unterscheiden; ersteres fluoresciert hellweiß, letzteres kräftig blau. Entfettete weiße Schafwolle leuchtet außerordentlich lebhaft himmelblau bis weißlichblau. Pigmentierte Haare fluorescieren schwächer als weiße.

Fibroinfäden von echter Seide leuchten im Mikroskop bläulichweiß, ähnlich wie Wolle. Die Sericinschicht fluoresciert je nach dem eingelagerten Naturfarbstoff in verschiedenen Farben und man kann nicht selten in Schnitt Sericin und Fibroin deutlich voneinander abgehoben sehen.

Die verschiedenen Arten von Kunstseiden können durch die Eigenfluorescenz nicht voneinander unterschieden werden. Dagegen gelangt man schon bei makroskopischer Untersuchung zu auffallenden Unterschieden, wenn man die Fasern, eventuell nach Abziehen der früheren Färbung, mit fluorescierenden Farbstoffen behandelt. Besonders charakteristisch sind die Fluorescenzerscheinungen, die sich mit den in unten stehender Tabelle verzeichneten substantiven Farbstoffen ergeben, durch welche es möglich ist Kupfer-, Viscose- und Naturseide auseinander zu halten. Dagegen zeigt Nitroseide, manchmal auch Kupferseide denselben Farbton wie Baumwolle. Mit Hilfe dieser Farbstoffe lassen sich auch Materialdifferenzen im ganzen Stück von Fasern der gleichen Art auffinden. Diese von W. Weltzien ausgearbeitete Methode hat den Vorteil, daß der Oberflächenglanz nicht stört und die Unterschiede in der Leuchtkraft direkt die Verhältnisse wiedergeben, in denen die Farbstoffe von den Fasern aufgenommen werden. Es lag daher nahe, auch andere Farbstoffe für derartige Untersuchungen heranzuziehen und die Farbänderungen an einzelnen Fasern und Fasernbündel zu verfolgen. Diese Versuche wurden von F. Koch mit den von mir in die histologischen Mikroskopiertechnik eingeführten Fluorochromen unter meiner Anleitung durchgeführt[1].

Tabelle 3.

	Baumwolle	Kupferseide	Nitroseide	Viscoseseide
Oxydianilgelb O	hellgelb, matt leuchtend	tiefgelb leuchtend	hellgelb	grünstichig gelb
Benzollichtblau 4 G L	dunkelviolett, sehr matt	sehr dunkelviolett, sehr matt	dunkelviolett, sehr matt	blaugrau, hell
Brillantdianilgrün O	grüngelb	hell gelbgrün	—	gelbgrün, sehr hell
Brillantdianilblau 6 G	graublau, sehr matt	hellblau, schwach leuchtend	dunkelgrau, matt	leuchtend blau

---

[1] Bisher nicht veröffentlicht.

Von den zahlreichen Farbstoffen, welche sich zur Unterscheidung der künstlichen Fasern durch sekundäre Fluorescenz eignen, erwies sich Thiazinrot R als der beste. Mit einer Lösung dieses Farbstoffes in der Konzentration 1:1000, durch 1—2 Minuten behandelt, fluorescieren Viscoseseide bzw. Vistra und andere nach den Viscoseverfahren hergestellte Kunstfasern stark blauviolett, während Kunstfasern aus Acetylcellulose (Acetatseide, Acetatcellulose, Acetat matt gekräuselt, Acata I.G., Acetat Stichelhaar, I.G. Rhodia usw.) rein blaue Fluorescenz zeigen; die Chardonetseide fluoresciert fleischfarben und die Kupferseide rot. Eine Mittelstellung zwischen Acetat- und Kupferseide nimmt die sog. Lanusa (I.G.) ein. Diese zeigt nach einer Einwirkung von Thiazinrot R durch 2 Minuten außen rote und im Inneren der Faser blaue Fluorescenz. Etwas schwieriger ist die Untersuchung von mattierten Fasern; doch können auch diese bei sehr kurzer Einwirkung von Thiazinrot R ($\frac{1}{2}$ Minute) voneinander unterschieden werden und es läßt sich auch hier die blauviolette Fluorescenz an mattierter Viscoseseide gegenüber dem roten Leuchten mattierter Kupferseide erkennen.

Von den übrigen Farbstoffen haben sich die Phosphine besonders bewährt. Als Beispiel sei die Wirkung von Flavophosphin gezeigt, bei dem auch die Methode der exakten Farbbestimmung herangezogen wurde. Mit diesen Reagens behandelt, fluoresciert:

Acetatseide durchscheinend grün, etwas gelblich;

Chardonetseide braun, etwas gelblich;

Kupferseide grünlichgelb, leuchtender als Acetatseide, im Ton dieser ähnlich;

Viscoseseide leuchtend bräunlich gelb.

Die Farbenmessung ergab für die Farbtöne (λ in mμ), Sättigung (σ) und Helligkeit (h) folgende Werte:

	λ	σ	h
Acetatseide	498,6	0,74	6,37
Chardonetseide . .	617,9	0,80	1,00
Kupferseide . . .	501,6	0,66	13,23
Viscoseseide . . .	595,1	0,86	4,45

Die vier verschiedenen Kunstseiden sind also sowohl durch den Farbton als auch durch die Sättigkeit und Helligkeit leicht zu unterscheiden.

Auch im Gewebe selbst können verschiedenartige Materialien leicht durch die Einwirkung von Fluorchromen zu verschiedener Fluorescenz angeregt werden. So lassen sich beispielweise echte Seide und Viscoseseide durch Thioflavin S oder Brillantdianilgrün G unter dem Mikroskop schon bei Lupenvergrößerung leicht auseinander halten [M. Haitinger (3, 6)].

Zur Erkennung mercerisierter Baumwolle wird die Probe durch 2—3 Minuten in eine verdünnte Lösung von Eosin gelb extra eingelegt, dann im fließenden Wasser tüchtig abgespült und zwischen Filtrierpapier getrocknet. Mercerisierte Baumwolle fluoresciert dann intensiv gelb, während rohe Baumwolle ihre Eigenfluorescenz beibehält. Baumwolle und Leinen lassen sich auseinander halten, wenn man das Zeug in einer 5%igen Chinosollösung tränkt, gut wäscht und mit einer 5%igen Sodalösung nachbehandelt. Nach neuerlichem Waschen leuchtet das Leinenstück im filtrierten Ultraviolett intensiv gelb, während die Baumwolle dunkelviolett erscheint (E. Grünsteidl). Auch mit einer 3%igen Lösung von Naphthol AS—RL in 50%igen Alkohol gibt mercerisierte Baumwolle stark gelbe Fluorescenz.

Für die Erkennung der Naphthol AS-Farben und deren Unterscheidung von anderen diazotierten oder Entwicklungsfarbstoffen gibt O. Mecheels folgendes Verfahren an: Man kocht die Probe mit einer blinden Küpe, die 3,6% Natronlauge und 2,4% Hydrosulfit enthält, bis von der ursprünglichen Färbung soviel abgezogen ist, daß die Farbe schmutziggelb erscheint, quetscht die Faser mit einem Glasstab gut aus und legt sie auf ein Filter. Auf diesem entsteht dann ein Fleck, der bei Naphtholfarben keine Fluorescenz aufweist, während das Textilgut (mit Ausnahme von Naphthol AS—G) gelb fluoresciert. Die übrigen Farben zeigen eine deutliche, oft sehr intensive Fluorescenz des Fleckes und unterschiedliches Leuchten des Fasergutes.

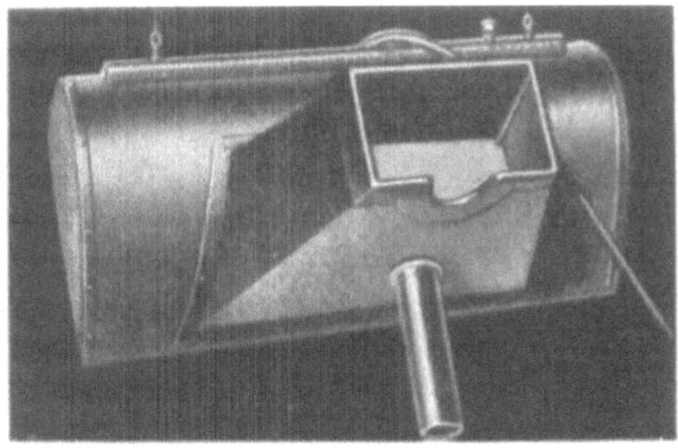

Abb. 3. Analysenlampe der Quarzlampen-Gesellschaft m. b. H. Hanau. „Flu-Tex" für Textiluntersuchungen.

Die Beobachtung, daß die Naphthol AS-Farben fluorescieren, gab Veranlassung, zur Ausbildung einer besonderen Lampe durch die Hanauer Quarzlampen-Ges., die diese unter der Bezeichnung „Flu-Tex" in den Handel gebracht hat (Abb. 3).

Sie besteht aus einen kleinen handlichen Reflektor mit stereoskopähnlichen Einblickrohr, einem Brenner aus Schwarzglas und besitzt eine verstellbare Zugvorrichtung, um die Lampe in beliebiger Höhe einstellen zu können. Die helle Fluorescenz einzelner Farbstoffe ermöglicht ein sofortiges Erkennen von etwa vorhandenen Rackelstreifen, sowie des Überziehens des Fonds mit Druckfarbe. Auch für die Rapportkontrolle ist die Lampe geeignet, selbst bei Verwendung farbloser oder schwach gefärbter Druckpasten, den richtigen Rapport nachzuprüfen. Zur Verstärkung der Fluorescenz bei nichtleuchtenden Farbstoffen hat die I.G. Farbenindustrie A.G. zwei Salze unter der Bezeichnung „Fluorescenzfarbe GD bzw. RD" herausgebracht, von der der Druckfarbe $1^0/_{00}$ zugesetzt wird.

Sehr gut verwendbar ist die Lampe für den Nachweis von Faserschädigungen und von Flecken aller Art. So entdeckt man Stockflecke, Metallseifen, Ölflecke usw. leicht durch ihr Leuchten. Besonders wertvoll ist die Ultraviolettuntersuchung für die Erkennung von Mineralölflecken, die man leicht an ihrer hellbläulichweißen Fluorescenz agnoszieren kann, die aber unter Einwirkung des Sonnenlichtes in Gelblichweiß umschlägt, so daß eine Verwechslung mit Pflanzenölen nicht möglich ist. Überhaupt heben sich Flecke verschiedensten

Ursprungs im ultravioletten Licht bedeutend besser ab als im sichtbaren Licht[1].

In der Papierindustrie ist die Unterscheidung von Natron- und Sulfitzellstoff von Interesse. Ungebleichter, gebleichter Sulfit- und alkalisch aufgeschlossener Zellstoff können mit der Methode der exakten Farbbestimmung leicht unterschieden werden (Noß). Ungebleichter Sulfitzellstoff zeigt eine blauviolette Eigenfluorescenz, und läßt sich in Zellstoffgemischen von gebleichten Sulfit- und alkalisch aufgeschlossenen Zellstoff leicht unterscheiden und mengenmäßig abschätzen. Dagegen zeigen die beiden letzteren so ähnliche Fluorescenzfarben, daß sie sich durch ihre Eigenfluorescenz nicht auseinanderhalten lassen. Dies gelingt, wenn man sie durch Behandlung mit Fluorochromen zur sekundären Fluorescenz anregt. Hierzu eignen sich Farbstoffe der Eosin- und Rhodamingruppe, unter deren Einfluß der gebleichte Sulfitzellstoff leuchtend chrom- bis citronengelb, Natronzellstoff je nach dem Aufschlußgrad abgestuft rötlichbraun, ungebleichter Sulfitzellstoff leuchtend violett bis lila fluoresciert. Zur Untersuchung wird das Papier wie bei der normalen mikroskopischen Untersuchung mit 1%iger Natronlauge ausgekocht, gut gewaschen und sorgfältig aufgefasert. Ein Teil des Faserbreies wird auf Objektträger möglichst gleichmäßig verteilt und, nachdem das überschüssige Wasser mit Filtrierpapier abgesaugt wurde, auf das Vorhandensein von ungebleichten Sulfitzellstoff untersucht und dessen Menge geschätzt. Um die anderen Bestandteile der Mischung nachzuweisen, wird ein ausgedrücktes Faserkügelchen von Erbsengröße in einer 0,05%igen Lösung des Farbstoffes eingetragen, in der es etwa 2 Minuten verbleibt. Die Fasern werden mit der Präpariernadel auf den Träger verteilt, die überschüssige Flüssigkeit abgesaugt und mit Filtrierpapier getrocknet. Besonders schöne Abstufungen erhält man mit Rhodamin 6 GD extra, mit dem alkalisch aufgeschlossene ungebleichte Zellstoffe dunkelrotbraun, gebleichte orangerot erscheinen. Der ungebleichte Sulfitzellstoff fluoresciert rotbraun mit einem Stich ins Violette (F. Noß und H. Sadler).

Ähnliche Erscheinungen ruft auch Flavophosphin 4 G konzentriert hervor. Auch Geranin G eignet sich zum Nachweis von ungebleichten Natronzellstoff. Mit Rhodamin 6 DG extra zeigen Gampi und Mitsumata orangegelbe Fluorescenz, während Kodzu gelbgrün leuchtet. Es kann also bei Vorliegen eines Gemisches dieser drei schwer unterscheidbaren Fasern der Anteil an Kodzu annähernd geschätzt, bei Fehlen der gelbgrünen Fluorescenz auf Abwesenheit solcher Fasern geschlossen werden. Adansoniafsern fluorescieren mit Brillantdianilgrün G einheitlich hellblau, Manila- und Jutefasern hellblau und gelbgrün. Man kann also bei Auftreten einer einheitlichen hellblauen Fluorescenz auf die Abwesenheit von Manila und Jute schließen. Mit demselben Fluorochrom fluoresciert Weißschliff hellblau, Braunschliff schmutziggelb bis olivgrün; diese Verschiedenheit in der Fluorescenz kann bei Lederpappen und Braunschliff zur Feststellung

---

[1] Vgl. hierzu M. Déribéré: Die Anwendung des Woodschen Lichtes unter ultravioletten Strahlen in der Textil- und Färbeindustrie. Paris: Les Editions Textile et Technique 1937.

geringer Mengen von Weißschliff verwendet werden (B. Schulze und E. Goethel).

7. Farbstoffe. Bei der Untersuchung von anorganischen Farbstoffen kommt die Fluorescenzanalyse eigentlich nur für die Unterscheidung der Weißpigmente in Frage, da die meisten derartigen farbigen Verbindungen bei Zimmertemperatur nicht fluorescieren. Das Zinkweiß leuchtet in der Regel grünlichgelb in einem Farbton, der der Wellenlänge 506—510 mµ entspricht. Doch gibt es Sorten, die in einem rötlichen Gelb von der Wellenlänge 596 mµ leuchten. Dazwischen liegen gelbbraun, dunkelbraun und oliv fluorescierende Präparate. Die Verschiedenheit der Fluorescenz ist weniger durch Verunreinigungen als durch die Darstellungsweise bedingt (E. Beutel und A. Kutzelnigg). Alle anders fluorescierenden Zinkoxyde nehmen bei Erhitzen im Platintiegel eine gelbgrüne Fluorescenz an, was auf die reduzierende Wirkung der Flammengase zurückzuführen ist, weil Glühen im Elektroofen eine solche Veränderung nicht bewirkt. Die Erscheinung ist für den Nachweis von Zinkoxyd insoferne von Wichtigkeit, weil man unter dem Fluorescenzmikroskop schon nach ganz kurzer thermischer Behandlung gelbgrün leuchtendes Zinkoxyd erkennen kann [M. Haitinger (2, 5)].

Bleiweiß fluoresciert beigefarbig, Kremserweiß schwach bräunlich, Barytweiß bräunlich violett, Titanweiß dunkelviolett nahezu schwarz. Die Unterscheidung von mit Bleiweiß verfälschtem Zinkweiß ist makroskopisch schwer möglich, weil die Fluorescenz des Zinkoxydes die des Bleiweißes so stark übertönt, daß Gemische, welche nur 10% Zinkweiß enthalten, vom reinen Zinkweiß nicht mehr unterschieden werden können. Bei Titanweiß dagegen tritt erst bei einem Zusatz von 25% Zinkweiß eine mattgelbe Fluorescenz auf, die vielleicht auf das Vorhandensein des letzteren schließen läßt. Sichere Anhaltspunkte für die Beurteilung, ob ein Gemenge vorliegt oder nicht, gewinnt man durch die mikroskopische Untersuchung, durch die man schon die geringsten Spuren Zinkoxyd an seiner gelbgrünen Fluorescenz erkennt.

Die bei Anstrichen und in der Kunstmalerei verwendeten Bindemittel Wasser, Leinöl, Mohnöl, Mastix usw. beeinflussen die Fluorescenz des Zinkweiß kaum, während bei Bleiweiß mit zunehmender Alterung eine Änderung der Fluorescenzfarbe nach Hellgelb und Weiß zu beobachten ist, die auf Bildung eines Bleilinoleates zurückzuführen ist (E. Beutel und A. Kutzelnigg).

Lithophone fluorescieren verschiedenfarbig, und zwar solche, welche etwa 2% Zinkoxyd enthalten, fahlgelb, die anderen violett. Kaolin fluoresciert tief rotviolett, Federweiß gelblich, Kreide schwach rosa bis bläulich.

Die meisten anderen anorganischen Farbstoffe fluorescieren überhaupt nicht oder nur so schwach und unausgesprochen, daß ihre Fluorescenzfarbe für analytische Zwecke nicht in Frage kommt, so z. B. Ocker, Eisenoxydrot, roter Bolus, Zinnober, Mennige, Chromgelb, Chromrot, Cadmiumgelb und Ultramarin usw.

Von den organischen Farbstoffen fluorescieren viele in wäßriger Lösung; mitunter wird die Fluorescenzfarbe durch das Lösungsmittel stark beeinflußt. So fluoresciert beispielsweise Eosin S in Wasser grünlich, in Alkohol orangegelb. In fester Form beobachtet man makroskopisch nur selten Fluorescenz, dagegen kann man bei mikroskopischer Untersuchung nicht nur die fluorescierende Grundsubstanz wahrnehmen, sondern auch nicht selten noch andere fluorescierende Stoffe erkennen. Man kann also leicht entscheiden ob ein Handelsprodukt einheitlicher Natur oder ein Gemisch verschiedener Farb- oder Zusatzstoffe ist, dies auch in solchen Fällen, wo bei der üblichen Untersuchungsart im weißen Licht keine Farbunterschiede bemerkbar sind. Hierzu beobachtet man das Pulver unter dem Fluorescenzmikroskop mit dem Auflichtspiegelkondensor oder man läßt den Farbstoff am Objektträger auskristallisieren und beobachtet dann im durchfallenden Licht. Wenn die direkte Untersuchung nicht zum Ziele führt, zieht man noch die Capillaranalyse heran, mit der man bei Farbstoffen, die aus mehreren Komponenten bestehen im ultravioletten Licht in der Regel auch verschiedenfarbig leuchtende Zonen wahrnimmt.

Weitere Anhaltspunkte über die Natur der Farbstoffe erhält man durch Untersuchung derselben an Adsorbentien wie Schafwolle, Viscose, Acetatseide u. dgl. Ferner können Schlüsse aus der Farbänderung bei verschiedenen Konzentrationen gezogen werden, die bei allen Farbstoffen wahrnehmbar sind, außer bei jenen, die rein gelb oder rein blau fluorescieren. Solche Farbänderungen umfassen oft einen sehr weiten Spektralbereich. Manchmal sind sie schon bei rein visueller Beobachtung erkennbar, wie etwa beim Fluorescein, das bei starken Konzentrationen in alkalischer Lösung gelb, bei schwächeren grün leuchtet. Man kann diese Erscheinung unter dem Fluorescenzmikroskop verfolgen, wenn man 1 Tropfen des Lösungsmittels auf einen Objektträger bringt und in dieses ein Körnchen einer fluorescierenden Substanz einträgt; man sieht dann in der Umgebung des Körnchens wo die Lösung konzentrierter ist, die Farbe größerer Wellenlänge, die gegen den Rand hin in eine solche kleinerer Wellenlänge übergeht. Zu quantitativ verwertbaren Angaben gelangt man nur durch exakte Farbmessungen. Wie sich Farbton (λ) und Sättigung (σ) mit abnehmender Konzentration verändern, ist für einige Beispiele durch die in der folgenden Tabelle 4 verzeichneten Werte gezeigt. Hat man also für die betreffende Substanz eine Eichkurve ermittelt, so läßt sich die Konzentration einer zu untersuchenden Probe und daraus die Menge der gelösten Substanz bestimmen.

Tabelle 4.

Konzentration	Aurophosphin		Coriphosphin O		Thioflavin S		Fluorescein		Trypaflavin	
	λ in mμ	σ	λ in mμ	σ	λ in mμ	σ	λ in mμ	σ	λ in mμ	σ
1:1000	572	0,70	592	0,93	587	0,77	544	0,83	551	0,83
1:10000	543	0,42	533	0,59	476	0,38	542	0,78	545	0,61
1:100000	489	0,12	513	0,18	468	0,51	534	0,60	519	0,26
1:1000000	—	—	481	0,17	453	0,36	508	0,15	495	0,17

Die Daten beziehen sich auf eine Schichtdicke von 30 mm.

Von den organischen Farbstoffen zeigen viele, namentlich in Lösungen, sehr charakteristische Fluorescenzerscheinungen, die dem Fachmann oft wertvolle Anhaltspunkte für die Erkennung derselben geben. Es sind dies namentlich Xanthen-(Fluorescein, Eosine, Rhodamine usw.), Acridin-(Trypaflavin, Posphine usw.), Thiazol-(Thioflavin, Primulin, Geranin, Thiazolgelb usw.) und Chinolinfarbstoffe (Chinolingelb, Orthochrom, Pinachrom usw.). Von den Azofarbstoffen fluorescieren nur jene, welche sich durch Diazotieren und Kuppeln fluorescierender Farbstoffe ableiten lassen. Nitro- und Nitrosefarbstoffe fluorescieren im allgemeinen nicht [M. Haitinger (2, 3, 5)].

8. Erdöl, Teer und Bitumen. Die Fluorescenzerscheinungen an Erdölprodukten geben zwar mancherlei Anhaltspunkte, können aber wohl nach dem heutigen Stande kaum zur Begründung analytischer Verfahren verwertet werden. Es spielen allzuviel Einflüsse mit, welche die Farbe der Fluorescenz verändern, so die Provenienz, Alterungserscheinungen und dgl. mehr. Bei der Beobachtung selbst hat man zu beachten, daß sich die Fluorescenzfarbe unter dem Einfluß des ultravioletten Lichtes rasch verändern, ja sogar gänzlich ausgelöscht werden kann. Man untersucht in Eprouvetten, auf dem Objektträger oder durch Auftropfen des unveränderten oder mit Chloroform verdünnten Materials auf Filtrierpapier. Natürliche Rohöle zeigen eine hellgelbe bis braune Fluorescenz, während raffinierte Öle hellblau aufleuchten. Die Ursache der Fluorescenz des Rohöles ist noch unbekannt. Sie kann auf zufälligen aber immer vorhandenen Verunreinigungen beruhen oder aber in der Struktur der hochmolekularen Kohlenwasserstoffe begründet sein. Im allgemeinen strahlen leichte Öle hellgelbe Farben zurück, die mit abnehmendem Benzingehalt immer dunkler werden, so daß asphaltreiche und benzinfreie Öle dunkelbraun bis schwarz erscheinen. Man kann also aus der Fluorescenzfärbung immerhin schon gewisse Schlüsse auf den Charakter des Öles ziehen.

Beim Ausschütteln von Erdölproben mit konzentrierter Schwefelsäure (D 1,84) geht ein fluorescierender Anteil in diese, die dann intensiver fluoresciert als die reine Säure. Die Fluorescenz der einzelnen Fraktionen, die man bei der Raffination erhält, ist verschieden. Benzinfraktionen in der Siedegrenze von 30—85° rufen in der Schwefelsäure hellblaue bis dunkelblaue Fluorescenz hervor; oberhalb 85° siedende Benzinfraktionen ändern den Farbton sprunghaft von Blau in Grün, schließlich erfolgt noch eine allmähliche Änderung des Farbtones in Gelbgrün bei Benzinfraktionen mit einem Kondensationspunkt über 130°. Die gelbgrüne Fluorescenz, die man auch in der Schwefelsäure, welche mit höheren aromatischen Verbindungen ausgeschüttelt wurde, findet, zeigt die Anwesenheit solcher Kohlenwasserstoffe an (E. Galle, R. Klatt und W. Friedl).

Schwefeldioxyd bewirkt durch Bildung von Additionsverbindungen eine Entscheinung fluorescierender Mineralöle. Beim Stehen an der Luft verliert das Öl die schwefelige Säure und die Fluorescenz kehrt wieder zurück. Die Menge, welche diesen Effekt hervorruft, schwankt von 0,3 mg von SO_2 pro Kubikzentimeter für einige russische Öle, bis 9,4 mg für einige amerikanische Sorten. Auch durch Behandlung von

Erdöl mit aromatischen Nitrokörpern wird die Fluorescenz desselben ganz oder teilweise ausgelöscht.

Weiter läßt sich die Alterung von Ölen verfolgen, indem man die dabei eintretende Minderung der Fluorescenzintensität entweder mit Testproben vergleichend oder mit einem Pulfrich-Photometer quantitativ messend untersucht.

Bitumen werden im festen Zustande und in Lösungen von Chloroform und Benzol untersucht. Solche werden auch als Tropfen auf Filtrierpapier aufgebracht und dann sowohl im feuchten Zustande als nach dem Verdunsten des Lösungsmittels beobachtet. Festes Bitumen leuchtet giftgrün. Schmilzt man aber oberflächlich, indem man die Flamme eines Bunsenbrenner über das zu untersuchende Stück führt, so verliert sich die Fluorescenz; sie kommt aber beim Lagern an einem kühlen Ort nach mehreren Tagen wieder zurück. Die deutlichsten Fluorescenzerscheinungen erhält man in Lösungen, die so weit verdünnt sind, daß sie im Tageslicht nahezu farblos erscheinen. Dies entspricht in der Regel einer Konzentration von 1:100000. Als Lösungsmittel werden Benzol, Alkohol, Aceton oder Benzin verwendet, in denen Bitumen rot bis rotblau erscheint, während Steinkohlenteer im allgemeinen in einen grünlichblauen Farbton aufleuchtet. Mischungen von Bitumen und Steinkohlenteer leuchten ebenso wie diese. Es ist also der Steinkohlenteer für die Farbe einer solchen Mischung bestimmend und man kann daher diesen im Bitumen nachweisen und kann erkennen, daß ein Bitumen frei von Steinkohlenteer ist, aber man kann nicht sehen, ob in einem Steinkohlenteer auch Bitumen zugemischt ist. Da aber das Bitumen wertvoller ist als Steinkohlenteer, so ist nicht anzunehmen, daß diese letztere Unterscheidung notwendig wird. Man beobachtet die Lösungen senkrecht zur Einfallsrichtung des ultravioletten Lichtes (W. Teuscher). Nach H. B. Millner[1] ist es möglich die verschiedenen Typen von Bitumen zu unterscheiden, wenn man dieselben in einer 0,5%igen Lösung von Schwefelkohlenstoff untersucht und mit Proben bekannten Ursprungs vergleicht oder 1 Tropfen der filtrierten Lösung auf ein Filtrierpapier bringt und die Änderungen beobachtet, welche sich bei der Verdunstung des Lösungsmittels ergeben. Die ursprünglich gelbe Fluorescenz wechselt gegen braun mit einem gelblichweißen Rand, woran man manchmal den Charakter des Bitumens ohne einer weiteren Untersuchung erkennen kann. Die Art dieser Prüfung leidet aber an dem Mangel, daß es schwer ist, hinreichend genaue Standardmuster herzustellen, weil die Fluorescenz solcher Lösungen sich sehr rasch ändert. Es müßten daher die Farben für solche Untersuchungen zahlenmäßig ermittelt und jene der Probe damit verglichen werden.

9. Harze. Harze untersucht man an frischen Bruchflächen und in Pulverform; man kann da oft verschiedene Fluorescenzfarben beobachten. So leuchtet z. B. Albertol III L mattgraublau, während man an den Bruchflächen eine leuchtend hell blaugraue Fluorescenz wahrnimmt. Zu weiteren Unterscheidungsmerkmalen gelangt man durch Lösen der Harze in Butylacetat, und zwar kann man Farbton- und

---

[1] Nach Radley und Grant, S. 157.

Helligkeitsunterschiede wahrnehmen, je nach dem man die Lösung teilweise oder ganz neutralisiert und mit einem Überschuß von Alkali versetzt [H. Wolff und W. Toeldte (1, 2)]. Im allgemeinen ist man bei den Harzen auf die rein visuelle Beobachtung angewiesen, erhält aber nur in seltenen Fällen sichere Anhaltspunkte, weil die Fluorescenzfarben durch zufällig beigemengte Stoffe stark verändert werden. Die meisten Harze fluorescieren bläulich, das Dammarharz leuchtend blau und das Gujakharz violett. Nur Siam-Stocklack, Körnerlack und roter Schellack leuchten in Farbtönen zwischen goldbraun und goldgelb. Von den synthetischen Harzen fluoresciert Albertol am stärksten, schwächer Esterharz, Kalkharz und Kingopal.

Bernstein (Succinit) fluoresciert in einem intensiv grünlichweißem Licht, das stellenweise oder bei verschiedenen Proben einen gelblichen oder bläulichen Farbton annimmt; namentlich die wolkigen Stellen fluorescieren sehr lebhaft und erscheinen fast rein weiß, mit einem Stich ins Grünliche oder Bläuliche. Wesentlich schwächer aber in demselben Farbton leuchtet Preßbernstein (Ambroid). Von den Kunstprodukten erscheinen die Phenol-Formaldehyd-Kondensationsprodukte (Resite) schwarz, weil sie alle ultraviolette Strahlen absorbieren; während Harnstoff-Formaldehyde (Ureite) eine schwach indigoblaue Fluorescenz zeigen und Galalith bläulichweiß leuchtet. Eine sehr einfache Methode zur Unterscheidung des natürlichen Bernsteins von seinen Ersatzmitteln ermöglicht folgendes Verfahren: Hält man eine durchsichtige Phenol-Formaldehydplatte in den Strahlengang des ultravioletten Lichtes, so leuchtet eine darunter gelegte Bernsteinprobe nicht auf, weil Resit alle anregenden Strahlen absorbiert. Dagegen wirkt eine Ureitplatte wohl etwas schwächend aber nicht auslöschend auf die Fluorescenz des echten Bernsteins; die Galalithfluorescenz wird aber durch Ureit fast vollständig ausgelöscht und eine Galalithplatte wirkt löschend auf Bernstein (G. Kostka).

10. Wachse. Einzelne Wachse zeigen charakteristische Fluorescenzfarben und manchmal ist es auch möglich in Mischungen zweier Wachse die einzelnen Bestandteile zu erkennen. Carnaubawachs zeigt eine violettgraue hellgelbe Fluorescenz im festen Zustande, während es in Chloroform gelöst intensiv blau bis blauviolett leuchtet; seine Fluorescenz ist so stark, daß noch 1% desselben in anderen Wachsen erkannt werden kann. Chinesisches Wachs fluoresciert weiß, Japanwachs elfenbeinfarbig. Ein Zusatz von 10% Paraffin kann im Bienenwachs in Lösung erkannt werden, weil das Paraffin milchig gelblichgrün fluoresciert. Alle übrigen Wachse zeigen in Chloroform praktisch keine Fluorescenz (J. A. Radley).

11. Kautschuk. In der Kautschukindustrie wurde die Fluorescenzanalyse zunächst zur makroskopischen Untersuchung von Zusatzstoffen und zur Kontrolle der Reinheit derselben verwendet. Sie ermöglicht es grobe Mischungsfehler aufzudecken und Veränderungen, wie sie durch die natürliche und künstliche Oxydation und Alterung des Kautschuks bewirkt werden, zu erkennen (F. Kirchhof). Unter dem Fluorescenzmikroskop verraten sich Verunreinigungen der einzelnen Rohmaterialien in der Regel als verschiedenfarbig leuchtende oder auch als schwarze

Punkte oder Flecken auf einem gleichmäßig fluorescierendem Untergrund. So findet man beispielsweise in der Magnesia usta gelbe Verunreinigungen in der rötlichblau leuchtenden Grundmasse oder in dem Vulkazit Thiuram, der graugelb fluoresciert, hellblaue und hellgrüne Einschlüsse.

Kautschukmischungen im vulkanisierten, unvulkanisierten und veraschten Zustand leuchten verschieden, und zwar ist die Fluorescenzfarbe stark von den Füllstoffen, Beschleunigern und Antioxydantien beeinflußt, so daß man aus der Farbe auf das Vorhandensein solcher Stoffe schließen kann. Es ergeben sich natürlich auch da immer wieder Mischfarben, die durch das Mengenverhältnis stark beeinflußt sind. Kautschuk selbst ist dabei am wenigsten beteiligt, da er nur äußerst schwach fluoresciert.

Von den anorganischen Füllstoffen fluoresciert eigentlich nur das Zinkoxyd sehr lebhaft (s. S. 233). Aber auch Lithopone, Magnesia und Zinksulfid fluorescieren; lebhaftere Fluorescenzerscheinungen findet man oft in den Aschen, besonders, wenn man die Veraschung bei niedrigen Temperaturen durchführt. Von den organischen Beschleunigern leuchtet beispielsweise Vukazit D hellpurpur, Vukazit 1000 purpur, Ureka rötlichschwarz, Thiuram hellbraun, Merkapto rötlichbraun usw. (V. N. Morris). Mikroskopische Untersuchungen zeigen, daß diese, ebenso wie die Fluorescenzfarben der Beschleuniger Mischfarben sind, die sich unter dem Mikroskop leicht trennen lassen; so wird beispielsweise Aldol-α-Naphthylamin bei mikroskopischer Beobachtung als dunkelbräunlichgrün leuchtend beschrieben, während man im mikroskopischen Präparat gelb fluorescierende Verunreinigungen in einer blaugrünen Grundmasse sieht. Phenyl-α- und -β-naphthylamin fluorescieren im reinen Zustande leuchtend blau.

Von den Vulkanfarben fluorescieren einzelne überhaupt nicht, andere sehr schwach; nur die roten Vulkanfarben wie Vulkanrot KBF und ICF, Vulkanbordo und Vulkanrubin zeigen leuchtend rote Fluorescenz.

Schon im Jahre 1927 hat H. Pohle auf die Untersuchung der Kautschukfüllstoffe unter dem Fluorescenzmikroskop verwiesen und die Fluorescenz des Zinkoxyd im Anfangs- und im fertig ausgemischten Zustande beschrieben, zur Sichtbarmachung von Magnesia eine Fluochromierung mit Eosin verwendet und seine Beobachtungen durch Farbaufnahmen belegt. Leider blieb diese Anregung lange Zeit unbeachtet.

In allen Fällen führt die makroskopische Untersuchung zu sehr unsicheren Resultaten und es ist nicht zu verwundern, daß die Angaben verschiedener Autoren sehr voneinander abweichen. So wird z. B. das unter dem Namen „Kadox" bekannte amerikanische Zinkoxyd einmal als tief purpur, ein andermal als gelbbraun beschrieben; tatsächlich besteht es aus gelbgrün leuchtenden Teilchen, denen braun und purpur fluorescierende Anteile zugemischt sind. Die Fluorescenzerscheinungen von Antioxydantien und Beschleunigern erleichtern nicht nur deren Identifizierung, sondern auch die Beurteilung der Qualität. So leuchtet das Alterungsschutzmittel MB zart rosa; durch längere Belichtung oder Einwirkung höherer Temperaturen verändert sich die

Fluorescenzfarbe in schmutzigbraun und damit nimmt auch die Schutzwirkung des Präparates ab.

Auch in Latexmischungen sind verschiedene Zusatzstoffe durch ihre Fluorescenz nachweisbar; die Latexteilchen treten dabei nicht besonders hervor. Sie fluorescieren nur sehr schwach. Dagegen sind Zinkoxyd, Aldol und Cadmiumsulfid an ihrer gelbgrünen, blauen bzw. orangeroten Fluorescenz leicht zu erkennen. Ebenso können Veränderungen, die durch die Verwalzung erfolgen, leicht erkannt werden. So kann man nachweisen, daß das Alterungsschutzmittel MB als Einzelteilchen erhalten bleibt, während sich Aldol bereits beim ersten Walzendurchgang im Kautschuk homogen verteilt. Mit dem Fluorescenzmikroskop können weitere Veränderungen erkannt werden, die der Dispersitätsgrad einzelner Füllstoffe im weiteren Verlaufe der Mastikation erleidet. So konnte E. A. Hauser feststellen, daß Zinkoxyd bis zu einem gewissen Grade eine Steigerung der Verteilung erfährt und beim weiteren Walzen wieder agglomeriert [E. A. Hauser mit S. Le Beau (1, 2)].

Füllstoffe werden als Ausstrichpräparate, Flüssigkeiten, Rohgummilösungen, Latexmischungen und dgl. zwischen Objektträger und Deckglas beobachtet, Veränderungen des Dispersitätsgrades von Füllstoffen in Rohgummimischungen während des Walzvorganges, Veränderungen während der Vulkanisation untersucht man im Auflicht oder unter Verwendung einer Quetschkammer (H. Danneberg), durch die sich Kautschuk von 20 µ Dicke herstellen lassen.

12. Drogen und galenische Präparate. Die direkte Beobachtung der Eigenfluorescenz von Drogenauszügen und Tinkturen führt nur zu unsicheren Angaben. Bessere Resultate erzielt man durch Behandlung derselben mit Reagenzien; man beobachtet hierzu neben der Eigenfluorescenz des Präparates noch jene nach Zusatz von Säuren und Basen, sowie die Farbe eines Filtrates der Bleifällung, das wieder unverändert, sauer und alkalisch gemacht wird. Noch wertvollere Anhaltspunkte erhält man durch Ausschüttelung mit Äther, Petroläther, Chloroform, Amylalkohol und Essigäther, wozu man zunächst die Probe zur Entfernung des Alkohols am Wasserbad auf $^1/_5$ seines Volumens eindampft, mit destilliertem Wasser wieder auffüllt und dann mit dem 5fachen Volumen des Lösungsmittels ausschüttelt [L. Zechner und G. Gstirner (1, 2)]. Weitgehend gemeinsame Merkmale zeigen die gerbstoffhaltigen oxymethylanthrachinon- und die chlorophyllhaltigen Tinkturen. Zum Nachweis des Chlorophylls wird die Lösung mit wasserhaltigen Äther ausgeschüttelt, in den das Reinchlorophyll übergeht, das sich durch seine feuerrote Fluorescenz auszeichnet [P. W. Danckwortt und E. Pfau (2)].

Zu guten Erfolgen führt auch die Capillaranalyse, die im ultravioletten Licht erstmalig von P. W. Danckwortt und E. Pfau (1) zum Nachweis von Alkaloiden, dann aber vielfach zur Unterscheidung von Tinkturen und Extrakten verwendet wurde. Ganz besonders wertvoll ist sie bei der Untersuchung homöopathischer Arzneizubereitungen; ja in vielen Fällen ist ein sicherer Nachweis in diesen sonst sehr schwer faßbaren Präparaten erst durch dieses Verfahren möglich geworden. Man gelangt damit in der Regel noch zu Verdünnungen von $1:10^6$, in manchen Fällen, wie bei Berberis oder Hydrastis zu einer solchen von $1:10^8$ [H. Neugebauer (1—5)]. Die Untersuchungsmethode wird wesentlich verfeinert, wenn man wie dies A. Kuhn und G. Schäfer (1, 2) getan haben, die Inhaltsstoffe der einzelnen Zonen bestimmt und zum Vergleich Teststreifen von Proben bekannter Reinheit und Zusammensetzung heranzieht. Zu ähnlichen Resultaten gelangt man auch durch Verwendung der Tüpfelanalyse [P. W. Danckwortt (2)], ganz besonders dann, wenn man größere Mengen einer Flüssigkeit auf das Tüpfelpapier ausrinnen läßt. Von großer Bedeutung ist die Fluorescenzanalyse für den Nachweis von Rheum rhaponticum im gepulverten chinesischen Rhabarber. Ersteres fluoresciert blau, letzterer braun. Zusatz von Lauge bewirkt bei Rhapontik einen Umschlag nach Gelb, bei Rheum sinense einen solchen nach Grün. Mit Hilfe der Capillarisierungsmethoden lassen sich noch $^1/_2\%$ Rhapontik im Drogenpulver nachweisen und es ist daher außerordentlich leicht, mit diesem Verfahren Verfälschungen an Rheumpräparaten zu erkennen [R. Wasicky (2); G. Fodor und Au. Kichler)].

Extractum belladonae und Extractum hyoscyami können leicht unterschieden werden, weil in ersterem auf Zusatz von Ammoniak infolge des Gehaltes von Scopoletin stark grüne Fluorescenz entsteht, die schon im Tageslicht sichtbar ist [R. Wasicky (2)].

Zum Nachweis von Radix ipecacuanhae versetzt man die Probe mit Ammoniak, schüttelt dann mit Chloroform aus und übergießt den Chloroformextrakt mit der gleichen Menge Wasser. Die Chloroformschicht zeigt eine milchiggelbe Fluorescenz. Schüttelt man dieselbe mit konzentrierter Salzsäure, so geht die fluorescierende Verbindung in das Wasser über und zeigt nunmehr blaues Leuchten (H. Eschenbrenner).

Fluorescenzmikroskopische Untersuchungen führen oft zum Nachweis von Verfälschungen in Drogen und Drogenpulvern. So konnte R. Wasicky (1) schon im Jahre 1913 im blaufluorescierenden Enzianpulver goldgelbleuchtendes Rumexpulver nachweisen. R. Freudweiler hat eine größere Anzahl von Drogen unter dem Fluorescenzmikroskop untersucht und dieses als ein sehr wertvolles Hilfsmittel für die rasche Erkennung von Zumischungen anderer Drogen geeignet gefunden. Auch Einbetten des Pulvers in verschiedenartige Flüssigkeiten wie Wasser, Alkohol, Chloralhydrat usw. können zu dem gleichen Zweck verwendet werden (K. Leupin).

Bei Alkaloiden hat sich die Capillaranalyse außerordentlich bewährt und führt noch bei Verdünnungen zu positiven Resultaten, bei denen scharfe Alkaloidfällungsmittel, wie das Mayersche Reagens, versagen. So kann man beispielsweise noch 0,001 g Morphin in 30 ccm Flüssigkeit erkennen [P. W. Danckwortt und E. Pfau (1)]. Für den Nachweis von Hydrastin zieht man die intensiv blaue Fluorescenz heran, die von dem bei der oxydativen Spaltung dieses Alkaloids entstehenden Hydrastinin ausgeht, wenn man die Probe in saurer Lösung mit Kaliumpermanganat versetzt [R. Wasicky (2)]. Papaverin liefert bei vorsichtigem Erhitzen mit etwas Zinkchlorid und

2—5 Tropfen Benzoylchlorid gelbgrüne Fluorescenz (L. Ekkert). Zum Nachweis von Chinin kann die Thalleiochinreaktion herangezogen werden, indem man 1 Tropfen einer wäßrigen Lösung auf Tüpfelpapier aufbringt und dieses dann in feuchtem Zustande zuerst Brom-, dann Ammoniakdämpfen aussetzt, wodurch eine Gelbfluorescenz ausgelöst wird. Man kann damit noch 0,4 γ bei einer Grenzkonzentration von 1:500000 erfassen [M. Haitinger (8)].

Literatur.

Appelius, W. u. L. Keigueloukis: Collegium **1930**, 330.

Beutel, E. u. A. Kutzelnigg: Monatshefte f. Chemie **55**, 158 (1930); **57**, 9 (1931); **61**, 69 (1932). — Borgialli, A.: Boll. Uff. R. sperim. Ind. Pelli Materie conc. **13**, 245 (1935).

Cohn, B. E.: Journ. Amer. Chem. Soc. **55**, 935 (1933).

Danckwortt, P. W.: (1) Lumineszenzanalyse im filtriertem ultravioletten Licht. Leipzig: Akademische Verlagsgesellschaft m. b. H. 1934. — (2) Arch. f. Pharm. **1936**, 184. — Danckwortt, P. W. u. E. Pfau: Arch. f. Pharm. (1) **265**, 560 (1927). — (2) Arch. f. Pharm. **265**, 68 (1927). — Danneberg, H.: Kautschuk **1926**, 276. — Déribéré, M.: (1) Les applications de la lumière de Wood et des rayons ultra-violets dans les industries textil eet tinctoriale. Paris: Les editions textile et technique 1937. — (2) Ann. Chim. analyt. Chim. appl. [3] **18** (Juli 1936). — Desmurs, G.: Journ. internat. Soc. Leather Trad. Chem. **13**, 316 (1929). — Dhéré, Ch.: (1) Abderhaldens Handbuch der biologischen Arbeitsmethoden, Bd. II, S. 34. 1933. — (2) La fluorescence en Biologie. Paris: Les Presses Univ. de France 1937.

Ekkert, L.: Pharm. Zentralhalle **74**, 24 (1933). — Eschenbrenner, H.: Pharm. Ztg. **75**, 863 (1930).

Feigl, F.: Qualitative Analyse mit Hilfe der Tüpfelanalyse. Leipzig: Akademische Verlagsgesellschaft m. b. H. 1938. — Fodor, G. u. Au. Kichler: Pharm. Post **11**, 20 (1930). — Freudweiler, R.: Pharm. Acta helv. **8**, 147, 155, 190 (1933). — Frosch, C. J. and E. A. Hauser: Ind. and Engin. Chem., Anal. Ed. **28**, 423 (1936).

Galle, E., R. Klatt u. W. Friedl: Petroleum **31**, Nr. 36 (1935). — Gerngroß, O. u. Mitarbeiter: (1) Collegium **1925**, 565; **1926**, 1; **1927**, 12, 21, 426, 431; **1929**, 512; **1930**, 524. — (2) Ber. dtsch. chem. Ges. **60**, 2094 (1927). — (3) Ztschr. f. angew. Ch. **39**, 694, 1028 (1926); **41**, 50 (1928). — Gilard, P., L. Dubrut et D. Crespin: (1) Verres Silicates **9**, 253 (1938). — (2) Glass Ind. **19**, 99 (1938). — Goethel, E.: (1) Diss. Dresden 1933. — (2) Mell. Textilber. **8**, 1857 (1934). — Graßmann, W. u. O. Lang: Collegium **1935**, 114. — Grünsteidl, E.: Ztschr. ges. Textilind. **35**, H. 32 (1932).

Haitinger, M.: (1) Abderhaldens Handbuch der biologischen Arbeitsmethoden, Bd. II/2. Berlin: Urban & Schwarzenberg 1934. — (2) Die Fluoreszenzanalyse in der Mikrochemie. Wien: Julius Springer 1937. — (3) Fluoreszenzmikroskopie, Anwendung in der Histologie und Chemie. Leipzig: Akademische Verlagsgesellschaft m. b. H. 1938. — (4) Ein lichtstarkes Fluoreszenzmikroskop. Mikrochemie **9**, 220, 430 (1931). — (5) Mikrochemie **11**, 430 (1932); **16**, 321 (1934/35). (6) Forschungen u. Fortschritte **13**, 281 (1937). — (7) Beih. Bot. Zentralblatt **50**, 378 (1933). — (8) Mikrochimica Acta **1**, 1 (1937). — Haschek, E. u. M. Haitinger: Farbmessungen. Theoretische Grundlagen und Anwendungen. Wien: Julius Springer 1936. — Hauser, E. A. (mit S. Le Beau): (1) Kautschuk **1934**, H. 8. — (2) Rev. gén. du Cautchouc **1934**, No 106. — Hauser, A. and C. J. Frosch: Journ. Opt. Soc. Amer. **27**, 110 (1937).

Kirchhof, F.: Kautschuk **3**, 317 (1927); **4**, 2 (1928). — Kostka, G.: Chem.-Ztg. **53**, 117, 138 (1929). — Krause, O.: Keramos **9**, 4 (1930). — Kubelka, V. u. Vl. Němec: Collegium **1929**, 300. — Kuhn, A. u. G. Schäfer: (1) Pharm. Ztg. **80**, 357 (1935). — (2) Pharm. Ztg. **81**, 624 (1936).

Lester, W. W.: Glass Ind. **12**, 83 (1931). — Leupin, K.: Pharm. Acta helv. **8**, 160 (1938). — Lissner, A.: Ztschr. f. angew. Ch. **40**, 745 (1933). — Lukas, F.: Iron Age **117**, 555 (1926).

Mecheels, O.: Mell. Textilber. **12**, 581 (1931). — Meunier, L. u. Mitarb.: (1) C. r. d. l'Acad. des sciences **180**, 2038 (1925). — (2) Cuir techn. **24**, 312 (1932). — (3) Journ. internat. Soc. Leather Trad. Chem. **9**, 340 (1925); **10**, 166, 212 (1926). — Mezzadroli, G. u. E. Vareton: Atti 3⁰ Congresso nat. Chim. pura appl. Firence e Toscana **1929**, 580. — Mitsche, R.: (1) Carnegie Schol. Mem. **13**, 65 (1934). — (2) Carnegie Schol. Mem. **25**, 41 (1936). — (3) Berg- u. Hüttenm. Monatshefte **88**, H. 1/2 (1938). — Morris, Y. N.: Ind. and Engin. Chem. **26**, 107 (1934).

Naehring, E.: Dtsch. Zuckerind. **57**, 1607 (1932). — Neugebauer, H.: (1) Die Kapillaranalyse im pharmazeutischen Laboratorium. Leipzig: Dr. W. Schwalbe 1929. — (2) Pharm. Ztg. **74**, 626 (1929); **75**, 885 (1930); **77**, 796, 1154 (1932). — (3) Pharm. Zentralhalle **71**, 382 (1930). — (4) Apoth.-Ztg. **45**, 80 (1930); **49**, 403 (1934); **50**, 1112 (1935). — (5) Allg. homöop. Ztg. **178**, 194 (1930); **180**, 315 (1932); **181**, 124 (1933). — Noß: Papierfabr. **30**, 541 (1932). — Noß, F. u. H. Sadler: Papierfabr. **31**, 413 (1933).

Pohle, H.: Ztschr. f. wiss. Mikrosk. **44**, 133 (1927).

Radley, J. A.: Analyst **57**, 526 (1933). — Radley, J. A. and J. Grant: Fluorescence Analysis in Ultraviolet Light. London: Chapman and Hall 1935.

Sandera, K.: Ztschr. f. Zuckerind. Czechoslov. **51**, 237 (1927). — Schulze, B. u. E. Goethel: Papierfabr. **32**, H. 10 (1934).

Teuscher, W.: Chem.-Ztg. **54**, 987 (1930). — Theis, E. R. and Earl J. Serfas: Journ. Amer. Leather Assoc. **33**, 67 (1938).

Wasicky, R.: (1) Pharm. Post **46**, 877 (1913). — (2) Pharm. Monatshefte **10**, 17 (1929). — Weltzien, W.: Seide **33**, 306 (1928). — Wolff, H. u. W. Toeldte: (1) Farbe u. Lack **1926**, 509. — (2) Farben-Ztg. **31**, 2503 (1926).

Zechner, L. u. G. Gstirner: (1) Pharm. Monatshefte **11**, 74, 221 (1930). — (2) Pharm. Monatshefte **12**, 28, 193 (1931).

Kolloidchemische Untersuchungsmethoden
(I, 1053).

Von

Dr. **A. Winkel** und Dr. **H. Siebert †**, Berlin-Dahlem.

I. Die elektrischen Eigenschaften der Kolloide
(I, 1089).

Kolloide Teilchen besitzen in der Regel eine mehr oder weniger große elektrische Ladung, die für die Beständigkeit eines Sols von ausschlaggebender Bedeutung ist. Man nimmt im allgemeinen an, daß diese Aufladung durch Adsorption von Ionen zustande kommt, die immer in geringen Mengen im Dispersionsmittel vorhanden sind. In anderen Fällen ist man der Auffassung, daß an der Oberfläche gewisse Komplexverbindungen bestehen, durch deren Dissoziation das Teilchen eine Ladung erhält. Schließlich kann eine Aufladung nach der von A. Coehn aufgestellten Regel dadurch zustande kommen, daß sich ein Stoff mit höherer Dielektrizitätskonstante gegenüber einem solchen mit einer kleineren positiv aufläd. Diese Erscheinung ist vor allem für die elektroosmotischen Erscheinungen von Bedeutung.

1. Elektrophorese (I, 1090). Im elektrischen Feld wandern kolloide Teilchen zu den Elektroden. Dort werden sie entladen, und es tritt im allgemeinen Ausflockung bzw. Abscheidung ein. Die Beobachtung der

Elektrophorese dient zur Bestimmung des Ladungssinnes und der Größe der Ladung. Es sei jedoch ausdrücklich darauf hingewiesen, daß die Wanderungsgeschwindigkeit praktisch unabhängig von der Teilchengröße ist, daß also eine Bestimmung der letzteren auf diese Weise nicht in Frage kommt. Die Wanderungsgeschwindigkeit von Kolloidteilchen liegt in der gleichen Größenordnung wie diejenige einfacher Ionen. Die Beobachtung der Elektrophorese kann makroskopisch erfolgen, indem man die Verschiebung der Grenzfläche zwischen Kolloid und kolloidfreier Flüssigkeit mißt oder mikroskopisch, indem man direkt die Bewegung der einzelnen Teilchen im Ultramikroskop verfolgt.

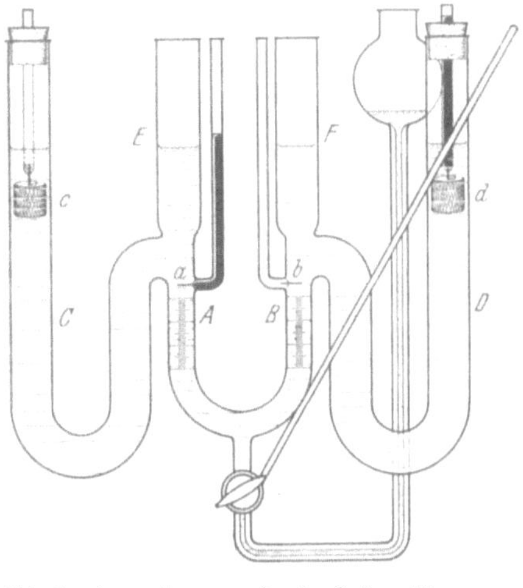

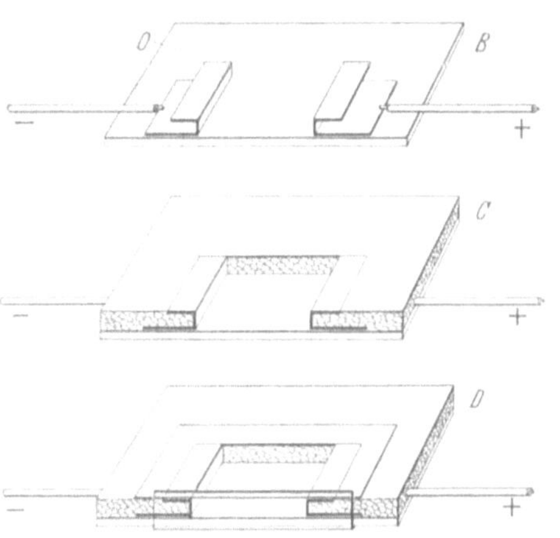

Abb. 1. Apparat zur makroskopischen Messung der Elektrophorese. (Nach Bendien und Janssen.)

Die einfachste Anordnung zur makroskopischen Beobachtung besteht in einem U-Rohr, in dessen beide Schenkel die Elektroden eintauchen, und in dem die kolloide Lösung mit reinem Dispersionsmittel oder besser mit dem Ultrafiltrat überschichtet wird.

Auf demselben Prinzip beruhen auch alle anderen Anordnungen, jedoch ist es zweckmäßig, die Elektroden so anzubringen, daß die dort stattfindende Ausflockung sich nicht störend bemerkbar macht. Eine solche Anordnung ist z. B. von Bendien und Janssen angegeben worden (Abb. 1). Um hier den Spannungsabfall in den beiden Schenkeln des U-Rohres A und B besser erfassen zu können, sind noch zwei Hilfselektroden a und b eingebaut. Bei der Untersuchung farbloser Sole kann man in vielen Fällen die Fluorescenz im ultravioletten Licht zur Erkennung der Grenzfläche heranziehen.

Abb. 2. Mikrocuvette zur Beobachtung der Elektrophorese. (Aus W. Pauli und E. Valko: Elektrochemie der Kolloide.)

H. Theorell beschreibt einen Apparat, mit dem auch die Trennung verschieden schnell wandernder Teilchen möglich ist.

Die direkte mikroskopische oder ultramikroskopische Betrachtung kann in einer Mikrocuvette erfolgen, wie sie in Abb. 2 gezeigt wird, deren Boden und Deckel aus einem Objektträger und Deckglas in etwa 1 mm Abstand bestehen. An zwei Seiten ist der Trog durch die beiden Elektroden verschlossen, an den beiden anderen Seiten durch aufgekittete Glasstreifen. Eine andere Anordnung zeigt Abb. 3 (G. E. van Gils und H. R. Kruyt). Die kolloide Lösung befindet sich in der

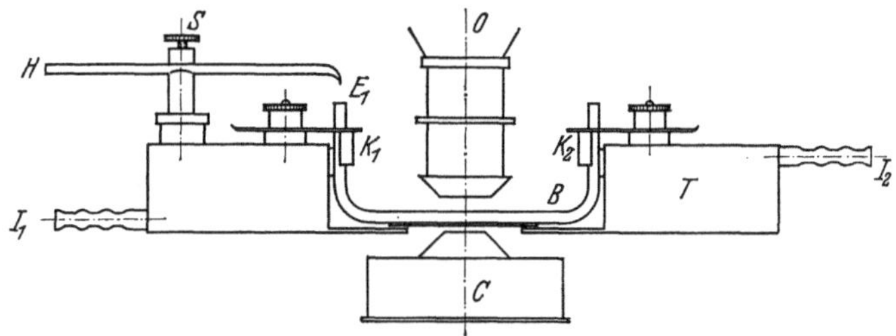

Abb. 3. Apparat zur mikroskopischen Beobachtung. (Nach van Gils und Kruyt.)

dünnwandigen Capillare B. K_1 und K_2 sind die beiden Elektroden. Bei J_1 und J_2 wird Wasser von bestimmter Temperatur durchgeleitet.

Bei dieser direkten Methode tritt folgende Schwierigkeit auf: Ebenso wie die Kolloidteilchen besitzen auch die Wände der Kammern elektrische Ladungen, und es findet daher in unmittelbarer Wandnähe im elektrischen Feld eine Flüssigkeitsverschiebung, Elektroosmose, statt. Da die Kammer allseitig geschlossen ist, bewegt sich die Flüssigkeit in der Mitte der Kammer in entgegengesetzter Richtung. Man beobachtet also unter dem Mikroskop nicht die wahre Geschwindigkeit der Teilchen gegenüber der Flüssigkeit, sondern nur die scheinbare gegenüber der Wand, die sich aus der Summe von Teilchen- und Flüssigkeitsbewegung zusammensetzt. Man muß daher, um richtige Resultate zu erhalten, die scheinbare Teilchengeschwindigkeit in verschiedenen Kammertiefen ermitteln und daraus rechnerisch die wahre Geschwindigkeit bestimmen. Eine Formel für die Messung in zwei verschiedenen Kammertiefen ist von Smoluchowski angegeben worden:

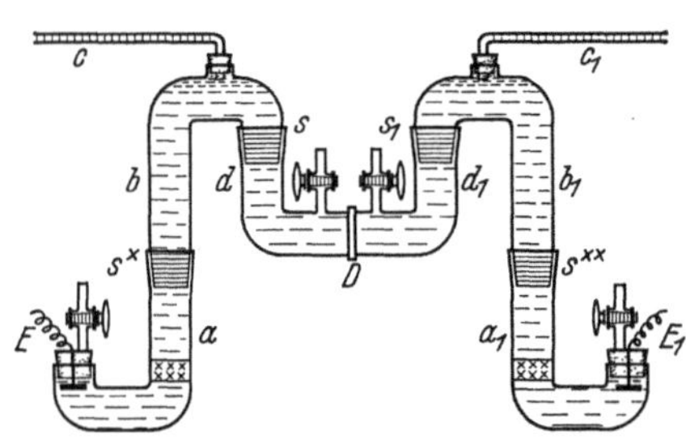

Abb. 4. Apparat zur Bestimmung der Elektroosmose. (Nach Schönfeld.)

$$V = \frac{3}{4}\, v_{1/6} + \frac{1}{4}\, v_{1/2},$$

wo V die wahre Geschwindigkeit, $v_{1/6}$ und $v_{1/2}$ die in 1/6 bzw. 1/2 der Kammertiefe gemessene Geschwindigkeit bedeuten.

2. Elektroosmose. Die Elektroosmose kann als Umkehrung der Elektrophorese angesehen werden. Ist nämlich die disperse Phase unbeweglich, wie dies z. B. bei einem Diaphragma der Fall ist, so findet im elektrischen Feld eine Verschiebung der Flüssigkeit statt. Zur Untersuchung der Elektroosmose benutzt man grundsätzlich ähnliche Apparate wie bei der Elektrophorese. Zwischen den beiden Elektroden befindet sich das Diaphragma. Abb. 4 zeigt einen von Schönfeld benutzten Apparat. Gemessen wird die in einer bestimmten Zeit durch das Diaphragma D hindurchfließende Flüssigkeitsmenge.

Die Elektroosmose ist zur Entwässerung von Torf vorgeschlagen worden, hat sich aber hier nicht durchsetzen können, da sich der verhältnismäßig große apparative Aufwand bei einem so billigen Produkt nicht lohnt. Mit mehr Erfolg hat man das Verfahren zur Entwässerung von Ton und Kaolin anwenden können.

3. Elektrodialyse. Die Elektrodialyse dient vor allem zur weitgehenden Befreiung kolloider Lösungen von Elektrolyten. Die kolloide Lösung befindet sich zwischen zwei Membranen, die außen mit reinem Wasser bespült werden. Durch Anlegen eines elektrischen Feldes wird die verhältnismäßig langsam verlaufende Dialyse erheblich beschleunigt. H. Brintzinger hat einen auf dem Prinzip des Schnelldialysators beruhenden Elektrodialysator konstruiert, der von der Firma Schott & Gen., Jena, hergestellt wird (Abb. 5). Nähere Einzelheiten über den Betrieb dieses Apparates, der für Flüssigkeitsmengen von 200 und 1000 ccm gebaut wird,

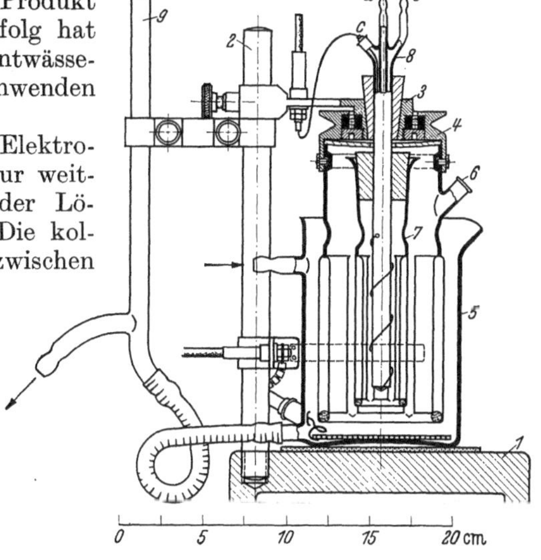

Abb. 5. Elektroschnelldialysator. *1* Grundplatte, *2* Tragsäule mit Haltevorrichtung für das Außengefäß und Anschlußklemme für die Außenelektrode, *3* Tragarm mit Anschlußklemme für die Innenelektrode, *4* Schnurscheibe mit Haltevorrichtung für den Außenmembranträger, *5* Außengefäß; am Boden die Außenelektrode aus Drahtnetz, *6* drehbarer Glasträger für die Außenmembran, *8* doppelte Glasröhre für Zu- und Ablauf des den Innenraum durchspülenden Wassers; zugleich Träger für die Innenelektrode aus Platindraht, *9* Niveaurohr. (Nach Brintzinger.)

siehe L. Kratz. Zu Beginn der Dialyse wird durch dauernde Steigerung der Spannung bis auf 220 Volt ein Strom von 0,5 Ampere aufrecht erhalten, dann sinkt die Stromstärke infolge Verarmung der Lösung an Elektrolyten. Der Vorgang ist beendet, wenn ein konstanter Endwert der Stromstärke erreicht ist. Als Membranen können solche z. B. aus Cellophan, Cuprophan oder Pergamentpapier benutzt werden.

Die Hauptschwierigkeit bei der Elektrodialyse besteht darin, daß infolge verschiedener Dialysegeschwindigkeit der vorhandenen Ionen die Reaktion des Mittelraumes eine andere werden kann. Im allgemeinen diffundieren die Kationen schneller durch die Membran zur Kathode als die Anionen zur Anode, so daß die Reaktion des Mittelraumes sauer wird. Dies kann bei p_H-empfindlichen Kolloiden, z. B. Eiweißstoffen eine Ausflockung oder zumindest eine erhebliche Änderung der Eigenschaften zur Folge haben. In vielen Fällen genügt es, wenn man die Innenelektrode als negativen Pol schaltet, so daß dem schneller diffundierenden Kation nur die kleinere Fläche der Innenmembran zur Verfügung steht. In anderen Fällen kann man durch Auswahl geeigneter Membranen Abhilfe schaffen.

Die Elektrodialyse findet auch vielfach Anwendung zur Reinigung von Wasser, das dem gewöhnlichen destillierten Wasser gleichwertig ist (Abdampfrückstand 0,2—0,6 g pro Kubikmeter, Leitfähigkeit $6 \cdot 10^{-6} \, \Omega^{-1}$). Die hierzu erforderlichen Apparaturen werden von der Siemens Elektroosmose G. m. b. H. hergestellt (K. Illig).

Eine Universalapparatur für Dialyse, Elektrodialyse, Filtration, Elektrofiltration, Osmose und Elektroosmose beschreibt E. Manegold. Die Herstellung hat die Membranfilter G. m. b. H., Göttingen, übernommen.

II. Die Anwendung von Ultraschall in der Kolloidchemie.

1. Die Erzeugung von Ultraschallwellen. Unter Ultraschall versteht man die akustischen Schwingungen von 20 kHz aufwärts, also oberhalb der Hörbarkeitsgrenze. Zur Erzeugung von Schwingungen bis zu etwa 100 kHz in Gasen ist seit langem die Galtonpfeife von Edelmann bekannt, jedoch ist die auf diese Weise erhaltene Schallenergie so gering, daß sie für die meisten hier zu besprechenden Erscheinungen nicht ausreicht. Größere Intensität erreicht man mit anderen mechanischen Apparaturen, etwa dem Gasstrom-Schwinggenerator von J. Hartmann, der auch heute noch viel benutzt wird, wenn es sich darum handelt,

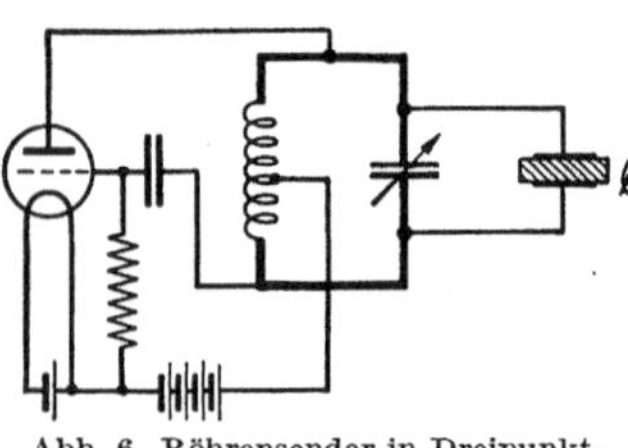

Abb. 6. Röhrensender in Dreipunktschaltung mit dem Piezoquarz Q zur Erzeugung von Ultraschallwellen. (Aus L. Bergmann: „Der Ultraschall".)

Ultraschallwellen in Gasen zu erzeugen. Im allgemeinen ist man jedoch fast ausschließlich zu den elektrischen Methoden übergegangen. Diese bestehen darin, daß man elektrische Schwingungen, die von einem Röhrengenerator mit jeder beliebigen Frequenz geliefert werden können, in mechanische Schwingungen umwandelt. Hierzu eignen sich vor allem zwei Erscheinungen, die Magnetostriktion, d. h. die Längenänderung eines Stabes aus ferromagnetischem Metall in einem magnetischen Feld und der piezoelektrische Effekt. An dieser Stelle soll nur die gebräuchlichste Methode, die Erzeugung von Ultraschallwellen durch einen in seiner Eigenfrequenz schwingenden Piezokristall besprochen werden. Der piezoelektrische Effekt besteht darin, daß gewisse Kristalle — die Erscheinung ist besonders ausgeprägt bei Quarz und Turmalin — bei Anlegen eines elektrischen Feldes in bestimmter Richtung eine Längenänderung erfahren. Wird statt der Gleichspannung eine hochfrequente Wechselspannung angelegt, so gerät der Kristall in Schwingungen derselben Frequenz und gibt diese in Form von akustischen Wellen an das umgebende Medium ab. Die ausgestrahlte Energie ist naturgemäß dann am größten, wenn der Kristall in der durch seine geometrischen Abmessungen bedingten Eigenfrequenz schwingt. Eine Anordnung zur Erzeugung von Ultraschall besteht im wesentlichen aus einem Röhrensender und dem Piezoquarz, der parallel zu der veränderlichen Kapazität des Senders geschaltet wird (Abb. 6). In den meisten Fällen benutzt man runde, parallel geschliffene Quarzplatten von mehreren Zentimetern Durchmesser, deren Dicke je nach der geforderten Frequenz verschieden ist. Beide Platten sind mit Metallüberzügen (Gold oder Silber) versehen, um einen gleichmäßigen Kontakt zu gewährleisten. Die Zuführung der Wechselspannung wird an der Unterseite durch eine plangeschliffene Bleiplatte gebildet, an der Oberseite durch einen aufgesetzten Metallring. Auf diese Weise erreicht man Frequenzen bis zu $5 \cdot 10^4$ kHz. Die in der Kolloidchemie am häufigsten benutzten Frequenzen liegen zwischen 100 und 500 kHz.

2. Dispergierung mit Hilfe von Ultraschall. Von Wood und Loomis ist zum erstenmal beobachtet worden, daß unter der Einwirkung hochfrequenter mechanischer Schwingungen auf Gemische von Öl mit Wasser bzw. Quecksilber mit Wasser ziemlich beständige Emulsionen entstehen. Bei der Fortsetzung derartiger Versuche fand man, daß sich allgemein flüssige Stoffe und zum Teil auch feste Körper durch Einwirkung von Ultraschallschwingungen in Flüssigkeiten dispergieren lassen. In den letzten Jahren ist

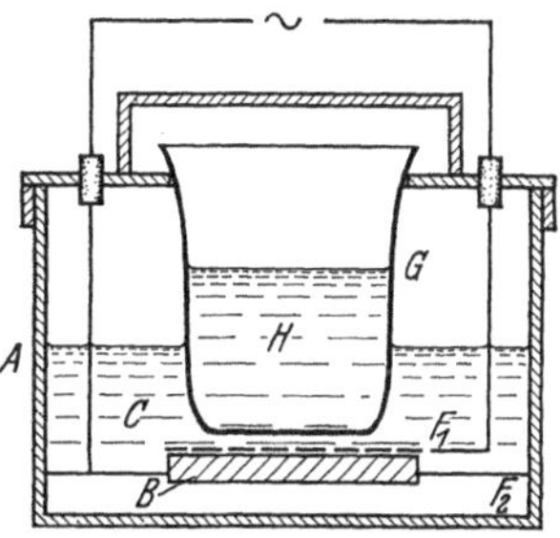

Abb. 7. Emulgierungsapparatur. *B* Piezoquarz, F_1 und F_2 Stromzuführung, *A* Gefäß mit der Übertragungsflüssigkeit *C*, *G* Gefäß mit der Emulsion *H*. (Nach B. Claus.)

die Ultraschalldispergierung zu einer wichtigen Methode ausgearbeitet worden, die den Vorteil besitzt, daß keine chemischen Zusätze zur Lösung nötig sind.

Zur Übertragung der Schwingungen auf das betreffende Versuchsobjekt benutzt man Flüssigkeiten wie Paraffin- oder Transformatorenöl, da in Gasen eine ziemlich starke Absorption der Ultraschallwellen stattfindet. Die Versuchsanordnung ist etwa folgende (Abb. 7): Am Boden eines mit der Übertragungsflüssigkeit *C* gefüllten Gefäßes *A* befindet sich der Piezoquarz. Die Wechselspannung wird durch die Bleiplatte F_2 und durch den Metallring F_1 zugeführt. In die Übertragungsflüssigkeit taucht das Gefäß *G* ein, in dem die Emulsion hergestellt werden soll. Um eine möglichst günstige Wirkung zu erzielen, muß ein bestimmter Abstand, der von der benutzten Wellenlänge abhängt, zwischen dem Schwingungserzeuger und dem Boden des Gefäßes *G* eingehalten werden. Die Emulsionsbildung in *G* findet nicht nur an der Grenzfläche der beiden Phasen, sondern in beträchtlichem Maße auch an den Gefäßwänden statt. Dies spricht gegen die Auffassung, daß der Vorgang der Emulgierung lediglich darin besteht, daß kleine Flüssigkeitsteilchen aus der Phasengrenze losgerissen werden. C. Bondy und K. Söllner bringen die dispergierende Wirkung mit der Erscheinung der Kavitation, d. h. mit dem Entstehen sehr kurzlebiger Hohlräume innerhalb der

Flüssigkeit unter der Wirkung der Schallwellen in Zusammenhang. Beim Zusammenbrechen dieser Hohlräume soll die Emulgierung stattfinden. Für das Vorhandensein dieser Hohlräume spricht unter anderem die Entgasung von Flüssigkeiten durch Ultraschall. Wird eine Flüssigkeit, die ein gelöstes Gas enthält, mit Ultraschallwellen bestrahlt, so tritt in kurzer Zeit Blasenbildung auf, und man kann so eine weitgehende Entfernung des betreffenden Gases erreichen. Man erklärt sich diese Erscheinung durch Eindringen des gelösten Gases in die entstehenden Hohlräume und Bläschenbildung beim Zusammenbrechen derselben. Im Zusammenhang damit scheint auch der günstige Einfluß zu stehen, den gelöste Gase auf das Entstehen und die Beständigkeit von Emulsionen ausüben.

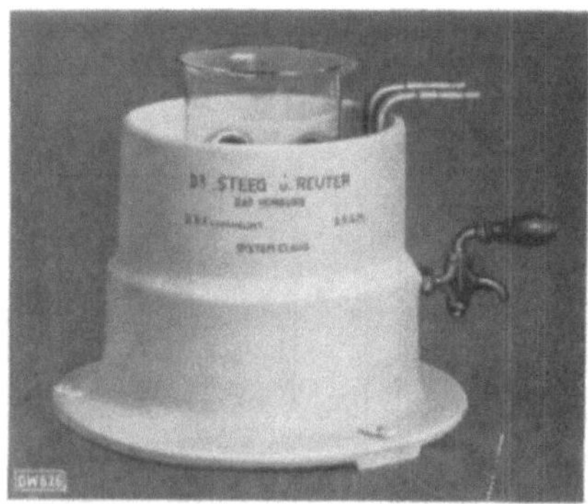

Abb. 8. Einrichtung zur Emulgierung nach B. Claus. (Aus L. Bergmann: „Der Ultraschall".)

EinenUltraschallerzeuger nach Claus stellt die Firma Steeg & Reuter, Bad Homburg v. d. H., her (Abb. 8).

Die Teilchengröße der nach dieser Methode erhaltenen Emulsionen liegt im allgemeinen in der Größenordnung von 1 μ. Außerdem beschränkt sich die Methode auf Flüssigkeiten; die Wirkung auf feste Stoffe ist wesentlich geringfügiger und liefert nur sehr ungleichteilige Suspensionen. Von Metallen konnten nur Quecksilber und einige leichtschmelzende Legierungen dispergiert werden. Von besonderer Bedeutung erscheint jedoch der vorteilhafte Einfluß des Ultraschalls auf die photographischen Emulsionen. Läßt man während der Herstellung der Emulsion Ultraschall einwirken, so wird diese wesentlich gleichteiliger und feinkörniger; Kornzusammenballungen werden fast vollständig vermieden. Auch gelingt es, gefälltes Halogensilber durch nachträgliches Behandeln mit Ultraschall in eine feine Zerteilung überzuführen. In Abb. 9 ist das Fortschreiten der Zerteilung mit der Bestrahlungsdauer zu erkennen.

Die Herstellung von Lösungen mit sehr viel kleineren Teilchen von der Größenordnung der echten Kolloide gelingt nach Claus, wenn man während der elektrolytischen Abscheidung eines Metalls die Kathode der Einwirkung des Ultraschalls aussetzt. Das betreffende Metall bildet dann keinen festhaftenden Überzug auf der Kathode, sondern wird kolloid in der Lösung zerteilt. Claus benutzte die in Abb. 10 dargestellte Anordnung. S ist die Anode, die aus dem zu dispergierenden Metall oder aus Platin besteht, P die Kathode. In dem Gefäß N befindet sich der Elektrolyt bzw. eine Salzlösung des betreffenden Metalls. Bei C_1 und C_2 wird die Wechselspannung zugeführt. Die Methode läßt sich bei allen elektrolytisch abscheidbaren Stoffen anwenden. Von großer Bedeutung für den Grad der Feinteiligkeit des entstehenden Sols ist die Art und die Oberflächenbeschaffenheit des als Kathode dienenden Metalls. Um möglichst kleine Teilchen zu erhalten, wählt man vorteilhaft solche Metalle, auf denen sich schon an und für sich schwer ein zusammenhängender Überzug bildet. Außerdem ist es günstig, wenn die Oberfläche der Kathode poliert wird.

Ein weiteres wichtiges Anwendungsgebiet eröffnet sich dem Ultraschall in der Metallographie. Bei der Beschallung einer Schmelze während der Erstarrung kann man ein wesentlich feinkörnigeres Gefüge erhalten. Dies ist vor allem dann von Bedeutung, wenn die Schmelze Bestandteile enthält, die nicht vollständig miteinander mischbar sind (G. Masing und G. Ritzau). G. Schmid und L. Ehret berichten über die Wirkung hochfrequenter Schallwellen (10 kHz) auf Schmelzen von Cadmium, Antimon, Silumin und Duraluminium während der Erstarrung. Auch hier wird eine beträchtliche Verfeinerung des Gefüges beobachtet. Ferner gelingt es Blei in Aluminium zu dispergieren.

Von weiteren Wirkungen des Ultraschalls sei die Verflüssigung thixotroper Sole erwähnt (H. Freundlich und Mitarbeiter), ferner die Orientierung anisodimensionaler Teilchen im Schallfeld (F. J. Burger und K. Söllner). Eine Dispergierung an der Grenzfläche flüssig-gasförmig ist schon von Wood und Loomis bei den Flüssigkeiten Wasser, Benzin, Toluol beobachtet worden, jedoch waren die entstehenden Nebel sehr unbeständig.

Es soll ferner mit Hilfe von intensiven Ultraschallwellen gelingen, die kolloiden Teilchen eines Sols, das auf anderem Wege hergestellt wurde, noch weiter zu zerkleinern, ja sogar hochpolymere Moleküle wie Gelatine, Stärke usw. sollen nach A. Szalay in kleinere Bruchstücke gespalten werden. Eine allerdings sehr geringfügige Spaltung soll auch bei Rohrzucker beobachtet worden sein.

Einwirkungszeit:

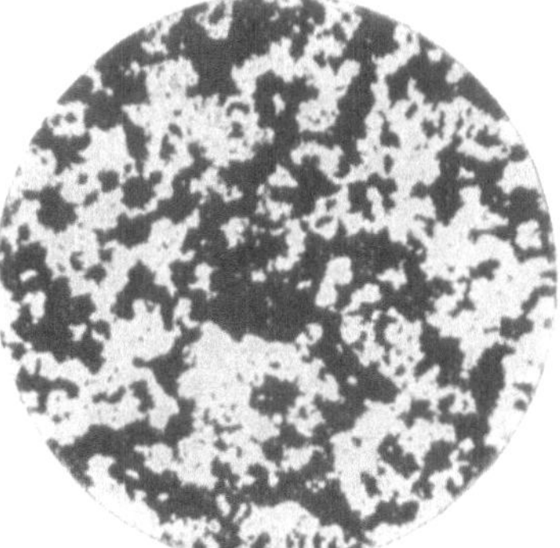

a 30 Sekunden.

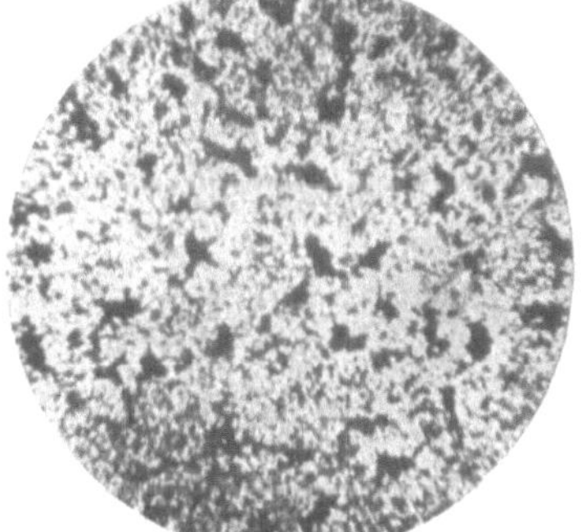

b 2 Minuten.

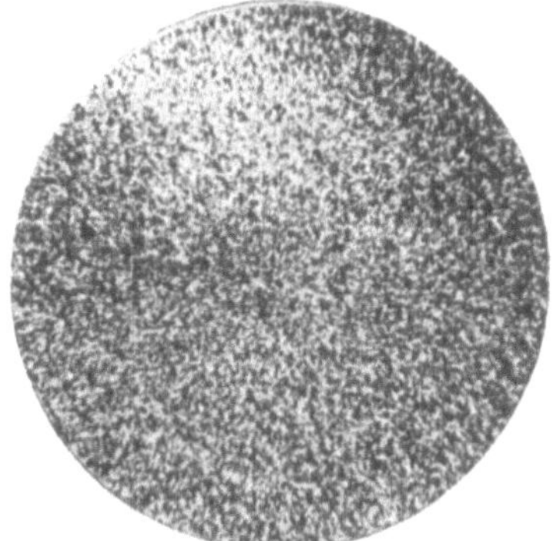

c 5 Minuten.

Abb. 9a—c. Dispergierung eines Silberchloridsedimentes durch Ultraschall. (Nach B. Claus.)

3. Koagulation durch Ultraschall. Neben der dispergierenden Wirkung können die Ultraschallwellen auch eine Koagulation verursachen. Dies macht sich bei der Herstellung von Emulsionen, z. B. von Quecksilber in Wasser dadurch bemerkbar, daß sich keine beliebig hohe Konzentration erreichen läßt, sondern daß sich ein Gleichgewicht einstellt, bei dem sich dispergierende und koagulierende Wirkung die Waage halten. Entfernt man aus diesem Gleichgewicht das überschüssige Bodenquecksilber, so sinkt die Konzentration des Sols beträchtlich.

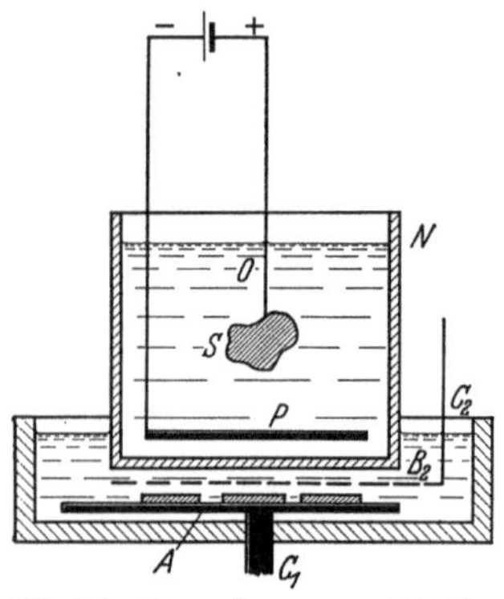
Abb. 10. Dispergierung von Metallen während der elektrolytischen Abscheidung. S Anode, P Kathode, A Piezoquarz, C_1, C_2 Zuführung der elektrischen Wechselspannung. (Nach B. Claus.)

Macht sich die Koagulation durch Ultraschall bei den Hydrosolen nur durch die Einstellung eines Gleichgewichtes bemerkbar, so tritt sie bei den Aerosolen ganz in den Vordergrund, weil bei diesen Systemen eine Dispergierung praktisch keine Rolle spielt. Die außerordentlich große koagulierende Wirkung der akustischen Wellen — am wirksamsten sind hier die Frequenzen zwischen 1 und 100 kHz — ist vor allem darauf zurückzuführen, daß die Aerosolteilchen in Schwingungen geraten, was durch die geringe innere Reibung des umgebenden Gases ermöglicht wird, und daß infolgedessen ihr Wirkungsbereich (die Entfernung, innerhalb der Kräfte zwischen den Teilchen wirksam werden)

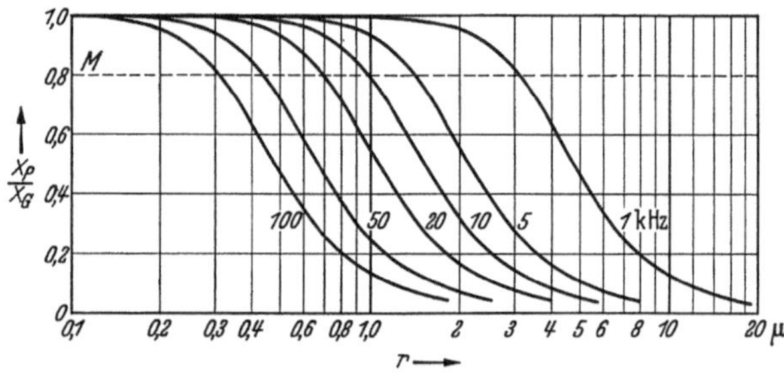

Abb. 11. Abhängigkeit des Verhältnisses von Teilchenamplitude zu Schallamplitude von Teilchendurchmesser und Schallfrequenz. (Nach Brandt, Freund und Hiedemann.)

um ein Vielfaches erhöht wird. Der Grad, in welchem die Teilchen die Schwingungen des Gases mitmachen, ist von der Teilchengröße und von der Schallfrequenz abhängig. Von Brandt, Freund und Hiedemann ist eine Formel abgeleitet worden, die das Verhalten

$$\frac{X_p}{X_g} = \frac{1}{\sqrt{\left(\dfrac{4\,\pi\,r^2\,v\,d}{9\,\eta}\right)^2 + 1}}$$

eines Aerosolteilchens vom Radius r und der Dichte d in einem Schallfeld in Abhängigkeit von der Frequenz wiedergibt. η ist der Reibungskoeffizient des umgebenden Gases. X_g ist die Amplitude der akustischen Schwingung, X_p die Amplitude des Teilchens. Das Verhältnis X_p/X_g ist also ein Maß dafür, wieweit das Teilchen der Schwingung zu folgen vermag. Die Abb. 11 veranschaulicht die durch die Formel gegebene Abhängigkeit. Als Ordinate ist das Verhältnis X_p/X_g, als Abszisse der Teilchenradius in μ für den Frequenzbereich von 1 bis 100 kHz aufgetragen. Wie aus der Abb. 11 ersichtlich ist, folgen die Teilchen bis zu einer bestimmten kritischen Teilchengröße, die durch die Schnittpunkte der Geraden M mit den Kurven angedeutet wird, der Schwingung praktisch vollständig. Beim Überschreiten der kritischen Teilchengröße wird die Amplitude der Teilchen schnell kleiner, bis schließlich überhaupt keine Schwingung mehr stattfindet. Abb. 12 zeigt eine photographische Aufnahme von schwingenden Teilchen eines ungleichteiligen Aerosols im Schallfeld. Man erkennt deutlich, wie die Amplitude von der Größe der Teilchen abhängt. Die Koagulation wird nun vor allem dadurch herbeigeführt, daß infolge verschieden starker Schwingungen von Teilchen verschiedener Größe — Aerosole sind immer mehr oder weniger ungleichteilig — die Wahrscheinlichkeit eines Zusammenstoßes sehr erhöht wird. Von anderer Seite wird als Ursache der Koagulation die hydrodynamische Anziehung zwischen den schwingenden Teilchen angesehen (E. N. da C. Andrade).

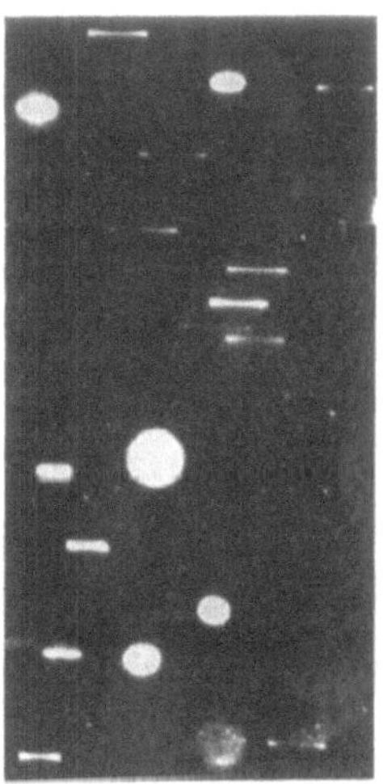

Abb. 12. Schwingende Teilchen eines ungleichteiligen Aerosols im Schallfeld. (Nach Brandt, Freund und Hiedemann.)

Für die Erzeugung von Ultraschallwellen mit der zur akustischen Koagulation erforderlichen Energie in Luft steht vor allem der Luftstromgenerator von J. Hartmann zur Verfügung.

Das Problem der technischen Anwendung des Ultraschalls zur Entstaubung von Industrieabgasen hat bisher noch keine befriedigende Lösung gefunden. Die Wirkung der betreffenden Anlagen ist zwar gut, der Betrieb jedoch noch zu teuer.

III. Die Bestimmung der Teilchengröße von Kolloiden (I, 1098).

Eine der wichtigsten Eigenschaften zur Kennzeichnung von kolloiden Systemen ist der Dispersitätsgrad bzw. die Teilchengröße. Zu ihrer Bestimmung sind zahlreiche Methoden vorgeschlagen worden. Über den Anwendungsbereich der wichtigsten von ihnen soll die folgende Abb. 13 einen kurzen Überblick geben.

Außer den angeführten Methoden läßt sich häufig noch die Viscosität von Lösungen zur Teilchengrößenbestimmung heranziehen, sie ist jedoch aus später zu erwähnenden Gründen in dem Diagramm nicht unterzubringen. Im folgenden sollen die Fortschritte in der Nephelometrie und Ultramikroskopie, die Verbreiterung der Röntgeninterferenzen, ferner Ultrazentrifuge, osmotische Molekulargewichtsbestimmungen und Viscosität besprochen werden.

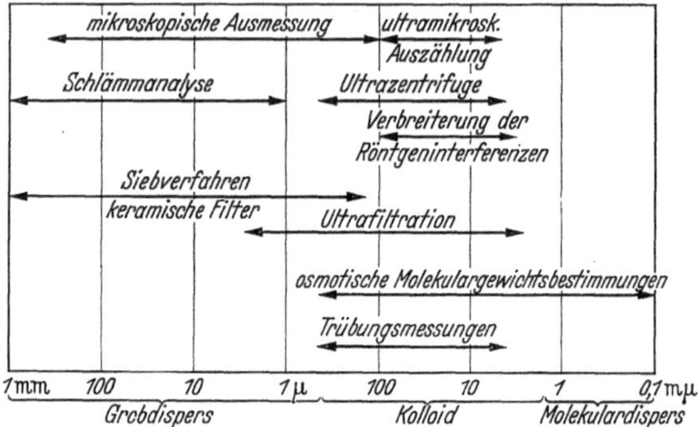

Abb. 13. Diagramm. Anwendungsbereiche der wichtigsten Methoden zur Bestimmung der Teilchengröße.

1. Trübungsmessungen. Auf Grund des Rayleighschen Gesetzes

$$J = K \frac{n \cdot v^2}{\lambda^4}$$

(J = Intensität des abgebeugten Lichtes; n = Anzahl der Teilchen in einem bestimmten Volumen; v^2 = mittleres Quadrat des Teilchenvolumens; λ = Wellenlänge des Lichtes) kann der Dispersitätsgrad oder bei Systemen bekannter Teilchengröße, die Konzentration bestimmt werden.

Wegen des Auftretens von λ^4 im Nenner werden die kurzen Wellenlängen wesentlich stärker abgebeugt. Daher ist für genaue Messungen die Verwendung monochromatischen Lichtes zu empfehlen. Ferner ist

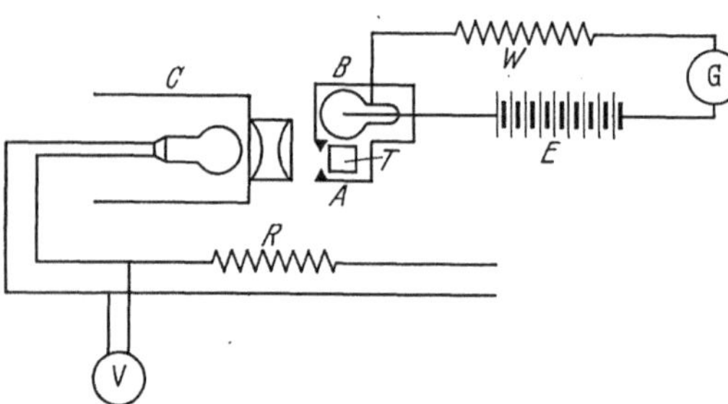

Abb. 14. Anordnung zur lichtelektrischen Trübungsmessung. (Nach Andrejew.)

hervorzuheben, daß die Methode wegen der Unbestimmtheit der Konstanten K in der obigen Gleichung nur Relativwerte liefert. Die absolute Teilchengröße kann daraus berechnet werden, wenn sie für eines der betrachteten Systeme auf anderem Wege, z. B. durch ultramikroskopische Auszählung, bestimmt worden ist. Die Messung kann entweder so erfolgen, daß senkrecht zum einfallenden Strahl beobachtet und so direkt die Intensität J ermittelt wird (Tyndallometrie), oder man bestimmt die in Richtung des einfallenden Lichtes durchgelassene Intensität. Ein Fortschritt wurde durch die Verwendung von Photozellen statt der subjektiven Beobachtung erzielt. Andrejew beschreibt eine derartige Anordnung (Abb. 14). In C befindet sich die Lichtquelle, in B die Photozelle. T ist ein Trog mit der zu untersuchenden Lösung. Der Ausschlag des Galvanometers ist der abgebeugten Lichtmenge proportional. Ähnlich gebaut sind die Trübungsmesser von Tungsram (Abb. 15) und von Geffken und Richter (Abb. 16), der von der Firma H. A. Freye, Braunschweig, hergestellt wird. Der Nachteil dieser Methode ist der, daß man eine konstante Lichtquelle benötigt. Dies kann man vermeiden, indem man mit zwei Photozellen die Intensitäten zweier Lichtstrahlen miteinander vergleicht, von denen der eine durch die kolloide Lösung, der andere dagegen durch einen Trog mit dem reinen Lösungsmittel oder durch eine Standardtrübung fällt. Auf diese

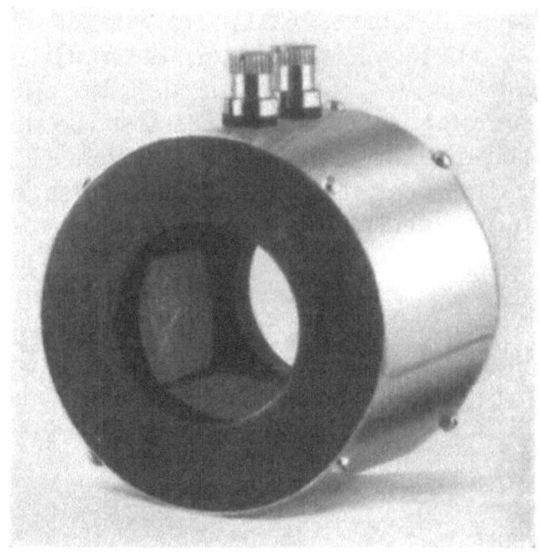

Abb. 15. Lichtelektrischer Trübungsmesser von Tungsram. (Aus R. Sewig: Objektive Photometrie.)

Weise werden auch Fehler ausgeschaltet, die durch Absorption in der Lösung oder durch Reflexion an den Gefäßwänden entstehen können.

Mit Hilfe von Trübungsmessungen kann man bei grobdispersen Systemen

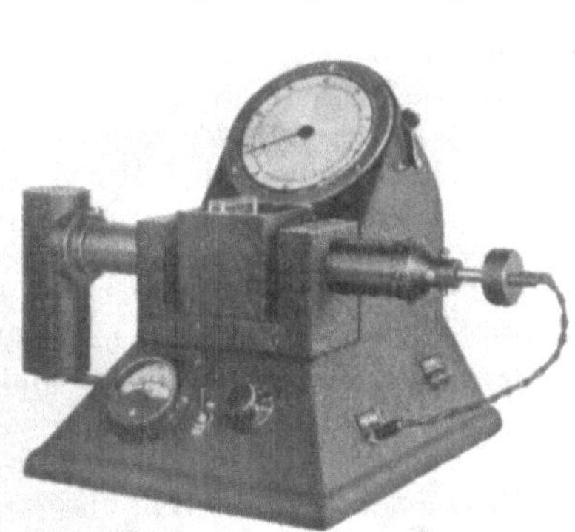

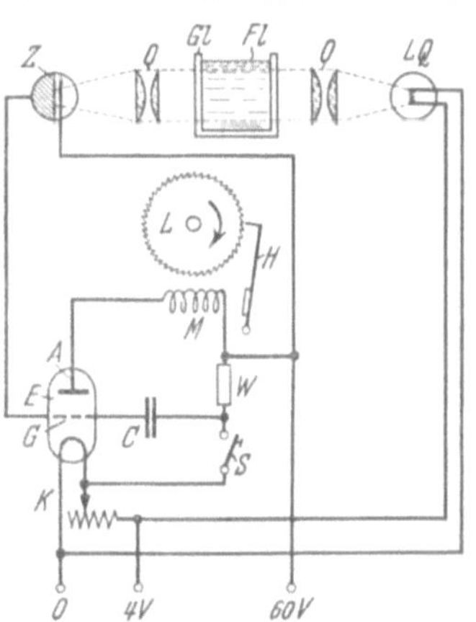

Abb. 16. Trübungsmesser nach Geffken und Richter. (Aus R. Sewig: Objektive Photometrie.)

die Sedimentationsgeschwindigkeit feststellen, indem man in einer bestimmten Höhe die Abnahme der Konzentration verfolgt (Sedimentograph; H. Sauer).

Ein Nebelmesser, der besonders für Untersuchungen an Aerosolen eingerichtet ist, wird von der Firma Carl Zeiß, Jena, hergestellt.

2. Das Ultramikroskop (I, 1103). Anstatt die Gesamtintensität des Tyndallichtes zu messen, kann man auch bei entsprechender

Vergrößerung die Beugungsscheibchen der Einzelteilchen beobachten. Dies geschieht in den verschiedenen Typen des Ultramikroskops.

Die untere Grenze der ultramikroskopischen Sichtbarkeit liegt bei einem Teilchendurchmesser von etwa 5 mμ. Hier wird die Intensität des abgebeugten Lichtes, die nach dem Rayleighschen Gesetz mit dem Quadrat des Volumens, also mit der 6. Potenz des Durchmessers abnimmt, so gering, daß selbst die stärksten zur Verfügung stehenden Lichtquellen nicht mehr ausreichen. Eine weitere Bedingung für das Auftreten eines wahrnehmbaren Beugungsbildes ist ein genügend großer Unterschied in den Brechungsexponenten von Teilchen und Dispersionsmittel. Beispielsweise sind Glassplitter von solcher Größe, daß man sie mit bloßem Auge erkennen kann, ultramikroskopisch nicht sichtbar, wenn sie in Canadabalsam suspendiert sind. Geringe Unterschiede in den Brechungsexponenten bestehen vor allem bei lyophilen Kolloiden wie Gelatine. Manche solcher Lösungen zeigen nur einen schwachen Tyndallkegel, der ultramikroskopisch nicht mehr auflösbar ist. Ferner sind gewisse langkettige Moleküle organischer Substanzen, von denen man annimmt, daß sie stäbchenförmige Struktur besitzen, nicht sichtbar, obwohl die Kettenlänge mehrere 100 mμ beträgt, weil ihre Ausmaße in den beiden anderen Dimensionen zu gering sind. Es

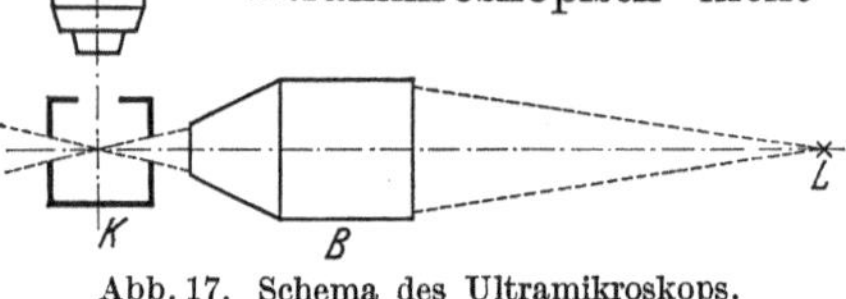

Abb. 17. Schema des Ultramikroskops. *L* Lichtwelle, *A* Beobachtungs-, *B* Beleuchtungsobjektiv, *K* Cuvette.

ist also nicht zulässig, aus dem Auftreten von Beugungsscheibchen im Ultramikroskop auf die Teilchengröße zu schließen.

a) Das Spaltultramikroskop. Abb. 17 zeigt das Prinzip eines Ultramikroskops. In *L* befindet sich die Lichtquelle (Bogenlampe), die durch das Beleuchtungsobjektiv *B* innerhalb der Cuvette *K* abgebildet wird. *A* ist das Objektiv des zur Beobachtung dienenden Mikroskops. Da der auf diese Weise durch den Lichtkegel abgegrenzte Raum nicht genau zu bestimmen ist, eignet sich diese einfache Versuchsanordnung noch nicht zur quantitativen Bestimmung der Teilchenzahl. Siedentopf und Zsigmondy haben deshalb bei ihrem Spaltultramikroskop zwischen Lichtquelle und Beleuchtungsobjektiv einen Spalt veränderlicher Breite angeordnet, dessen Bild in der Lösung entworfen wird. Auf diese Weise wird eine bestimmte Flüssigkeitsschicht optisch abgegrenzt. Die seitliche Begrenzung des Raumes in dem die Zählung stattfinden soll, erfolgt durch ein Okular-Netzmikrometer im Beobachtungsobjektiv. Ein Nachteil des Spaltultramikroskops bei großer Lichtintensität besteht darin, daß eine Wanderung der Teilchen, Photophorese, in den meisten Fällen von der Lichtquelle weg, stattfindet, deren Ursache wahrscheinlich in der einseitigen starken Erwärmung durch die Strahlung zu suchen ist. A. Winkel und W. Witt vermeiden diese Erscheinung, die sich besonders bei Aerosolen störend bemerkbar macht, weitgehend dadurch, daß sie das betreffende Sol durch zwei Beleuchtungseinrichtungen von zwei entgegengesetzten Richtungen beleuchten. Dadurch wird einerseits die Photophorese zum größten Teil aufgehoben, andererseits die Intensität des Lichtes verdoppelt.

b) **Das Immersionsultramikroskop.** Eine bessere Ausnutzung der vorhandenen Lichtquelle ist mit den Immersionsobjektiven infolge ihrer größeren numerischen Apertur möglich. Die von Zsigmondy vorgeschlagene, in Abb. 18 dargestellte Anordnung vermeidet gleichzeitig die Lichtverluste, die in einer geschlossenen Cuvette durch Reflexion und Absorption entstehen. Außerdem genügen zur Messung sehr kleine Flüssigkeitsmengen. 1 Tropfen der zu untersuchenden Flüssigkeit haftet zwischen den geschliffenen Flächen der Objektive B_1 und B_2. Die so erreichbare Lichtintensität ist bedeutend größer, jedoch ist es auch hier für quantitative Messungen erforderlich, in den Strahlengang einen Spalt einzuführen, wodurch dieser Vorteil zum Teil wieder aufgehoben wird.

c) **Kondensoren für Dunkelfeldbeleuchtung.** Um die Beleuchtungsintensität noch weiter zu vergrößern, muß das betreffende Objekt von allen Seiten beleuchtet werden. Zu diesem Zweck benutzt man sog. Ultrakondensoren (s. I, 871). H. Siedentopf hat ferner einen Wechselkondensor[1] konstruiert, der durch geeignete Verschiebung einer Blende einen kontinuierlichen Übergang von der Hellfeld- zur Dunkelfeldbeleuchtung ermöglicht. Die Abgrenzung eines bestimmten Raumes erfolgt bei diesen Anordnungen nach oben und unten durch den Abstand zwischen Objektträger und Deckglas, zwischen denen sich die

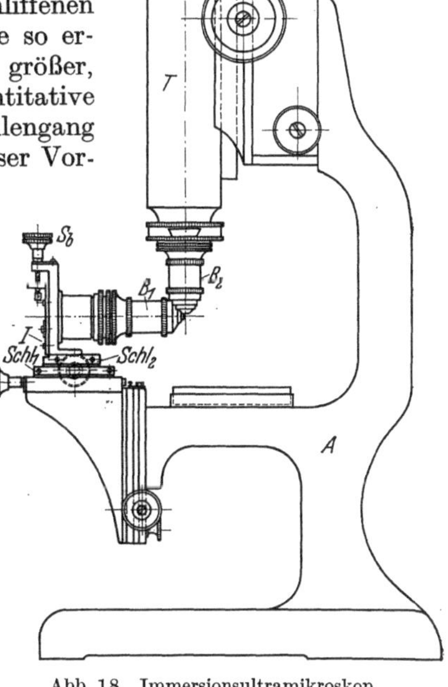

Abb. 18. Immersionsultramikroskop.
(Nach Zsigmondy.)

untersuchte Flüssigkeit befindet, seitlich durch ein Netzmikrometer.

Um den **Teilchendurchmesser** d bestimmen zu können, müssen folgende Größen bekannt sein: 1. das Volumen des abgegrenzten Raumes v, 2. die Konzentration p der dispersen Phase in Gramm/Kubikzentimeter, 3. das spezifische Gewicht der Teilchen s, 4. die Anzahl der Teilchen in 1 ccm n. Daraus läßt sich nach Sven Odén der Teilchendurchmesser berechnen:

$$d = 2 \cdot \sqrt[3]{\frac{3}{4\pi} \cdot \frac{v \cdot p}{s \cdot n}}.$$

Es muß jedoch hervorgehoben werden, daß die Teilchengrößenbestimmung mit dem Ultramikroskop infolge der zahlreichen Fehlerquellen

---

[1] Zu beziehen durch die Firma Carl Zeiß, Jena.

bei der Bestimmung aller in der Formel auftretenden Faktoren äußerst schwierig ist. Die optische Abgrenzung eines bestimmten Flüssigkeitsvolumens ist durch auftretende Sekundärstrahlung ungenau; bei der Bestimmung von p besteht häufig Ungewißheit, ob die analytische Konzentration mit der Konzentration der dispersen Phase gleichgesetzt werden kann, d. h. ob z. B. in einem durch Reduktion hergestellten Goldsol alles Gold als kolloides Metall oder zum Teil als Ion vorliegt. Ebenso kann man darüber im Zweifel sein, ob das spezifische Gewicht der Teilchen gleich dem der kompakten Substanz ist. Außerdem liegt eine Schwierigkeit darin, daß die meisten Kolloide mehr oder weniger polydispers sind, d. h. daß sie aus Teilchen verschiedener Größe bestehen, so daß man stets nur Mittelwerte erhält. Die Bestimmung von n erfolgt in der Weise, daß man zu bestimmten Zeiten, z. B. alle Sekunden, die Zahl der Teilchen (nicht mehr als 5—6) feststellt, die sich gerade in einem bestimmten Netzquadrat des Okularnetzes befinden. Aus einer großen Anzahl solcher Angaben kann man dann mit einiger Sicherheit die mittlere Teilchenzahl bestimmen (Wiegner).

Nimmt man an, daß alle auftretenden Fehler möglichst gering sind, so ist nach dieser Methode unter günstigen Verhältnissen eine Genauigkeit von 10% erreichbar.

In manchen Fällen ist es möglich mit dem Spaltultramikroskop Aussagen über die Form der Teilchen zu machen. Bei annähernd kugelförmigen Teilchen ist die Helligkeit des Beugungsbildes unabhängig von der Lage, in der es sich gerade befindet. Ein stäbchenförmiges Teilchen liefert jedoch dann das hellste Beugungsbild, wenn es senkrecht zum einfallenden Licht und parallel zur Beobachtungsebene steht, ein sehr viel schwächeres aber, wenn es senkrecht zur Beobachtungsebene steht. Da durch die Wärmebewegung fortwährende Lageänderungen stattfinden, erscheinen die Teilchen nicht gleichmäßig hell, sondern zeigen ein starkes Funkeln. Das bekannteste Beispiel für diese Erscheinung sind die V_2O_5-Sole.

3. Die Bestimmung der Teilchengröße durch Zentrifugierung. Bei verhältnismäßig grobdispersen Systemen ist es möglich, auf Grund des sich unter der Wirkung der Schwerkraft einstellenden Sedimentationsgleichgewichtes oder aus der Fallgeschwindigkeit Schlüsse auf die Größe der sedimentierenden Teilchen zu ziehen. Im Gebiet kolloider und molekularer Dimensionen reicht dagegen die Schwerkraft bei weitem nicht aus, und man muß starke Zentrifugalfelder anwenden, um eine meßbare Sedimentation zu erzielen. Während mit den gewöhnlichen Handelszentrifugen nur bis zu einem gewissen Grade eine qualitative Trennung verschiedener Teilchengrößen erreichbar ist, hat T. Svedberg mit den verschiedenen Ausführungen seiner Ultrazentrifuge Einrichtungen geschaffen, die es gestatten, die Vorgänge quantitativ zu verfolgen und auf diese Weise eine Molekulargewichtsbestimmung ermöglichen, deren Anwendungsbereich sich von den einfachen anorganischen Salzen bis zu den hochpolymeren Stoffen vom Molekulargewicht etwa 6000000 mit fast gleichbleibender Genauigkeit erstreckt.

a) **Die Ultrazentrifuge nach Svedberg.** Die Ultrazentrifuge unterscheidet sich von den gewöhnlichen Zentrifugen hauptsächlich durch folgendes: 1. Um eine ungestörte Sedimentation zu gewährleisten müssen Konvektionen innerhalb der Flüssigkeit, die durch ungleichmäßige Erwärmung des Rotors infolge der Reibung des umgebenden Gases entstehen können, ausgeschaltet werden. Dies wird weitgehend dadurch verwirklicht, daß die Rotation in Wasserstoff von niedrigem Druck stattfindet. 2. Die Sedimentation muß während der Rotation photographisch oder mit dem Auge verfolgt werden können. 3. Es muß ein sehr starkes und verhältnismäßig gleichmäßiges Zentrifugalfeld vorhanden sein. Das erstere wird durch schnelle Rotation bei Verwendung entsprechend widerstandsfähigen Materials, das letztere durch möglichst großen Abstand von der Rotationsachse bei kleiner Höhe der Flüssigkeitssäule erreicht.

Es werden hauptsächlich zwei Typen von Ultrazentrifugen gebaut, einer für niedrige Tourenzahlen (bis 18000 U/min) und Zentrifugalfelder vom 500—15000fachen der Schwerkraft, der andere für Tourenzahlen bis zu 150000 U/min, das entspricht Zentrifugalfeldern vom etwa 10^6fachen der Erdschwere. Abb. 19 zeigt die Anordnung für niedere Geschwindigkeiten. Der Antrieb erfolgt durch einen direkt gekuppelten Dreiphasenmotor. Das Licht der Quecksilberlampe L fällt durch die Filter F_1—F_3, wird von dem Prisma P total reflektiert

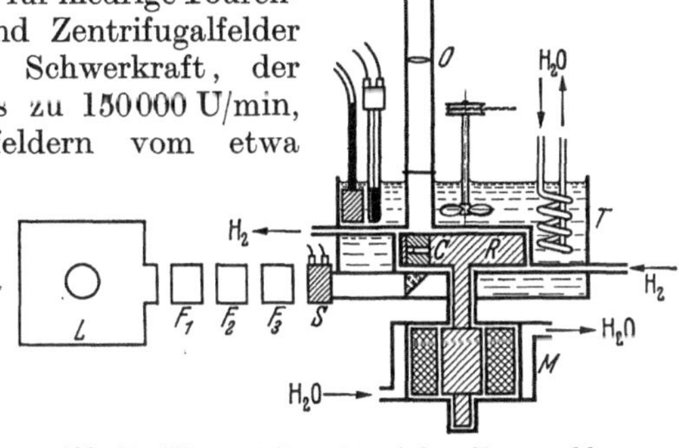

Abb. 19. Ultrazentrifuge für niedere Tourenzahlen. (Erklärung im Text.) (Nach Svedberg.)

und gelangt durch die Zelle C an das Objektiv O der photographischen Einrichtung. Der Rotor der Zentrifuge wird mit Wasserstoff von Atmosphärendruck umspült; das ganze Gehäuse befindet sich in einem Thermostaten. Auf die Wiedergabe der Anordnung für höhere Geschwindigkeiten wird hier verzichtet, da eine allgemeine Anwendung wegen des großen hierzu erforderlichen Aufwandes nicht in Frage kommt. Der Antrieb erfolgt bei diesen Apparaten durch eine Ölturbine, der Rotor läuft in Wasserstoff von vermindertem Druck.

Die photographische Registrierung erfolgt durch Aufnahmen in bestimmten Zeitabständen. Bei farblosen Lösungen kann man das Konzentrationsgefälle dadurch ermitteln, daß man eine Skala durch die Lösung hindurch photographiert. In Gebieten, wo ein Konzentrationsabfall herrscht, erscheinen die Skalenstriche infolge der Änderung des Brechungsexponenten verschoben (O. Lamm).

Wie schon gesagt wurde, kann die Molekulargewichtsbestimmung entweder durch Beobachtung des Sedimentationsgleichgewichtes oder durch Messung der Sedimentationsgeschwindigkeit erfolgen. Im ersteren Fall muß man sehr lange zentrifugieren, es genügen jedoch verhältnismäßig schwache Felder. Das Molekulargewicht M läßt sich nach folgender Formel berechnen:

$$M = \frac{2\,R\,T \cdot \ln c_1/c_2}{(1-V\varrho)\,\omega^2\,(x_2^2 - x_1^2)}. \tag{1}$$

Dabei ist R die allgemeine Gaskonstante, T die absolute Temperatur, c_1 und c_2 die Konzentration in den Abständen x_1 und x_2 von der Rotationsachse, V das partielle spezifische Volumen der gelösten Substanz, ϱ die Dichte des Lösungsmittels und ω die Winkelgeschwindigkeit.

Abb. 20 zeigt am Beispiel des Phyko-Erythrins die Konzentrationsänderung mit dem Abstand von der Rotationsachse (untere Kurve).

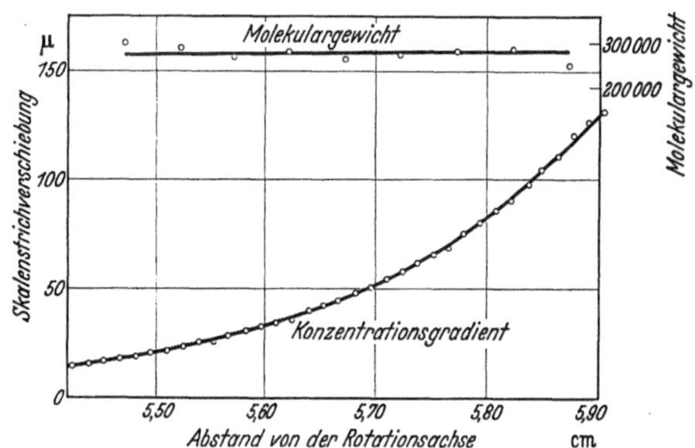

Abb. 20. Bestimmung des Molekulargewichts aus dem Sedimentationsgleichgewicht. (Nach Inga-Britta Erikson-Quensel.)

Der Konzentrationsabfall wurde refraktometrisch (Verschiebung der Skalenstriche) gemessen. Aus der gemessenen Abhängigkeit wurde das Molekulargewicht für verschiedene Abstände von der Rotationsachse berechnet (obere Kurve). Aus der Tatsache, daß das Molekulargewicht praktisch unabhängig von x ist, geht eindeutig hervor, daß ein isodisperses System vorliegt; anderenfalls würde man ein Ansteigen der Molekulargewichtskurve bei größeren Abständen beobachten.

Aus der **Sedimentationsgeschwindigkeit** kann man ebenfalls das Molekulargewicht bzw. die Teilchengröße berechnen:

$$M = \frac{R \cdot T \cdot s}{D\,(1-V\varrho)}. \tag{2}$$

Hier ist D die Diffusionskonstante, die auf anderem Wege bestimmt werden muß. Als Sedimentationskonstante s definiert Svedberg die Fallgeschwindigkeit, bezogen auf das Einheitsfeld und ein Dispersionsmittel von der Dichte und Viscosität des reinen Wassers bei 20°. s ist also eine Materialkonstante, die nur von den Eigenschaften des betreffenden Teilchens abhängt und läßt sich aus der gemessenen Geschwindigkeit $d\,x/d\,t$ auf folgende Weise berechnen:

$$s = d\,x/d\,t \cdot \frac{1}{\omega^2\,x} \cdot \frac{\eta}{\eta_0} \cdot \frac{1-V\varrho_0}{1-V\varrho}. \tag{3}$$

η bzw. η_0 sind die Reibungskoeffizienten des Dispersionsmittels bzw. des reinen Wassers bei 20°, ϱ_0 die Dichte des Wassers bei 20°.

Aus dem Verlauf der Sedimentation kann man auch Schlüsse auf die Einheitlichkeit einer kolloiden Lösung ziehen. Ist das System gleichteilig, so beobachtet man bei schneller Sedimentation eine scharfe Grenzfläche zwischen Kolloidlösung und reinem Dispersionsmittel, die sich mit konstanter Geschwindigkeit vom Rotationszentrum wegbewegt (Abb. 21). Erfolgt die Sedi-

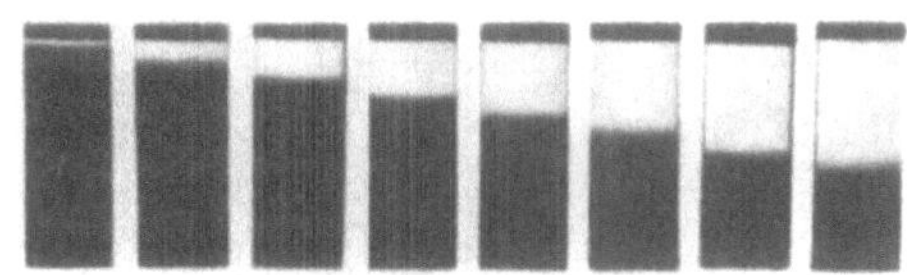

Abb. 21. Sedimentation eines gleichteiligen Sols (Hämocyanin). (Nach E. Chirnoaga.)

mentation nicht schnell genug, d. h. ist das Zentrifugalfeld zu schwach, so wird durch Diffusion die Grenzfläche mehr oder weniger verwischt. Liegt ein polydisperses System vor, so kann man zwei Fälle unterscheiden: 1. Es kommen alle Teilchengrößen nebeneinander vor, die Häufigkeitskurve besitzt bei einer bestimmten Teilchengröße ein mehr oder weniger scharfes Maximum. Dies ist bei den meisten anorganischen Kolloiden der Fall. Die Teilchen sedimentieren je nach ihrer Größe verschieden schnell und man erhält einen Konzentrationsabfall nach Abb. 22. 2. Es sind nur wenige bestimmte Teilchengrößen bzw. Molekulargewichte nebeneinander vorhanden. In solchen Fällen beobachtet man mehrere ziemlich scharfe Grenzflächen zwischen Gebieten gleicher Teilchengröße, die sich mit verschiedener

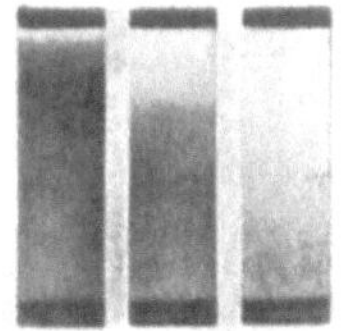

Abb. 22. Sedimentation eines ungleichteiligen Sols (Goldsol). (Nach H. Rinde.)

Geschwindigkeit bewegen (Abb. 23); es handelt sich hier um ein Grundmolekül und mehrere Dissoziationsprodukte). Der letztere Fall tritt häufig bei organischen Kolloiden (nativen Eiweißkörpern) ein.

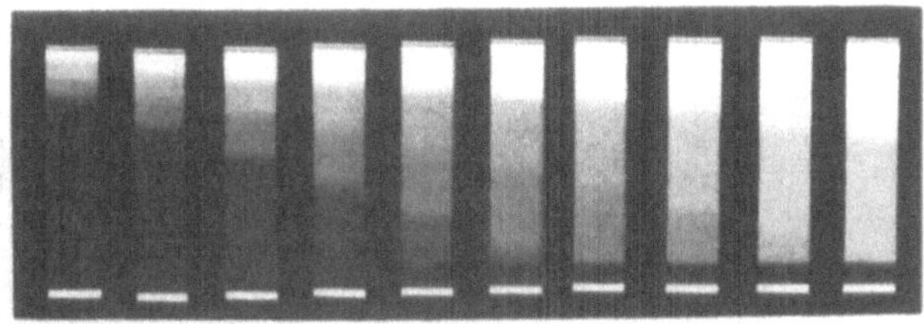

Abb. 23. Sedimentation eines Sols, das mehrere bestimmte Teilchengrößen enthält. (Limulus-Hämocyanin; unverändertes Molekül und mehrere Dissoziationsprodukte.) (Nach I.-B. Erikson-Quensel.)

Die Ultrazentrifuge nach Svedberg findet hauptsächlich zur Erforschung hochmolekularer organischer Verbindungen wie Eiweißstoffe, Farbstoffe, Stärke, Cellulose und synthetische Hochpolymere, ferner für Virusuntersuchungen, seltener dagegen für anorganische Kolloide Verwendung.

b) **Die Verwendung des Luftkreisels als Zentrifuge.** Man hat versucht, allerdings unter Verzicht auf vollkommene Störungsfreiheit, mit einfacheren Vorrichtungen auszukommen. Besonders aussichtsreich erscheinen diejenigen, die auf den von Henriot und Huguenard konstruierten Luftkreisel zurückgehen. Dieser besteht aus einem kegelförmigen Rotor (Abb. 24a) der durch einen aus seitlichen Düsen des Stators (Abb. 24b) austretenden Luftstrom in Rotation versetzt und gleichzeitig durch diesen Luftstrom getragen wird. Auf diese Weise können wegen der sehr geringen Reibung die höchsten bisher erreichten Umlaufgeschwindigkeiten erzielt werden. McBain und O'Sullivan benutzten die in Abb. 25 dargestellte Anordnung. Die zu untersuchende Flüssigkeit befindet sich in

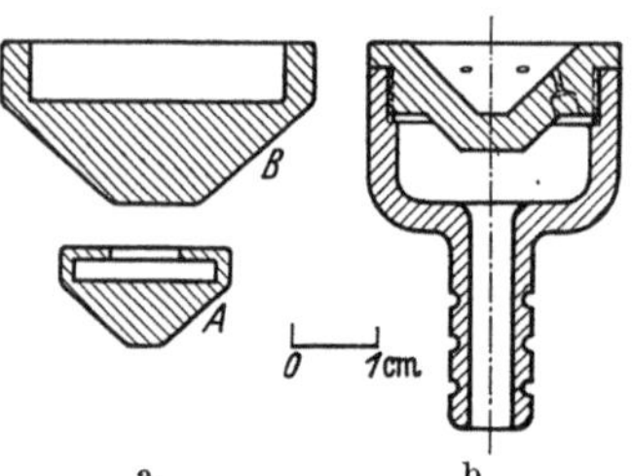

Abb. 24a und b. a Rotor, b Stator der Luftkreiselzentrifuge. (Nach McBain und O'Sullivan.)

dem ausgehöhlten Teil des Rotors (Abb. 24a, A oder B) und kann während der Rotation von oben beobachtet werden. Der Luftkreisel ist Temperatureinflüssen und Erschütterungen viel mehr ausgesetzt als die Anordnung von Svedberg. Mc Bain und seine Mitarbeiter haben deshalb vor allem Gele untersucht, bei denen eine Störung der Sedimentation durch unbeabsichtigte Rührung nicht zu erwarten ist. Durch Messung der Sedimentationsgeschwindigkeit innerhalb eines Gels konnte das Molekulargewicht vieler Substanzen in Übereinstimmung mit anderen Methoden gefunden werden. Die Methode ist von McBain und Mitarbeitern zur Bestimmung des partiellen spezifischen Volumens und damit des gebundenen

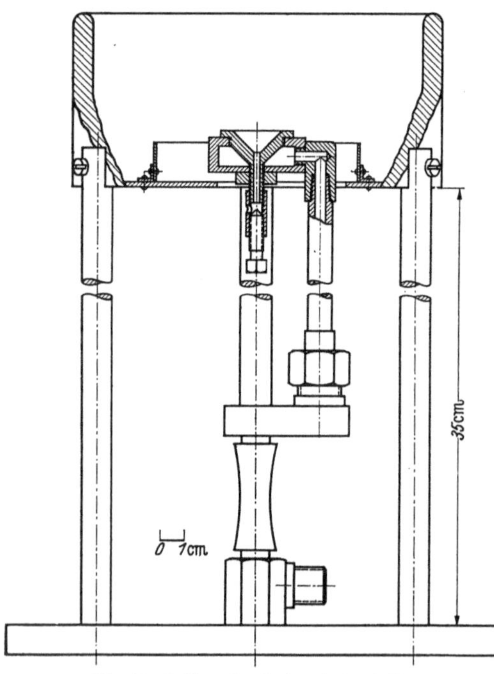

Abb. 25. Aufbau der Luftkreiselzentrifuge. (Nach McBain und O'Sullivan.)

Wassers von Kolloiden, ferner zu Untersuchungen über den Quellungsdruck herangezogen worden.

Eine andere Ausführung, deren Herstellung für Deutschland neuerdings die Firma Physikalische-Werkstätten, Göttingen, übernommen hat, beschreiben J. W. Beams und E. G. Pickels, die den Luftkreisel nur als Antrieb benutzen, während der eigentliche Rotor, der wesentlich größer sein kann, mit diesem durch einen elastischen Stahldraht gekuppelt ist und sich in einer Vakuumkammer befindet. Es besteht hier auch die Möglichkeit, die Zentrifuge für präparative Zwecke zu benutzen, wenn man einen entsprechend größeren Rotor benutzt (R. W. G. Wyckoff; J. H. Bauer und E. G. Pickels).

Von H. Bechhold und M. Schlesinger ist der Versuch gemacht worden, die Sedimentationsgeschwindigkeit in einer gewöhnlichen Handelszentrifuge (8000 bis 15000 Touren) zu messen. Da sich bei diesen Zentrifugen gewisse Strömungen, hervorgerufen durch Änderungen der Rotationsgeschwindigkeit und ungleichmäßige Erwärmung, nicht vermeiden lassen, verstärken die genannten Verfasser die Konvektionen durch periodische Änderung der Tourenzahl soweit, daß eine vollkommen gleichmäßige Durchmischung der Flüssigkeit während der Zentrifugierung gewährleistet ist. Lediglich das am Boden des Gefäßes einmal abgesetzte Sediment darf nicht wieder aufgewirbelt werden. Dies wird durch Einlegen eines passenden Blättchens Filtrierpapier erreicht. Während der Rotation findet dann eine gleichmäßige Konzentrationsabnahme der Lösung statt, die nach Beendigung der Zentrifugierung bestimmt wird. Aus der Konzentrationsabnahme während der Zeit t wird der Teilchendurchmesser d berechnet:

$$d = \frac{A}{\alpha} \sqrt{\frac{h}{t} \cdot \log \frac{c_0}{c_t}},$$

dabei ist

$$A = 6{,}15 \cdot 10^8 \cdot \sqrt{\frac{\eta}{(\sigma - \sigma') \cdot R}} \cdot$$

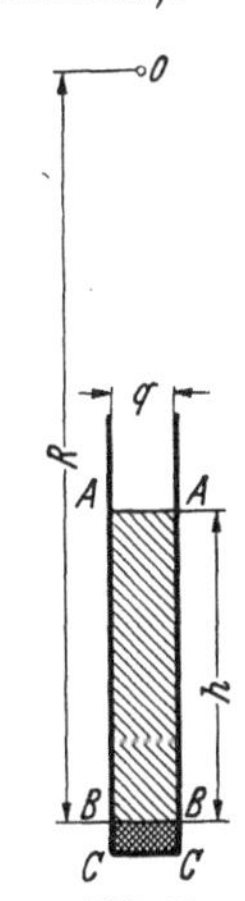

Abb. 26.
Zur Messung der Sedimentationsgeschwindigkeit mit gewöhnlichen Zentrifugen. O Rotationszentrum. Zwischen A—A und B—B befindet sich das Sediment, zwischen B—B und C—C die kolloide Lösung. (Nach Bechhold und Schlesinger.)

α ist die Tourenzahl der Zentrifuge, c_0 bzw. c_t Anfangs- bzw. Endkonzentration, η der Reibungskoeffizient des Dispersionsmittels, σ bzw. σ' sind die spezifischen Gewichte von Teilchen bzw. Dispersionsmittel. R und h sind aus Abb. 26 zu ersehen.

4. Die osmotische Methode. Die Methoden der Gefrierpunktserniedrigung und Siedepunktserhöhung sind auf Kolloide und hochmolekulare Substanzen nur sehr beschränkt anwendbar, einmal weil die beobachteten Effekte sehr klein sind, andererseits, weil man stets an ganz bestimmte Temperaturen gebunden ist. Dagegen ist die direkte Messung des osmotischen Druckes hervorragend zur Ermittlung der Molekülgröße hochmolekularer Stoffe geeignet. Beispielsweise gibt eine 0,5%ige Lösung eines Stoffes vom Molekulargewicht 10000 in Wasser, die nur eine Gefrierpunktserniedrigung von 0,001° aufweist noch einen osmotischen Druck von 9,1 mm Hg oder 124,3 mm Wasser.

Die zu untersuchende kolloide Lösung befindet sich in einer osmotischen Zelle, die von reinem Lösungsmittel umgeben ist. Die Wand der

Zelle besteht aus einer halbdurchlässigen Membran, durch die zwar die Moleküle des Lösungsmittels, jedoch nicht diejenigen des gelösten Stoffes hindurchdiffundieren können. Durch das Eindringen des Lösungsmittels entsteht in der geschlossenen osmotischen Zelle ein Druck, der ebenso groß ist, als wenn die gelösten Moleküle im Gaszustand in dem betreffenden Raum vorhanden wären. Der osmotische Druck läßt sich nach van't Hoff berechnen:

$$P = \frac{R \cdot T \cdot c}{M}.$$

R = allgemeine Gaskonstante, T = absolute Temperatur, c = Konzentration in Gramm/Liter, M = Molekulargewicht, P = osmotischer Druck. Die Messung des osmotischen Druckes kann durch ein Steigrohr geschehen, das mit der osmotischen Zelle verbunden ist (Abb. 27). Diese einfache Anordnung hat den Nachteil, daß die Einstellung des Gleichgewichtes sehr lange Zeit (etwa 24 Stunden) erfordert. Außerdem wird die Konzentration durch das eindringende Lösungsmittel geändert. Eine Anordnung, bei der die Einstellung schneller (in etwa 6 Stunden) erfolgt, beschreiben R. O. Herzog und H. N. Spurlin (Abb. 28). Die auf einem Metallsieb P aufliegende Membran M teilt eine Zelle, die sich zwischen zwei Metallrahmen E befindet, in zwei Hälften, die Lösung bzw. Lösungsmittel enthalten. Jede der beiden Kammern ist mit einer Capillare B verbunden. Um Meßfehler durch Capillarwirkung zu vermeiden, werden die Capillaren nach der Einstellung des Gleichgewichtes mit den weiten Rohren C verbunden, die vorher durch Nadelventile V geschlossen waren. Dann läßt man Lösung bzw. Lösungsmittel solange einströmen, bis die ursprüngliche Höhe in den Capillaren wieder erreicht ist. Die Differenz der Steighöhen in C ergibt dann den osmotischen Druck.

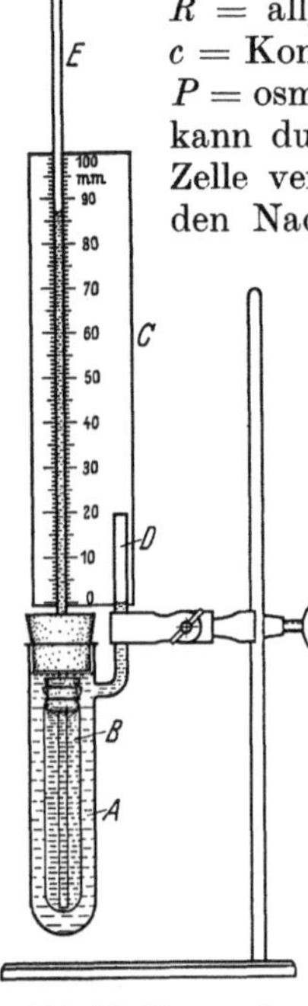

Abb. 27. Messung des osmotischen Druckes mit Steigrohr. (Aus R.E.Liesegang: Kolloidchemische Technologie.)

Eine wesentliche Verkürzung der Meßdauer wird mit den Kompensationsverfahren [P. van Campen (1)] erreicht. Hierbei wird der Druck gemessen, der auf die osmotische Zelle ausgeübt werden muß, um gerade das Eindringen von Lösungsmittel zu verhindern. Dieser ist gleich dem osmotischen Druck. Ferner läßt sich aus der Geschwindigkeit, mit der das Lösungsmittel in die Zelle einströmt, der osmotische Druck bestimmen [P. van Campen (2)]. Eine Apparatur zur Bestimmung des osmotischen Druckes durch isotherme Destillation beschreibt M. Ulmann.

Bei allen Verfahren, die auf der direkten Messung des osmotischen Druckes beruhen, ist die Auswahl und Herstellung der halbdurchlässigen Membran von großer Bedeutung. Es eignen sich vor allem Kollodium- und Ferrocyankupfermembranen. Über die Herstellung der ersteren vgl. N. Bjerrum und E. Manegold und E. Manegold und

R. Hofmann. Eine Methode zur Niederschlagung von Ferrocyankupfermembranen beschreiben H. N. Morse und D. W. Horn.

Die eingangs erwähnte Beziehung zwischen osmotischem Druck und Teilchengröße ist nur dann gültig, wenn der osmotische Druck linear mit der Konzentration ansteigt, wenn also $P/c =$ konst. ist. Diese Bedingung ist jedoch bei Kolloiden nur selten innerhalb eines größeren Konzentrationsbereiches erfüllt. Im allgemeinen steigt der osmotische Druck stärker mit der Konzentration an, als es dem van't Hoffschen Gesetz entspricht (Abb. 29). Auf die Ursache dieses Verhaltens kann hier nicht näher eingegangen werden. Um das wahre Molekulargewicht zu erhalten, muß man den osmotischen Druck für verschiedene möglichst kleine Konzentrationen bestimmen und findet den richtigen Wert von P/c durch Extrapolation für lim $c = 0$. Aus der „Solvatationsgleichung" von Wo. Ostwald:

$$P = \frac{R\,T}{M} \cdot c + b \cdot c^n ,$$

wobei b und n Konstanten sind, läßt sich das Molekulargewicht aus einem bei beliebiger Konzentration gemessenen osmotischen Druck berechnen.

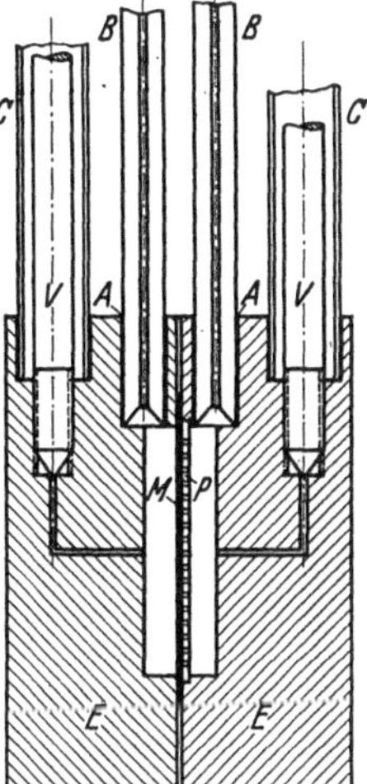

Abb. 28. Messung des osmotischen Druckes (Erklärung im Text). (Nach Herzog und Spurlin.)

5. Die Viscosität kolloider Lösungen (I, 1108). Zur Messung der inneren Reibung von Flüssigkeiten kommen hauptsächlich drei Methoden in Betracht:

1. Viscosimeter mit fallender Kugel. Ihre Anwendung ist auf hochviscose Flüssigkeiten beschränkt, sie werden deshalb im folgenden nicht näher beschrieben.

2. Capillarviscosimeter.

3. Apparate mit konzentrischen Zylindern.

a) Capillarviscosimeter. Das durch eine Capillare vom Radius r und der Länge l in der Zeit t strömende Flüssigkeitsvolumen V ist nach dem Hagen-Poiseuilleschen Gesetz:

$$V = \frac{1}{\eta} \cdot \frac{\pi \cdot s \cdot h \cdot r^4 \cdot t}{8\,l} . \tag{1}$$

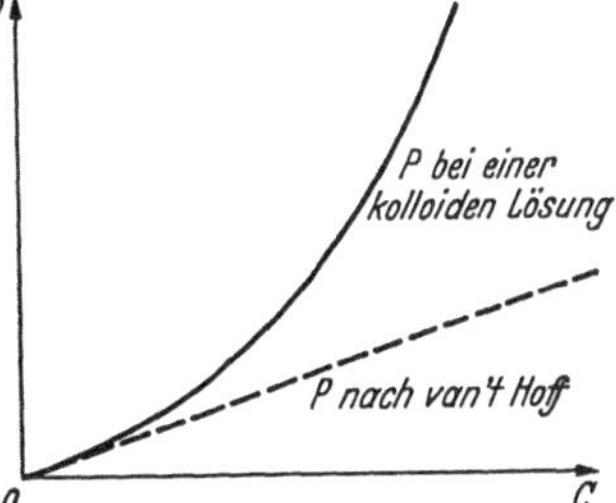

Abb. 29. Abhängigkeit des osmotischen Druckes P von der Konzentration c. ——— bei einer kolloiden Lösung, - - - - - nach van't Hoff. (Nach Wo. Ostwald.)

s ist das spezifische Gewicht der Flüssigkeit, h die Höhe der Flüssigkeitssäule. Die Konstante η bezeichnet man als Viscosität. Sie wird in Poise gemessen. Für reines Wasser von $20,5°$ ist $\eta = 0,0100$ Poise. Voraussetzung für die Gültigkeit des Hagen-Poiseuilleschen Gesetzes ist laminare (wirbelfreie) Strömung. Diese Bedingung ist stets bis zu einer bestimmten Strömungsgeschwindigkeit erfüllt, bei deren Überschreiten plötzlich der Übergang zu turbulenter Strömung und damit Ungültigkeit des obigen Gesetzes erfolgt.

Das für Viscositätsmessungen an Kolloiden am häufigsten benutzte Instrument ist das Viscosimeter (s. IV, 611f.) nach Wi. Ostwald.

Von Ubbelohde und anderen sind Instrumente beschrieben worden, die es gestatten, mit konstantem Druck zu arbeiten und so die Bestimmung des spezifischen Gewichtes überflüssig machen.

b) **Apparate mit rotierendem Zylinder.** Von M. Couette ist ein Apparat gebaut worden, der aus zwei konzentrischen Zylindern besteht, zwischen denen sich die Flüssigkeit befindet. Der äußere Zylinder rotiert mit gleichbleibender Geschwindigkeit. Es wird das Drehmoment gemessen, das auf den inneren, ruhenden Zylinder wirkt.

c) **Ergebnisse der Messungen.** Die Viscosität kolloider Lösungen ist Gegenstand sehr zahlreicher Untersuchungen gewesen. Man hat versucht, aus dieser leicht zu messenden Eigenschaft Aussagen über Größe und Gestalt der Moleküle in Lösung befindlicher hochpolymerer Stoffe zu erhalten. Nach Einstein ist die Viscosität einer kolloiden Lösung, die starre, kugelförmige, nicht solvatisierte Teilchen enthält und so verdünnt ist, daß keine Wechselwirkung zwischen den Teilchen stattfinden kann:

$$\eta = \eta_0 \cdot \left(1 + 2{,}5\,\frac{v}{V}\right). \tag{3}$$

v/V ist das Verhältnis des Volumens der dispersen Phase zum Gesamtvolumen der Lösung, η_0 der Reibungskoeffizient des Lösungsmittels. Daraus geht hervor, daß für Systeme, bei denen die angegebenen Bedingungen erfüllt sind, keine Beziehung zwischen Teilchengröße und Viscosität zu erwarten ist, denn das Verhältnis v/V ist bei gleicher Konzentration von der Teilchengröße unabhängig. Die Einsteinsche Formel konnte in einigen Fällen in verdünnten Lösungen bestätigt werden. Im allgemeinen liegen die Verhältnisse jedoch wesentlich unübersichtlicher. Abweichungen von der Kugelgestalt, Solvatation und elektrische Aufladung bedingen in fast allen Fällen, daß die Viscosität stärker als linear mit der Konzentration steigt.

Die Viscositätsmessungen sind besonders für die Untersuchungen hochmolekularer organischer Stoffe von Bedeutung geworden. H. Staudinger (1, 2) hat für starre stäbchenförmige Moleküle in verdünnten echten Lösungen empirisch folgende Beziehung aufgestellt:

$$\eta_{sp} = K_m \cdot M \cdot c. \tag{4}$$

η_{sp} ist die spezifische Viscosität $\eta_{rel} - 1$, M das Molekulargewicht, c die Konzentration. K_m ist eine Größe, die innerhalb einer polymer-homologen Reihe konstant ist, für verschiedene Reihen aber verschiedene Werte besitzt. Sie muß für einige Glieder einer solchen Reihe durch Vergleich mit anderen Methoden experimentell ermittelt werden. Nach Staudinger (1, 2) ist also die spezifische Viscosität dem Molekulargewicht und damit der Kettenlänge direkt proportional. Die Staudingersche Beziehung wurde zunächst an niedermolekularen Stoffen wie Paraffinen, Fettsäuren und Alkoholen mit Kettenlängen bis zu etwa 50 Kohlenstoffatomen geprüft und konnte bestätigt werden. Auch die Anwendung der Beziehungen auf Produkte mittleren Polymerisationsgrades, z. B. Polystyrolfraktionen, ergab in vielen Fällen Übereinstimmung mit anderen (osmotischen, kryoskopischen, zentrifugalen) Messungen, so daß in diesem Gebiet eine größenordnungsmäßige Ermittlung der Molekülgröße möglich ist. Hier ist hervorzuheben, daß die Übereinstimmung mit anderen Methoden um so besser ist, je einheitlicher die untersuchte Fraktion ist. Das hängt damit zusammen, daß ein geringer Zusatz eines höher molekularen Stoffes bei osmotischen Messungen wenig Einfluß hat, während er die Viscosität beträchtlich erhöhen kann. Bei den wirklichen Hochpolymeren wie Kautschuk, Cellulose und anderen ist man jedoch nicht genügend über die wirkliche Gestalt der Moleküle orientiert, auch liegen von verschiedenen Seiten widersprechende experimentelle Angaben vor, so daß die Gültigkeit der Viscositätsbeziehungen von Staudinger (1, 2) bei diesen Substanzen noch sehr umstritten ist, besonders da hier auch die anderen Methoden zur Molekulargewichtsbestimmung sehr unsicher werden und deshalb keine Kontrolle möglich ist. Bei Viscositätsmessungen an Hochpolymeren treten ferner schon in sehr verdünnten Lösungen Abweichungen vom Hagen-Poiseuilleschen Gesetz auf, insofern als die Viscosität nicht vom angewandten Geschwindigkeitsgefälle unabhängig ist, sondern mit steigender Schubspannung fällt (Strukturviscosität).

Sind somit die Zusammenhänge zwischen innerer Reibung und Teilchengröße bzw. Teilchengestalt noch keineswegs geklärt, so leisten doch die Viscositätsmessungen wegen ihrer großen Einfachheit häufig wertvolle Dienste bei der Beobachtung von Zustandsänderungen kolloider Lösungen. Zum Beispiel kann der Abbau von Stärke, Gelatine und anderen Naturstoffen leicht auf diese Weise verfolgt werden. Darüber hinaus haben die Viscositätsmessungen in der Technik große Bedeutung zur Kennzeichnung bestimmter Sorten von Polymerisationsprodukten oder von Ölen und Fetten erlangt.

6. Röntgenographische Bestimmung der Teilchengröße[1]. Bei der Durchstrahlung von Kristallen mit Röntgenlicht tritt bekanntlich an den Netzebenen des Kristalls Beugung auf. Da die Abstände der Netzebenen in der gleichen Größenordnung liegen wie die Wellenlängen der Röntgenstrahlen, interferieren die an den einzelnen Netzebenen des gleichen Kristalls abgebeugten Strahlen miteinander. Diese Interferenzerscheinungen sind um so schärfer, je mehr Netzebenen an ihrem Zustandekommen beteiligt sind. Bestrahlt man nun nicht einen einheitlichen Kristall, sondern wie bei der Debye-Scherrer-Methode ein mehr oder weniger feines Kristallpulver, so können immer nur die kohärenten, d. h. die von den Netzebenen des gleichen Kriställchens ausgehenden, Beugungswellen miteinander interferieren. Infolgedessen ist die Schärfe der Interferenzerscheinungen durch die Zahl der Netzebenen in den einzelnen Kristalliten und damit durch die Teilchengröße bestimmt. Hierauf gründet sich eine zuerst von Scherrer benutzte, später von v. Laue und von Brill weiterentwickelte Methode zur Bestimmung der Größe und Form von Kristalliten.

Die praktische Ausführung erfolgt in einer Röntgenkammer, wie sie für Debye-Scherrer-Aufnahmen benutzt wird (Abb. 30). Das im

---

[1] Siehe auch I, 925, E.

Mittelpunkt der Kammer befindliche Präparat P wird durch die Blende B mit monochromatischem Röntgenlicht bekannter Divergenz bestrahlt. Das abgebeugte Licht trifft auf den Film F. Die Herstellung des Präparates richtet sich nach der Absorption des betreffenden Materials für Röntgenstrahlen. Ist diese zu vernachlässigen, so kann man ihm wie bei den gewöhnlichen Debye-Scherrer-Aufnahmen die Form

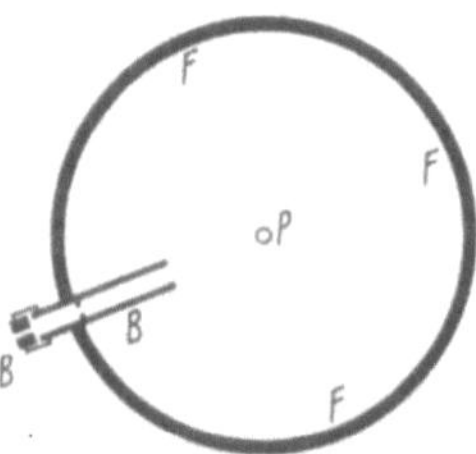

Abb. 30. Röntgenkammer.
B Blende, *P* Präparat,
F Film. (Nach R. Brill.)

eines Stäbchens geben. Die Auswertung der Aufnahmen geschieht photometrisch. Zur Berechnung der Teilchengröße muß man aus den Photometerkurven die Halbwertsbreite, d. h. die Linienbreite bei halber Intensität bestimmen. Auf die nähere Ausführung der Berechnung ebenso wie auf die Ermittlung der Teilchengestalt kann hier nicht näher eingegangen werden [M. v. Laue; R. Brill (1)]. Bei mittlerer Absorption gibt man dem Präparat die Gestalt eines möglichst dünnwandigen Hohlzylinders. Bei dieser Ausführung tritt jede Linie im Debye-Scherrer-Diagramm zweimal auf. An Stelle der Halbwertsbreite tritt hier die Entfernung der beiden Intensitätsmaxima. Bei stark absorbierenden Substanzen bringt man eine dünne Schicht auf ein Stäbchen aus praktisch undurchlässigem Material (Bleiglas). Abb. 31 zeigt nach dieser Methode herge-

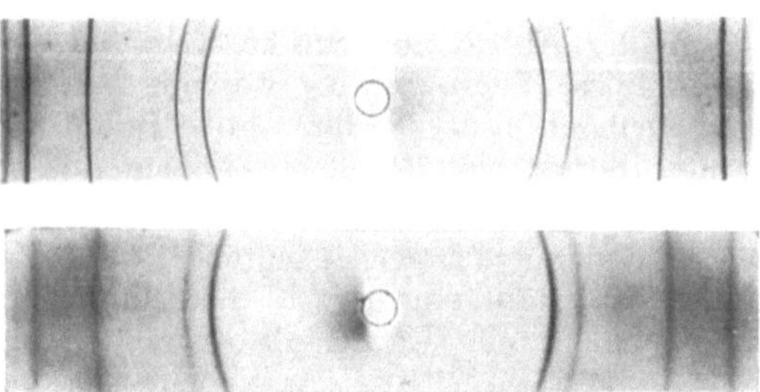

Abb. 31. Debye-Scherrer-Diagramme von Nickelpulvern.
Oben: Grobkristallines Pulver. Unten: Kristallitgröße
200·50·35 Ampere (dargestellt durch Zersetzung von Nickel-
carbonyl). (Nach D. Biescher und A. Winkel.)

stellte Diagramme von Nickelpulvern verschiedener Teilchengröße.

Die Verbreiterung der Röntgeninterferenzen beginnt merklich zu werden, wenn die Zahl der Netzebenen in einer bestimmten Richtung des Kristalls 1000 unterschreitet. Nach R. Brill (1) genügen 3—5 Netzebenen, um gerade noch eine verwaschene Beugungserscheinung hervorzurufen. Praktisch eignet sich die Methode zur Teilchengrößenbestimmung im Gebiet von 100—5 mμ. Für die Untersuchung sehr kleiner Kristallite von etwa 5 mμ abwärts, wo die Röntgeninterferenzen schon sehr verwaschen sind, können zur Bestimmung der Kristallitgröße mit mehr Erfolg die Beugungserscheinungen herangezogen werden, die durch schnelle Elektronen 10000—40000 Volt) hervorgerufen werden. Diesen ist eine Wellenlänge zuzuordnen, die um etwa 1—2 Zehnerpotenzen kleiner ist als die der Röntgenstrahlen. Infolgedessen wird hier die Linienverbreiterung erst von ungefähr 5 mμ abwärts merklich [F. Kirchner; R. Brill (2)].

Die beschriebene Röntgeninterferenz- bzw. Elektronenbeugungsmethode unterscheidet sich in einem Punkt grundsätzlich von allen anderen Methoden zur Teilchengrößenbestimmung: Es wird hier die Größe der Primärkristallite bestimmt. Ob nun mehrere dieser Kristallite zu größeren Aggregaten vereinigt sind, ist für die Verbreiterung der Interferenzstreifen ohne Bedeutung. So ist es zu erklären, daß nach anderen Methoden häufig Werte gefunden werden, die um ein Vielfaches größer sind.

Literatur.

Andrade, E. N. da C.: Trans. Faraday Soc. **32**, 1111 (1936). — Andrejew, N. N.: Kolloid-Ztschr. **57**, 39, 42 (1931).

Bain, J. W. Mc u. R. F. Stuewer: Kolloid-Ztschr. **74**, 10 (1936). — Bain, J. W. Mc and C. O'Sullivan: Journ. Amer. Chem. Soc. **57**, 2635 (1935). — Bauer, J. H. and E. G. Pickels: Journ. of exper. Med. **64**, 29 (1936). — Beams, J. W. and E. G. Pickels: Rev. of sci. Instrum. **6**, 299 (1935). — Bechhold, H. u. M. Schlesinger: Biochem. Ztschr. **236**, 392 (1931). — Beischer, D. u. A. Winkel: Naturwissenschaften **25**, 420 (1937). — Bendien, S. G. T. et L. W. Janssen: Rec. trav. chim. Pays-Bas **46**, 739 (1927). — Bergmann, L.: Der Ultraschall. Berlin 1937. — Bjerrum, N. u. E. Manegold: Kolloid-Ztschr. **42**, 97 (1927). — Bondy, C. and K. Söllner: Trans. Faraday Soc. **31**, 835 (1935). — Brandt, O., K. Freund u. E. Hiedemann: Kolloid-Ztschr. **77**, 103 (1936). — Brill, R.: (1) Kolloid-Ztschr. **69**, 301 (1934). — (2) Ztschr. Krystallogr. **87**, 275 (1934). — Brintzinger, H., A. Rothhaar u. H. G. Beier: Kolloid-Ztschr. **66**, 183 (1934). — Burger, F. J. u. K. Söllner: Trans. Faraday Soc. **32**, 1598 (1936).

Campen, P. van: (1) Diss. Amsterdam 1930. — (2) Rec. trav. chim. Pays-Bas **50**, 915 (1931). Claus, B.: Ztschr. f. techn. Physik **16**, 202 (1935). — Coehn, A.: Ztschr. Elektrochem. **16**, 586 (1910). — Couette, M.: Ann. de Chemie et de Physique (6) **21**, 433 (1890).

Edelmann, M. Th.: Ann. der Physik (IV) **2**, 469 (1900).

Freundlich, H.: Kapillarchemie, 4. Aufl., Bd. I, S. 335—431. 1930; Bd. II, S. 63, 87, 334, 362, 653. 1932. — Freundlich, H., F. Rogowski u. K. Söllner: Kolloidchem. Beihefte **37**, 223 (1933).

Gils, G. E. van u. H. R. Kruyt: Kolloidchem. Beihefte **45**, 60 (1937). — Glocker, R. · Materialprüfung mit Röntgenstrahlen. Berlin 1936. — Guth, E. u. H. Mark: Erg. d. exakt. Naturwiss. **12**, 115 (1933).

Hahn, V. von: Dispersoidanalyse. Handbuch der Kolloidwissenschaft, Bd. III. 1928. — Halla, F. u. H. Mark: Röntgenographische Untersuchung von Kristallen. Leipzig 1937. — Hartmann, J.: Journ. of sci. Instrum. **4**, 101 (1927). — Hatschek, E.: (1) Kolloid-Ztschr. **13**, 88 (1913). — (2) Die Viskosität von Flüssigkeiten. Leipzig 1929. — Henriot, E. u. E. Huguenard: C. r. d. l'Acad. des sciences **180**, 1389 (1925). — Herzog, R. O. u. H. N. Spurlin: Ztschr. f. physik. Ch., Bodenstein-Festbd., S. 240 (1931). — Hiedemann, E.: Grundlagen und Ergebnisse der Ultraschallforschung. Berlin 1938.

Illig, K.: Angew. Chem. **39**, 1085 (1926).

Kirchner, F.: Erg. d. exakt. Naturwiss. **11**, 64 (1932). — Kratz, L.: Kolloid-Ztschr. **80**, 1 (1937).

Lamm, O.: Ztschr. f. physik. Ch. **138**, 313 (1928). — Laue, M. von: Ztschr. f. Krystallogr. **64**, 115 (1926).

Manegold, E.: Kolloid-Ztschr. **78**, 139 (1937). — Manegold, E. u. R. Hofmann: Kolloid-Ztschr. **50**, 22 (1930). — Masing, G. u. G. Ritzau: Ztschr. Metallkunde **28**, 293 (1936). — Morse, H. N. and B. W. Horn: Amer. Chem. Journ. **26**, 80 (1901). — Mutzenbecher, P. von: Angew. Chem. **51**, 633 (1938).

Odén, S.: Ztschr. physik. Ch. **82**, 79 (1912). — Ostwald, Wo.: Kolloid-Ztschr. **49**, 60 (1929). — Ostwald-Luther, Wi.: Physikalisch-chemische Messungen, 5. Aufl. Leipzig 1931.

Pauli, Wo. u. E. Valko: Elektrochemie der Kolloide. Wien 1929. — Prausnitz, P. H. u. J. Reitstötter: Elektrophorese, Elektroosmose, Elektrodialyse. Wiss. Forschungsber., Naturwiss. Reihe **24** (1931). — Prausnitz, P. H. u. J. Reitstötter: Chemie-Ing. Bd. I, Teil 4, S. 1. 1934.

Sauer, H.: Kolloid-Ztschr. **80**, 287 (1937). — Schlesinger, M.: Kolloid-Ztschr. **67**, 135 (1934). — Schmid, G.: (1) Angew. Chem. **49**, 117 (1936). — (2) Ztschr. f. Elektrochem. **44**, 728 (1938). — Schmid, G. u. L. Ehret: Ztschr. f. Elektrochem. **43**, 169 (1937). — Schönfeld, N.: Wiss. Veröff. a. d. Siemenskonzern **7**, 301 (1928). — Sewig, R.: Objektive Photometrie. Berlin 1935. — Siedentopf, H. u. R. Zsigmondy: Ann. der Physik (IV) **10**, 1 (1903). — Smoluchowski, M. von: Graitz Handbuch der Elektrizität und des Magnetismus, Bd. II/2, S. 382. 1914. — Staudinger, H.: (1) Kolloid-Ztschr. **51**, 71 (1930). — (2) Kolloid-Ztschr. **53**, 19 (1930.) — (3) Die hochmolekularen organischen Verbindungen — Kautschuk und Zellulose. Berlin 1932. — Staudinger, H., K. Heß, M. Ulmann, W. Kuhn, W. Philipoff u. G. V. Schulz: Zur Entwicklung der Hochpolymeren. Berlin 1937. — Svedberg, T.: Ber. Dtsch. Chem. Ges. **67**, 117 (1934). — Szalay, A.: Ztschr. f. physik. Ch. (A) **164**, 234 (1933).

Theorell, H.: Biochem. Ztschr. **175**, 1 (1935).

Ulmann, M.: Molekülgrößenbestimmungen hochpolymerer Naturstoffe. Wiss. Forschungsber., Naturwiss. Reihe **39** (1936).

Wiegner: Kolloid-Ztschr. **2**, 213 (1910). — Winkel, A. u. W. Witt: Ztschr. Elektrochem. **42**, 281 (1936). — Wood, R. W. and A. L. Loomis: Phil. Mag. (VII) **4**, 417 (1927). — Wykoff, R. W. G.: Science (New York) **85**, 390 (1937). Zsigmondy, R.: Kolloidchemie. Leipzig 1925 u. 1927.

Mikrochemische Analyse.

Von

Professor Dr. A. A. Benedetti-Pichler, New York
und Professor Dr. H. Lieb, Graz.

I. Definition, Einheiten, Anwendungsgebiete. Neue Methoden.

Die Größe der Analysenprobe ist nicht allein durch den Gehalt der Ausgangssubstanz bestimmt, sondern auch durch die Wahl der Mikromethode für die endgültige Identifizierung oder Messung des zu bestimmenden Stoffes. Die Methoden der Mikrochemie sind von sehr verschiedener Empfindlichkeit und eignen sich für die Untersuchung von Massen der Größenordnungen von etwa 50—0,0001 mg (= 0,1 μg). Nach dem Vorschlage von F. Emich (2, 6) spricht man dementsprechend von Zentigramm-, Milligramm-, Mikrogramm- usw. Verfahren, wobei sich die Massenangabe auf die Größe der Ausgangsprobe mit einem Gehalt von etwa 1—100% des zu bestimmenden Stoffes bezieht. Es ist selbstverständlich, daß scharfe Abgrenzungen unmöglich sind. Die untere Grenze verschiebt sich ständig mit der Weiterentwicklung der Mikrochemie.

Die Arbeitsmethoden müssen den wechselnden Materialmengen angepaßt werden, um in jeder Hinsicht zufriedenzustellen. Hingegen sind die chemischen Gleichgewichte, wenigstens im Rahmen der heutigen mikroanalytischen Methoden, von der absoluten Masse wesentlich unabhängig. Die Leistungsfähigkeit chemischer Trennungs- oder Nachweisverfahren kann daher durch die Verwendung mikroanalytischer Methoden nicht in dem Sinne verbessert werden, daß etwa die Isolierung

von einem Teil Silber aus 10 Millionen Teilen Blei durch .eine Reaktion
möglich würde, die unter Anwendung der üblichen Mengen die Abscheidung von einem Teil Silber aus nur 1000 Teilen Blei gestattet. Die
sog. Konzentrationsempfindlichkeit kann natürlich gleichfalls durch die
Verwendung kleiner absoluter Massen nicht wesentlich beeinflußt werden.
Man hüte sich Mikroanalyse mit der Lehre von hochempfindlichen Reaktionen zu identifizieren bzw. Mikroanalyse als
ein Werkzeug für die unmittelbare und direkte Auffindung
von Spuren aufzufassen.

Im modernen analytischen Laboratorium findet Mikroanalyse ihren
Platz ebenso wie Spektroskopie, Polarographie und Metallographie
und es muß der Beurteilung des Chemikers überlassen bleiben zu entscheiden, welche Verfahren für die Lösung eines bestimmten Problemes
am besten geeignet erscheinen. In der Auffindung von Spuren von
Metalloiden und Edelmetallen sind chemische Methoden den spektroskopischen Verfahren überlegen; die höchste Empfindlichkeit spektro-
skopischer Verfahren (10^{-6}) wird in der Auffindung von Chrom, Molybdän, Kupfer, Silber, Gold, den Alkalien und den alkalischen Erden
erreicht (G. E. F. Lundell und J. I. Hoffman). Im übrigen sei eine
Aufzählung von Gebieten, in denen sich die Verwendung mikroanalytischer Methoden bewährt hat, einem Artikel von B. L. Clarke und
H. W. Hermance (4) von den Bell Telephone Laboratories entnommen: Qualitative und quantitative Analyse anorganischer und organischer Stoffe, Identifizierung von Materialien durch Untersuchung der
Mikrostruktur, diagnostische Studien basiert auf die chemische Differenzierung der Komponenten der mikroskopischen Struktur, Untersuchung
der Teilchengröße und Form von Pulvern und Niederschlägen, Diagnose
der Ursachen von Korrosionserscheinungen, Untersuchung der auf
Oberflächen abgelagerten Verunreinigungen (Verfärbungen, Ausblüh-
ungen), Analyse dünner Schichten und ausgewählter kleiner Proben
zum Studium der Homogenität von Materialien, Erkennung von Fremd-
einschlüssen und von Segregationen, Analyse von Staubteilchen, Studium
von Umwandlungserscheinungen an kleinen Proben, Nachweis und
Bestimmung von Spuren und die Bestimmung und Erkennung von
Verunreinigungen in Luft. Mikromethoden dienen ferner zum Herstellen kleiner Mengen seltener oder gefährlicher Stoffe.

Die von der Entwicklung mikroanalytischer Verfahren in den letzten
Jahren eingeschlagene Richtung kommt den Bedürfnissen der Industrielaboratorien auch in jenen Fällen entgegen, in denen die Lösung technischer Probleme nicht das unmittelbare Ziel der Forschung war. Damit
ist unter anderem die Einschließung der seltenen Elemente in die Milli-
grammethoden der anorganischen qualitativen und quantitativen Mikroanalyse, die Ausbildung von Mikrogrammverfahren für die qualitative
Analyse und für die Maßanalyse, die Ausbildung praktischer Apparate
für die Mikrogasanalyse, und die Einführung von Verfahren für die
Schätzung von Mengen in die qualitative Mikroanalyse und die Tüpfelanalyse zu verstehen. Die Fortschritte auf dem Gebiete der Staubuntersuchung sind wohl in erster Linie dem Bedürfnisse der industriellen
Hygiene zu danken. Betreffend die Einrichtung mikrochemischer

Laboratorien sei auf die Veröffentlichungen von H. K. Alber und
J. Harand, B. L. Clarke, B. L. Clarke und H. W. Hermance (4),
J. B. Peterson und E. W. Schoeffel und E. F. Shelberg verwiesen.

II. Die Vorbereitung der Substanz für die Analyse.

Die mechanische Isolierung des zu untersuchenden Stoffes (I, 1121).

1. Das Sammeln von Staubproben (s. a. S. 379). Die Untersuchung
des Staubes soll nicht nur über die chemische Zusammensetzung Auskunft geben, sondern es muß in der Regel auch die Gesamtmenge von
Staub in einem bestimmten Luftvolumen und die Feinheit der Staubteilchen bestimmt werden. Eine leistungsfähige Vorrichtung soll Staubteilchen aller Feinheitsgrade quantitativ erfassen. Die üblichen Apparate zum Sammeln des Staubes benutzen entweder das Filtrationsprinzip
oder die Niederschlagung von Staubteilchen an geeigneten Oberflächen
durch plötzliche Änderung der Strömungsrichtung und Strömungsgeschwindigkeit unter eventueller Mithilfe von gleichzeitig auftretender
Kondensation von Dämpfen. Apparate der letzteren Art (impinger,
jet dust counter) werden von verschiedenen optischen Firmen hergestellt.
Die Staubteilchen werden in der Regel auf einer Glasplatte niedergeschlagen, so daß die mikroskopische Untersuchung, Zählung, Messung
der Teilchengrößen, Identifizierung durch Bestimmung des Brechungs-
vermögens (J. H. Hellmers und H. Udluft; E. Stach) ohne weiteres
vorgenommen werden können. Metallteilchen lassen sich nach dem
Benetzen mit 1%iger $AgNO_3$-Lösung leicht durch die Bildung von
Silberbäumen erkennen (T. J. Ward). Es empfiehlt sich, die Staubprobe vor Anstellung dieser Reaktion mit Äther zu waschen. Über den
Nachweis von Eisen, Blei und Teer sehe man A. Heller. H. L. Green
hat die Leistungsfähigkeit einiger Apparate der eben besprochenen
Klasse untersucht und schlägt eine Abänderung des Staubzählers von
Owens für die Zwecke grundlegender Staubuntersuchung vor.

Bezüglich der Verwendung von Filtern sei auf eine Reihe von Arbeiten von H. V. A. Briscoe und Janet W. Matthews sowie J. W.
Matthews, P. F. Holt, Ph. M. Sanderson und H. V. A. Briscoe
verwiesen. Naphthalin, Anthracen und Salicylsäure haben sich für
die Herstellung von Filtermassen geeignet erwiesen. Die beiden ersten
Substanzen werden schließlich durch Sublimation von der gesammelten
Staubprobe getrennt. Im Falle der Verwendung von Salicylsäure
wird die Filtermasse mitsamt der Staubprobe schließlich in ein Zentrifugierrohr übertragen, die Salicylsäure in Alkohol gelöst und die
Staubprobe durch Zentrifugieren gesammelt. Salicylsäure eignet sich
auch in jenen Fällen, wo eine erhebliche Menge von Mineralölnebel
in der zu untersuchenden Luft enthalten ist und empfiehlt sich für
die Sammlung von Staubproben für petrographische Untersuchung.
Einige Mineralien verlieren bereits bei 50° C Konstitutionswasser und
können dann bei petrographischer Untersuchung wegen der Veränderung ihrer Eigenschaften nicht mehr erkannt werden. In derartigen

Fällen verbietet sich natürlich die Abtrennung der Filtermasse durch Sublimation.

2. Mikrurgische Vorarbeiten. Unter „Mikrurgie" ist die Vornahme mechanischer Operationen im Gesichtsfeld des Mikroskopes zu verstehen. Der wahre Durchmesser des Gesichtsfeldes beträgt einige Millimeter bei Verwendung sehr schwacher Vergrößerungen (10—30mal) aber nur einige Hunderstelmillimeter, wenn stark vergrößernde Systeme (1000mal und mehr) zur Anwendung kommen. Während bei schwachen Vergrößerungen (bis etwa 100mal) viele Arbeiten mit der Hand direkt ausgeführt werden können, ist die Zuhilfenahme von Apparaten bei mittleren (100—500mal) und starken (500mal und mehr) Vergrößerungen nicht zu umgehen.

Instrumente für mechanische Manipulationen unter dem Mikroskope werden heute von den bekannteren optischen Firmen hergestellt. Es liegt in der Natur der Sache, daß keines der Instrumente in dem Sinne universell sein kann, daß es für die Lösung aller Arten von Aufgaben gleich geeignet wäre. Es wird sich deshalb empfehlen, vor Anschaffung eines Manipulators unter sorgfältiger Erwägung aller Umstände das geeignetste Instrument auszuwählen. Dabei vergesse man nicht, im Auge zu behalten, daß manche Arbeiten unter Benützung eines Kreuztisches oder aufsetzbaren Objektführers ausgeführt werden können und daß manche Manipulatoren die Verfügbarkeit eines geeigneten mechanischen Objekttisches erfordern. Es versteht sich, daß Operationen, bei denen das vom Manipulator gehaltene Werkzeug ständig im Gesichtsfeld des Mikroskopes verbleiben soll, durch Bewegung des Objekts, d. h. mit Hilfe des Kreuztisches ausgeführt werden müssen. Beim Arbeiten mit mittleren und starken Vergrößerungen wird ein erheblicher Anteil der Feinbewegungen unter Benützung der Objektführung vorgenommen.

Die Instrumente können in zwei Gruppen eingeteilt werden: 1. Manipulatoren für Benutzung mit schwachen und mittleren Vergrößerungen. Sie ermöglichen in der Regel Grobeinstellung mit Zahnstangentrieb in zwei oder drei Richtungen des Raumes. 2. Mikromanipulatoren für Benutzung mit mittleren und starken Vergrößerungen erlauben außer der Grobsteinstellung in zwei oder drei Richtungen des Raumes die feinkontrollierte (z. B. mikrometrische Bewegung des Werkzeuges in drei Richtungen.

Nach B. L. Clarke und H. W. Hermance (4) eignet sich der Manipulator von Reichert (Wien) wegen seiner kräftigen Bauart besonders für die Isolierung von Mikroproben aus harten Materialien. Die Genannten ziehen außerdem vor, das Mikroskop derart im Arbeitstisch versenkt aufzustellen, daß der Mikroskoptisch sich in der Ebene der Tischfläche befindet. In unmittelbarer Nachbarschaft des Mikroskopes ist außerdem ein Elektromotor mit biegsamen Schaft angebracht. Verschiedene von den Zahnärzten benutzte Werkzeuge wie Bohrer, Schleifrädchen, Zäpfchenräder, Meißel und Schabmesser dienen zum stufenweisen Abtragen der Untersuchungsobjekte unter fortwährender mikroskopischer Beobachtung. Proben für mikrochemische Untersuchung können unter Benutzung eines kleinen, konisch geformten Schleifrädchens erhalten werden, indem man die Arbeitsstelle an dem Objekt mit 1 Tropfen Öl derart bedeckt, daß das Rädchen im Tropfen arbeitet. Das im Öl verteilte abgeschliffene Material wird schließlich mit Hilfe der Zentrifuge gesammelt und durch Waschen mit einem geeignetem Lösungsmittel vom Öl befreit. Für diese Arbeitstechnik, die auf die Verwendung eines Manipulators verzichten kann, hat sich ein binokuläres Mikroskop von Zeiß mit besonders großem Objekttisch hervorragend bewährt. Die genannten Autoren weisen darauf hin, daß die Gewinnung der Probe häufig den schwierigsten Teil der mikroanalytischen Aufgabe ausmacht.

Einfache Manipulatoren für die Ausführung von Arbeiten, die weniger Kraftaufwand benötigen, werden von den Firmen Leitz und Zeiß hergestellt. Reichert erzeugt einen mikrochemischen Manipulator, der wesentlich aus einem modifizierten aufsetzbarem Objektführer besteht [H. K. Alber (2)]. Von den Mikromanipulatoren seien die Modelle von R. Chambers (Leitz), H. Siedentopf und T. Peterfi (Zeiß) und G. W. Fitz (Bausch & Lomb) angeführt. Der neue Gleitmikromanipulator der Firma C. Zeiß hat freie, ungerichtete Bewegungskoordinaten, die eine Nachahmung der freien Handbewegung gestatten.

III. Allgemeine Methoden.
A. Chemische Mikroskopie (s. a. I, 861).

Die angewandte chemische Mikroskopie umfaßt Gebiete wie qualitative Mikroanalyse, Metallographie, Petrographie, technische Mikroskopie usw. Für eine zusammenfassende Darstellung sei auf das Buch von E. M. Chamot und C. W. Mason verwiesen.

Bezüglich der Verwendung des Mikroskopes zur unmittelbaren Erkennung von gänzlich unbekannten Stoffen sei auf die kritische Behandlung von Adelheid Kofler (L. Kofler, A. Kofler und A. Mayrhofer) hingewiesen. Das Mikroskop ist zwar hervorragend zur Identifizierung jener Materialien geeignet, die eine charakteristische (organisierte) Kleinstruktur aufweisen, wie z. B. Textilfasern, Haaren, Stärkekörnern usw., wenn es sich jedoch um kristallisierte Stoffe handelt, ist es offenkundig, daß man auch mit Hilfe des besten Mikroskopes nicht viel mehr sehen kann, als daß die Kristalle einem bestimmten Kristallsystem angehören. Da jedes Kristallsystem zehntausende von Stoffen umfaßt, ist eine derartige Feststellung zunächst ungenügend. Die Erkennung des Stoffes wird aber ermöglicht, sobald die Kenntnis weiterer Tatsachen wie Entstehungsgeschichte, Löslichkeit, Lichtbrechungsvermögen, Verhalten beim Erhitzen usw. die Zahl der in Betracht zu ziehenden Substanzen genügend verkleinert (vgl. I, 1128).

A. Kofler gibt eine ausgezeichnete Anleitung zum Gebrauch des Polarisationsmikroskopes für das Erkennen von Kristallformen. Die Verfasserin befürwortet in der Hauptsache die Ausführung leicht reproduzierbarer Messungen und legt weniger Gewicht auf die exakte kristallographische Interpretation der ermittelten Werte. Im gleichen Geiste ist der Vorschlag von A. C. Shead gehalten, der auf die

Eignung der Profilwinkel von plattenförmigen Mikrokristallen zur Charakterisierung von Stoffen hinweist. Da Kristallplättchen die Neigung haben, sich stets in gleicher Weise auf dem Objektträger abzulagern, kann man mit einer zufriedenstellenden Konstanz der im mikroskopischen Bilde erscheinenden Winkel (Profilwinkel) rechnen.

Ein einfacher Universaltisch für die optische Untersuchung von Kristallen wurde von A. V. Shubnikov beschrieben. Über einen Gittermikrospektrographen und seine mikrochemische Verwendung berichtet E. E. Jelly (s. S. 298). Über die Herstellung wäßriger Dauerpräparate durch Abschließen des Deckglases mit geschmolzenem Lanolin, dem bis zu 20% Kolophonium zugesetzt wird, sehe man H. R. Smith.

B. Bestimmung der Masse.

1. Das Waagezimmer und die Aufstellung der Waagen. Das ideale Waagezimmer sollte keine nennenswerten Temperaturschwankungen aufweisen, die erschütterungsfreie Aufstellung der Waagen gestatten, und wie der Rest des mikroanalytischen Laboratoriums mit staubfreier Luft versorgt sein. Eine staubige Atmosphäre ist im Waageraum wie im Mikrolaboratorium im allgemeinen eher als Belästigung denn Hindernis zu bewerten; Abhilfe ist zur Erhöhung der Leistungsfähigkeit des Laboratoriums dringend angeraten. Die vereinte Wirkung von hartem, scharfen Staub und Vibrationen setzt die Lebensdauer der Schneiden der mikrochemischen Waagen beträchtlich herab. Die mikrochemischen Waagen vom Typus der Kuhlmann-Waage sind gegen Erschütterungen nicht sehr empfindlich, erfordern aber einen temperaturkonstanten Waageraum. Aus Quarz konstruierte Mikrowaagen sind im allgemeinen gegenüber Temperaturschwankungen weniger empfindlich, verlangen jedoch eine bessere Isolierung gegen Erschütterungen.

Kleine Einheiten zur Versorgung einzelner Räume mit filtrierter Luft sind heute leicht erhältlich, wenn auch verhältnismäßig teuer im Betriebe. Bezüglich Einrichtungen für die genaue Konstanthaltung der Temperatur sei auf H. Abraham und T. Deighton verwiesen.

Eine kompakte und außerordentlich wirksame Vorrichtung für die erschütterungsfreie Aufstellung von Waagen wurde von W. R. Kirner (1) angegeben. Tetraeder, aufgebaut aus je vier soliden Gummibällen (als „standard hand balls" in Sportsgeschäften erhältlich) tragen zwei Bleiplatten von je 27 kg Gewicht, die wiederum voneinander durch eine 1,25 cm dicke Lage von Gummischwamm isoliert sind. Die ganze Anordnung ist in einer kräftigen oben offenen Holzkiste von 54 cm Länge, 41 cm Breite und 12,5 cm Höhe aufgebaut. Auf die obere Bleiplatte kommt ein rechteckiges Stück Filztuch von der Art wie es zum Beziehen von Schreibtischen verwendet wird, und auf dieses Tuch wird eine Glasplatte gelegt, die zur Aufnahme der Waage dient. Der Filz ragt rundherum etwa 6 mm über die Bleiplatte hinaus und berührt den Rahmen der oberen Öffnung der Kiste. Dadurch werden seitliche Schwankungen der Waage unmöglich gemacht, ohne daß Vibrationen durch den Filz auf die Waage übertragen werden könnten.

Über ein einfaches Verfahren zur Behebung der durch elektrische Aufladung hervorgerufenen Störungen durch Behandlung der Glasapparate mit Hochfrequenzentládungen sehe man F. W. van Straten und W. F. Ehret.

2. Präzision der Waagen und Verwendung von Analysenwaagen. Die Leistungsfähigkeit einer Waage ist durch die Reproduzierbarkeit der Wägungen (Präzision) bestimmt, eine Tatsache, die bisher zu wenig beachtet wurde. Zur Bestimmung der Präzision wird ein Objekt 8—10mal mit der zu untersuchenden Waage gewogen, wobei die im praktischen Gebrauche herrschenden Verhältnisse wie Belastung, Aufsetzen des Reiters, etwas verschiedene Verteilung der Massen auf den Schalen, Zeitraum zwischen Wägungen usw. so genau als möglich nachgeahmt werden [A. A. Benedetti-Pichler (4)]. Aus den erhaltenen Wägungs- ergebnissen wird die Präzision am einfachsten als Durchschnittsfehler einer einzelnen Wägung ω mit Hilfe der Formel

$$\omega = \pm \frac{E \, |d_i|}{n}$$

berechnet; $|d_i|$ steht für die Absolutabweichungen der einzelnen Wä- gungen vom arithmetischen Mittel der Reihe von n Wägungen. Für gute Analysenwaagen wird ω häufig zu $\pm 0{,}01$ mg bis $\pm 0{,}05$ mg gefunden, wenn die Wägungen mit einer Belastung von weniger als 10 g in der- selben Weise ausgeführt werden, die bei mikrochemischen Waagen üblich ist.

Die Präzision einer Waage ist eine charakteristische Konstante des Instrumentes und bei sachgemäßer Behandlung der Waage keinen Änderungen unterworfen. Der gefundene Durchschnittsfehler ω, der zweckmäßigerweise nach jeder gründlichen Reinigung der Waage nach- geprüft wird, kann daher als Grundlage für die Berechnung jener kleinsten Einwaagen dienen, mit denen das Nichtauftreten einer Überschreitung der für die jeweilige Bestimmung in den Resultaten erlaubten Maximal- abweichungen sichergestellt erscheint [A. A. Benedetti-Pichler (6)]. Wenn ω in Milligrammen und die zulässige relative Maximalabweichung π' in Promillen des Resultates P angegeben werden, und f den analyti- schen Faktor (F. W. Küster) der Wägungsform darstellt, dann errechnet sich das zulässige Minimalgewicht der Einwaagen für gravimetrische Bestimmungen zu:

$$5600 \, \frac{\omega}{\pi'} \text{ mg}, \quad \ldots \ldots \quad \text{wenn } 100 \, f \leq \tfrac{1}{2} P;$$

$$7800 \, \frac{\omega}{\pi'} \text{ mg}, \quad \ldots \ldots \quad \text{wenn } \tfrac{1}{2} P < 100 \, f \leq P;$$

$$7800 \, \frac{\omega}{\pi'} \, \frac{100 \, f}{P} \text{ mg}, \quad \ldots \quad \text{wenn } P < 100 \, f < 2 \, P;$$

$$5600 \, \frac{\omega}{\pi'} \, \frac{100 \, f}{P} \text{ mg}, \quad \ldots \quad \text{wenn } 100 \, f \geq 2 \, P.$$

Für gravimetrische Bestimmungen an flüssigen oder gasförmigen Materialien sind wenigstens

$$56000 \, \frac{\omega}{\pi'} \, \frac{100 \, f}{P} \text{ cmm}$$

erforderlich, wenn P Gramm des zu bestimmen- den Bestandteiles in 1 l des Materials enthalten sind.

5600 $\frac{\omega}{\pi'}$ mg werden in allen jenen Bestimmungen benötigt, in denen die Waage nur zur Wägung der Ausgangsprobe benötigt wird.

Wird eine Maximalabweichung der Resultate von $\pm 20^0/_{00}$ erlaubt — nur etwa 0,3% aller Resultate werden diese Maximalabweichung aufweisen —, dann ergibt sich mit guten Analysenwaagen häufig die Möglichkeit, Bestimmungen mit Milligrammen an Ausgangsmaterial ausführen zu können. Es sei jedoch davor gewarnt, die ungenügende Präzision billiger Waagen prinzipiell durch Vergrößerung der Einwaagen wettzumachen. Es hat sich gezeigt, daß Milligrammverfahren häufig zu Zeitverlusten, Unzukömmlichkeiten aller Art und Verschlechterung der Resultate Anlaß geben, wenn sie auf Materialmengen von mehr als etwa 10 mg angewendet werden.

3. Die mikrochemische Waage (I, 1142). Die mikrochemische Waage von W. Kuhlmann, sowie die nach dem gleichen Prinzip gebauten Waagen anderer Firmen[1] werden für Milligrammverfahren allgemein angewendet. Bezüglich der Besonderheiten der verschiedenen Typen wird auf das Sammelreferat „Die Mikrowaage" von G. Gorbach (2) verwiesen, in dem auch die aperiodischen Waagen von Kuhlmann, Bunge, Sartorius mit Kollimationsfernrohr bzw. Mikroskopablesung und Luftdämpfung besprochen sind. Nach den Feststellungen von H. Roth (1) weist die Waage der Firma P. Bunge (Hamburg) einige vorteilhafte Neuerungen auf. Vgl. auch M. Further (1) „Erfahrungen mit mikrochemischen Waagen".

Über die Konstanz der Mikrowaagen, die Empfindlichkeit, über Gewichte, Taren und Hilfsvorrichtungen berichtet ebenfalls Gorbach zusammenfassend. Ferner wird auf die Ausführungen von H. Sternberg „Über die Grundlagen der Mikrowägetechnik" verwiesen. Die Durchführung einer Kontrollwägung zur Errechnung richtiger Resultate ist immer dann erforderlich, wenn die Temperatur im Waagenraum nicht dauernd konstant gehalten werden kann.

Dem Gewichtsatz muß besondere Beachtung geschenkt werden [Lieb u. Soltys (1)]. Die Bruchgramme erleiden manchmal in verhältnismäßig kurzer Zeit Veränderungen. Insbesondere die Zentigrammgewichte, die viel benützt werden, müssen öfters überprüft werden. Eine einfache Prüfung besteht darin, daß das 10-mg-Gewicht mit dem Reiter, der als Bezugsmasse dient, gewogen wird. Es soll auf 0,01 mg genau sein. Mit dem 10-mg-Gewicht und dem Reiter werden die beiden 20-mg-Gewichte und mit den beiden 20-mg-Gewichten und dem Reiter schließlich das 50-mg-Gewicht verglichen. Es versteht sich, daß die Wägungen mit Hilfe des Substitutionsverfahrens ausgeführt werden müssen, da andernfalls Längenverschiedenheit der Balkenarme die errechneten Korrektionswerte fälschen würde. Die exakte Überprüfung

---

[1] Wm. Ainsworth and Sons, Inc., Denver, Colo. (USA.) — Chr. Becker, Inc., Jersey City, N. Y. (USA.) — Becker's Sons, Brummen (Holland) — P. Bunge, Hamburg — C. Longue (Nachf. von A. Collot, Paris) — Moriya, Kanda, Tokyo — J. Nemetz, Wien — L. Oertling, 65 Holborn Viaduct, London — Sartorius-Werke, A. G. Göttingen — Starke und Kammerer, A. G., Wien.

des Gewichtsatzes mit einem Normalgewicht nimmt man nach den Angaben von W. Felgenträger vor (vgl. auch F. Sartorius).

4. Mikrowaagen. Es sei hier auf einige Waagenmodelle hingewiesen, die für bestimmte Zwecke den mikrochemischen Waagen (feinen Analysenwaagen) überlegen sind, obschon sie durchwegs eine weitaus geringere Tragkraft besitzen.

a) **Waagen von ungefähr derselben Empfindlichkeit** wie die mikrochemischen Waagen, jedoch ein weitaus schnelleres Arbeiten gestattend:

Die von F. Emich (3, 5), und F. Emich und J. Donau modifizierte Nernst-Waage hat bei einer Tragfähigkeit von etwa 0,2 g eine Präzision von ± 1 bis ± 3 µg. Balken, Zeiger und Gehänge werden am besten aus Quarz hergestellt. Die Ausschläge sind im allgemeinen der Masse nicht proportional, weshalb die Zeigerskala für jeden Balken geeicht werden muß.

Die „Neue Mikrowaage" von J. Donau (1) besitzt eine Genauigkeit von ± 2 µg bei einer Maximalbelastung von etwa 2 g. Das Wägungsprinzip der Nernst-Waage ist beibehalten, Balken und Zeiger sind aus Duraluminium hergestellt, doch sind nach wie vor aus Quarzfäden hergestellte „Torsionsschneiden" verwendet. Die Ausschläge können den Massen proportional gemacht werden, überdies ist eine Luftdämpfung vorgesehen, die die für eine Wägung erforderliche Zeit auf 15 Sekunden reduziert. Die Bestandteile der Waage sind im Handel erhältlich, doch müssen die Schneiden vom Experimentator selbst eingezogen werden, eine Arbeit, die keine besondere Schwierigkeit bietet.

I. B. Johns hat über eine elektromagnetische Mikrowaage berichtet, die bei einer Tragfähigkeit von etwa 0,5 g auf Empfindlichkeiten von 1—0,1 µg eingestellt werden kann. Der Balken besteht aus Aluminium und spielt auf einer Torsionsschneide, zu deren Herstellung ein verhältnismäßig langer (10 cm) und starker (0,05—0,08 mm) Quarzfaden dient. Zur Bildung der Endschneiden und Aufhängung der Arbeitsschälchen werden Kunstseidefäden verwendet. Die Magnetnadel ist unterhalb der Mittelschneide in horizontaler Lage angebracht. Eine einfache Luftdämpfungsvorrichtung ist zur Beschleunigung der Einstellung vorgesehen. Die Waage ist leicht herzustellen und soll sehr robust sein.

b) **Waagen von höherer Empfindlichkeit** als die mikrochemischen Waagen gewinnen durch die Ausbildung von Mikrogrammverfahren für die quantitative Analyse erneutes Interesse.

Die hochempfindliche Mikrowaage mit elektromagnetischer Kompensation von F. Emich (5) (s. a. E. Wiesenberger) gestattet bei einer Belastung von 2 mg eine Wägegenauigkeit von $\pm 0,015$ µg zu erreichen. Der Balken besteht aus Quarz und sämtliche Schneiden werden von Quarzfäden gebildet. Die Magnetnadel hängt an dem Balkenende, an dem die Objekte zur Wägung gelangen, was ergibt, daß nach elektromagnetischer Kompensation zur Wiederherstellung der ursprünglichen Nullage (während der Bestimmung der Masse) das Objekt nicht vom Balken oder dem Gehängen, sondern von der elektromagnetischen

Anziehungskraft schwebend erhalten wird. Balken und Schneiden sind daher zur Zeit der Ablesung stets in gleicher Weise belastet.

Die Waage muß vom Experimentator selbst hergestellt werden, eine Arbeit, die jedoch durch die eingehende Beschreibung in den zitierten Literaturstellen erleichtert ist.

C. Bestimmung der Dichte.

Die Entdeckung der Isotopen des Wasserstoffes hat die Ausbildung einer großen Zahl von Mikromethoden für die Dichtebestimmung von Flüssigkeiten angeregt.

Das Pyknometer von G. R. Clemo und A. McQuillen benötigt nur 2 mg Flüssigkeit und gibt die Dichte mit drei Dezimalstellen. Da die beiden capillaren Öffnungen (Abb. 1) einen Durchmesser von nur 4 μ besitzen, ist die Verdunstungsgeschwindigkeit auch von verhältnismäßig leicht flüchtigen Substanzen wie Benzol, so gering, daß das Gewicht des gefüllten Apparates auf der mikrochemischen Waage für $^1/_2$ Stunde konstant bleibt. Die zu messende Flüssigkeit wird vor dem Einfüllen auf 0,2° C unterhalb Zimmertemperatur gekühlt, das gefüllte Apparätchen äußerlich

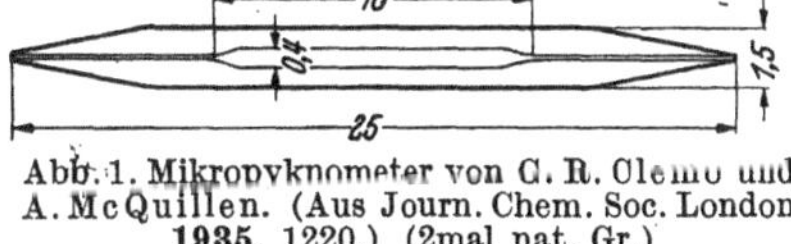

Abb. 1. Mikropyknometer von G. R. Clemo und A. McQuillen. (Aus Journ. Chem. Soc. London 1935, 1220.) (2mal nat. Gr.)

abgewischt und sogleich auf die Waagschale gebracht, wo es innerhalb von 5 Minuten Zimmertemperatur annimmt. Die kleine, infolge Expansion austretende Flüssigkeitsmenge verdunstet augenblicklich. Das Pyknometer von S. T. Yuster und L. H. Reyerson benötigt 0,1 ccm der Substanz; die Wägungen stimmen auf 0,1 mg überein.

K. Fenger-Eriksen, A. Krogh und H. Ussing, und S. Hochberg und V. K. La Mer bestimmen die Dichte an 2 Tropfen von je 0,001 bis 0,01 ccm Volumen mit einer Genauigkeit von ±0,00001 bis ±0,000001 nach einem Prinzip, das zuerst von H. G. Barbour und W. F. Hamilton für diesen Zweck verwendet wurde. Die Fallzeit der Tropfen durch eine nichtmischbare Flüssigkeit von bekannter Dichte wird bestimmt. Hochberg und La Mer bestimmen die Fallzeit von Tropfen bekannter Dichte und ermitteln die Dichte der Unbekannten durch Vergleich der Fallzeiten.

Die Schwebemethode wird von K. Linderstrøm-Lang (1) benutzt. Tröpfchen von Lösungen, in denen sich Enzymreaktionen abspielen, werden in eine in einem Zylinder befindliche Flüssigkeit gebracht, die in vertikaler Richtung ein Dichtegefälle aufweist. Die Dichte des Versuchstropfens wird durch Vergleich seiner Einstellung mit der Einstellung von Tropfen bekannter Dichte ermittelt. J. Gicklhorn und A. Nistler, R. Collander und J. Gicklhorn überschichten eine Zuckerlösung bekannter Dichte in einer Cuvette mit der (mischbaren) Lösung unbekannter Dichte und beobachten die Grenzfläche, die mit Lösungen gleicher Dichte eine sehr geringe Stabilität besitzt. Die Bestimmungen der Dichte lassen sich derart bis auf die vierte Dezimale ausführen.

Über die Verwendung der Schlierenmethode für die Bestimmung der Dichte sehe man I, 1141 und H. Alber und M. v. Renzenberg. M. Struszynski biegt die Ausflußcapillare im rechten Winkel so um, daß die Fließprobe als horizontaler Strom in die Standprobe eintritt. Um die Fließprobe leicht unterscheiden zu können, wird ihr eventuell eine Spur eines Farbstoffes zugesetzt. Gleichheit der Dichte zeigt sich dadurch, daß die Schliere sich horizontal ausbreitet ohne zu steigen oder zu sinken.

Bezüglich einer aräometrischen Methode unter Benutzung eines Quarzschwimmers, der grob durch Änderung der Temperatur (G. N. Lewis und R. T. MacDonald) und fein durch Änderung des Druckes (E. S. Gilfillan) auf eine Marke eingestellt wird, sehe man unter anderem E. S. Gilfillan und M. Polanyi, H. Perperot und F. Schacherl, Masao Harada, G. Okamoto und M. Shindo, H. Fromherz, R. Sonderhoff und H. Thomas, und M. Randall und B. Longtin. Über eine Auftriebswaage, die mit 0,2—0,5 ccm Flüssigkeit die Dichte mit vier Dezimalstellen angibt und auch laufende Dichtebestimmungen in strömenden Flüssigkeiten ermöglicht, sehe man E. Eigenberger.

D. Erhitzen und Kühlen, Änderung des Aggregatzustandes.

1. Heizvorrichtungen für den allgemeinen Gebrauch bei mikroanalytischen Arbeiten. Die Verwendung von elektrisch geheizten Metallblöcken ist wegen der Sauberkeit des Verfahrens sehr beliebt geworden. Heizblöcke der verschiedensten Formen können leicht im Laboratorium hergestellt werden. F. Pavelka beschreibt einen Mikroofen, der durch unsymmetrische Anordnung des Heizelementes und Einschaltung von schlechten Wärmeleitern zwischen Teilstücke des Metallblockes eine Abstufung der Temperatur von 40° bis etwa 190° gibt. Es ist möglich, durch entsprechende Dimensionierung der Isolierlagen und der Teilblöcke jene Temperaturstufen zu schaffen, die ständig benötigt werden.

Zum raschen Verdampfen kleiner Lösungsmengen auf dem Objektträger genügt das Aufblasen eines heißen Luftstromes [B. L. Clarke und H. W. Hermance (4)]. Es genügt hierzu, die Luft aus dem zu einer feinen schlitzförmigen Öffnung flach gehämmerten Ende eines engen Kupferrohres austreten zu lassen und das Rohr nahe an der Austrittsstelle mit einer kleinen Gasflamme oder elektrisch zu erhitzen.

2. Bestimmung von Umwandlungspunkten unter dem Mikroskop (I, 1139). Ein praktischer elektrischer Heiztisch für das Mikroskop wurde von L. Kofler (1), und L. Kofler und H. Hilbck (s. a. C. Weygand und W. Grüntzig, und L. Fuchs) entworfen. Der Apparat ist im Handel erhältlich (C. Reichert, Wien und Mechaniker Schennach des Physiologischen Universitätsinstitutes in Innsbruck) und kann mit Thermometer oder mit thermoelektrischer Temperaturablesung bezogen werden.

Für die Ausführung der Bestimmung ist ein Teilchen von 1 µg Masse und weniger ausreichend. Das zu untersuchende Material wird zwischen Objektträger und Deckglas erhitzt. Das Verhalten jedes einzelnen Teilchens oder Kriställchens kann fortlaufend beobachtet werden.

Während die übliche Ausführung in der Capillare mit unreinen Substanzen zur Hauptsache nur den ungefähren Schmelzpunkt der Durchschnittsprobe liefert, kann die Bestimmung unter dem Mikroskop die Schmelztemperaturen der Komponenten eines Gemisches ergeben. L. Kofler (L. Kofler, A. Kofler und A. Mayrhofer) weist ferner darauf hin, daß die Erhitzung unter dem Mikroskop auch bei chemisch einheitlichen Substanzen mehr Auskunft liefert als die übliche Methode der Schmelzpunktbestimmung. „Bei den meisten Substanzen sieht man während des Erhitzens vor dem Erreichen des Schmelzpunktes mannigfache Veränderungen, die darin bestehen, daß die Substanz sich umlagert und vor allem, daß sie vom Objektträger an die Unterseite des Deckglases sublimiert." Die Sublimationstemperatur und das Aussehen des Kondensates (Tröpfchen oder kristallinisches Sublimat) ist charakteristisch für bestimmte Stoffe. Kristallwasserhältige Stoffe liegen zuweilen als ein Gemisch von unterschiedlichen Hydrationsstufen vor, die beim Erhitzen verschiedenes Verhalten zeigen. Bei Substanzen, die in verschiedenen Modifikationen auftreten, kann man beim Erhitzen unter dem Mikroskop häufig nicht nur die Umwandlung der Modifikationen beobachten, sondern auch die Schmelzpunkte der Modifikationen nacheinander bestimmen. Da ferner der höhere Dampfdruck der instabileren Form ihre leichtere Sublimierbarkeit bedingt, kann man oft die Verflüchtigung der instabilen Form unter Umständen vor dem Erreichen ihres Schmelzpunktes beobachten. Gleichzeitig wachsen in solchen Fällen die stabilen Kristalle rasch an. In anderen Fällen kommt es vor, daß im Temperaturbereich zwischen dem Schmelzpunkt der instabilen und der stabilen Modifikation „die Schmelztropfen aus der instabilen Modifikation wieder kristallinisch erstarren"; stabile Kristalle zehren einen oder mehrere Tropfen der Schmelze auf und vergrößern sich dabei. Aus dem Gesagten geht natürlich hervor, daß die Mikroschmelzpunkte häufig nicht mit den in der Literatur angegebenen Zahlen übereinstimmen können, da die in der Capillare bestimmten Schmelzpunkte sich häufig auf ein Gemisch verschiedener Hydrationsstufen bzw. ein Gemisch verschiedener Modifikationen beziehen. Für Substanzen, die sich beim Erhitzen zersetzen, wird mit dem Heiztisch häufig eine höhere Schmelztemperatur gefunden, da ein rascheres Erhitzen möglich ist als mit den üblichen Apparaten für die Schmelzpunktbestimmung. Es empfiehlt sich, in allen Fällen ausdrücklich zu vermerken, daß ein Schmelzpunkt zwischen Objektträger und Deckglas unter dem Mikroskop bestimmt wurde, und die obengenannten Autoren empfehlen die Abkürzung „Mikro-F.".

Für das Arbeiten bei niedrigen Temperaturen unter dem Mikroskop hat S. Erk eine Anordnung beschrieben, mit der sich Temperaturen von —120° C erreichen lassen. Der Kühltisch von C. W. Mason und T. G. Rochow ist im Temperaturbereich von —25° C aufwärts verwendbar.

3. Siedepunkt, Destillation, Isolierung kleiner Mengen niedrigsiedender Stoffe aus großen Lösungsmengen (I, 1124). Bezüglich der Methode von F. Emich für die Bestimmung des Siedepunktes (I, 1139) wurde gefunden, daß bei reinen Flüssigkeiten das Temperaturintervall in dem

das Tröpfchen in der Capillare aufsteigt, nicht mehr als 1—2° beträgt.
Die Siedetemperatur soll abgelesen werden, wenn das Tröpfchen die
Oberfläche der Badflüssigkeit erreicht. Das Temperaturintervall des
Aufsteigens ist jedoch in jenen Fällen oft beträchtlich vergrößert,, in
denen Flüssigkeitsgemische (Verunreinigungen) vorliegen oder die anfänglich reine Substanz sich beim Erhitzen zu zersetzen beginnt. Es
erscheint selbstverständlich, daß im Falle von Gemischen das Aufsteigen des Tröpfchens beginnen wird, sobald der Siedepunkt des
Gemisches erreicht ist. Während des Aufsteigens tritt eine Fraktionierung ein und, wenn nur eine kleine Menge einer leichterflüchtigen
Verunreinigung zugegen war, ist es möglich, daß die Siedetemperatur
der Hauptkomponente erreicht ist, wenn das Tröpfchen an der Oberfläche des Bades anlangt [A. A. Benedetti-Pichler und Frank
Schneider (1) und A. O. Gettler, J. B. Niederl und A. A. Bene-
detti-Pichler].

Der Destillationsapparat nach H. Alber (I, 1125) wurde durch die
Verwendung von eingeschliffenen Glasstopfen, Einhängen eines kurzen
Thermometers und Verschließen der Vorlage während der Destillation
mit einem Aufsatzröhrchen verbessert und auch für Destillation unter
vermindertem Druck geeignet gemacht [H. Alber (1)]. Der die obere
Öffnung des Mikrofraktionierkölbchens abschließende Glasstopfen besitzt an der Unterseite einen Haken, in den das Thermometer eingehängt
wird. Mit einem Satz von drei kurzen Thermometern (Bezugsquelle:
Paul Haack, Garelligasse 4, Wien IX) beherrscht man ein Temperaturintervall von 0—320° C. Das eingehängte Thermometer wird durch
drei Einbuchtungen der Seitenwand des Fraktionierkölbchens in axialer
Lage gehalten und dient gleichzeitig als eine Art Fraktionierkolonne.
Die Vorlage ist im allgemeinen durch einen eingeschliffenen Glasstopfen
verschlossen, der während der Destillation gegen das ebenfalls einen
Schliff besitzende Aufsatzröhrchen vertauscht wird. Das Aufsatzröhrchen wird je nach Bedarf mit Watte oder einem Trockenmittel gefüllt;
wesentlich ist die in den Schliffteil verlegte, feine, capillare Verengung,
die eine Verlangsamung der Bewegung der Dämpfe in der Vorlage bewirkt und dadurch die Materialverluste verringert. Für Vakuumdestilla-
tion wird das Aufsatzröhrchen an die Saugleitung angeschlossen. Der
Glasstopfen des Kölbchens wird gegen einen Gummischlauch ausgewechselt, durch den die Lufteinleitungscapillare (zum Herbeiführen
regelmäßigen Siedens) geführt ist, die einen Haken für das Aufhängen
des Thermometers besitzt.

Das wesentliche Kennzeichen des Destillationsapparates von B. L.
Clarke und H. W. Hermance (2) ist die den Gedanken von F. Emich
folgende Aufsaugung des Destillationsgutes in Sand oder einem
anderen geeigneten Material, wodurch ein eigentliches Sieden vermieden wird und die unerwünschten Begleiterscheinungen unregel-
mäßigen Siedens unmöglich gemacht werden. Außerdem wurde die
Oberfläche der siedenden Flüssigkeit dadurch vergrößert, daß dem
Siedekölbchen die in Abb. 2 gezeigte flache und niedrige Form gegeben
wurde. Der Apparat dürfte für Mengen von 0,5—4 ccm Destillationsgut geeignet sein.

Die Kolonne von S. D. Lesesne und H. L. Lochte, in der ein Nichromband rotiert, entspricht in ihrer Wirkung bei richtigem Gebrauch bis zu 15 theoretischen Platten. Sie kann für Flüssigkeitsmengen von 1 bis 10 ccm verwendet werden.

Der Destillationsapparat von L. C. Craig gestattet 0,5—2 g Material in 20 und mehr Fraktionen zu zerlegen. Im Falle von C_6H_6-CCl_4-Gemischen entspricht die Schärfe der Trennung der Wirksamkeit einer Kolonne mit acht theoretischen Platten, wenn ungefähr 0,3 g Destillat pro Stunde gesammelt werden. Die Dimensionen des Apparates sind so bemessen, daß etwa 0,1 g Flüssigkeit in der Kolonne zurückbleiben, wenn die Destillation be-

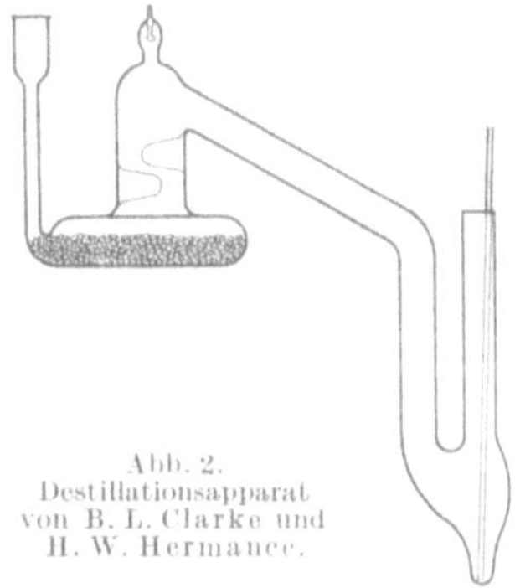

Abb. 2.
Destillationsapparat
von B. L. Clarke und
H. W. Hermance.

endet ist. Das zu destillierende Gemisch wird in a (Abb. 3) gebracht und hier mit Hilfe eines mechanisch gerührten Ölbades derart erhitzt, daß der Siedering ständig in der Höhe des Bodens des Bechers e (am oberen Ende des beiderseits geschlossenen Rohres b) gehalten wird. Die Dämpfe diffundieren langsam vom Siedering zum Kondenser i; das gebildete Kondensat sammelt sich im Becher e und kann mittels einer Capillarpipette durch den Tubus c entnommen werden. Seitenrohr d dient zum Anschluß an die Vakuumleitung für Destillation unter vermindertem Druck. Für hochsiedende Gemische ist die Isolation durch den Glasmantel f ungenügend und es muß die ganze Kolonne in ein 3,5 cm weites Glasrohr eingeschlossen werden, das mit Nichromedraht umwickelt und elektrisch geheizt wird.

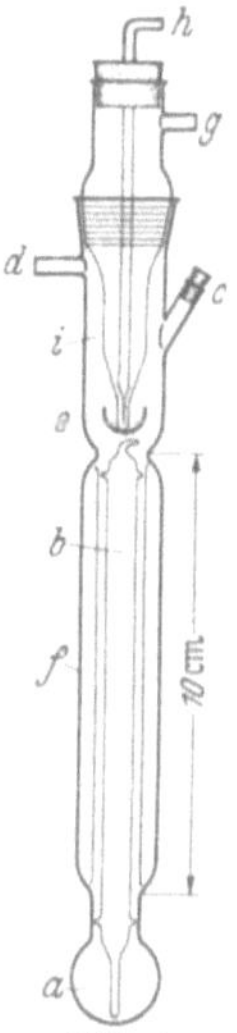

Ein Hochvakuumdestillationsapparat für Mengen von 1—2 g nach W. H. Strain und W. M. Allen ist nach dem Prinzipe des R. Ederschen Sublimationsapparates gebaut [I, 1126; s. a. B. L. Clarke und H. W. Hermance (7)]. Der Vakuumdestillationsapparat für hochsiedende Gemische von E. Klenk kann für Mengen von 0,5—4 g benutzt werden und stellt eine verkleinerte Ausführung der üblichen Destillationsapparate dar. Ein Apparat für die Destillation von 0,5—2 g Material, der Auswechseln der Vorlage ohne Unterbrechung des Vakuums gestattet, wurde von S. A. Shrader und J. E. Ritzer beschrieben.

Für die fraktionierte Destillation besonders kleiner Flüssigkeitsmengen (10—50 cmm) eignet sich die langsame Verdampfung unterhalb des Siedepunktes und Kondensation an einem kalten Objekt von kleiner Oberfläche, das sich nahe der Oberfläche der verdampfenden Flüssigkeit befindet [A. A. Benedetti-Pichler und Julian R. Rachele (1)]. Das Destillationsgut wird, eventuell mit Hilfe der Zentrifuge, am Boden eines einseitig geschlossenen Röhrchens von 6 mm Weite und 20—30 mm Länge

Abb. 3.
Destillationsapparat von L. C. Craig.
(Aus Ind. and Engin.Chem., Anal. Ed. 9, 441.)

gesammelt. Das Röhrchen wird in eine entsprechende Ausnehmung eines elektrischen Heizblockes in lotrechter Stellung eingesetzt und der Heizblock auf eine Temperatur von etwa 10° unterhalb des Siedepunktes des Gemisches angeheizt. Es ist im einzelnen Falle zu entscheiden, ob es zweckmäßiger ist die Destillation bei konstanter Temperatur auszuführen, oder ob die Temperatur während der Destillation erhöht werden soll. Zur Kondensation dient das untere zugeschmolzene Ende einer von kaltem Wasser durchflossenen Capillare, die mit Hilfe eines Zahnstangentriebes in das Destillierröhrchen derart eingeführt wird, daß das untere Ende auf einige Millimeter an die erwärmte Flüssigkeit herangebracht wird. Die Capillare ist etwa 60 mm lang, am oberen Ende 3 mm weit und von leicht konischer Form, so daß das untere, zugeschmolzene Ende einen Außendurchmesser von 1—1,5 mm erhält. Die Zufuhr und Abfuhr des Kühlwassers erfolgt durch zwei Capillaren von 0,5 mm Außendurchmesser, die mit Krönigschem Glaskitt in der Öffnung der weiten Capillare befestigt sind. Die Capillare für die Zufuhr des Kühlwassers reicht bis in das geschlossene Ende der weiten Capillare herab, die Abflußcapillare endet 3 cm höher. Die Abflußcapillare ist an eine Wasserstrahlpumpe angeschlossen, die das Kühlwasser durch den Kondensator saugt. Eine mechanische Vorrichtung zum Auf- und Niederbewegen der in lotrechter Stellung eingespannten Kühlers ist unbedingt erforderlich, da man es sonst nicht verhindern könnte, daß das am Capillarenende angesammelte Kondensat beim Herausnehmen der Capillare an der Wand des Destillierröhrchens abgestreift würde. Der Kühler wird während der Destillation von Zeit zu Zeit hochgezogen

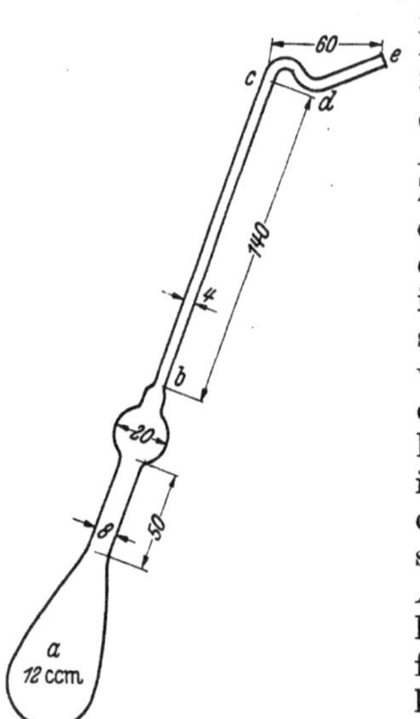

Abb. 4. Rektifizierkolben von A. A. Benedetti-Pichler und F. Schneider.

und das angesammelte Kondensat (mit einer Capillarpipette) entfernt. Je kleiner das Volumen der einzelnen Fraktionen gewählt wird, desto näher kann man mit der Kühlcapillare an die Oberfläche der erwärmten Flüssigkeit herangehen. Das Verfahren gestattet die einfache und nahezu quantitative Sammlung des Destillationsrückstandes und des Destillates.

Für die Isolierung leichtflüchtiger Stoffe aus verdünnten Lösungen eignet sich eine modifizierte Ausführung des von F. Emich (I, 1125) entdeckten Fraktionierprinzipes [A. A. Benedetti-Pichler und Frank Schneider (1, 2)]. Für die qualitative Isolierung genügt der in Abb. 4 gezeigte Rektifizierkolben. Die Flüssigkeit wird im Siedekolben a, der einen Fassungsraum von etwa 10—200 ccm besitzen mag, zum langsamen, gleichmäßigem Sieden erhitzt, so daß die Front des Kondensates, der sog. Siedering, in einem Zeitraume von etwa 2 Minuten durch das enge Rohr zum Knie c aufsteigt. Sobald der Siedering in den absteigenden

Teil des Kniestückes eintritt, wird das Sieden so verlangsamt, daß eben kein weiteres Destillat in den knieförmigen Teil des Rohres übertreten kann. Das Sieden darf jedoch nicht abgebrochen werden, da in diesem Falle, infolge Kondensation des den Apparat erfüllenden Dampfes, Luft durch das Knierohr in den Apparat eingesaugt werden würde, was zur Folge hätte, daß das im Kniestück angesammelte Destillat teilweise oder (bei sehr leicht flüchtigen Stoffen) gänzlich in Dampfform in den Siedekolben zurückgesaugt würde.

Die den Siedering bildende Flüssigkeit wird, sobald sie sich an der tiefsten Stelle des knieförmig gebogenen Rohrteiles gesammelt hat, mit einer Capillarpipette aufgenommen. Danach wird die Heizflamme gelöscht und der Apparat abkühlen gelassen, bis das aufsteigende Rohr Zimmertemperatur angenommen hat. Dann wird die Destillation wiederholt und eine zweite, dritte usw. Fraktion gewonnen. Die Methode des Destillierens muß je nach der Art der vorliegenden Lösungen kleine Abänderungen erfahren, die durch den Siedepunkt und die Löslichkeit des zu isolierenden Stoffes bedingt sind. Äthylalkohol und Aceton lassen sich aus 30 ccm etwa 0,01%iger wäßriger Lösungen auf die oben beschriebene Weise isolieren. Mit Methylalkohol ist die Empfindlichkeit des Verfahrens etwa 10mal geringer. Im Falle von etwa 0,01%igen Lösungen von Äther und Chloroform wird der Hauptteil dieser Stoffe in Dampfform vor dem Kondensatring hergetrieben. Man läßt den Kondensatring nur bis nahe an das Knie c aufsteigen, so daß die Dämpfe der zu isolierenden Stoffe in das Knierohr

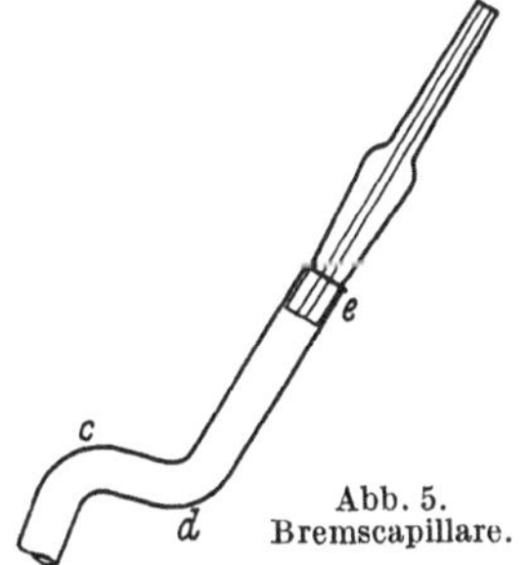

Abb. 5.
Bremscapillare.

überfließen und durch Kühlung mit Kohlendioxydschnee kondensiert werden können. Ein unregelmäßiges Sieden kann im Falle von solch leichtflüchtigen Stoffen zur Ausstoßung von erheblichen Mengen ihrer Dämpfe aus dem Knierohr und damit zu bedenklichen Substanzverlusten führen. Diese Gefahr kann durch das Einsetzen einer Bremscapillare (Abb. 5) in die Öffnung des Knierohres behoben werden, ein Kunstgriff, der unabhängig von den Autoren auch von H. Alber (S. 280) gefunden wurde. Das capillare Lumen des Bremsstopfens muß fein genug sein, um heftige Bewegungen der Gasmassen zu verhindern.

Zur Erzielung eines gleichmäßigen Siedens haben sich Zusätze wie Zinkstaub, Zinkmetall in hirsekorngroßen Körnern und Natriumbicarbonat geeignet erwiesen. Es ist besonders darauf zu achten, daß das aufsteigende Rohr sowohl wie das Knierohr stets rein und fettfrei erhalten werden.

Für die annähernd quantitative Sammlung des niedrigsiedenden Bestandteiles eignet sich die in Abb. 6 gezeigte Form des Rektifizierkolbens. Das Füllen und Entleeren des Siedekolbens erfolgt durch das Rohr a. Das Steigrohr geht schließlich in ein Rohr von 2 mm lichter Weite über, das bei h nach unten abgebogen ist. Es ist vorteilhaft, einen etwa 0,5 mm starken Kupferdraht in dieses enge Rohr in der in der Abbildung angedeuteten Weise einzuführen. Für die Isolierung von

Diäthyläther aus verdünnten wäßrigen Lösungen genügt es dann, den
Siedering für 1 Minute an der Biegung h zu halten, um den Äther nahezu
quantitativ in das als Vorlage dienende Zentrifugierröhrchen überzu-
führen. Das Zentrifugierrohr wird in der in der Abbildung ersichtlichen
Weise mit einer Mischung von Kohlendioxydschnee und Aceton gekühlt.
Nach Beendigung der Destillation wird das Zentrifugierrohr aus der
Kältemischung genommen und kurz in einer Zentrifuge geschleudert.
Der Äther sammelt sich in der Spitze des Rohres an, während etwaiges
Eis, das sich während der Destillation im Oberteil des Rohres gesammelt hatte, an den Wän-
den des Zentrifugierrohres
haften bleibt. Falls das
Zentrifugierrohr mit einer
geeigneten Teilung versehen
ist, kann das Volumen des
Äthers direkt abgelesen werden. Es wurden auf diese
Weise Äthermengen von
10—300 mg erfolgreich aus
je 60 ccm wäßriger Lösung
isoliert. Die erhaltenen
Werte waren im Durch-
schnitt um 9 mg zu niedrig.

Über Anwendungen des
besprochenen Prinzipes zur
Isolierung kleiner Mengen
von Äthylalkohol, Diäthyläther, Schwefelkohlenstoff,
Tetrachlorkohlenstoff, Di-
chlor-difluormethan, Chloro-

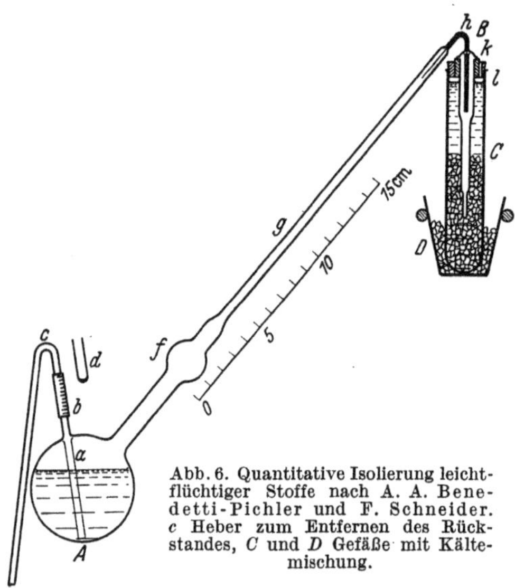

Abb. 6. Quantitative Isolierung leichtflüchtiger Stoffe nach A. A. Benedetti-Pichler und F. Schneider.
c Heber zum Entfernen des Rückstandes, C und D Gefäße mit Kältemischung.

form, Chloräthyl, Dichloräthylen, Dichlorpropylen und Benzol sehe
man A. O. Gettler, J. B. Niederl und A. A. Benedetti-Pichler,
und A. O. Gettler und H. Siegl.

4. Sublimation (I, 1126). Über Mikrosublimation bei gewöhnlichen
und vermindertem Druck und gleichzeitiger Beobachtung unter dem
Mikroskop sei auf die zusammenfassende Darstellung von L. Kofler
hingewiesen (L. Kofler, A. Kofler und A. Mayrhofer). Bezüglich
eines sorgfältig konstruierten Apparates, der Vakuumsublimation unter
genau kontrollierten Bedingungen gestattet, sei auf B. L. Clarke und
H. W. Hermance (7) verwiesen.

5. Kritische Temperatur. Die Bestimmung der kritischen Temperatur
kann mit einem einfachen Schmelzpunktapparat, bestehend aus Becher,
Rührer, Thermometer und Lupe, ausgeführt werden. Ein Capillarröhrchen
von 0,3—0,5 mm lichter Weite, 0,05—0,08 mm Wandstärke und 5—8 mm
Länge wird zu etwas mehr denn $^1/_3$ seiner Länge mit der zu prüfenden
Substanz gefüllt und dann beiderseitig abgeschmolzen. Das Röhrchen
wird an der Kugel des Thermometers befestigt. Paraffinöl dient als
Badflüssigkeit. Man soll die Augen durch Brillen schützen, obschon
vereinzelte Explosionen bisher völlig harmlos verlaufen sind.

Bei Beobachtung mit dem Schlierenmikroskop (I, 1140) und Erhitzen in einem elektrischen Heizblock kann man mit Capillaren von 0,05—0,1 mm lichter Weite arbeiten und dementsprechend mit 0,05 bis 0,1 mg Substanz auskommen. Die Unabhängigkeit der kritischen Temperatur vom Röhrchendurchmesser (Oberflächenentwicklung des Gefäßes) ergibt, daß die zur Bestimmung erforderliche Minimalmenge der Substanz lediglich durch die Grenzen der Manipulations- und Beobachtungsmöglichkeit gegeben ist. Jede Probe ist ein Belegpräparat von fast unbegrenzter Haltbarkeit, an dem die Bestimmung jederzeit wiederholt werden kann. Wegen der Einzelheiten sei auf das Original verwiesen (F. Emich und J. Harand), das auch eine Fülle weiterer Literaturangaben enthält.

6. Extraktion (I, 1122). Nach dem Soxhlet-Prinzipe arbeitende Mikroextraktionsapparate sind in verhältnismäßig großer Zahl beschrieben worden, doch sei nur auf einige neuere Apparate, die sich für bestimmte Zwecke besonders geeignet erwiesen, kurz hingewiesen.

R. J. Gettens gibt einen Apparat an, der im allgemeinen demjenigen von H. Hetterich ähnelt, jedoch so ausgebildet ist, daß das extrahierte Objekt in einer fixierten Lage erhalten bleibt und nach der Extraktion möglichst ohne Zerstörung der Struktur gewonnen werden kann. Der Apparat ist für die Untersuchung von Farbschichten (Gemälden) ausgebildet worden. Ein kleines, wie üblich gefaltetes Filter wird in einen kleinen perforierten Platinconus eingelegt. Das zu extrahierende Material, z. B. ein winziges Partikelchen eines Farbfilmes, kommt in die Spitze des Filters und wird dort durch das Einlegen eines zweiten Platinsiebconus während der Extraktion festgehalten.

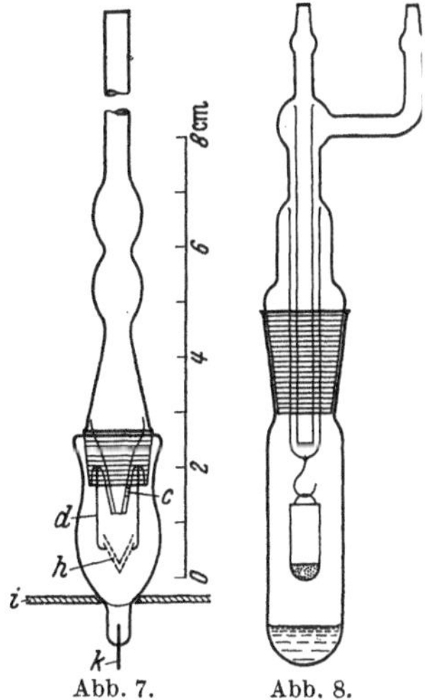

Abb. 7.   Abb. 8.

Abb. 7. Extraktionsapparat von R. J. Gettens. (Aus Technical Studies 2, 107.)

Abb. 8. Extraktionsapparat von R. A. Fulton. (Aus Ind. and Engin. Chem., Anal. Ed. 9, 437.)

Der Mikroextraktionsapparat von R. A. Fulton dient zur Extraktion einzelner Insekten von etwa 1 mg Gewicht und gestattet eine quantitative Bestimmung des Extraktes und des Rückstandes. Das Extraktionsgut (gepulvertes Insekt) befindet sich in einem Glasröhrchen von 4 mm lichter Weite und 15 mm Länge, das unten eine kleine Öffnung hat, auf die zunächst eine dünne Lage Watte gebracht wird. Das Siedegefäß besitzt ein Höchstgewicht von 8,5 g, so daß es möglich ist, den Extrakt direkt im Siedegefäß einzudampfen und den Rückstand zu wägen. Um mit wenig Extraktionsmittel das Auslangen zu finden, wird die Extraktion im allseitig geschlossenem Raum ausgeführt. Der Eintauchkühler ist in das Siedegefäß eingeschliffen. Wenn die Verdampfung des Lösungsmittels zu Beginn der Extraktion anfängt, wird der Schliff auf kurze Zeit etwas geöffnet, um die verdrängte Luft entweichen zu lassen.

G. Gorbach (1) extrahiert feinpulveriges Material im Donauschen (S. 304) Filterschälchen, was den Vorteil hat, daß der Rückstand ohne Schwierigkeit zur Wägung gebracht werden kann. Der Extrakt wird in einem Kölbchen von 3 ccm Fassungsraum aufgefangen. Extraktmengen von weniger als 1% können mit einem Materialaufwand von wenigen Zentigrammen in zufriedenstellender Weise bestimmt werden. Der Apparat kann von P. Haack (Garelligasse 4, Wien IX) bezogen werden. Bezüglich der im Prinzip ähnlichen Mikroextraktionsapparate von B. L. Browning, K. Schmalfuß, und L. Titus und V. W. Meloche muß auf die Literatur verwiesen werden.

Ein bemerkenswert einfaches Verfahren für die Extraktion außerordentlich kleiner Materialmengen wurde in den Bell Telephone Laboratories ausgebildet und von H. W. Hermance beschrieben. Die bekannte Versuchsanordnung von Goppelsroeder wurde derart ausgebaut, daß die Verdunstungszone im Filtrierpapierstreifen willkürlich verlegt werden kann. Beim Aufsteigen einer Flüssigkeit in einem Streifen Filtrierpapier in der üblichen Weise ist die Steighöhe durch das Gleichgewicht zwischen Steiggeschwindigkeit und Verdunstungsgeschwindigkeit bestimmt. Größere Steighöhen können erreicht werden, wenn man die Verdunstung durch Einbringen des Papierstreifens in ein enges Rohr verhindert. Trifft man überdies Vorsorge, die Verdunstung an irgendeiner Stelle des Streifens durch Überleiten erwärmter Luft beliebig steigern zu können, so ist man in der Lage, die Steighöhe nach Belieben zu bestimmen. Von den Anwendungen dieser Arbeitsweise sei ein Beispiel angeführt.

Zur Analyse der Korrosionsprodukte an elektrischen Kontakten wird der Korrosionsbelag auf einem Filtrierpapierstreifen, nahe am unteren Ende, abgestreift. Das Ende des Streifens wird hierauf in das Extraktionsmittel eingestellt, das im Papier aufzusteigen beginnt. An der Verdunstungsstelle sammelt sich das gelöste Material an. Unter Benutzung verschiedener Lösungsmittel werden der Reihe nach Schmieröle, teerige Bestandteile und Seifen extrahiert und durch Verlegung der Verdunstungszonen an verschiedenen Stellen des Papierstreifens gesammelt. Extraktion mit Wasser isoliert die wasserlöslichen Salze. Der Rückstand wird dann mit Säure behandelt, worauf wieder eine Extraktion mit Wasser folgt, die den säurelöslichen Anteil in einer weiteren Zone des Streifens festlegt. Die verschiedenen Fraktionen (Schmieröle, teerige Bestandteile, Seifen, wasserlösliche Salze, Säureauszug und unlöslicher Rückstand) werden schließlich aus dem Streifen herausgeschnitten und getrennt weiter untersucht.

IV. Qualitative Analyse.
A. Allgemeine Methoden.

1. Bestätigungsreaktionen. a) Tüpfelanalyse. Als die wichtigsten Neuerungen auf dem Gebiete der Tüpfelanalyse erscheinen unter anderem die Einführung schwerlöslicher Reagenzien [B. L. Clarke und H. W. Hermance (5)], die Ausbildung von Verfahren zur Schätzung der

Mengen [J. Kisser und K. Lettmayr, und H. Yagoda (1)], die Weiterentwicklung von Abklatschverfahren für den lokalisierten Nachweis von Stoffen in der Oberfläche von Werkstoffen (M. Nießner, H. W. Hermance) und die Entwicklung von Tüpfelproben für den Nachweis organischer Substanzen (F. Feigl). Interesse besitzen ferner die Versuche zur Ausbildung einer automatischen Schnellanalyse auf der Grundlage von elektrolytischen Tüpfelverfahren (S. I. Djatschkowski, W. Ustinskaja und Mitropolski, und H. Fritz).

Die Verwendung schwerlöslicher Verbindungen zum Imprägnieren von Tüpfelpapieren [B. L. Clarke und H. W. Hermance (5)] bietet eine Reihe von Vorteilen. Die Konzentration des reagierenden Ions kann durch geeignete Auswahl der schwerlöslichen Verbindung so gewählt werden (Löslichkeitsprodukt), daß die Zahl der möglichen Umsetzungen herabgesetzt und damit die Spezifität der Probe wesentlich erhöht wird. So ist z. B. ein Kaliumxanthatpapier von wenig Wert, da es die meisten Schwermetalle fällt, wobei mehrere derselben farbige Niederschläge erzeugen. Wird dagegen Cadmiumxanthat verwendet, so erhält man ein Reagenspapier, das nur auf Kupfer und Molybdän anspricht und zum empfindlichen Nachweis dieser beiden Metalle geeignet ist. In analoger Weise ist Antimonsulfidpapier ein geeignetes Reagens für Kupfer, Silber und Quecksilber.

Solche Reagenspapiere besitzen ferner den Vorteil, daß beim Ausbreiten des Probetropfens im Papier das schwerlösliche Reagens nicht ausgewaschen wird. Es läßt sich dadurch die Konzentrationsempfindlichkeit von Tüpfelreaktionen beträchtlich steigern, wenn die Probelösung mit Hilfe einer feinen Capillare auf einem Punkt des Papieres langsam aufgebracht wird. Die Fällung findet nahezu quantitativ in der unmittelbarsten Umgebung der Ansatzstelle statt. Leichtlösliche Imprägnationsmittel werden dagegen von der sich ausbreitenden Lösung mitgenommen und man erhält einen verhältnismäßig großen, undeutlich gefärbten Tüpfelfleck, da es an der Eintrittsstelle der Probelösung an Fällungsreagens fehlt. Von welchem Vorteil die bei Verwendung schwerlöslicher Reagenzien erfolgende Konzentrierung des Niederschlages an der Eintrittsstelle der Lösung in das Papier ist, wenn Trennungen von Ionen durchgeführt werden sollen, braucht kaum weiter ausgeführt werden. Schließlich hat die Erfahrung gezeigt, daß Reagenspapiere mit schwerlöslichen Imprägnationsmitteln weitaus haltbarer sind. Dieselben Überlegungen sind auch im Falle von Fadenreaktionen anwendbar [F. Emich (1)].

Die quantitative Schätzung erfordert eine gleichmäßige Verteilung des gefärbten Reaktionsproduktes auf einer bestimmten Fläche, um nach den Prinzipien der Colorimetrie mit Normalfärbungen vergleichen zu können. H. Yagoda (1) imprägniert Filtrierpapier mit Paraffin derart, daß kreisförmige Reaktionsflächen von 10, 50 oder 100 qmm Fläche ausgespart bleiben. Derartige Tüpfelfelder können auch durch Bedrucken von Glasplatten mit wasserabstoßenden Mitteln erhalten werden. Fertig präparierte Tüpfelpapiere liefert Schleicher und Schüll (Düren). Die Papiere werden in der Regel erst kurz vor Verwendung mit dem Reagens imprägniert, wozu das Reagens meist in einem organischem Lösungsmittel von niedrigem Siedepunkt zur Anwendung gelangt, da auch bei dieser Arbeitsweise in Wasser schwerlösliche Imprägnationsmittel vorgezogen werden. Nach dem Trocknen der Tüpfelfläche wird ein abgemessenes Volumen der Probelösung derart aufgebracht, daß die gesamte Reaktionsfläche möglichst gleichmäßig benetzt wird. Nach erfolgter Einwirkung wird die Flüssigkeit abgesaugt, das Papier getrocknet, mit Paraffin imprägniert und der erhaltene Farbfleck im durchfallendem Lichte mit Normalproben verglichen. Die Imprägnierung mit Paraffin begünstigt die Transparenz des Papieres einigermaßen, dient aber wesentlich zur Verbesserung der Haltbarkeit der Proben. H. Schäfer nimmt die Tüpfelproben zum Zwecke der Mengenschätzung auf der Jenaer Glastüpfelplatte vor.

b) Niederschlags- und Farbreaktionen in kleinen Gefäßen und auf der Oberfläche kleiner Objekte. Wenn der Probetropfen in einem Gefäß von geeigneten Dimensionen mit dem Reagens versetzt wird, so ist man in der Lage, die Bildung eines Niederschlages oder einer Färbung unter Umständen mit Vergrößerungsglas oder Mikroskop direkt zu beobachten. Hierin liegt ein Vorteil vor manchen Tüpfelreaktionen, bei denen der Reaktionsausfall lediglich in der Hervorrufung eines gefärbten Fleckes besteht, ohne daß man zu sagen imstande ist, ob die Färbung durch einen Niederschlag hervorgerufen ist oder nicht. Bei der Ausführung von Proben in kleinen Tropfen ist es wesentlich, dem Tropfen durch passende Wahl des Gefäßes eine Form zu geben, die die Oberfläche der flüssigen Phase auf ein wünschenswertes Minimum reduziert. Wird beispielsweise die Flüssigkeit zu einem außerordentlich feinen langen Faden ausgezogen, so können die Oberflächenkräfte einen derartigen Einfluß auf den Ausfall der Probe gewinnen, daß der Vergleich mit den Verhältnissen im Proberohr hinfällig wird. Es kann z. B. zu einer derartigen Verteilung des Niederschlages über die Oberfläche des Tropfens kommen, daß die Niederschlagsbildung nicht mehr sichtbar gemacht werden kann. Aus diesem Grunde ist die Verwendung von Capillaren von weniger als 0,1 mm lichter Weite für Fällungsreaktionen im allgemeinen nicht zu empfehlen. Beträgt das Flüssigkeitsvolumen weniger als 0,1 ccm, so ist es vorteilhaft, dem Tropfen kugelige, halbkugelige oder stumpf kegelige Form zu geben (S. 292). Ungewöhnlich günstige Erfassungsgrenzen sollten sich bei der Ausführung von Fällungsreaktionen in halbkugeligen Tröpfchen von 4 μ Durchmesser und weniger, die mit Hilfe der Mikromanipulatoren an der Unterseite von Deckgläschen deponiert werden können, erhalten werden (R. Chambers, McKlungs Handbook). Das Volumen eines halbkugeligen Tröpfchens von 2 μ Kugelradius errechnet sich zu ungefähr $2 \cdot 10^{-8}$ ccm. Wird nun eine Konzentrationsempfindlichkeit von nur 1:1000 vorausgesetzt, die wohl für die meisten in der Makroanalyse gebrauchten Fällungsreaktionen zutrifft, so errechnet sich in derart kleinen Tröpfchen eine Erfassungsgrenze von $2 \cdot 10^{-8}$ μg oder $2 \cdot 10^{-14}$ g. Die Verdunstung derart kleiner Tröpfchen muß durch Arbeiten in einer feuchten Kammer (S. 293) oder durch Einbettung in Öl verhindert werden. Die Grenzen dieser Arbeitsweise sind derzeit wesentlich durch die Schwierigkeit der Beobachtung des Reaktionsausfalles bestimmt. Eine Erfassungsgrenze von

10^{-13} bis 10^{-14} g wurde bisher für den Nachweis des Sulfations als Bariumsulfat und für den Nachweis des Eisens als Berlinerblau erreicht [A. A. Benedetti-Pichler und J. R. Rachele (4)].

Jene Arbeitsweise, bei der Färbungen und Fällungen auf der Oberfläche kleiner Objekte erzeugt werden, schließt sich mehr oder minder der Denkweise der Tüpfelanalyse an. So könnte man Fadenreaktionen (I, 1139) als Tüpfelreaktionen auf einer einzelnen Textilfaser ansprechen. Es sei aber hervorgehoben, daß sich bei Fadenreaktionen die Tatsache der Niederschlagsbildung häufig unter dem Mikroskop einfach erkennen läßt und überdies in der Regel dadurch erwiesen ist, daß eine bloße Färbung durch die Einbettungsflüssigkeit oder das Reagens aus der Faser herausgelöst werden würde. Die Beweiskraft einer gefärbten Fällung ist daher bei Fadenreaktionen in der Regel dieselbe wie bei Ausführung in der Proberöhre. Die elektrolytische Fällung auf der Querschnittsfläche dünner Metalldrähte ist bezüglich der erreichbaren Erfassungsgrenzen durchaus den typischen Fadenreaktionen vergleichbar (H. J. Brenneis).

c) **Kristallfällungen auf dem Objektträger** (I, 1136). Die Fällung deutlich kristalliner Niederschläge vereint mit der mikroskopischen Beobachtung der Kristallform besitzt vor allen anderen Ausführungsformen von Fällungsreaktionen den Vorzug erhöhter Beweiskraft, da die Kristallform als zusätzliches Merkmal für die Erkennung des Niederschlages verfügbar gemacht wird.

Zur Förderung der Ausbildung gut entwickelter Einzelkristalle wird empfohlen, die Proben nicht direkt auf der Glasfläche auszuführen, sondern den Objektträger zuerst mit einem Gelatinefilm zu überziehen und das Reagens eventuell der Gelatineschicht einzuverleiben (A. Martini und J. Winckelmann). Dieses Verfahren eignet sich besonders für die Herstellung von Dauerpräparaten. Bezüglich der Ausführung und des Aussehens von Kristallfällungen sei besonders auf die Tafelwerke von W. Geilmann und G. Kramer verwiesen.

2. Gang der Analyse, Trennungs- und Isolierungsarbeiten (I, 1128). Die Geräte müssen den speziellen Aufgaben und den gegebenen Materialmengen gut angepaßt sein. In der folgenden Darstellung ist die verfügbare Materialmenge als Kriterium für die Abteilung der Kapitel benutzt, obwohl eine ganz scharfe Unterteilung in Zentigramm-, Milligrammund Mikrogrammverfahren praktisch nicht durchführbar ist. Im allgemeinen läßt sich sagen, daß z. B. die Verwendung eines Milligrammverfahrens geeignet sein dürfte, wenn aus einer Materialmenge von 0,1—5 mg Masse eine Stoffmenge von 1 μg bis 0,1 mg isoliert werden soll, d. h. wenn etwa 1—50% der Ausgangsmenge von 0,1—5 mg abgetrennt werden sollen. Die Geltungsbereiche ließen sich also in ungefährer Form etwa wie folgend zuweisen:

	Masse des untersuchten Materials
Zentigrammverfahren	50 mg bis 10 μg
Milligrammverfahren	5 mg bis 1 μg
Mikrogrammverfahren	5 μg bis 0,001 μg

Die Empfindlichkeit der Arbeitsmethoden wird zuweilen durch die Eigentümlichkeiten der bearbeiteten Stoffe wesentlich geändert. Dies trifft besonders dann zu, wenn die Arbeitstechnik auf die Ausnutzung von Oberflächenkräften (Adhäsion) aufgebaut ist, wie dies beispielsweise für das sog. „Arbeiten auf dem Objektträger" zutrifft. Die Schwierigkeit der Trennung von Niederschlag und Lösung durch „Abschleppen" auf dem Objektträger (I, 1133) ist wesentlich durch die Fähigkeit des Niederschlages am Glase zu haften bestimmt. Falls der Niederschlag fest an der Oberfläche des Objektträgers haftet, hat das Abschleppen die Empfindlichkeit eines Mikrogrammverfahrens, während anderenfalls selbst das Arbeiten mit Milligrammengen zu beträchtlichen Verlusten führt.

a) Zentigrammverfahren (Halbmikroanalyse). Ausgangsmenge: 10—50 mg feste Probe. Zentigrammverfahren haben die Vorteile der Mikroanalyse (Platz- und Zeitersparnis, Sauberkeit), benötigen aber nicht den Gebrauch von Mikroskopen, wenn man von der Verwendung von Kristallfällungsreaktionen absieht. Geeignete Analysengänge, die sich allerdings auf die häufiger anzutreffenden Elemente beschränken, findet man in den Werken von P. Arthur und O. M. Smith, C. J. Engelder, T. H. Dunkelberger und W. J. Schiller, F. Feigl, T. R. Hogness und W. C. Johnson, und C. J. van Nieuwenburg und G. Dulfer. Man sehe ferner G. Gutzeit, K. Heller (1), und K. Heller und P. Krumholz.

Die Trennungen werden zur Hauptsache in Zentrifugierröhrchen von 3—10 ccm Inhalt ausgeführt. Nach dem Schleudern wird die klare Lösung vom Niederschlag entweder abgegossen, oder mit Hilfe einer Pipette oder eines Hebers abgehoben. Ein Augentropfer mit Kautschukkappe stellt eine für diese Arbeit geeignete Pipette dar. P. Arthur und O. M. Smith [s. a. B. L. Clarke und H. W. Hermance (2)] führen in die Auslaufspitze des Tropfers einen Wattebausch ein, um sicher ein klares Zentrifugat zu erhalten. Die Watte wird zu einem dichten Faden zusammengedreht, dieser in die Auslaufspitze eingeführt und etwa 3 mm vor der Pipettenspitze mit der Schere abgeschnitten. Dieselben Autoren gehen auch so vor, daß sie nach dem Zentrifugieren einen losen Wattebausch in das Zentrifugierröhrchen einführen, so daß es in das Zentrifugat eintaucht. Wenn hierauf nochmals geschleudert wird, so packt sich die Watte dicht über dem Niederschlag zusammen und schließt ihn so vom Zentrifugat ab, daß dieses ohne besondere Vorsichtsmaßnahmen abgehoben werden kann. Es ist jedoch anzunehmen, daß die Aufarbeitung des Niederschlages durch die Gegenwart der Baumwolle zuweilen erschwert sein dürfte. Die Augentropfer sind auch praktisch für die Zugabe abgemessener Mengen flüssiger Reagenzien. Zum Erhitzen und Eindampfen werden Wasserbäder und Luftbäder benutzt; das Eindampfen wird meist in Porzellantiegeln ausgeführt. P. Arthur und O. M. Smith bringen hierzu den Porzellantiegel mit Hilfe eines kleinen Drahtdreifußes in das Zentrum eines 400 ccm Becherglases, das auf einem Drahtnetz erhitzt wird und als Luftbad dient.

Bezüglich der Zentrifugen scheint es sich herauszustellen, daß die leichten Handzentrifugen für die ständige Benutzung mit den schwereren

Gefäßen der Halbmikroanalyse nicht genügend robust gebaut sind. Der Gebrauch kleiner elektrischer Zentrifugen wird verschiedentlich befürwortet. W. MacNevin verwendet eine Zentrifuge, bei der die zu schleudernden Röhrchen in die Ausnehmungen eines rotierenden zylindrischen Aluminiumblockes eingesetzt werden. Soll die Lösung während des Zentrifugierens heiß erhalten werden, so stellt man einfach einen Bunsenbrenner unter den rotierenden Metallzylinder.

b) **Milligrammverfahren (Mikroanalyse)** (I, 1128). Ausgangsmenge 0,5—1,0 mg feste Probe. Die Trennungs- und Isolierungsarbeiten werden in der Regel in Spitzröhrchen (I, 1129) und gelegentlich in Capillaren (I, 1134) ausgeführt. Der Gebrauch eines Vergrößerungsglases ist zur zeitweiligen Kontrolle der Arbeit völlig ausreichend. Die Spitzröhrchen sollen einen Fassungsraum von etwa 0,5—1 ccm besitzen. Für allgemeine Arbeiten hat sich die von F. Emich (I, 1129) angegebene Form am besten bewährt. Für die Schätzung des Volumens zentrifugierter Niederschläge und für Ätherextraktion ist eine Ausführung (Abb. 9) vorteilhaft, bei der das Spitzröhrchen unten in eine dickwandige Capillare von etwa 25 mm Länge und 1—2,5 mm lichter Weite übergeht [A. A. Benedetti-Pichler und W. F. Spikes (3)]. Es versteht sich, daß der capillare Teil ein gleichmäßiges Lumen besitzen soll. Die Capillare kann deshalb nicht durch Ausziehen des Röhrchens hergestellt werden, sondern wird getrennt hergestellt und dem Röhrchen angesetzt. Zuweilen empfiehlt es sich, auch das Eindampfen von Lösungen, und eventuell das Abtreiben von Ammoniumsalzen aus dem Rückstande, in Spitzröhrchen vorzunehmen. In diesem Falle ist es notwendig, aus einer Capillare einen Luftstrom in das Spitzröhrchen einzublasen, um diese Operationen ohne Zeitverlust durchführen zu können. Spitzröhrchen aus Pyrexglas sind sehr widerstandsfähig gegen mechanische Beanspruchung und brechen sehr selten während des Zentrifugierens. Für die Aufarbeitung von Lösungen, die auf Natrium geprüft werden sollen, ist die Verwendung von Quarzgeräten dringend zu empfehlen (A. A. Benedetti-Pichler und J. T. Bryant).

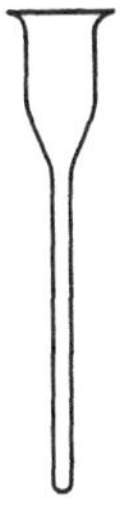

Abb. 9. Spitzröhrchen zur Schätzung von Niederschlagsmengen. (Aus Mikrochemie, Molisch-Festschr., S. 3.) ($^3/_4$ nat. Gr.)

Zum Abmessen von Reagenslösungen eignen sich Capillarpipetten (Abb. 10) von 0,5—1 mm lichter Weite, die entweder aus gewöhnlichen Capillaren oder aus Thermometercapillaren hergestellt werden können. Eine besondere Teilung ist nicht notwendig, da die Länge der Flüssigkeitssäule mit einem Zentimetermaßstab mit genügender Genauigkeit gemessen werden kann. Der Querschnitt der Capillarpipette wird entweder durch Ausmessen unter dem Mikroskop oder durch Auswägen mit Wasser auf einer analytischen Waage bestimmt. Besondere Genauigkeit ist nicht erforderlich. Die geeichten Capillarpipetten werden in Proberöhren aufbewahrt. Die Länge der Flüssigkeitssäule, die einem Volumen von 10 cmm entspricht, wird auf der Etikette des Reagensglases vermerkt. Zum Reinigen saugt man die Waschlösungen mit Hilfe der Wasserstrahlpumpe (Abb. 11) durch die Pipette und trocknet schließlich mit Hilfe des Luftstromes [A. A. Benedetti-Pichler und W. F. Spikes (1)]. Genauere Messungen sind mit der Zentrifugierpipette (Abb. 12) möglich, bei der die abgemessene Flüssigkeitsmenge durch Zentrifugieren quantitativ in das Spitzröhrchen überführt wird. Die Zentrifugierpipette wird am besten mit einer eingeätzten Teilung versehen und durch Auswägen geeicht [A. A. Benedetti-Pichler und W. F. Spikes (1)].

Bezüglich des Arbeitens in Capillaren sei auf F. Emich (4), A. A. Benedetti-Pichler (3) und H. K. Alber und C. J. Rodden verwiesen. Die in diesen Veröffentlichungen beschriebene Arbeitsweise könnte als Dezimilligrammverfahren angesprochen werden.

c) **Mikrogrammverfahren.** Ausgangsmenge: 0,5—5 µg feste Probe. Das Mikroskop ist für Mikrogrammverfahren nicht nur für die Beobachtung des Ausfalles der Bestätigungsreaktionen erforderlich, sondern auch für die Überwachung der Manipulationen.

α) *Das Arbeiten im Capillarspitzröhrchen.* Beim Arbeiten im Capillarspitzröhrchen [A. A. Benedetti-Pichler (5)] wird der Versuch gemacht, die Arbeitsweise im Becherglas und Eprouvette auf einen sehr kleinen Maßstab zu übertragen. Wenn die üblichen Konzentrationen der Lösungen beibehalten werden sollen, so errechnen sich die Volumina der Lösungen des Mikrogrammverfahrens zu 0,0001—0,25 cmm. Es ist klar, daß beim Arbeiten mit so kleinen Flüssigkeitsmengen das Mikroskop und mechanische Manipulatoren ständig in Anspruch genommen werden müssen.

Die Erfahrung hat gezeigt, daß sich die chemischen Gleichgewichte auch mit diesen Lösungsmengen im allgemeinen in derselben Weise als beim Arbeiten mit den üblichen Mengen einstellen, trotzdem die relative Oberfläche der Lösungen, $f/v = 4{,}83\,v^{-\frac{1}{3}}$, gegenüber der üblichen Arbeitsweise 100—300fach vergrößert ist. Auch ungewöhnliche Verzögerungserscheinungen wurden bisher nicht beobachtet.

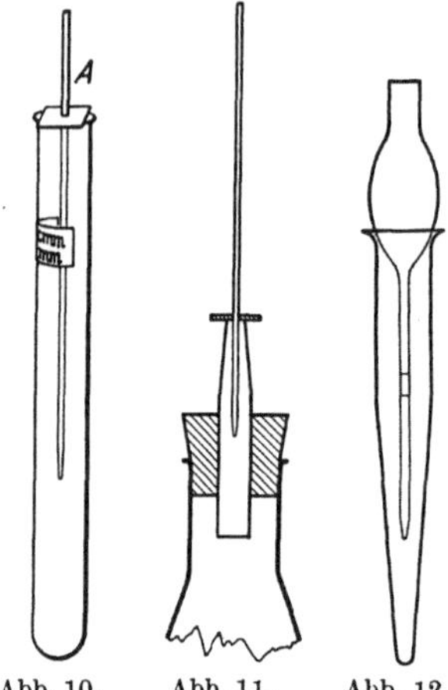

Abb. 10.   Abb. 11.   Abb. 12.

Abb. 10. Capillarpipette zum Messen von Reagenzien (¹/₄ nat. Gr.).

Abb. 11. Reinigen der Capillarpipette an der Wasserstrahlpumpe.

Abb. 12. Zentrifugierpipette in Spitzröhrchen (³/₄ nat. Gr.).

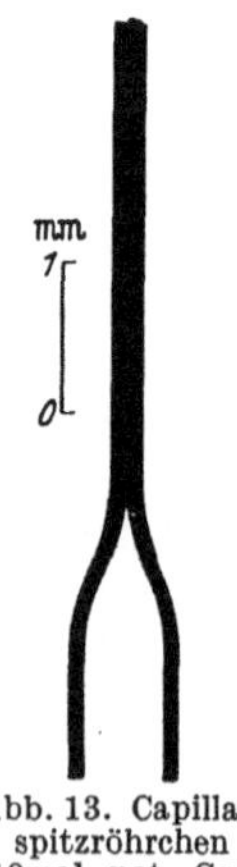

Abb. 13. Capillarspitzröhrchen (10mal nat. Gr.). (Aus Ind. and Engin. Chem., Anal. Ed. 9, 483.)

Die Capillarspitzröhrchen (Abb. 13) werden durch Ausziehen einer Capillare von ungefähr 0,5 mm lichter Weite hergestellt. Das Glas wird zuerst zusammenfallen gelassen, so daß beim darauffolgendem Ausziehen ein Stiel von 1—2 cm Länge erhalten wird und gleichzeitig das Lumen der Capillare in einer stumpfen Spitze endet. Hierauf wird die Capillare nahe an der ausgezogenen Stelle abgeschnitten, so daß ein

Capillarspitzröhrchen von etwa 0,5 cmm Fassungsraum resultiert. Der Capillarenträger (Abb. 14) besteht aus einem Glasstreifen, 10×30 mm, der aus einem Objektträger herausgeschnitten wird. Eine Hälfte der Oberfläche wird, wie in der Abbildung angedeutet, mit einer 1 mm dicken Vaselineschichte überzogen, indem man die Vaseline auf den vorher erwärmten Capillarenträger aufbringt. Auf dem Träger werden die Behälter a, b, c für die Reagenzien und Waschflüssigkeiten, das Capillarspitz-röhrchen d und etwaige Meßcapillaren e durch Eindrücken der Stiele in die Vaselineschichte befestigt.

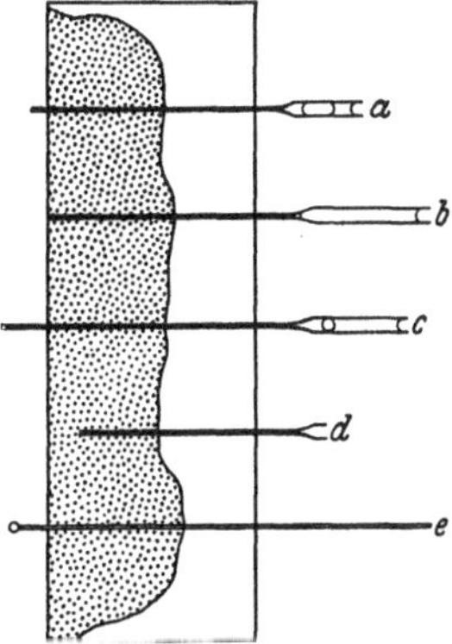

Das Lumen der Reagenzienbehälter und der Meßcapillaren wird durch Ausmessen mit dem Mikroskope bestimmt. Die Reagenzienbehälter werden ähnlich wie die Capillarspitz-röhrchen hergestellt und ihre Form kann aus der Abbildung entnommen werden. Die Meß-capillaren dienen zum Abmessen sehr kleiner Flüssigkeitsmengen und müssen für diesen Zweck eine gleichförmige lichte Weite von 0,05—0,2 mm besitzen. Ein Ende der Meß-capillaren wird zugeschmolzen. Die Reagenzienbehälter werden vor dem Befestigen auf dem Capillarenträger mit den erforderlichen

Abb. 14. Capillarenträger mit Geräten (2mal nat. Gr.). a, b, c Reagenscapillaren, d Capillar-spitzröhrchen, e Meßcapillare.

Lösungen gefüllt, was mit Hilfe einer Capillarpipette leicht geschehen kann.

Alle erforderlichen Lösungen und Behälter werden auf dem Capillaren-träger, der gewissermaßen als Arbeitstisch dient, versammelt, worauf der Träger in eine geeignete feuchte Kammer (Abb. 15) eingeführt wird, die auf dem Objekttisch des Mikroskopes befestigt ist. Die Verwendung einer feuchten Kammer ist unbedingt erforderlich, um die anderenfalls sehr rasche Verdunstung der kleinen Flüssig-keitsmengen zu verhindern. Die feuchte Kammer wird in einen Objektführer eingespannt, der eine Bewegung von wenigstens 6 cm in der in der Abbildung durch einen Pfeil ge-kennzeichneten Richtung gestatten muß. Der drehbare Kreuztisch des Forschungs-

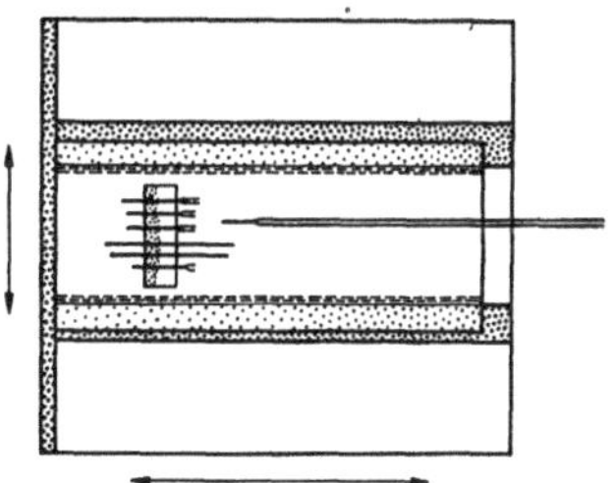

Abb. 15. Feuchte Kammer mit Capillarenträger und Geräten.

mikroskopes „IAABM" der Firma Leitz (s. a. I, 872) hat sich für diese Zwecke am besten geeignet erwiesen. Ein rotierender Objekttisch ist wünschenswert, um den Objekten jede erforderliche Lage leicht geben zu können.

Das Deckglas der Kammer soll abnehmbar sein, um ein leichtes Reinigen zu ermöglichen. Durch Einlegen von befeuchteten Filtrier-papierstreifen entlang den Längsleisten der Zelle wird die Atmosphäre der Kammer mit Wasserdampf gesättigt erhalten. Plötzliche Temperatur-schwankungen des Arbeitsraumes müssen vermieden werden, da jedes

Unterschreiten des Taupunktes zu einer Kondensation in der feuchten Kammer führen kann, die Beobachtung und Arbeiten zur Unmöglichkeit macht. Die Verwendung der feuchten Kammer erzwingt überdies peinlichste Reinlichkeit im Handhaben aller in der Kammer verwendeten Geräte. Fingerabdrücke auf Capillaren rufen in der feuchtigkeitsgesättigten Atmosphäre die Ausbildung eines Musters kleiner Tröpfchen hervor, das die mikroskopische Untersuchung des Capillareninhaltes unmöglich macht. Es empfiehlt sich daher, bei der Anfertigung der Capillarspitzröhrchen, Reagenzienbehälter, Meßcapillaren usw. waschbare Handschuhe oder Fingerkappen zu tragen und die Apparate späterhin mit Pinzetten anzufassen.

Zum Übertragen von Lösungen dient eine Mikropipette, wie sie von Biologen bei Mikroinjektionsversuchen Anwendung findet (R. Chambers, McKlungs Handbook). Eine Capillare von etwa 0,5 mm Stärke wird mit Hilfe einer stecknadelkopfgroßen Gasflamme zu einer kurzen feinen Spitze ausgezogen. Nach dem Abbrechen der Spitze (mit Hilfe des Manipulators unter dem Mikroskop durch

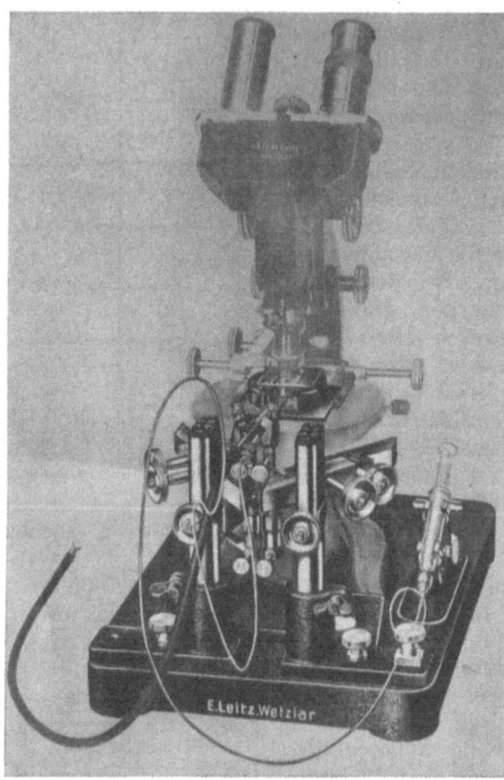

Abb. 16. Mikromanipulator von R. Chambers; die Injektionsspritze, das S-förmig gebogene Kupferrohr, der Halter für die Mikropipette und die feuchte Kammer sind deutlich sichtbar. (Leitz, Wetzlar.)

Andrücken an eine Glasfläche) soll eine Öffnung von etwa 1 μ Durchmesser erhalten werden. Das weite Ende der Capillare wird in einen Stahlhalter hermetisch eingesetzt. Der Halter ist wiederum durch ein dünnes biegsames Kupferrohr (Abb. 16) mit einer Injektionsspritze verbunden und Spritze, Rohr und Halter werden vor dem Einsetzen der Capillare derart mit destilliertem und ausgekochtem Wasser gefüllt, daß keine Luftblasen eingeschlossen bleiben.

Das Abmessen von Flüssigkeitsmengen von der Größenordnung 0,01 oder 0,001 cmm ist durch Betätigung einer gewöhnlichen Injektionsspritze mit der Hand unmöglich. Dies wird jedoch durch die außerordentlich große Reibung in der feinen Spitze der Mikropipette möglich,

wobei die Injektionsspritze lediglich zur Erzeugung eines Druckes oder
einer Saugwirkung in der Capillare benutzt wird. Wenn die Pipettenspitze die erforderliche Feinheit besitzt, erscheint der Meniscus der
Wasserfüllung in der Capillare, sobald ein leichter Druck auf den Plunger
der Injektionsspritze ausgeübt wird; aber selbst bei Aufwand aller
verfügbaren Kraft soll es nicht möglich sein, den Meniscus des Wassers
innerhalb weniger Minuten in die Spitze der Mikropipette zu treiben,
da die Luft nur sehr langsam aus der feinen Spitze entweichen kann.
Beim Nachlassen des Druckes auf den Plunger soll der Meniscus wieder
gegen den Metallhalter zurückweichen und soll auch beim weiteren
Arbeiten etwa im ersten Drittel (nahe dem Halter) des etwa 10 cm
langen Schaftes der Mikropipette verbleiben.

Der Stahlhalter der Mikropipette wird in einen mechanischen Manipulator eingespannt, der mit Hilfe von Zahntrieben Verstellung in den

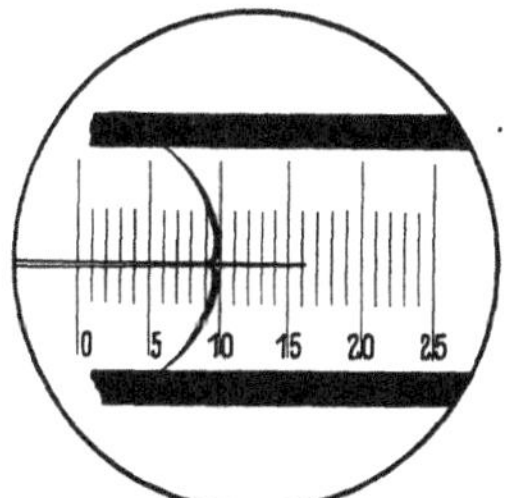
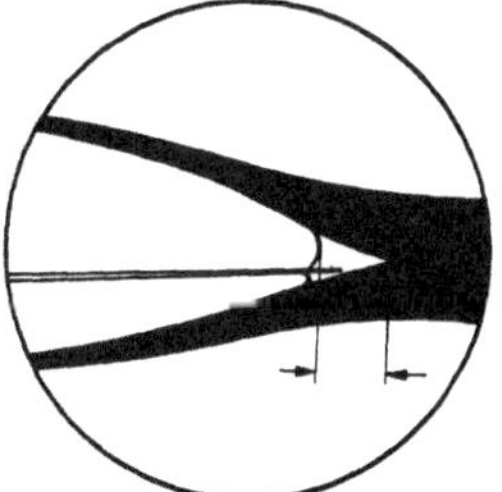

Abb. 17. Abmessen der Lösung in der Reagenscapillare. Ein Teilstrich der sichtbaren Okularmikrometerteilung entspricht 30 μ.

Abb. 18. Entleerung des Inhaltes der Mikropipette in das Capillarspitzröhrchen
(30mal nat. Gr.).

(Aus Ind. and Engin. Chem., Anal. Ed. 9, 483.)

drei Richtungen des Raumes gestattet. Der einfache Manipulator von
Leitz hat sich zufriedenstellend gezeigt. Mikroskop, Manipulator und
Injektionsspritze müssen in geeigneter Lage auf dem Arbeitstisch fest
montiert sein. Der Arbeitstisch darf nicht zu hoch sein und soll passende
Stützen für die Arme besitzen. Die Beleuchtungsvorrichtung soll einen
raschen Wechsel zwischen Durch- und Auflicht ermöglichen. Ein gegen
den Beobachter geneigter Okulartubus erleichtert die Arbeit. Das
Okular muß eine geeichte Mikrometerteilung besitzen, die für die Messung
der Flüssigkeitsmengen benötigt wird.

Größere Flüssigkeitsmengen werden in den Reagenzienbehältern
abgemessen. Zuerst bringt man die Spitze der Mikropipette in das
Gesichtsfeld des Mikroskopes mit Hilfe des Manipulators. Hierauf
wird die Spitze gegen den Rand des Gesichtsfeldes zurückgenommen
und mit Hilfe des Objektführers der gewünschte Reagenzienbehälter
in die in Abb. 17 gezeigte Stellung gebracht. Da das Lumen des Behälters und der Wert der Mikrometerteilung bekannt sind, läßt sich
leicht errechnen, wie viele Skalenteile der Flüssigkeit entnommen werden
müssen, um das gewünschte Volumen zu erhalten. Nun wird die Spitze
der Mikropipette in die Flüssigkeit eingeführt und leicht angesaugt.
Wenn der Meniscus im Behälter die errechnete Zahl von Skalenteilen
zurückgewichen ist, wird der Behälter rasch mit Hilfe der Objektführung

zurückgezogen. Wiederum mit Hilfe der Objektführung wird das Capillarspitzröhrchen in die Position der Abb. 18 gebracht und der Inhalt der Mikropipette durch Betätigung des Plungers entleert.

Kleine Flüssigkeitsmengen (0,001—0,01 cmm) werden in den engen Meßcapillaren abgemessen. Hierzu entnimmt man dem Reagenzienbehälter erst mit der Mikropipette eine größere Menge der benötigten Lösung, stellt dann die Meßcapillare im Gesichtsfeld ein und führt mit Hilfe der Mikropipette so viel von der Lösung ein, daß eine Flüssigkeitssäule der vorher berechneten Länge erhalten wird. Hierauf wird die Mikropipette entleert und dann der Inhalt der Meßcapillare mit der Mikropipette in das Capillarspitzröhrchen übertragen.

Färbungen und Niederschlagsbildungen sind in den Capillarspitzröhrchen unter dem Mikroskop bei Wahl passender Beleuchtung unmittelbar ersichtlich. Zum Zwecke des Zentrifugierens werden die Capillarspitzröhrchen mit Hilfe einer weiten Capillare in ein Spitzröhrchen übertragen (Abb. 19). Das Zentrifugat kann mit Hilfe der Mikropipette in der feuchten Kammer vom Niederschlag abgehoben und in ein anderes Capillarspitzröhrchen übertragen werden. Der Vorgang für das Waschen des Niederschlages ist wohl selbstverständlich. Zum Rühren benützt man einen feinen Glasfaden, der in den Manipu-

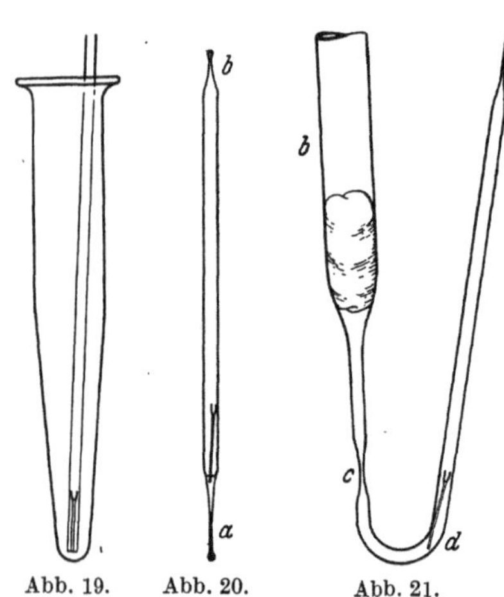

Abb. 19.   Abb. 20.   Abb. 21.

Abb. 19. Zentrifugieren des Capillarspitzröhrchens (³/₄ nat. Gr.).

Abb. 20. Erhitzen im Capillarspitzröhrchen (nat. Gr.).

Abb. 21. Fällung mit Schwefelwasserstoff im Capillarspitzröhrchen (nat. Gr.).

lator eingespannt wird. Soll der Inhalt des Capillarspitzröhrchens erhitzt werden, so überträgt man dieses in eine beiderseits geschlossene Capillare (Abb. 20), die an einem Ende am besten ein kleines Tröpfchen Wasser enthält. Zum Erhitzen wird die Capillare dann in ein passendes Bad eingestellt. Abb. 21 zeigt die Behandlung mit Schwefelwasserstoff. Das weite Rohr B, das einen Wattebausch enthält, ist mit dem Schwefelwasserstoffapparat verbunden. Wenn die Luft verdrängt ist, wird die das Capillarspitzröhrchen enthaltende Capillare bei a und c abgeschmolzen und kann dann zur Vervollständigung der Fällung in einem Bade erhitzt werden.

Um ein Beispiel anzuführen, sei erwähnt, daß auf die angedeutete Weise die Trennung von 0,008 µg Wismut von 0,08 µg Antimon mit Hilfe von Schwefelwasserstoff und Natriumsulfid gelungen ist. Hierbei war es möglich, durch Messung der zentrifugierten Niederschläge mit Hilfe des Okularmikrometers das Mengenverhältnis der beiden Metalle als 1:7 zu schätzen, eine Zahl, die mit den eingangs gegebenen Mengen zufriedenstellend übereinstimmt. Über eine Feinausführung von biologischen Fällungs- und Agglutinationsproben, die in diesem Zusammenhang erwähnt werden sollte, sehe man C. L. Hudson und S. Mudd.

β) Fixierung von Niederschlägen an der Oberfläche kleiner Objekte. Die von F. Emich (1) ausgebildete Arbeitsweise hat zwar noch keine systematische Ausbildung erfahren, ist aber prinzipiell als Trennungsmethode für Mikrogrammproben geeignet. Neuerdings haben H. K. Alber und C. J. Rodden die Fadenreaktionen zur Auffindung der analytischen Gruppen verwendet und betont, daß dabei keinerlei Material verloren wird, da die Niederschläge wieder von den Gespinnstfasern abgelöst werden können. Die ebenfalls unter der Anleitung von F. Emich (H. J. Brenneis) ausgebildeten Mikroelektroden gehören sinngemäß hierher und könnten in der Entwicklung von Mikrogrammverfahren wertvolle Dienste leisten.

B. Spezieller Teil.

1. Anorganische qualitative Analyse. Ein Trennungsgang für die Analyse von Milligrammproben, der auf den Analysengang von A. A. Noyes und W. C. Bray aufgebaut ist, ist teilweise ausgearbeitet und wird in absehbarer Zeit vollständig vorliegen. Es wird von 1 mg nichtmetallischer fester Probe bzw. von 0,5 mg einer Legierung ausgegangen. Die Trennungsverfahren sind im allgemeinen so ausgearbeitet, daß die Auffindung jedes Bestandteiles, der in einer Menge von 1% oder mehr gegenwärtig ist, sichergestellt ist. In günstigen Fällen wird eine Empfindlichkeit von etwa 0,1% erreicht.

Die Mengenschätzung ist in der Regel auf den Vergleich der Volumina zentrifugierter Niederschläge aufgebaut, hierzu sind Normalniederschläge erforderlich. Bei genügender Sorgfalt kann eine relative Genauigkeit der Schätzung von ±5% erreicht werden (H. K. Alber und C. J. Rodden; s. a. H. S. Greene).

Die Arbeitsvorschriften für die Analyse der folgenden Gruppen sind bereits für das Milligrammverfahren ausgearbeitet:

Selengruppe: A. A. Benedetti-Pichler und J. R. Rachele (1, 3).

Osmium und Ruthenium: A. A. Benedetti-Pichler und J. R. Rachele (2).

Thalliumgruppe: A. A. Benedetti-Pichler und W. F. Spikes (2).

Tellurgruppe: B. S. Alstodt und A. A. Benedetti-Pichler.

Kupfergruppe: A. A. Benedetti-Pichler (2).

Prüfung auf Fe und PO$_4$: A. A. Benedetti-Pichler und W. F. Spikes (1).

Aluminiumgruppe: A. A. Benedetti-Pichler und W. F. Spikes (3).

Nickelgruppe: A. A. Benedetti-Pichler und W. F. Spikes (3).

Gallium: A. A. Benedetti-Pichler und W. F. Spikes (3).

Alkalische Erden: A. A. Benedetti-Pichler, W. R. Crowell und C. Donahoe.

Alkalien: A. A. Benedetti-Pichler und J. T. Bryant.

Bezüglich der Analyse der Platinmetalle sei auf eine Arbeit von W. F. Whitmore und H. Schneider verwiesen.

2. Organische qualitative Analyse. Zur Identifizierung organischer Substanzen unter dem Mikroskope wurden von L. Kofler und seinen Mitarbeitern die Wege gewiesen (L. Kofler, A. Kofler und A. Mayrhofer). Die folgenden Kennzeichen werden häufig für die einwandfreie Identifizierung des Stoffes ausreichend sein:

1. Untersuchung der Kristalle unter dem Polarisationsmikroskop;
2. Bestimmung der Brechungsindices;
3. Sublimation unter dem Mikroskop;
4. Bestimmung von Umwandlungstemperaturen und des (der) Schmelzpunkte (vgl. S. 278);
5. Bestimmung des Brechungsindex der Schmelze;
6. chemische Bestätigungsreaktionen unter dem Mikroskop.

Die Bestimmung des Brechungsindex der Schmelze erfolgt nach dem Einbettungsverfahren mit Hilfe einer Skala von 16 Glaspulvern mit verschiedenen Brechungsexponenten, die zwischen den Grenzen 1,4339 und 1,8052 liegen. Jede Glassorte unterscheidet sich von den Nachbarn um durchschnittlich 0,02. Die Einstellung auf das völlige Verschwinden der Konturen der Glasteilchen erfolgt durch Änderung der Temperatur [L. Kofler (2)]. Da die charakteristischen Brechungsexponenten doppelbrechender Kristalle nur in Ausnahmsfällen einfach und mit Sicherheit bestimmt werden können, bietet die Bestimmung des Brechungsindex der Schmelze einen höchst willkommenen Ausweg.

Als ein weiteres Charakteristikum wird von E. E. Jelley die Aufnahme der Spektrogramme der mit dünnen Kristallkeilen erhaltenen Interferenzerscheinungen empfohlen. Zur Erzielung geeigneter Kristalle legt man auf einen Objektträger ein kleines quadratisch geformtes Stückchen eines 0,2 mm dicken Deckgläschens. Auf dieses Deckgläschen stützt man die eine kurze Kante eines zweiten Deckgläschens von 15 mm Länge, 3 mm Weite und 0,25—0,5 mm Dicke, das mit der anderen kurzen Kante auf dem Objektträger ruht und mit diesem einen keilförmigen Raum (2 ± 0,2 Winkelgrade) abschließt. Die Schmelze der zu prüfenden Substanz wird in dem von Deckglasstreifen und Objektträger gebildeten Keil erstarren gelassen, wobei es sich versteht, daß nur der Raum an der Spitze des Keiles tatsächlich von der zu prüfenden Substanz erfüllt werden braucht. Beim Erstarren der Schmelze bildet sich natürlich eine große Zahl von Kristallen. Es hat sich jedoch herausgestellt, daß die Kristalle in der Regel parallel (in bezug auf ihre optischen Achsen) angeordnet sind und daß überdies die Orientierung der Kristalle in bezug auf die Kante des Keiles für bestimmte Substanzen charakteristisch und reproduzierbar ist. Das fertige Präparat wird unter dem Polarisationsmikroskop so orientiert, daß mit gekreuzten Nicols die Interferenzbänder maximale Helligkeit besitzen. Der Spalt des Spektralokulars, das mit einem Gitter ausgerüstet ist, wird vertikal zu den Farbbändern eingestellt und das erhaltene Spektralbild photographisch festgehalten. Die Spektrogramme sind bezüglich der Anordnung und der Abstände zwischen den Absorptionsbanden (Müller-Banden) für die verschiedenen Stoffe charakteristisch.

Die Anweisungen zur Anwendung von Mikromethoden von D. G. Foulke und Frank Schneider umfassen eine Vorprobe durch allmähliches Erhitzen auf einem flach geschlagenen Platindraht, die Auffindung von Stickstoff, Schwefel und Halogen, und die Bestimmung des Löslichkeitsverhaltens. Die Bestimmung der Löslichkeit [F. Schneider und D. G. Foulke (1)] wird entweder in einer Capillare ausgeführt oder auf die Beobachtung von Schlieren (I, 1140) basiert. Die Unterteilung in „löslich" und „unlöslich" muß natürlich in willkürlicher Weise vorgenommen werden. Sind vier oder mehr Teile der Substanz in 100 Teilen des Lösungsmittels löslich, so wird die Substanz als löslich klassifiziert. In einer weiteren Arbeit beschäftigen sich F. Schneider und D. G. Foulke (2) mit den Klassifikationsproben im Sinne von Mulliken; die Mitteilung beschränkt sich auf die Erkennung von Verbindungen, die Kohlenstoff, Wasserstoff und Sauerstoff enthalten.

Angaben für den Nachweis und Schätzung der Menge der Elementarbestandteile organischer Verbindungen findet man auch in einer Arbeit von H. K. Alber und C. J. Rodden.

Bezüglich der Erkennung von Alkaloiden sei auf die Arbeit von L. Kofler und F. A. Müller verwiesen. W. F. Whitmore und Ch. A. Wood beschreiben einen Gang für die Trennung von zwanzig der häufiger anzutreffenden narkotischen Alkaloide und W. F. Whitmore und A. I. Gebhart behandeln die Erkennung der wichtigeren substituierten Naphthalinsulfonsäuren mit Hilfe des Mikroskopes. S. M. Strepkov gibt einen vollständigen Analysengang für die in pflanzlichen Stoffen vorkommenden Kohlehydrate.

V. Quantitative Analyse.

Bezüglich der Beurteilung und Kennzeichnung der Leistungsfähigkeit quantitativer Bestimmungsmethoden sei auf die Artikel von A. A. Benedetti-Pichler (4), F. W. Power, und Erich Reichel verwiesen.

A. Allgemeiner Teil.

1. Rückstandsbestimmungen. a) Milligrammverfahren. Als Metalle lassen sich Silber, Gold, Platin, auch bei Anwesenheit von Chlor, durch einfache Rückwägung des Schiffchens nach einer vorsichtig durchgeführten CH-Analyse bestimmen. Als Metalloxyd geben bei starkem Glühen im Sauerstoffstrom die Salze von organischen Verbindungen des Eisens, Chroms, Aluminiums, Kupfers und Zinns gute Werte, wobei Fe_2O_3, Cr_2O_3, Al_2O_3 und SnO_2 als Rückstand erhalten werden. Die erhaltenen Werte können durch die Rückstandsbestimmung im kleinen Platin- oder Porzellantiegel kontrolliert werden. Dabei wird direkt geglüht, allenfalls unter Zusatz von Salpetersäure. Auf diese Weise lassen sich auch Silicium als SiO_2 und Magnesium als MgO bestimmen. Die organischen Metallverbindungen von Mangan, Kobalt und Nickel liefern bei der direkten Verbrennung Gemische von Oxyden, Zinkoxyd und Molybdäntrioxyd sind flüchtig. Kobalt und Nickel werden als Metall bestimmt, indem die Substanz im Verbrennungsrohr im Wasserstoffstrom verbrannt wird [A. Friedrich (1), sowie Z. Stary].

Zur Bestimmung von Kobalt, Nickel, Eisen, Chrom und Vanadin in ihren Komplexsalzen geben J. Meyer und K. Hoehne eine einfache Apparatur an, mit der die zu analysierende Substanz abwechselnd in Kohlendioxyd, Sauerstoff und Wasserstoff erhitzt und geglüht werden kann. Kobalt- und Nickelverbindungen müssen in die Metalle übergeführt werden, Eisen und Chrom in ihre Oxyde, Vanadin kommt als Pentoxyd zur Wägung. Die Handhabung des Apparates ergibt sich aus der Abb. 22.

Durch Abrauchen mit Schwefelsäure mittels der Mikromuffel nach Pregl oder im Mikrotiegel werden in Sulfate übergeführt und können als solche gewogen werden die Metalle: Natrium, Kalium, Magnesium, Calcium, Barium, Cadmium, Mangan und Blei. Lithiumsulfat ist hygroskopisch und muß daher unter Ausschluß von Feuchtigkeit gewogen werden. Über die Bestimmung des Quecksilbers vgl. Meixner und Kröcker; über die gleichzeitige Bestimmung von Stickstoff und Quecksilber vgl. Fr. Hernler; über die Bestimmung des Quecksilbers in organischen

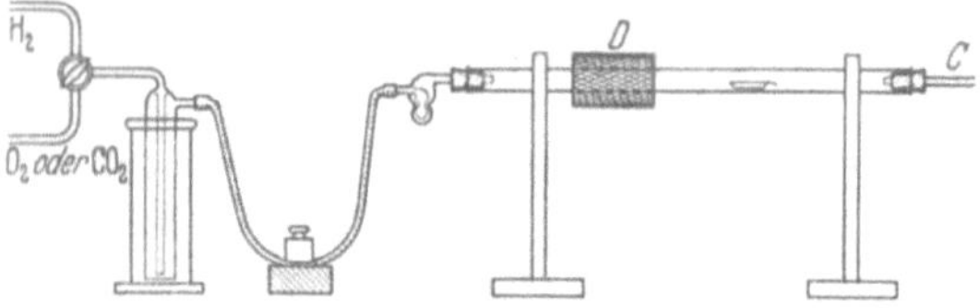

Abb. 22. Apparat zur Rückstandsbestimmung nach J. Meyer und K. Hoehne. [Aus Mikrochemie **16**, 188 (1934/35).]

und anorganischen Verbindungen bei gleichzeitiger Anwesenheit von Cl, Br, J, N und S vgl. M. Boëtius.

Bezüglich der Bestimmung der Metalle sei auch auf die Sammelreferate von K. Heller (2), F. Cucuel, Z. Stary hingewiesen.

In diesem Zusammenhange muß auch eine von J. Donau (2) beschriebene, auf dokimastischen Grundlagen aufgebaute Methode für die Bestimmung von Gold erwähnt werden. Einige Milligramme der Legierung werden in einem Quarz- oder Glasröhrchen von 8 mm Weite und 4 cm Länge im Wasserstoffstrom mit Silber oder einer Cadmium-Zinklegierung quartiert. Die erhaltene Legierung wird mit Salpetersäure behandelt und das hinterbleibende Gold gewogen. Das Verfahren ist auch bei Gegenwart von Palladium und von Zinn anwendbar.

Trocknen der Substanzen, Wasserbestimmung (I, 1127).

Eine eingehende systematische Untersuchung über das Trocknen kleiner Mengen fester und flüssiger Substanzen, auf die besonders hingewiesen sei, wurde von H. K. Alber (3) ausgeführt.

Zur Vorbehandlung zu trocknender und hygroskopischer Substanzen für die quantitative Mikroanalyse stehen verschiedene Trockenapparate in Verwendung. Der Mikroexsiccator nach Pregl findet für Substanzen Verwendung, die verhältnismäßig leicht zu trocknen und nicht besonders hygroskopisch sind. Eine Weiterentwicklung stellt der von A. Stoll und E. Wiedemann beschriebene Apparat dar.

Für schwer zu trocknende, äußerst mikroskopische Substanzen eignet sich besonders der von J. Unterzaucher (1) angegebene Hochvakuum-Mikroexsiccator. In eine kleine Trockenpistole, Revolverexsiccator (a) (Abb. 23) ist ein Wägebehälter (c) von kubischem Querschnitt mittels zweier angesetzter Flügel (*e*) und einer im Exsiccator eingesetzten Vorrichtung (*d*) so einschiebbar, daß er mit dem Schiffchen (*b*) in horizontaler Lage bleibt, beim Neigen nicht gleitet und bei der Entnahme mit dem Schliffett des Exsiccators nicht in Berührung kommen kann. Der Stopfen des Wägebehälters ist mit einem über die Gleitvorrichtung hinausragenden Schaft (*f*) versehen, der das Schließen des Wägebehälters im Exsiccatorrohr ermöglicht. Wägebehälter und Exsiccator haben Schraubenschliffe (Bezugsquelle W. K. Heinz, Stützerbach).

Handhabung des Apparates. Das Schiffchen wird stets im geschlossenen Wägebehälter gewogen. Dieser wird dann mittels des Stopfenschaftes (*f*) in den Exsiccator geschoben, der Stopfen abgenommen und in der Gleitvorrichtung liegen gelassen. Nach Aufsetzen der mit frischem Phosphorpentoxyd beschickten Verschlußkappe wird Hochvakuum angelegt und der Apparat allenfalls auch durch Einschieben in die seitliche Bohrung eines regulierbaren Trockenschrankes erhitzt. Nach beendeter Trocknung, deren Dauer

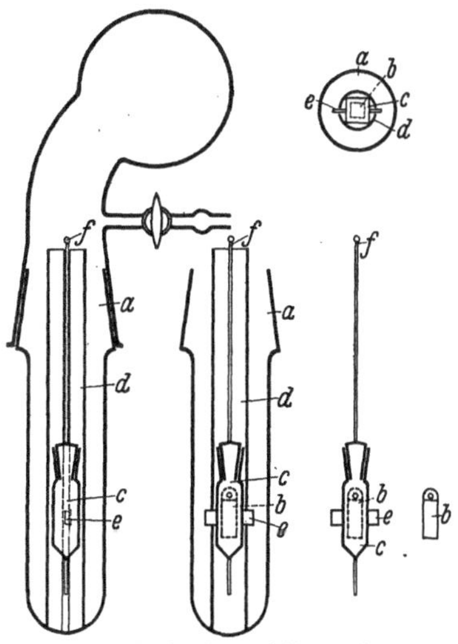

Abb. 23. Hochvakuum-Mikroexsiccator nach Unterzaucher. (Aus Pregl-Roth.)

sehr verschieden sein kann, wird das Vakuum durch Einströmenlassen von Luft aufgehoben, die durch ein mit Phosphorpentoxyd auf Bimsstein gefülltes Rohr geleitet wurde; dann der Exsiccator geöffnet, der

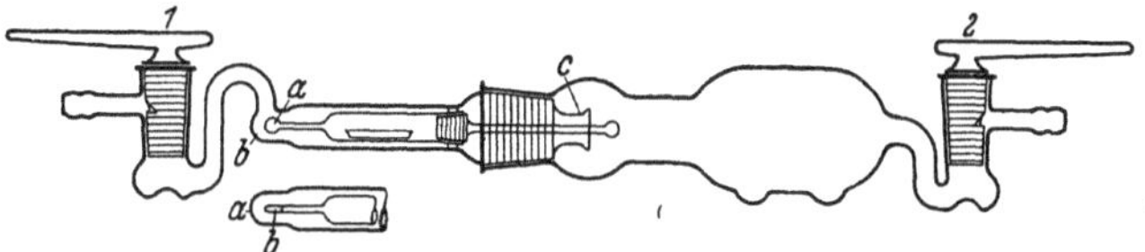

Abb. 24. Universal-Mikroexsiccator nach Rönheisen und Brettner. [Aus Mikrochemie 22, 254 (1937).]

Wägebehälter noch im Rohr *a* liegend, sofort geschlossen und gewogen. Er wird am Schaft (*f*) mit Rehleder angefaßt.

Beim Universal-Mikroexsiccator von P. Rönheisen und P. Brettner (Abb. 24) wurde von der Trockenpistole abgegangen und eine Form gewählt, die immer und bei jeder Handhabung das Schiffchen mit Substanz in einer gleichmäßigen Lage hält, den Anschluß an den Trockenmittelbehälter mittels des Entlüftungshahnes gestattet, so daß immer nur trockene Luft zur Substanz gelangen kann, und ferner das Erhitzen in dem leicht konstant zu haltenden Trockenblock von Pregl ermöglicht:

Das Schiffchen wird in einem Wägegläschen „Wäge-Schweinchen" gewogen, dessen Stopfen mit einem langen Schaft versehen ist und welches mittels des Blättchens (*a*) in der flachen Stelle (*b*) des Exsiccators so fixiert werden kann, daß sich der Stopfen leicht heraus- und hineindrehen läßt, ohne daß das Schweinchen der Drehbewegung folgen kann. An H_2 wird die Saugpumpe angeschlossen und durch Hahn H_1 läßt sich vorgetrocknete Luft oder ein indifferentes Gas (Stickstoff), das durch eine Waschflasche mit Schwefelsäure und ein Rohr mit einem Trockenmittel strömt, langsam einsaugen. Beim Trocknen im Hochvakuum wird H_1 geschlossen und in den Exsiccator ein Trockenmittel (Calciumchlorid oder Phosphorpentoxyd) gebracht. Nach beendeter Trocknung wird H_2 geschlossen und so lange gewartet, bis sich der Exsiccator mit der durch H_1 einströmenden trockenen Luft völlig gefüllt hat. Nach dem Öffnen wird der Schliffstopfen sofort in das Schweinchen geschoben, dieses herausgenommen und an der Waage 10—15 Minuten stehen gelassen. Bei der Wägung muß eine allfällige Nullpunktsverschiebung der Waage gegenüber der ersten Wägung berücksichtigt werden. Bezugsquelle: Gebr. Buddeberg, Mannheim A 3. 5.

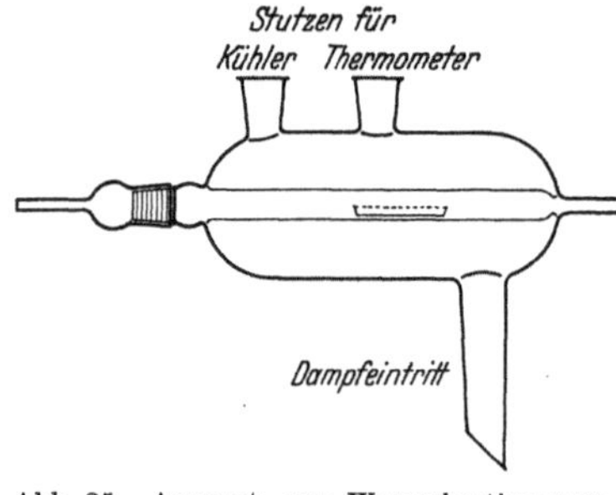

Abb. 25. Apparat zur Wasserbestimmung nach Fr. Vetter.
[Aus Mikrochemie 10, 408 (1931).]

Eine Vorrichtung, die zur gewichtsanalytischen Bestimmung des Wassers in Kohlen und anderen festen Stoffen, aber auch zum Trocknen von Substanzen im Vakuum benützt werden kann, wird von Fr. Vetter angegeben (Abb. 25). In einer von einem Glasmantel umgebenen Glasröhre, die durch Toluoldämpfe (oder Dämpfe anderer Flüssigkeiten) indirekt auf 111° C geheizt ist, wird das Wasser aus der in einem Schiffchen befindlichen Kohle (bzw. anderen Substanz) ausgetrieben, in einem mit Chlorcalcium gefüllten Absorptionsröhrchen nach Pregl aufgefangen und gewogen. Während des Erhitzens wird ein indifferenter Gasstrom (Stickstoff) durch die Trockenröhre von 8—10 mm lichter Weite geschickt. Sie trägt auf der einen Seite einen umgekehrten Schliff und ist auf der anderen zu einem dem Absorptionsröhrchen nach Pregl genau entsprechenden Schnabel ausgezogen. Weitere Einzelheiten ergeben sich aus der Zeichnung.

Für die Wasserbestimmung wird der Stickstoff wie bei einer Kohlenstoff-Wasserstoffbestimmung nach Pregl durch den Druckregler, dann durch den Blasenzähler und das mit Chlorcalcium gefüllte U-Rohr mit einer Geschwindigkeit von 3—4 ccm in der Minute geleitet und gleichzeitig mit der Mariotteschen Flasche gesaugt.

Zum Trocknen von Substanzen im Vakuum wird das Eintrittsröhrchen des Trocknungsgases zu einer Capillare ausgezogen und das Schnabelende mit der Saugpumpe verbunden.

Eine Bestimmung von Kristallwasser in Verbindung mit der CH-Bestimmung beschreibt D. F. Hayman. Die lufttrockene Substanz wird im Platinschiffchen gewogen und in ein Verbrennungsrohr mit angeschaltetem Absorptionsapparat gebracht. Durch die Preglsche

Trockenvorrichtung wird der Stickstoff (5 ccm/Min.) durchgeleitet und die Substanz 90 Minuten durch einen Pregl-Heizblock auf 100—105° erhitzt. Dann wird durch 20 Minuten Luft durchgeleitet und die Absorptionsapparate gewogen. Nach neuerlichem Anschluß der Absorptionsgefäße wird die Verbrennung in gewöhnlicher Weise durchgeführt.

Einen sehr praktischen Heizkörper für den Mikroexsiccator nach Pregl, der an Stelle des Kupferblockes „Regenerierungsblockes" nach Pregl treten kann, wird von dem Jenaer Glaswerk Schott & Gen. hergestellt. Er hat die Form der Heizgranate nach Schöbel (S. 313) mit angeschmolzenem Liebig-Kühler.

b) **Mikrogrammverfahren, Rückstandsbestimmungen.** Über Rückstandbestimmungen mit Hilfe der verfeinerten Nernst-Waage und der elektromagnetischen Waage (S. 276) sehe man F. Emich (5) (Abderhaldens Handbuch) und E. Wiesenberger. Bezüglich dokimastischer Methoden für die Bestimmung von Silber, Gold, Platin und Palladium, bei denen die resultierenden Edelmetallperlen unter dem Mikroskop ausgemessen werden, sei auf die zusammenfassende Darstellung von G. Lunde verwiesen.

2. Quantitative Analyse durch Elektrolyse (I, 1147). a) **Milligrammverfahren.** Der Elektrolysenapparat von F. Pregl (I, 1148) wurde in manchen Belangen abgeändert. A. J. Lindsey und H. J. S. Sand ersetzen die Drahtanode durch eine Drahtnetzanode, die die Kathode umgibt, und erreichen damit eine Herabsetzung des Ohmschen Widerstandes in der Zelle. Eine Kontrolle des Kathodenpotentiales ist vorgesehen. Bestimmungen von Kupfer, Silber, Quecksilber, Blei, Nickel, Kobalt und die Trennung des Wismuts von Blei, Kupfer, Zinn und anderen Metallen können ausgeführt werden. B. L. Clarke und H. W. Hermance (1, 3) beschreiben zwei Elektrolysenapparate, von denen der eine für die Abscheidung von Spuren aus verhältnismäßig großen Lösungsmengen bestimmt ist. Kathode und Anode bestehen aus Drahtnetz und sind durch ein besonders konstruiertes Glasgestell voneinander getrennt. Das Rühren kleiner Elektrolytmengen erfolgt mit Hilfe eines Luftstromes. An den Boden des Elektrolysengefäßes ist ein Glashahn angesetzt, der das quantitative Entfernen des Elektrolyten erleichtert. Das Prinzip der Mammutpumpe wird benutzt, um große Flüssigkeitsmengen für die Fällung von Spuren durch die elektrolytische Zelle zu zirkulieren. Beschrieben werden die Bestimmung von Nickel, Zinn und Zink, die Trennungen Kupfer-Nickel und Blei-Zink, und die Bestimmung von Zinkspuren in Aluminiumlösungen. H. Brantner und F. Hecht benutzen für die Bestimmung des Bleies einen Platintiegel mit mattierter Innenseite, der zum Zwecke der Erhitzung in die Ausnehmung eines Aluminiumblockes gestellt wird. Der Block dient auch für die Stromzuleitung. Der Tiegel wird während der Elektrolyse durch Aufsetzen einer Glaskugel verschlossen, die eine Scheibenelektrode trägt. Ein durch die Glaskugel geführtes Heberrohr, das bis zum Boden des Tiegel reicht, gestattet das Abziehen des Elektrolyten und das Waschen des Niederschlages ohne Stromunterbrechung.

b) **Mikrogrammverfahren.** Über die elektrolytische Fällung des Kupfers aus der Lösung von 5—10 µg Kupfersalzen sehe man E. Wiesenberger.

3. Behandlung von Niederschlägen (I, 1149). a) Milligrammverfahren. Die Anwendung des F. Emichschen Filterstäbchens (I, 1152) ist dann ungeeignet, wenn der Niederschlag nach dem Wägen durch eine Aufschlußmethode in Lösung gebracht werden muß. E. Schwarz v. Bergkampf(1) (s. a. Earl J. King) verwendet daher Filtrierpapier an Stelle von Asbest in einem Glasfilterstäbchen der üblichen Form. Ein Papierröllchen wird aus einem Streifen aschefreien weichen Filtrierpapieres von etwa 3 mm Breite und 10—20 mm Länge hergestellt. Die Länge des Streifens muß so gewählt werden, daß die zwischen den Fingern dicht zusammengerollte „Zigarre" sich gerade noch in den zylindrisch geformten Kopf des Filterstäbchens einsetzen läßt. Das Stäbchen wird hergestellt, indem man ein Glasrohr von 2 mm lichter Weite nahe an einem Ende zu einer capillaren Verengung zusammenfallen läßt. Nach dem Filtrieren und Waschen wird das Röllchen mit Hilfe eines Stückchens Filtrierpapier angefaßt, aus dem Filterstäbchen herausgezogen und in den Arbeitstiegel gelegt. Hierauf wird das Stäbchen mit kleinen Stückchen Filtrierpapier abgewischt und alles Filtrierpapier mit dem Röllchen vereinigt und schließlich verascht. Das Verfahren eignet sich für die Bestimmung der Kieselsäure, der Sesquioxyde der dritten Gruppe usw. In ähnlicher Weise gehen M. v. Mack und F. Hecht für die Bestimmung des Zinns vor. Eine Scheibe Filtrierpapier von 4,5 cm Durchmesser wird nach Art eines Faltenfilters zusammen- und um das Ende einer Glascapillare herumgelegt, fest angepreßt und mit einem schnurartig zusammengedrehten Streifen Filtrierpapier (im ausgebreiteten Zustand 1 × 7 cm) am oberen Rand zusammengebunden. Die Enden der Papierschnur und der obere Teil des Faltenfilters werden mit einer Schere zugeschnitten. Nach dem Filtrieren und Waschen wird das Filter mit einer mit Platinspitzen versehenen Pinzette in den Tiegel abgestreift. Beim Arbeiten mit Blaubandfilter beträgt der Aschengehalt des Papieres 25 µg. Betreffend Behelfe für das Arbeiten mit Filterstäbchen und Filterbechern [E. Gartner, und E. Schwarz-Bergkampf (2)] sehe man F. Hecht und W. Reich-Rohrwig (1, 2, 3) und F. Hecht (3).

J. Donau (3) geht beim Arbeiten mit Platinfilterschälchen so vor, daß er die Fläche aus gesintertem Glas eines Makrofilterstäbchens als Unterlage für das Platinfolienschälchen benutzt. Das Filterschälchen ist 20 bis 25 mm in Durchmesser und etwa 3 mm tief. Das etwas kleinere und seichtere Fällungsschälchen wird zur Filtration in das Filterschälchen gestellt. Die Filtration wird in Gang gesetzt, indem man Fällungs- und Filterschälchen mit der Waschflüssigkeit füllt. Die Schwere der den Stiel des Filterstäbchens füllenden Flüssigkeitssäule genügt, um die Flüssigkeit abzusaugen. Auch das Fällungsschälchen wird vollkommen entleert, da wegen des niedrigen Randes dieses Schälchens und der geringen Adhäsion wäßriger Lösungen an Platinoberflächen auch die letzten Flüssigkeitsanteile als ungebrochener Tropfen abgesaugt werden. Fällungsschälchen und Filterschälchen werden zusammen gewogen.

P. L. Kirk und R. Craig haben die in Abb. 26 gezeigte Filtriervorrichtung für die Bestimmung von Halogenen und Sulfat benutzt. Die Fällungskammer *A* ist durch einen eingeschliffenen Glasstab verschlossen und mit Hilfe eines Schliffes auf das Filterröhrchen *B* aufgesetzt. In das Filterröhrchen ist eine perforierte Platinscheibe *C* eingeschmolzen, auf der ein Asbestfilter in der üblichen Weise erzeugt wird. Alle Schliffe werden mit Glycerin gefettet. Die Fällung wird in *A* vorgenommen und der Niederschlag nach Entfernen des Stopfens *D* mit Hilfe von Wasser und Alkohol quantitativ in das Filterröhrchen *B* übergeführt, das hierzu auf eine Saugflasche aufgesetzt wird. Im Falle des Bariumsulfates wird das Haften des Niederschlages am Glase durch Fällung in Gegenwart von Aceton vermieden.

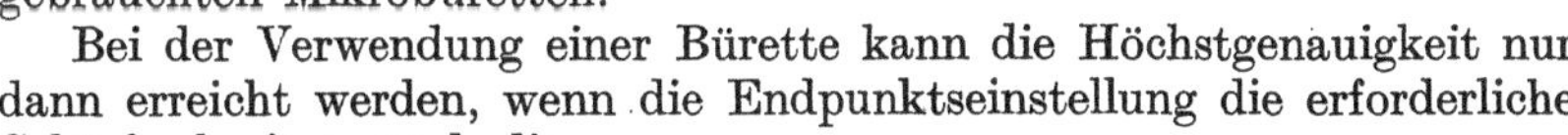

Abb. 26. Filtration nach P. L. Kirk und R. Craig. (Aus Ind. and Engin. Chem., Anal. Ed. **3**, 345.)

Ein Zentrifugierröhrchen für quantitative Bestimmungen, dessen Spitze abgenommen werden kann, wurde von St. D. Elek beschrieben. Über ein Filtrationsverfahren, das sich der Zentrifugalkraft bedient, sehe man A. Langer.

b) **Dekamikrogrammverfahren.** Über eine Anwendung des Filterstäbchens zur Abtrennung von Niederschlägen für die maßanalytische Bestimmung sehe man P. L. Kirk (1). Die Masse der festen Probe könnte zu 10—50 µg angenommen werden.

4. Maßanalyse (I, 1154). Die untenstehende Zusammenstellung gibt die Maßzahlen einiger der häufiger gebrauchten Mikrobüretten.

Bei der Verwendung einer Bürette kann die Höchstgenauigkeit nur dann erreicht werden, wenn die Endpunktseinstellung die erforderliche Schärfe besitzt und die Möglichkeit besteht, der Bürette Flüssigkeitsanteile zu entnehmen, die etwa $^1/_{20}$ des Wertes eines Teilstriches entsprechen.

a) **Meßgeräte von 1—15 ccm nutzbarem Gesamtinhalt.** A. Friedrich (2) biegt die Auslaufspitze der Pregl-Bürette in die Form eines Bajonettes. Dadurch wird das

Autor	Gesamtinhalt der Teilung ccm	Wert eines Teilstriches ccm
F. Pregl[1]	10	0,05
F. Pregl[2]	10	0,02
E. J. Conway	0,1	0,0008
K. Schwarz	0,2—0,5	0,001 (?)
N. G. Heatley	0,1	0,001
P. L. Kirk	0,05—0,1	0,0002
Linderstrøm-Lang und Holter	0,1	0,0002

Erhitzen der Bürette während der Titration heißer Lösungen vermieden. Der Zusammenhang zwischen Geschwindigkeit der Entnahme der Maßflüssigkeit und der Menge des Nachflusses wurde von V. Rank einer eingehenden Untersuchung unterzogen. Eine einfache Vorrichtung

---

[1] I, 1181.

[2] Niederl, J. B. u. V. Niederl: Micromethods of Quantitative Organic Elementary Analysis, S. 44. New York 1938.

zur Vermeidung von Ablesefehlern wird von A. J. Schattenstein beschrieben. J. Lindner (1) empfiehlt Kupfergefäße für die Aufbewahrung von Normallaugen.

R. B. Dustman, und W. Eißner versuchen die relative Meßgenauigkeit dadurch zu erhöhen, daß sie mit Hilfe eines Dreiweghahnes zwei Bürettenrohre an die Auslaufspitze anschließen. Das zylindrische Rohr enthält 3 ccm und ist in Hundertstel geteilt. Das Kugelrohr (Abb. 27) hat an den Einschnürungen, an denen die Marken angebracht sind, dieselbe Weite wie das zylindrische Bürettenrohr. Jede Kugel hält 3 ccm. Bezüglich Konstruktionen hahnloser Büretten sei etwa auf E. Schilow, E. L. Harrington, H. Yagoda (2), J. Mika, und E. P. White verwiesen. Über Wägebüretten siehe F. L. Hahn.

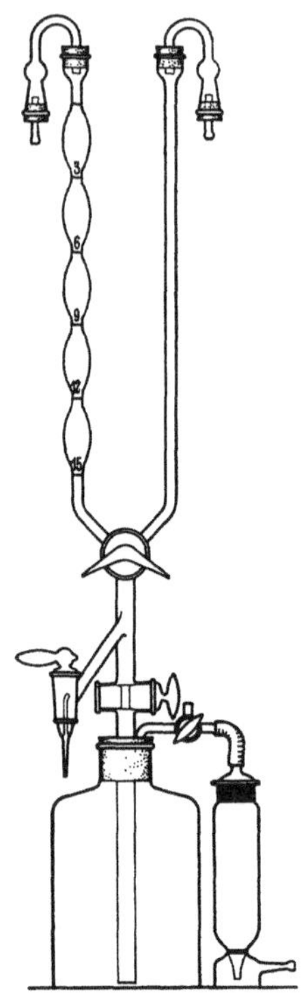

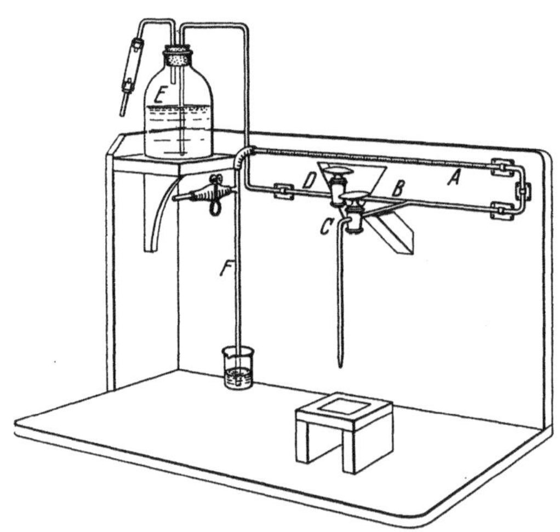

Abb. 27. Mikrobürette von W. Eißner.
(Aus Ztschr. f. anal. Ch. 91, 172.)

Abb. 28. Mikrobürette von E. J. Conway.
(Aus Biochemic. Journ. 28, 283.)

b) **Meßgeräte von weniger als 1 ccm nutzbarem Gesamtinhalt.** Unter den hier zu besprechenden Büretten ist jene von E. J. Conway die einzige bei der die Entleerung der Maßflüssigkeit mit Hilfe der Schwerkraft erfolgt und durch Öffnen und Schließen eines Hahnes an der Auslaufspitze reguliert wird. Die Konstruktion ist aus Abb. 28 ersichtlich. Das geteilte Rohr hat eine lichte Weite von 1 mm (Teilung von 128 mm Länge) und ist zur Verminderung der Auslaufgeschwindigkeit horizontal angeordnet. Durch Hochstellen des Vorratsgefäßes kann die Füllung der Bürette mit Hilfe der Schwerkraft erfolgen. Alle Teile sind aus widerstandsfähigem Pyrexglas hergestellt.

Die außerordentlich einfach konstruierte Bürette von K. Schwarz (s. a. E. Abel und F. Fabian), die von P. Haack (Garelligasse 4, Wien IX) bezogen werden kann, besitzt eine außerordentlich feine, auswechselbare Auslaufspitze. Die Maßflüssigkeit wird durch die Oberflächenkraft, die in dieser Spitze ihren Ursprung hat, in der Bürette gehalten. Die Flüssigkeit darf selbst dann nicht aus der Spitze austreten, wenn vom oberen Ende der Bürette her durch Einblasen von Luft ein leichter Druck ausgeübt wird. Erst wenn die Auslaufspitze in die titrierte Flüssigkeit eingetaucht wird, tritt die Maßlösung aus der Bürette aus. Das Ausfließen wird durch das Herausziehen der Auslaufspitze aus der titrierten Lösung unterbrochen. Die Bürette ist auf einem speziellen Stativ montiert, das in einfacher Weise eine begrenzte Bewegung in vertikaler Richtung gestattet.

Die Büretten von K. Linderstrøm-Lang und H. Holter, P. L. Kirk, und N. G. Heatley (1) bewegen die Maßflüssigkeit durch Verdrängung mit Quecksilber. Die beiden ersten Büretten benutzen eine „Quecksilberschraube" und schließen sich damit an die Konstruktionen

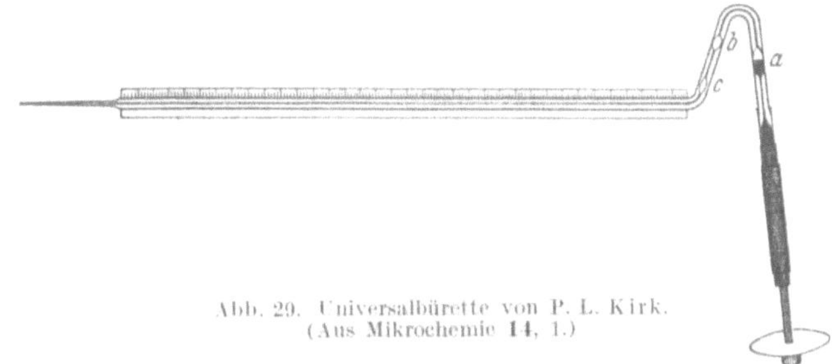

Abb. 29. Universalbürette von P. L. Kirk.
(Aus Mikrochemie 14, 1.)

von F. Emich (I, 1154) und P. Brandt-Rehberg an, während N. G. Heatley (1) mit Hilfe eines Quecksilberniveaugefäßes in der Bürette nur einen leichten Druck ausübt, der die Maßflüssigkeit wie bei der Bürette von K. Schwarz erst durch das Eintauchen in die titrierte Lösung zum Ausfließen bringt. Bezüglich einer ausführlichen Beschreibung der Präzisionsapparate (Pipetten, Büretten, Rührvorrichtung) von K. Linderstrøm-Lang und H. Holter sei auf die Literatur verwiesen (Bezugsquelle: F. C. Jacob, Hauser Plads, Copenhagen). Ferner sehe man D. L. Johnson und Ch. L. Shrewsbury über eine verbesserte Konstruktion der Quecksilberschraube, N. G. Heatley (2) über einen einfachen Ersatz für die Bürette von Linderstrøm-Lang, und V. B. Wigglesworth über eine Reihe einfach herzustellender Feinmeßgeräte.

Die von P. L. Kirk (1) entwickelten Geräte zeichnen sich durch große Einfachheit aus (Bezugsquelle: Microchemical Specialties Co., 2112 Berkeley Way, Berkeley, California, USA.). Die Universalbürette (Abb. 29) kann für beliebige Maßflüssigkeiten verwendet werden, da dieselben mit dem Quecksilber nicht in Berührung kommen. Der zwischen die Quecksilberfüllung und die Normallösung eingeschaltete Luftraum (Kugeln a, b und c) ist so klein gewählt, daß die elastischen Effekte des Gasraumes nicht unangenehm bemerkbar werden. Da die Ablesung am Meniscus der Maßlösung erfolgt, treten Störungen infolge Ausdehnung des Quecksilbers durch Temperaturschwankungen nicht auf. Die Feineinstellung der Quecksilberschraube ist unter Benutzung der damit verbundenen Scheibe von großem Durchmesser leicht möglich.

Als Behälter für die zu titrierenden Flüssigkeiten dienen je nach dem Volumen derselben entweder Objektträger ohne oder mit eingeschliffener Vertiefung, oder kleine Glasbecher und Porzellantiegel von 0,3—1 ccm Inhalt. Die Bürettenspitze wird während der Titration eingetaucht. Zum Rühren dient ein feiner Glasfaden (Abb. 30), der an einer Stelle ein kleines Stückchen Eisen eingeschmolzen enthält und durch Annäherung eines Klingelmagneten, dessen Spule von Wechselstrom durchflossen ist (Lichtleitung mit einer 100-Watt-Lampe in Serie), in rasche Vibration versetzt wird (Frequenz = 60). Die Amplitude der Schwingung soll an der Spitze des eingetauchten Fadens etwa 1 mm betragen, so daß im titrierten Tropfen durch heftiges Rühren ein Flüssigkeitswirbel erzeugt wird. Die Titration wird auf einem in der Höhe verstellbaren Tischchen (6 × 12 cm), das mit Zuleitungsdrähten für elektrometrische Titration und elektrische Heizvorrichtungen versehen werden kann, ausgeführt. Pipetten

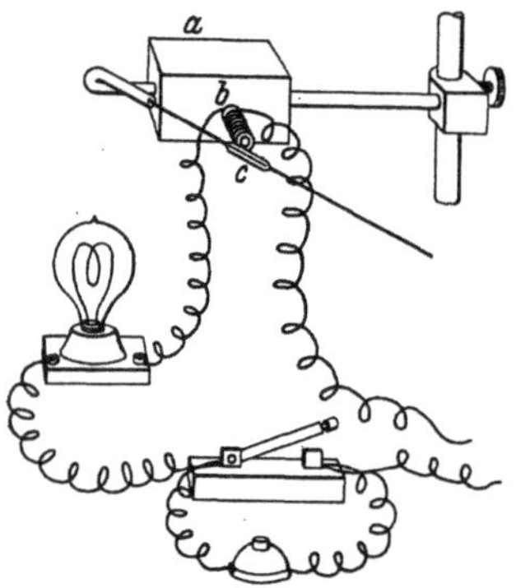

Abb. 30. Elektromagnetische Rührvorrichtung von P. L. Kirk.

vom Typus der Auswaschpipette von F. Pregl [H. Roth (1)] werden mit Hilfe einer Tuberkulininjektionsspritze von 0,5 ccm Inhalt betätigt, die mit Hilfe eines universellen Schliffes an eine beliebige Pipette angesetzt werden kann (s. a. A. Krogh, E. Abel und F. Fabian).

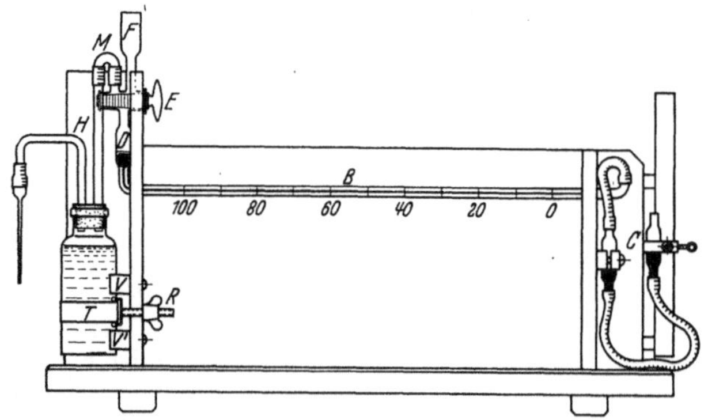

Abb. 31. Mikrobürette von N. G. Heatley. (Aus Biochemic. Journ. 29, 626.)

Die Bürette von N. G. Heatley (1) (Abb. 31) zeichnet sich dadurch aus, daß die Maßflüssigkeiten überhaupt niemals in die graduierte Capillare B gelangen, sondern ständig in Pulvergläsern T verbleiben und dort mit Paraffinöl überschichtet gegen die Einwirkung der Luft geschützt sind. Es ist ein leichtes, die Pulvergläser T zu wechseln und damit eine Maßflüssigkeit gegen eine andere auszutauschen. Der untere Teil der Kugel D enthält das Quecksilber, dessen in der Meßcapillare B befindlicher Meniscus zur Ablesung kommt. Der Rest der Meßcapillare ist mit Luft gefüllt, deren Druck mit Hilfe des mit Quecksilber arbeitenden Niveau-apparates C reguliert wird. Der obere Teil der Kugel D, der Dreiweghahn E, der Trichter F, das U-Rohr M, das Steigrohr H und der obere Teil des Vorratsgefäßes T sind ständig mit Paraffinöl gefüllt. Die auswechsel-bare Auslaufspitze ist sehr fein und erlaubt den Austritt der Maßflüssig-keit nur, wenn sie in die titrierte Lösung eingetaucht ist.

5. Gasanalyse und gasvolumetrische Methoden (I, 1155, s. a. S. 130). Für die Zwecke der industriellen Gasanalyse scheint die Einrichtung von F. E. Blacet (Blacet und Leighton, Blacet und MacDonald, Blacet, MacDonald und Leighton, und Blacet und Volman; s. a. J. S. Swearingen, O. Gerbes und E. W. Ellis, und M. H. Seevers und R. T. Stormont) besonders geeignet, da durch die mechanische Führung der Apparate eine wünschenswerte Sicherheit in der Durch-führung der Analysen gewährleistet ist. J. A. Campbell benutzt eine 80%ige Lösung von Glycerin in Wasser als Sperrflüssigkeit beim Arbeiten mit der Mikrogasbürette von A. Krogh (I, 1155).

Ein Apparat für die gasvolumetrische Analyse von Milligrammproben (Bestimmung von CO_2) wird von B. L. Clarke und H. W. Hermance (6) (s. a. A. Romwalter, und E. Haas) angegeben. K. Linderstrøm-Lang (2) erreicht eine Genauigkeit der Volummessung von etwa 0,002 cmm, indem er das Gas in einem Cartesischen Taucher von 10 cmm Volumen entwickelt und den Außendruck mißt, der erforderlich ist, um den Taucher in der Anfangsstellung zu erhalten.

B. Anorganische quantitative Analyse.

Während man in der technischen Analyse trachtet, die Bestimmung jedes Bestandteiles mittels einer besonders geeigneten Methode in einer besonderen Probe vorzunehmen, ist man in der Mikroanalyse oft wegen Materialmangel gezwungen, eine möglichst große Zahl von Bestimmungen an einer und derselben Probe auszuführen. Die Ausbildung von Trennungs-verfahren ist deshalb für die Mikroanalyse von besonderer Bedeutung.

Bei der Analyse einzigartiger Objekte wie seltene Einschlüsse, Kunst-gegenstände, Altertümer usw. sollten ausschließlich gewichtsanalytische Methoden verwendet werden, bei denen die Bestandteile in möglichst reiner Form isoliert als Beweisstücke aufbewahrt werden können und eine nachträgliche Überprüfung möglich machen. Maßanalytische Me-thoden sind in solchen Fällen unzweckmäßig.

Trennungsverfahren für Milligrammproben. Bodenanalyse, Fe, Al, Ti, Mn, Ca, Mg, K, Na, PO_4: M. Shioiri und T. Nagahara.

Einschlüsse in Stahl, Fe, Al, Mn, Si, S: H. Alber und C. Benedicks, und R. Treje und H. Alber.

Silicatmineralien, H_2O, Fe, Al, Ti, Mn, Ca, Mg, K, Na, SiO_2, CO_2, P_2O_5: F. Hecht (5) und K. Schoklitsch. H_2O, Fe, Al, Be, Ca, Mg, SiO_2, P_2O_5: H. Thurnwald und A. A. Benedetti-Pichler.

Radioaktive Mineralien, Pb, Fe, Al, U, Th, seltene Erden, Ca, Mg, SiO_2, P_2O_5, CO_2: F. Hecht (1, 2, 4); H. Brantner und F. Hecht; F. Hecht und W. Reich-Rohrwig (1); F. Hecht und H. Krafft-Ebing; W. Reich-Rohrwig; F. Hecht und E. Kroupa.

Mineralanalyse (Anwendungen ohne spezielle Überprüfung der Methoden): Granat [H. Hueber (1)]; Schafarzikit, Fayalit, Aragonit [H. Hueber (2)]; Semseyit (Bleisulfantimonit), Zentigrammverfahren (A. v. Endrédy); Dolomit, Zentigrammverfahren (T. Milobedzki).

Trennung von As, Sb und Sn: F. Hecht und M. v. Mack.

Kupferlegierungen: Antike Bronze [A. A. Benedetti-Pichler (1)]; Messing (Zentigrammverfahren) (T. Milobedzki und W. Janczak).

Quantitative Trennungsverfahren, die auf einige Mikrogramme fester Probe angewendet werden könnten, sind bisher noch nicht ausgearbeitet, doch sind maßanalytische Bestimmungsmethoden verfügbar (s. S. 306).

C. Quantitative organische Analyse.

1. Bestimmung des Kohlenstoffs und Wasserstoffs. a) Methode von F. Pregl (I, 1155). Die im Hauptwerk beschriebene Methode hat sich, sorgfältig ausgeführt, allgemein bewährt [vgl. auch Pregl-Roth (1); ferner J. B. Niederl und V. Niederl (1)]. Im folgenden werden die wichtigsten Neuerungen und Verbesserungen mitgeteilt.

Für die Entnahme von Sauerstoff und Luft sind statt der teueren Gasometer je zwei übereinandergestellte durch Röhren mit Hähnen verbundene Glasflaschen oder noch besser mit den Gasen gefüllte und mit Nadelventilen versehene Stahlflaschen (Bomben) zu empfehlen. Den Preglschen Druckregler hat H. Roth (2) zweckmäßig umgebaut. Die Glockengasometer sind fest angebracht und dafür können die mit 5%iger Lauge gefüllten Standzylinder in der Längsachse verschoben werden. Dadurch ist erreicht, daß die Glockengasometer auf der einen Seite mit den Stahlflaschen durch zwischengeschaltete Glasröhren, auf der anderen direkt mit dem Dreiweghahn dauernd Glas an Glas verbunden werden können. Die Verbindungsschläuche fallen weg, man gewinnt an Arbeitsfläche und die Bruchgefahr der Glockengasometer ist beseitigt. Um das bei starker Abkühlung des Verbrennungsraumes auftretende Zurücksteigen der Lauge in das Gaseinleitungsrohr zu verhindern, sollen die zentralen Gaseinleitungsrohre mit einer genügend großen bauchigen Erweiterung versehen sein (Bezugsquelle: W. Vetter, Heidelberg). Bei der Entnahme der Gase direkt aus den Stahlflaschen ist der Präzisionsquetschhahn überflüssig.

Das aus Supremaxglas hergestellte Verbrennungsrohr von 50 cm Länge (ohne Schnabel) wird jetzt mit einem seitlichen Einleitungsrohr geliefert, das etwa 18 mm hinter der Mündung angeschmolzen ist (5 mm äußerer Durchmesser, 2 mm lichte Weite). Dadurch braucht der Blasenzähler nicht jedesmal zur Seite geschoben werden, wenn durch die Mündung des Rohres die Substanz eingeführt wird. Es wird mit einem Kork verschlossen. Die Schnabellänge beträgt 23—25 mm. Das Glaswerk Schott & Gen., Jena, liefert ein Verbrennungsrohr mit eingeschmolzener Glasfrittenplatte zur Bremsung des Gasstromes, wodurch sich die Anbringung eines Bremspfropfens erübrigt. Die Glasfritte „S 1" zeigt die gewünschte Durchlässigkeit.

Auf die Rohrfüllung ist größte Sorgfalt zu verwenden. Die erforderlichen Chemikalien müssen sehr rein sein. Über ihren Einfluß auf die

Analysenergebnisse hat J. Lindner (2) umfangreiche Untersuchungen angestellt („Mikromaßanalytische Bestimmung des Kohlenstoffs und Wasserstoffs mit grundlegender Behandlung der Fehlerquellen in der Elementaranalyse. Berlin: Verlag Chemie 1935). (Einzelne Veröffentlichungen in den Ber. Dtsch. Chem. Ges. **59, 60, 63, 64, 65, 67**.) Der käufliche, von staubfeinen Anteilen befreite Goochtiegelasbest wird mehrere Stunden mit konzentrierter Salzsäure oder Königswasser digeriert, mit heißem Wasser chlorfrei gewaschen, mit Alkohol nachgewaschen, aufgelockert über Phosphorpentoxyd und dann bei 120° im Trockenschrank getrocknet und im Pulverglas aufbewahrt. Vor Gebrauch wird die entsprechende Menge in einem bedeckten Tiegel heftig geglüht.

Besonders eingehend hat sich J. Lindner (2) mit den störenden Nebenwirkungen des Bleisuperoxyds auf die CO_2- und H_2O-Bestimmung beschäftigt. Alle Sorten von PbO_2 geben beim Erwärmen kleine Mengen von Kohlendioxyd ab, ferner haben sie ein bedeutendes Adsorptionsvermögen für Kohlendioxyd und Wasser. Überhitztes Bleisuperoxyd bindet Kohlendioxyd chemisch unter Carbonatbildung. Eine mäßige Überschreitung der Temperatur von 200° bewirkt noch keine Störung. Die Gefahr der Überhitzung ist bei der Rohrfüllung nach Pregl nur dann gegeben, wenn die Superoxydschicht zu lange ist und die Hohlgranate an den Langbrenner herangeschoben wird. Die Wasserbindung und Wasserabgabe durch Bleisuperoxyd erklären die Unregelmäßigkeiten, die sich bei der Wasserstoffbestimmung nach Pregl öfter bemerkbar machen. Lindner kommt daher auch zum Schluß, das Bleisuperoxyd für die Mikroelementaranalyse, insbesondere für Substanzmengen unter 4 mg ablehnen zu müssen, und kehrt bei stickstoffhaltigen Verbindungen zum metallischen Kupfer als Reduktionsmittel für die Stickoxyde zurück. Von den meisten Mikroanalytikern wird trotzdem das Bleisuperoxyd noch beibehalten. Um die schädlichen Nebenwirkungen möglichst herabzusetzen, soll nach Lindner auch das mit dem Vermerk „zur Elementaranalyse" erhältliche Präparat darauf untersucht werden, wie viel Kohlendioxyd es bei der im Versuch einzuhaltenden Temperatur liefert. Eine gewogene Menge wird in einem Glasrohr im kohlensäurefreien Luftstrom auf die entsprechende Temperatur erhitzt und das dabei auftretende Kohlendioxyd mit Barytlauge in einer Mikrobarytvorlage aufgefangen. Übersteigt die Menge die zulässige Fehlergrenze, so kann unter Umständen durch längeres Erwärmen auf etwa 200° die CO_2-Entwicklung hinreichend erschöpft werden. Die ungünstige Nebenwirkung des Bleisuperoxyds suchte man durch Verringerung seiner Menge herabzusetzen, indem man es in aufgeschlemmter Form mit aufgeschlemmtem Asbest vereinigte und als Bleisuperoxydasbest anwendet oder nach C. Weygand und H. Hennig auf Bimsstein verteilt. Das in üblicher Weise vorbehandelte Bleisuperoxyd wird mit Wasser zu einem Brei angerührt und Bimssteinkörner von etwa 2 mm Durchmesser eingerührt, die vorher mit Salzsäure und Salpetersäure ausgekocht, gewaschen und getrocknet worden waren. Nach dem Verdampfen des überschüssigen Wassers auf dem Wasserbad wird die trockene Masse zerbröckelt, von staubigen Anteilen durch Sieben befreit und nun vor Berührung mit der Laboratoriumsluft

geschützt aufbewahrt. Die Bleisuperoxydmenge beträgt so in der Rohrfüllung nur rund 0,7 g.

Über die Beanspruchung des Bleidioxydes in der Mikroelementaranalyse hat A. Friedrich (3) festgestellt, daß bei der Verbrennung stickstoffhaltiger Substanzen nur ein Teil des Stickstoffes zu Stickstoffdioxyd
oxydiert wird. Die Menge des entstehenden Stickstoffdioxyds ist außer
von der Art der Stickstoffbindung auch von der Art der Verbrennung
abhängig. Bei der Verbrennung im offenen Platinschiffchen bildet sich
mehr Stickstoffdioxyd als bei der Verbrennung im einseitig geschlossenen
Hartglasröhrchen nach Friedrich. Bei der von ihm ausgebauten
Verbrennungsmethodik mit Platinkontakt genügt eine Menge von
0,2—0,3 g trockenes Bleidioxydpulver, in zwei Hartglasschiffchen verteilt, für die Absorption des aus etwa vier Mikroanalysen von Nitrokörpern oder acht Analysen von anderen stickstoffhaltigen Körpern
entstehenden Stickoxyds. Überbelastung macht sich zunächst in einem
Ansteigen der Wasserstoffwerte bemerkbar [vgl. J. Lindner (3)].

Das Kupferoxyd, das entweder in „Drahtform" oder auch gekörnt
verwendet wird, kann durch alkalische Verunreinigungen zu Störungen
Anlaß geben. Eine wirksame Maßnahme, um eine Bindung von CO_2
durch alkalische Bestandteile zu beheben, wurde in der Durchsetzung
des Kupferoxyds mit Chromoxyd (Cr_2O_3) und der damit verbundenen
Überführung der Alkalien in Chromat gefunden [Lindner (2)]. Man löst
5 g Chromtrioxyd (CrO_3) in Wasser, gibt Ammoniak bis zum Umschlagen
in Gelb zu und ergänzt auf 100 ccm. Damit werden 100 g körniges
Kupferoxyd in einem Rundkolben übergossen und durch wiederholtes
Evakuieren unter mäßigem Erwärmen für eine vollständige Durchtränkung gesorgt. Dann wird ohne Nachspülen abgegossen, die feuchten
Körner in einer Schale auf dem Wasserbade getrocknet und im Tiegel
stark geglüht. Die staubigen Anteile werden abgesiebt. Reduzierende
Flammengase sind beim Glühen fernzuhalten wegen der Möglichkeit
der Ablagerung von Kohlenstoff. So behandeltes Kupferoxyd gibt keine
merklichen Kohlendioxydmengen mehr ab. C. Weygand und H. Hennig
verwenden Kupferoxydbimsstein. Das Präparat stellt er durch Trocknen
von Bimssteinkörnern mit konzentrierter Kupfernitratlösung her. Zwecks
vollständiger Durchtränkung wird das Gemisch mehrmals evakuiert,
dann in einer Schale getrocknet und im elektrischen Ofen 2 Stunden
lang bei 850° ausgeglüht.

Das zum Auffangen der störenden Oxyde des Schwefels unerläßliche
Bleichromat steht im Handel als körniges Produkt zur Elementaranalyse in genügender Reinheit zur Verfügung. Es soll nur in der eben
erforderlichen Menge dem Kupferoxyd beigemengt werden (nach Lindner auf 5—6 Teile Kupferoxyd 1 Teil Chromat). Die Mischung nehmen
wir nicht mehr durch Aufschmelzen des aus Bleiacetat und Kaliumbichromat selbst hergestellten Produktes vor der Gebläseflamme vor,
sondern mischen im trockenen Zustand das Produkt von Hirsekorngröße
mit dem Kupferoxyd in der Kälte im Verhältnis 2—3 Teile CuO zu 1 Teil
Chromat. Weygand und H. Hennig trägt das gefällte Bleichromat auf
Bimsstein auf, trocknet und glüht im elektrischen Ofen bei 650°. Er mischt
das Präparat nicht mit dem Kupferoxydbimsstein und verwendet

folgende Füllung in der Stromrichtung: 3 cm Silberdrahtnetzrolle, 7 cm Kupferoxydbimsstein, 7 cm Bleichromatbimsstein, Silberdrahtnetzrolle, Bleisuperoxydbimsstein. Da bei dieser Füllung das Bleisuperoxyd öfters erneuert werden muß, sind Silberdrahtnetzrollen dem porösen Silber oder der Silberwolle vorzuziehen. Die verbrauchte Füllung ist innerhalb weniger Minuten gegen eine frische Menge ausgewechselt und das Rohr ist ohne längere Glühzeit verwendbar.

Zum Erhitzen der Bleisuperoxydschicht hat sich die der Metallhohlgranate von Pregl ziemlich genau nachgebildete gläserne Heizgranate nach Schöbel (H. Lieb; Bezugsquelle: Schott & Gen., Jena) ausgezeichnet bewährt. Sie wird etwa zur Hälfte (20 ccm) mit Dekalin (Kp. = 188°) gefüllt. Das handelsübliche Präparat behält seine Brauchbarkeit in der gläsernen Granate viel länger, besonders wenn es vorher mit konzentrierter Schwefelsäure 2mal ausgeschüttelt, mit Wasser gewaschen und destilliert wurde. Dabei wird der bei 186—190° destillierende Anteil verwendet.

Als Absorptionsmittel für Wasser wird neuestens meist Magnesiumperchlorat ($MgClO_4 \cdot 3 H_2O$) (Merck pro Analyse), auch Anhydron genannt (I. T. Baker, Chemical Co., Philippsburg, New Jersey, USA.) verwendet. Eine Sättigung mit CO_2 ist nicht erforderlich. Es trocknet stärker als Chlorcalcium. Dieses Präparat ist unbedingt erforderlich, wenn für die Absorption des Kohlendioxyds statt des Natronkalkes der Natronasbest für die Elementaranalyse nach Pregl (Hirsekorngröße der Firma Merck) oder Ascarite (A. H. Thomas, Comp. Philadelphia, West Washington Square) Verwendung findet. Diese Präparate haben gegenüber dem Natronkalk den Vorzug, die 3—4fache Menge an CO_2, also im Preglschen Absorptionsapparat etwa 500 mg CO_2 zu absorbieren. Das Fortschreiten der Absorption macht sich im Röhrchen durch eine deutlich wahrnehmbare Aufhellung der grauen Farbe des Präparates bemerkbar.

Bei Verwendung von Magnesiumperchlorat (Anhydron) und Natronasbest (Ascarite) als Absorptionsmittel für Wasser und Kohlendioxyd muß das zum Trocknen des Gasstromes verwendete U-Rohr ebenfalls mit den gleichen Absorptionsmitteln gefüllt werden, und zwar in der Stromrichtung $^1/_3$ mit Natronasbest, $^2/_3$ mit Magnesiumperchlorat.

Die Absorptionsapparate nach Pregl weisen bei richtiger Länge und Weite der Capillaren genügend große Gewichtskonstanz auf, falls nicht abnorme Temperatur- und Feuchtigkeitsverhältnisse herrschen. Die von Lieb und Soltys (1) durchgeführten Untersuchungen über den Einfluß der Beschaffenheit der Capillaren auf die Gewichtskonstanz haben ergeben, daß die capillaren Verengungen eine Länge von 4—6 mm und einen Durchmesser von 0,2—0,3 mm haben müssen, um auch bei ungünstigen klimatischen Verhältnissen die geforderte Gewichtskonstanz aufzuweisen. Unter normalen Verhältnissen besteht also keine Notwendigkeit, sie durch verschließbare Apparate zu ersetzen.

Verschließbare Absorptionsapparate. Die neuen von A. Friedrich (4) angegebenen Apparate bestehen aus zwei Teilen, dem Einsatzrohr zur Aufnahme der Absorptionsmittel und einer Hülse, welche die Ab- und

Zuleitungsröhrchen trägt (Abb. 32). Beide Teile sind an ihrem oberen Ende mit Schliffen versehen, die ein luftdichtes Ineinanderstecken gestatten. Durch Drehen um 90° kommt die Bohrung am Schliff in Verbindung mit dem Ansatzröhrchen. Um den Austritt von Hahnfett zu

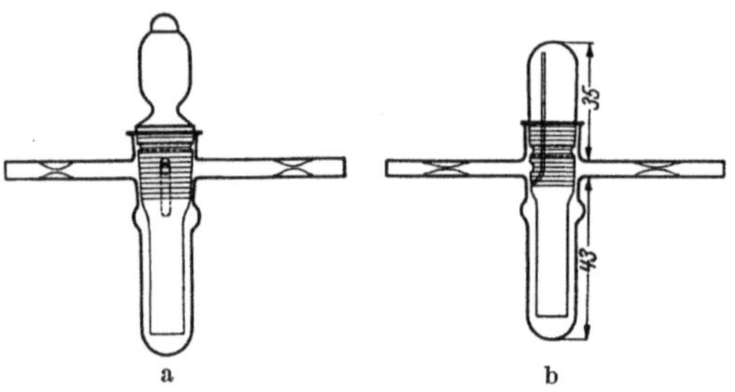

Abb. 32 a und b. Verschließbare Absorptionsapparate nach A. Friedrich. [Aus Mikrochemie 19, 23 (1935) und Molisch-Festschr., S. 118. 1936.]

verhindern, besitzt der Schliff des Einsatzrohres eine Rille. Die Ansatzröhrchen weisen Verengungen auf, damit man beim Auswischen der Röhrchen nicht bis zum gefetteten Schliff vorstoßen kann. Als Hahnfett dient eine Mischung von 3 Teilen Vaselin und 1 Teil Bienenwachs. Bei der neuen Form der Röhrchen für Kohlendioxyd (b) wird beim Ansatzrohr das bisherige Griffstück in eine oben geschlossene Röhre umgewandelt, um mehr Absorptionsmittel unterzubringen. Der durch die Bohrung eintretende Gasstrom wird bis in die Kuppe des Apparates geleitet, verteilt sich dort über einen Wattebausch, strömt ganz nach unten und dann wieder nach aufwärts zur Gasaustrittsstelle. Die Ausmaße sind so gewählt, daß der Apparat bequem auf die Haken der Waagschale der Waage aufgehängt werden kann. Zur Füllung bringt man in die Kuppe des Einsatzröhrchens einen Wattebausch, dann eine etwa 6 cm lange Schicht Natronasbest, an diese direkt anschließend eine 1 cm lange Schicht von Anhydron und darauf wieder etwas Watte. Die Füllung absorbiert mit voller Sicherheit 250 mg CO_2, so daß sie für 20—40 Analysen ausreicht. Daran schließt Friedrich ein Kontrollrohr mit der gleichen Füllung. Hat der Absorptionsapparat für CO_2 die zulässige Gewichtszunahme von 250 mg erreicht, so tauscht man die beiden Apparate aus. Beobachtet man, daß ein Apparat beim Füllen etwas Übergewicht zeigt, so bringt man einige Bleischrote auf den Boden der Hülse.

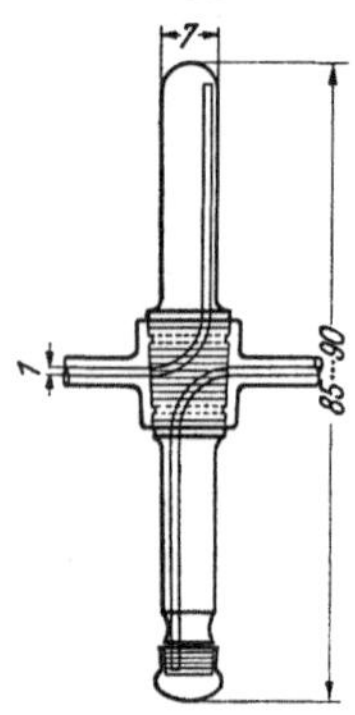

Abb. 33. Verschließbarer Absorptionsapparat nach E. Abrahamczik. [Aus Mikrochemie 22, 227 (1937).]

Das Absorptionsröhrchen für Wasser, wofür die ältere Form mit dem Griffstück beibehalten wurde, wird mit Anhydron gefüllt.

Bei dem von E. Abrahamczik abgeänderten Friedrichschen Absorptionsapparat (Abb. 33) entfällt die äußere Hülse und damit der von dieser eingeschlossene Gasraum. Hierdurch wird das Ausspülen mit Luft nach jeder Verbrennung überflüssig und die Analysendauer abgekürzt. Es entfällt der Luftgasometer und der Dreiweghahn. Die Ansatzröhrchen von nur 1 cm Länge haben ein Lumen von 1 mm. Somit kommt der durch die Feuchtigkeit der Laboratoriumsluft hervorgerufene Blindwert nicht in Betracht. Bei einer Länge von 85—90 mm und einem

Durchmesser von 7 mm läßt sich der aus drei Teilen bestehende Apparat waagerecht auf die Haken der Waage legen; denn der Schliff als der schwerste Teil befindet sich in der Mitte. Der stabförmige Teil trägt im etwas erweiterten mittleren Teil den Schliff mit zwei Sicherheitsringen, um zu verhindern, daß Hahnfett nach oben oder unten treten kann. Die Zu- und Ableitung des Gasstromes in das Innere des Apparates erfolgt durch dünne, der Wand anliegende Röhrchen. Das offene untere Ende des stabförmigen Teiles dient zur Füllung und wird durch eine aufgeschliffene Kappe verschlossen. Das Leergewicht beträgt etwa 6 g.

Bei der Füllung bringt man in die Kuppe des stabförmigen Teiles zunächst ein Wattebäuschchen, verschließt die untere Öffnung des Zuleitungsröhrchens mit einem Wattepfröpfchen, füllt nun Magnesiumperchlorat unter öfterem Klopfen bis zur Verjüngung am unteren Ende, entfernt den Wattepfropfen und stopft etwas Watte rund um die Mündung des Röhrchens. Um ein versehentliches Durchleiten des Gasstromes in der verkehrten Richtung zu vermeiden, versieht man den Schliff oberhalb der oberen Rinne auf der dem Beschauer zugekehrten Seite mit einer Bleistiftmarke. Dabei hält man den Stabteil senkrecht, wie er während der Verbrennung bei offenem Gasweg steht, wobei die Gaszuleitung zweckmäßig in den unteren Teil des Apparates führt. Dann versieht man auch den anderen Schliffteil an der entsprechenden Stelle mit einer Bleistiftmarke. Die beiden Marken decken sich bei richtiger Gasstromrichtung. Erst jetzt fettet man den zwischen den beiden Rillen gelegenen Teil des Schliffes und drückt beide Schliffteile rasch ineinander. In gleicher Weise erfolgt die Füllung des Kohlendioxydrohres und des Kontrollrohres. In das obere Fünftel kommt Magnesiumperchlorat, der übrige Raum wird mit Natronasbest gefüllt. Bevor die Verschlußkappe aufgesetzt wird, wird zu dem schwersten der drei Apparate eine Tara angefertigt. Man läßt dann die Tara auf der rechten Waagschale und gleicht bei den beiden anderen Apparaten den Unterschied im Gewicht durch Taraschrott aus, den man in die Verschlußkappe bringt. So erhält man für alle drei Apparate eine einzige Tara. Die Verschlußkappe wird mit Krönigschem Glaskitt aufgekittet. Die etwa 1 g schwere Füllung mit Magnesiumperchlorat genügt für etwa 100 mg Wasser, die Füllung mit Natronasbest im Gewicht von 2 g absorbiert sicher 150—160 mg CO_2. Wenn die Natronasbestschicht bis auf eine 1 cm lange Schicht verbraucht ist, kann man das CO_2-Rohr gegen das Kontrollrohr vertauschen, so daß mit einer Füllung der beiden Röhrchen durchschnittlich 40—50 Analysen ausgeführt werden können.

Den Schlauch zur Verbindung der Absorptionsapparate liefert schon entsprechend präpariert die Firma P. Haack, Wien IX. Vor Gebrauch muß das Paraffin aus dem Lumen der Schläuche mit Watte sorgfältig entfernt werden.

Die Mariottesche Flasche wird nach einem Vorschlag von J. Unterzaucher (1) am Zuleitungsrohr mit einem Hahn versehen, der durch Absperrung das Einsaugen von Luft und das damit verbundene Austreten von Wasser bei gesenktem Hebel verhindert. Damit ist erreicht, daß für die Dauer einer Füllung der Absorptionsapparate der auf die Druck- und Geschwindigkeitsverhältnisse einmal eingestellte Hebel unverändert bleiben kann. Bei Beendigung der Analyse wird unmittelbar vor der Abnahme der Absorptionsapparate der Hahn am Zuleitungsrohr geschlossen, ohne daß der Hebel in seiner Stellung verändert werden muß.

Die elektrische Heizung der Rohrfüllung ist unbedingt vorzuziehen. Der von W. Füner angegebene lange Ofen für die Kupferoxyd-Bleichromatschicht der Firma Kirchenbauer in Singen bei Pforzheim, sowie der Ofen von W. C. Heraeus (Hanau a. M.) werden empfohlen. Auch die Firma P. Haack liefert elektrisch heizbare Langbrenner. Es werden auch Apparate mit elektrisch heizbarem, beweglichem Brenner und elektrisch heizbarer „Granate" erzeugt. Dem beweglichen Gasbrenner ist gegenüber dem elektrisch heizbaren, beweglichen Brenner der Vorzug zu geben, wenn fortwährend verschiedenartige

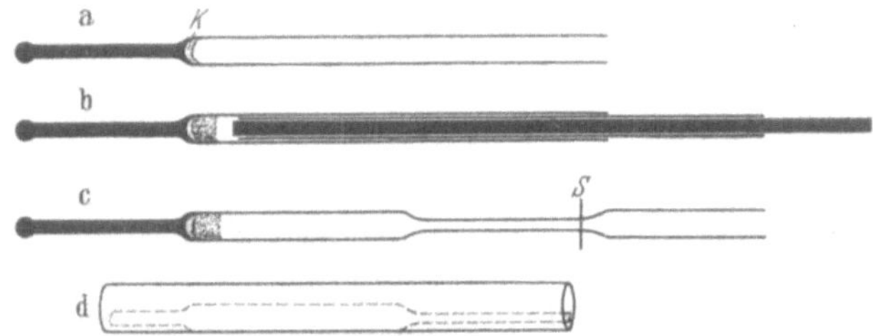

Abb. 34. Das Anfertigen von Capillaren zur Einwaage von festen, äußerst flüchtigen Substanzen (nat. Gr.). (Aus Pregl-Roth: Die quantitative organische Mikroanalyse, 4. Aufl. 1935.)

Substanzen analysiert werden müssen, weil diese individuell zu behandeln sind und die Regulierung der Verbrennung mit dem Gasbrenner viel leichter möglich ist.

Die Einwaage flüssiger Substanzen mit großer Dampftension (Äther u. ä.) erfolgt zweckmäßig nach J. Pirsch (1) (vgl. Mikromolekulargewichtsbestimmung S. 347). Die Capillare wird analog der Methode von Pregl hergestellt (vgl. I, 1164).

Feste, äußerst flüchtige Substanzen werden nach H. Roth (1) in Anlehnung an die Mikromolekulargewichtsbestimmung nach Rast in eine einseitig geschlossene, gewogene Capillare von 2—2,5 mm Durchmesser und 40 mm Länge mit angeschmolzenem Stiel, in die ein Kristall Kaliumchlorat (K) festgeschmolzen wird, mittels einer zweiten beiderseits offenen, längeren, in das Lumen der ersten eben passenden Capillare (a) eingebracht, indem in diese die Substanz von einem Uhrglas aufgestopft und daraus mittels eines dünnen Glasstabes auf den Grund der Wägecapillare geschoben wird (b) (Abb. 34). Darauf wird diese 20 mm über der Substanz in der Flamme eines Mikrobrenners erweicht und außerhalb der Flamme in einer etwa 15 mm langen Strecke zu einer nur etwa 0,5 mm weiten Capillare ausgezogen, wieder gewogen und nun am Ende der verengten Strecke zugeschmolzen (c). Zum Einführen in das Verbrennungsrohr dient ein einseitig geschlossener Zylinder (d) aus Platinblech (Durchmesser 4—5 mm, Länge 45 mm). In diesen wird die Capillare nach Abbrechen eines Teiles des Stieles und der Spitze vollständig eingeschoben.

b) **Automatische Elementaranalyse.** Die von H. Reihlen und E. Weinbrenner angegebene automatische Verbrennungseinrichtung wurde von H. Reihlen (1) auch als Halbmikro- und Mikroautomat ausgebaut. Es ist damit ein Gerät geschaffen, in welchem alles zu einer C-H-Bestimmung Notwendige in einem starren Aggregat vereinigt ist und mit dem alle schwerflüchtigen Substanzen vollständig und die leichtflüchtigen Substanzen nahezu vollständig automatisch verbrannt werden können.

Statt des Kupferoxyd-Bleichromatgemisches wird „Vinosit B" verwendet, ein oxydischer Mischkatalysator, der auf Kupferoxyd als Träger aufgeschmolzen wird und Kupfer, Blei, Chrom, Mangan und Silber im Atomverhältnis 12:3:3:1:1 enthält. Er kommt in angefeuchtetem Zustande in den Handel, damit sich die Füllung beim ersten Anheizen im Rohr etwas auflockert. Zur völligen Trocknung und Beladung mit Sauerstoff muß ein frisch gefülltes Rohr 3—4 Stunden im Sauerstoffstrom bei 600—700° ausgeheizt werden. Der glühende „Vinosit B" greift Glas weniger an als reines Bleichromat und wirkt auf Kohlenoxyd und Methan viel rascher oxydierend als letzteres. Im übrigen entspricht die Rohrfüllung von Reihlen der Preglschen. Es entfallen jedoch Bremspfropfen, Druckregler und Mariottesche Flasche. Eine Universalrohrfüllung mit Vinosit B hält mindestens 100 Verbrennungen halogen- und stickstoffhaltiger Körper aus. Nur bei sehr schwefelreichen Substanzen verbraucht sich die Füllung rascher. Die Verbrennungsprodukte werden in verschließbaren Absorptionsgefäßen nach B. Flaschenträger (I, 1161) aufgefangen. Das Wassergefäß wird jetzt zur Hälfte in der Stromrichtung mit Magnesiumperchlorat und Phosphorpentoxyd, das CO_2-Gefäß mit Natronasbest (Ascarite) gefüllt. Die Apparate werden mit Sauerstoff gefüllt, gewogen. Um die durch rasche Temperatur- und Druckschwankungen namentlich im Sommer entstehenden Fehler beim Wägen der Absorptionsapparate auszuschalten, wird als gewichts- und volumsgleiches Gegengewicht stets ein zweites Paar Absorptionsgefäße verwendet, die zwecks Vermeidung von Verwechslungen mit Kaliumnitrat gefüllt sind. Auf der Waage müssen die Hähne geöffnet werden. Alkalihaltige und besonders schwer verbrennliche Substanzen mischt Reihlen statt mit Kaliumbichromat mit „Vinosit C", einem silberhaltigen Gemisch verschiedener Chromate in einem Kupferschiffchen. Die automatische Verbrennung dauert einschließlich der Wägungen 35—40 Minuten.

[Bezüglich der Einzelheiten der Einrichtung wird auf die Originalarbeit, sowie auf die Mitteilungen der Firma Edm. Bühler, Tübingen verwiesen. Man sehe ferner L. T. Hallett (1).]

c) **Weitere Verfahren zur Bestimmung des Kohlenstoffs und Wasserstoffs.** Bei der von A. Friedrich (5) angegebenen Methodik „Die Praxis der quantitativen organischen Mikroanalyse", S. 20—53, Leipzig u. Wien 1933) kommt das Verbrennungsprinzip von Dennstedt zur Anwendung. Der Druckregler ist durch einen Gasregulator ersetzt, der nach dem Prinzip des Gasstrommessers von Riesenfeld gebaut ist. Das U-Rohr hat einen größeren Fassungsraum und ist mit Hähnen versehen. Die fixe Oxydationsschicht ist durch einen auswechselbaren

Platinkontakt ersetzt. Das für die Verbrennung von stickstoff-schwefel-
und halogenhältigen Substanzen erforderliche Bleidioxyd wird in zwei,
jederzeit leicht auswechselbare Glasschiffchen gegeben und nach jeder
Serie von 4—6 Analysen erneuert. Es muß vor der Analyse im Verbrennungsrohr nach einer genau einzuhaltenden Vorschrift im Sauerstoff
mäßig erhitzt werden. Während der Analyse wird es durch die Heizgranate auf konstanter Temperatur gehalten. Die Substanz wird in ein
einseitig geschlossenes Hartglasröhrchen, „Substanzröhrchen" eingewogen und in diesem auch verbrannt. In dem durchsichtigen Röhrchen
lassen sich die Verbrennungsvorgänge genau verfolgen, das Zurück-
schlagen von Substanz oder Verbrennungsprodukten ist ausgeschlossen
und außerdem soll dadurch eine „Entlastung" des Platinkontaktes eintreten. Zur Absorption von Wasser und Kohlendioxyd werden verschließbare Absorptionsapparate eigener Konstruktion (vgl. S. 314) verwendet, die mit Sauerstoff gefüllt zur Wägung kommen. Da sie keine
capillaren Verengungen besitzen, ist die Mariottesche Flasche entbehrlich.

P. L. Kirk und A. G. McCalla ersetzen die Preglsche Kupferoxyd-
Bleichromatschicht durch einen Braunsteinkatalysator in einem
Verbrennungsrohr aus Quarzglas, erhitzen ihn elektrisch auf 400° und
verbrennen 2—3 mg im Sauerstoffstrom. P. Haas und Fr. Rappaport
führen die Mikro-CH-Bestimmung nach Pregl mit Hilfe einer Cer-
dioxyd-Bimssteinrohrfüllung aus, wobei das Rohr weit mehr
geschont wird, als durch die Pregl-Füllung (vgl. auch G. Ware Well-
wood).

J. B. Niederl und J. R. Meadows berichten über eine Methode
zur Bestimmung von C und H in Bruchteilen eines Milligramms
Substanz. Die Verbrennung wird nach Pregl ausgeführt, das Wasser
ebenfalls in Chlorcalcium aufgefangen, das Kohlendioxyd jedoch in einem
mit Barytlauge gefüllten Absorptionsrohr, das ungefähr die Gestalt des
Halogenfilterröhrchens von Pregl hat, als Bariumcarbonat gefällt, der
Niederschlag im selben Rohr, das als Filter dient, ausgewaschen, getrocknet und gewogen. Da das Bariumcarbonat $16^1/_2$mal schwerer ist
als der darin enthaltene Kohlenstoff, liegt ein sehr günstiges Äquivalent-
verhältnis vor. Daher sind die erhaltenen Kohlenstoffwerte einigermaßen
befriedigend. Die Abweichungen der Testanalysen vom theoretischen
C-Wert schwanken zwischen $\pm 0{,}7\%$.

J. B. Niederl und B. Whitman haben auch ein Verfahren angegeben, bei dem das Bleidioxyd durch Kupfer ersetzt ist und die Substanz
im Stickstoffstrom verbrannt wird.

d) Maßanalytische Bestimmung des Kohlenstoffes und
Wasserstoffs nach J. Lindner (1). Diese exakte Mikromethode beansprucht besondere Beachtung, weil darnach die Wasserstoffwerte mit
außerordentlicher Genauigkeit ermittelt werden können. Das bei der
Verbrennung entstehende Wasser setzt sich im „Phosphinapparat"
bei 110° mit Naphthyl-oxychlorphosphin nach der Gleichung um:
$C_{10}H_7 \cdot POCl_2 + H_2O = C_{10}H_7 \cdot PO_2 + 2\,HCl$. Ein Molekül Wasser liefert
demnach 2 Moleküle Salzsäure, die in Wasser aufgefangen und maßanalytisch bestimmt wird. Das Kohlendioxyd wird in $^1/_{10}$ n-Barytlauge
absorbiert und der Überschuß an Lauge zurücktitriert.

Eine Beschreibung der Methode kann hier aus Raummangel nicht gegeben werden. Es wird auf Lindners umfangreiche Monographie „Mikromaß-analytische Bestimmung des Kohlenstoffes und Wasserstoffes mit grundlegender Behandlung der Fehlerquellen in der Elementaranalyse", Berlin 1935, hingewiesen.

e) Bestimmung des Kohlenstoffes auf nassem Wege. In manchen Fällen, insbesondere in biologischem Material ist man gezwungen, unter Verzicht auf den Wasserstoffwert die Bestimmung des Kohlenstoffes auf nassem Wege durchzuführen. Nachdem schon H. Dieterle ein Milligrammverfahren angegeben hat, bei dem die Substanz mit Kaliumbichromatschwefelsäure oxydiert, die Zersetzungsprodukte im Sauerstoffstrom zur vollständigen Oxydation über eine glühende Schicht von Kupfer-Bleichromat geleitet und das Kohlendioxyd in einem verschließbaren Absorptionsapparat nach Blumer gewichtsanalytisch bestimmt wird, haben H. Lieb und H. J. Krainick das Verfahren genauer durchgearbeitet. Die Oxydation erfolgt durch Kalium- und Silberbichromat in absoluter Schwefelsäure, die durch Erhitzen auf 130° während 1 Stunde und Durchleiten von trockenem Sauerstoff kohlenstofffrei gemacht wird. Durch das Silbersalz erfolgt die Verbrennung bei 130° leichter. Zur vollständigen Oxydation werden die gasförmigen Oxydationsprodukte im Sauerstoffstrom noch über einen glühenden Platinkontakt zwischen zwei Silberwollschichten geleitet. Silber hält Halogen zurück. Die vollständige Absorption des Kohlendioxyds in einer möglichst kleinen Menge einer $^1/_{10}$ n-Barytlauge (in einer Flüssigkeitssäule von nur 5 cm) wird erreicht durch Aufteilung des Gasstromes in kleinste Bläschen mittels einer vertikal stehenden Jenaer Glasfrittenplatte. Der Überschuß an Lauge wird im Fällungsgefäß selbst unter Vermeidung jeglichen Luftzutritts mit $^1/_{20}$ n-Salzsäure und Phenolphthalein als Indicator in der Kälte titriert. Die Methode ist auch für die Bestimmung des Kohlenstoffes in Flüssigkeiten ausgearbeitet und liefert sehr gute Resultate (E. Schadendorff und M. K. Zacherl). Dauer der Analyse etwa 1 Stunde. Bezüglich der Einzelheiten der Ausführung wird auf die Originalarbeiten verwiesen. Über weitere Methoden für die Bestimmung des Kohlenstoffes durch nasse Verbrennung vgl. A. Chalmers, ferner P. L. Kirk und P. A. Williams. Über die Bestimmung des Kohlenstoffes in biologischen Flüssigkeiten vgl. Jon Claudatus; Jon Claudatus und D. Petrea; ferner V. Ruppert.

2. Bestimmung des Sauerstoffes in organischen Verbindungen. In neuerer Zeit wurden mehrere Methoden zur mikroanalytischen Bestimmung des Sauerstoffes veröffentlicht, deren genaue Beschreibung an dieser Stelle nicht möglich ist, weshalb nur auf das Prinzip und die Literatur verwiesen wird.

Nach H. ter Meulen wird die organische Substanz durch Erhitzen in einer Wasserstoffatmosphäre zersetzt und die Zersetzungsprodukte katalytisch hydriert. Der Sauerstoff kommt hauptsächlich in Form von Wasser, zum Teil in Form von restlicher Kohlensäure zur Wägung. Enthält die Substanz außer C, H und O auch noch andere Elemente, so läßt sich die Bestimmung durch geeignete Abänderungen der Absorptionseinrichtung, der Rohrfüllung und der Art des Erhitzens durchführen.

Diese Methode hat H. Hennig für wenige Milligramm von Substanzen, die nur C, H und O enthalten, unter Beibehaltung wägbarer Absorptionsapparate umgearbeitet und dabei gute Resultate mit maximalen Fehlern von ±0,4% erzielt.

J. Lindner und W. Wirth haben eine exakte maßanalytische Bestimmung des Sauerstoffes unter Verwendung von 4—5 mg Einwaage ausgearbeitet. Der Grundgedanke des Verfahrens liegt in der Vereinigung der Hydriermethode ter Meulens mit der maßanalytischen Bestimmung des Wassers nach der Phosphinmethode Lindners (2).

Die im Wasserstoffstrom in der Hitze verflüchtigte Substanz wird an einer glühenden Nickelspirale zu Wasser, Kohlenoxyd, Kohlendioxyd und einfachem Kohlenwasserstoff abgebaut. Die Spirale bindet zugleich vorhandenen Schwefel. Eine daran anschließende Schicht von glühendem Calciumoxyd bindet Halogen. Die Kohlenwasserstoff-Sauerstoffverbindungen werden im Wasserstoffstrom an einem durch Thoroxyd aktivierten Nickelkatalysator bei 360° zu Methan und Wasser reduziert. Bei stickstoffhaltigen Substanzen entsteht zugleich Ammoniak, das entfernt werden muß. Eine Schicht von reinem Calciumoxyd hinter der Katalysatorschicht bezweckt eine Abtrennung des Ammoniaks durch Bindung des Wassers bei mäßiger und nachfolgendem Austreiben bei erhöhter Temperatur. Darauf folgt wieder eine Katalysatorschicht zwecks vollständiger Hydrierung des Sauerstoffes. Ist die Substanz verflüchtigt und vercrackt, so soll der gesamte Sauerstoff in Form von Wasser, zum Teil als Kohlendioxyd an den Kalk zwischen den zwei Katalysatorschichten gebunden sein. Es folgt nunmehr erst die eigentliche Bestimmung des Sauerstoffes im Wege der Wasserbestimmung. Durch starkes Erhitzen des Calciumoxyds wird das Wasser aus dem Kalk ausgetrieben, über die zweite Katalysatorschicht geleitet und dann über Naphthyl-oxychlorphosphin (durch den „Phosphinhahn") geleitet, wobei die dem Wasser äquivalente Menge Chlorwasserstoff entsteht, der in dem mit reinem Wasser gefüllten „V-Röhrchen" absorbiert wird. An dieses ist noch eine Mikro-Barytvorlage mit $^1/_2$ ccm $^1/_{10}$ n-Barytlauge zur Kontrolle der Wirksamkeit der zweiten Katalysatorschicht angeschlossen. Es darf keine Spur von Bariumcarbonat auftreten. Bei stickstoffhaltigen Substanzen bedarf die Kalkschicht zwischen den zwei Katalysatorschichten einer besonderen Behandlung. Beim Auffangen des Wassers und Fortleiten des Ammoniaks muß der Kalk auf 156—160° erhitzt werden. Später muß zum Austreiben des Wassers geglüht werden.

Die Titration der Salzsäure erfolgt nach Überführung in ein Erlenmeyerkölbchen mit $^1/_{10}$ n-Barytlauge. 1 ccm $^1/_{10}$ n-Lauge entspricht 0,80 g Sauerstoff. Die nach dem Verfahren erzielten Analysenergebnisse zeigen nur Abweichungen bis zu 0,3%. Der Zeitaufwand für eine Analyse ist an sich gering, wenn man von der Vorbereitung des Apparates absieht.

Das von J. Unterzaucher und K. Bürger ausgearbeitete Verfahren arbeitet nach dem gleichen Prinzip. Die Hydrierapparatur stimmt mit der von Lindner und Wirth im wesentlichen überein. Als Katalysator wird ebenfalls hochaktives, auf 300—320° zu erhitzendes Nickel verwendet, hergestellt aus Nickelformiat und Thoriumformiat (im Verhältnis 10:1) durch Reduktion mit Wasserstoff (bei 300°), und

Vermischung mit hirsekorngroßen Quarzsplittern. Nach der Vergasung der Substanz im Wasserstoffstrom werden die Zersetzungsprodukte über eine 16 cm lange Crackschicht aus platinierten Quarzsplittern geleitet, die mittels eines elektrischen Ofens auf 1000—1100° erhitzt werden, wodurch alle organischen Verbindungen abgebaut werden. Zwischen Crackschicht und Katalysator ist als Absorptionsmittel für Schwefel eine Spirale aus reinem Nickeldraht und für Halogene eine Calciumoxydschicht eingeschaltet. Da dabei für zwei Halogenatome ein Molekül Wasser frei wird, ist es notwendig, den genauen Halogengehalt der Substanz zu wissen, um ihn auf Wasser umgerechnet dann abzuziehen. Besitzt die Substanz keinen Sauerstoff, so läßt sich auf diese Art der Halogengehalt unmittelbar ermitteln.

Das bei der katalytischen Hydrierung aus dem Sauerstoff entstehende Wasser wird mit reinem, frisch gebranntem Calciumoxyd oder Lithiumhydroxyd in verschließbaren Absorptionsröhrchen eigener Konstruktion aufgefangen und gewogen. Das bei der Analyse stickstoffhaltiger Substanzen entstehende Ammoniak wird dabei nicht absorbiert. Die Beleganalysen zeigen gute Übereinstimmung mit den theoretischen Werten. Die Gesamtdauer einer Analyse beträgt etwa 50 Minuten.

Von weiteren Mikromethoden zur Bestimmung des Sauerstoffes sei das Verfahren von W. R. Kirner (2) erwähnt. Es erfolgt vollständige katalytische Oxydation im Sauerstoffstrom. Das gebildete Kohlendioxyd und das Wasser wird gleichzeitig mit einer volumetrischen Bestimmung des verbrauchten Sauerstoffes ermittelt. Das Verfahren gestattet die gleichzeitige Bestimmung von Kohlenstoff, Wasserstoff und Sauerstoff, ist aber ziemlich langwierig und verlangt eine komplizierte Apparatur.

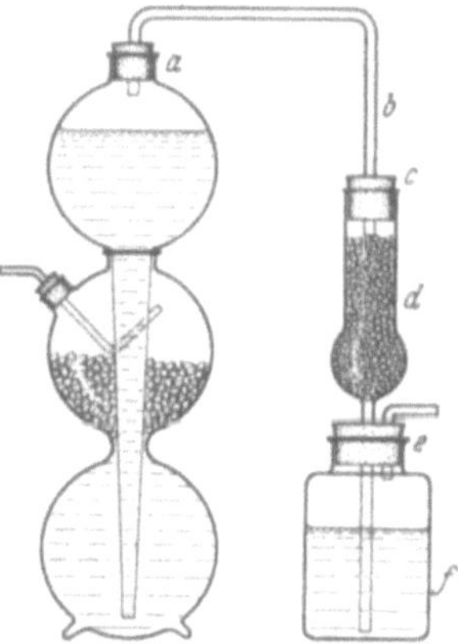

Abb. 35. Kohlensäure-Kipp nach Poethke. (Aus C. Weygand: Quantitative analytische Mikromethoden der organischen Chemie in vergleichender Darstellung.)

3. Stickstoffbestimmung nach Dumas-Pregl (I, 1172). Die verschiedenen Abänderungsvorschläge betreffen hauptsächlich die Darstellung des luftfreien Kohlendioxyds. Außer der Anordnung von F. Hein (vgl. I, 1174) hat sich die von W. Poethke angegebene bewährt [vgl. C. Weygand (1)]. Dabei ist das Rückschlagsventil vermieden. Nach dem ersten Entlüften des Kippschen Apparates wird eine mit Salzsäure halb gefüllte Pulverflasche (f) unter Zwischenschaltung des mit Marmorstückchen gefüllten Rohres (d) luftdicht mit der oberen Kugel durch das Glasrohr (b) und die Gummistopfen a und c verbunden (Abb. 35). Steigt die Salzsäure im Kipp, so entweicht das überstehende Gas durch die Pulverflasche ins Freie, sinkt die Säure, so wird die Salzsäure aus der Pulverflasche in das Rohr d gesaugt und entwickelt dort Kohlendioxyd. Ist die Salzsäure des Kipp verbraucht, so wird aus der oberen Kugel so viel als möglich abgehoben und durch konzentrierte Salzsäure ersetzt. Für Durchmischung ist durch Ansaugen am Hahn des Kippschen

Apparates Sorge zu tragen. Nach Friedrich empfiehlt es sich, die haselnußgroßen Stücke von mit Salzsäure abgespülten Marmor dadurch zu entlüften, daß man sie in eine Absaugflasche gibt, mit Wasser übergießt und unter öfterem Umschütteln so lange evakuiert, bis keine Gasblasen mehr aufsteigen.

J. B. Niederl, O. R. Trautz und W. J. Saschek bedienen sich zweier hintereinander geschalteter Kippscher Apparate. Um den Luftgehalt der Salzsäure im zweiten Apparat vollständig auszuschalten, wird er evakuiert und dann die Luft durch Kohlendioxyd aus dem ersten Apparat ersetzt. Außerdem ist zwischen Kipp und Verbrennungsrohr eine Anordnung mit einem Gasometer getroffen, die die Menge von Kohlendioxyd zu messen gestattet, die man für eine Analyse braucht.

F. Govaert entwickelt das Kohlendioxyd aus Magnesit in einem besonderen Rohr, das mit dem Verbrennungsrohr aus Quarz durch Schliff über ein T-Stück verbunden ist, dessen unterer Schenkel in Quecksilber taucht. Der Kohlensäurestrom wird durch einen Gashahn gedrosselt. Der in Quecksilber mündende Schenkel des T-Stückes wirkt als Druckregler. Vor Beginn wird das Rohr mit der Ölpumpe evakuiert, wieder mit Kohlendioxyd gefüllt und dann noch evakuiert. Bei leichtflüchtigen Substanzen wird der die Substanz enthaltende Teil des Rohres durch einen in eine Kältemischung getauchten Aluminiumblock gekühlt. Der Regulierhahn zwischen dem Azotometer und dem Verbrennungsrohr ist als Greiner-Friedrichs-Hahn ausgebildet, mit dem Azotometer verschmolzen und mit dem Verbrennungsrohr durch einen Kappenschliff verbunden. Die Verbrennung erfolgt nach Pregls Angaben.

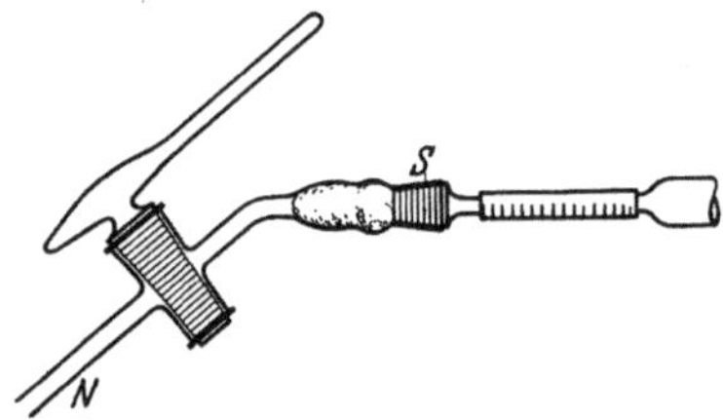

Abb. 36. Verbindungsstück zum Azotometer nach Pregl. [Aus Mikrochemie 7, 359 (1928).]

F. Breuer entwickelt das Kohlendioxyd in einem mit Natriumbicarbonat beschickten Röhrchen und schaltet zwischen dieses und das Verbrennungsrohr den Gasometer nach Niederl und Trautz.

H. Reihlen (2) beschreibt neuestens ein einfaches Gerät zur Darstellung „völlig luftfreier Kohlensäure". Es wird ein Kohlendioxyd erhalten, dessen Mikrobläschen im Azotometer durch eine etwa 6fach vergrößernde Lupe bei gewöhnlicher Beleuchtung nicht mehr wahrgenommen werden können. Das Gerät beruht auf dem Prinzip von E. J. Poth, wonach völlig luftfreies CO_2 aus Kaliumbicarbonatlösung und Schwefelsäure dargestellt wird.

Beim Verbindungsstück zwischen Verbrennungsrohr und Azotometer nach Pregl (Abb. 36) ist der obere Teil des Spindelstückes etwas erweitert und trägt das Schliffstück S, dessen Hohlraum mit Watte ausgefüllt und dann mit Glaskitt zugekittet wird. Die Watte hält Kupferoxydstaub und Wassertröpfchen zurück. Die Hahnspindel besitzt Feinregulierung.

Um das Hängenbleiben der Gasblasen an der Quecksilberoberfläche des Azotometers zu beseitigen, wird ein Zusatz von etwas Quecksilberoxyd empfohlen (M. L. Nichols). O. Trautz empfiehlt das Schütteln des Quecksilbers mit Äther, um dadurch einen feinen schwarzen Schlamm zu erzeugen.

Nach den Feststellungen von Trautz ist ein Abzug von 2 Vol.-% vom gefundenen Stickstoffvolumen für die raumbeschränkende Wirkung der Lauge und die Tension der Kalilauge bei Apparaturen, die absolut reines Kohlendioxyd, also feinste Mikroblasen liefern, zu groß. Es käme nur eine Korrektur von rund 1% in Frage.

Zur Einwaage von festen Substanzen werden jetzt allgemein Wägeröhrchen mit kurzem und langem Stiele verwendet (Abb. 37) (Lieb und Krainick), deren Gewicht so gewählt werden soll, daß sämtliche Einwaagen mit dem Reiter allein vorgenommen werden können. Für die Einwaage hygroskopischer Substanzen besitzt das Röhrchen eine Schliffkappe mit kurzem Stiele (c). Ölige und sirupöse Substanzen

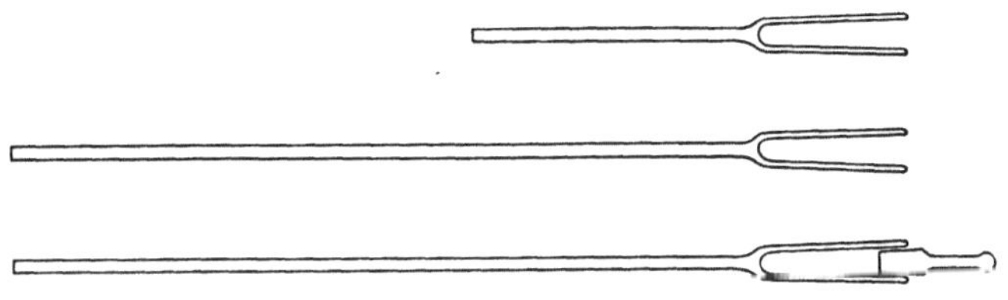

Abb. 37. Wägeröhrchen (nat. Gr.). (Aus Pregl-Roth.)

wägt man wie für die CH-Bestimmung in Porzellan- oder Platinschiffchen ein, überschichtet die Substanz mit Kupferoxyd und führt sie dann in das Verbrennungsrohr ein.

4. Stickstoffbestimmung nach Kjeldahl (I, 1180). Das Verfahren, das bei Nitro-, Nitroso-, Azokörpern, Hydrazin-, Cyanverbindungen und Verbindungen mit ringförmig gebundenen Stickstoff bisher nicht anwendbar war, wurde durch neue Veraschungsmethoden zu einer praktisch allgemein brauchbaren Methode ausgebaut. Nachdem schon A. Elek und H. Sobotka festgestellt hatten, daß durch einen Zusatz von 100 mg Glucose als Reduktionsmittel die quantitative Überführung des Stickstoffes in Ammoniak bei Nitro-, Nitroso- und Azokörpern gelingt, fand A. Friedrich (6) in der Jodwasserstoffsäure das allgemein brauchbare Reduktionsmittel. Nur bei Körpern, die mit Jodwasserstoffsäure schon in der Kälte fast allen Stickstoff elementar abspalten (Diazoketone R—CO—CHN$_2$), versagt diese Reduktionsmethode [H. Roth (3)]. Substanzen, die bei der Temperatur der siedenden Jodwasserstoffsäure (Kp. 127°) schon flüchtig sind oder flüchtige Spaltprodukte liefern (Cyanverbindungen), heterocyclische Verbindungen (Antipyrin), müssen im Einschlußrohr (Mikrobombe) mit Jodwasserstoffsäure reduziert werden (Temperatur bis 300°). Alle übrigen Substanzen werden im Zersetzungskölbchen über freier Flamme aufgeschlossen.

Für die Zersetzung hat sich die von A. Soltys (1) angegebene Form der Mikro-Kjeldahlkölbchen gut bewährt. Der aufgeblasene Teil ist unter einem Winkel an den Hals angesetzt, so daß die Flüssigkeitsspritzer bei starkem Stoßen nicht durch den Hals nach außen, sondern auf den oberen Teil der Kugel geschleudert werden.

21*

Die in das Zersetzungskölbchen eingewogene Substanz versetzt man mit einigen Körnchen roten Phosphors und 1 ccm Jodwasserstoffsäure ($d = 1,70$) und läßt mit kleiner Flamme $1/_2$ Stunde mäßig kochen. Dann spritzt man den Kolbenhals mit soviel Wasser ab, daß das Kölbchen zur Hälfte gefüllt ist. Nach Zusatz von 2 ccm konzentrierter Schwefelsäure vertreibt man das Wasser und die Jodwasserstoffsäure (etwa 1 Stunde). Um das Jod und die Jodwasserstoffsäure zurückzugewinnen, wird zwischen Veraschungsgestell und Saugepumpe eine Waschflasche mit starker Lauge eingeschaltet. Man erhitzt weiter, bis keine Joddämpfe mehr sichtbar sind und die Lösung klar ist. Ist auch der Kolbenhals frei von Jod, so setzt man eine kleine Messerspitze Quecksilberacetat und die 2—3fache Menge Kaliumsulfat zu und läßt noch $1/_2$ Stunde kochen. Nach dem Abkühlen wird mit 2—3 ccm Wasser verdünnt und dann die verdünnte Lösung in die Destillationsvorrichtung quantitativ übergeführt.

Wenn die Reduktion im Mikrobombenrohr vorgenommen werden muß, wird zu der mittels Wägeröhrchen mit langem Stiele eingewogenen Substanz 1 ccm Jodwasserstoffsäure gegeben und nach dem Zuschmelzen im Bombenofen 1 Stunde lang auf 200°, unter Umständen auf 300° C erhitzt. Bei flüssigen Substanzen wird die Capillare mit geöffneter Spitze nach unten in die Jodwasserstoffsäure geschoben, zerdrückt und dann die Bombe sofort zugeschmolzen.

Nach vollzogener Reduktion wird der Bombeninhalt quantitativ in ein Zersetzungskölbchen gespült und in der vorher geschilderten Weise unter Zusatz von rotem Phosphor aufgeschlossen.

Für die Mineralisierung wird das von A. C. Andersen und B. Norman Jensen angegebene Gemisch empfohlen. Auf 1 ccm konzentrierte Schwefelsäure werden 0,6 g einer Mischung gegeben, die aus 100 g Kaliumsulfat, 10 g Kupfersulfat, 7,5 g Mercurisulfat und 0,1 g Graphit besteht. Die Verwendung von Quecksilber als Katalysator ist in vielen Fällen unbedingt erforderlich, insbesondere für Substanzen mit ringförmig gebundenem Stickstoff.

Als sehr wirksamer Katalysator hat sich Selen erwiesen (F. Lauro). Eine Menge von 5 mg Selen in Form von seleniger Säure je Kubikzentimeter Schwefelsäure ist völlig ausreichend. Mit einem Gemisch von 0,1 g Kaliumsulfat, 0,01 g Kupfersulfat und 1 ccm Schwefelsäure mit einem Selengehalt von 5 mg ließ sich die Mineralisierung von Mehlproben beim Mikroverfahren in 5 Minuten sicher erreichen. Größere Mengen von Selen und zu langes Erhitzen kann zu Stickstoffverlusten führen. Die selenhältige Schwefelsäure wird durch Kochen einer gewogenen Menge von Selen mit Schwefelsäure hergestellt (W. W. Illarionow und Nina A. Ssolowjewa). (Vgl. a. A. Sreenivasan und V. Sadasivan[1].)

Der Destillationsapparat nach Parnas-Wagner wird jetzt ohne Schlauchverbindung und mit einem gläsernen Kühlrohr in sehr handlicher Form hergestellt (Abb. 38) (Bezugsquelle: P. Haack, Wien IX). Als Vorlage dient ein 100 ccm fassendes Quarzkölbchen. Die Titration des Ammoniaks erfolgt acidimetrisch mit $1/_{100}$ n-Lösung oder bei

---

[1] Ztschr. f. anal. Ch. **116**, 244 (1939).

geringem Stickstoffgehalt auch jodometrisch nach I. Bang. In diesem
Falle wird ein 100 ccm fassendes Jenaer Schliffkölbchen mit 5 ccm
$1/100$ n-Salzsäure ohne Indicator beschickt, nach der Destillation 3 Sekunden lang ausgekocht, 2 ccm einer 5%igen Kaliumjodidlösung und
2 Tropfen einer 4%igen Kaliumjodatlösung zugesetzt und nach 5 Minuten das ausgeschiedene Jod mit $1/100$ n-Thiosulfatlösung titriert.

Einen Ganzglasmikro-Kjeldahl-Apparat aus einem Stück ohne
Gummiverbindungen, großer Bruchsicherheit, geringer Wartung während der Analyse und sehr geringer Dampfkondensation im Destillationskolben beschreibt P. L. Kirk (2).

Selen als Katalysator hat sich auch für die Stickstoffbestimmung in Kohle bewährt. Nach dem von A. E. Beet und R. Belcher
angegebenen Verfahren beansprucht
die ganze Bestimmung etwa 30 Minuten. Um in Ermanglung einer
mikrochemischen Waage mit einer
gewöhnlichen Analysenwaage das Auslangen zu finden, verwenden die
Autoren 100 mg einer Durchschnittsprobe. Der Aufschluß erfolgt unter
Verwendung von 1 g einer Katalysator-
mischung, bestehend aus 32 Teilen
Kaliumsulfat, 5 Teilen Quecksilber-
sulfat, 1 Teil Selen, sowie von 3 ccm
konzentrierter Schwefelsäure. In 8
bis 10 Minuten tritt Klärung des
Kolbeninhaltes ein und nach weiteren
15 minutenlangem Sieden ist die
Mineralisierung sicher gewährleistet.
Wenige Tropfen Perhydrol beschleunigen die Zersetzung. Für die Destillation wird eine größere Form des

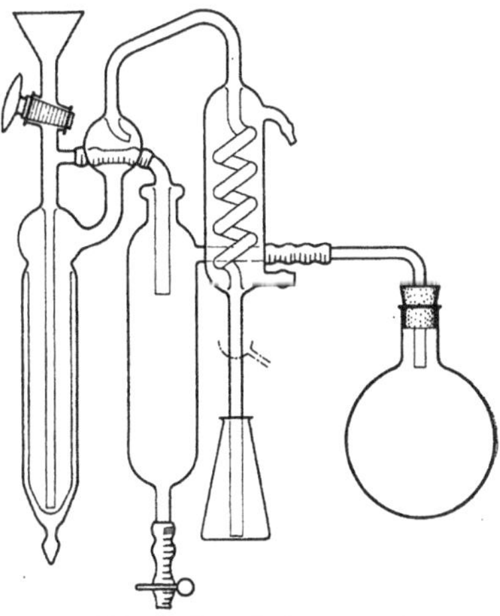

Abb. 38. Destillationsapparat
nach Parnas-Wagner. Neue Form.

Preglschen Apparates mit 150 ccm Fassungsraum, einem Rücksaug-
gefäß wie beim Parnas-Wagner-Apparat und einem Kühlrohr aus
durchsichtigem Quarz verwendet. Die Absorption des Ammoniaks erfolgt in 2 ccm kaltgesättigter Borsäurelösung (etwa 40 g pro Liter)
und die Titration nach L. W. Winkler mit $1/100$ n-Salzsäure unter Verwendung eines Indicatorgemisches von 0,125 g Methylrot und 0,083 g
Methylenblau in 100 ccm absolutem Alkohol. Das Gemisch ist bei saurer
Lösung violett, bei alkalischer grün und zeigt einen blauen Umschlagspunkt.

Mit der Überprüfung der Teilprozesse bei der Bestimmung nach
Kjeldahl beschäftigen sich Z. Zakrzewski und H. J. Fuchs, um
zu errechnen, daß bei einer Gesamtmenge von etwa 0,8 mg N der Maximal-
fehler nur 0,001 mg betrage.

5. Bestimmung der Halogene (I, 1182). Einen Weg zur Beschleunigung der Halogenbestimmung durch automatische Verbrennung und
Verwendung eines modifizierten Perlenrohres hat L. T. Hallett (2)
gezeigt, doch wird im allgemeinen die Bestimmung der Halogene nach

dem Prinzip von Carius gegenüber der Perlenrohrmethode nach Pregl bevorzugt, insbesondere weil sie auch bei halogenreichen Substanzen sichere Ergebnisse liefert. Die Einwaage von festen Substanzen nimmt man mit dem Wägeröhrchen mit langem Stiel vor (S. 323), mit dem die Substanz bis fast auf den Grund des Bombenrohres gebracht werden kann. Substanzen, die schon bei Berührung mit Salpetersäure in der Kälte Halogen abspalten, werden nach A. Friedrich (1) in ein einseitig geschlossenes Hartglasröhrchen von 15 mm Länge und 3 mm Weite eingewogen, die man nach Beschickung des Rohres mit Salpetersäure und Silbernitrat auf dessen Grund schiebt. Für die Einwaage von Flüssigkeiten eignet sich das Mikrowägegläschen nach H. Roth (4), das man sich aus einem Hartglasreagensrohr selbst anfertigen kann (Abb. 39). Auch Flüssigkeiten mit geringem Dampfdruck lassen sich unter Anwendung eines Gläschens mit Schliffstopfen auf diese Weise einwägen.

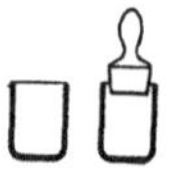

Abb. 39. Mikrowägegläschen mit und ohne Schliffstopfen nach Roth (nat. Gr.). (Aus Pregl-Roth.)

Um in den Fällen, in denen nach dem Erhitzen des Rohres auf 300° C und darüber ein hoher Druck zu erwarten ist (z. B. bei viel größerer Einwaage von Mineralölen wegen des geringen Gehaltes an Halogen oder Schwefel), ein Herausschleudern von Flüssigkeit aus der Capillare beim Ablassen des Überdruckes zu verhindern, empfiehlt C. Tiedcke (1) beim Zuschmelzen der Mikrobombe eine Doppelcapillare in der Art anzufertigen, daß man zunächst die untere Capillare herstellt und dann etwas höher eine zweite anfügt.

Zur Vermeidung der Beimengung von Glassplittern beim Öffnen der Cariusröhre beschreibt J. Unterzaucher (2) folgendes Verfahren: Aus dem Röhrchen wird in der üblichen Weise der Druck abgelassen und die Capillare dann wieder zugeschmolzen. Mit einer spitzen Leuchtgas-Sauerstoffflamme wird das Röhrchen unter Drehen ringförmig erhitzt, bis der durch die Erwärmung entstandene Innendruck die an einer Stelle schließlich stark erhitzte Innenrohrwandung unter Bildung einer ovalen Öffnung durchbricht. Die Sauerstoffstichflamme wird nun auf das seitliche Ende der ovalen Öffnung gerichtet und das Rohr unter gleichzeitigem Umbiegen nach rückwärts in dem Maße gedreht, als das Glas zum Erweichen und Einreißen kommt, so daß die seitliche Erweiterung der ovalen Öffnung wie ein Schnitt um das ganze Rohr geführt wird.

Zum Erhitzen der Bombe verwendet C. Weygand (2) nach einem Vorschlag von O. Wagner einen Messingblock von 30 cm Höhe und 11 cm Durchmesser, der sechs senkrechte Bohrungen für die Bomben und eine für das Thermometer hat. Er wird mit einem Teclubrenner geheizt.

Es stehen jetzt auch elektrisch heizbare Mikrobombenöfen zur Verfügung (W. C. Heraeus, Hanau a. M.). Durch die Anbringung eines Uhrwerkes zwischen Ofen und Relais läßt sich der Strom nach einer bestimmten Zeit (5 Stunden) ausschalten, so daß die Oxydation über Nacht durchgeführt werden kann.

Zusammengeballte Klumpen von Halogensilberniederschlag sollen vor dem Absaugen mit einem Glasstab zerdrückt werden. Mikrowägeröhrchen oder Glascapillare werden mit einem Platinhaken hochgezogen, mit der Platinspitzenpinzette erfaßt und sorgfältig abgespült. Dann wird der Bombeninhalt auf etwa 3 ccm mit Wasser verdünnt und die Bombe für 5 Minuten in ein kochendes Wasserbad gestellt. Das Absaugen des Halogensilbers erfolgt direkt aus der Bombe automatisch mit dem Heber nach **Pregl** auf das Halogenfilterröhrchen (vgl. I, 1149).

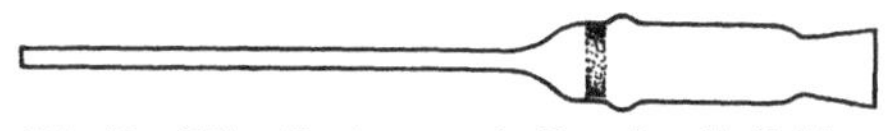

Abb. 40. Filterröhrchen nach **Pregl** mit Frittenplatte. Neue Form ($^1/_2$ nat. Gr.). (Aus Mikrochemie, Molisch-Festschr., S. 298. 1936.)

Das Filterröhrchen nach **Pregl** wird jetzt ausschließlich mit einer eingeschmolzenen Glasfrittenplatte hergestellt, und zwar für das Sammeln von Halogensilberniederschlägen solche mit der Bezeichnung 154 G 1, auf welche zur entsprechenden Abdichtung noch etwas Asbest aufgebracht werden muß (Abb. 40). Um der Asbestschicht einen gewissen Halt zu geben, ist das Röhrchen über der Glasfritte etwas gekröpft. Zur Kennzeichnung ist jedes Filterröhrchen mit einer innen eingeätzten Nummer versehen [H. **Lieb** und A. **Soltys** (2)].

6. Bestimmung von Chlor und Brom. a) Nach **Zacherl-Krainick**. Die organische Substanz wird im Sauerstoffstrom mit konzentrierter Schwefelsäure in Gegenwart von Kaliumbichromat und Silberbichromat oxydiert. Während das Jod als Jodat quantitativ zurückgehalten wird, wird Chlor und Brom mit dem Sauerstoffstrom fortgeführt und in einem Gemisch von Lauge und Perhydrol umgesetzt:

$$2\,Cl + 2\,NaOH + H_2O_2 = 2\,NaCl + O_2 + H_2O.$$

Die unverbrauchte Lauge wird zurücktitriert und der in einem besonderen Versuch ermittelte Säuregehalt des Perhydrols abgezogen.

Der für die Bestimmung erforderliche Apparat (Abb. 41) besteht aus dem Oxydationskölbchen (O) mit Schliffaufsatz (S), Einleitungsrohr, Tropftrichter (T) und Hahn H_1 und der Absorptionsvorrichtung (D) mit eng anliegender Spirale (Sp) aus Jenaer Geräteglas und Hahn H_2. Zum Erhitzen des Oxydationskölbchens dient ein Ölbad oder der Aluminiumheizblock nach H. **Roth** (5) (Abb. 42).

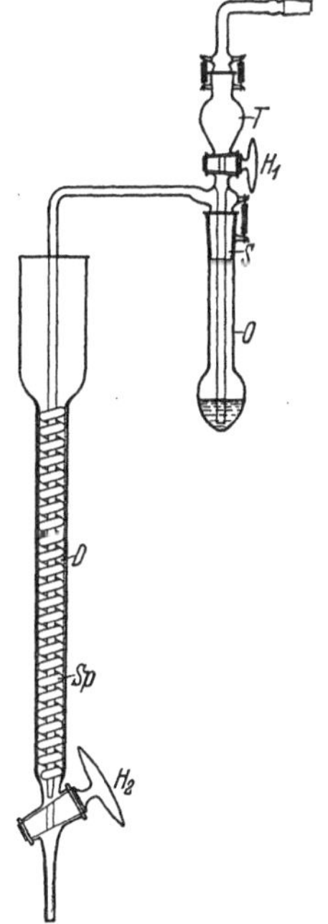

Abb. 41. Apparat zur alkalimetrischen Bestimmung von Chlor und Brom. (Aus **Pregl-Roth**.)

Ausführung. 4—7 mg Substanz werden mittels eines Wägeröhrchens mit langem Stiel auf den Boden des gereinigten und getrockneten Oxydationskölbchens gebracht und eine Messerspitze voll (0,5 g) eines Gemisches gleicher Teile Kaliumbichromat und Silberbichromat zugesetzt, darauf der Schliff S mit konzentrierter Schwefelsäure benetzt und gasdicht aufgesetzt und in den Trichter T 2 ccm konzentrierte Schwefelsäure gebracht. In die Absorptionsvorrichtung wird 1 ccm Perhydrol

und aus der Bürette etwa 7,5 ccm $^1/_{100}$ n-Lauge gegeben. Jetzt wird das
Gaseinleitungsrohr soweit eingetaucht, daß es gerade unter die Spirale
über dem Hahn H_2 reicht. Der Trichter wird mit dem rechtwinkelig
gebogenen Röhrchen verbunden und dieses mit der Sauerstoffbombe.
Der Sauerstoff wird durch eine Waschflasche mit Natriumcarbonat
mit einer Blasenfolge geleitet, daß etwa 8 ccm in der Minute durchströmen.
Nun wird die Schwefelsäure durch den Hahn H_1 unter dem Druck des
Sauerstoffes langsam in das Kölbchen gedrückt, dieses in einem vor-
geheizten Ölbad oder Aluminiumblock auf 115—125° erhitzt und 30 Minuten lang auf dieser Temperatur gelassen. Dann wird der Hahn H_1
geschlossen und durch den Hahn H_2 die Absorptionslösung in ein 100 ccm
fassendes Quarzkölbchen abgelassen. In das Gaseinleitungsrohr darf
keine Flüssigkeit aufsteigen. Durch 3maliges Nachwaschen mit je 4 ccm
Wasser läßt sich die Absorptionslauge quantitativ auswaschen. Zur Titration wird mit einem Glasfaden nach
Zusatz 1 Tröpfchens Methylrot mit $^1/_{100}$ n-Salzsäure bis
zur deutlich sauren Reaktion versetzt, tüchtig aufgekocht, dann noch 1 Tropfen Methylrot zugegeben und
mit $^1/_{100}$ n-Lauge bis zum Auftreten der kanariengelben
Färbung zurücktitriert.

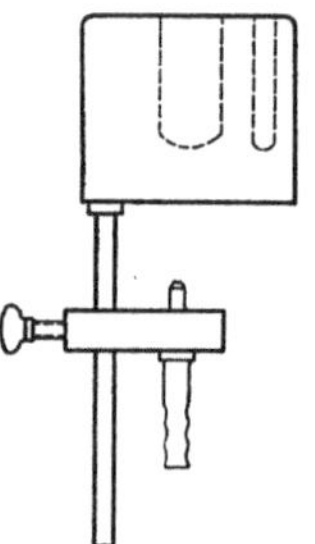

1 ccm $^1/_{100}$ n-Lauge entspricht 0,3546 mg Chlor oder
0,799 mg Brom.

Wesentlich für das Gelingen der Analyse ist vollkommene Trockenheit der Apparatur. Zur Prüfung der
Reagenzien wird eine Blindbestimmung ausgeführt.

Abb. 42. Heizblock
mit Mikrobrenner
nach Roth
($^1/_3$ nat. Gr.).
(Aus Pregl-Roth.)

Das Silberbichromat stellt man sich nach W.
Authenrieth selbst her: 10 g Silbernitrat und 6 g
Chromsäure p. a. werden mit 1 l destilliertem Wasser
bis zur vollständigen Lösung gekocht. Man läßt über Nacht stehen, gießt
die über der braunschwarzen Kristallausscheidung stehende Flüssigkeit
ab, wäscht auf der Nutsche 2mal mit destilliertem Wasser und trocknet
im Exsiccator über Phosphorpentoxyd.

Da auch das reinste Perhydrol (Merck) gegen Methylrot schwach
sauer reagiert, muß bei jeder neuen Flasche der Säuregrad ermittelt
werden. 1 ccm Perhydrol wird mit 1—2 ccm $^1/_{100}$ n-Salzsäure aufgekocht
und mit $^1/_{100}$ n-Lauge neutralisiert (Methylrot). Der so bestimmte Säuregehalt ist bei der Berechnung der Analyse abzuziehen. Die $^1/_{100}$ n-Lauge
muß sehr genau gestellt sein. Man stellt sie am besten mit Kalium-
bijodat, das man nach Koenig-Kolthoff rasch in analysenreiner
Form gewinnt. Es kann auch von Kahlbaum-Berlin in entsprechender
Reinheit bezogen werden.

Die Methode ist für die Analyse niedrig siedender Flüssigkeiten und
sehr flüchtiger, fester Stoffe nicht geeignet, da sich diese von ihrer vollständigen Oxydation teilweise verflüchtigen.

b) Nach F. Vieböck. Bei diesem Verfahren wird die organische
Substanz in ähnlicher Weise mit Silbersulfat-Schwefelsäure und Kalium-
bichromat oxydiert und das freiwerdende Chlor oder Brom mittels eines
Luftstromes in 3%ige Wasserstoffperoxydlösung übergeführt. Die dabei

entstehende Säure mit Lauge titriert. Bei der Verbrennung vor Nitrokörpern gehen kleine Mengen Salpetersäure mit über.

Zur Kontrolle kann die acidimetrische Titration durch eine spezifische Halogen-Ionenbestimmung ergänzt werden: Quecksilberoxycyanid
verhält sich in wäßriger Lösung wie eine neutral reagierende Verbindung.
Es genügen wenige Tropfen $^1/_{100}$ n-Schwefelsäure, um in 5 ccm gesättigter
Lösung von Quecksilberoxycyanid saure Reaktion gegen Methylrot
hervorzurufen. Hingegen sind wegen der besonderen Affinität des Chlors
zum Quecksilber nahezu stöchiometrische Mengen Salzsäure erforderlich,
um Farbumschlag des Indicators zu gewinnen. Es handelt sich in beiden
Fällen um Gleichgewichte, die aber recht verschiedene Lagen aufweisen.
Wenn man also zu einer NaCl-haltigen Lösung Quecksilberoxycyanid
zufügt, so entsteht gemäß der Gleichung:

$$2\,Hg(CN)(OH) + 2\,NaCl = Hg(CN)_2 \cdot HgCl_2 + 2\,NaOH$$

die äquivalente Menge Lauge, die mit Säure titrierbar ist. Bei Chlorbestimmungen muß bei Gegenwart
einer Vergleichslösung titriert werden.

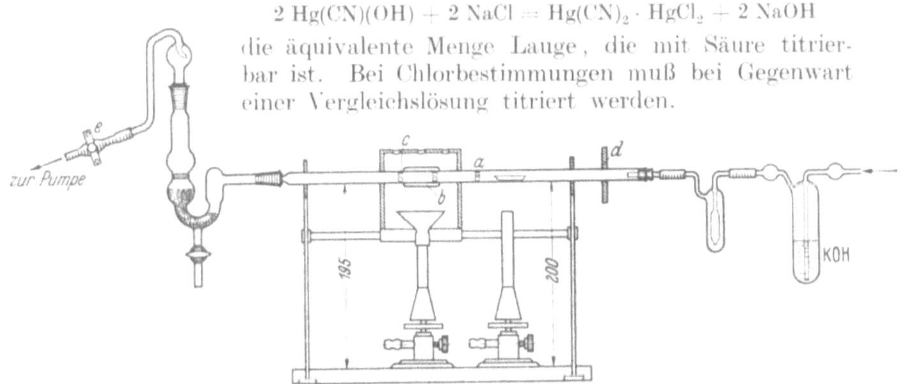

Abb. 43. Apparatur zur Schwefelbestimmung nach Grote-Krekeler-Schöberl.
[Aus Ztschr. f. angew. Ch. 50, 334 (1937).]

Vieböck hat das Verfahren sowohl für Einwaagen von 4—7 mg,
wie auch für Einwaagen von 10—20 mg (Halbmikroverfahren) ausgearbeitet. Bezüglich der Einzelheiten der Ausführung wird auf die
Originalarbeiten verwiesen.

7. Bestimmung des Schwefels (I, 1188). Nach dem von W. Grote
und H. Krekeler entwickelten Verfahren, das sich zunächst zur Bestimmung des Schwefels in Ölen und Teeren, dann auch in jeder anderen
verbrennlichen Substanz bewährte, hat A. Schöberl eine Mikromethode
mit Einwaagen, wie sie bei der Preglschen Perlenrohrmethode üblich
sind (4—8 mg), ausgearbeitet.

Die Hauptteile der Apparatur sind ein Quarzrohr und eine Absorptionsvorlage (Abb. 43). In das Rohr sind eine klare Quarzscheibe (a)
mit einer Öffnung und zwei Quarzfilterplättchen (b und c) eingeschmolzen.
Der Teil zwischen beiden Platten wird von einem verschiebbaren Gehäuse
umschlossen, um ihn auf Rotglut erhitzen zu können. Die Absorptionsvorlage ist mittels Normalschliff an das Quarzrohr angeschlossen. In
sie ist eine Glasfilterplatte G 4 mit einer Porenweite von 12 μ eingeschmolzen. Der Raum unter der Filterplatte ist teilweise mit Glas-

kugeln gefüllt. Mittels eines Tropfenfängers wird sie an die Wasserstrahlpumpe angeschlossen.

Ausführung. Nach Zusammenstecken der beiden Schliffe ohne Dichtungsmittel wird die Substanz auf etwa 1—2 cm vor die klare Scheibe (*a*) geschoben, der Brenner unter dem offenen Aufsatz zwischen *b* und *c* angezündet, darauf 4 ccm 5%iges säurefreies Wasserstoffsuperoxyd in die Vorlage gefüllt und mittels eines Gummigebläses durch die Glasfritte in die untere Hälfte gedrückt und noch 4 ccm Wasserstoffsuperoxyd über die Filterplatte gegeben, der Tropfenfänger aufgesetzt und bei stark gedrosselter Klemmschraube (*e*) mit der Wasserstrahlpumpe verbunden. Darauf wird die Asbestplatte (*d*) auf das Rohr geschoben, die Waschflasche eingeschaltet und der Luftstrom nach Ansaugen mit der Pumpe mittels der Klemmschraube so eingestellt, daß etwa 4—6 Blasen in der Sekunde durch die Waschflasche treten. Sobald das Rohr zwischen *b* und *c* rotglühend geworden ist, wird mit der Verbrennung der Substanz begonnen. Die Schnelligkeit des Erhitzens hängt von der Art der Substanz ab. Keinesfalls dürfen sich Kohlenstoff oder teerige Produkte hinter der Verbrennungszone abscheiden. Es darf also die Substanz nicht durch die Platte *c* „durchschlagen". Die Oxydation muß zwischen den Quarzfritten vollständig erfolgen. Ungenügende Beheizung des Raumes zwischen den beiden Quarzfilterplatten ist häufig die Ursache von Fehlergebnissen. Die Dauer der Verbrennung ist daher von Fall zu Fall verschieden, durchschnittlich 15 Minuten. Zum Schluß wird das Quarzrohr bis gegen den Schliff hinein durchgeglüht, um das Schwefeltrioxyd in die Vorlage zu treiben, und mit entsprechender Vorsicht auch der Schliff erhitzt wird. Sobald keine Schwefeltrioxydnebel mehr wahrnehmbar sind, werden Vorlage und Rohr sofort in noch heißem Zustande auseinander genommen, um das Einwachsen des Schliffes zu verhindern. Die Absorptionsvorlage wird entleert und mit dem Tropfenfänger 3mal mittels eines Gummigebläses ausgewaschen, so daß sich 40—50 ccm Lösung ergeben.

Bei Abwesenheit von Stickstoff und Halogen wird die Schwefelsäure maßanalytisch mit $^1/_{100}$ NaOH bestimmt (vgl. I, 1189). Schöberl verwendet den Mischindicator nach B. Groák. Die gravimetrische Bestimmung der Schwefelsäure führt er nach R. Guillemet durch Fällung mit Benzidin aus. Die auf etwa 5 ccm eingeengte Lösung wird kalt mit 2,5 ccm Benzidinchlorhydratlösung nach A. Friedrich (7) gefällt. Nach $^1/_2$ Stunde wird der Niederschlag auf einem Glasfiltertiegel 63 a G 4 oder beim automatischen Absaugen auf der Mikroglasfilternutsche 154 G 3 der Fa. Schott & Gen. (Jena) gesammelt. Das Nachspülen des Gefäßes und das Waschen auf dem Filter geschieht 2—3mal tropfenweise nacheinander mit Benzidinsulfat gesättigtem Wasser (10—20 Tropfen) und Methanol (20—40 Tropfen).

A. Friedrich und E. Bauer fällen das Sulfat bei ihren Versuchen zur quantitativen Bestimmung des Neutralschwefels im Harn ebenfalls mit Benzidin, bestimmen die Schwefelsäure jedoch maßanalytisch. Der Niederschlag wird in einem Filterröhrchen von zylindrischer Form mit eingeschmolzener Frittenmasse gesammelt, auf welche eine 2—3 mm hohe Schicht feiner Cellulosewolle, die man von Filtrierpapier mittels der Kante einer Glasplatte abgeschabt hat, und dann ein Bausch längsfaseriger Verbandwatte aufgebracht wird. Das Absaugen erfolgt mit der automatischen Vorrichtung nach Pregl. Nach dem Auswaschen wird der Niederschlag samt Filterwatte in einen Kolben ausgespült und nach dem Aufkochen mit $^1/_{50}$ n-Lauge (Methylrot als Indicator) titriert.

Auch C. Weygand und H. Hennig fällen die bei der Oxydation nach Carius erhaltene Schwefelsäure als Benzidinsulfat. Zu 3—5 mg Substanz in der Mikrobombe werden einige Milligramm Natriumchlorid und 0,3—0,4 ccm konzentrierte Salpetersäure gegeben und auf 340 bis 350° C erhitzt. Nach Beendigung der Zerstörung wird der Inhalt der Bombe in das Fällungsgefäß übergeführt, das abweichend von dem nach Pregl am Boden verjüngt ist, um die letzten Niederschlagsteilchen leichter absaugen zu können, und daraus die Salpetersäure mit einem staubfreien Luftstrom bis zur Trockne abgeblasen. Der Rückstand wird mit 5 ccm Wasser aufgenommen und mit 1 ccm Benzidinchlorhydrat (5 g Benzidin in 40 ccm 1 n-Salzsäure lösen und mit Wasser auf 250 ccm auffüllen) in der Kälte gefällt. Nach $^1/_2$stündigem Absetzen wird der Niederschlag in der üblichen Weise automatisch auf ein Asbestoder Frittenfilter übergeführt, mit wenig Alkohol und Wasser ausgewaschen und bei 105—110° getrocknet.

Zur maßanalytischen Bestimmung des Schwefels nach A. Friedrich und O. Watzlaweck (vgl. I, 1189), bei der die Substanz im Perlenrohr nach Pregl zerstört werden muß, ist ergänzend zu bemerken, daß die Methode in Gegenwart von Jod zu niedrige Schwefelwerte liefert. Sie ist also nur in Anwesenheit von Stickstoff, Chlor oder Brom anwendbar. Die in einer klaren Quarzschale gesammelte Lösung wird mit $^1/_{50}$ n-Lauge (Phenolphthalein) bis zur deutlichen Rotfärbung titriert, dann erst auf dem Wasserbade weitgehend eingeengt und nun die dem Laugenverbrauch äquivalente Menge $^1/_{50}$ n-Schwefelsäure zugegeben, zur Trockne eingedampft, die Salzkruste mit wenig Wasser vom Rande her in Lösung gebracht, wieder eingedampft und so 3mal eingedampft und 45 Minuten auf dem siedenden Wasserbade stehen gelassen, um die flüchtigen Säuren quantitativ zu vertreiben. Zuerst wird der Rückstand in 5—8 ccm heißem Wasser aufgenommen und das nun vorhandene primäre Natriumsulfat mit $^1/_{50}$ n-Lauge (Methylrot) titriert.

Eine Kontrolltitration bei der ersten Analyse einer unbekannten Substanz wird empfohlen, um festzustellen, ob unter den Versuchsbedingungen sämtliche flüchtige Säuren verjagt werden.

Nach A. Friedrich und F. Mandl läßt sich die mikroanalytische Schwefelbestimmung auf maßanalytischem Wege durch Benzidinfällung auch nach dem Carius-Aufschluß durchführen. Zu der in einer Menge von 3—6 mg auf den Boden des Mikrobombenröhrchens gebrachten Substanz werden 10—30 mg reinstes Natriumnitrat und 0,3 bis 0,4 ccm konzentrierte Salpetersäure gegeben und im Mikroschießofen 3—4 Stunden auf 340—350° C erhitzt. Nach dem Erkalten wird die Flüssigkeit aus der capillaren Spitze mit einer kleinen Flamme vertrieben, das Rohr vor dem Öffnen für 10 Minuten in Eiswasser getaucht und jetzt erst vorsichtig geöffnet. Der Rohrinhalt wird in eine Glasschale aus Jenaer Glas (6—8 cm Durchmesser) ausgespült, auch die abgesprengte Kappe ausgewaschen, und zur Trockne verdampft, der Rückstand mit 10%iger Essigsäure versetzt und wieder eingedampft. Die reproduzierbare Genauigkeit der Methode, die insbesondere für Serienbestimmungen als vorteilhaft bezeichnet wird, wird mit $\pm 0{,}25\%$ angegeben. Die genaue Arbeitsvorschrift ist der Originalarbeit zu entnehmen.

8. Bestimmung der Acetyl- (Benzoyl-)Gruppen (I, 1194). a) **Die Methode von R. Kuhn und H. Roth** (1) wird als leichter und einfacher ausführbar angegeben als das Verfahren nach Pregl - Soltys oder anderer. Nach dem Verseifen der Substanz in einem Jenaer Geräteglaskölbchen wird die Essigsäure (auch die Benzoesäure) unter Atmosphärendruck aus schwefelsaurer Lösung durch einen Quarzkühler abdestilliert und alkalimetrisch bestimmt. Wichtig für günstige Ergebnisse ist die Wahl des Verseifungsmittels. Es müssen die Löslichkeitsverhältnisse und die Haftfestigkeit der Acetylgruppen berücksichtigt werden. Unter Umständen können bei der Verseifung auch andere saure Spaltprodukte entstehen.

Es werden vier Verseifungsmittel angegeben: a) 5 n- und 1 n-Natronlauge; b) 1 n-Methylalkoholische Natronlauge (4 g NaOH in einem Gemisch von je 50 ccm Wasser und Methanol); c) Schwefelsäure nach Wenzel [100 ccm Schwefelsäure ($d = 1{,}84$) mit 200 ccm Wasser]; d) p-Toluolsulfosäure, reinst (25%ige wäßrige Lösung). Geringe Mengen der Probe werden zunächst auf ihre Löslichkeit in den Verseifungsmitteln geprüft. Für Acetyl am Sauerstoff genügt im allgemeinen mit den Säuren eine Verseifungszeit im siedenden Wasserbade von 20 Minuten oder von 15 Minuten mit den alkalischen Verseifungsmitteln. Verbindungen mit Acetyl oder Benzoyl am Stickstoff werden im allgemeinen mit alkoholischer Lauge verseift. In den Verseifungsmitteln nicht lösliche Substanzen werden in 1 ccm Pyridin gelöst, mit alkoholischer Lauge verseift, das Pyridin und der Methylalkohol abdestilliert. Die Reste von Pyridin im Verseifungskölbchen werden nach dem Ansäuern als Sulfat gebunden und stören die Bestimmung nicht.

Die Apparatur (Abb. 44) (Firma W. Vetter, Heidelberg) besteht aus dem Blasenzähler (mit 50%iger Kalilauge), dem U-Rohr (mit Natronkalk), dem Verseifungskölbchen (45 ccm Inhalt) mit drei mit Schliffen versehenen Schenkeln. Der Schenkel B trägt den mit zwei Marken (2 und 7 ccm) versehenen Innenschlifftrichter von 8 ccm Fassungsraum bei eingesenktem Glasstab S. Dieser gestattet, durch Heben Wasser nachzugeben, ohne die Destillation zu unterbrechen. Stahlfedern oder Gummibänder drücken ihn in den Schliff. Der Kernschliff des Schenkels C ist vakuumdicht in die Quarzkühlerschliffe eingepaßt. Die Verseifung erfolgt im siedenden Wasserbade. Der Quarzkühler hat an den Enden gleiche Schliffe (1 und 2), die genau auf den Schenkel C passen, wodurch er sowohl als Rückflußkühler (mit Schliff 1) als auch zum Abdestillieren (mit Schliff 2) verwendet werden kann.

Ausführung. Es wird soviel Substanz mittels eines Wägeröhrchens mit langem Stiel (vgl. S. 323) auf den Boden des Kölbchens gebracht, daß 3—6 ccm $^{1}/_{100}$ n-Säure zur Titration kommen, durchschnittlich

5—10 mg. **Flüssigkeiten** werden nach **Pirsch** (1) (vgl. S. 347) eingewogen. Der Blasenzähler wird auf 50 Sauerstoffblasen in der Minute
eingestellt. Bei saurer Verseifung wird 1 ccm Säure, bei alkalischer
1 ccm Lauge oder 4 ccm methylalkoholischer Lauge verwendet. Der
Schliff des Schenkels C wird mit Wasser benetzt, der Rückflußkühler
aufgesetzt. Die Schliffe A und B (Außenschliffe) mit Metaphosphor-
säure befeuchtet und dicht eingesetzt. Der Glasstab S wird gut eingepaßt und der Trichter mit 1—2 ccm Wasser beschickt. Darauf wird im
siedenden Wasserbad verseift und dabei das Kölbchen bis zum Ansatz
der Schenkel eingetaucht.

Nach beendeter Verseifung und Abkühlung fügt man durch den
Innenschlifftrichter 4—6 ccm Wasser zu, schließt mit dem Glasstab S

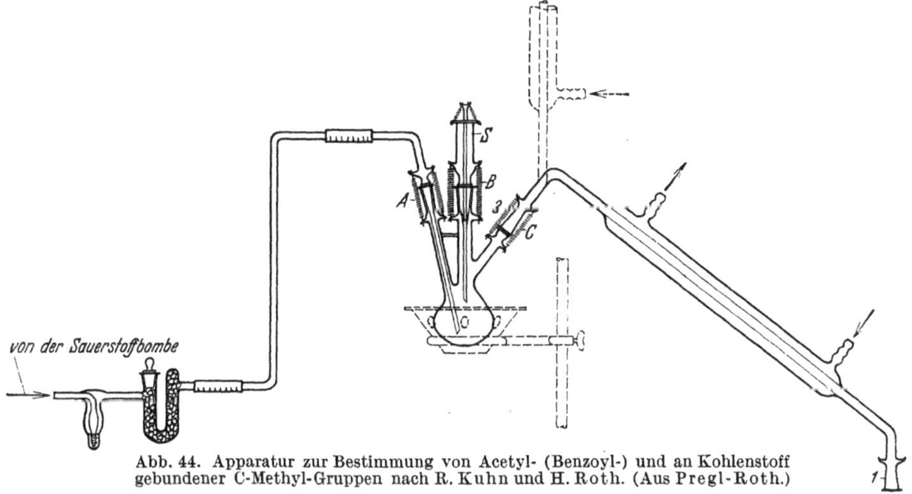

Abb. 44. Apparatur zur Bestimmung von Acetyl- (Benzoyl-) und an Kohlenstoff
gebundener C-Methyl-Gruppen nach R. Kuhn und H. Roth. (Aus Pregl-Roth.)

wieder ab, entfernt den Rückflußkühler, spült ihn mit Wasser sorgfältig
aus und setzt ihn mit dem Schliff 2 unter Wasserdichtung wieder luftdicht als absteigenden Kühler auf.

Bei der Verseifung mit alkoholischer Lauge werden zur Entfernung
des Alkohols zunächst 5 ccm abdestilliert und dann der Kühler wieder
sorgfältig ausgespült. Zum Abstumpfen der Säuren wird bei schwefelsaurer Verseifung 1 ccm 5 n-Natronlauge, bei der mit Toluolsulfosäure
0,5 ccm 1 n-Lauge in den Trichter gegeben. Bei alkalischer Verseifung
wird zum Ansäuern 1 ccm Wenzelsche Schwefelsäure (100 ccm konzentrierte Schwefelsäure mit 200 ccm Wasser) verwendet. Durch vorsichtiges Heben des Glasstabes läßt man die Lauge oder Säure in das
Kölbchen fließen und spült mit 2—3 ccm Wasser nach. Schließlich
gibt man für die erste Nachdestillation Wasser bis zur Marke 7 in
den Trichter und einige Siedesteinchen in das Kölbchen und beginnt
abzudestillieren, indem man dieses in einem kleinen Babotrichter so
erhitzt, daß 5—6 ccm Destillat in 5 Minuten erhalten werden. Die Destillate sammelt man in einem 25 ccm Meßzylinder mit Trichter aus

Jenaer Glas. Nach dem Einengen auf 2—3 ccm läßt man durch Heben von S Wasser langsam bis zur Marke *2* in das Destillationskölbchen fließen, ohne die Destillation zu unterbrechen, engt wieder auf 2—3 ccm ein und erneuert den Wasserzusatz in gleicher Weise mehrmals. Sind 20 ccm Destillat gesammelt, so schiebt man ein Quarzkölbchen (von 100 ccm) unter das Kühlerende und gießt das Destillat aus dem Meßzylinder in dieses über. Ohne diesen auszuspülen sammelt man nun wieder das Destillat darin. Beim Wechseln der Vorlagen darf kein Tropfen verloren gehen. Man bringt 2—3 Kristalle Bariumchlorid in das Quarzkölbchen, kocht 7 Sekunden (vom Beginn des Siedens) unter Schwenken über freier Flamme zwecks Entfernung von CO_2 und SO_2 — dabei muß die Lösung klar bleiben — und titriert nach Zusatz von 4—5 Tropfen Phenolphthalein mit $1/_{100}$ n-Natronlauge. Das Auftreten einer Trübung (Bariumsulfat) zeigt an, daß Schwefelsäure übergegangen ist. Solche Bestimmungen sind verloren.

Wurden bei der Titration der ersten 20 ccm weniger als 4 ccm Lauge verbraucht, so werden die nächsten 10 ccm Destillat (2mal 5 ccm) titriert. Ist die gefundene Essigsäuremenge größer, so werden drei Destillate zu je 5 ccm für die Titration gesammelt. Wurde bei den einzelnen Destillationen auf ein Volumen von 2—3 ccm eingeengt, so ist nach den ersten zwei Titrationen noch etwa 1% der gesamten Essigsäure zu erwarten. Beträgt der Laugenverbrauch nur noch 0,01 bis 0,02 ccm, so ist die Analyse beendet.

Die Titration aller Destillate zusammen vorzunehmen, ist nicht zu empfehlen. Bei fraktionierter Destillation ist man sicher, daß die Essigsäure (oder Benzoesäure) quantitativ abdestilliert wurde. 1 ccm $1/_{100}$ n-NaOH entspricht 0,43 mg $CH_3 \cdot CO$ oder 1,05 mg $C_6H_5 \cdot CO$.

Die Apparatur von Kuhn-Roth kann auch zur Mikrobestimmung von C-ständigen Methylgruppen durch Oxydation mit Chromsäure nach dem Prinzip der Makromethode von R. Kuhn und F. L'Orsa benützt werden.

Die Substanz wird mit 1 ccm konzentrierter Schwefelsäure und 4 ccm 5 n-Chromsäure versetzt und mit freier Flamme (Babotrichter) unter Rückfluß $1^1/_2$ Stunden erhitzt. Die überschüssige Chromsäure wird mit Hydrazinhydrat fast vollständig reduziert, mit 6 ccm 5 n-Natronlauge abgestumpft (Kühlung), 1 ccm Phosphorsäure ($d = 1,7$) zugesetzt und destilliert. Die an Kohlenstoff gebundenen Methylgruppen werden zu Essigsäure abgebaut, schon vorhandene Essigsäure oder Benzoesäure wird nicht angegriffen, Salicylsäure aber leicht verbrannt. Die Essigsäure (Benzoesäure) wird nach Reduktion der unverbrauchten Chromsäure aus schwefelphosphorsaurer Lösung abdestilliert und fraktioniert titriert. Da Äthoxylgruppen die theoretische Ausbeute an Essigsäure geben, kann die Methode zur Bestimmung von Äthoxylen, aber auch zur Ermittlung der Summe von Äthoxyl und Acetyl benützt werden.

Das Chromsäureverfahren kann auch für die Acetylbestimmung mancher Substanzen (Acetylsalicylsäure, acetylierte Catechine u. a.) angewendet werden. Die neben der Essigsäure auftretenden flüchtigen Säuren werden oxydativ zerstört und es destilliert nur Essigsäure über, während nach dem gewöhnlichen Verfahren andere saure flüchtige Säuren überdestillieren.

1 ccm $^1/_{100}$ n-NaOH entspricht 0,150 mg $CH_3 \cdot CO$ oder 0,60 mg $CH_3 \cdot COOH$.

b) Acetylbestimmung nach Friedrich-Rapoport-Sternberg. In einer gegenüber dem Verfahren nach Pregl-Soltys vereinfachten Apparatur (Hersteller P. Haack, Wien) wird die Verseifung ebenfalls mit Toluolsulfosäure (25%ige Lösung) oder mit saurem toluolsulfosaurem Kalium (50%ige Lösung), das sich besonders für Bestimmungen in Kohlehydratderivaten bewährt hat, oder mit 8%iger Kalilauge vorgenommen. Bei der Verseifung mit Lauge wird vor der Destillation das doppelte Äquivalent Toluolsulfosäure, bei Verwendung dieser Säure das halbe Äquivalent 8%iger Lauge zugefügt und dann die Essigsäure im Vakuum in eine Vorlage mit 20 ccm Wasser abdestilliert. Unter den angegebenen Bedingungen entsteht kein Schwefeldioxyd. Zur Entfernung der Kohlensäure wird 5 Sekunden lang aufgekocht, nach dem Abkühlen 1 g Kaliumjodid und 5—6 Tropfen einer 4%igen Kaliumjodatlösung zugesetzt und nach $^1/_2$ Stunde das ausgeschiedene Jod mit $^1/_{100}$ n-Thiosulfatlösung titriert. Zum abgelesenen Volumen werden 4% addiert, da in den einzelnen Phasen unvermeidliche kleine Verluste entstehen. Die Fehlerbreite beträgt dann etwa 0,5%.

c) Bei der Acetylbestimmung nach F. v. Viditz mit einem neuen einfachen Apparat ohne Gummiverbindungen und ohne Vorkühler wird Phosphorwolframsäure als vorzügliches Verseifungsmittel und Dioxan als Lösungsmittel für schwer lösliche Substanzen vorgeschlagen. Außerdem wird auf die physikalisch-chemischen Eigenschaften der Titration einer schwachen Säure mit einer schwachen Base hingewiesen.

Aus zahlreichen Beobachtungen ergibt sich, daß für verschiedene Körperklassen verschiedene Ausführungsformen der Acetylbestimmung zu empfehlen sind. Die Verseifung mit alkoholischer Lauge ist der allgemeinsten Anwendung fähig, aber auch sie liefert bei manchen Substanzen, da unter der Einwirkung des Alkali noch andere flüchtige Säure gebildet werden, zu hohe Werte.

9. Bestimmung der Methoxyl- und Äthoxylgruppen (I, 1197). a) Nach Pregl. Beim Destillationsapparat nach Pregl wurde die Waschvorrichtung derart abgeändert, daß die Füllung nicht wie bisher von unten, sondern durch ein nach oben aufgebogenes „Füllrohr" bei bereits eingespannten Apparat vorgenommen werden kann. Die Substanz muß vollkommen gelöst sein, weshalb man bei unbekannten Stoffen Lösungsversuche mit Essigsäureanhydrid und Phenol anstellen soll. Bei schwer löslichen Substanzen sorgt man vor dem Zusatz der Jodwasserstoffsäure für eine vollkommene Auflösung im Lösungsmittel. Die Jodwasserstoffsäure ($d = 1,70$) wird jetzt in Ampullen zu 2 ccm in den Handel gebracht (Merck, Darmstadt). Die Silbernitratlösung zeigt Alterungserscheinungen, so daß 6—10 Monate alte Lösungen Methyljodid nicht mehr quantitativ absorbieren. Zum Einwägen von Flüssigkeiten, die sich nicht schon unzersetzt verflüchtigen, verwendet man Mikrowägegläschen mit und ohne Schliffstopfen nach Roth (S. 326). Es sind dies selbst anzufertigende winzige Näpfchen aus Hartglas, die samt der eingewogenen Substanz in das Destillationskölbchen gebracht werden. Zur Verhinderung des Stoßens gibt man auch ein Stanniolkügelchen von 10—15 mg zu.

Das Verfahren kann bei schwefelhaltigen Verbindungen versagen, da die Cadmiumsulfatlösung in der Waschvorrichtung den Schwefelwasserstoff nicht quantitativ zurückhält. Es eignet sich besonders auch zum Nachweis und zur quantitativen Bestimmung von Kristallalkohol.

b) **Maßanalytische Bestimmung nach Vieböck-Brecher.** Das Alkyljodid wird in einer Natriumacetat-Eisessiglösung, die mit einigen Tropfen Brom versetzt ist, aufgefangen. Mit Brom setzt es sich in Alkylbromid und Jodbrom um. Dieses wird weiter zu Jodsäure oxydiert:

$$CH_3J + Br_2 = CH_3Br + JBr$$
$$JBr + 3\,H_2O + 2\,Br_2 = HJO_3 + 5\,HBr.$$

Durch das Natriumacetat wird der Bromwasserstoff abgestumpft, das überschüssige Brom durch Ameisensäure zerstört und das Jodat nach Zusatz von Kaliumjodid in schwefelsaurer Lösung mit $^1/_{50}$ n-Natriumthiosulfatlösung bestimmt.

Reagenzien. 1. Natriumacetat in Eisessig (10%ig).

2. Brom (jodfrei) in einer Tropfflasche.

3. Ameisensäure (80—100%ig) in einer Tropfflasche.

4. Natriumacetatlösung (20%ig).

5. Kaliumjodidlösung (10%ig), reinst.

6. Natriumthiosulfatlösung, $^1/_{50}$ norm. (vgl. I, 1187).

7. Jodwasserstoffsäure und Phenol, wie für die gewichtsanalytische Bestimmung.

Ausführung. Die Einwaage und Bestimmung erfolgt wie bei der gravimetrischen im modifizierten Apparat nach Pregl. In die mit destilliertem Wasser ausgespülte Vorlage gibt man 2 ccm der 10%igen Natriumacetatlösung in Eisessig und 4—5 Tropfen Brom. Ein mit verdünnter Ameisensäure schwach befeuchteter Wattebausch auf der Mündung der Vorlage hält Bromdämpfe zurück. Nach 25—30 Minuten langem Sieden der Jodwasserstoffsäure unterbricht man das Erhitzen, hebt den Apparat hoch, spritzt das Gaseinleitungsrohr innen und außen mit Wasser ab und spült den Inhalt in einen Schliff-Erlenmeyerkolben (100 ccm), der 5 ccm 20%ige wäßrige Natriumacetatlösung enthält. Längs der Wandung läßt man 2 Tropfen Ameisensäure zufließen, schwenkt um und setzt bis zur Farblosigkeit der Lösung allenfalls noch einige Tropfen Ameisensäure zu. Nach einigen Minuten darf kein Geruch nach Brom mehr feststellbar sein. Nach Zusatz von 2 ccm der Kaliumjodidlösung wird mit 5 ccm 2 n-Schwefelsäure angesäuert und nach 2 Minuten mit $^1/_{50}$ n-Thiosulfatlösung das ausgeschiedene Jod titriert.

1 ccm $^1/_{50}$ n-Thiosulfat entspricht 0,10341 mg OCH_3 oder 0,15013 mg OC_2H_5.

Diese Methode ist besonders für Serienbestimmungen zu empfehlen und liefert auch bei sehr kleinen Einwaagen genaue Werte, wenn im Leerversuch praktisch kein Thiosulfat verbraucht wird (bis 0,02 ccm). Schwefelwasserstoff stört nicht. Essigsäureanhydrid als Lösungsmittel für die Substanz soll nicht verwendet werden (vgl. Pregl-Roth).

M. Furter (2) gibt neuestens einige Erfahrungen und Verbesserungen an. Für die Einwaage von Flüssigkeiten verwendet er eine an mehreren Stellen bauchig aufgeblasene dünnwandige Phiole mit einem 15 mm langen Füllraum von 2 mm Durchmesser. Sie wird nach der von Pregl für Flüssigkeitseinwaagen angegebenen Methode aus einem Jenaer Reagensgläschen hergestellt. Die bauchigen Erweiterungen entstehen, wenn man das capillare Ende des Röhrchens zuschmilzt und den Füllraum unter dauerndem Quirlen zwischen Daumen und Zeigefinger in einer Mikroflamme einen Augenblick erhitzt. Dann wird die Einsaugcapillare geöffnet, das Röhrchen gewogen, die Flüssigkeit aufgesaugt, ganz nahe dem Flüssigkeitsraum zugeschmolzen und wieder gewogen. Das nun etwa 15 mm lange Röhrchen wird im Destillationskölbchen mit dem unten gerillten Glasstab zertrümmert. So lassen sich auch flüchtige Stoffe (Äthyläther) für die Alkoxylbestimmung einwägen.

Für die Alkoxylbestimmung in niedrig, jedoch nicht unter 70° C siedenden Äthern, Estern, Acetalen, bei denen niedrig siedende Alkohole zum Teil ohne mit Jodwasserstoffsäure in Reaktion zu treten, überdestillieren und daher der Analyse entgehen, entwickelte Furter eine neue Apparatur. Zwischen Siedekölbchen und Waschvorrichtung ist ein zweites, mittels Normalschliff angesetztes gleichdimensioniertes Kölbchen eingeschaltet, auf dessen Boden das Ableitungsrohr des ersten Kölbchens reicht. Es wird ebenfalls mit $1^1/_2$—2 ccm Jodwasserstoffsäure beschickt und diese schon vor dem Erhitzen des ersten Kölbchens zum Sieden erhitzt. Dadurch müssen die aus dem ersten Kölbchen kommenden Destillate durch die kochende HJ im zweiten Kölbchen in feiner Verteilung durchtreten und in Reaktion kommen. Der Apparat ist auch für die Alkylimidbestimmung geeignet. Dabei wird das zweite Kölbchen als Destillationsvorlage genützt. Auch das von Furter vorgeschlagene, aus zwei bauchigen Eprouvetten bestehende und mit Normalschliffen versehene Vorlagegefäß bedeutet eine Verbesserung. Zur Verhinderung des Stoßens der kochenden Jodwasserstoffsäure genügt das Einbringen von 1 bis 2 Stück Platintetraeder, wie sie Pregl für die Mikromolekulargewichtsbestimmung angegeben hat.

Bei Flüssigkeiten, die unter 70° sieden, genügt auch das Doppelkölbchen nicht. In solchen Fällen erzielt Furter die quantitative Umsetzung in einem eigenen Apparat, in welchem die Jodwasserstoffsäure in einem Druckgefäß bei 135° einige Stunden auf die Substanz einwirkt.

10. Methylimidbestimmung (I, 1199). Nach dem Vorschlag von R. Kuhn und H. Roth (2) (Kuhn und Giral) soll jede Substanz zunächst im Destillationskölbchen in Phenol (3—5 Spatelspitzen) und 3—5 Tropfen Esigsäureanhydrid unter Erhitzen gelöst und dann erst die Jodwasserstoffsäure und Jodammonium zugesetzt werden. Die Zahl der erforderlichen Destillation bleibt gleich.

Das maßanalytische Verfahren von F. Vieböck und C. Brecher bedeutet eine Vereinfachung, da Störungen durch Schwefelwasserstoff wegfallen. In die Waschvorrichtung kommt eine 5%ige Natriumthiosulfatlösung, der man nach K. H. Slotta und G. Haberland 0,5%

Natriumcarbonat zusetzt. Wird bei der Titration nur noch 1—2 Tropfen (0,04 ccm) Thiosulfat verbraucht, so ist die Bestimmung beendet.

Die maßanalytische Bestimmung ist der gewichtsanalytischen auch deshalb vorzuziehen, da diese bei —SCH_3-Gruppen versagt, die erstere aber auch die Bestimmung von Alkyl am Schwefel ermöglicht.

1 ccm $^1/_{50}$ n-Natriumthiosulfat entspricht 0,05008 mg CH_3 oder 0,1036 mg C_2H_5.

11. Bestimmung des aktiven Wasserstoffes nach Tschugaeff-Zerewitinoff. Mikromethode nach A. Soltys (2). Das Verfahren beruht auf der quantitativen Umsetzung von Methylmagnesiumjodid mit Substanzen, die reaktionsfähige Wasserstoffatome enthalten (—OH, —COOH, —NH_2, >NH, —SH). Die in einem indifferenten Lösungsmittel gelöste Substanz setzt sich mit Methylmagnesiumjodid unter Entwicklung von je 1 Mol Methan auf je 1 Atom aktiven Wasserstoffes um und das dabei entstehende Gas wird in einer Bürette aufgefangen. $RH + CH_3 \cdot MgJ = RMgJ + CH_4$.

Da das Methylmagnesiumjodid sowohl gegen Feuchtigkeit, wie auch gegen Sauerstoff sehr empfindlich ist, muß die Bestimmung unter Ausschluß von Luft in trockenem Stickstoffgas vorgenommen werden. Die von A. Soltys angegebene Vorrichtung entspricht allen Bedingungen, die man in dieser Hinsicht verlangen muß. Der Apparat ist nach einmaliger Beschickung mit dem Reagens für etwa 50 Bestimmungen bereit und jederzeit gebrauchsfertig. Er gestattet nicht nur in einem Arbeitsgang die Menge des Methans und damit die Zahl der aktiven Wasserstoffatome zu bestimmen, sondern auch durch Rückbestimmung des nicht verbrauchten Reagens die Menge des von der Substanz angelagerten zu messen. Gewisse Atomgruppen nämlich, wie z. B. die Doppelbindung der Carbonylgruppe, die Carbonylgruppen von Estern, Nitrile, Nitroverbindungen und noch mehrere andere, verbrauchen Reagens ohne Methanbildung. So wird man bei der Bestimmung im Apparat nach Soltys durch den Mehrverbrauch an Reagens gegenüber dem entwickelten Methan auf diese Atomgruppe aufmerksam. Unter Umständen lassen sie sich sogar quantitativ bestimmen.

a) Die **Apparatur** (Abb. 45) besteht aus dem Reaktionskölbchen A, das durch Stahlfedern mit dem Schliff S sicher verbunden werden kann. In diesen führt einerseits das Capillarrohr K, das die Verbindung zur Gasbürette herstellt, andererseits ist ein Rohr des Hahnes H so eingeschmolzen, daß es in der Mitte der Schlifföffnung 5 mm unter seinem Rande endet. Der Dreiweghahn H gestattet abwechselnd die Verbindung der Büretten B_1 und B_2 mit dem Kölbchen. Beide sind in 0,02 ccm geteilt. B_1 ist oben trichterförmig erweitert und faßt 1 ccm, B_2 1 ccm. B_2 und V bilden zusammen eine Bürette mit Vorratsgefäß und selbsttätiger Nullpunktseinstellung. In V befindet sich das Grignardreagens. Der Dreiweghahn G schließt die automatische Bürette samt Vorratsgefäß vom übrigen Teile des Apparates ab.

Die Gasbürette von 15 ccm Fassungsraum ist in 0,02 ccm geteilt. Zur genauen Einstellung auf Niveaugleichheit verläuft der blinde Arm mit gleicher Einteilung wie der mit dem zu messenden Gasvolumen knapp neben der Bürette. Mittels eines gemeinsamen Ansatzstückes lassen sich beide von unten her mittels eines Schlauches mit Glasbirne mit Quecksilber füllen. Gleiches Niveau herrscht, wenn in beiden Armen das Quecksilber an derselben Marke steht. Der ganze Apparat samt Gasbürette ist an einem Stativ befestigt, welches zwecks genauer Einstellung der Birne auch mit einem Zahntrieb und zum Schütteln des Reaktionsgefäßes mit einer besonderen Schüttelvorrichtung, Vakuummotor genannt, versehen ist. Bei M wird der getrocknete Stickstoff zugeführt. (Hersteller: P. Haack, Wien IX.)

b) Reagentien.

1. Der Stickstoff. Es wird solcher von 99,9% Reinheit verwendet (Osram G.m.b.H., Berlin). Er wird für die Bestimmung durch ein Reduzierventil der Bombe entnommen, tritt zunächst durch eine Ventilflasche, die 6 cm hoch mit Quecksilber gefüllt ist, um später den Überdruck zur Füllung der Bürette erreichen zu können, dann durch eine Waschflasche mit konzentrierter Schwefelsäure — zwischen beiden Flaschen ist ein Glashahn eingeschaltet — und durch ein U-Rohr mit Anhydrone (Magnesiumperchlorat) oder mit Phosphorpentoxyd geleitet.

Steht reiner Stickstoff nicht zur Verfügung, so muß er durch Überleiten über glühendes Kupferoxyd, durch Waschen mit 50%iger Kalilauge und mit konzentrierter Schwefelsäure gereinigt werden [vgl. H. Roth (6)].

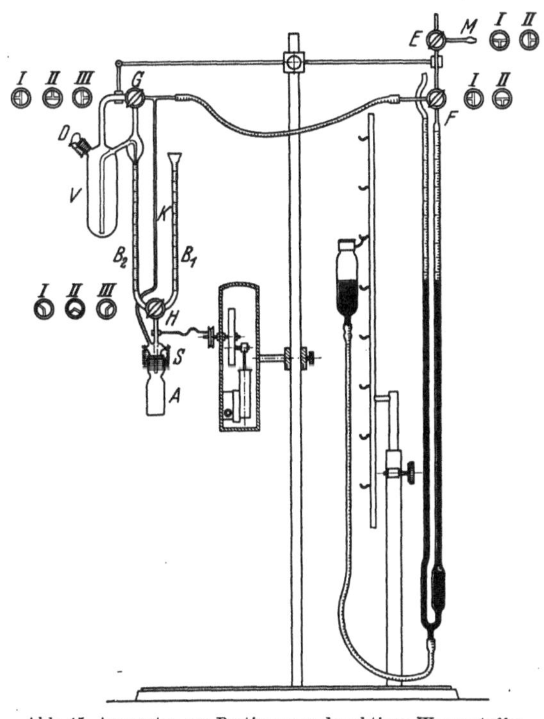

Abb. 45. Apparatur zur Bestimmung des aktiven Wasserstoffes nach A. Soltys. [Aus Mikrochemie **20**, 107 (1936).]

2. Lösungsmittel. a) Als Lösungsmittel für das Grignardreagens wird Isoamyläther verwendet. Er wird über Natrium stehen gelassen, dann über frischem Natrium abdestilliert (Kp. = 171—172° bei 750 mm) und über Natrium oder Bariumoxyd aufbewahrt.

Als Lösungsmittel für die zu untersuchende Substanz ist der Amyläther wegen seines geringen Lösungsvermögens weniger geeignet. Alle hierfür in Betracht kommenden Flüssigkeiten müssen von Verbindungen frei sein, die mit Methylmagnesiumjodid reagieren. Praktisch ist dies trotz sorgfältiger Reinigung kaum zu erreichen, weshalb man immer mit einem Blindwert rechnen muß. Die Blindwerte der Lösungsmittel

22*

sind aber bei Einhaltung gewisser Bedingungen konstant. Die Werte sollen mit 1 ccm Lösungsmittel nicht mehr als 0,2—0,3 ccm Methan betragen. Die Menge des Lösungsmittels läßt sich meistens auf 0,5 ccm herabsetzen. Nur bei Pyridin ist 1 ccm erforderlich. Durch Verringerung des Lösungsmittels wird der Blindwert nur wenig kleiner; denn dieser kommt zum größten Teile durch Spuren von Feuchtigkeit auf der Glasoberfläche des Reaktionsgefäßes zustande.

Anethol (Fp. = 22°), ein gutes Lösungsmittel für Substanzen, wird ebenso wie Amyläther vorbereitet und über Kalium aufbewahrt, da Natrium auf der Flüssigkeit schwimmt. Da es aber bei tiefer Temperatur fest ist, wird es durch Aufstellen an einem warmen Ort oder Einstellen in warmes Wasser verflüssigt.

Anisol (Kp. = 152,5—153°) wird in analoger Weise gereinigt. Sein Lösungsvermögen ist etwas geringer.

Pyridin, das beste Lösungsmittel, ist schwer so weit zu reinigen, daß ein brauchbarer Blindwert erreicht wird. Die Reindarstellung erfolgt über das Perchlorat nach F. Arndt und P. Nachtwey, wodurch die Homologen entfernt werden. Das im Vakuum abdestillierte Pyridin wird zur vollständigen Trocknung in einer Flasche mit Schliffstopfen mit einigen groben Stücken Bariumoxyd 6 Stunden lang geschüttelt unter allfälliger weiterer Zugabe von Bariumoxyd. Dann wird rasch durch ein Faltenfilter in eine Kappenflasche filtriert, grobes Bariumoxyd zugegeben und mehrere Tage stehen gelassen.

Auch eine Mischung von Pyridin und Anethol im Verhältnis 1:5 ist als Lösungsmittel sehr geeignet. Dabei ist die Tension zu berücksichtigen.

Dimethylanilin (Kp. = 192—193°, Fp. 0,5—2,5°). Ausgezeichnetes Lösungsmittel. Reinigung durch Wasserdampfdestillation. Ausfrieren, dann trocknen mit Kaliumhydroxyd und nach 2 Tagen destillieren. Es wird über groben Stücken von Bariumoxyd im Dunklen aufbewahrt.

c) **Bereitung des Reagens.** In einem 200 ccm fassenden Rundkolben mit eingeschliffenem Rückflußkühler und Gaseinleitungsrohr werden 5 g Magnesiumspäne für Grignard (Merck) mit 10 g reinem Methyljodid und 60 g Amyläther versetzt, die Reaktion durch Zugabe einer Spur Jod in Gang gesetzt und gleichzeitig ein langsamer Strom von trockenem Stickstoff eingeleitet. Später wird auf dem Wasserbade etwa 3 Stunden erwärmt. Schließlich wird zur Entfernung der letzten Spuren von Methyljodid das Kühlerende mit der Wasserstrahlpumpe verbunden, die Stickstoffzufuhr und der Kühler abgestellt und der Brenner am Wasserbade ausgedreht. Der Quetschhahn am Pumpenschlauch wird langsam geöffnet, worauf lebhaftes Sieden eintritt und dabei neben geringen Mengen von Amyläther das Jodmethyl völlig verdampft. Sobald der Quetschhahn ganz geöffnet ist, wird das Einleitungsrohr für Stickstoff so weit geöffnet, daß wieder 1 Blase in der Sekunde durch die Waschflasche geht. Nach 15 Minuten wird der Hahn zur Pumpe geschlossen und das Kölbchen nun völlig mit Stickstoff gefüllt und 12 Stunden verschlossen stehen gelassen. Dann wird das trübe Reagens durch Glaswolle mittels eines Trichters mit gebogenem

Hals rasch in das völlig trockene Vorratsgefäß V des entsprechend vorbereiteten Bestimmungsapparates filtriert.

Der Apparat mit allen seinen Schliffen und Hähnen muß schon vorher sorgfältig mit Salzsäure, Wasser und Alkohol gereinigt, sämtliche Schmiermittel entfernt und dann getrocknet werden. Die Hähne E, F, G werden mit einem Gemisch gleicher Teile Vaselin und Lanolin geschmiert. Der besonders sorgfältig zu behandelnde Hahn H wird mit Graphit-Vaseline (zu beziehen bei P. Haack, Wien) nur so viel geschmiert, daß er bei kräftigem Einreiben gerade glasklar sitzt, ohne daß das Schmiermittel in die Bohrung gelangt.

Der Apparat und die Gasbürette werden mit Klammern am Stativ befestigt und miteinander durch einen Druckschlauch verbunden. Die Gasbürette wird ebenfalls mit Druckschlauch mit dem Trockenapparat und der Ventilflasche verbunden. Zwischen dieser und der Waschflasche mit Schwefelsäure ist ein Glashahn zwischengeschaltet. Die Hähne E, F, G werden in Stellung I gebracht, H in II und das vorher getrocknete Reaktionskölbchen angeschlossen. Zum gasdichten Abschluß wird der obere Rand des Schliffes etwa 5 mm breit mit wenig Vaselin-Lanolin eingefettet. Nun wird 10 Minuten lang trockener Stickstoff durch den Apparat geleitet (etwa 50 cm in der Minute). Unter ständigem Durchleiten von Stickstoff wird jetzt das Reagens bei O so eingegossen, daß der Trichter dauernd gefüllt bleibt. An der Oberfläche bildet sich unter der Einwirkung von Feuchtigkeit und Sauerstoff eine weiße Schicht, die durch die Glaswolle zurückgehalten wird. Der verschlossene Stopfen des Vorratsgefäßes wird ebenfalls mit so wenig Vaselin-Lanolin eingefettet, daß das Reagens mit dem Schmiermittel nicht in Berührung kommt. Das Gefäß, das etwa 50 ccm faßt, kann bis 1 cm unter die Eingußöffnung gefüllt werden. Jetzt wird der Hahn G entgegen dem Uhrzeiger in Stellung III gedreht. Das trübe Reagens klärt sich nach mehrstündigem Stehen, worauf die Gehaltsbestimmung vorgenommen wird.

d) Gehaltsbestimmung und Blindwert. In das bei 100° im Trockenschrank getrocknete, noch warme Kölbchen bringt man mit einer bei 100° getrockneten Pipette 0,5 ccm Dimethylanilin (oder ein anderes Lösungsmittel) und schließt es sofort an den nur im oberen Teile mit Vaselin-Lanolin gefetteten Schliff des Apparates, taucht es in Wasser von Zimmertemperatur, leitet 8 Minuten lang Stickstoff durch den Apparat und füllt nun die Bürette B_2 mit dem Reagens in der Weise, daß man bei hochstehender Birne die Hähne H und G in Stellung II bringt. Man wartet so lange, bis in V der maximale Druck erreicht ist, was an der Ventilflasche am entweichenden Stickstoff erkannt wird. Zuerst wird G, dann H in Stellung III gebracht (entgegen dem Uhrzeiger). Der Überdruck treibt das Reagens aus V in B_2. Sobald die Bürette etwas über die Nullmarke gefüllt ist, wird der Hahn G auf I gestellt, worauf das Reagens bis zur Nullmarke zurückfließt.

Bei stark gefülltem Vorratsgefäß reicht der Druck zur Füllung der Bürette nicht aus. Man schließt F und H (Stellung II) und füllt dann B_2 durch Senken der Birne. Sobald das Reagens bis über die Nullmarke gelangt ist, wird die Birne wieder hochgehoben, wodurch das Reagens

bis zur Nullmarke in das Vorratsgefäß zurückgetrieben wird. Vorratsgefäß samt Bürette B_2 wird vom übrigen Teil des Apparates abgesperrt,
indem G in Stellung I, F auf I, H auf III gebracht wird, damit wieder
Stickstoff zwecks schnellerem Temperaturausgleich durchströmt. Es
wird 10 Minuten lang Stickstoff durchgeleitet und dann das Quecksilber in der Gasbürette auf die Nullmarke und F, dann H in Stellung II
gebracht. Die Birne wird etwa 10 cm gesenkt und H in Stellung I (im
Sinne des Uhrzeigers) gedreht, bis ungefähr 0,5 ccm Reagens in das
Kölbchen abgeflossen sind, worauf der Hahn sofort zurückgedreht wird.
Es wird 5 Minuten geschüttelt und dann Reagens und Gasbürette abgelesen. Die Differenz aus beiden ergibt den Blindwert.

Da man bei unbekannten Substanzen die Bestimmung auch bei
erhöhter Temperatur durchführen soll, wird die Kontrolle des Blindwertes auch in der Wärme durchgeführt. Man schüttelt das Kölbchen
daher auch im siedenden Wasser 5 Minuten lang, kühlt dann 10 Minuten
lang in Wasser von Zimmertemperatur und liest ab. Der Blindwert in
der Wärme ist nur bei Pyridin meist wesentlich höher als bei Raumtemperatur.

Die Prüfung auf Dichtheit der Schliffe und Schlauchverbindungen
wird durch Herstellung eines Unterdruckes von 10 cm vorgenommen.
Nach 5 Minuten darf der Quecksilberstand der Bürette keine Veränderungen zeigen.

Zur Feststellung der Stärke des Reagens läßt man 0,6—0,9 ccm
Octylalkohol aus der Bürette B_1 durch Drehen des Hahnes H nach III
in das Kölbchen fließen und schüttelt 5 Minuten. Die Menge des entwickelten Methans ergibt sich aus dem um die Menge des Reagens und
des Anilins verminderten Gasvolumens. Die Stärke des Reagens wird
durch seine Molarität oder in Kubikzentimeter Methan ($0°$, 760 mm),
die 1 ccm davon entwickelt, angegeben. Das Reagens, das dauernd unter
trockenem Stickstoff in V steht, ist lange Zeit haltbar.

e) Ausführung. Das mit Salzsäure und Alkohol ausgespülte Kölbchen, dessen Schliffe durch Auswaschen mittels eines mit Alkohol und
Benzol getränkten Wattebausches vom Schmiermittel sorgfältig gereinigt wird, wird bei 100° getrocknet. Zum Trocknen eignet sich der
Aluminiumblock nach A. Benedetti-Pichler (vgl. I, 1153). Das
gereinigte Kölbchen wird in den Block gelegt, die Meßpipette für das
Lösungsmittel in die kleine Bohrung gegeben und Luft durchgesaugt.
Der Schliff am Apparat wird ebenfalls mit Alkohol und Benzol gereinigt.
Nachdem der Hahn H in Stellung III gebracht wurde, wird B_1 mit
Alkohol und Aceton nachgespült und dann zum Trocknen von unten
her Luft durchgesaugt, während durch K ein langsamer Stickstoffstrom
(E und F in Stellung I) streicht.

Nachdem sämtliche Geräte getrocknet und bereitgestellt sind, wird
soviel Substanz aus einem Wägeröhrchen in das noch warme Kölbchen
eingewogen, daß etwa 1 ccm Methan zu erwarten ist (im allgemeinen
2,5—10 mg).

Nach Zugabe von 0,5 ccm Lösungsmittel mit der noch warmen Meßpipette wird das Kölbchen sogleich an den Apparat dicht angeschlossen, in Wasser von Zimmertemperatur getaucht, Stickstoff durchgeleitet (Hähne E, F, G in Stellung I, H in Stellung III) und mittels der Schüttelmaschine geschüttelt. (Bei schwer löslichen Substanzen erwärmt man das Kölbchen durch Aufstellen auf einen heißen Metallblock auf etwa 100°.)

Wenn nach etwa 10 Minuten Temperaturausgleich eingetreten ist, füllt man die Bürette B_2 mit Reagens, stellt die Gasbürette auf die Nullmarke ein, bringt F, dann H in Stellung II und läßt Reagens im Überschuß (etwa 0,5 ccm) zufließen. Bei gesenkter Birne wird 5 Minuten geschüttelt und dann Reagens und Meßbürette abgelesen. Die Menge des Methans ergibt sich aus dem um den Blindwert und die Menge des zugesetzten Reagens verminderten Gasvolumen.

Weil viele Substanzen erst bei der Temperatur des siedenden Wassers vollständig reagieren, taucht man das Reaktionskölbchen nach Herstellung eines Unterdruckes von 5 cm in ein Wasserbad und schüttelt 10 Minuten. Darauf kühlt man ebenso lange mit Wasser von Zimmertemperatur und liest das Gasvolumen wieder ab.

Nun füllt man die Bürette B_1 mit Anilin, läßt etwa 0,7 ccm davon in das Kölbchen ab und schüttelt bei gesenkter Birne 5 Minuten. Die dem unverbrauchten Reagens entsprechende Menge Methan ergibt sich aus dem Gesamtvolumen vermindert um das Volumen der ersten Ablesung und der Menge des Anilins, vermehrt um den Blindwert.

f) Berechnung. Von Substanzen mit bekanntem Molekulargewicht berechnet man das Ergebnis in Molzahlen. Beispiel: Benzoesäure, 0,5 ccm Amyläther vom Blindwert 0,15 ccm, Molarität des Reagens $= 0,230$, $b = 732$, $t = 17°$.

5,273 m Subst. 0,0432 Mol	0,435 ccm R. 1,000 ccm 0,1 n-R	1,07 ccm abgel. —0,44 ccm R. —0,15 ccm Blindw.	3,62 ccm abgel. —0,72 ccm Anilin —1,67 ccm abgel.
		1,08 ccm CH_4 0,98 ccm CH_4 red. 0,0437 Mol	1,23 ccm +0,15 ccm Blindw.
			1,38 ccm CH_4 1,25 ccm CH_4 reduz. 0,0558 Mol unverbr. 0,1000 Mol verw.
			0,0442 Mol verbr.

5,273 mg $= 0,0432$ Mol Benzoesäure geben 0,0437 Mol CH_4 und verbrauchen 0,0442 Mol Reagens.

1 Mol Benzoesäure gibt 1,01 Mol CH_4 und verbraucht 1,02 Mol Reagens.

Bei Substanzen von unbekanntem Molekulargewicht wird die entwickelte Menge in Prozenten Wasserstoff und die Menge des verbrauchten Reagens in Kubikzentimeter 0,1 n-Lösung angegeben. Beispiel: m-Nitronilin mit 1,45% aktivem Wasserstoff; dafür berechnet 0,85 ccm 0,1 n-Methylmagnesiumjodid. Die Nitrogruppe verursacht einen fast doppelt so hohen Verbrauch an Reagens als dem entwickelten Methan entspricht. 0,5 ccm Anethol mit dem Blindwert 0,15; Molarität des Reagens $= 0,101$; $b = 730$ mm; $t = 22°$. 5,849 mg Substanz.

1,63 ccm R.	3,15 ccm CH_4 bei 19°	4,00 bei 88°	5,02 ccm abgel.
1,65 ccm 0,1 n-R.	—1,63 ccm R.	—1,63	—4,00 ccm abgel.
	—0,15 ccm Blindw.	—0,15	—0,72 ccm Anilin
	1,37 ccm CH_4	2,22 cm CH_4	0,30 ccm
	1,22 ccm CH_4 red.	1,98 ccm CH_4 red.	+0,15 ccm
	0,0545 mg H	0,0884 mg H	0,45 ccm CH_4
			0,41 ccm CH_4 red.
			0,18 ccm 0,1 n-R. unverbr
			1,65 ccm 0,1 n-R. verw.
			1,47 ccm 0,1 n-R. verbr.

5,849 mg Substanz gegen bei 19° 0,0545 mg H; bei 88° 0,0884 mg H; unverbraucht 1,47 ccm 0,1 n-Reagens.

Um das reduzierte Gasvolumen zu erhalten, addiert man zum Logarithmus des gefundenen Wertes den entsprechenden, aus Küsters Rechentafel VII (Gasreduktionstabelle) und den $\log \frac{22,4}{28}$ $(= 90300)$.

Die Milligramm Wasserstoff errechnet man dann durch Addition des $\log \frac{1}{22,4}$ $(= 64975)$.

Die Prozente Wasserstoff können auch in folgender Weise berechnet werden:

$$\% \, H = \frac{1,0078 \cdot 100 \cdot 1000 \cdot V_0}{22365 \cdot s} = 4,506 \cdot \frac{V_0}{s}$$

oder unter Benützung der Stickstofftabelle von Küster:

$$\% \, H = 3,604 \cdot F_N \cdot \frac{v}{s}.$$

Bei Verwendung von Pyridin als Lösungsmittel ist bei der Reduktion des gefundenen Gasvolumens dessen Dampfdruck vom Barometerstand abzuziehen.

Tensionen des Pyridins.

t	10°	12°	14°	16°	18°	20°	22°	24°	26°	28°
p	7,7	9,0	10,2	11,8	13,4	14,9	16,7	18,6	20,8	23,2

12. Die Bestimmung von Carbonylgruppen wurde von F. Falkenhausen für Einwaagen von 5—15 mg ausgearbeitet. Es kommt dabei das dem Makroverfahren nach H. Strache zugrunde liegende Prinzip zur Anwendung, wonach die zu untersuchende Substanz mit einer gemessenen Menge Phenylhydrazin zum Hydrazon oder Osazon umgesetzt und das überschüssige Phenylhydrazin aus der Menge der durch Zersetzung desselben mit Fehlingscher Lösung in Freiheit gesetzten Stickstoffes ermittelt wird.

In einer etwas abgeänderten Mikroapparatur zur Bestimmung des aktiven Wasserstoffes nach Zerewitinoff-Flaschenträger wird die Substanz in dem einen Schenkel des Reaktionsgefäßes in 1 ccm reinem Pyridin gelöst und mit einer genau gemessenen Lösung von Phenylhydrazin-Chlorhydrat durch 15 Minuten langes Erhitzen im siedenden Wasserbad zum Hydrazon umgesetzt. Nach dem Abkühlen werden zur Phenylhydrazonlösung 0,2 ccm Benzol und in dem anderen Schenkel 3 ccm Fehlingsche Lösung gegeben und nun das Reaktionsgefäß an den Kühler des Apparates gasdicht angeschlossen. Sodann wird die Apparatur durch wiederholtes Evakuieren mit Stickstoff gefüllt, die Verbindung zwischen Gasbürette und Reaktionsgefäß hergestellt und dieses zum Temperaturausgleich in zimmerwarmes Wasser getaucht. Durch Heben des Niveaugefäßes wird das Quecksilber in der Bürette in beiden Schenkeln auf die Marke 0 gestellt und jetzt erst die Lösungen in den beiden Schenkeln des Reaktionsgefäßes gemischt. Zur vollständigen Umsetzung wird es in einem siedenden Wasserbade unter kräftigem Schütteln genau 5 Minuten erhitzt. Nach dem Abkühlen bis zum vollständigen Temperaturausgleich wird die Volumszunahme festgestellt. Diese entspricht der Menge des nicht verbrauchten Phenylhydrazins. Bezüglich der Einzelheiten der Ausführung und der Berechnung wird auf die Originalarbeit verwiesen (Apparatur zu beziehen bei Götze, Leipzig).

Nach den bisherigen Versuchen verläuft die Hydrazonbildung quantitativ bei allen echten Aldehyden, bei den Ketonen jedoch nicht, wenn die CO-Gruppe in einem hydroaromatischen Ring oder zwischen zwei Benzolkernen steht (mit Ausnahme des Fluorenons), ferner auch nicht bei den Zuckern.

13. Die Bestimmung von C-Methylgruppen, die auf dem von R. Kuhn und F. L'Orsa angegebenen Makroverfahren beruht, wurde von R. Kuhn und H. Roth (1) auch für das Milligrammverfahren ausgearbeitet. Die Substanz wird in einem Gemisch von Chromsäure-Schwefelsäure unter Rückfluß in der für die Mikroacetylbestimmung nach Kuhn und Roth verwendeten Apparatur erhitzt. Dabei werden die Oxydationsbedingungen so gewählt, daß die an Kohlenstoff gebundenen Methylgruppen zu Essigsäure abgebaut werden. Schon vorhandene Essigsäure oder Benzoesäure wird vom Oxydationsmittel nicht angegriffen. Nach Reduktion der unverbrauchten Chromsäure wird die Essig- (Benzoe-) Säure aus schwefelsäure-phosphorsaurer Lösung abdestilliert und fraktioniert titriert (vgl. Acetylbestimmung nach Kuhn-Roth).

Die Menge der bei der Oxydation C-ständiger Methylgruppen gebildeten Essigsäure ist von der weiteren Bindungsart dieser Gruppen abhängig. Da Äthoxylgruppen die theoretische Ausbeute an Essigsäure geben, kann die Methode zur Ermittlung der Summe von Äthoxyl und Acetyl benützt werden; ferner zur Bestimmung von Methoxyl- und Äthoxylgruppen in einer Substanz, indem zuerst die Summe der Alkoxyle nach Pregl und dann durch Oxydation mit Chromsäure die Äthoxylgruppen als Essigsäure bestimmt werden.

Die Methylgruppenbestimmung läßt sich auch an sehr flüchtigen Substanzen (Äther) ausführen.

An dieser Stelle sei auch auf die Bestimmung von Isopropylidengruppen mit Milligrammeinwaagen nach Kuhn-Roth (3) hingewiesen. Isopropylidengruppen, die an Sauerstoff gebunden sind (Acetonverbindungen von Zuckern, Oxysäuren u. a.) lassen sich durch verdünnte Säuren quantitativ abspalten und durch jodometrische Titration des Acetons als Jodoform bestimmen. An Kohlenstoff gebundene Isopropylidengruppen ($>C=C(CH_3)_2$) werden durch Ozon als Aceton abgespalten. Doch erhält man in diesen Fällen selten die theoretischen Acetonmengen.

14. Katalytische Mikrohydrierung zur Bestimmung der Doppelbindungen. Zur Bestimmung der Zahl von Doppelbindungen durch Anlagerung von Wasserstoff mittels Platinkatalysatoren werden zwei Prinzipien verwendet:

1. Die volumetrische Messung des Wasserstoffverbrauches bei konstantem Druck in einer Mikrogasbürette.

2. Die manometrische Messung der Druckabnahme, die bei konstantem Volumen durch den Wasserstoffverbrauch eintritt.

Nach dem ersten Prinzip führen K. H. Slotta und E. Blanke unter Zugrundelegung der Methode von J. C. Smith mit Milligrammeinwaagen die Bestimmung mit einer Genauigkeit von $\pm 0,5\%$ durch.

Manometrische Methoden sind von J. F. Hyde und H. W. Sherp, ferner von H. Kautzky und W. Baumeister beschrieben. In einfachen Warburg-Manometern führt H. Willstaedt Mikrohydrierungen durch. Zur Bestimmung der Doppelbindungsanzahl hoch ungesättigter und sehr langsam hydrierender Substanzen haben R. Kuhn und E. F. Möller eine genaue differentialmanometrische Methode ausgearbeitet, die den Wasserstoffverbrauch der Substanz gegen eine Vergleichssubstanz unter genau gleichen Bedingungen mißt. Die Apparatur kann auch für direkte manometrische Mikrohydrierung verwendet werden.

Bezüglich der Einzelheiten wird auf die Originalliteratur verwiesen.

15. Molekulargewichtsbestimmung nach der Methode der molaren Schmelzpunktserniedrigung (I, 1205). Für die Bestimmung nach Rast hat J. Pirsch (2) eine Reihe von Lösungsmitteln gefunden, die wie Campher eine hohe molare Schmelzpunktserniedrigung zeigen, jedoch einen tieferen Schmelzpunkt und gutes Lösungsvermögen haben, so daß damit der Anwendungsbereich der Methode wesentlich erweitert ist.

Die wichtigsten Lösungsmittel sind: Camphen (Fp. = 49° C, mol. Schmelzpunktserniedrigung K. = 31,1) gestattet die Bestimmung des Molekulargewichtes von Flüssigkeiten auch mit hohem Dampfdruck bei sehr geringer Substanzeinwaage (0,4—1,0 mg). Darstellung nach Wallach (Liebigs Ann. **230**, 233). Für die Bestimmung von Flüssigkeiten kommt auch Isocamphan (Fp. = 65°, K. = 44,5) (Ber. Dtsch. Chem. Ges. **66**, 1696), sowie Dihydro-α-dicyclopentadien (Fp. = 50°, K. = 45,4) (Ber. Dtsch. Chem. Ges. **67**, 103) in Frage.

Pinendibromid (Fp. = 170°, K. = 80,9). Ein Kristallwassergehalt der Substanz stört die Bestimmung nicht.

Bornylamin (Fp. = 164°, K. = 40,6); besonders geeignet als Lösungsmittel für Alkaloide und andere basische Substanzen. Kristallwassergehalt stört die Bestimmung nicht (Darstellung und Reinigung: Ber. Dtsch. Chem. Ges. **65**, 1227).

Borneol (Fp. = 204°, K. = 35,8).

Camphenilon (Fp. = 38°, K. = 64) (Darstellung und Reinigung: Ber. Dtsch. Chem. Ges. **66**, 1694). Damit kann die Bestimmung auch bei temperaturempfindlichen Substanzen in sehr geringen Mengen (0,5 bis 0,9 mg) ausgeführt werden.

Dihydro-α-dicyclopentadien-on-(3) (Fp. = 53°, K. = 92!) (Darstellung und Reinigung: Ber. Dtsch. Chem. Ges. **67**, 1118). Auch bei verhältnismäßig hochmolekularen Verbindungen läßt sich damit das Molekulargewicht noch bestimmen.

Campherchinon (Fp. = 199°, K. = 45,7) (Darstellung: Ber. Dtsch. Chem. Ges. **66**, 815). Für hochschmelzende Substanzen wegen seines großen Lösungsvermögens an Stelle des Camphers geeignet.

Cyclopentadecanon = Exalton, (Fp. = 65,6°, K. = 21,3) (Giral; zu beziehen bei **Schering-Kahlbaum**) ist ein gutes Lösungsmittel für Azofarbstoffe, Carotinoide, Sterine.

Bei der Methode der molaren Schmelzpunktserniedrigung ist die Konzentration der zu lösenden Substanz 0,2—0,3 Mol in 1000 g Lösungsmittel.

Zur Einwaage von Flüssigkeiten mit großer Dampftension hat J. Pirsch (1) folgendes Verfahren angegeben: Um ein Verdunsten der niedrig siedenden Flüssigkeiten zu verhindern, wird eine etwa 1 mm weite, einseitig zugeschmolzene Capillare 8—9 mm vom zugeschmolzenen Ende zu einer sehr feinen 10 mm langen Haarcapillare ausgezogen. Das haarförmige Ende der gewogenen Capillare taucht man in ein kleines hohes Schälchen, das einige Millimeter hoch mit der zu untersuchenden Flüssigkeit gefüllt ist, und aus welchem die Capillare mit ihrem weiteren Teile ungefähr 6 mm herausragen soll. Wenn man den herausragenden Teil mit einer erwärmten Pinzette erfaßt, die Capillare für einige Sekunden emporhebt und dann wieder in die Flüssigkeit eintaucht, so wird eine der durch Erwärmung verdrängten Luft entsprechende Flüssigkeitsmenge eingesaugt. Wenn soviel Flüssigkeit eingesaugt ist, daß der kegelförmige, nach oben erweiterte Teil mit Flüssigkeit gefüllt ist, hebt man die Capillare mit einer Beinpinzette aus der Flüssigkeit, wobei durch die Haarcapillare noch Luft nachgesaugt wird. Diese Luftsäule von etwa 2 mm verhindert das Entweichen von Flüssigkeitsdämpfen vollständig. Jetzt wird die Capillare wieder gewogen und dann mit der Haarspitze nach unten in eine 70 mm lange 2,5—3 mm weite Schmelzpunktscapillare gebracht, in welche schon vorher etwa die 10fache Menge Lösungsmittel gebracht wurde und diese rasch zugeschmolzen. Die Wärmeleitung und Strahlung ist dabei so gering, daß die Flüssigkeit aus der Haarcapillare gewöhnlich nicht austritt. Sollte dies gelegentlich vorkommen, so entsteht dadurch, wie die Erfahrung gezeigt hat, auch kein Fehler. Das Durchmischen der Analysensubstanz mit dem Lösungsmittel erfolgt durch wiederholtes vorsichtiges Erwärmen und Abkühlenlassen des weiten Teiles der eingeschmolzenen Capillare und dann der Stelle, wo sich das Lösungsmittel befindet, bis zum Schmelzen. Dabei wird auch Lösungsmittel in die Haarcapillare eingesaugt. Die vollständige Durchmischung kann bei der folgenden Schmelzpunktsbestimmung daran erkannt werden, daß die letzten Kriställchen sowohl in der engen, wie in der weiten Capillare gleichzeitig verschwinden.

Für ölige, dickflüssige Substanzen wird ein 8—9 cm langes, 2,5 mm weites, einseitig zugeschmolzenes Röhrchen verwendet, in welches ein etwa 0,7 mm dickes Glasstäbchen genau zentriert so eingeschmolzen

ist, daß es auf der einen Seite 1—1,5 mm herausragt (Abb. 46). Durch
vorsichtiges seichtes Eintauchen der Stäbchenspitze in eine ölige Substanz bleibt am Stäbchen so viel Substanz haften, als für eine Analyse
erforderlich ist. Dann wird dieses sog. Einführungsröhrchen in das
5 cm lange, gewogene Schmelzpunktsrohr bis auf den Boden desselben
bei fast lotrechter Lage eingesenkt. Das Glasröhrchen verhindert ein
Benetzen der Wandung des Schmelzpunktsrohres. Auf dessen Grund
bleibt die ölige Substanz haften. Die Einwaage des Lösungsmittels
erfolgt wie bei festen Substanzen.

Bei Lösungsmitteln, die unter 100° schmelzen, verwendet Pirsch (1)
ein besonders geeignetes zylindrisches Glasgefäß als Wasserbad mit
etwa 600 ccm Inhalt, wodurch er die Temperatur stetig und sehr langsam
(0,2° pro Minute) ansteigen lassen kann. Zur sorgfältigen Durchmischung
von Substanz und Lösungsmittel wird etwa 2° unterhalb des Schmelzpunktes das Thermometer mit der Capillare in ein anderes Wasserbad
getaucht, dessen Temperatur etwa 5—10° oberhalb des zu erwartenden
Schmelzpunktes liegt. Dadurch und durch leichtes Schwenken des

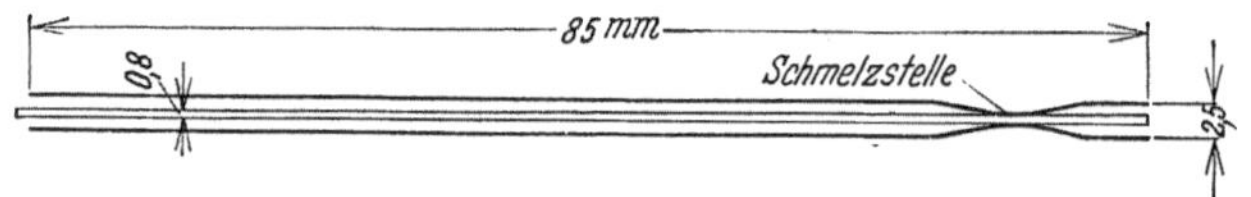

Abb. 46. Einführungsröhrchen für ölige und dickflüssige Substanzen. (Aus Pregl-Roth.)

Thermometers in horizontaler Lage wird die Schmelze homogen; durch
Eintauchen in das ungefähr 10° über dem Schmelzpunkt erhitzte Bad
entsteht eine meist 2 mm hohe Flüssigkeitssäule. Darauf werden Thermometer und Capillare rasch in das kühlere Bad gebracht und nach dem
Erstarren der Schmelze wird sehr langsam erhitzt. Als Schmelzpunkt
ist jene Temperatur anzusehen, bei der gerade die letzten Kristallfäden
verschwinden.

Für die Bestimmung des Molekulargewichtes nach Rast verwendet
C. Tiedke (2) ein besonderes Glasgefäß, bestehend aus einem Schliffkolben
von 250 ccm von der Form eines Walterkolbens mit einem Schliffstopfen.
Dieser besitzt eine zentral gelegene Schliffbohrung zur Aufnahme des
Thermometers, sowie seitlich gelegen ein eingeschmolzenes Glasrohr
von 5 mm lichter Weite und 100 mm Länge als Führungsrohr für den
Rührer; ferner auf der entgegengesetzten Seite eine Aufhängevorrichtung für das Schmelzpunktsröhrchen. Die Aufhängevorrichtung be-
steht aus einem am Schliffstopfen angeschmolzenen Glasstab von 5 mm
Durchmesser und 80 mm Länge und einem an diesen angeschmolzenes
Rohr von 5 mm lichter Weite und 30 mm Länge als Führungsrohr für
das Schmelzpunktsröhrchen. Dieses läßt sich an einem am Glasstab angeschmolzenen Platinhäkchen mittels einer am Schmelzpunktsröhrchen
gebildeten Glasschlinge aufhängen. Die Vorteile des Apparates sind:
Keine Gefahr der Verunreinigung der Schwefelsäure durch Kork oder
Gummi, leichte Befestigung des Schmelzpunktsröhrchens, größere Menge
von Schwefelsäure (150 ccm) und dadurch leichte Regulierung des
Temperaturanstieges (2° pro Minute) (Bezugsquelle: H. A. Kroll,
Hamburg 11).

Eine einfache Methode der Molekulargewichtsbestimmung aus der Dampfdichte beschreibt J. B. Niederl (ferner Niederl und Wm. J. Saschek). Das Prinzip der Methode ist das gleiche wie bei den Methoden von A. W. Hofmann und V. Meyer. Die zu untersuchende Substanz wird derartig verdampft, daß die Dämpfe die Verdrängung einer äquivalenten Menge Sperrflüssigkeit (Hg) bewirken. Die verdrängte Sperrflüssigkeit kann gemessen oder gewogen werden. Unter Anwendung entsprechender Korrekturen für Druck und Temperatur, sowie für die Ausdehnungskoeffizienten der Sperrflüssigkeit und des Gefäßes (Blindversuche erforderlich) kann die Berechnung des Volumens und damit des Molekulargewichtes niedrig siedender Flüssigkeiten mit 4—8 mg Einwaage durchgeführt werden. Mit einem abgeänderten Apparat läßt sich auch die Dampfdichtebestimmung von hoch siedenden und festen Substanzen durchführen (Niederl, O. R. Trautz und A. A. Plentl).

Die Methode erlaubt auch die gleichzeitige Bestimmung des Siedepunktes der Substanz (Niederl und Ida B. Routh). Dampfdichte- und Siedepunktsbestimmung können mit einer Einwaage von wenigen Milligramm öfter wiederholt werden.

Literatur.

Abel, E. u. F. Fabian: Mikrochimica Acta 1, 43 (1937). — Abraham, H.: C. r. d. l'Acad. des sciences 193, 1402 (1931). — Abrahamczik, E.: Mikrochemie 22, 227 (1937). — Alber, H. (K.): (1) Ztschr. f. anal. Ch. 90, 100 (1932). — (2) Mikrochemie 14, 228 (1933). — (3) Mikrochemie 25, 47, 167 (1938). — Alber, H. (K.) och C. Benedicks: Ark. Kemie, Min. och Geologie, 11 A, Nr. 6 (1933). — Alber, H. (K.) and J. Harand: Ind. and Engin. Chem., Anal. Ed. 10, 403 (1938). — Alber, H. (K.) u. Maria v. Renzenberg: Ztschr. f. anal. Ch. 86, 114 (1931). — Alber, H. (K.) and C. J. Rodden: Ind. and Engin. Chem., Anal. Ed. 10, 47 (1938). — Alstodt, B. S. and A. A. Benedetti-Pichler: Ind. and Engin. Chem., Anal. Ed. 11 (1939), in Druck. — Andersen, A. C. u. B. Norman Jensen: Ztschr. f. anal. Ch. 83, 114 (1931). — Arndt, F. u. P. Nachtwey: Ber. Dtsch. Chem. Ges. 59, 448 (1926). — Arthur, P. and O. M. Smith: Semi-Micro Qualitative Analysis, New York 1938. — Authenrieth, W.: Ber. Dtsch. Chem. Ges. 35, 2057 (1902).

Barbour, H. G. and W. F. Hamilton: Journ. Biol. Chem. 69, 633 (1926). — Beet, A. E. u. R. Belcher: Mikrochemie 24, 145 (1938). — Benedetti-Pichler, A. A.: (1) Siehe F. Emich: Lehrbuch der Mikrochemie, S. 158. München 1926. — (2) Ztschr. f. anal. Ch. 70, 257 (1927). — (3) Ind. and Engin. Chem., Anal. Ed. 2, 309 (1930). — (4) Ind. and Engin. Chem., Anal. Ed. 8, 373 (1936). — (5) Ind. and Engin. Chem., Anal. Ed. 9, 483 (1937). — (6) Ind. and Engin. Chem., Anal. Ed. 11 (1939), in Druck. — Mikrochemie 25, 390 (1938). — Benedetti-Pichler, A. A. and J. T. Bryant: Ind. and Engin. Chem., Anal. Ed. 10, 107 (1938). — Benedetti-Pichler, A. A., W. R. Crowell and C. Donahoe: Ind. and Engin. Chem., Anal. Ed. 11, 117 (1939). — Benedetti-Pichler, A. A. u. J. R. Rachele: (1) Mikrochemie 19, 1 (1935). — (2) Mikrochemie 24, 16 (1938). — (3) Ind. and Engin. Chem., Anal. Ed. 9, 589 (1937). — (4) Sitzung der Division of Microchemistry während der Tagung der American Chem. Soc., Baltimore 1939. — Benedetti-Pichler, A. A. u. F. Schneider: (1) Ztschr. f. anal. Ch. 86, 69 (1931). — (2) Ind. and Engin. Chem., Anal. Ed. 5, 255 (1933). — Benedetti-Pichler, A. A. and W. F. Spikes: (1) Introduction to the Microtechnique of Inorganic Qualitat. Analysis, Douglaston, N. Y. 1935. — (2) Mikrochemie 19, 239 (1936). — (3) Mikrochemie, Molisch-Festschr. 1936, 3. — Blacet, F. E. and Leighton: Ind. and Engin. Chem., Anal. Ed. 3, 266 (1931). — Blacet, F. E. and MacDonald: Ind. and Engin. Chem., Anal. Ed. 6, 334 (1934). — Blacet, F. E., MacDonald and

Leighton: Ind. and Engin. Chem., Anal. Ed. **5**, 272 (1933). — Blacet, F. E. and Volman: Ind. and Engin. Chem., Anal. Ed. **9**, 44 (1937). — Boëtius, M.: Journ. f. prakt. Ch. **151**, 279 (1938). — Brandt-Rehberg, P.: Biochemic. Journ. **19**, 270 (1925). — Brantner, H. u. F. Hecht: Mikrochemie **14**, 27, 30 (1933). — Brenneis, H. J.: Mikrochemie **9**, 385 (1931). — Breuer, F.: Ind. and Engin. Chem., Anal. Ed. **9**, 354 (1937). — Briscoe, H. V. A. u. Janet W. Matthews: Mikrochimica Acta **1**, 266 (1937); s. a. Janet W. Matthews. — Browning, B. L.: Mikrochemie **26**, 54 (1939).

Campbell, J. A.: Nature (Lond.) **130**, 240 (1932). — Chalmers, A.: Ind. and Engin. Chem., Anal. Ed. **4**, 143 (1932). — Chambers, R. s. McKlung: Handbook of Microscopical Technique, New York 1929. — Chamot, E. M. and C. W. Mason: Handbook of Chemical Microscopy, Vol. I. and II. New York 1930—1931; Vol. I, 2nd. Ed. 1938. — Clarke, B. L.: Ind. and Engin. Chem. **23**, 1301 (1931). — Clarke, B. L. and H. W. Hermance: (1) Journ. Amer. Chem. Soc. **54**, 877 (1932). — (2) Mikrochemie **18**, 289 (1935). — (3) Mikrochemie **20**, 126 (1936). — (4) Ind. and Engin. Chem., Anal. Ed. **7**, 218 (1935). — (5) Ind. and Engin. Chem., Anal. Ed. **9**, 292 (1937). — (6) Ind. and Engin. Chem., Anal. Ed. **9**, 597 (1937). — (7) Ind. and Engin. Chem., Anal. Ed. **11**, 50 (1939). — Claudatus, Jon: Ztschr. f. physiol. Ch. **215**, 10 (1933). — Claudatus, Jon and D. Petrea: Bul. Soc. Chim. Romania **15**, 107 (1934). — Clemo, G. R. and A. McQuillen: Journ. Chem. Soc. London **1935**, 1220. — Collander, R.: Protoplasma (Berl.) **8**, 440 (1930). — Conway, E. J.: Biochemic. Journ. **28**, 283 (1934). — Craig, L. C.: Ind. and Engin. Chem., Anal. Ed. **9**, 441 (1937); s. a. **8**, 219 (1936). — Cucuel, F.: Mikrochemie **13**, 321—364 (1933) (Best. des Hg).

Deighton, T.: Journ. scient. Instruments **13**, 298 (1936). — Dieterle, H.: Arch. der Pharm. **262**, 35 (1924). — Djatschkowski, S. I., W. Ustinskaja u. Mitropolski: Chem. Zentralbl. **1934** II, 96. — Donau, J.: (1) Mikrochemie **9**, 1 (1931); **13**, 155 (1933). — (2) Mikrochemie **13**, 165 (1933); **17**, 174 (1935); **18**, 11 (1935); **19**, 108 (1936). — (3) Monatshefte f. Chemie **60**, 129 (1932). — Dustman, R. B.: Ind. and Engin. Chem., Anal. Ed. **4**, 345 (1932).

Eigenberger, E.: Mikrochemie **26**, 264 (1939). — Eißner, W.: Ztschr. f. anal. Ch. **91**, 172 (1932). — Elek, A. and H. Sobotka: Journ. Amer. Chem. Soc. **48**, 501 (1926). — Elek, St. D.: Mikrochemie **19**, 129 (1936). — Emich, F.: (1) Liebigs Ann. **351**, 426 (1907). — (2) Ber. Dtsch. Chem. Ges. **43**, 29 (1910). — (3) Monatshefte f. Chemie **36**, 407 (1915). — (4) Ztschr. f. anal. Ch. **54**, 493 (1915); **56**, 1 (1917). — (5) Siehe Abderhalden: Handbuch der biologischen Arbeitsmethoden, Abt. I, Teil 3. — (6) Lehrbuch der Mikrochemie, S. 72. München 1926. — Emich, F. u. J. Donau: Monatshefte f. Chemie **30**, 745 (1909). — Emich, F. u. J. Harand: Monatshefte f. Chemie **65**, 153 (1935). — Endrédy, A. v.: Ztschr. f. anal. Ch. **89**, 100 (1932). — Engelder, C. J., T. H. Dunkelberger and W. J. Schiller: Semi-Micro Qualitative Analysis. New York 1936. — Erk, S.: Physikal. Ztschr. **36**, 451 (1935).

Falkenhausen, F.: Ztschr. f. anal. Ch. **99**, 241 (1934). — Feigl, F.: Qualitative Analyse mit Hilfe von Tüpfelreaktionen, 2. Aufl. Leipzig 1935. — Felgentraeger, W.: Ztschr. f. anal. Ch. **83**, 422 (1931), s. a. Feine Waagen, Wägungen und Gewichte. Berlin 1932. — Fenger-Eriksen, K., A. Krogh and H. Ussing: Biochemic. Journ. **30**, 1264 (1936). — Fitz, G. W.: Science (N. Y.) **79**, 233 (1934). — Flaschenträger, B.: Ztschr. f. angew. Ch. **39**, 717 (1926). — Foulke, D. G. and F. Schneider: Ind. and Engin. Chem., Anal. Ed. **10**, 104 (1938). — Friedrich, A.: (1) Die Praxis der quantitativen organischen Mikroanalyse. Leipzig u. Wien 1923. — (2) Mikrochemie **22**, 251 (1937). — (3) Mikrochemie **23**, 129 (1937). — (4) Mikrochemie **19**, 23 (1935); Mikrochemie, Molisch-Festschr. **1936**, 118. — (5) Mikrochemie **10**, 329 (1931). — Ztschr. f. angew. Ch. **45**, 476 (1932). — (6) Ztschr. f. physiol. Ch. **216**, 68 (1933). — (7) Ztschr. f. physiol. Ch. **228**, 61 (1934). — Friedrich, A. u. E. Bauer: Ztschr. f. physiol. Ch. **228**, 61 (1934); **235**, 174 (1935). — Friedrich, A. u. F. Mandl: Mikrochemie **22**, 14 (1937). — Friedrich, A., S. Rapoport u. H. Sternberg: Biochem. Ztschr. **251**, 432 (1932); **286**, 20 (1936). — Friedrich, A. u. O. Watzlaweck: Ztschr. f. anal. Ch. **89**, 401 (1932). — Fritz, H.: Ztschr. f. anal. Ch. **78**, 418 (1929), s. a. Mikrochemie **19**, 6 (1935); **21**, 47 (1936); Mikrochemie, Molisch-Festschr. **1936**, 125. — Fromherz, H., R. Sonderhoff u. H. Thomas: Ber. Dtsch. Chem. Ges. **70** B, 1219 (1937). — Fuchs, L.: Mikrochimica Acta **2**, 317 (1937). — Fulton, R. A.: Ind. and Engin. Chem., Anal. Ed. **9**, 437 (1937). — Füner, W.: Mikrochemie **10**, 66 (1931). — Further, M.: (1) Mikrochemie **18**, 1 (1935). — (2) Helv. Chim. Acta **21**, 872, 1144, 1151 (1938).

Gartner, E.: Monatshefte f. Chemie **41**, 477 (1920). — Geilmann, W.: Bilder zur qualitativen Mikroanalyse anorganischer Stoffe. Leipzig 1934. — Gettens, R. J.: Technical Studies **2**, 107 (1933). — Gettler, A. O., J. B. Niederl u. A. A. Benedetti-Pichler: Mikrochemie **11**, 167 (1932). — Gettler, A. O. and H. Siegl: Arch. of Path. **19**, 208 (1935). — Gicklhorn, J.: Mikrochemie **22**, 1 (1937). — Gicklhorn, J. u. A. Nistler: Protoplasma (Berl.) **7**, 323 (1929). — Gilfillan, E. S.: Journ. Amer. Chem. Soc. **56**, 406 (1934). — Gilfillan, E. S. u. M. Polanyi: Ztschr. f. physik. Ch. A **166**, 254 (1933). — Giral, G.: An. Soc. españ. Fis. Quim. **33**, 438 (1935). — Gorbach, G.: (1) Mikrochemie **12**, 161 (1932). (2) Mikrochemie **20**, 254 (1936). — Govaert, F.: Mikrochemie **9**, 338 (1931). — Green, H. L.: Bull. Inst. Mining Met. **1934**, Nr. 362 and 363. — Greene, H. S.: Journ. Amer. Chem. Soc. **53**, 3275 (1931). — Groák, B.: Biochem. Ztschr. **244**, 294 (1932). — Grote, W. u. H. Krekeler: Ztschr. f. angew. Ch. **46**, 106 (1933). — Guillemet, R.: Bull. Soc. Chim. de France **51**, 1611 (1932). — Gutzeit, G.: Helv. chim. Acta **12**, 829 (1929).

Haas, E.: Biochem. Ztschr. **291**, 79 (1937). — Haas, P. u. Fr. Rappaport: Mikrochemie **7**, 327 (1929). — Hahn, F. L.: Mikrochimica Acta **3**, 7 (1938). — Hallett, L. T.: (1) Ind. and Engin. Chem., Anal. Ed. **10**, 101 (1938). — (2) Ind. and Engin. Chem., Anal. Ed. **10**, 111 (1938). — Harrington, E. L.: Science (N. Y.) **77**, 21 (1933). — Hayman, D. F.: Ind. and Engin. Chem., Anal. Ed. **4**, 256 (1932). — Heatley, N. G.: (1) Biochemic. Journ. **29**, 626 (1935). — (2) Mikrochemie **26**, 147 (1939). — Hecht, F.: (1) Mikrochemie **10**, 45 (1931); **12**, 193 (1932). — (2) Ztschr. f. anal. Ch. **110**, 385 (1937). — (3) Mikrochimica Acta **1**, 284 (1937). — (4) Microchimica Acta **2**, 120 (1937). — (5) Mikrochimica Acta **2**, 188 (1937). — Hecht, F. u. H. Krafft-Ebing: Mikrochemie **15**, 39 (1934). — Hecht, F. u. E. Kroupa: Ztschr. f. anal. Ch. **102**, 81 (1935). — Hecht, F. u. M. v. Mack: Mikrochimica Acta **2**, 218, 227 (1937). — Hecht, F. u. W. Reich-Rohrwig: (1) Mikrochemie **12**, 281 (1933). — (2) Ztschr. f. anal. Ch. **96**, 370 (1934). — (3) Ztschr. f. anal. Ch. **110**, 385 (1937). — Hein, F.: Ztschr. f. angew. Ch. **40**, 864 (1927). — Heller, A.: Gesundheitsingenieur **57**, 322 (1934). — Heller, K.: Mikrochemie **8**, 33 (1930); **12**, 327—354 (1933) [Best. des Al, Cr, Fe, Ti, U]; 375—395 [Best. des Co, Ni, Zn]; **14**, 369—406 (1934) [Best. des As, Sb, Sn, Bi]. — Heller, K. u. P. Krumholz: Mikrochemie **7**, 213 (1929). — Hellmers, J. H. u. H. Udluft: Zeiß-Nachr. **2**, Nr. 1, 1 (1936). — Hennig, H.: Chem. Fabrik **9**, 239 (1936). — Hermance, H. W.: Vortrag vor der New York Section der Amer. Chem. Soc. Mikrochemie **21**, 301 (1937). — Hernler, F.: Mikrochemie, Pregl-Festschr. **1929**, 154. — Hetterich, H.: Mikrochemie **10**, 379 (1932). — Hochberg, S. u. V. K. La Mer: Ind. and Engin. Chem., Anal. Ed. **9**, 291 (1937). — Hofmann, A. W. u. V. Meyer: Vgl. Literaturangaben in Ztschr. f. anal. Ch. **77**, 169 (1929). — Hogness, T. R. and W. C. Johnson: Qualitative Analysis and Chemical Equilibrium. New York 1937. — Hudson, C. L. and S. Mudd: Journ. of Immunol. **28**, 311 (1935). — Hueber, H.: (1) Mineralog.-petrograph. Mitt. **43**, 84 (1932). — (2) Zbl. Mineral. Geol. Paleont., Abt. A **1932**, 337. — Hyde, J. F. and H. W. Sherp: Journ. Amer. Chem. Soc. **52**, 3359 (1930).

Illarionow, W. W. u. Nina A. Ssolowjewa: Ztschr. f. anal. Ch. **100**, 328 (1935); **101**, 240 (1935).

Jelley, E. E.: Phot. Journ. **74**, 514 (1934). — Jenaer Glaswerk, Schott & Gen.: Mikrochemie **21**, 131 (1937). — Johns, I. B.: Sitzung der Microchemical Section der Amer. Chem. Soc. in Rochester, N. Y. 1937. Mikrochemie **23**, 236 (1937). — Johnson, D. L. u. Ch. L. Shrewsbury: Mikrochemie **26**, 143 (1939).

Kautzky, H. u. W. Baumeister: Ber. Dtsch. Chem. Ges. **64**, 2446 (1931). — King, Earl J.: Analyst **58**, 325 (1933). — Kirk, P. L.: (1) Mikrochemie **14**, 1 (1933). — (2) Ind. and Engin. Chem., Anal. Ed. **8**, 223 (1936). — Kirk, P. L. and R. Craig: Ind. and Engin. Chem., Anal. Ed. **3**, 345 (1931). — Kirk, P. L. u. A. G. McCalla: Mikrochemie **12**, 87 (1932). — Kirk, P. L. and P. A. Williams: Ind. and Engin. Chem., Anal. Ed. **4**, 403 (1932). — Kirner, W. R.: (1) Ind. and Engin. Chem., Anal. Ed. **9**, 300 (1937). — (2) Ind. and Engin. Chem., Anal. Ed.

6, 358 (1934); 7, 363 (1935); 8, 57 (1936). — Kisser, J. u. K. Lettmayr: Mikrochemie 12, 235 (1932). — Klenk, E.: Ztschr. f. physiol. Ch. 242, 250 (1936). — Koenig, M. u. I. M. Kolthoff: Die Maßanalyse, Teil II, S. 107. Berlin: Julius Springer 1928. — Kofler, L.: (1) Mikrochemie 15, 242 (1934). — (2) Mikrochemie 22, 241 (1937). — Kofler, L. u. H. Hilbck: Mikrochemie 9, 38 (1931). — Kofler, L., A. Kofler u. A. Mayrhofer: Mikroskopische Methoden in der Mikrochemie. Wien 1936. — Kofler, L. u. F. A. Müller: Mikrochemie 22, 43 (1937). — Kramer, G.: Mikroanalytische Nachweise anorganischer Ionen. Leipzig 1937. — Krogh, A.: Ind. and Engin. Chem., Anal. Ed. 7, 130 (1935). — Kuhn, R. u. F. Giral: Ber. Dtsch. Chem. Ges. 68, 387 (1935). — Kuhn, R. u. E. F. Möller: Ztschr. f. angew. Ch. 47, 145 (1934). — Kuhn, R. u. F. L'Orsa: Ztschr. f. angew. Ch. 44, 847 (1931), s. a. Ber. Dtsch. Chem. Ges. 66, 1274 (1933). — Kuhn, R. u. H. Roth: (1) Ber. Dtsch. Chem. Ges. 66, 1274 (1933). — Pregl-Roth: Die quantitative organische Mikroanalyse, 4. Aufl., S. 235. Berlin: Julius Springer 1935. — (2) Ber. Dtsch. Chem. Ges. 67, 1458 (1934). — (3) Ber. Dtsch. Chem. Ges. 65, 1285 (1932). — Küster, F. W. u. A. Thiel: Logarithmische Rechentafeln für Chemiker. Berlin u. Leipzig 1935.

Langer, A.: Mikrochimica Acta 3, 247 (1938). — Lauro, F.: Ind. and Engin. Chem., Anal. Ed. 3, 401 (1931). — Ref. Ztschr. f. anal. Ch. 96, 298 (1934). — Lesesne, S. D. and H. L. Lochte: Ind. and Engin. Chem., Anal. Ed. 10, 450 (1938). — Lewis, G. N. and R. T. MacDonald: Journ. Chem. Physics 1, 341 (1933). — Lieb, H.: Mikrochemie 14, 263 (1934); vgl. auch 19, 164 (1936). — Lieb, H. u. J. Krainick: Mikrochemie 9, 367 (1931); vgl. auch 10, 99 (1932). — Lieb, H. u. A. Soltys: (1) Mikrochemie, Molisch-Festschr. 1936, 298. — (2) Mikrochemie 20, 59 (1936). — (3) Mikrochemie, Molisch-Festschr. 1936, 297. — Linderstrøm-Lang, K.: (1) Nature (Lond.) 139, 713 (1937). — (2) Nature (Lond.) 140, 108 (1937). — Linderstrøm-Lang, K. u. H. Holter: Ztschr. f. physiol. Ch. 201, 9 (1931). — Lindner, J.: (1) Mikrochemie, Molisch-Festschr. 1936, 301. — (2) Mikromaßanalytische Bestimmung des Kohlenstoffs- und Wasserstoffs, mit grundlegender Behandlung der Fehlerquellen in der Elementaranalyse. Berlin: Verlag Chemie 1935. — Ber. Dtsch. Chem. Ges. 59, 60, 63, 64, 65, 67. — (3) Mikrochemie 25, 197 (1938). — Lindner, J. u. W. Wirth: Ber. Dtsch. Chem. Ges. 70, 1025 (1937). — Lindsay, A. J. and H. J. S. Sand: Analyst 60, 739 (1935). — Lunde, G.: Mikrochemie 5, 16, 102 (1927). — Lundell, G. E. F. and J. I. Hoffman: Outlines of Methods of Chemical Analysis. New York 1938.

Mack, M. v. u. F. Hecht: Mikrochimica Acta 2, 227 (1937). — MacNevin, W.: Ind. and Engin. Chem., Anal. Ed. 9, 356 (1937). — Martini, A.: Mikrochemie 7, 236 (1929). — Masao Harada: Journ. Chem. Soc. Japan 56, 811 (1935). — Mason, C. W. and T. G. Rochow: Ind. and Engin. Chem., Anal. Ed. 6, 367 (1934). — Matthews, Janet W.: Österr. Chem.-Ztg. 1938, Nr. 9. — Matthews, Janet W., P. F. Holt, Ph. M. Sanderson and H. V. A. Briscoe: Bull. Inst. Mining Met. 1937, Nr. 391, 23. — Meixner, A. u. F. Kröcker: Mikrochemie 5, 131 (1927). — Meulen, H. ter: Neue Methoden der organisch-chemischen Analyse. Leipzig: Akademische Verlagsgesellschaft 1927. — Meyer, J. u. K. Hoehne: Mikrochemie 16, 187 (1934). — Mika, J.: Mikrochemie 25, 109 (1938). — Milobedzki, T.: Roczniki Chem. 15, 304 (1935). — Milobedzki, T. u. W. Janczak: Roczniki Chem. 15, 298 (1935). — Mulliken, S. P.: A Method for the Identification of Pure Organic Compounds. New York 1904. Eine Neuauflage wird von Professor Huntress vorbereitet.

Nichols, M. L.: Ind. and Engin. Chem., Anal. Ed. 5, 149 (1933). — Niederl, J. B.: Ztschr. f. anal. Ch. 77, 169 (1929); vgl. auch J. B. Niederl u. V. Niederl. — Niederl, J. B. u. J. R. Meadows: Mikrochemie 9, 350 (1931). — Niederl, J. B. u. V. Niederl: Micromethods of Quantitative Organic Elementary Analysis. New York 1938. — Niederl, J. B. u. I. B. Routh: Mikrochemie 11, 251 (1932). — Niederl, J. B. u. Wm. J. Saschek: Mikrochemie 11, 237 (1932). — Niederl, J. B. u. O. R. Trautz: Ind. and Engin. Chem., Anal. Ed. 3, 151 (1931). — Niederl, J. B., O. R. Trautz u. A. A. Plentl: Ind. and Engin. Chem., Anal. Ed. 8, 252 (1936). — Niederl, J. B., O. R. Trautz u. W. J. Saschek: Mikrochemie, Emich-Festschr. 1930, 219; vgl. J. B. Niederl u. V. Niederl. — Niederl, J. B. u. B. Whitman: Mikrochemie 11, 274 (1932). — Nießner, M.: Mikrochemie 12, 1 (1932). — Nieuwenburg, C. J. van and G. Dulfer: A Short Manual of Syste-

matic Qualitative Analysis by Means of Modern Drop Reactions. Amsterdam 1935.
Noyes, A. A. and W. C. Bray: A System of Qualitative Analysis for the Rare
Elements. New York 1927.
Okamoto, G. and M. Shindo: Journ. Chem. Soc. Japan 57, 609 (1936).
Parnas, I. K. u. R. Wagner: Biochem. Ztschr. 125, 253 (1921). — Pavel-
ka, F.: Mikrochemie 22, 247 (1937). — Perperot, H. u. F. Schacherl: Journ.
Phys. Radium 6, 319 (1935). — Peterson, J. B. and E. W. Schoeffel: Ind.
and Engin. Chem., Anal. Ed. 10, 172 (1938). — Pirsch, J.: (1) Ber. Dtsch. Chem.
Ges. 65, 862, 865 (1932). — (2) Ber. Dtsch. Chem. Ges. 65, 862, 1227, 1839 (1932);
66, 349, 506, 815, 1694 (1933); 67, 101, 1115, 1303 (1934); 68, 67 (1935). — Poth,
E. J.: Ind. and Engin. Chem., Anal. Ed. 3, 202 (1931); 4, 440 (1932). — Power,
F. W.: Bull. Amer. Assoc. Jesuit Scientists 14, 76, 129, 173 (1936). — Pregl, F.:
Die quantitative organische Mikroanalyse, 3. Aufl. Berlin 1930. — Pregl, F. u.
H. Roth: (1) Die quantitative organische Mikroanalyse, 4. Aufl., S. 20. Berlin
1935. — Pregl, F. u. A. Soltys: Vgl. I, 1194.
Randall, M. and B. Longtin: Ind. and Engin. Chem., Anal. Ed. 11, 44
(1939). — Rank, V.: Mikrochemie 21, 231 (1937). — Rast: Vgl. I, 1205. —
Reichel, E.: Ztschr. f. anal. Ch. 109, 385 (1937). — Reich-Rohrwig, W.: Ztschr.
f. anal. Ch. 95, 315 (1933). — Reihlen, H.: (1) Mikrochemie 23, 285 (1938). —
(2) Ber. Dtsch. Chem. Ges. 72, 112 (1939). — Reihlen, H. u. E. Weinbrenner:
Chem. Fabrik 7, 63 (1934). — Riesenfeld, E. H.: Köth. Chem.-Ztg. 42, 510 (1918). —
Romwalter, A.: Mitt. berg.- u. hüttenmänn. Abt. ung. Hochsch. Berg- u. Forst-
wes. Sopron 4, 67 (1932). — Rönheisen, P. u. P. Brettner: Mikrochemie 22,
254 (1937). — Roth, H.: (1) Die quantitative organische Mikroanalyse von Fritz
Pregl, 4. Aufl. Berlin 1935. — (2) Mikrochemie, Molisch-Festschr. 1936, 373. —
(3) Vgl. Pregl-Roth, S. 106. — (4) Vgl. Pregl-Roth, S. 129. — (5) Vgl. Pregl-
Roth, S. 135. — (6) Mikrochemie 11, 148 (1932). — Ruppert, V.: Ztschr. f. physiol.
Ch. 231, 213 (1935).
Sartorius, F.: Ztschr. f. anal. Ch. 91, 344 (1933). — Schadendorff, E.
u. M. K. Zacherl: Mikrochemie 10, 99 (1932). — Schäfer, H.: Mikrochimica
Acta 1, 144 (1937). — Schattenstein, A. J.: Ztschr. f. anal. Ch. 88, 435 (1932). —
Schilow, E.: Mikrochemie 7, 144 (1929). — Schmalfuß, K.: Chem. Fabrik
1936, 161. — Schneider, F. u. D. G. Foulke: (1) Ind. and Engin. Chem., Anal.
Ed. 10, 445 (1938). — (2) Ind. and Engin. Chem., Anal. Ed. 11, 111 (1939). —
Schöberl, A.: Ztschr. f. angew. Ch. 50, 334 (1937). — Schoklitsch, K.: Mikro-
chemie 20, 247 (1936). — Schwarz, K.: Mikrochemie 13, 1 (1933). — Schwarz, E.
u. v. Bergkampf: (1) Mikrochemie, Emisch-Festschr. 1930, 268. — (2) Ztschr.
f. anal. Ch. 69, 336 (1926). — Seevers, M. H. and R. T. Stormont: Ind. and Engin.
Chem., Anal. Ed. 9, 39 (1937). — Shead, A. C.: Ind. and Engin. Chem., Anal. Ed.
9, 496 (1937); 10, 662 (1938). — Shelberg, E. F.: Ind. and Engin. Chem., Anal.
Ed. 10, 704 (1938). — Shioiri, M. and T. Nagahara: Journ. imp. agricult. exper.
Stat. Tokyo 2, 161 (1933). — Shrader, S. A. and J. E. Ritzer: Ind. and Engin.
Chem., Anal. Ed. 11, 54 (1939). — Shubnikov, A. V.: Mineral Suir'e 6, 1018
(1931). — Slotta, K. H. and E. Blanke: Journ. f. prakt. Ch. 143, 3 (1935). —
Slotta, K. H. u. G. Haberland: Ber. Dtsch. Chem. Ges. 65, 127 (1932). —
Smith, H. R.: Ind. and Engin. Chem., Anal. Ed. 7, 286 (1935). — Smith, J. C.:
Journ. Biol. Chem. 96, 35 (1932). — Soltys, A.: (1) Mikrochemie 19, 304 (1936). —
(2) Mikrochemie 20, 107 (1936). — Stach, E.: Ztschr. Ver. dtsch. Ing. 79, 513
(1935). — Stary, Z.: Mikrochemie 15, 141 (1934) (Best. des Ni u. Co); 12, 355 bis
374 (Best. des Eisens in biolog. Material). — Sternberg, H.: Mikrochemie 22,
187 (1937). — Stoll, A. u. E. Wiedemann: Helv. chim. Acta 16, 200 (1933). —
Strache, H.: Vgl. Literaturangaben bei F. Falkenhausen: Ztschr. f. anal. Ch.
99, 241 (1934). — Strain, W. H. and W. M. Allen: Ind. and Engin. Chem.,
Anal. Ed. 7, 443 (1935). — Straten, F. W. van and W. F. Ehret: Ind. and
Engin. Chem., Anal. Ed. 9, 443 (1937). — Strepkov, S. M.: Ztschr. f. anal.
Ch. 111, 57 (1937). — Struszynski, M.: Przemysl Chem. 20, 51 (1936). — Swea-
ringen, J. S., O. Gerbes and E. W. Ellis: Ind. and Engin. Chem., Anal. Ed. 5,
369 (1933).
Thurnwald, H. u. A. A. Benedetti-Pichler: Mikrochemie 9, 324 (1931). —
Tiedcke, C.: (1) Mikrochemie 23, 301 (1938). — (2) Mikrochemie 18, 223 (1935). —
Titus, L. and V. W. Meloche: Ind. and Engin. Chem., Anal. Ed. 5, 286 (1933). —

Trautz, O.: Mikrochemie 9, 300 (1931). — Treje, R. u. H. Alber: Jernkontorets Annaler **1933**, 457.

Unterzaucher, J.: (1) Mikrochemie 18, 312, 315 (1935). — (2) Mikrochemie 18, 313 (1935). — Unterzaucher, J. u. K. Bürger: Ber. Dtsch. Chem. Ges. 71, 429 (1938).

Vetter, F.: Mikrochemie 10, 407 (1931). — Viditz, F. v.: Mikrochimica Acta 1, 326 (1937). — Vieböck, F.: Ber. Dtsch. Chem. Ges. 65, 493, 586 (1932). — Vieböck, F. u. C. Brecher: Ber. Dtsch. Chem. Ges. 63, 3207 (1930).

Wagner, O.: Ztschr. f. angew. Ch. 36, 494 (1923). — Ward, T. J.: Analyst 58, 28 (1933). — Ware-Wellwood, G.: Mikrochemie 15, 237 (1934). — Weygand, C.: (1) Quantitative analytische Mikromethoden der organischen Chemie in vergleichender Darstellung. Leipzig 1931. — (2) Chem. Fabrik 9, 8 (1936). — Weygand, C. u. W. Grüntzig: Mikrochemie 10, 1 (1931). — Weygand, C. u. H. Hennig: Chem. Fabrik 9, 8 (1936). — White, E. P.: Ind. and Engin. Chem., Anal. Ed. 10, 668 (1938). — Whitmore, W. F. and A. I. Gebhart: Ind. and Engin. Chem., Anal. Ed. 10, 654 (1938). — Whitmore, W. F. u. H. Schneider: Mikrochemie 17, 279 (1935). — Whitmore, W. F. u. Ch. A. Wood: Mikrochemie **1939** (in Vorbereitung). — Wiesenberger, E.: Mikrochemie 10, 10 (1931). — Wigglesworth, V. B.: Biochemic. Journ. 31, 1719 (1937). — Willstaedt, H.: Ber. Dtsch. Chem. Ges. 68, 333 (1935). — Winckelmann, J.: Mikrochemie 12, 119 (1932). — Winkler, L. W.: Ztschr. f. angew. Ch. 26 I, 231 (1913).

Yagoda, H.: (1) Mikrochemie 24, 117 (1938). — (2) Chemist-Analyst 22, 18 (1934). — Yuster, S. T. and L. H. Reyerson: Ind. and Engin. Chem., Anal. Ed. 8, 61 (1936).

Zacherl, M. K. u. H. G. Krainick: Mikrochemie 11, 61 (1932). — Zakrzewski, Z. u. H. J. Fuchs: Biochem. Ztschr. 285, 390 (1936). — Zerewitinoff, Th. u. B. Flaschenträger: Ztschr. f. physiol. Ch. 146, 219 (1925).

Temperaturmessung.

Von

Professor Dr.-Ing. **K. R. Andreß**, Darmstadt.

A. Strahlungspyrometer (I, 552).

1. Einleitung. Die Strahlungspyrometrie bietet gegenüber der Temperaturmessung mit Thermoelementen den großen Vorteil, daß die Berührung mit dem Wärmeträger wegfällt und daß der Meßvorgang in größerer Entfernung von dem Strahler durchgeführt werden kann. Ihr Anwendungsbereich erstreckt sich von etwa 700° bis zu den höchsten in der industriellen Praxis vorkommenden Temperaturen. Diesen großen Vorteilen steht der in manchen Fällen störend empfundene Nachteil gegenüber, daß bei unsachgemäßer Ausführung und Auswertung der Messung, welche der Eigenart der Strahlungsgesetze nicht genügend Rechnung trägt, erhebliche Fehler in der Temperaturermittlung auftreten können. Trotzdem ist der Anwendungsbereich der Strahlungspyrometer in der Industrie ständig im Wachsen begriffen. Auch hat man in letzter Zeit gelernt, durch Schaffung zweckentsprechender Instrumente die Zuverlässigkeit der Temperaturmessung wesentlich zu steigern.

Die Strahlungsgesetze machen bestimmte Angaben über Intensität und spektrale Zusammensetzung der Wärme- und Lichtstrahlung, die

in einem im thermischen Gleichgewicht befindlichen Temperaturfeld
herrscht. Sie gelten also streng genommen nur für den Strahlungszustand, der in einem gleichtemperierten Hohlraum herrscht. Einen
solchen Strahler nennt man einen „schwarzen" Strahler. Nahezu
schwarze Strahlung tritt z. B. aus den Visieröffnungen technischer Öfen.
Im übrigen strahlen auch alle nicht als Hohlraum gestalteten Körper
sehr nahe schwarz, wenn sie nur eine rauhe schwarze Oberfläche besitzen.
Die Annäherung an den schwarzen Strahler ist also um so größer, je
vollständiger das Absorptionsvermögen für Licht- und Wärmestrahlung
jeder Wellenlänge ist. Wenn noch ein mehr oder weniger großes Reflexionsvermögen für alle Wellenlängen vorhanden ist, so zeigt der
Strahler die Eigenschaften eines „Graukörpers", d. h. er emittiert zum
Unterschied vom schwarzen Strahler bei derselben Temperatur auch nur
einen Bruchteil soviel wie dieser. Viele der technisch verwendeten Stoffe
können als graue Strahler angesehen werden. Die für die schwarze
Strahlung geltenden Gesetze sind auch für sie anwendbar, wenn ihr
kleineres Emissionsvermögen in Rechnung gestellt wird. Schließlich
unterscheidet man noch Stoffe von ausgesprochen selektivem Emissionsvermögen. Hierher gehören die blanken Metalle und gewisse Oxyde.
Bei der Temperaturmessung würden hier die größten Fehler entstehen,
wenn man auf sie die Gesetze der schwarzen Strahlung anwenden wollte.

Es gibt drei Möglichkeiten zur Temperaturbestimmung durch Messung
der Strahlung:

a) Man mißt die vom Versuchskörper ausgehende Gesamtstrahlungs-
energie, die sich aus allen möglichen Wellenlängen zusammensetzt. Die
Beziehung zwischen Temperatur und Strahlungsintensität wird durch
das Stefan-Boltzmannsche Gesetz geregelt: $J =$ konst. T^4. Es sagt
aus, daß die von der Flächeneinheit des schwarzen Körpers in der
Zeiteinheit ausgestrahlte Gesamtenergie über alle Wellenlängen summiert
proportional mit der vierten Potenz der absoluten Temperatur anwächst.

b) Man verwendet zur Messung nur einen schmalen Bereich aus dem
sichtbaren Teil des Spektrums. Die Teilstrahlungspyrometrie macht
sich die sehr starke Abhängigkeit der Teilinten-
sität i_λ von der Temperatur zunutze. Für die
meist benutzte Wellenlänge $\lambda = 650\ \mu\mu$ gilt
z. B. die nebenstehend angegebene Temperaturabhängigkeit (Tabelle 1).

c) Man benutzt die Tatsache, daß nach dem
Wienschen Verschiebungsgesetz das Maximum
der Energiekurve mit steigender Temperatur sich
linear nach kurzen Wellen verschiebt, was in
der Temperaturabhängigkeit der Farbe des Strahlers zum Ausdruck
kommt. Die Farbpyrometrie schließt also aus der Intensitätsverteilung
im sichtbaren Spektrum auf die Temperatur.

2. Gesamtstrahlungsmesser. Zur Veranschaulichung der Wirkungsweise der Gesamtstrahlungsmesser dienen die Abb. 1 und 2, die das
Ardometer der Firma Siemens & Halske, Berlin bzw. das Pyrradio der Firma Hartmann & Braun, Frankfurt a. M. darstellen.
Der Aufbau beider Instrumente unterscheidet sich nur unwesentlich

Tabelle 1.

t°	$i_{650\,\mu\mu}$
500	$0{,}69 \cdot 10^{-5}$
750	$0{,}68 \cdot 10^{-2}$
1000	$0{,}45$
1500	$0{,}55 \cdot 10^{2}$
2000	$0{,}83 \cdot 10^{3}$

voneinander. Von der Objektivlinse a bzw. L_1 wird das Bild des Strahlers auf das Thermoelement bei c bzw. bei P entworfen, dessen Temperaturerhöhung ein Maß für die Temperatur des Strahlers darstellt. Sie kann am Spannungsmesser abgelesen werden. Die Einstellung auf die Strahlungsquelle geschieht beim **Ardometer** mit Hilfe der Okularlinse e,

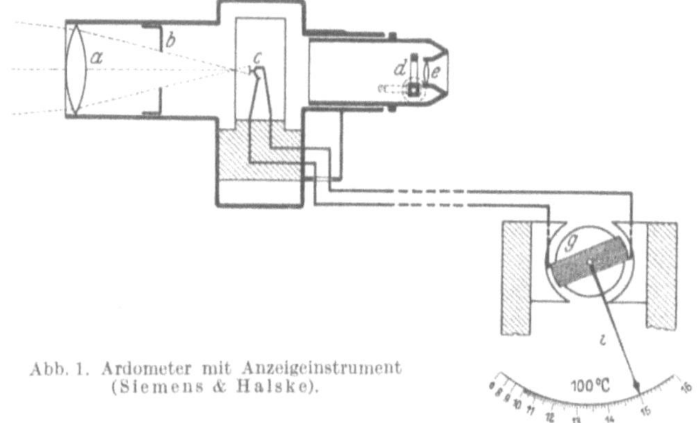

Abb. 1. Ardometer mit Anzeigeinstrument
(Siemens & Halske).

welche das von Objektiv entworfene Bild zu betrachten gestattet. Die Einstellung ist richtig, wenn das Bild des Strahlers in allen seinen Teilen das als schwarze Scheibe erscheinende Blättchen des Thermoelements

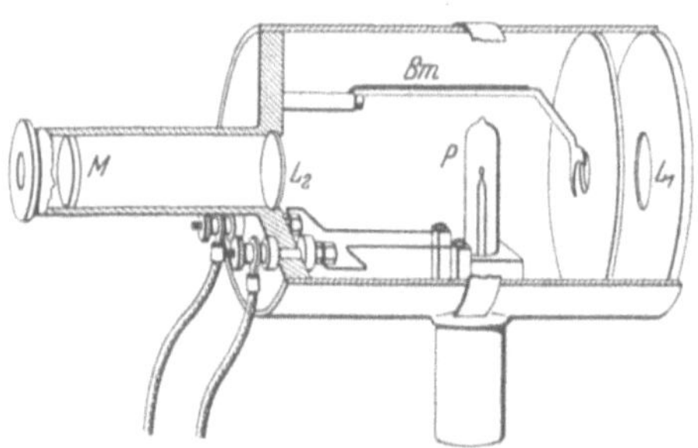

Abb. 2. Pyrradio ohne Anzeigeinstrument
(Hartmann & Braun).

überdeckt. Daraus ergibt sich, daß ein gewisser Objektabstand, der beim **Ardometer** etwa das 20fache der strahlenden Fläche beträgt, nicht überschritten werden darf, weil sonst keine volle Ausleuchtung möglich ist. Bei hohen Temperaturen kann das Auge durch das Grauglas d vor Blendung geschützt werden. Die Einstellung beim **Pyrradio** geschieht in ähnlicher Weise, nur daß hier durch die Linse L_2 das Bild der strahlenden Fläche und des Thermoelements auf die Mattscheibe M entworfen wird. Da die Gesamtstrahlungsmesser unter Umständen starken Schwankungen der Außentemperatur unterworfen sind, welche die Anzeige beeinflussen, so ist es notwendig, die Instrumente nach Möglichkeit vor störender Erwärmung zu schützen bzw. die dadurch hervorgerufene Beeinflussung zu kompensieren. Diesem Zweck dient z. B. ein wassergekühltes Schutzgehäuse beim **Ardometer** (Abb. 3). Zum Ausgleich der Fehler bei schwankender Raumtemperatur besitzt das **Pyrradio** eine Bimetallkompensationseinrichtung Bm, die bei Erwärmung des Gehäuses die Blendenöffnung für die eintretende Strahlung verkleinert.

Das Ardometer und das Pyrradio ist in erster Linie bei festem
Einbau zur Daueranzeige, Registrierung und Reglung hoher Tempera-
turen gedacht. Pyrometer und Anzeigeinstrument sind daher vonein-
ander getrennt. Einen Gesamtstrahlungsmesser zur subjektiven Messung
in der Hand eines Beobachters stellt das Instrument „Pyro" vom
Pyro-Werk in Hannover dar. Der Unterschied zu den obengenannten
Pyrometern besteht im wesentlichen darin, daß hier Thermoelement,
Optik und Spannungsmesser in einem handlichen Gehäuse vereinigt sind.

Der Vorteil der Gesamtstrahlungspyrometer liegt neben ihrer einfachen Handhabung vor allem in der Möglichkeit, den Temperaturverlauf
eines Ofens unabhängig von einem Beobachter fortlaufend zu über-
wachen und die Anzeige zu registrieren. Ein Nachteil ist die geringere

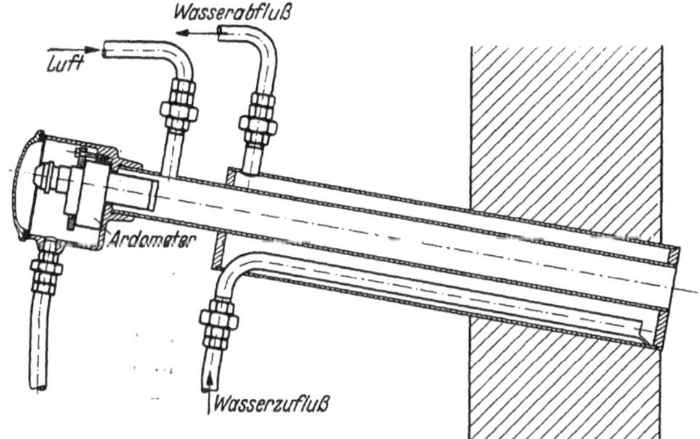

Abb. 3. Ardometer im Schutzgehäuse mit wassergekühltem Visierrohr und Druckluftanschluß.

Meßgenauigkeit gegenüber den Teilstrahlungspyrometern, die sich besonders für nicht schwarze Strahler geltend macht. Falls man sich
hier nicht mit Relativwerten der Temperatur begnügen will, ist es notwendig, die Gesamtstrahlungspyrometer mit genaueren Temperatur-
meßgeräten wie Farbpyrometern oder Thermoelementen zu eichen. Zu
beachten ist auch, daß bei diesen Instrumenten die Temperaturmessung
erheblich zu niedrige Werte ergibt, wenn durch eine Schicht von Rauch,
Teernebel oder Staub außerhalb des Ofens hindurchvisiert werden muß,
oder wenn Gefahr besteht, daß sich die festen Teilchen auf der Objektivlinse des Instruments niederschlagen. Zur Reinhaltung des Strahlungs-
weges vom Ofen bis zum Instrument ist das Schutzgehäuse bei Abb. 3
mit einem Druckluftanschluß versehen.

Erwähnt sei noch, daß es möglich ist, mit den Gesamtstrahlungs-
pyrometern schon verhältnismäßig tiefe Temperaturen von etwa 500° an
zu messen. In diesem Falle muß die Objektivlinse aus geschmolzenem
Quarz angefertigt sein, weil Glas unterhalb 700° nicht genügend für
Wärmestrahlung durchlässig ist.

3. Teilstrahlungspyrometer. Das ursprünglich von Holborn und
Kurlbaum angegebene Teilstrahlungspyrometer (I, 554) weicht in
seiner heutigen Ausführungsform wenig von der früheren ab. Es wird

von Hartmann & Braun als „Pyropto" (I, 555) und von Siemens
& Halske als „Glühfadenpyrometer" gebaut (Abb. 4). Bei der
Temperaturmessung richtet man das Instrument wie ein Fernrohr auf
den zu messenden Strahler und regelt die Helligkeit der Vergleichsglühlampe so ein, daß sich der Glühfaden nicht mehr vom strahlenden Untergrund abhebt. Der Lampenstrom, der durch den Drehringwiderstand W
geregelt wird, dient als Maß für die Temperatur, er wird mit einem Dreh-
spulinstrument genau gemessen. Als Stromquelle dient eine Taschen-
lampenbatterie T. Nach jeder Messung kann der Strom durch Los-
lassen des Druckknopfes D ausgeschaltet werden. Der Helligkeits-
vergleich geschieht im allgemeinen mit rotem Licht von der mittleren

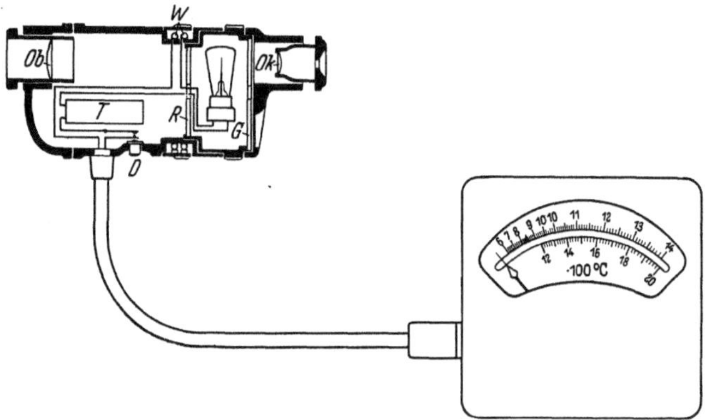

Abb. 4. Glühfadenpyrometer von Siemens & Halske.

Wellenlänge 650 $\mu\mu$, welches man durch Vorschalten eines Rotglases
herausfiltert. Bei tiefen Temperaturen, wo die Strahlung lichtschwach
und vorwiegend rot ist, mißt man ohne Filter. Da der Wolfram-
faden der Vergleichsglühlampe nur Temperaturen unter 1500° verträgt,
ohne seinen Eichwert zu verändern, erstreckt sich der erste Meßbereich
nur bis 1400°. Ein zweiter Meßbereich von 1200—2000° oder auch
höhere Meßbereiche lassen sich durch Vorschalten von Rauchgläsern R
erzielen, ohne den Glühfaden unzulässig zu beanspruchen. Um die
Helligkeit des Strahlers und des Glühfadens der besten Augenempfind-
lichkeit anzupassen, ist hinter dem Okular ein einstellbarer Graukeil G
angebracht. Für die bequeme und ruhige Handhabung ist es von Vorteil, wenn das Beobachtungsfernrohr zwecks Gewichtsverminderung vom
Anzeigeinstrument getrennt ist.

Im Gegensatz zu den beschriebenen Glühfadenpyrometern, bei denen
die Helligkeit der Vergleichslampe dem Strahler angepaßt wird, wird
umgekehrt bei den nun zu besprechenden Pyrometern das Licht des
Strahlers durch Vorschalten eines Graukeils der Vergleichslampe an-
geglichen. An seiner Stellung kann dann die Temperatur abgelesen
werden.

Das Kreuzfadenpyrometer der Firma Siemens & Halske
(Abb. 5) besitzt als Vergleichslichtquelle zwei in Reihe geschaltete, kreuz-

weise verlaufende Glühdrähte aus zwei verschiedenen Metallen. Bei Änderung der Stromstärke ändern beide Glühfäden ihre Helligkeit in ganz verschiedenem Maße. Zur Einstellung der Vergleichslichtquelle wird die Stromstärke durch einen regelbaren Vorwiderstand solange verändert, bis beide Glühfäden gleich hell erscheinen, was recht genau möglich ist. Ist dieser Zustand hergestellt, so entspricht er einer ganz bestimmten, aber nicht gemessenen Stromstärke und einer ganz bestimmten Helligkeit, die als Standardwert für die Vergleichslichtquelle dient. Durch diesen Kunstgriff kommt der elektrische Strommesser in Wegfall und das ganze Instrument gewinnt erheblich an Einfachheit und Handlichkeit. Es findet des-

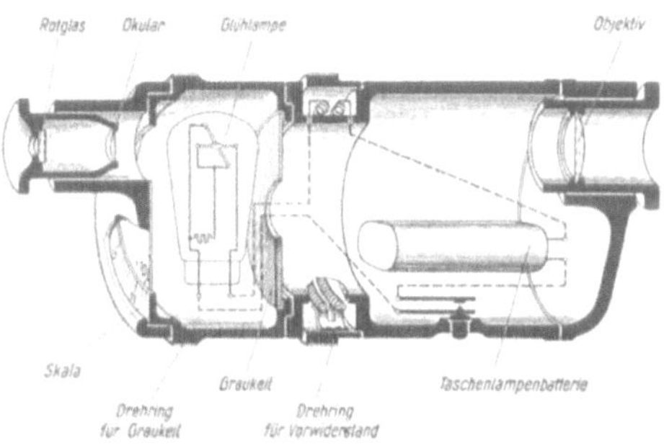

Abb. 5. Kreuzfadenpyrometer (Siemens & Halske).

halb vorzugsweise als Betriebsmeßgerät Anwendung. Der Meßbereich erstreckt sich entweder von 800—1500° oder von 900—1800°. Die Einstellgenauigkeit beträgt am Anfang der Skala $\pm 5°$, am Ende (1800°) $\pm 15°$.

Das Teilstrahlungspyrometer „Optix" des Pyro-Werks, Hannover stellt eine Weiterentwicklung des früheren Wanner-Pyro-

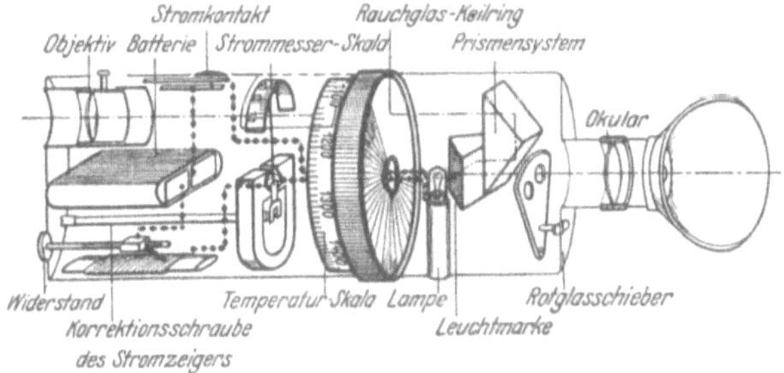

Abb. 6. Wanner-Pyrometer „Optix" (Pyro-Werk, Hannover).

meters (I, 554) dar. Sein Aufbau geht aus Abb. 6 hervor. Als Vergleichshelligkeit dient hier nicht der Glühfaden einer Lampe wie beim Glühfadenpyrometer, sondern eine kleine elliptische Leuchtmarke, die aus der Versilberung des einen Prismas ausgespart ist. Sie wird von hinten durch die mit bestimmter Stromstärke geheizte Glühlampe flächenhaft ausgeleuchtet. Beim Meßvorgang erscheint sie mitten im Gesichtsfeld des Strahlers. Die Anordnung bietet den Vorteil, daß beim Meßvorgang das Verschwinden der Leuchtmarke als flächenhaftes Gebilde innerhalb des Gesichtsfeldes sehr gut zu beobachten ist. Im übrigen geht die Wirkungsweise des Instruments aus der Abbildung hervor.

Bei der Anwendung der Teilstrahlungspyrometer muß berücksichtigt werden, daß ausgenommen im Falle der rein schwarzen Strahlung die

Anzeige immer mehr oder weniger hinter der wahren Temperatur zurückbleibt, so daß in vielen Fällen die große Einstellgenauigkeit der Instrumente nicht ausgenutzt werden kann. Der Fehler wird um so größer,
je mehr das Emissionsvermögen
des gemessenen nichtschwarzen
Strahlers hinter dem Emissionsvermögen des schwarzen
Körpers $\varepsilon = 1$ zurückbleibt.
Abb. 7 gibt die Größe der
Abweichung in Abhängigkeit
von Temperatur und Emis-
sionsvermögen an. Die Minderanzeige kann bei kleinen ε-Wer-
ten und hohen Temperaturen
leicht mehrere Hundert Grad
betragen [F. Blaurock]. Man
sieht, daß erst die genaue
Kenntnis der ε-Werte die zuverlässige Anwendung der Teilstrahlungspyrometer ermöglicht. Leider ist es nicht
möglich, für alle praktisch vorkommenden Fälle zuverlässige
Angaben über das Emissions-
vermögen ε_λ zu machen. In
Tabelle 2 sind einige der bis
jetzt bekannt gewordenen ε-
Werte für $\lambda = 650\ \mu\mu$ zusam-
mengestellt. Aus ihnen läßt
sich zusammen mit Abb. 7
die Größe der Minderanzeige
der Teilstrahlungspyrometer

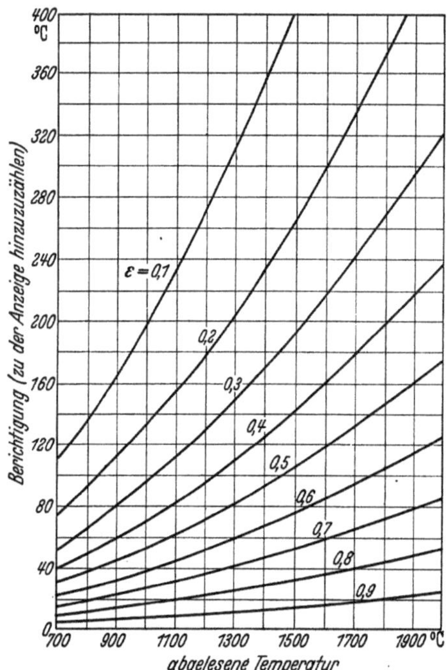

Abb. 7. Die Minderanzeige der Teilstrahlungspyrometer in Abhängigkeit von der Temperatur und dem
Emissionsvermögen ε ($\lambda = 650\ \mu\mu$).

abschätzen. Wieweit dieses Verfahren bei Metallschmelzen zuverlässig ist,
hängt davon ab, ob das Strahlungsvermögen der anvisierten Flächen

Tabelle 2. Emissionskoeffizienten ε_λ für $\lambda = 650\ \mu\mu$
[Int. Crit. Tab.; K. Guthmann (1); H. Loemke].

Ag	0,04	Th	0,36	Gießstrahl bis 1375° 0,7
Au	0,14	Ta	0,49	Gießstrahl über 1375° 0,4
Be	0,61	Ti	0,63	Flüssiges Eisen mit 3,1% C 0,44
C	0,95	V	0,35	Flüssiges Eisen mit 3% C und dünner
Co	0,37	W	0,46	Oxydhaut 0,95
Cr	0,39	BeO	0,37	Hochofenabstich, Mischer, Kipp-Pfanne,
Cu	0,10	Co_3O_4	0,88	Siemens-Martin-Ofenabstich, Konverter 0,5
Fe	0,37	Cr_2O_3	0,85	Flüssiges Gußeisen . . . . 0,9 —0,95
Ir	0,30	Fe_3O_4	0,88	Flüssige Schlacke . . . . 0,53—0,9
Mn	0,59	NiO	0,89	Feuerfeste Steine:
Mo	0,43	SiC	0,90	hell reflektierend 0,6
Ni	0,36	ThO_2	0,57	matt reflektierend 0,7
Pd	0,33	TiO_2	0,52	dunkel reflektierend 0,8
Pt	0,33	V_2O_3	0,69	rauh, absorbierend 0,9
Rh	0,29			

nicht durch eine mehr oder weniger starke Oxyd- oder Schlackenhaut
gegenüber der blanken Schmelze verändert ist. Daß hier große Fehler
auftreten können, lehrt die Tabelle 2. So weicht das Emissionsvermögen
von Eisen mit Oxydhaut mit $\varepsilon = 0{,}95$ stark von dem Wert $\varepsilon = 0{,}4$ ab,
der für blankes Eisen gilt. Bei der Temperaturmessung an Metall-
schmelzen wird oft zu beobachten sein, daß die dunklere blanke Fläche
des reinen Metalls von einzelnen heller strahlenden oxydischen Stellen
bedeckt ist. Man hat somit die Möglichkeit, die Temperaturbestimmung
auf zwei Meßwerte mit verschiedener Berichtigung zu gründen. Den
helleren Stellen sollte man wegen der kleineren Korrektur den Vorzug
geben. Da sie jedoch meist nur in Gestalt schmaler Streifen auftreten,
die zudem schnell Ort und Intensität wechseln, so daß sie schlecht an-
visiert werden können, besitzen sie vor den breiten und ruhigen Flächen
des blanken Metalls trotz dessen höherem Korrektionswert keinen Vorzug [F. Blaurock].

4. Farbpyrometer. Für die Weiterentwicklung der optischen Tempe-
raturmeßverfahren ist es von Bedeutung, daß für die drei praktisch
vorkommenden Fälle der schwarzen, grauen und metallischen Strahler
wohl die Intensität des ausgesandten Lichts verschieden ist aber nicht
oder fast nicht seine Farbe. Unter Farbe sei das Verhältnis der Teil-
intensitäten der Energiekurve bei verschiedenen Wellenlangen ver-
standen. Unter Farbtemperatur versteht man also sinngemäß diejenige
Temperatur eines schwarzen Strahlers, bei der dieser in derselben
Farbe erscheint als der zu messende Körper. Bei schwarzen und grauen
Strahlern ist die Farbtemperatur genau gleich der wahren Temperatur,
bei Metallen liegt sie etwas über ihr. In jedem Falle kommen aber die
gemessenen Temperaturen der wahren Temperatur sehr nahe. Ein
weiterer Vorteil der Farbpyrometrie liegt in der Möglichkeit, durch
Nebel und Dämpfe hindurch richtig messen zu können, wenn dieselben
im sichtbaren Gebiet nicht stark selektiv sind. Man wird also mit einem
Farbpyrometer immer zuverlässigere Resultate erhalten als mit den
Gesamt- und Teilstrahlungspyrometern. Gestattet ein solches Instrument noch neben der Farbtemperatur die schwarze Temperatur gleichzeitig zu ermitteln, so ist der Strahlungszustand noch genauer gekennzeichnet, was besonders bei Temperaturmessungen an Metallschmelzen
von Bedeutung ist.

Abgesehen von einigen früheren Instrumenten [G. Haase], die jedoch
nicht befriedigten, ist in letzter Zeit von G. Naeser in Zusammen-
arbeit mit dem Pyro-Werk, Hannover ein neues Farbpyrometer
„Bioptix" entwickelt worden, das seine Leistungsfähigkeit unter den
verschiedensten Bedingungen unter Beweis gestellt hat [K. Guthmann (2); G. Naeser]. Die Wirkungsweise des neuen Instruments,
das in Abb. 8 und 9 wiedergegeben ist, ist folgende: Das Licht des Strahlers a, dessen Temperatur ermittelt werden soll, fällt durch ein Fernrohr
mit der Objektivlinse b, dem Okular f und der Blende g in das Auge
des Beobachters. Zur Messung der spektralen Intensitätsverteilung
genügt es, sich auf zwei genügend weit entfernte Teilbereiche des sichtbaren Spektrums zu beschränken. Die verwendeten Farben grün und
rot sind Komplementärfarben, erzeugen also in bestimmtem Verhältnis

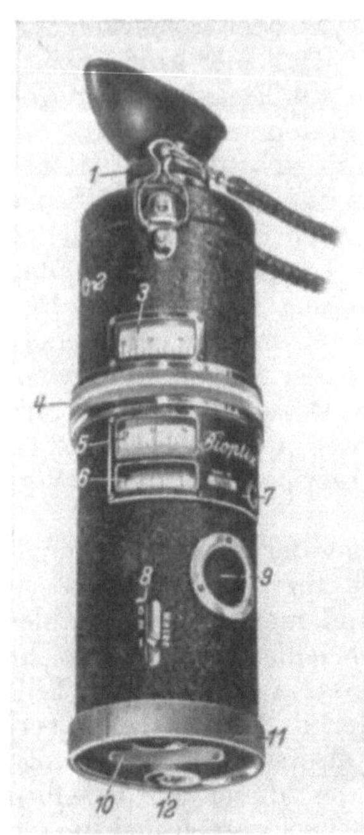

Abb. 8. Farbpyrometer „Bioptix"
(Pyro - Werk). *1* Okularscharfstellung, *2* Vergleichslampe, *3* schwarze Temperatur, *4* Drehring, *5* Farbtemperatur, *6* Stromzahl, *7* Strommessernullpunkt, *8* Objektiveinstellung, *9* Stromkontakt, *10* Notizplatte für Stromzahl, *11* abnehmbarer Verschlußdeckel, *12* Regulierwiderstand.

gemischt im Auge den Eindruck „Weiß". Zur Aussonderung der beiden Farben dient der bichromatische Farbkeil c, der durch seine Verschiebung gestattet, das Verhältnis der beiden Farbintensitäten meßbar zu ändern. Ein Graukeil d ermöglicht es außerdem, die Gesamthelligkeit des durchgelassenen Lichts zu beeinflussen. Ein teilweise in der Diagonale versilberter und verkitteter Glaswürfel e bringt das Licht einer Vergleichslampe i in den inneren Teil des Gesichtsfeldes. Zur Messung der Temperatur geht man folgendermaßen vor: Mit Hilfe des Regulierwiderstandes und des Strommessers bringt man die Helligkeit der Vergleichslampe auf einen festgesetzten konstanten Eichwert. Nun betrachtet man mit scharf eingestelltem Fernrohr den Strahler und bringt durch Verschieben von c die leuchtende Fläche des Strahlers auf Farbengleichheit mit dem weißen Vergleichsfeld. Schließlich gleicht man mit Hilfe von d das Beobachtungsfeld auch in bezug auf die Helligkeit an. Sollte es nicht gleich gelingen, die Trennungslinie beider Felder zum Verschwinden zu bringen, so läßt sich dies durch Nachstellen von c erreichen. Die Stellung des Farbkeils c gibt die Farbtemperatur und damit sehr nahe die wahre Temperatur an, während sich an der Stellung des Graukeils die schwarze

Temperatur ablesen läßt. Damit auch bei metallisch strahlenden Stoffen, wo die Farbtemperatur nicht genau mit der wahren Temperatur

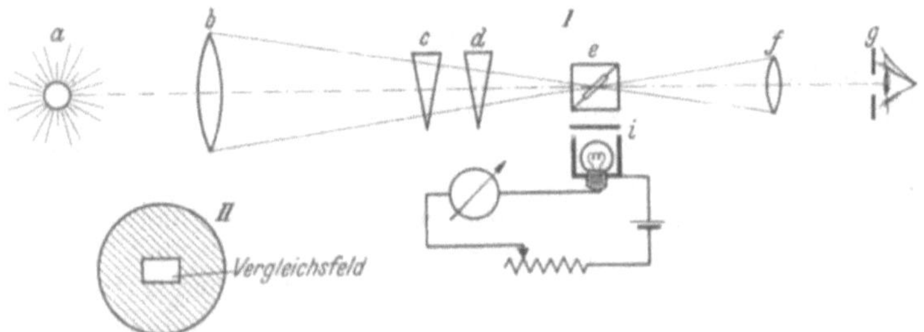

Abb. 9. Schematischer Schnitt durch das Farbpyrometer.

zusammenfällt, sofort richtige Ergebnisse ohne Anbringung von Korrekturen erzielt werden, wird bei der jetzt vorliegenden Ausführung des Instruments die Farbtemperatur durch einen angefärbten Graukeil so nahe an die wahre Temperatur herangebracht, daß für alle technisch vorkommenden Fälle genügend genaue Ergebnisse erzielt werden.

Die mit dem Farbpyrometer erzielbaren Ergebnisse sind ausgezeichnet. Es zeigte sich, daß z. B. bei der Messung einer Metallschmelze im offenen Hochfrequenzofen von 1500° Fehler von nur $\pm 10°$ von der mit Thermoelementen gemessenen Temperatur auftraten, während die schwarzen Temperaturen, die mit einem Glühfadenpyrometer bestimmt waren, bis 100° zu tief lagen. Der große Vorteil der Farbpyrometrie liegt darin, daß ihre Temperaturangabe unabhängig von der zufälligen Oberflächenbeschaffenheit des Strahlers ist. Es ist also für das Meßresultat belanglos, ob die Oberfläche einer Metallschmelze blank ist oder ob sie von einer Oxyd- oder Schlackenhaut bedeckt ist. Andererseits erhält man durch Hinzunahme der Messung der schwarzen Temperatur, wie sie durch das Bioptix geliefert wird, die Möglichkeit, unter Umständen wertvolle Angaben über den Oxydationszustand von Metallschmelzen zu machen, da im Falle des blanken Metalls die Differenz zwischen Farbtemperatur und schwarzer Temperatur wesentlich größer ist als im Falle der Bedeckung mit Oxyd.

Schließlich sei noch erwähnt, daß durch die Farbpyrometrie die Ermittlung der wahren Temperatur von leuchtenden Kohlenstoffflammen auf optischem Wege ermöglicht wird. Hierzu ist folgendes zu bemerken: Auf der einen Seite ist es unmöglich, auf optischem Wege etwa mit Hilfe eines Gesamtstrahlungspyrometers die Temperatur einer nicht leuchtenden Flamme zu bestimmen, weil ihre aus diskontinuierlichen Banden bestehende Strahlung allzu sehr von dem kontinuierlichen Spektrum eines festen Körpers abweicht. Daher kann auch die Gegenwart nichtleuchtender Flammen die Anzeige eines Gesamtstrahlungsmessers fälschen. Andererseits wird in den leuchtenden Flammen durch thermische Zersetzung soviel glühender fein verteilter fester Kohlenstoff abgeschieden, daß das sichtbare Spektrum mehr oder weniger dem eines schwarzen Körpers von Flammentemperatur entspricht. Bei sehr stark leuchtenden Flammen gibt also auch die Teilstrahlungspyrometrie richtige Werte für die wahre Temperatur, während bei mittelmäßig strahlenden zerflatternden Flammen die Farbpyrometrie am Platze ist.

B. Thermoelektrische Pyrometer (I, 561).

1. Neue Thermoelemente aus edlen Metallen. Durch die Verwendung von Palladium als Legierungsbestandteil ist es möglich geworden, auch Edelmetallthermoelemente mit sehr hoher Thermokraft herzustellen. Sie gestatten die Verwendung wenig empfindlicher und daher billiger Anzeigeinstrumente. Das Thermoelement Pallaplat 32—40 der Firma Heraeus, Hanau [Heraeus] besteht aus einer Gold-Palladiumlegierung mit 5% Pt-Zusatz und einer Platinrhodiumlegierung. Seine Thermokraft ist etwa 5mal so groß als diejenige des Le Chatelier-Elements. Reines Palladium ist im allgemeinen für die thermoelektrische Temperaturmessung unbrauchbar, da es wegen seiner großen Aufnahmefähigkeit für Wasserstoff leicht seine Thermokraft ändert. Durch Zulegieren von Gold oder Platin wird diese Eigenschaft zum Verschwinden gebracht. Das Pallaplatelement ist bis etwa 1250° C, also etwa 200° höher brauchbar als unedle Elemente. Es ist etwas billiger als das Platin-Platinrhodiumelement.

Ein Thermoelement unter Verwendung von reinem Palladium stellt die Firma G. Siebert, Hanau [W. Goedecke] unter der Bezeichnung H_3 her. Es soll vorzugsweise als Eintauchpyrometer zur Temperaturmessung von Metallschmelzen dienen. Es ist deshalb als sog. Rohrelement ausgebildet. Der in das Metallbad tauchende Teil des Thermoelements wird von einem unten geschlossenen Rohr aus einer Eisenchromlegierung mit 40% Chrom gebildet. Den anderen Schenkel bildet ein Palladiumdraht, der im Innern des Chromstahlrohres geschützt liegt und der an dessen Boden angeschweißt ist. Das Element ist bis zu Temperaturen von 1400° C brauchbar. Seine Thermokraft beträgt bei 1000° 28 mV.

Edelmetallelemente mit ähnlichen Eigenschaften wie die des beschriebenen Pallaplatelements stellen die Thermoelemente H_1 und H_2 der Firma G. Siebert in Hanau dar [W. Goedecke]. Diese Elemente bestehen aus der Kombination Platin-Platinrhenium. Sie besitzen eine ähnlich hohe Thermokraft wie die Pallaplatelemente. H_1 ist kurzzeitig bis 1600° C brauchbar, H_2 bis 1400° C. Ihre Hauptanwendung soll jedoch bei Temperaturen nicht wesentlich über 1000° liegen. Oberhalb 1200° treten bei längerer Benutzung Zerstäubungserscheinungen auf.

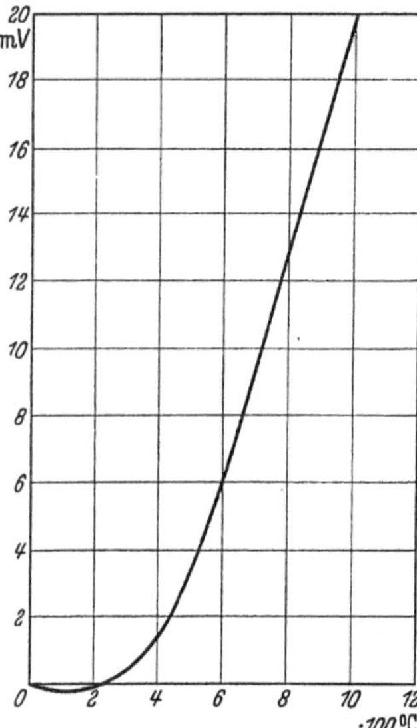

Abb. 10. Thermokraft in Abhängigkeit von der Temperatur für das Thermoelement nach Rohn.

2. Thermoelemente mit gekrümmter Charakteristik [G. Keinath (1)]. Im allgemeinen zeigen die bisher verwendeten Thermoelemente eine nahezu lineare Temperaturabhängigkeit ihrer Thermokraft. Schwankungen der Temperatur der kalten Lötstelle gehen also mit ihrem vollen Betrag in die Messung ein und zwingen zu den bekannten Maßnahmen zur Erzielung der Temperaturkonstanz der Thermoelementenden. Zur Vermeidung dieser Unbequemlichkeit, die bei industriellen Messungen eine gewisse Rolle spielen kann, bemüht man sich in letzter Zeit um die Schaffung von Thermopaaren mit geeigneter gekrümmter Charakteristik (Siemens & Halske). So zeigt das von Rohn angegebene Legierungspaar Ni + 10% Fe — Ni + 10% Cu die in Abb. 10 wiedergegebene Abhängigkeit der Thermokraft von der Temperatur. Man sieht, daß eine Temperaturänderung der kalten Lötstelle bis zu 200° kaum auf die Temperaturanzeige von Einfluß ist. Solche Elemente sind selbstverständlich nicht für Messung niedriger Temperaturen geeignet. Für das angegebene Thermoelement erstreckt sich der Meßbereich von etwa 300—1300°. Im praktischen Falle wird man allerdings Thermoelemente dieser Art wegen der aggressiven Ofengase genau wie Konstantanelemente nur bis etwa 800° verwenden können. Erwähnenswert erscheint es noch, daß derartige Thermopaare besonders geeignet erscheinen zur Herstellung von Vielfachthermoelementen, weil wegen der Unempfindlichkeit der kalten Lötstellen gegen geringe Temperaturerhöhung die Schenkellänge der einzelnen Elemente klein gewählt werden kann.

3. Nichtmetallische Thermoelemente für höchste Temperaturen [G. Keinath (2)]. In dem Bestreben, auch die höchsten industriell vorkommenden Temperaturen mit Thermoelementen messen zu können, hat man an Stelle von hochschmelzenden Metallen, die dem korrodierenden Einfluß der Ofengase leicht zum Opfer fallen, eine Reihe hochschmelzender nichtmetallischer Stoffe versucht. Von den Kombinationen Kohle-Nickel, Graphit-Wolfram, Kohle-Siliciumcarbid bewährt sich nur die letztere. Das von Fitterer angegebene Kohle-Silit-Element ist folgendermaßen aufgebaut: Ein Silitstab steckt unter Innehaltung eines isolierenden Zwischenraumes in einem weiteren unten geschlossenen Kohlerohr. Die der Lötstelle entsprechende Verbindung der beiden Materialien wird durch Einklemmen des Silitrohres in dem entsprechend ausgehöhlten Boden des Kohlerohres hergestellt. Wegen der hohen Wärmeleitfähigkeit von Kohle und Silit ist es notwendig, die freien Enden des Thermoelements mittels wasserdurchflossener Kupferrohre zu kühlen. An diesen sind die spannungsabführenden Drähte angelötet. Das Kohle-Silit-Element besitzt eine sehr hohe Thermokraft (Tabelle 3). Leider ist sein elektrischer Widerstand wesentlich höher als der von metallischen Thermoelementen, so daß man nur sehr hochohmige Meßinstrumente, z. B. die neuen Lichtmarkeninstrumente mit einem Eigenwiderstand von einigen tausend Ohm verwenden kann. Als weiterer Nachteil muß der Umstand angesehen werden, daß die Enden des Elements mit Wasser gekühlt werden müssen. Andererseits kann seine gute Reproduzierbarkeit und die verhältnismäßig große Beständigkeit als Vorteil angesehen werden. Es ist möglich, die einmal angelegte Eichreihe, mit einer Unsicherheit von nicht mehr als 1% für Elemente der verschiedensten Anfertigung zu verwenden. Eine solche Eichreihe ist in Tabelle 3 wiedergegeben. Das Element ist in erster Linie geeignet zur Messung der Temperatur von geschmolzenem Metall, insbesondere von Gußeisen und Stahl.

Tabelle 3.

° C	mV
20	0
400	112
800	230
1200	350
1600	478
1800	537

Literatur.

Blaurock, F.: Arch. f. Eisenhüttenwes. 8, 517 (1934/35).

Goedecke, W.: Chem. Fabrik 5, 361 (1932). — Guthmann, K.: (1) Stahl u. Eisen **56**, 481 (1936). — (2) Arch. f. techn. Mess. V 217—7.

Haase, G.: Arch. f. techn. Mess. V 214—2. — Heraeus, Hanau: Arch. f. techn. Mess. J 241—2.

Int. Crit. Tab. Bd. V, S. 242.

Keinath, G.: (1) Arch. f. techn. Mess. J 241—3. — (2) Arch. f. techn. Mess. J 241—4.

Loemke, H.: Stahl u. Eisen **52**, 122 (1932).

Naeser, G.: Arch. f. Eisenhüttenwes. **9**, 483 (1935/36).

Optische Messungen[1].

Von

Dr. F. Löwe, Jena.

Vorbemerkung. In diesem Abschnitt wird über Neuerungen an Apparaten, Methoden und Ergebnissen der Refraktometrie, Interferometrie, Polarimetrie, Spektralanalyse, Mikroskopie mit Mikrophotographie, Colorimetrie sowie Farb- und Glanzmessungen berichtet. Die Fluorescenz ist wegen ihrer außergewöhnlich starken Weiterentwicklung zum Gegenstand eines neuen Kapitels gemacht worden (s. S. 213). Andererseits wurde hier ein Abriß der optischen Verfahren der Staubmessung — Konimetrie — neu aufgenommen. — Die Bezeichnung und Unterteilung deckt sich mit der des Hauptwerkes.

I. Refraktometrie.

A. Technische Refraktometer (I, 808—817).

1. Refraktometer für saure Lösungen. Das Abbesche Refraktometer kann, wenn es mit vergoldeten Prismen ausgestattet wird, laufend zur Messung saurer Lösungen benutzt werden; man muß nur die Zeit, während deren die einzelne Probe das Flintprisma berührt, auf das Notwendigste beschränken, die Proben also gut vortemperieren, und die Prismen nach jeder Messung sofort sorgfältig reinigen. Gegen saure Lösungen unempfindlich ist ferner das 4mal so genau messende Eintauchrefraktometer mit einer besonderen Prismenfassung aus V_2A-Stahl.

Zur Messung der Dispersion saurer Lösungen schließlich ist das Refraktometer nach Pulfrich neuerdings durch ein neues Prisma aus Kronglas passend gemacht worden; als Erhitzungsapparat dient dann der von W. Geffcken und H. Kohner für die Messung leichtverdunstender oder aggressiver Lösungen angegebene Erhitzungsapparat aus Glas (Abb. 1), der zur Vermeidung von Kitt auf das Prisma aufgeschliffen ist. Er ermöglicht die Einfüllung von Proben, ohne daß diese mit der Luft in Berührung kommen.

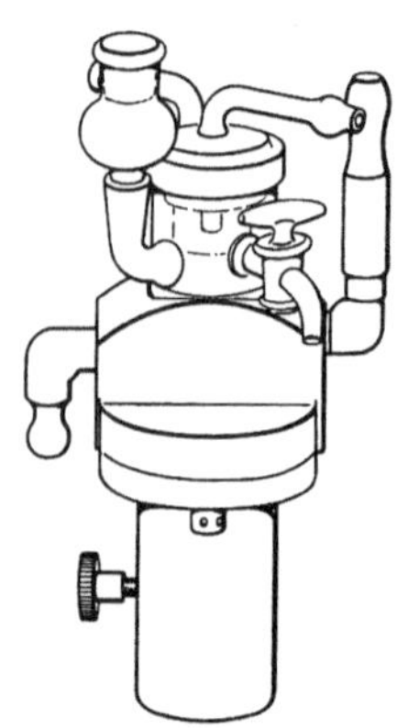

Abb. 1.
Erhitzungsapparat aus Glas zum Refraktometer nach Pulfrich, kittfrei aufgesetzt; etwa $^1/_3$ nat. Größe. (Nach W. Geffcken und H. Kohner.)

2. Refraktometer für die Zuckerindustrie. Um die für die polarimetrische Messung des Zuckergehaltes einer Probe sowieso erforderliche „Normalgewichtslösung" (26 g auf 100 ccm mit destilliertem Wasser

---

[1] Siehe auch die Abschnitte „Fluorescenzanalyse", „Metallographie", „Photographische Schichten".

bei 20° aufgefüllt) auch für die refraktometrische Ermittlung der Trockensubstanz benutzen zu können, veranlaßte Fr. W. Bachler die Berechnung eines neuen Prismas zum Eintauchrefraktometer, dessen Meßbereich von Wasser bis zu der Normalgewichtslösung von trockenem
Zucker reicht. Für dieses Prisma „Z" entwarf er Tabellen zur genauen
Umwertung der Skalenteile in Prozente Trockensubstanz (vgl. Aus-
führlicheres unter D 1).

3. Refraktometer für die Konservenindustrie. Die Eignung des
Brechungsindex zur Ermittlung der Trockensubstanz wurde auch für
Marmeladen, Gelees sowie Tomatensäfte und -mus erwiesen. Für Tomaten-
konserven wurden besondere „Tomatenrefraktometer" nach Art der
Handrefraktometer, ja sogar in der Form des in die Wand eines Vakuums
eingebauten Betriebsrefraktometers entwickelt. Für die Messung der
handelsüblichen deutschen Marmeladen reicht das Butterrefraktometer
aus, das in seiner englischen Form (Firma Bellingham & Stanley)
eine neue Meßschraube zur Temperaturkorrektion aufweist. Eine Neu-
konstruktion derselben Firma zeigt die gesuchten Prozentwerte der
Trockensubstanz von Marmeladen nicht in einem Okular, sondern auf
einer Mattscheibe im Innern des Gehäuses an, was als Annehmlichkeit
für wenig geübte Beobachter bezeichnet wird. Das Fernrohr ist fest
gelagert und zeigt schräg nach unten wie bei allen älteren kippbaren
Mikroskopen. Das Prisma hat wie bei dem Zeißschen Zuckerrefraktometer
eine waagerechte Fläche, auf die man die Probe gibt. Um die Grenzlinie
auf den Schnittpunkt des Fadenkreuzes einzustellen, dreht man einen
in das geschlossene Gehäuse eingebauten Spiegel, mit dessen Bewegung
auch wechselnde Teile der Prozentskala auf der Mattscheibe erscheinen.

Die Anordnung des schrägen fest gelagerten Fernrohres, des be-
währten Prismas mit waagerechter Fläche und des im Gehäuse gelagerten kippbaren Spiegels findet sich auch bei dem neuen Zuckerrefraktometer von H. Schulz (1) (Verfertiger M. Hensoldt & Söhne,
Wetzlar), das, wie ein Polarimeter, mit einer fest angebauten Lichtquelle, z. B. einer Natriumdampflampe, ausgestattet ist; die Ablesung
erfolgt entweder an einer Meßtrommel außen am Gehäuse oder ver-
mittels eines kleinen Hilfsfernrohres im Okular.

4. Refraktometer für die Glasindustrie. Mit der Ablesung der Skala
auf einer Mattscheibe ist auch ein neues von H. Schulz (2) konstruiertes
Refraktometer für die Messung von Gläsern (Verfertiger Firma Hensoldt & Söhne, Wetzlar) ausgestattet, dem der Name „Betriebs-
refraktometer" gegeben worden ist, obwohl es nicht im Betriebe,
sondern im Laboratorium einer optischen Firma seinen Platz hat; es
ist mit auswechselbaren Prismen verschiedener optischer Lage versehen,
wie das Refraktometer nach Pulfrich.

B. Neue Lichtquellen (I, 846).

Da es nicht gelungen ist, die Natriumlinie als Hauptbezugsfarbe
für die Messung des Brechungsindex allgemein durch die grüne Queck-
silberlinie ($\lambda_D = 5461$ A) zu ersetzen, ist die Ausbildung der elektrischen
Natriumspektrallampe zu einem unempfindlichen Laboratoriumsgerät

recht willkommen (Verfertiger des elektrischen Teiles ohne Gehäuse: Firma Osram, G. m. b. H., Berlin). Die spezifische Helligkeit ihrer Leuchtfläche ist mindestens 20mal größer als die der mit Natriumsalz gefärbten Bunsenflamme; sie wird mit Gleich- oder Wechselstrom aus dem Lichtnetz gespeist und ist, wie die alten Natriumlampen der Polarimeter, in ein Metallgehäuse eingeschlossen, das den Beobachter gegen Blendung schützt (Abb. 2). Gelegentlich findet man sie an ein optisches Meßinstrument wie Refraktometer oder Polarimeter fest angebaut.

Auch die Quecksilberdampflampen gibt es neuerdings in kleinen zweckmäßigen Formen (Abb. 3 zeigt die Hippellampe, Jenaer Glaswerk Schott & Gen.) mit ihrem für optische Versuche so bequemen etwa 20 mm langen und 1 mm dicken Leuchtfaden von großer spezifischer Helligkeit. Zur Isolierung der Quecksilberlinien $\lambda = 5461$ A, $\lambda = 5791$ A mit $\lambda = 5770$ A, $\lambda = 4358$ A und $\lambda = 4047$ sind besondere Monochromatfilter ausgearbeitet, die für refraktometrische, polarimetrische, photometrische und Interferenzmessungen sich vielfach bewährt habe.

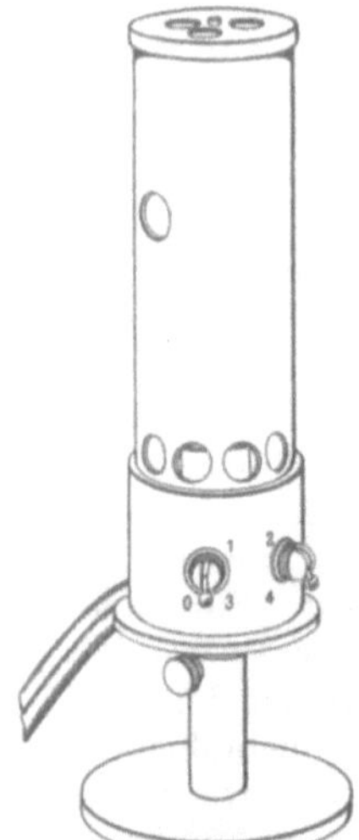

Abb. 2. Natrium-Spektrallampe, auf dem Zeißschen Schaltsockel; etwa $^1/_4$ nat. Größe.

C. Neue Temperiereinrichtungen.

a) Siedende Dämpfe für heizbare Refraktometer. Zu den klassischen Siedeflüssigkeiten Äthyläther (Siedep. 35° C), Äthylalkohol (Siedep. 79,5°) und Wasser sind neuerdings zur bequemen Erzielung tiefer Temperaturen von A. V. Grosse Kohlenwasserstoffe hinzugenommen worden, deren Siedepunkte zwischen $-10°$ und $-50°$ C liegen. Schützt man die letzte Prismenfläche des Abbeschen Refraktometers gegen Reifniederschlag, und vollzieht man die Abkühlung stufenweise und langsam, so verträgt das Refraktometer die ungewöhnliche Temperatur und liefert gut reproduzierbare Werte für die Lichtbrechung technisch wichtiger Produkte.

Dieselbe Sorgfalt: langsame Erwärmung oder Abkühlung muß man den Refraktometern auch vor oder nach dem Arbeiten bei

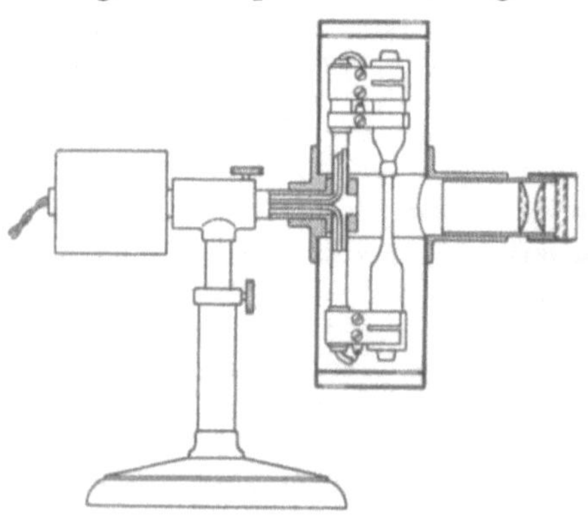

Abb. 3. Quecksilberhochdrucklampe mit Kondensor, schematischer Schnitt; etwa $^1/_5$ nat. Größe. (Nach v. Hippel.)

hohen Temperaturen angedeihen lassen, wenn man einer vorzeitigen Beschädigung der eingekitteten Prismen vorbeugen will.

b) Einstellung bestimmter Normaltemperaturen des Heizwassers. A. Beckel hat mit seinem Mischer, in dem er einen Kaltwasserstrom mit einem Heißwasserstrom zusammentreffen läßt, gute Erfahrungen gemacht. Jeder Wasserstrom kann durch einen Hahn mit langem Hebel, der über einer einfachen Finderteilung sitzt, gedrosselt werden. So ist es leicht, von einer bestimmten Normaltemperatur (z. B. 25°) zu einer bestimmten anderen (z. B. 40°) rasch überzugehen. C. Siebenmann empfiehlt, sich über Nacht im Kühlschranke einen Vorrat von 20 l eiskaltem Wasser herzustellen und dieses während der Tagesarbeit nach Bedarf einem Temperiertrog zuzugeben, dessen Wasser unter Zimmertemperatur gehalten werden soll, beispielsweise im Sommer auf 20° C.

c) Kreislauf von einem Vorratsgefäß durch das oder die Refraktometer und zum Gefäß zurück. Als Pumpe hat sich neben der durch einen Heißluftmotor angetriebenen neuerdings eine kleine elektrische mit 90 l Stundenleistung bewährt (Abb. 4). Sie wird an ein Vorratsgefäß angeschlossen und ist imstande, mehrere hintereinander geschaltete Refraktometer zu temperieren. Einen Heizflüssigkeitsstrom, der auf

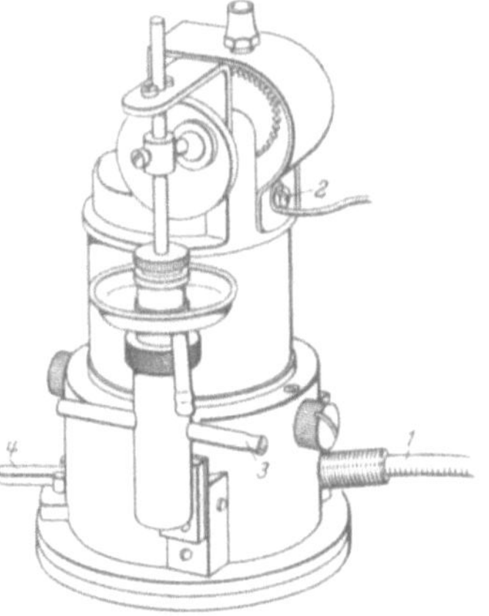

Abb. 4. Elektrische Pumpeneinrichtung für Refraktometerbeheizung, mit Kabel *1* für den Netzanschluß, Erdungsklemme *2*, Saug- und Druckstutzen *3*, sowie Tourenregler *4*; etwa $^1/_3$ nat. Größe.

eine bestimmte Temperatur zwischen —35° und +170° einstellbar ist, und diese durch einen eingebauten elektrischen Thermostaten selbsttätig auf gleicher Höhe erhält, liefert der neue Ultrathermostat mit Pumpe nach Hoeppler (Verfertiger Firma Gebr. Haake, Dresden-Medingen).

D. Darstellung und Verwertung refraktometrischer Messungen.

1. Neue Konzentrationstabellen für Refraktometer (I, 817). B. Wagners Äthyl-Alkohol-Prozenttabelle wurde von K. Sennewald experimentell nachgeprüft und durch A. Beckel endgültig gestaltet (zu beziehen durch C. Zeiß, Jena). Eine Trockensubstanz-Prozenttabelle für die Messung von Zuckersäften stellte F. W. Bachler auf (s. S. 367); in der Bearbeitung von F. Landt ist sie vom internationalen Zuckerkongreß in Amsterdam 1937 als internationale Tabelle anerkannt worden. Das von A. Coleman und H. Fellows begründete Verfahren, aus Ölfrüchten den Ölgehalt zu extrahieren und die Lichtbrechung der Lösung als Maß für den Ölgehalt zu verwerten, wurde durch W. Leithe auf Preßgut von Ölfrüchten, ferner auf Kakaobohnen, Schokolademasse, Maismehl, Milch, Sahne und Käse ausgedehnt und dient in einer Modifikation sogar zur Ermittlung des Fuselölgehaltes in Branntweinen.

Literatur.

Bartstra, E. A. C.: Refractometrische Vetbepaling (Semen Soya, Sesami, Lini, Fructus Helianthi). Diss. Groningen 1937. — Coleman, A.

and L. Zeleny: Techn. Bull. 554 U.S. Dep. of Agricult. Washington 1937. Literaturquelle. — Kluin, G.: Refractometrische Vetbepaling (Semen Arachidis, Rapae, Palmae, Cacao). Diss. Groningen 1937. — Leithe, W.: Ztschr. f. angew. Ch. **47**, 734 (1934) und 10 weitere Arbeiten, die in der Österr. Chem.-Ztg. **1937**, Heft 3 besprochen sind.

2. Neue Nomogramme (I, 823). a) Gerum und Wißners Nomogramm zur Entnahme der Werte für den Alkohol-, Extrakt- und Stammwürzegehalt von Bier, dessen Brechungsindex und spezifisches Gewicht bei 20° gemessen wurde (C. Zeiß).

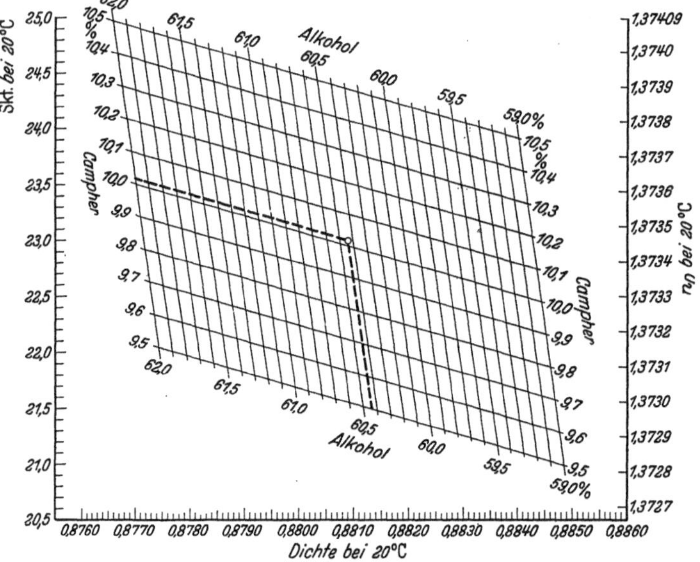

Abb. 5. E. Webers Nomogramm zur Entnahme der Werte für Prozent Campher und Prozent Alkohol ohne Rechnung.

b) W. Webers Diagramm zur Ermittlung des Campher- und des Alkoholgehaltes von Campher-Spiritus aus Refraktion und spezifischem Gewichte (Abb. 5).

II. Die Interferometrie von Gasgemischen und Lösungen.

A. Die Neuerungen an den technischen Interferometern
(I, 824)

beschränken sich auf eine besonders strenge Abdichtung des Grubengasmessers für den Gebrauch in stark staubhaltigen Strecken und die Erfüllung der verschärften Sicherheitsvorschriften deutscher und ausländischer Bergbehörden, sowie die Ausführung heizbarer Gaskammern „säurefest aus Glas", für schwer verdampfbare sowie aggressive Gasgemische.

B. Ausgewählte Anwendungen der Gasinterferometrie
(I, 831).

Binäre und ternäre Gasgemische werden interferometrisch durch Eichkurven ausgewertet, die sich, sobald die Brechungsindices der Komponenten bekannt sind, vorausberechnen lassen. Zur Vereinfachung des Analysenganges tragen Absorptionsmittel mit spezifischer Wirkung auf einzelne Gase bei; auch das Ausfrieren einzelner Bestandteile ist eine willkommene Hilfe. Der Grubengasmesser wird mehr und mehr zur behördlichen Feststellung der Gasfreiheit von Tankräumen benutzt. Zur Bestimmung des Benzolgehaltes von Kokereigas stellt das Verfahren von E. König einen verheißungsvollen Anfang dar. Die Untersuchung der von einem Patienten ausgeatmeten Luft auf CO_2- und O_2-Gehalt bildet den Gegenstand einer vielbeachteten Arbeit von H. Wollschitt, W. Bothe, H. Ruska und E. G. Schenck: Das Zeißsche Laboratoriumsinterferometer als Stoffwechselmeßgerät.

III. Polarimetrie (I, 836).

Während über die Verwertung der Messung des optischen Drehungsvermögens für analytische Aufgaben nichts Neues zu berichten ist, verdient ein Spannungsprüfer für Glasapparate auch die Beachtung des technischen Chemikers, da man durch diese einfache optische Prüfung z. B. einer vom Glasbläser für das Versuchslaboratorium kunstvoll geschaffenen Apparatur in dieser etwa vorhandene stark verspannte Stellen mühelos erkennen kann, die bei einer Erwärmung springen würden. Sie verraten sich in dem Spannungsprüfer durch eine von der violetten Grundfärbung des Gesichtsfeldes abweichende Farbe: jede durch Zug gespannte Stelle erscheint blau, jede durch Druck gespannte dagegen gelb.

IV. Spektralanalyse.

A. Spektrographen (I, 851).

U.-V.-Spektrographen von 24 cm Plattenlänge liefern auch linienreiche Spektra, wie die von Stahl oder von Legierungen aus der Platingruppe, mit einer für die Erkennung der zur Analyse geeigneten Linien ausreichenden linearen Dispersion und bei sorgfältiger Ausführung mit völlig genügender Auflösung. Daher sind die Spektrographen dieser Größe jetzt zu so einfacher Form durchgebildet worden, daß sie, neuerdings mit Wellenlängenteilung versehen, in den regelmäßigen Dienst der technischen Spektralanalyse eingereiht werden konnten (Verfertiger: Askania-Werke, Berlin; R. Fueß, Berlin; Adam Hilger, London; Carl Zeiß, Jena, Abb. 6).

B. Lichtquellen (I, 855).

Sowohl die Funken- wie die Bogenentladung sind in letzter Zeit nach der praktischen Seite erheblich verbessert worden. Die sorgfältigen

Studien von O. Feußner führten zur Konstruktion einer Funkenerzeugeranlage (Verfertiger Firma W. C. Heraeus, Hanau), in der die Anregungsbedingungen sozusagen genormt sind, d. h. zu einem früher nie •erreichten Grade der Gleichmäßigkeit gebracht sind. Unter der Mitarbeit von G. Hansen und H. Kaiser ist daher die Feußnersche Apparatur zur Grundlage der entscheidenden Fortschritte in der quantitativen Spektralanalyse geworden. Die Verdampfung von Lösungen im Funken läßt sich durch G. Scheibe und A. Rivas dadurch verfeinern, d. h. für die quantitative Analyse zuverlässiger gestalten, daß das Eindampfen von dem Verfunken zeitlich getrennt wird: der zu untersuchende Tropfen kommt auf die erhitzte Kohleelektrode, wo er sogleich eindringt und eintrocknet; erst dann zündet man den Funken. Die guten Erfahrungen von A. Rivas werden von W. Gerlach bestätigt.

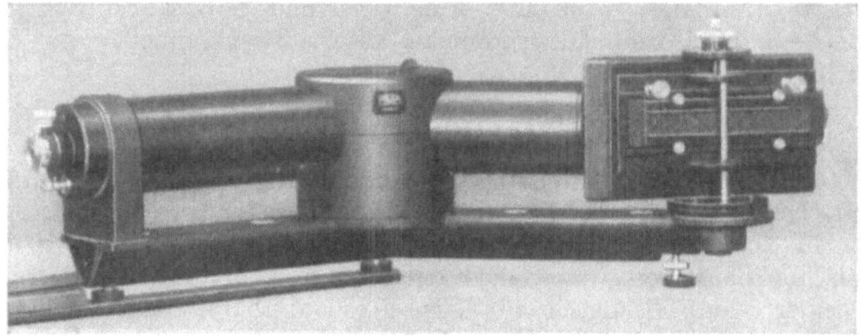

Abb. 6. Quarzspektrograph von C. Zeiß; etwa $^1/_{10}$ nat. Größe.

Auch die Leistungsfähigkeit des Bogens, der wegen der außerordentlichen Empfindlichkeit beim Nachweise kleinster Mengen, der „Spurensuche", immer unentbehrlich bleiben wird, ist erheblich gesteigert, und zwar durch den Abreißbogen von Wa. Gerlach und W. Rollwagen (1 u. 2) (Verfertiger Firma Transformatorenwerke H. Magnus, Nürnberg); eine aussichtsreiche Abänderung gab K. Pfeilsticker bekannt, bei der die periodische Zündung nicht durch Kurzschluß, sondern durch eine Hochfrequenzschaltung erfolgt, ohne Bewegung der einen Elektrode (Verfertiger Firma W. C. Heraeus, Hanau).

C. Fortschritte in der qualitativen Spektralanalyse (I, 857).

1. Die Projektion der Spektrumplatten. Die Deutung der Spektra, eine täglich wiederkehrende Aufgabe im spektroskopischen Betriebslaboratorium, wird durch die von G. Scheibe eingeführte Betrachtung der Spektra auf einer Projektionswand erheblich erleichtert; diesem Zwecke dient der weitverbreitete Spektrenprojektor (Verfertiger: R. Fueß, Berlin und C. Zeiß, Jena, vgl. Abb. 7).

2. Neue Auswahl der wichtigen Spektrallinien. Das Monopol der letzten Linien ist durch die Experimentaluntersuchung von Wa. Gerlach und E. Riedl insofern durchbrochen, als sie eine Anzahl anderer Spektrallinien ermittelt haben, die, ohne letzte Linien zu sein, durch ihre glückliche Lage im Spektrum besonders leicht zu finden und schwer mit anderen zu verwechseln sind; alle brauchbaren Linien werden unter dem neuen Namen Analysenlinien zusammengefaßt, sie sind mit wenigen Ausnahmen im „Atlas der Analysenlinien der wichtigsten Elemente" von F. Löwe dargestellt (Verlag von Th. Steinkopff, Dresden 1936).

3. Die jüngsten Tabellen und Atlanten von Spektrallinien (I, 859). a) **Eisenspektrum**. Gatterer, A.: Spektralreines Eisen, Commentationes, Pontificia Academia Scientiarum, Bd. I. 1937. — Gatterer, A.

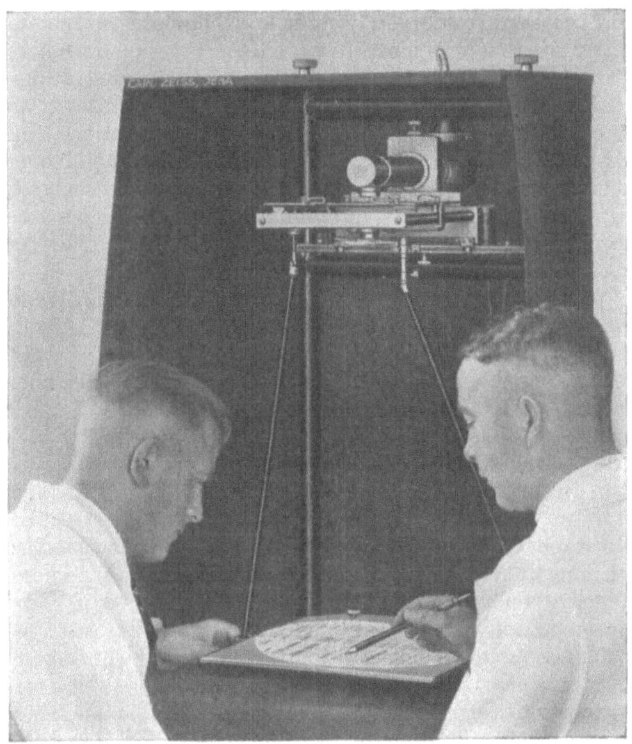

Abb. 7. Spektrenprojektor von C. Zeiß; etwa ¹/₁₀ nat. Größe.

u. J. Junkes: (1) Funkenspektrum des Eisens. Specola Vaticana 1935. — (2) Arc Spectrum of Iron. Specola Vaticana 1935; beide Atlanten zu beziehen durch die Hirschwaldsche Buchhandlung, Berlin. — Scheibe, G., C. F. Linström, G. Limmer u. Ch. D. Coryell: Tabelle des Funken- und Bogen-Spektrums des Eisens, Teil I. 1933; Teile II u. III. 1935. Berlin-Steglitz: R. Fueß.

b) **Für viele Elemente**. Außer dem obengenannten Atlas des Verf. Gatterer, A. u. J. Junkes: Atlas der Restlinien von 30 ausgewählten Elementen, Rom 1936, Specola Vaticana. Auslieferung in Deutschland durch die Hirschwaldsche Buchhandlung, Berlin. — Crook, W. J.: Metallurgical Spectrum Analysis, Univ. Press, Stanford California. 1933. (Spectra mit Gitter aufgenommen.)

D. Die quantitative Spektralanalyse (I, 860).

1. Die homologen Linienpaare. Wa. Gerlach und F. Schweitzer sowie D. M. Smith haben gefunden, daß unter Umständen eine Linie des Spektrums der Grundsubstanz einer benachbarten Linie eines Zusatzelementes ihrer Schwärzung nach gleich ist; dies gilt aber nur für eine einzige Konzentration des Zusatzelementes. Bei einer höheren Konzentration ist eine andere Linie des Grundelementes einer anderen des Zusatzelementes gleich. Je zwei bei einer bestimmten Konzentration gleich stark geschwärzte Linien werden als homologes Linienpaar bezeichnet. Kennt man von einer binären Legierung eine größere Anzahl solcher Paare, deren jedem eine und nur eine Konzentration des Zusatzes zugeordnet ist, so liefert die Durchsicht einer einzigen Aufnahme oft sofort eine Aussage über die gesuchte Konzentration. Dieser Gedanke fand so viel Anklang, daß Verfasser 46 Tabellen homologer Linienpaare zusammenstellen und mit einem Verzeichnis der nach Gerlach und Schweitzers Methode durchmusterten Legierungen vereinigen konnte (S. 73—100 in Optische Messungen des Chemikers und des Mediziners, 2. Aufl. Dresden 1933).

2. Die Verfeinerung der Spektralanalyse durch die Messung der Schwärzung der zwei Partner eines Linienpaares und die Aufstellung von Eichkurven (I, 863). In größerem Umfange hat zuerst H. Lundegård zur Auswertung der Flammenspektra von wäßrigen Ackerbodenextrakten die Schwärzung ausgewählter Linien gemessen, und zwar mit Thermoelement und Galvanometer. Mit denselben Hilfsmitteln gelangte G. Scheibe zu gleich guten Ergebnissen bei der Aufstellung von Eichkurven für feste Legierungen (G. Scheibe, C. F. Linström und O. Schnettler). Von den Eichkurven werden nur die geradlinigen Teile wirklich verwendet. In größtem Umfange hat das photometrische Verfahren sich eingeführt, seit die photoelektrische Zelle zu einem elektrischen Meßgerät von ausreichender Gleichmäßigkeit, d. h. Zuverlässigkeit geworden ist. Das Spektrallinienphotometer gilt heute als selbstverständlicher Bestandteil einer Einrichtung für die technische Spektralanalyse, da es gleichzeitig zur Abkürzung und zur Verfeinerung der Konzentrationsermittlung von Legierungen dient, sobald einmal die nötigen Eichkurven aufgestellt und an einer Reihe von besonders sorgfältig analysierten Legierungen erprobt sind. Da jede Eichkurve auf rein chemischen Analysenwerten aufgebaut ist, gewinnt die Beschaffung bestens analysierter und seigerungsfreier Vergleichselektroden — ein seit Jahren erstrebtes Ziel — jetzt besondere Bedeutung. Eine kritische Untersuchung der Spektralanalyse von Stählen verdanken wir dem Kruppschen Laboratorium [P. Klinger, O. Schließmann und K. Zänker (1 u. 2)], sowie G. Scheibe und A. Schöntag, während H. Kaiser insbesondere Fehlerquellen bei der Analyse von Leichtmetallen erforscht und so den Weg zur täglichen Erzielung der neuerdings erreichbaren und geforderten erhöhten Meßgenauigkeit gezeigt hat. Einen Querschnitt durch den heutigen Stand der Methode gab auf Grund vielseitigster Forschungstätigkeit in enger Verbindung mit den Forderungen des Tages Wa. Gerlach. Ebenda (S. 1102) berichtete R. Ramb über mannigfaltige Erfahrungen aus der Laboratoriumspraxis.

3. Auswahl aus der Fachliteratur (I, 864). Außer den oben genannten Werken von H. Lundegård h, G. Scheibe, Wa. Gerlach und F. Löwe (1) sind zu nennen:

Die chemische Emissionsspektralanalyse, II. Teil: Wa. Gerlach und We. Gerlach: Anwendung in Medizin, Chemie und Mineralogie. Leipzig: Leopold Voß 1933. — Gerlach, Wa. u. E. Riedl: Die chemische Emissions-Spektralanalyse, Teil III: Tabellen zur qualitativen Analyse. Leipzig: Leopold Voß 1936. — Seith, W. u. K. Ruthardt: Chemische Spektralanalyse, eine Anleitung zur Erlernung und Ausführung von Spektralanalysen usw. Berlin: Julius Springer 1938. — Schleicher, A.: Quantitative Spektralanalyse, eine Übersicht über ihre Entwicklung. Ztschr. f. anal. Ch. 91, 270—289 (1933). — Smith, D. M.: Metallurgical Analysis by the Spectrograph und Bibliography. Brit. Nonferrons Metals Research Assoc. London 1935. — Swings, P.: La spectroscopie appliquée. Lüttich: G. Thone 1935. — Strock, L. W.: Spectrum Analysis with the Carbon Arc Cathode Layer („Glimmschicht"). London: Ad. Hilger 1936. — Triché, H.: Application de l'analyse spectrale à l'étude des alliages, Publ. sci. et techn. du ministère d'air. Paris: Gauthier-Villars 1937. — Twyman, F. and D. M. Smith: Wavelength Tables for Spectrum Analysis. 2nd Edit. London: Ad. Hilger 1931. — Twyman, F.: Spectrochemical Abstracts 1933—1937. London: Ad. Hilger 1938.

E. Absorptionsspektroskopie (I, 865).

Da in der Methodik der Aufnahme photometrisch auswertbarer Absorptionsspektra seit 1931 sich nicht viel geändert hat, genügt es, hier auf einige wichtige Neuerscheinungen hinzuweisen:

Allwörden, H. v.: Zur Kenntnis der U.-V.-Absorption von Schmierölen. Diplomarb. aus d. Techn.-Chem. Inst. d. T. H. Berlin 1937. — Demmering, W. u. A. Splittgerber: Spektralanalytische Verfahren in der Wasseruntersuchung. Mitt. V.G.B. 1937, Nr. 62. — Dijkstra, K.: Het onderzoek van eenige aetherische Oliën door absorptiemeting in het ultraviolet. Diss. Groningen 1935. — Folkens, K.: Über die aromatischen Bestandteile der Mineralschmieröle. Diss. Kiel 1935. — Folkens, K. u. F. Zerbe: Über die U.-V.-Absorption von Mineralölen. Ztschr. f. Brennstoffchem. 16, 161 (1935). — Liehmann, L.: Zur Kenntnis der U.-V.-Absorption von Mineralölen. Diplomarb. aus d. Techn.-Chem. Inst. d. T. H. Berlin 1937. — Luszak, A.: Beiträge zur spektrographischen Untersuchung gewerbehygienisch wichtiger Stoffe (Benzol, Toluol, Xylol). Berlin u. Wien: Urban & Schwarzenberg 1936. — Mohler, H.: Lösungsspektren, Einführung in die Absorptionsspektrophotometrie für Chemiker, Pharmazeuten usw. Jena: Gustav Fischer 1937.

V. Mikroskopie und Mikrophotographie (I, 867).

Die Neuerungen in der Anwendung mikroskopischer und mikrophotographischer Arbeitsweisen sind in den Abschnitten über Metallanalyse, Beton, Keramik, Zellstoff und Papier, Textilien, Gummi, Kunstharze und Leder dargestellt. Eine umfassende Übersicht über die „Optik des Chemie-Ingenieurs" überhaupt gab Verfasser in seinem Berichte auf dem Chemie-Ingenieur-Kongreß der Weltkraftkonferenz London 1936.

VI. Colorimetrie, Nephelometrie, Farb- und Glanzmessungen (I, 885).

Die erstmalig von F. Bechstein an ein Colorimeter angebaute Ulbrichtsche Kugel hat sich auch als eine ideale Lichtquelle für diffuse und schattenfreie Beleuchtung fester Körper mit nahezu beliebig rauher Oberfläche erwiesen. Sie wird daher neuerdings auch mit dem Pulfrichschen Stufenphotometer vielfach fest verbunden (Abb. 8); die auf ihren Farbton zu messende Probe, etwa ein Stück Gewebe, wird mit Hilfe eines runden Tellers flach gespannt von unten in die Kugel eingeschraubt, sie kann nur von indirektem, d. h. von der weißen Kugelfläche zurückgestrahltem Lichte getroffen werden. Auch die andere Photometerlampe, die zur gleich starken Beleuchtung der beiden Strahlengänge im Photometer dient, wird

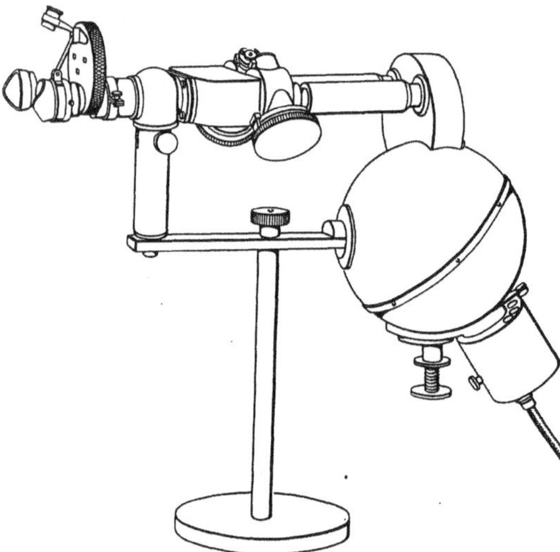

Abb. 8. Das Pulfrich-Photometer mit dem Kugelreflektor.

mit diesem jetzt durch eine Schiene fest verbunden, um das Instrument jederzeit gebrauchsfertig zu haben. Eine weitere Neuerung ist die Doppelteilung der Meßschraube: neben der bisherigen Teilung nach Prozenten des von der Probe, etwa einer farbigen Lösung, durchgelassenen Lichtes findet man eine zweite, die unmittelbar die Extinktionskoeffizienten E der Lösung für den durch das Okularfilter definierten Spektralbereich angibt, eine wesentliche Erleichterung bei der Aufstellung der (vereinfachten) Extinktionskurven. Die Messungen können durch Einsetzen einer Hagephot-Lampe auch mit monochromatischem Lichte (Hg 578, Hg 546 und Hg 436) ausgeführt werden.

Die Ausbreitung der colorimetrischen und photometrischen Meßmethoden (I, 899).

Die Arbeitsverfahren der klassischen Colorimetrie sind im letzten Jahrfünft in einer erstaunlichen Weise vervielfältigt worden. Zur Messung der Konzentration von Lösungen aller Art traten die colorimetrischen

p_h-Bestimmungen, die Messungen der Absorption oder der Trübung von Solen, Emulsionen und Suspensionen und von durchscheinenden Substanzen, die Messung des Streulichtes an Nebeln und Räuchen. An festen Körpern wird die Fluorescenz, die Rückstrahlung und die Transparenz, die Schwärzung und der Farbton mit klaren technischen Zielen und täglichem Erfolge gemessen. Auch der Glanz ist zu einer physikalisch definierten technisch wichtigen leicht meßbaren Größe geworden. So ist es nicht erstaunlich, daß die Fachliteratur in einer unvorstellbaren Weise angeschwollen ist.

Einige zusammenfassende Darstellungen aus der Colorimetrie, Farbtonmessung und Trübungsmessung. Zu den auch heute noch maßgebenden Monographien von „H. Freund: Leitfaden der colorimetrischen Methoden usw. Wetzlar 1928"; „H. Hellige: Quantitative klinische und chemische Analysen mit Helliges Colorimetern"; und von „J. H. Yoe: Photometric Chemical Analysis I, Colorimetry. New York: J. Wiley & Sons 1928" sind für die einzelnen Anwendungsgebiete Sonderdruckschriften der Firmen H. Krüß, Hamburg, E. Leitz, Wetzlar, Schmidt & Haensch, Berlin und C. Zeiß, Jena, getreten, die zum Teil auch wertvolle umfangreiche Literatursammlungen enthalten.

Trinkwässer. Die colorimetrische Analyse von Trinkwasser, eine alte Domäne der Colorimetrie, ist durch die mit 51 Tabellen ausgestattete Monographie von „C. Urbach: Stufenphotometrische Trinkwasseranalyse. Wien: E. Haim & Co. 1937" auf eine gänzlich neue Grundlage gestellt worden.

Eisen, Stahl und Nichteisenmetalle. Die technische Durchbildung der colorimetrischen Ermittlung einzelner Metallelemente in Eisen, Stahl und Nichteisenmetallen verdanken wir H. Pinsl (1): Photometrische Siliciumbestimmung in Gegenwart des Eisens und der Eisenbegleiter, ebenso die gleichzeitige photometrische Bestimmung von Mangan, Silicium und Chrom und die photocolorimetrische Vanadinbestimmung in Eisenerzen und Schlacken (2). Die colorimetrische Bestimmung des Molybdäns in Stahl und Gußeisen behandelte O. Keune.

Leichtmetalle. Über eine langjährige Entwicklungsarbeit zur colorimetrischen Leichtmetallanalyse berichtete H. Ginsberg. Durchgearbeitet sind die Methoden zur Erfassung von Ti, Cr, V, Cu, Fe (Literaturquelle).

Ackerbodenextrakte. S. Goy gelangte mit der photometrischen Messung der durch Kalium gefärbten Lundegårdhschen Schweißbrennerflamme zu einer quantitativen Bestimmung von Kalium, z. B. in Ackerbodenextrakten, eine analytische Aufgabe, die gleichzeitig von H. Schuhknecht spektralanalytisch angefaßt und gelöst wurde.

Keramische Produkte wurden durch M. Pulfrich auf ihren Farbton mit dem Pulfrich-Photometer durchgemessen.

Die Messung des Weißgehaltes, z. B. von Garnen, Geweben, Aufstrichen, Pulvern usw. ist so schwierig, aber auch so wichtig geworden, daß dafür besonders hochempfindliche Apparaturen entwickelt worden sind (Verfertiger E. Leitz, Wetzlar und C. Zeiß, Jena).

VII. Die optische Messung des Staubgehaltes.

A. Umgrenzung der Aufgaben der optischen Staubmessung.

Der Gehalt der Luft an Staub wird aus hygienischen und aus wirtschaftlichen Gründen in mannigfaltiger Weise gemessen, einmal wegen der Schäden, die der Staub hervorrufen kann und andererseits zur gelegentlichen oder laufenden Prüfung der Wirkungsweise der Staubgewinnungsanlagen, die die Aufgabe haben, die großen Verluste an wirtschaftlich wertvollem staubförmigen Gut herabzusetzen. Der aus der freien Luft sich von selbst niederschlagende Staub ist durch chemische oder physikalische Wirkungen für Pflanzen in Wäldern, auf Feldern und in Obst- und Gartenanlagen, auf der Weide und in Stallungen für Tiere und sowohl im Freien wie in geschlossenen Betriebs- und Wohnräumen für Menschen schädlich, besonders durch mechanische und chemische Angriffe auf das Lungengewebe. Die Tag und Nacht wirksame Abwehr der in die Luftwege eingedrungenen Staubteilchen ist die Aufgabe des Flimmerepithels, das die Teilchen bis herab zur Größe eines halben Hundertstel Millimeter insbesondere aus der Luftröhre herausbefördert. Gefährlich bleiben aber alle kleineren Staubteilchen von der „Korngröße“ von 5—0,5 μ, da diese, soweit sie nicht vom Körper verarbeitet werden, sich in der Lunge anhäufen und zu schweren chronischen Erkrankungen (Staublunge) führen können. Die optische Messung des Staubgehaltes beschränkt sich in der Regel daher auf diese Größenklasse der Stäube, während die aus gröberen Teilen bestehenden Staubmengen mit genügender Sicherheit anders, z. B. gravimetrisch erfaßt werden.

B. Maßzahlen für den Staubgehalt.

Für die Angabe des Staubgehaltes sind zwei Maßeinheiten üblich: 1. die gravimetrische: Gramm im Kubikmeter oder Milligramm im Liter, 2. die sog. Staubzahl: die Zahl der Teilchen im Liter oder im Kubikzentimeter.

Die gravimetrische Angabe hat eine technische Bedeutung, z. B. für die Prüfung einer Staubgewinnungsanlage, der Wert der Staubzahl dagegen liegt im Gebiete der Hygiene (und der Klimatologie). Während man nun im allgemeinen nur gleich große Teile zu zählen pflegt, werden in der Staubmessung die Teilchen als gleichwertig betrachtet, die innerhalb einer vereinbarten Größenklasse liegen, also z. B. innerhalb der Werte von 5—0,5 μ. Ihre Begründung findet diese zunächst befremdende praktisch aber außerordentlich wichtige und seit Jahrzehnten bewährte Vereinfachung in der Tatsache der physiologischen Gleichwertigkeit dieser Teilchen.

Während also die gravimetrische Angabe — unbeschadet ihrer später zu begründenden physiologischen Mängel — den Charakter eines analytisch gesicherten Zahlenwertes hat[1], ist die Staubzahl mehr eine Ordnungszahl, also die Angabe einer Größenordnung, was ihren Wert aber nicht beeinträchtigt.

---

[1] Vgl. hierzu den ausführlichen Bericht von F. Jötten, F. Sartorius und H. P. Grube über die Arbeitstagung „Fragen der Entstehung und Verhütung der Silicose“, Bochum 1934. Berlin: Julius Springer 1935.

C. Die Sammlung des Staubes für die Messung.

Von den mannigfaltigen Verfahren, um eine Staubprobe zu gewinnen, seien die folgenden genannt:

1. Die freiwillige Ablagerung des Staubes auf vorbereiteten Glasplatten (Luftmenge unbekannt).

2. Die Abscheidung des Staubes aus einer bekannten Luftmenge durch Filtrieren oder Auswaschen (zeitraubend).

3. Das Kondensationsverfahren in feuchter Luft, durch Unterdruck nach Aitkens (für meteorologische Studien).

4. Der Niederschlag des Staubes durch einen Heizdraht nach R. Whytlaw-Gray und R. Lomax: Thermal Precipitator (in Steinbrüchen bewährt[1]).

5. Das Aufprallverfahren mit Pumpe und Düse, das als am vielseitigsten durchgebildet, hier allein behandelt werden soll.

Um einer abgemessenen Luftmenge ihren Staubgehalt zu entziehen und ihn in einen für die Betrachtung im Mikroskop geeigneten „Staubfleck" zu verwandeln, läßt man den Staub mit großer Geschwindigkeit, z. B. 100 km pro Stunde, durch eine enge Düse in eine elastische Auffangeschicht hineinschießen, wo er sich fast ohne Verlust auf einer kleinen Fläche sammelt, die sich im Gesichtsfelde eines 200mal vergrößernden Mikroskops mit einem Blicke übersehen läßt. Dieses Aufprallverfahren arbeitet mit kleinen Luftmengen (2,5—150 ccm) bei hohem und mittlerem Staubgehalt, mit großen (bis zu 10 l) bei geringem Staubgehalt. Ein solcher Staubfleck ist sowohl zum Auszählen wie auch für die physikalische und die chemische Auswertung geeignet, für die Bestimmung der Korngrößenverteilung ist er aber nur bedingt verwendbar (s. a. S. 270).

D. Ausgewählte Meßgeräte zur optischen Staubmessung.

1. Die Konimeter mit Handpumpe. Aus den gleichartigen Erfordernissen heraus, die in Südafrika, Canada, England und Deutschland an eine rasche Gewinnung von Staubflecken auf einem gläsernen Objektträger und aus einer bestimmten Luftmenge gestellt wurden, hat sich insbesondere auf Grund der Arbeiten von A. Flugge de Smidt, Sir Robert Kotzé und des Zeiß-Werkes ein feststehender Typ von Konimetern mit Handpumpe entwickelt, der von den Firmen Bausch & Lomb-Rochester U.S.A., Casella & Co., London, und Carl Zeiß, Jena, hergestellt wird.

a) **Schema eines Konimeters mit Handpumpe (Abb. 9).** Eine flachzylindrische metallene Dose trägt in ihrem Deckel die Pumpe P und eine Düse B für den Eintritt der anzusaugenden Luft. An den unteren Rand der Dose wird gegen einen Gummidichtungsring RR die runde Objektscheibe S luftdicht angepreßt, entweder durch einige Druckschrauben oder durch einen Überfangring XX. Zieht man den Kolben hoch, so dringt eine dem Inhalt des Pumpenzylinders gleiche

---

[1] Ausführlich beschrieben von H. L. Green und H. H. Watson im Spezial-Bericht 109 des Medical Research Council; Physical Methods for the estimation of the dust hazard in industry. London 1935.

Luftmenge rasch durch die z. B. 0,5 mm weite Düse in die Dose ein; der schmale Luftstrahl trifft senkrecht auf die dicht am unteren Düsenende befindliche Glasfläche, die mit einem dünnen, durchsichtigen elastischen Überzuge bestrichen ist, Kaloderma, Eiweißglycerin (1:1), Gummilösung mit Glycerin (9:1). In diesen Überzug werden die Staubteilchen hineingeschossen und bilden einen annähernd runden, wenn auch nicht gerade kreisförmig geschlossenen Staubfleck (*Fl*), der den gesamten Staubinhalt der angesaugten Luftmenge enthält; eine geringfügige Zahl von Staubteilchen erscheint als Außenseiter und kann später unbeachtet bleiben, da man ihre Menge kennt. Die Objektscheibe ist rund, da sie drehbar gelagert ist, um je nach ihrer Einteilung in Felder, 10, 24 oder 30 Staubflecken aufzunehmen; die Nummer des gerade zu bestäubenden Feldes ist durch die Glasplatte hindurch oder bei dem englischen Modelle durch ein Fensterchen in dem metallenen Deckel der Dose von außen her zu erkennen und leicht einzustellen, da die drehbare Fassung der Objektscheibe mit Einschnappungen versehen ist. Um den staubtechnischen Begriffsbestimmungen des Fachausschusses für Staubtechnik beim Verein Deutscher Ingenieure [Ztschr. Ver. Dtsch. Ing. **76**, 781 (1932)] und den von Hans Lehmann aufgestellten hygienischen Anforderungen Rechnung zu tragen, muß zur Gewinnung zuverlässiger Staubzahlen in Deutschland das Konimeter noch mit einer Einrichtung versehen sein, die alle Teilchen von dem auszuzählenden Staubbilde ausschaltet, die eine bestimmte Korngröße überschreiten. Diese Aufgabe erfüllt ein in der schematischen Abb. 9 nicht dargestelltes, den mit der Düse verbundenen Trichter bedeckendes Staubfilter.

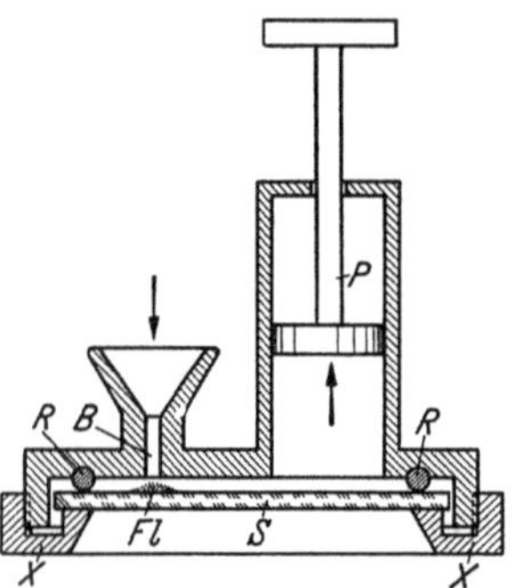

Abb. 9. Schema eines Konimeters mit Handpumpe mit Düse *B* für den Lufteintritt und Objektivscheibe *S*, der Staubfleck entsteht bei *Fl*.

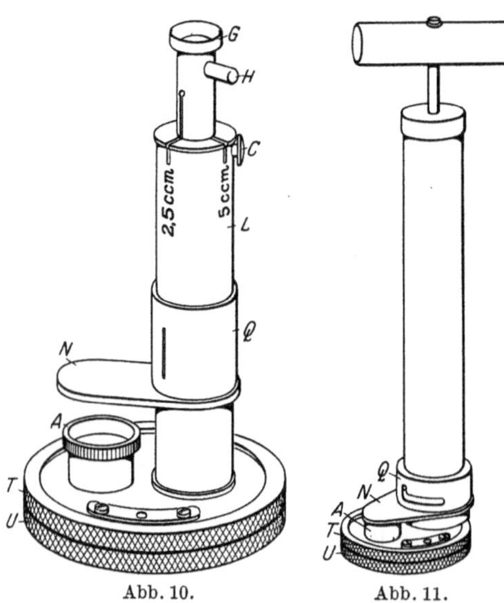

Abb. 10. Abb. 11.

Abb. 10. Konimeter mit Federpumpe, für 2,5 oder 5 ccm anzusaugende Luftmenge; etwa $^1/_2$ nat. Größe.
Abb. 11. Konimeter mit Handpumpe, für 150 ccm Luftmenge; etwa $^1/_4$ nat. Größe.

b) Konimeter mit Handpumpen ohne Mikroskop. Die Abb. 10, 11 und 12 zeigen drei einfache Staubsammler, die den oben genannten Bedingungen entsprechen und sich nur durch die Größe der Pumpen,

d. h. der mit einem Pumpenzug anzusaugenden Luftmenge unterscheiden. Das in den drei Abbildungen mit A bezeichnete kurze Rohrstück enthält das leicht auszuwechselnde Staubfilter, neuerdings aus einem in Karton gefaßten ebenen verkupferten Drahtnetz von etwa 0,005 mm Maschenweite bestehend. Um dessen Verstaubung bei Nichtgebrauch zu verhüten,

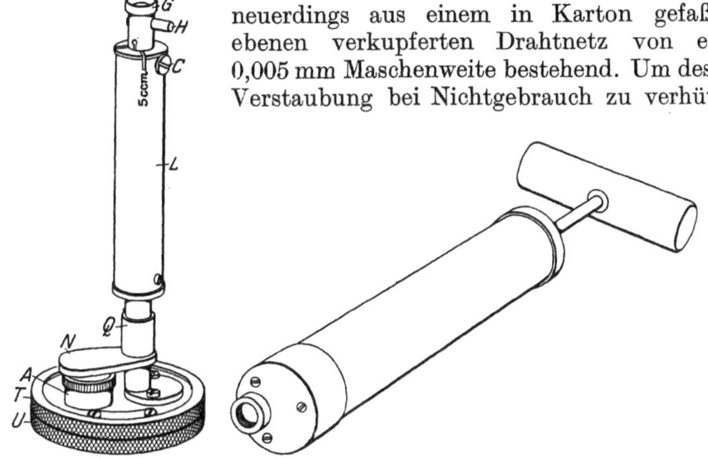

Abb. 12. Konimeter mit auswechselbarer Feder- und Handpumpe; etwa ¹/₂ nat. Größe.

wird es durch den soliden Metalldeckel N geschützt, der in Abb. 10 hochgeschoben und in Abb. 11 und 12 heruntergedrückt ist; er wird

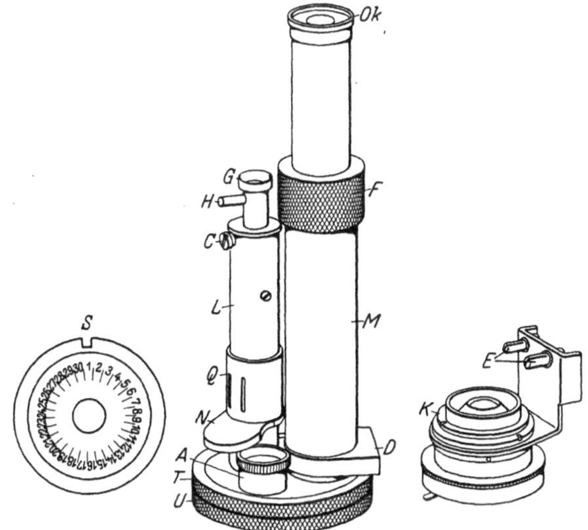

Abb. 13. Konimeter mit Federpumpe und angebautem Mikroskop, der Kondensor K ist abgenommen. Die Objektscheibe S zeigt 30 numerierte Felder; etwa ¹/₃ nat. Größe.

durch die federnde Hülse Q sicher geführt. Das dritte Modell vereinigt in sich die beiden erstgenannten, da die kleine Federpumpe (2,5 oder 5 ccm) gegen die große Pumpe mit Handgriff (150 ccm) leicht ersetzt werden kann. Es hat sich als zweckmäßig erwiesen, bei der Begehung eines Betriebes dem wechselnden Staubgehalte die Luftmenge anzupassen, d. h. bei geringem Staubgehalte mehrere Pumpenzüge zu nehmen.

c) Das Konimeter mit angebautem Handmikroskop. Abb. 13 zeigt neben der pneumatischen Kammer von 5 ccm Luftinhalt das Mikroskop mit seinem Okulare *Ok*, dem geriefelten Ringe *F* zur Feineinstellung des geschützt gelagerten und nicht sichtbaren Objektivs und einem Ansatz *D*, in den die Zapfen *E* des Dunkelfeld-Hellfeld-Kondensors *K* passen. — Bei dem amerikanischen Modelle ist, ohne Rücksicht auf die dadurch entstehende breite Ausladung, die 150-ccm-Pumpe im rechten Winkel zum Mikroskop angeordnet. Dieses einen besonderen Schrank erfordernde Konimeter weist als Neuerung einen beigegebenen Beleuchtungsapparat mit Niedervoltlämpchen und Trockenbatterie auf zur Erzielung einer immer gleich starken Beleuchtung im Gesichtsfelde.

2. Das Freiluftkonimeter zur Erfassung geringer Staubmengen. Für die Aufgabe, Staubspuren messend für hygienisch-technische Staubstudien zu erfassen, ist das Freiluftkonimeter bestimmt, das von H. Lehmann, F. Löwe und K. A. Tränkle entwickelt worden ist. Die Pumpe ist getrennt (Abb. 14) und das Konimeter selbst, also der eigentliche Probenehmer (*D*) ist mit einem Kugelgelenk versehen und auf ein

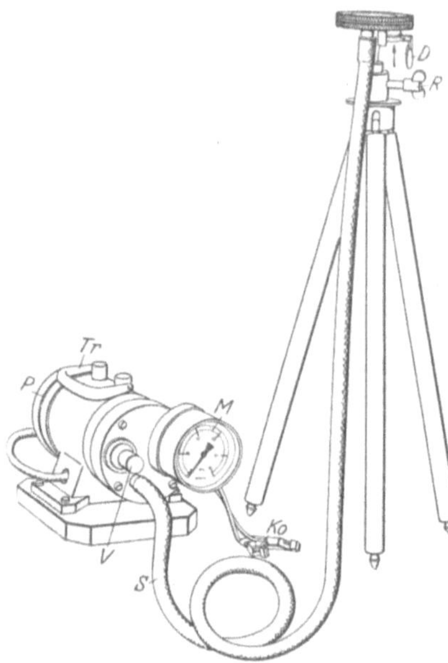

Abb. 14. Das Freiluftkonimeter auf Stativ, mit elektrischer Pumpe *P* und Manometer *M* zum Einregeln der Luftmenge pro Minute; etwa ¹/₅ nat. Größe.

leichtes photographisches Dreibeinstativ gesetzt. Der Druckschlauch *S* verbindet das Konimeter mit der elektrisch angetriebenen Pumpe *P*, deren Motor in geschlossenen Räumen von der Lichtleitung, im freien Felde dagegen z. B. durch die Lichtmaschine eines Autos gespeist wird. Damit die Staubmenge auf bekannte Luftmengen bezogen werden kann, ist die Pumpe mit einem Manometer mit Teilkreis ausgestattet, dessen Anzeige: Millimeter Wassersäule, in die Luftmenge (z. B. Liter pro Minute) mit Hilfe eines Nomogramms umzuwerten ist. Die Wirkungsweise der mühelos zu handhabenden Gesamteinrichtung ist in der schematischen Abb. 15 dargestellt. Den besonderen Anforderungen, die an eine zum Messen von Luftmengen bestimmte elektrische Pumpe zu stellen sind, wurde sie auf Grund von langwierigen Messungsreihen durch Tränkle schrittweise angepaßt; der gewünschte Unterdruck wird durch Beigabe von Nebenluft mit Hilfe der Regulierschraube *V* leicht eingestellt, die den Zeiger des Manometers auf dem gewünschten

Wert der Teilscheibe zum Stillstand bringt. Man arbeitet meist mit einer Leistung von 10 l in der Minute und bemißt die Luftmenge durch die Dauer der Bestäubung.

So läßt sich z. B. bei stetigem Winde der Staubgehalt unter der Rauchfahne eines hohen Schornsteines kilometerweit verfolgen.

3. Konimeter mit kontinuierlicher Probenahme zum Aufzeichnen des Staubgehaltes. Die lückenlose Aufnahme des Staubgehaltes über einen Zeitraum von 24 Stunden hinweg hat sowohl eine technische wie eine bioklimatische Bedeutung. Diese neue Aufgabe ist bisher in zweierlei Weise gelöst worden, durch das auch zur qualitativen Staubuntersuchung

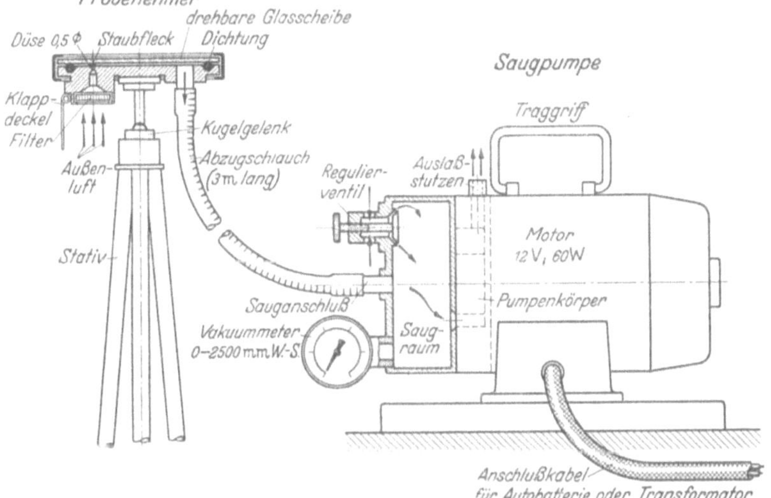

Abb. 15. Schnitt durch das Freiluftkonimeter mit Pumpe; die Stativbeine und der Abzugsschlauch sind verkürzt.

geeignete optische registrierende Konimeter von F. Löwe und durch das für einen besonderen technischen Zweck ausgebildete photoelektrische Registriergerät von A. Knodel.

a) **Das optische registrierende Konimeter.** Nachdem W. Herbst in der Versuchs- und Forschungsanstalt für Wein-, Obst- und Gartenbau zu Geisenheim festgestellt hatte, daß mit dem Konimeter mit Handpumpe nicht nur der Staub, sondern auch pflanzliche Sporen von Schädlingen auf den Objektträger gebannt werden, formulierte er die Anforderungen an ein Konimeter, das, an einer beliebigen Stelle im Freien aufgestellt, unabhängig von Elektrizitäts- oder Preßluftanschluß ohne Pausen der anzusaugenden Luft ihren Staubgehalt entziehen und auf einer üblichen Konimeterscheibe niederschlagen sollte. Dadurch gewann die alte auch im Auslande schon bearbeitete Aufgabe, auf einer drehbaren Objektscheibe stundenlang Staub zu sammeln, eine neue Bedeutung; aus einer auch an einer zweiten Stelle erprobten Versuchsanordnung wurde von Löwe (2) das in Abb. 16 erstmalig dargestellte Registriergerät entwickelt. Der Träger aller einzelnen

Teile ist ein handfestes Dreibeinstativ, auf dessen Zapfen das Haupt-
stück, die Dose mit Konimeterkopf und Uhrwerk drehbar und neigbar
sitzt; die dreieckige Tischfläche zwischen den Beinen nimmt die elektrische Pumpe und den Akkumulator auf, der dem Ganzen eine bei Wind
sehr willkommene Standfestigkeit gibt. Die Pumpe ist durch einen
Druckschlauch an das Konimeter angeschlossen. Im Freien werden
alle Teile mit einem Regenschutz versehen, der nur die Eintrittsöffnung
für die Luft freiläßt, die durch das übliche feine Drahtfilter abgeschlossen

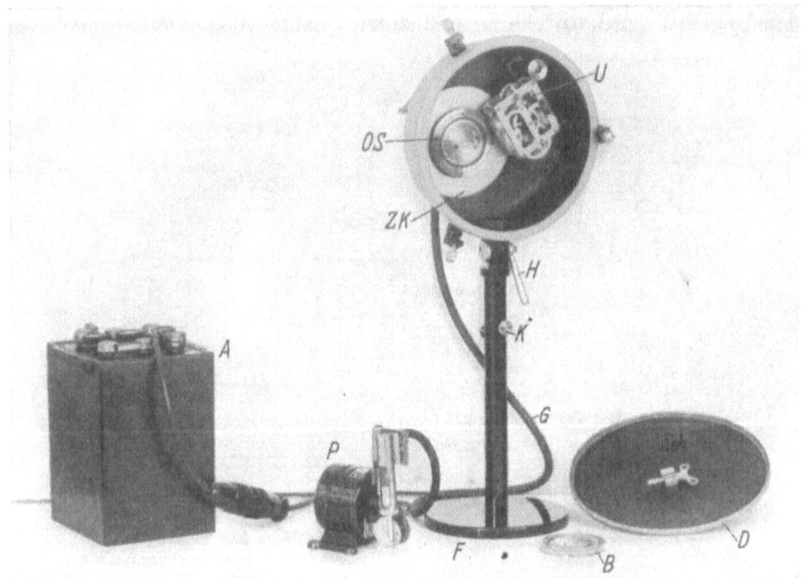

Abb. 16. Das optische registrierende Konimeter nach Löwe; mit Uhrwerk U für die Objektscheibe OS und Pumpe P. Etwa ¹/₅ nat. Größe.

ist. Die Pumpe fördert, durch einen kleinen angebauten Elektromotor
angetrieben, etwa 750 ccm Luft pro Minute; sie arbeitet, da sowohl
der Kolben wie der Zylinder aus Glas bestehen, sehr sauber und kann
jederzeit auf den Reinheitszustand ihres Innern geprüft werden. Der
Strom für den Motor (8 Volt und 3 Ampere) wird von einem Akkumulator
oder, sobald in geschlossenen Räumen oder nahe an einem Gebäude
gearbeitet wird, von der Lichtleitung entnommen und durch einen
Transformator von 220 Volt auf 8 Volt herabgesetzt. Zum Antriebe
der Objektscheibe, die auf einer doppelt so großen Grundplatte mit
Zahnkranz befestigt ist, dient ein Federuhrwerk, das reichlich 24 Stunden
läuft: es dreht die Objektscheibe in 24 Stunden um ebenso viele Felder,
die von 1—24 beziffert sind und nach einer einmaligen Einstellung zur
Antriebsachse des Uhrwerkes die gleichnamigen Stunden unmittelbar
anzeigen.

b) Das photoelektrische Staubregistriergerät von A. Knodel, D.R.P. Nr. 642167 der I. G. Farbenindustrie A.G. Obwohl

das Verfahren zur photoelektrischen Registrierung von Staub kein eigentlich optisches ist, könnte man doch den auf einem Film niedergeschlagenen Staubstreifen auch optisch auswerten; deshalb soll das Verfahren in Anlehnung an die Fassung des Patentes wenigstens knapp beschrieben werden. In eine pneumatische Kammer, die groß genug ist, um zwei Filmrollen aufzunehmen, wird durch Anschluß an eine Vakuumleitung ständig die zu prüfende Luft angesaugt. Ein Luftstrahl trifft senkrecht auf die Gelatinefläche des Filmes auf, und zwar schnell genug, um die Staubteilchen in die elastische Gelatineschicht hineinzuschießen. Der kontinuierlich weiter bewegte Film wird in den Strahlengang zwischen einer sehr konstant leuchtenden Lichtquelle und einer photoelektrischen Zelle geführt. Der in dieser erzeugte Photostrom ist um so stärker, je dünner der Staubstreifen bestäubt ist. Die Schwankungen des Photostromes werden durch ein Meßinstrument in bekannter Weise angezeigt und durch einen „Schreiber" in eine Staubkurve umgeformt, die auf einen mit Zeiteinteilung versehenen Papierstreifen aufgezeichnet wird. Dieser Streifen bildet das gewünschte Dokument für die Kontrolle des Staubgehaltes in dem Betriebsraume.

E. Die Auswertung der Staubflecken oder -streifen des Konimeters.

1. Zählungen in einem geometrisch unterteilten Staubfleck. Um sich über die Bedeutung der gesuchten Staubzahl nicht einer Täuschung hinzugeben, muß man, wie oben ausgeführt, bedenken, daß es darauf ankommt, die angenäherte Anzahl der Teilchen der Größenklasse von 5—0,5 μ zu ermitteln, die in dem als Ganzes betrachteten Staubflecke erkennbar sind. Der Fleck wird, um ihm überhaupt eine geometrisch faßbare Form zuzuordnen, in einem mit einem Netzmikrometer ausgestatteten Okulare mit verstellbarer Augenlinse betrachtet; ohne die geometrische Hilfe, die das Netz bringt, wäre er im Mikroskop allein überhaupt zahlenmäßig nicht zu fassen. Handelt es sich darum, einen Staubfleck als Dokument einem Aktenstücke, etwa einem Gutachten, beizugeben, so wird er in etwa 50maliger Vergrößerung aufgenommen. Die Anzahl der in dem vergrößerten Bilde erkennbaren Staubteile läßt sich durch Ausstreichen eines jeden einzelnen ermitteln, wenn die linke Hand des Beobachters gleichzeitig ein kleines mechanisches Zählwerk bedient. Sonst ist auch hier ein Netzwerk im vergrößerten Papierbilde die beste Hilfe.

Andererseits wird das eigentliche Auszählen am einfachsten an einem reellen auf einer Papierfläche aufgefangenen vergrößerten Bilde des Staubfleckes ausgeführt, wie es z. B. durch den in Abb. 17 dargestellten Zeichenapparat geliefert wird. Dieser wird auf das mit einem Netzmikrometer bekannter Einteilung versehene Okular aufgesetzt. Das Okular wirft ein vergrößertes Bild des Gesichtsfeldes des Mikroskopes auf ein glattes nicht liniiertes Papier, wo außer den Staubteilchen auch das Netzwerk in voller Schärfe erscheint.

Hat man laufend größere Zahlen von Staubaufnahmen aufzuarbeiten, so kommt man bald von der trotz der oben geschilderten Vereinfachung

zeitraubenden Zählarbeit ab und wendet sich einer der folgenden Arbeitsweisen zu, deren Grundlage aber in jedem Falle das Auszählen einiger
Staubflecke von abgestufter Teilchenzahl bleibt.

**2. Der Vergleich einzelner Staubflecke mit Flecken bekannter Staub-
zahl.** Verfügt man über einige Dauerpräparate von Staubflecken bekannter zweckmäßig abgestufter Staubzahl, so kann man sich so ein-
richten, daß man im Gesichtsfelde eines Mikroskopes gleichzeitig einen
dieser Normalflecke und den zu beurteilenden Fleck sieht. Hierzu dient
das Vergleichsmikroskop (Abb. 18). Dessen Gesichtsfeld ist zweiteilig;

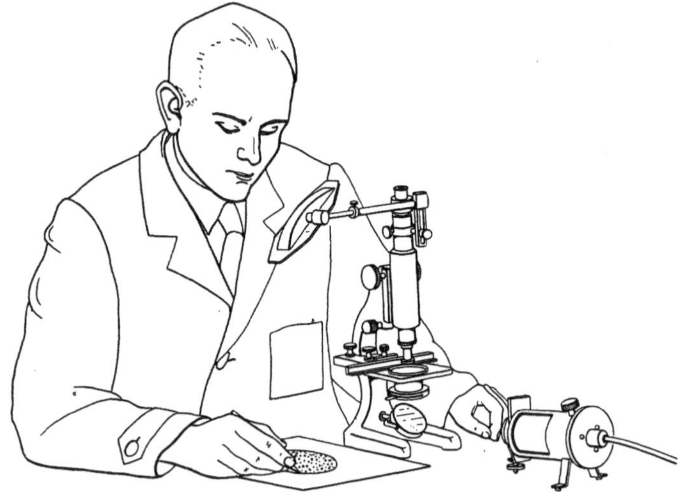

Abb. 17. Auszählung eines Staubfleckes, den das Mikroskop mit dem Zeichenapparat auf einem Blatt
Papier vergrößert abbildet.

jede Hälfte erhält ihr Licht und so ihr Bild von einem besonderen Objektive. Der Objekttisch kann nun mit einer metallenen Maske versehen
werden, in deren eine kreisförmige Öffnung die Objektscheibe mit den
wenigen — etwa 5 — ausgezählten Staubflecken gelegt wird, während
die andere Öffnung die Objektscheibe mit den vielen zu beurteilenden
Staubflecken aufnimmt.

Es ist nun ein leichtes, einen dieser Staubflecken nach dem anderen
in die eine Hälfte des Gesichtsfeldes zu rücken und hier mit einigen der
Normalflecken zu vergleichen, die ebenso bequem einrückbar sind.

Man erteilt also durch Schätzung der Staubdichte jedem einzelnen
Fleck sozusagen eine Zensur, indem man ihn einem der gemessenen Flecke
als gleichwertig zuordnet oder ihn zwischen zwei solche einreiht. In der
überwiegenden Zahl aller Fälle wird dieses einfache und wenig Zeit
erfordernde Sortierverfahren ausreichen.

**3. Die Bestimmung der Staubzahl und der Teilchengröße mit dem
Mikroprojektionsapparat** (nach C. E. Brown und W. P. Yant). Staubflecken oder -streifen, die mit dem Owensschen Staubansaugegerät
oder dem Thermoprecipitator gewonnen sind, werden mit einem Pro-
jektionsmikroskop durch ein ganzes Zimmer hindurch auf eine durch-

scheinende mit einem Mikrometernetz von 5 mm □ ausgestattete 50 ×
50 qcm große Projektionswand mit bekanntem Vergrößerungsmaßstabe
abgebildet und in der üblichen Weise ausgezählt sowie ihrer Korngröße
nach beurteilt.

4. Die photometrische Auswertung von Staubflecken. a) Die Messung
des von einem Staubfleck zurückgeworfenen Lichtes bei
Dunkelfeldbeleuchtung. W. R. Franks und Leone C. Tresidder
vereinigten ein Mikroskop mit einem Pulfrich-Photometer zu einem

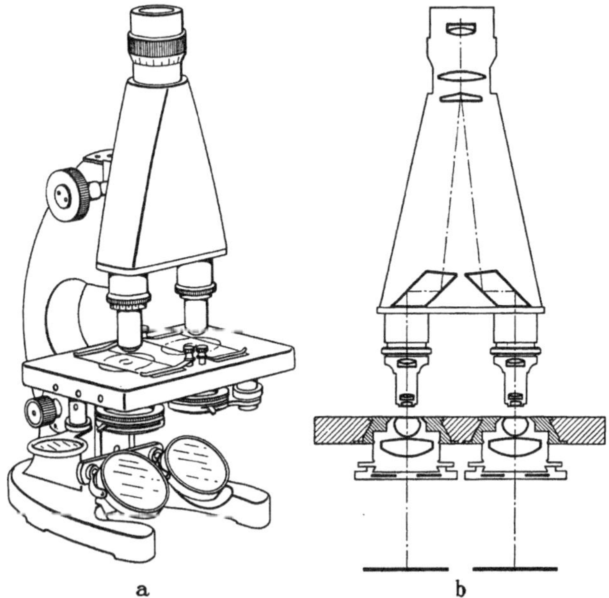

a   b

Abb. 18. Das Vergleichsmikroskop in Ansicht und Schnitt, zur gleichzeitigen Betrachtung eines
ausgezählten und eines zu beurteilenden Staubfleckes in einem zweiteiligen Gesichtsfelde.

Meßapparat für die Auswertung quarzhaltiger Staubproben. Der Staubfleck wird mit dem Dunkelfeldkondensor beleuchtet und sendet das
ausgestrahlte Licht in ein Mikroskop, dessen Tubus in die waagerechte
Lage umgekippt ist.

Die Helligkeit des in der Bildebene des Mikroskops entworfenen
vergrößerten Bildes wird im Pulfrich-Photometer photometrisch verglichen mit derjenigen, die ein durch einen Spiegel von der Lichtquelle
abgezweigter Teil des Strahlenbüschels in der anderen Hälfte des Photo-
metergesichtsfeldes erzeugt. Ist das vom Staubfleck ausgestrahlte Licht
stärker als das abgezweigte vom Spiegel kommende Vergleichslicht, so
wird es mit einem neutralen Graufilter auf einen bekannten Bruchteil ge-
schwächt; durch einen Satz solcher Filter wird der Meßbereich des Staub-
fleckphotometers auf das 100fache vergrößert, so daß es für Staubgehalte
von 90000 bis zu einigen Staubteilchen im Kubikzentimeter ausreicht.

b) Die photometrische Ermittlung der Staubzahl durch
Vergleich des von Staubflecken reflektierten Lichtes mit dem

25*

von einer Vergleichsplatte (Streustandard) aus schwarzem
Glase kommenden Lichte. Liegt die quarzhaltige Staubprobe als
Staubfleck von mindestens 2 mm Durchmesser vor, so liefert nach den
Erfahrungen von G. Lehmann sie auf dem waagerechten Objekttische
des Pulfrich-Photometers bei Beleuchtung mit schräg von oben auf-
fallendem Lichte eine für die photometrische Messung ausreichende
Helligkeit im Gesichtsfelde.

Die andere Hälfte des Gesichtsfeldes erhält ihr Licht von einer mattierten Glasplatte aus schwarzem Glase, die man um eine waagerechte
Achse neigen kann, um die von ihr in das Photometer gestreute Lichtmenge auf einen bestimmten Wert einzustellen. Die Grundlage für den
zahlenmäßigen Zusammenhang zwischen den Helligkeitswerten und
den gesuchten Staubzahlen bildet wiederum ein Satz bestens ausgezählter
Dauerpräparate (mit Deckglas). Diese wurden im Photometer gegen die
streuende schwarze Glasplatte, den „Streustandard" gemessen; die
Zahlenpaare ergaben eine Tabelle, die als Eichkurve dargestellt ist, mit
den Photometerablesungen als Abszisse und den Staubzahlen als Ordinate.

Die Eichkurve ist der von Frank und Tresidder ähnlich. Natürlich gilt eine Eichkurve nur für diejenige Staubart, aus der sie abgeleitet
ist; trotz dieser Einschränkung bietet die Lehmannsche Apparatur
ein sicheres Mittel zur raschen Aufarbeitung eines großen in sich gleichartigen Materials von Staubflecken.

**5. Das Einbettungsverfahren zum Nachweis von Quarzteilchen in
Staubflecken.** Um die Lichtbrechung mikroskopisch kleiner Kristallsplitter zu messen und so die Kristallart zu bestimmen, bettet der Minera-
loge die Splitter auf dem Objekttische des Mikroskops in eine Flüssigkeit ein und verändert durch tropfenweise Zugabe einer zweiten, die mit
der ersten sich gut mischt, den Brechungsindex der Mischung so lange,
bis die Ränder der Kristallsplitter nicht mehr zu erkennen sind. Bei
der Fahndung auf Quarzstaub ist das Verfahren dadurch besonders
einfach, daß es eine Flüssigkeit gibt, deren Lichtbrechung zwischen den
Werten für den außerordentlichen und den ordentlichen Strahl im Quarz
liegt: Tetralin. Man benutzt daher nach dem Vorgange von F. Löwe
und C. Sorgenfrei für die Erkennung von Quarzstäubchen im
Staubfleck deren Einbettung in 1 Tropfen Tetralin. Nach der Sorgen-
freischen Vorschrift wird der Staubfleck mit einem Deckglas bedeckt,
das man mit Wachsfüßchen befestigt; dann vertreibt man durch einen
Tropfen Alkohol die Luft und bestimmt die Staubzahl (Quarz und Nicht-
quarz). Verdrängt man nun durch 1 Tropfen Tetralin den Alkohol, so
hellt im Augenblick der Fleck sich auf, da alle Quarzteilchen unsichtbar
geworden sind. Eine zweite Zählung liefert die Anzahl der Nichtquarz-
teile, und der Unterschied beider Zahlen ist die Zahl der Quarzteile. —
Versagt dieses bequeme Verfahren wegen allzu geringer Größe der Quarz-
splitter, so muß man nach einer privaten Mitteilung von H. Udluft
seine Zuflucht zum Polarisationsmikroskop nehmen, das dann auch
zum einwandfreien Nachweis von Silicaten dient. Sind andererseits
durch das Tetralinverfahren überhaupt Quarzteilchen in größerer Zahl
nachgewiesen, so ist damit zu rechnen, daß auch viele kleinere vorhanden sind.

6. Der Nachweis einzelner Elemente in Staubpräparaten. Arsen wird nach O. M. Faber daran erkannt, daß die Objektscheibe, nachdem der Staubfleck ausgezählt ist, langsam bis über 250° C erhitzt wird. Dadurch verflüchtigt sich das As und eine zweite Zählung liefert die Anzahl der Nichtarsenteilchen; der Unterschied beider Zahlen ist die Arsenzahl. Dieses Verfahren ist auch für die Ermittlung der Gewichtsmenge brauchbar, falls sie gesucht wird.

Kohle in Schieferstaub wird in ähnlicher Weise in Canada durch Erhitzen von Objektscheiben aus schwer schmelzbarem Glase oder Quarz bis zur Verbrennung der Kohlestäubchen laufend nachgewiesen.

Eisen und Blei werden nach folgendem von A. Heller angegebenen Verfahren durch Farbreaktionen festgestellt. Für den Eisennachweis nimmt man als Aufstrichmittel eine 5%ige Gelatinelösung in Wasser, der auf 100 ccm 1,5 g Kaliumferricyanid zugesetzt sind. Nach dem Eintrocknen wird die Objektscheibe im Konimeter bestäubt. Zur Auswertung wird der Gesamtstaubgehalt wie sonst ausgezählt, dann setzt man die Schicht Salzsäuredämpfen aus. Diese färben durch Bildung von Ferroferricyanid jedes kleine Eisenteilchen blau, größere erscheinen schwarz mit blauem Rande; so können die Eisenteilchen leicht ausgezählt werden. Für den Nachweis von Blei und Bleioxyd bereitet man nach der gleichen Vorschrift eine Gelatine-Kaliumjodidmischung und begast die bestäubte Objektscheibe mit Essigsäuredämpfen. Durch das gebildete Bleijodid nehmen die Bleistäubchen eine gelbe Farbe an.

Teerstäubchen macht A. Heller (zit. S. 390) dadurch als solche sichtbar, daß er die Objektscheibe den Dämpfen von Chloroform aussetzt, das den Teer leicht löst. Aus jedem Teerkörnchen wird ein Tröpfchen einer braunen Lösung, deren Chloroformgehalt rasch verdampft, so bleibt ein brauner Ring als Spur jedes Teerkörnchens übrig, der den Nachweis von Teer im Schornsteinauswurf oder im Straßenabrieb sichert.

F. Schrifttum über die Staubmessungen im Dienste der Industrie und der hygienischen Praxis.

Systematische nach Fachgebieten geordnete Schrifttumsberichte bringt seit Jahren das Standard-Werk „Staub" (Veröffentlichungen der Staubbekämpfungsstelle beim Verbande der deutschen gewerblichen Berufsgenossenschaften und Umschau über das Schrifttum. Halle a. S.: Wilhelm Knapp). Bisher erschienen seit 1930 die Bände I—VII; Band VIII soll nach einer privaten Mitteilung von O. M. Faber 1938 herauskommen. Ferner seien genannt:

Heymann, B.: Die Verfahren zur quantitativen Bestimmung des Staubes in der Atemluft. Zentralblatt f. d. ges. Hyg. **24**, 1 (1932) (mit 108 Zitaten). — Hay, P. S.: (1) Dust Prevention in Relation to Silicosis. Quarry Man. Journ. **1931**, 101. — (2) Bericht für die Royal Commission on Safety in Coal Mines. London: His Maj. Stationery Office 1937. — Köhler, P. u. C. Sorgenfrei: Über eine neue Methode der Freiluft-Staubuntersuchung. Ztschr. f. d. ges. Ther. **44**, 9 (1933). — Sir Robert Kotzés Konimeter, erprobt in den Rand-Minen, Bericht von A. Mavrogordato. Publ. of the S. Africa Inst. for Medical Research, XVII.

1923. — Löbner, A.: (1) Horizontale und vertikale Staubverteilung in einer Großstadt. Veröffentl. d. Geophys. Inst. d. Univ. Leipzig **7**, 55 (1935). — (2) Vergleichende Untersuchungen über den Staubgehalt der Großstadtluft im Winter und Sommer. Kleine Mitt. f. d. Mitgl. d. Ver. f. Wasser-, Boden- u. Lufthyg., E. V., Berlin-Dahlem 1937. —·(3) Methodik und Ergebnisse von Staubmessungen im Freien mit dem Zeißschen Freiluft-Konimeter. Gesundheitsingenieur **60**, 97 (1937). — Löwe, F.: Praktische Staubmessung im Gelände für gewerbliche und hygienische Zwecke. Chem.-Ztg. **58**, 127 (1934). — Matthias u. Landwehr: Neuere Beobachtungen und Maßnahmen auf dem Gebiete der Silikose-bekämpfung. Ztschr. Berg-, Hütten- u. Salinenwes. **83**, 421 (1935). Die Staubmessungen wurden mit dem Tyndallometer ausgeführt (Verfertiger Ernst Leitz, Wetzlar). — Mildner, P. u. M. Rötschke: Messungen des Staubgehaltes in der freien Atmosphäre. Meteorol. Ztschr. **1937**, 327. — Owens, J. S.: Jet Dust Counting Apparatus. Journ. ind. Hyg. **4**, 522 (1923). — Udluft, H.: Die Entstehung der Silicose vom Standpunkte des Mineralogen. Zentralblatt f. Gewerbehyg. u. Unfallverhütg. **22**, 81 (1935).

Literatur.

Bachler, F. W.: Facts about Sugar **28**, 11 (1933). — Beckel, A.: Verfahren zur Erzielung eines bestimmten Wärmegrades von Wasserbädern. Chem.-Ztg. **56**, 531 (1932). — Brown, C. E. and W. P. Yant: U.S. Bureau of Mines, Rep. of Investigations 3289. Washington, Okt. 1935.

Coleman, A. and H. Fellows: Chem. Res. Labor. Grain Investigations, July 1925.

Faber, O. M.: Zentralblatt f. Gewerbehyg. u. Unfallverhütung, N. F. **9**, 214 (1932). — Franks, W. R. and Leone C. Tresidder: Mining Mag., Nov. **1934**.

Geffcken, W. u. H. Kohner: Ztschr. f. physik. Ch. (B) **1**, 456 (1928). — Gerlach, Wa.: Metallwirtschaft **16**, 1083 (1937). — Gerlach, Wa. u. E. Riedl: Die chemische Emissionsspektralanalyse, Teil III: Tabellen zur qualitativen Analyse: Leipzig: Leop. Voß 1936. — Gerlach, Wa. u. W. Rollwagen: (1) Metallwirtschaft **15**, 837 (1936). — (2) Metallwirtschaft **16**, 1083 (1937). — Gerlach, Wa. u. F. Schweitzer: Die chemische Emissionsspektralanalyse, Teil I. Leipzig: Leop. Voß 1930. — Ginsberg, H.: Metallwirtschaft **16**, 1107 (1937). — Goy, S.: Angew. Chem. **50**, 301 (1937). — Grosse, A. V.: Symposium ..., Petroleum Division of the Amer. Chem. Soc. Rochester, New York 1937: Refractive Indices at low temperatures.

Heller, A.: Gesundheitsingenieur **57**, 322 (1934).

Kaiser, H.: Metallwirtschaft **16**, 1095 (1937). — Kenne, O.: Techn. Mitt. Krupp, Nov. **1935**. — Klinger, P., O. Schließmann u. K. Zänker: (1) Arch. f. Eisenhüttenwesen **8**, 159 (1934). — (2) Arch. f. Eisenhüttenwesen **10**, 345 (1936/37). König, E.: Ztschr. Glückauf **1935**, 543.

Landt, F.: Dtsch. Zuckerind. **1935**, 641. —Lehmann, G.: Verbesserung der Methode zur Bestimmung des Staubbindungsvermögens der Nase. — Arbeitsphysiologie **9**, 569 (1937). — Lehmann, Hans: Kleine Mitt. d. Ver. f. Wasser-, Boden- u. Lufthyg. **8**, 308 (1932). — Lehmann, H., F. Löwe u. K. Tränkle: Arch. f. Hyg. **112**, 141 (1934). — Löwe, F.: (1) Optics in the service of the Chemical Engineer, World Power Conference London 1936 u. Chem.-Ztg. **62**, 105, 128 (1938) (Literaturquelle). — (2). X. internat. Congreß f. Chemie, Rom 1938. — Löwe, F. u. C. Sorgenfrei: Zeiß-Nachr. **1933**, H. 3. — Lundegårdh, H.: Die quantitative Spektralanalyse, Bd. 1. 1929; Bd. 2. 1931. Jena: Gustav Fischer.

Pfeilsticker, K.: Ztschr. f. Elektrochem. **43**, 719 (1937). — Pinsl, H.: (1) Arch. f. Eisenhüttenwesen **9**, 223 (1935/36). — (2) Arch. f. Eisenhüttenwesen **10**, 139 (1936/37). — (3) Arch. f. Eisenhüttenwesen **11**, 293 (1937/38). — Pulfrich, M.: Ber. Dtsch. Keram. Ges. **14**, 308 (1933).

Ramb, R.: Metallwirtschaft **16**, 1102 (1937). — Rivas, A.: Beih. 29 zu den Ztschr. des Verlags Chemie. Berlin 1937.
Scheibe, G.: Chemische Spektralanalyse, Kap. I der physikalischen Methode der analytischen Chemie, herausgeg. von W. Böttger. Leipzig: Akademische Verlagsgesellschaft m. b. G. 1933. — Scheibe, G., C. F. Linström u. O. Schnettler: Angew. Chem. **44**, 145 (1931). — Scheibe, G. u. A. Schöntag: Arch. f. Eisenhüttenwesen **8**, 533 (1935). — Schuhknecht, H.: Angew. Chem. **50**, 299 (1937). — Schulz, H.: Ztschr. Wirtschaftsgruppe Zuckerind., Techn. Teil **87**, 701 (1937). — (2) Opt. Rdsch. u. Photo-Optiker **28**, 735 (1937). — Siebenmann, C.: Biochemic. Journ. **27**, 1745 (1933). — Smith, D. M.: Journ. Inst. Metals **46**, 120 (1931).
Weber, E.: Dtsch. Apoth.-Ztg. **1935**, Nr. 36. — Wollschitt, H., W. Bothe, H. Ruska u. E. G. Schenck: Arch. f. exper. Pathol. u. Pharmak. **177**, 635 (1935).
Zander, H.: Ztschr. f. Unters. Lebensmittel **51**, 324 (1926).

Photographische Schichten (V, 869—893).

Von

Reg.-Rat Dr. **Walter Meidinger**, Berlin.

Für die Prüfung der photographischen Schichten hat sich in den Hauptzügen, wie sie aus dem Hauptwerk zu entnehmen sind, nichts geändert. Die Ergänzungen werden daher in der Reihenfolge der Einteilung der Abschnitte im Hauptwerk besprochen.

Die nachzutragenden Prüfungsmethoden sind zum großen Teil aus den erhöhten Ansprüchen, wie sie die neuere Technik an die photographischen Schichten stellt, hervorgegangen. Während früher fast allein die Frage nach der Empfindlichkeit im Vordergrund stand, sind heute noch eine ganze Reihe anderer Faktoren für die Güte einer photographischen Schicht von Bedeutung:

1. Allgemeinempfindlichkeit, Gradation und Belichtungsspielraum. 2. Farbenempfindlichkeit. 3. Körnigkeit (Auslösungsvermögen). 4. Lichthoffreiheit. 5. Maßhaltigkeit.

Für verschiedene dieser Charakteristika gab es bis vor kurzem noch keine bzw. nur sehr unvollkommene (d. h. nicht eindeutig definierte) Meßmethoden. Erst in neuerer Zeit führten vor allem die erhöhten Ansprüche der Tonphotographie, Kleinbildphotographie, Farbenphotographie und Fliegerphotographie zur Ausarbeitung möglichst definierter, allgemeingültiger und daher normungsmäßiger Prüfungsmethoden.

I. Physikalische Methoden (V, 870—872).

1. Bestimmung der Schichtdicke. Das moderne Aufnahmematerial besteht häufig aus einer ganzen Reihe von Schichten, so z. B. der Agfa-Isochromfilm aus fünf Schichten:

1. Der Gelatineschutzschicht, welche die Oberfläche der Emulsionsschicht gegen mechanische Verletzungen schützen soll. 2. Erster Emulsionsschicht. 3. Zweiter Emulsionsschicht. 4. Celluloidunterlage. 5. Gelatinerückschicht.

Mit Hilfe von Mikrotomdünnschliffen und Mikrophotographie solcher vertikalen Dünnschliffe läßt sich die Anzahl der Schichten, aus denen sich das zu untersuchende Material aufbaut, feststellen. Abb. 1 zeigt das Mikrophotogramm des Vertikaldünnschliffs vom Agfa-Isochromfilm, auf dem deutlich die fünf Schichten zu erkennen sind (vgl. W. Rahts und A. Schilling). Auch für Photopapiere kann diese Methode zur Untersuchung des Schichtenaufbaues Verwendung finden (vgl. R. Herz; E. Schlömann und E. Trabert).

2. Maßhaltigkeit. Für verschiedene Anwendungsgebiete der Photographie (insbesondere bei der Photogrammetrie, Fliegerphotographie, Astrophotographie) ist es wichtig bzw. notwendig die Schrumpfung bzw. Verziehung zu kennen, welche Filme und Papiere bei ihrer Fertigstellung (Entwicklung, Fixieren, Trocknung) erleiden. Glasplatten zeigen — wie leicht einzusehen — diese Erscheinung in wesentlich geringerem Maße. Die Abweichungen von der Maßhaltigkeit können folgendermaßen gemessen werden: Ein Raster (zweckmäßig 1 mm Linienabstand), welcher auf einer Platte (photographisch) aufgenommen ist, wird durch Kontaktkopie auf das zu untersuchende Material aufkopiert. Nach Fertigstellung der Kopie werden mittels eines Komparators, wie er in der Spektroskopie Verwendung findet, der Originalmaßstab und die Kopie verglichen. Ebenso können auch eingeritzte Strichmarken auf dem Film vor und nach der Behandlung des Materials (in Fällen, wo der Entwicklungsprozeß nicht mit einbezogen werden soll) mit dem Komparator verglichen werden. — Man hat zu unterscheiden zwischen der Verziehung der Halogensilberschicht einerseits und der Unterlage (Papier, Film) andererseits. Im allgemeinen überwiegen die Verziehungen der Unterlagen beträchtlich, so daß dagegen die der photographischen Schicht zu vernachlässigen sind [vgl. F. E. Roß (1—4); s. a. R. Davis und E. J. Stovall]. — Die Maßhaltigkeit von Papieren ist neuerdings durch Kachieren mit Aluminiumfolie bis auf 0,01% heruntergedrückt worden, so daß sie also bei einem Papierblatt von 30 × 40 mm nur etwa 0,03 mm beträgt (Agfa-Correktosstat-Papier; vgl. W. Rahts).

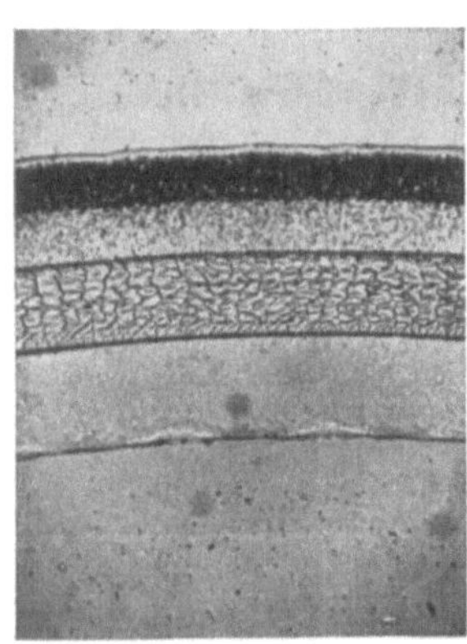

Abb. 1. Vertikalschnitt durch einen Agfa-Isochromfilm.

II. Chemische Methoden (V, 872—874).

Silberbestimmung. Bei der Titrationsmethode von Eggert ist zunächst ein folgenschwerer Irrtum zu berichtigen (V, 872): Der Indicator ist mit 15%iger KJ-Lösung anzusetzen (anstatt mit 1,5%iger KJ-Lösung). Erst bei Verwendung von solchem konzentrierten Indicator ergibt sich die für einen scharfen Titrationsendpunkt notwendige KJ-Konzentration in der Titrierlösung. [Der Irrtum ist bereits in der Originalarbeit von J. Eggert: Ztschr. f. wiss. Photogr. 22, 210 (1923) vorhanden und auch von W. Meidinger in den V. Band des Handbuches der wissenschaftlichen und angewandten Photographie, S. 6, Wien: Julius Springer 1932, übernommen worden.] Weiter hat sich in der Praxis gezeigt, daß doch in besonderen Fällen (entgegen den Angaben der oben zitierten Originalarbeit) die in der Titrierlösung vorhandene Gelatine den Endpunkt der Titration unscharf erscheinen läßt. Die Entfernung der Gelatine ist in solchen Fällen ohne viel Mehrarbeit folgendermaßen möglich: Zu dem Wasser im Titrierkolben, welches auf dem Wasserbade die Emulsionsschicht von der Unterlage ablösen soll, wird etwa 5 ccm HNO_3 (halogenfrei, 60%ig) hinzugefügt. Nach kurzem Stehen auf dem Wasserbade flockt dann das abgelöste AgBr zusammen, so daß es leicht und schnell auf einem gehärteten Filter abfiltriert werden kann. Von diesem wird es in den schon benutzten Kolben zurückgespült (der Kolben braucht daher nicht quantitativ von AgBr gereinigt zu sein), mit einigen Tropfen NH_3 neutralisiert und nach Zusatz des Indicators titriert.

Für die analytische Bestimmung kleiner und kleinster Mengen von metallischem Silber in den photographischen Schichten (entwickeltes Silber oder Silber der direkten Schwärzung) ist gegenüber der bisher vielfach angewandten Methode von Volhard die elektrometrische Titration nach Cox sehr viel vorteilhafter. Die Methode von Cox ist von F. Lühr speziell auf die Verhältnisse bei photographischen Schichten übertragen worden: Die Methode beruht im Prinzip darauf, daß man mit genau gleichen Mengen der unbekannten Lösung gleichzeitig zwei Titrationen mit KJ-Lösungen als Titerlösungen (bis 10^{-4} n) ausführt, die sich dadurch unterscheiden, daß von Anfang an bei dem Versuch I eine kleine Menge Halogenionen mehr zugesetzt werden als bei II. Diese geringe Differenz der Halogenionenkonzentration der beiden Lösungen muß für alle Phasen der Titration gleichmäßig gewahrt bleiben. Schaltet man nun beide Zellen, welche die unbekannten Lösungen mit Silberelektroden enthalten, gegeneinander, so zeigt der größte Ausschlag eines zwischengeschalteten Spannungsmessers unmittelbar den Endpunkt der Titration an. — Der Gebrauch der Normalelektrode ist somit vermieden. Notwendig ist nur ein Galvanometer (sehr bequem ist das Schleifengalvanometer von Zeiß) und eine Rührvorrichtung, um die Titrationsflüssigkeiten während der Titration durchzurühren, um Konzentrationsschwankungen an den Elektroden zu vermeiden. — Mit den zu analysierenden Schichten verfährt man zunächst folgendermaßen: Das Halogensilber wird aus den Schichten durch Fixierung entfernt. Durch eine Behandlung mit (halogenfreier) Salpetersäure wird einerseits die Gelatine zerstört und andererseits das Silber in Lösung gebracht. Nach Neutralisation der Salpetersäure wird mit wenig Essigsäure angesäuert, worauf die Lösung mit KJ-Lösung in der oben skizzierten Weise titriert werden kann. Bei Verwendung von Silberelektroden und 0,0001 n-KJ-Lösung kann man noch 0,001 mg Silber bestimmen (F. Lühr).

Besondere Bedeutung hat in letzter Zeit aus wirtschaftlichen Gründen die **Bestimmung des Silbers in gebrauchten Fixierbädern** erlangt. Die **qualitative Prüfung**, ob z. B. alles Silber aus dem Fixierbad zurückgewonnen ist, kann mit Hilfe eines blanken Cu-Bleches vorgenommen werden, beobachtet man an dem in das zu prüfende Fixierbad gehängten Streifen nach 5 Minuten keine Veränderung, so ist das Bad praktisch silberfrei. Ist Silber vorhanden, so zeigt sich nach dem Abspülen eine mehr oder weniger starke Dunkelfärbung. Bei weniger als 6 mg Ag pro Liter Fixierbad versagt diese Methode. Solche Mengen von Ag können mit **Hydrosulfit** nachgewiesen werden: Zu etwa 10 ccm Fixierbad wird im Überschuß 10%ige $Na_2S_2O_4$-Lösung zugesetzt und gekocht. Bleibt die Lösung beim Kochen hell, so ist kein Silber vorhanden. Andernfalls fällt das Silber als Ag_2S aus und färbt die Lösung dunkel bzw. schwarz. Diese Methode kann auch zur quantitativen Bestimmung des Ag dienen, indem man das ausgefällte und durch längeres Kochen gut geflockte Ag_2S im Goochtiegel über Asbest absaugt, den Asbest mit dem Ag_2S in einem Titrierkolben mit möglichst wenig HNO_3 auskocht, mit NH_4OH neutralisiert und das Ag nach der Methode von Eggert titriert. Die Asbestflocken beeinträchtigen das Erkennen des Endpunktes der Titration nicht. — Fällung des Ag mit H_2S wird wegen der schleiernden Wirkung von H_2S auf die photographischen Präparate möglichst vermieden. — In der Praxis sind häufig Methoden erwünscht, die schnell und auch von ungeübten Arbeitskräften ausgeführt werden können. Im allgemeinen wird ja auch für die vorliegenden Zwecke nur eine angenäherte Kenntnis der Silbermengen erforderlich sein. — Für derartige Bedürfnisse ist von W. J. Weyerts und K. C. D. Hickmann ein Argentometer angegeben worden, bei dem die Verfärbung des Fixierbades nach Zusatz von Na_2S mit Hilfe einer Photozelle gemessen und der Gehalt an Silber direkt am Meßinstrument abgelesen wird. — Noch einfacher ist, eine neuerdings von Arens und Berger ausgearbeitete Tüpfelmethode: Aus der zu untersuchenden Lösung werden 10 ccm entnommen. Zu diesen werden etwa 5 ccm 20%ige NaOH-Lösung, die ein Oxydationsmittel enthalten, zugesetzt. (Das Oxydationsmittel soll störende Einflüsse von reduzierenden Beimengungen des Fixierbades wie Entwicklerreste usw. ausschalten.) Sodann wird ein Silberfällungsmittel (etwa Na_2S) bekannter Konzentration (etwa je 10 Tropfen je 1 g Ag je Liter Fixierbad entsprechend) in gleichen Portionen zugesetzt. Nach jeder Zugabe wird auf einem geeigneten Reagenspapier (es kann ein mit CdS bestrichenes Papier Verwendung finden; ein fertiges Reagenspapier soll von der Agfa in den Handel gebracht werden) getüpfelt und eine etwaige Verfärbung des Reagenspapieres beobachtet. Die Anzahl verfärbter Tüpfel gibt dann den Gehalt des zu untersuchenden Fixierbades (bei der oben empfohlenen Konzentration der Fällungslösung in Grammen je Liter Fixierbad) an. Dieses Verfahren arbeitet mit einer für die praktischen Erfordernisse genügenden Genauigkeit.

Waschen der Emulsionsnudeln. An das Wasser, welches im Betrieb zum Wässern der Emulsionsnudeln verwendet wird, um eventuell Ammoniak, bei der Emulsionierung entstandene Alkalinitrate oder Überschüsse von Brom- oder Chlorkalium zu entfernen, sind verschiedene Anforderungen an Reinheit zu stellen, da schon geringe Mengen gewisser Salze die Empfindlichkeit (Schwermetallsalze, insbesondere Cu, Hg, Pb-Salze), die Haltbarkeit (Sulfide!) oder das Aussehen (Kalkschleier) beeinträchtigen können. Ferner soll das Wasser möglichst keimfrei sein. Die Verwendung von Berkefeldfiltern zur Reinigung des Wassers hat sich bewährt. Die Wässerung wird solange fortgesetzt, bis eine Prüfung der Nudeln die Abwesenheit von freiem Ammoniak oder von Halogensalz zeigt. Diese Prüfung kann mit Neßlerschem Reagens und mit Silbernitrat vorgenommen werden. Bequemer und schneller geht die Messung der Leitfähigkeit der (aufgeschmolzenen) Nudeln, aus der ebenfalls auf den Gehalt der Nudeln an freien Salzen geschlossen werden kann. Die Kenntnis des Absolutwertes dieses Salzgehaltes ist meistens nicht notwendig, da man rein empirisch bis zu einem für die Emulsion günstigen Grad wässert, der dann nur relativ durch die Leitfähigkeit (ebenfalls nur in empirischen Einheiten zu messen) nachkontrolliert zu werden braucht.

III. Photographische Methoden (V, 874—893).

Dichtemessung. Der Apparat zur Messung der optischen Dichte mit dem Polarisationsphotometer nach Martens ist von der Fa. Schmidt & Hänsch, Berlin S 42 weiter verbessert worden. Der neue Dichtemesser nach Martens-Bechstein hat als Beleuchtungseinrichtung eine innen mit weißem Belag versehene Kugel mit zwei Niedervoltlampen (6 Volt, 10 Watt) (vgl. Abb. 2). Auf diese Weise wird eine äußerst hohe Beleuchtung der beiden die Kugel ergänzenden Milchglasscheiben M und m erzielt, so daß Dichten von 4,5 noch bequem gemessen werden können. Außerdem kann mit dem Apparat auch das diffuse Reflexionsvermögen von Papieren gemessen werden, wenn statt der Milchglasscheibe M eine mit Blendentubus versehene Linse L_4 eingeschaltet und das Objekt auf den unten an der Kugel befindlichen Tisch a gelegt wird.

In letzter Zeit sind verschiedentlich Dichtemesser mit Photozellen konstruiert worden. Derartige Instrumente werden vor allem als Mikrophotometer gebaut (Zeiß, Kipp und Zonen, Dr. B. Lange-Berlin).

Als Beispiel eines Instrumentes zur Messung des Glanzes und der Schwärzung in der Aufsicht, also z. B. bei Papieren, sei der Schwärzungsmesser nach Kieser, der sich ebenfalls des Polarisationsphotometers nach Martens bedient, erwähnt. Er wird ebenfalls von Schmidt und Hänsch gebaut und ist in den Abb. 3a und 3b dargestellt. In der Anordnung entsprechend Abb. 3a wird der Apparat zur Messung des Oberflächenglanzes verwendet. Das ganze Instrument wird auf das zu untersuchende Objekt gestellt. Das Licht der 6-Volt-Lampe, welches durch eine Mattscheibe fällt, trifft unter einem Winkel von 45° auf das Papier auf. Die polarisiert zurückgestrahlte Komponente wird im

Vergleich zur diffus zurückgestrahlten mit dem Martens-Photometer
mit zentraler Blende gemessen. — In der Anordnung entsprechend
Abb. 3 b wird die Schwärzung gemessen. Das Polarisationsphotometer
ist mit einer Zweilochblende versehen. Ein unbelichtetes, ausfixiertes
Stück und das auszumessende, geschwärzte Stück des Papieres werden
mit ihren Stoßkanten dicht aneinander unter den hierfür im Instrument
vorgesehenen Index gelegt und durch die Lampe beleuchtet. Beide
Felder werden dann mit dem Photometer verglichen.

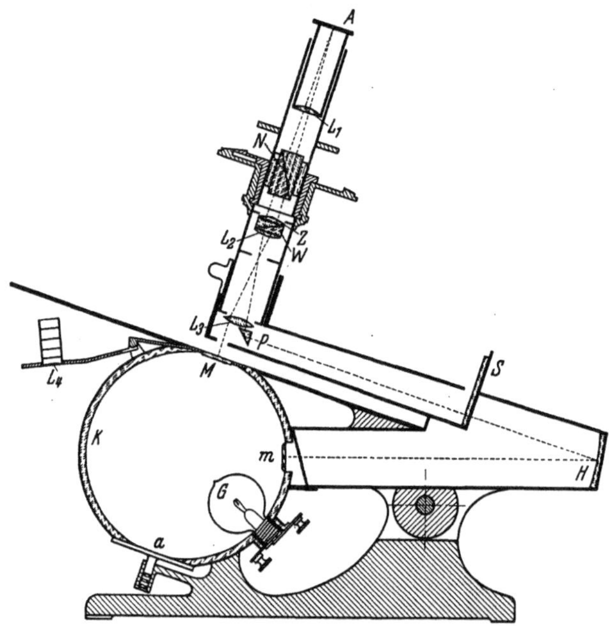

Abb. 2. Dichtemesser nach Martens-Bechstein (Schema).

Gradation (γ-Wert) und Belichtungsspielraum. Für die praktische
Herstellung der Dichteskalen, aus denen die Schwärzungskurve
ermittelt wird, sind keine prinzipiellen Neuerungen zu erwähnen.

Eine normierte Dichtetreppe steht jetzt in dem DIN-Keil, wie er
bei der Bestimmung der DIN-Zahl nach DIN 4512 verwendet wird,
zur Verfügung.

Das Sektorphotometer nach Scheiner ist von K. Kieser für die
Sensitometrie der neuerdings eingeführten ultraharten Photopapiere
eingerichtet worden. Am zweckmäßigsten ist eine Sektorscheibe mit
dem Faktor 1,0884 bei einer Gesamtvariation der Intensität 1:5.

Zur Herstellung von Zeitskalen konstruierten R. Luther, G. Stade
und W. Heider einen Pendelverschluß mit einem Belichtungsintervall
von 1—$^1/_{1000}$ Sekunde.

Für die Ausmessung der Sensitometerstreifen und Auf-
zeichnung der Schwärzungskurve in einem Arbeitsgang dürfte

noch immer der Densograph nach Goldberg (V, 276) das am meisten
gebrauchte Instrument sein. Neuerdings hat man Registriergeräte
konstruiert, welche den Zeitbedarf hierbei noch weiter herabdrücken.
Dies wird erreicht, indem man bei der Messung der Dichte an Stelle des
Auges die Photozelle setzt und den gesamten Meß- und Zeichenvorgang
noch weiter automatisiert, als es bei dem Goldberg-Densographen
bereits geschah. Die von H. Brandes und R. Schmidt ausgearbeiteten

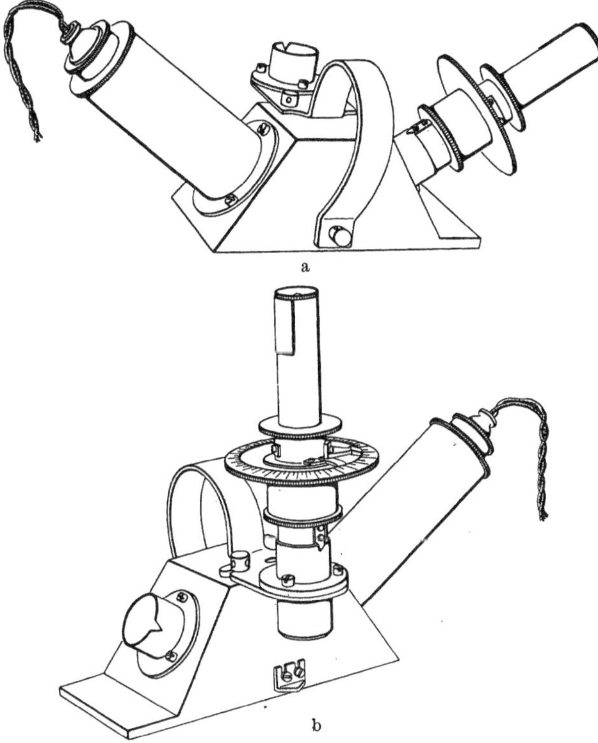

Abb. 3 a und b. Glanz- und Schwärzungsmesser nach Kieser.

Geräte unterscheiden sich durch ihren Verwendungszweck: Zur Auswertung vollständiger Sensitometerstreifen bzw. zur Aufstellung der
gesamten Schwärzungskurve dient der „Sensitograph". Häufig handelt
es sich nur um die Kontrolle der Konstanz des γ-Wertes (Konstanz der
Entwicklungsbedingungen bei den Entwicklungsanstalten). Für diese
Zwecke genügt es einen abgekürzten Sensitometerstreifen auszuwerten
und zu prüfen, wie der γ-Wert des Prüflings gegen einen Sollwert liegt.
Für diese Zwecke dient der „Gammagraph". (Betreff Einzelheiten sei
auf die angegebene Literatur verwiesen.)

Aus der Schwärzungskurve ergibt sich der Belichtungsspielraum
der Emulsion. Er entspricht dem Verhältnis der extremen Belichtungs-
zeiten, die noch eben brauchbare Bilder liefern. Dieses Verhältnis kann
man proportional dem Belichtungsfaktor auf der Abszisse der S-Kurve,

für den die S-Kurve geradlinig verläuft, setzen. Bei neuzeitlichen Doppelschichtfilmen beträgt dieser Belichtungsfaktor etwa 2000.

Allgemeinempfindlichkeit. Für die Bestimmung der Allgemeinempfindlichkeit ist das Verfahren entsprechend dem DIN-Blatt 4512 in Deutschland jetzt allgemein eingeführt (V, 888). Dadurch ist erreicht worden, daß an Stelle der früheren nicht nachprüfbaren Empfindlichkeitsangaben (Scheinergrade) objektiv nachprüfbare und wie umfangreiche Kontrollen zeigen, für deutsche Fabrikate im allgemeinen reelle Angaben getreten sind.

Farbenempfindlichkeit. Die exakte Bestimmung der Farbenempfindlichkeit erfolgt mit spektralreinem Licht verschiedener Wellenlängen, wobei die Energie des auf die Schicht auffallenden Lichtes mit Hilfe von Thermoelementen bzw. Thermosäulen im absoluten Maß gemessen wird. Man erhält so die absoluten spektralen Empfindlichkeiten der photographischen Schichten. Solche Messungen sind in letzter Zeit vor allem von M. Biltz ausgeführt worden.

Einen Apparat, welcher eine automatische Bezugnahme der Sensitogramme auf ein Spektrum konstanter oder beliebig verteilter Energie ermöglicht und zugleich noch mit einer vollautomatisch arbeitenden Apparatur zur Auswertung der Sensitogramme verbunden werden kann, wurde von H. Fricke angegeben.

Messungen in der vorstehend gekennzeichneten Art sind jedoch zu zeitraubend, um eine Kontrolle der laufenden Betriebsproben ausführen zu können. Auch zur Kennzeichnung der Fabrikate für den Verbraucher liefern sie wenig geeignete Daten. Für die praktischen Bedürfnisse ist daher zunächst für die Gelbempfindlichkeit orthochromatischer Schichten von J. Eggert bzw. J. Eggert und M. Biltz folgende Meßmethode vorgeschlagen worden, welche sich eng an das DIN-Verfahren zur Bestimmung der Allgemeinempfindlichkeit anlehnt und allen Ansprüchen, die an eine normgemäße Methode zu stellen sind, gerecht wird: Zunächst wird entsprechend DIN 4512 die Empfindlichkeit des zu prüfenden Materials mit Vorschaltung eines „Meßfilters" und ohne dieses Filter gemessen. Das Meßfilter soll jenseits 490 mμ eine Absorption von 100% aufweisen. Ein solches Filter ist: 20,0 g K_2CrO_4, 0,5 g K_2CO_3, 0,6 g K_2SiO_3 sicc. aufgefüllt auf 1000 ccm. Schichtdicke: 10,00 mm. Es ist also leicht normierbar. (Das Kupfer-Kobaltfilter entsprechend DIN 4512 bleibt bei diesen Messungen eingeschaltet.) Die Differenz der beiden gefundenen Zahlen ergibt die „Gelbdifferenz". Durch Abzug der Gelbdifferenz von der Allgemeinempfindlichkeit resultiert die „Gelbempfindlichkeit".

Nun ist für die Praxis eine Kennzeichnung der Orthochromasie nur dann von allgemeiner Bedeutung, wenn zugleich auch die verwendeten Gelbfilter mit in die Normung einbezogen werden. Dieser Forderung kommt die vorgeschlagene und auf ihre Leistungsfähigkeit schon verschiedentlich untersuchte Methode in folgender Weise nach: Die photographisch wirksame Blauabsorption eines Gelbfilters ergibt sich aus folgenden DIN-Zahlen einer (beliebigen, zweckmäßig nur schwach orthochromatischen) „Meßemulsion": 1. °DIN Allgemeinempfindlichkeit; 2. °DIN$_{gelb}$ bei Vorschaltung des oben erwähnten Meßfilters; 3. °DIN$_{Pr.}$

bei Vorschaltung des zu prüfenden Gelbfilters. Aus diesen Zahlen ergibt
sich die Blauabsorption des Gelbfilters zu:

$$A = \frac{1 - 10^{-\,°(\text{DIN} - \text{DIN}_{\text{Pr.}})}}{1 - 10^{-\,(°\text{DIN} - \text{DIN}_{\text{gelb}})}},$$

woraus sich weiter der Verlängerungsfaktor des Gelbfilters ableiten läßt:

$$f = \frac{1}{1 - \dfrac{A}{100}\left(1 - 10^{\frac{°\text{DIN} - °\text{DIN}_{\text{gelb}}}{10}}\right)}.$$

In der beschriebenen Weise können also Orthochromasie und Gelbfilter auf normierbarer Prüfungsbasis so gekennzeichnet werden (ebenso
wie auch die Rotempfindlichkeit bei Festlegung eines Rotfilters; als
Meßfilter kann hier folgende Lösung dienen: 500 g $Na_2Cr_2O_7 \cdot 7\,H_2O$
mit $^1/_{100}$ n-HCl aufgefüllt auf 1000 ccm), daß einerseits für die praktischen Bildaufnahmen mit Gelbfilter sichere Anhalte zur Bestimmung
der Belichtungszeit zu erhalten sind und andererseits die Leistungsfähigkeit der Fabrikate zu ersehen ist.

Körnigkeit. Die Körnigkeit einer entwickelten photographischen
Schicht ist in erster Linie mit maßgeblich für das Auflösungsvermögen
und die Vergrößerungsfähigkeit, wenn auch der Zusammenhang zwischen
diesen Größen durchaus noch umstritten ist [vgl. A. Küster (1)].
Wie J. Eggert und A. Küster gezeigt haben, ist der Callier-Quotient
ein Maß für die Körnigkeit, da der Callier-Quotient und der direkt,
mikroskopisch gemessene mittlere Korndurchmesser parallel gehen (vgl.
auch G. Hansen und P. H. Keck). Der Callier-Quotient ist das
Verhältnis der entwickelten Dichte gemessen im parallelen Licht, zur
Dichte gemessen im diffusen Licht. Die Körnigkeit wird definiert als
der 100fache dekadische Logarithmus des Callier-Quotienten:

$$K = 100\,\lg\frac{D_{\|}}{D_{+}}.$$

Zwischen dieser Größe K und dem mittleren Korndurchmesser
besteht annähernde Proportionalität. Da der K-Wert von der Dichte
abhängt, so muß die Kennzahl für die Körnigkeit auf eine bestimmte
Dichte bezogen werden, und zwar wurde die Dichte $+$ 0,5 gewählt.

Für die Praxis war nun also ein Gerät zu konstruieren, mit dem
schnell und einfach die Ausführung zweier Arten von Dichtemessungen
möglich ist: Einmal soll — entsprechend $D_{\|}$ — von einem auf die Schicht
auffallenden Lichtstrom der gesamte durchgehende Teil gemessen werden,
und im zweiten Fall soll — entsprechend D_{+} — nur der unabgelenkt
hindurchgehende Lichtstrom von der Messung erfaßt werden. Dementsprechend sind von H. Brandes Geräte mit teils visueller, teils
photoelektrischer Photometrierung gebaut worden (Granulometer genannt), deren Prinzip in Abb. 4 dargestellt ist: In dem Strahlengang
sind zwei quadratische Blenden $M_{\|}$ und M_{+} angeordnet, wobei das
durch $M_{\|}$ fallende Licht so gerichtet ist, daß jeder Punkt der Blenden-
öffnung von M_{+} von jedem Punkt der Öffnung M_{+} Licht erhält, daß
aber anders gerichtetes Licht nicht durch $M_{\|}$ hindurchfällt. Es wird

also durch $M^{\parallel}$ hindurch ein helles Quadrat auf M^+ projiziert, das sich mit der Blendenöffnung von M^+ deckt. Vor $M^{\parallel}$ befindet sich die hierzu dienende Projektionsoptik, hinter M^+ eine Meßvorrichtung, die das gesamte durch M^+ hindurchtretende Licht erfaßt. Durch Messung des Lichtstromes einmal bei Einschaltung der zu untersuchenden Schicht bei $M^{\parallel}$, und zweitens bei M^+ erhält man die zur Ermittlung von K notwendigen Daten $D_{\parallel}$ und D_+. Die wichtigste Konstante des Gerätes ist der Richtungswinkel, um den die von $M^{\parallel}$ herkommenden Strahlen variieren dürfen, ohne die Öffnung von M^+ zu verfehlen, d. h. das Verhältnis der Seitenlänge der Blendenöffnungen zur Blendenentfernung $M_{\parallel}\, M_+$. Dieses Verhältnis betrug bei den erwähnten Granulometern 1:100. — Da es schwierig sein würde, immer eine Dichte von genau 0,5 herzustellen, wird K aus zwei Werten von Dichten in der Nähe von 0,5 interpoliert, wobei angenommen wird, daß sich $D^{\parallel}$ mit D_+ linear ändert. Die Interpolation kann entweder graphisch oder mit Hilfe eines eigens zu diesem Zweck konstruierten Auswertegerätes erfolgen. — Bei den Messungen ist zu beachten, daß Schrammen und Unsauberkeiten schon in relativ geringem Ausmaß die Meßergebnisse stark fälschen können.

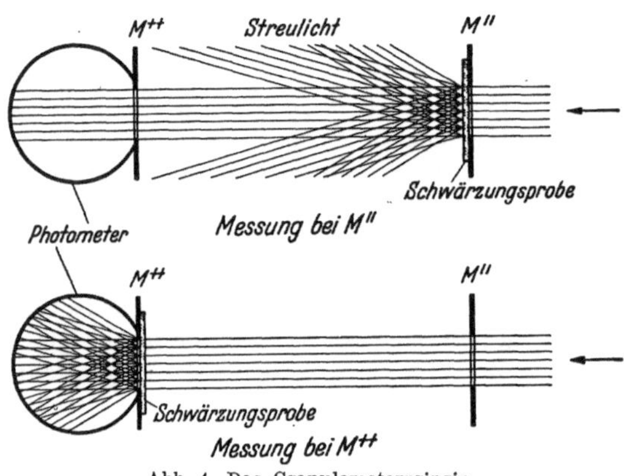

Abb. 4. Das Granulometerprinzip.

Reflexionslichthof. Eine objektive Methode zur Bestimmung der Lichthoffreiheit, die sich, soweit möglich, an die DIN-Methode zur Bestimmung der Allgemeinempfindlichkeit anlehnt, wurde von A. Küster (2) angegeben: Die Messung des Reflektionslichthofes wird mit einem Dichtekeil (vgl. Abb. 5) ausgeführt, der den doppelten Dichteumfang des DIN-Keiles (vgl. V, 888, DIN 4512) hat. Er besteht aus 60 Stufen mit je einem Dichteanstieg von $D = 0,1$, die in zwei 3,5 cm breiten Reihen nebeneinander angeordnet sind. Zwischen beiden Reihen befindet sich ein 20 mm breites Metallband von 0,05 mm Dicke zur Bestimmung des Schleiers. Die eine Reihe mit den weniger dichten Stufen ist in der Mitte zur Ermittlung der Lichthofschwärzung in der Kopie mit einem 0,4 mm breiten und 0,05 mm dicken Metallband abgedeckt.

Belichtet wird im pneumatischen Kopierrahmen, wobei zur Vermeidung von Reflexstrahlen zwischen Film und Gummidecke schwarzes Papier gelegt wird. Von dem zu prüfenden Material wird nun eine Kopie des beschriebenen Systems hergestellt und auf dieser zunächst wie bei der DIN-Empfindlichkeitsmessung die Stufe ermittelt, welche die Dichte 0,1 über dem Schleier aufweist. Sodann wird mit einem Dichtemesser bei einem $0,15 \cdot 0,2$ mm großen Spalt die Stelle bestimmt, wo unter dem schmalen Abdeckstreifen durch die Lichthofstrahlung eine Dichte 0,1 über dem Schleier erzeugt ist. Dort wird die Stufennummer abgelesen. Als Photometer wurde hierbei das Zeißsche Registrierphotometer verwendet. Da indessen nur kleine Dichtewerte gemessen zu werden brauchen, genügt auch eine einfache Meßanordnung mit einer Sperrschichtphotozelle.

Als Maßzahl für die Lichthoffreiheit wird die Differenz aus den gemessenen beiden Stufennummern gewählt. Hat z. B. bei einem Film (vgl. Abb. 5) das Feld 35 die Dichte 0,1 über dem Schleier und liegt die durch den Reflexionslichthof hervorgerufene Dichte 0,1 bei Stufe 22, so ergibt sich also für die Lichthoffreiheit

$$L = 35 - 22 = 13.$$

Die so ermittelten Zahlen entsprechen dem 10fachen Logarithmus des lichthoffreien Belichtungsumfanges. In dem oben angeführten Beispiel entspricht also L einem numerischen lichthoffreien Belichtungsumfang von 1:20. Das bedeutet, daß die Schicht innerhalb des Belichtungsumfanges 1:20 belichtet werden kann, ohne daß der Lichthof einen störenden Einfluß ausübt (sofern man eine Lichthofschwärzung von 0,1 als Störgrenze festsetzt). Mit dem beschriebenen Keil läßt sich eine Lichthoffreiheit bis $L = 60$ messen. Die höchsten bisher gemessenen Werte lagen bisher bei etwa $L = 40$.

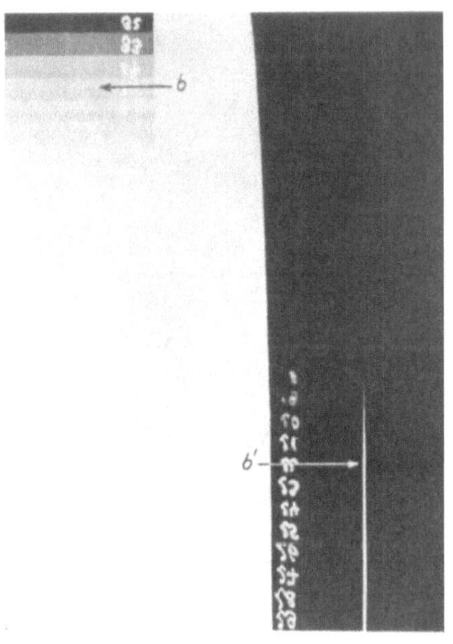

Abb. 5. Probe zur Messung des R-Lichthofes nach Küster (vgl. Text).
b: $S = 0,1$ über dem Schleier bei direkter Belichtung.
b': $S = 0,1$ über dem Schleier durch Reflexionslicht hervorgerufen.

Die Breite des Abdeckstreifens zur Bestimmung der Lichthofschwärzung muß folgenden Bedingungen genügen:

1. Die beiden durch den schmalen Abdeckstreifen getrennten geschwärzten Flächen müssen möglichst nahe zusammen liegen, damit die Lichthofschwärzung (vor allem) bei dünnen Schichtträgern) innerhalb des abgedeckten Streifens gleichmäßig verläuft.

2. Der Streifen muß andererseits genügend breit sein, damit der Diffusionslichthof die Messung nicht beeinträchtigt.

3. Weiter muß der Streifen genügend breit sein, damit die Ausmessung ohne Schwierigkeiten vorgenommen werden kann.

Die oben angegebene Breite des Streifens von 0,4 mm erfüllt nach den Versuchen des Autors diese Bedingungen am besten.

Die L-Werte sind nur wenig abhängig von der Entwicklung; sie sind weiter unabhängig von der Dicke des Schichtträgers.

Literatur.

Arens, H. u. H. Berger: Veröffentl. Agfa V, S. 305. Leipzig: S. Hirzel 1937.

Biltz, M.: Veröffentl. Agfa IV, S. 26. Leipzig: S. Hirzel 1935. — Brandes, H.: Veröffentl. Agfa IV, S. 58f. Leipzig: S. Hirzel 1935. — Brandes, H. u. R. Schmidt: Veröffentl. Agfa III, S. 106. Leipzig: S. Hirzel 1933.

Eggert, J.: Ztschr. f. wiss. Photogr. 34, 54 (1935). — Eggert, J. u. M. Biltz: Veröffentl. Agfa IV, S. 35f. Leipzig: S. Hirzel 1935. — Eggert, J. u. A. Küster: Veröffentl. Agfa IV, S. 49. Leipzig: S. Hirzel 1935.

Fricke, H.: Ztschr. f. wiss. Photogr. 35, 70 (1936).

Hansen, G. u. P. H. Keck: Ztschr. wiss. Photogr. 37, 86—97, 99—107 (1938). — Herz, R.: Veröffentl. Agfa III, S. 235. Leipzig: S. Hirzel 1935.

Kieser, K.: Photogr. Korr. 71, 144 (1935). — Küster, A.: (1) Veröffentl. Agfa III, S. 93. Leipzig: S. Hirzel 1933. — (2) Veröffentl. Agfa IV, S. 69. Leipzig: S. Hirzel 1935.

Lühr, F.: Ztschr. f. wiss. Photogr. 27, 283 (1929). — Luther, R.: G. Stade u. W. Heider: Ztschr. f. wiss. Photogr. 34, 97 (1935).

Rahts, W.: Veröffentl. Agfa III, S. 312, 313. Leipzig: S. Hirzel 1933. — Rahts, W. u. A. Schilling: Veröffentl. Agfa III, S. 161. Leipzig: S. Hirzel 1933. — Roß, F. E.: (1) Kodak-Ber. 6, Nr. 154, 177—183 (1922). — (2) Photogr. Journ. 64, 37 (1923). — (3) Astrophys. Journ. 57, 33 (1923). — (4) Kodak-Ber. 8, 14—21, Nr. 192 (1924). — Siehe auch R. Davis u. E. J. Stovall: Bur. Stand. Journ. Res. 19, Nr. 6, 613—637 (1937).

Schlömann, E. u. E. Trabert: Veröffentl. Agfa V, S. 194. Leipzig: S. Hirzel 1937.

Weyerts, W. J. and K. C. D. Hickmann: Journ. Soc. Mot. Pict. Enging. 25, 335 (1935).

Namenverzeichnis.

Abel, E. 306, 308.
Abraham, H. 273.
Abrahamczik, E. 314.
Abresch, K. 99.
Ackermann, W. 55.
Adcock 128.
Adelheidt, R. 175.
Adler 186.
Aguado, A. 67.
Ainsworth a. Sons, Wm. 275.
Alber, H. 270, 272, 278, 280, 283, 292, 297, 299, 300, 309.
Allen, N. 71.
— W. M. 281.
Allner, W. 132.
Allwörden, H. v. 375.
Alstodt, B. S. 297.
Ambler, H. R. 154, 165.
Andersen, A. C. 324.
Andrade, C. da E. N. 251.
Andrejew 252.
Andrejewa, F. 158.
Andreß, K. R. 32, 130, 167, 354.
Anthes, J. F. 165.
Appelius, W. 227.
Arens 394.
Arndt, F. 340.
Arneil, A. 164.
Arnold, E. 6.
Arthur, P. 290.
Atanasiu, I. A. 58, 61, 64, 72, 73, 74.
Augusti, S. 14, 18, 19, 26.
Authenrieth, W. 328.
Avens, A. W. 28.
Avery, H. B. 150, 151.
Axelrod, M. B. 155.

Babička 84.
Babko, A. K. 68.
Bachler, Fr. W. 367, 369.
Bader, A. 133.
Badian, L. 29.
Bahr 166.
Bain, D. 75.
Baker, I. T. 313.
Balarew, J. 26.
Bang, I. 325.

Barbour, H. G. 277.
Barnard, R. D. 74.
Bartstra, E. A. C. 369.
Bauer, E. 330.
— J. H. 261.
Baumbach, H. L. 66.
Baumberger 83.
Baumeister, W. 346.
Bausch & Lomb 272, 379.
Baxter, R. A. 163.
Bayer, Fr. 133, 136.
Beams, J. W. 261.
Le Beau, S. 239.
Bechhold, H. 261.
Bechstein, F. 376.
— s. a. Martens.
Beck 123.
Beckel, A. 368, 369.
Becker, Chr. 275.
— E. 184, 186, 193, 200.
Becker's Sons 275.
Beckham, S. J. 163.
Beet, A. E. 325.
Belcher, R. 325.
Belenki, L. I. 74.
Bellingham & Stanley 367.
Bencko, V. 14.
Bendien 243.
Benedetti-Pichler, A. A. 20, 268, 274, 280, 281, 282, 284, 289, 291, 292, 297, 299, 309, 310, 342.
Benedicks, C. 309.
Bensmann, H. 184.
Beranek, Z. 161.
Berditschewski, L. G. 8.
Berg, R. 3, 8, 13, 15, 18, 22, 25, 26, 27.
Berger, H. 394.
— R. 71.
Bergerhoff, H. 157.
Bergkampf v. 304.
— s. a. E. Schwarz.
Berl, E. 55.
Bersin, Th. 17.
Beutel, E. 6, 233.
Beyer, A. 49.
Biesalski, E. 145, 147, 154, 165.
Biescher, D. 266.
Biltz, M. 398.
Birulja, A. 11.

Bjerrum, N. 262.
Blacet, F. E. 309.
Blank, E. A. 155.
Blanke, E. 346.
Blaurock F. 360, 361.
Bloch, A. 147.
Block, W. D. 142.
Blumer 319.
Böhme, M. 149.
de Boers, J. H. 24.
Böeseken, J. 157.
Böttger, W. 3, 42, 43, 44, 47, 48, 59.
Bohlken, S. F. 151.
Bohnholtzer, W. 65, 70.
Boldyreff 55.
Boltunow 58.
Boname, A. 71.
Bondy, C. 247.
Bonney, D. T. 145.
Booth, H. S. 173.
Borgialli, A. 228.
Borinski, P. 142.
Bosch s. a. Haber.
Bose, M. K. 18.
Bothe, W. 371.
Boulard, J. H. 53.
Brandes, H. 397.
Brandt 250, 251.
— -Rehberg, P. 307.
Branham, J. R. 130, 148.
Brantner, H. 303, 309.
Bray, W. C. 297.
Brdička, R. 84, 85, 112.
Brecher s. a. Vieböck.
— C. 337.
Bredford, M. H. 60.
Brender à Brandis, G. A. 151.
Brennecke, E. 36, 59, 60, 63, 69.
— R. 62, 65, 70.
Brenneis, H. J. 73, 289, 297.
Brettner, P. 301.
Breuer, F. 322.
Brill, R. 265, 266.
Brintzinger, H. 21, 62, 63, 64, 65, 68, 69, 245.
— J. 21.
Briscoe, H. T. 10, 20.
— H. V. A. 270.

Britton, H. T. 51.
— H. Th. St. 57.
Broche 148.
Brockmann, H. 182, 185, 186, 191, 194, 196, 199, 201, 203, 204, 205, 206.
Broda 194.
Brookbank, E. B. 165.
Brown, C. E. 386.
— D. J. 47, 48.
— F. E. 15.
Browning, B. L. 286.
Bruchhausen, F. v. 58.
Brückner, H. 141, 147, 161, 164.
— K. 46.
de Bruyn, P. 174.
Bryant, J. T. 291, 297.
Buddeberg, Gebr. 302.
Büchler, F. 133, 134, 142.
Bühler 127.
— Edm. 317.
Bülow, B. Fr. v. 15.
Bürger, K. 320.
Bunge, P. 275.
Bunsen 8, 27.
Burger, F. J. 249.
— G. 61, 63, 72, 74.
Busch 119, 120, 121, 124, 125.

Cahn 200.
Campbell, J. A. 309.
Campen, P. van 262.
Candea, C. 53.
Capuchino, A. S. 54.
Carius 326, 331.
Casella & Co. 379.
Castiglioni, A. 28.
Cavanagh, B. 59.
Celsi, S. A. 21.
Cerecedo 182, 184, 192.
Chaborski, G. 28.
Chalmers, A. 319.
Chambers, R. 272, 288, 294.
Chamot, E. M. 23, 272.
Chapman, R. P. 38, 39.
Le Chatelier 118, 120, 121.
Chatfield, J. N. 58.
Chirnoaga, E. 259.
Cholnoky v. 187, 200, 202, 204.
Christensen, B. E. 164.
Christman, A. A. 142.
Chumanow, S. M. 155, 156.
Clark, R. E. D. 16.
Clarke, B. L. 59, 269, 270, 271, 278, 280, 281, 284, 286, 287, 290, 303, 309.
Claudatus, J. 319.

Claus, B. 247, 248, 249.
Clayton, R. H. 150, 151.
Clemo, G. R. 277.
Coehn, A. 242.
Cohn, B. E. 223.
Cole, H. A. 139.
Coleman, A. 369.
Collander, R. 277.
Collin, E. M. 43, 49.
Collins, F. 175.
Conway, E. J. 305, 306.
Cook 186.
Cornelius 126.
Coryell, Ch. D. 373.
Couette, M. 264.
Cowperthwaite, I. A. 58.
Cox 393.
Craig, L. C. 281.
— R. 305.
Crespin, D. 223.
Crook, W. J. 374.
Crowell, W. R. 66, 297.
Cucuel, F. 300.
Curtmann, L. J. 9.
Cuta, F. 67.

Damow, G. H. 149.
Danckwortt, P. W. 6, 219, 239, 240.
Daniel, W. 144, 147.
Daniels 97.
Danneberg, H. 239.
Daßler, A. 149.
Dattler, G. 207.
Davies, C. W. 53.
Davis, H. S. 139.
— R. 392.
Daynes, H. A. 167.
Defalque 185.
Degering, E. F. 135.
Deigthon, T. 273.
Deijs, W. B. 202.
Demmering 375.
Denigès, G. 12, 14, 18, 24.
Déribéré, M. 221, 232.
Desmurs, G. 227.
Dhéré, Ch. 225.
Dickens, P. 55, 62, 64, 65, 68, 69, 70, 72.
— W. 55.
Diedrichs, A. 43.
Diels 186.
Dieterle, H. 319.
Dietrich, K. R. 160.
Dijk, van J. A. 162.
Dijkstra, K. 375.
Dillon, R. T. 133.
Dimroth 186, 197.
Dittmar, E. & Vierth 157.

Dittrich, E. 132, 137, 141, 165.
Ditz, H. 17.
Diwinskaja, J. K. 158.
Dix 128.
Djaparidze, E. 64.
Djatschowsky, S. J. 6, 287.
Dobrjanski 138.
Dodd, E. N. 57.
Doldi, S. 157.
Dolgina, J. I. 63.
Donahoe, C. 297.
Donau, J. 276, 300, 304.
Dorington, J. F. 17.
Dragulescu, C. 73.
Doubinski, N. M. 7.
Downes, H. C. 54.
Drehschmidt 150.
Drummond 186.
Dubois, J. 140.
Dubrut, L. 223.
Dubsky, J. V. 14, 18, 20, 21, 22.
Duckert, R. 16.
Dürichen, W. 58.
Dujardin 127, 128.
Dulfer, G. 290.
Dumas-Pregl 321.
Dunbar, N. R. 141.
Dunkelberger, T. H. 290.
Dunn, M. S. 74.
Dunning 142.
Duschinsky 186.
Dustman, R. B. 306.
Dwyer, F. P. 15.

Ebert, A. 52, 53.
Eckart 192.
Edelmann 246.
Eder, R. 281.
Edmonds, S. M. 39.
Eegriwe, E. 17, 20, 24, 27.
Eggert, J. 392, 393, 394, 398, 399.
Ehret, L. 249.
— W. F. 274.
Eichler, A. 6.
— H. 7, 27.
Eigenberger, E. 278.
Einstein 264.
Eisenbrand, J. 6.
Eißner, W. 306.
Eitel, M. 28.
Ekkert, L. 241.
Elek, A. 323.
— St. D. 305.
Elion 132.
Ellis, E. W. 309.
Emelianova 83.

Emich, F. 268, 276, 279, 280, 282, 285, 287, 291, 292, 297, 303, 307.
Emmert, E. M. 137.
Endrédy, A. v. 310.
Engelder, C. J. 290.
Engelenburg, A. J. 48.
Ephraim F. 13.
Epstein, J. A. 71.
Erhardt, U. 52, 56.
Erikson-Quensel, I.-B. 258, 259.
Erk, S. 279.
Erxleben, H. 187, 204.
Eschenbrenner, H. 240.
Esser 126.
Estill, H. W. 19.
Eucken 171, 175.
Euler, H. v. 186, 192, 206.
Evenson, O. L. 75.
Ewing, D. T. 68.
Eysenbach 200.

Faber, O. M. 389.
Fabian, F. 306, 308.
Fahcy, F. 165.
Falkenhausen, F. 344.
Feddeler 148, 153.
— W. 134.
Feigl, F. 3, 8, 16, 17, 19, 22, 23, 24, 26, 29, 158, 220, 226, 287, 290.
Feil, E. 63, 70.
Feißt, W. 158.
Feld 150.
Feldmann, H. B. 60.
— J. 57, 59.
Felgenträger, W. 276.
Fellows, H. 369.
Fenger-Eriksen, K. 277.
Fenwick, F. 56, 59.
Fessenko, N. G. 12, 23.
Feußner, O. 372.
Filimanowitsch, K. M. 18.
Fink 181.
Fischer, A. 43, 48, 49.
— H. 13, 106, 185, 186.
— K. 175.
— -Schleicher 47.
Fitterer 365.
Fitz, G. W. 272.
Flachs 161.
Flade, B. M. 47.
Flaschenträger s. a. Zerewitinoff.
— B. 317.
Flatt, R. 71.
Flugge de Smidt, A. 379.
Fodor, G. 240.
Förster 126.

Fokina, E. A. 74.
Folkens, K. 375.
Forche 92, 108.
Forester, St. D. 75.
Foschini, A. 25.
Foulke, D. G. 298, 299.
Fouretier, G. 52.
Fraas, F. 157.
Francis, E. H. 139, 143.
— W. 171.
Franck 181, 182.
Frank 388.
— R. 193, 208.
Franks, W. R. 387.
Freiberger, F. 61.
Fresenius, R. 43.
Fresno, C. del 60, 61, 63, 67, 68, 72, 73.
Freudweiler, R. 240.
Freund, H. 250, 251, 377.
Freundlich, H. 249.
Frevert, H. W. 143.
Frey, F. E. 140.
Freye, H. A. 56, 253.
Freytag, H. 25.
Fricke, H. 398.
Friederici, L. 12.
Friedl, W. 235.
Friedrich, A. 299, 305, 312, 313, 314, 317, 322, 323, 326, 330, 331.
— -Rappoport-Sternberg 335.
Fritz, H. 6, 287.
Fröhlich, K. W. 42, 44, 49.
Fromherz, H. 278.
Frosch, C. J. 224.
Fuchs, H. J. 23, 325.
Fueß 120, 371, 372.
Fulton, R. A. 285.
Fulweiler, W. H. 152.
Funk 161.
Furman, N. H. 36, 37, 55, 59, 60, 61, 65, 66, 67, 68, 71, 74.
Further, M. 275, 337.

Gaffron 185.
Galle, E. 235.
Garman, R. L. 52.
Gartner, E. 304.
Gatterer, A. 373.
Gawalowski, H. 64.
Gebhart, A. I. 299.
Geel, W. 162.
Geffcken, W. 366.
Geffken 253.
Gehle, H. 133.
Gehrke, M. 54.
Geilmann, W. 289.

Geißler, E. & Co. 100, 145.
Gelbach, R. W. 67.
Gerbes, O. 309.
Gerlach, Wa. 6, 372, 373, 374, 375.
— We. 375.
Gerngroß, O. 227.
Gerum 370.
Gettens, R. J. 285.
Gettler, A. O. 280, 284.
Ghose, A. K. 59.
Gicklhorn, J. 277.
Giehmann, H. 145, 147.
Gilfillan, E. S. 278.
Gillam 186, 200.
Gillard, P. 223.
Gillham, E. W. F. 171.
Gils, G. E. van 244.
Ginsberg, H. 377.
Giral 337, 347.
Gittel, W. 59, 63.
Glaser 161.
Glazunow, A. 6.
Gleu, K. 36, 37.
Gluud, W. 150.
Gmelin, P. 167, 175.
Goedecke, W. 364.
Görne, J. 56, 61.
Goethel, E. 228, 233.
Götze 345.
Goldberg 397.
Gollnow 51.
Goppelsrocder 181, 286.
Gorbach, G. 275, 286.
Gortikow, V. M. 58.
Gosio, B. 15.
Gosman, B. 113.
Govaert, F. 322.
Goy, S. 377.
Graham 143.
Grandall, G. S. 139.
Grant, J. 6, 219, 236.
Graßmann, W. 181, 227.
Green, H. L. 270, 379.
— I. R. 169.
— J. R. 135.
Greene, H. S. 297.
Gregory, H. C. 60.
Griebel, C. 28.
Grimme, W. 152, 159.
Groák, B. 330.
Gröber, W. 141.
Grosse, A. V. 368.
Grote, W. 329.
Grotepass 185.
Grube, G. 42.
— H. P. 378.
Grünberg, A. A. 66.
Grünsteidl, E. 231.
Grüß, H. 167, 172.

Grundmann, Ch. 186, 199.
— W. 60, 62, 63, 65, 66, 69, 70, 72.
Gstirner, G. 239.
Günther, P. 18.
Guillement, R. 330.
Guthmann, K. 360, 361.
Gutzeit, G. 12, 15, 16, 290.

Haack, P. 280, 286, 306, 315, 316, 324, 335, 339, 341.
Haagen-Smit 187.
— A. J. 204.
Haake, Gebr. 369.
Haas, E. 309.
— P. 318.
Haase, G. 62, 361.
— R. 186.
Haberland, G. 337.
Hämmerle 181.
Hager, O. B. 56.
Hahn, F. L. 29.
— Fr. L. 14, 21, 52, 55, 57, 59, 306.
Haitinger, M. 6, 213, 214, 217, 219, 221, 222, 230, 233, 235, 241.
Haldenwanger 145.
Hallett, L. T. 317, 325.
Hamett, L. P. 38, 39.
Hamilton, W. F. 168, 277.
Hanemann 126.
Hansen, G. 372, 399.
Hanson, W. E. 60.
Harand, J. 270, 285.
Harland, J. S. 75.
Harms, J. 52, 53, 54.
Harrington, E. L. 306. ‧
Hartmann & Braun 55, 57, 355, 356, 358.
— E. 147, 148, 152, 153, 162.
— J. 246, 251.
Haschek, E. 213, 214.
Hase, R. 359.
Hauser 125.
— E. A. 224, 239.
Hay, P. S. 389.
Hayashi 185.
Hayman, D. F. 302.
Heatley, N. G. 305, 307, 308.
Hecht, F. 303, 304, 309.
Heczko, Th. 58, 62, 63, 65, 70.
Heider, W. 396.
Heilbron 186, 200.
Hein, Fr. 144, 147, 321.
— W. 23.

Heinz, W. K. 301.
Helberg, E. 112.
Hellebrand, R. 17.
Heller, A. 270, 389.
— K. 106, 290, 300.
Hellige, H. 377.
Hellmers, J. H. 270.
Hellmich, R. 72.
Hempel 156.
Hennessy 182, 192.
Hennig, H. 311, 312, 320, 331.
Henriot 260.
Hensoldt & Söhne, M. 367.
Heraeus, W. C. 190, 316, 326, 363, 372.
Herasymenko 84.
Herberholz, A. 167.
Herbert, W. 55.
Herbst, W. 383.
Hermance, H. W. 269, 270, 271, 278, 280, 281, 284, 286, 287, 290, 303, 309.
Herning, F. 175.
Hernler, Fr. 300.
Herrle 186.
Herz, R. 392.
Herzog, R. O. 262, 263.
Hesse, G. 179, 183, 186, 200, 203.
Hetterich, H. 285.
Heymann, B. 389.
Heyrovský 79, 82, 83, 84, 87, 110.
— J. 75, 91.
Hewett 186.
Hickmann, K. 56.
— K. C. D. 394.
Hiedemann 250, 251.
Hieger 186.
Higbee, W. E. 139.
Higginbottom, C. 15.
Hilbck, H. 278.
Hilger, A. 371.
Hiltner, W. 55, 56, 59, 60, 62, 63, 65, 66, 69, 70.
Hippel, v. 368.
Hochberg, S. 277.
Hoehne, K. 300.
Hölemann, H. 66.
Hoeppler 369.
Hoff, van't 262.
Hofmann 142.
— A. W. 349.
— R. 263.
Hoffmann, J. I. 269.
Hogness, T. R. 290.
Hohn, H. 93, 102.
Holborn 357.
Holder, G. 73.
Hollard, A. J. 43.

Hollings, H. 154.
Holmes 185, 187, 200.
Holst, G. 62, 64.
— H. 68
Holt, M. L. 58, 59.
— P. F. 270.
Holter 305.
— H. 307.
Hope, H. B. 62.
Hormuth, L. 182.
Horn, A. 155.
— D. W. 263.
Horstmann, A. 132.
Howell, N. 55.
Hrynakowsky, K. 54.
Hubrova, M. K. 72.
Hudson, C. L. 297.
Hueber, H. 310.
Hüttel, R. 186, 203.
Huff, W. J. 145.
Hugershoff, Fr. 145.
Huguenard 260.
Hume, J. 132.
Hunze, R. B. 58.
Hyde, J. F. 346.

Ilkovič, D. 82, 87, 91, 94.
Illarionow, W. W. 324.
Immig, H. 54.
Ishikawa, F. 73.
Ishisaka, O. 143.
Issajenko, T. J. 6.

Jacob, F. C. 307.
Jäger 164, 165.
Jahn, E. 62, 65, 68, 69.
Jahoda 113.
Jahr, K. F. 53.
Jakob 171, 175.
— s. a. Eucken.
Jakovlew, R. S. 166.
Jakuba, E. 155.
Jamet, A. 228.
Janczak, W. 310.
Jander, G. 51, 52, 53, 54.
Janke & Kunkel, K. G. 45.
Jansky, A. 71.
Janssen 243.
Jantsch, G. 53, 64.
Jedlička, Q. 54.
Jelly, E. E. 273, 298.
Jensen, N. B. 324.
— P. 186, 192, 193, 197, 202.
Jirkovsky, R. 6.
Joassart, N. 71.
Jockers, K. 185, 196, 207.
Jötten, F. 378.
Johns, I. B. 276.

Johnson, D. L. 307.
— W. C. 290.
Jolibois, P. 52, 56.
Jordan, C. W. 152.
Junkes, J. 373.

Kahlbaum 107, 328.
Kahle 166.
Kahlenberg, L. 58, 59.
Kaiser, H. 372, 374.
Kaltschmitt 186.
Kamienski, B. 58.
Kammüller, A. 175.
Kanetzkaja 200.
Kapulitzas, H. J. 17.
Karaoglanov, Z. 11.
Kargin, W. A. 74.
Karrer, P. 180, 184, 186, 187, 196, 197, 201, 202.
Karsten 97.
Kaßler, R. 152.
Kassner, J. L. 58.
Kauko, N. 135.
Kautzky, H. 346.
Keck, P. H. 399.
Keigueloukis, L. 227.
Kemp, C. 175.
Kemper, W. A. 160.
Kerschan, A. 26.
Keune, O. 377.
Kichler, Au. 240.
Kieser, K. 395, 396, 397.
Kilpi, S. 59.
King, E. J. 304.
— G. 67.
— W. B. 15.
Kipp 395.
Kirchenbauer 316.
Kirchhof, F. 237.
Kirchner, F. 266.
Kirk, P. L. 305, 307, 308, 318, 319, 325.
Kirner, W. R. 273, 321.
Kisser, J. 287.
Kjedahl 323, 325.
Klatt, R. 235.
Kleinath, G. 364, 365.
Kleber, H. 42.
Klempt, W. 150.
Klenk, E. 281.
Kling, A. 148.
Klinger, P. 64, 67, 70, 374.
Kluin, G. 370.
Knodel, A. 383, 384.
Klockmann, R. 59.
Knoke, S. 103.
Kobe, K. A. 130, 141, 163, 165.
Koch, E. 159.
— F. 229.

Koch, W. 64, 70.
Kögl, F. 187, 202, 204.
Köhler, A. 120, 123.
— Fr. 55.
— P. 389.
König, E. 371.
Koenig-Kolthoff 328.
Kofler, A. 272, 279, 284, 298.
— L. 272, 278, 279, 284, 298, 299.
Kogert, H. 53, 72.
Kohner, H. 366.
Kolliker-Dwilling 134.
Kolthoff s. a. Koenig.
— I. M. 13, 16, 19, 22, 23, 24, 55, 71, 72.
Komarowsky, A. S. 3, 14, 29.
Konz, W. 186, 191, 205.
Kordatzki, W. 52, 55, 56, 58.
Korenman, J. M. 13, 16, 23.
Koschara, W. 181, 184, 192, 205.
Kossendey, F. 161, 162.
Kostka, G. 237.
Kotzé, S. R. 379, 389.
Krafft-Ebing, H. 309.
Krainick, H. J. 319, 323.
— s. a. Zacherl.
Kramer, G. 20, 22, 289.
— H. 21.
— J. 22.
Kratz, L. 245.
Kraus, R. 102, 154.
Krause, O. 223.
Krekeler, H. 329.
Kröcker 300.
Krönert, J. 167.
Krogh, A. 277, 308, 309.
Kroupa, E. 309.
Krüll, F. 65.
Krüß, H. 377.
Kruh, O. 15.
Krumholz, E. 20.
— P. 15, 20, 26, 290.
Krutzsch 166.
Kruyt, H. R. 244.
Kubelka, V. 227.
Kučera, G. 75.
Küstenmacher, K. 18.
Küster, A. 399, 400, 401.
— F. W. 274.
Kuhlmann, W. 275.
Kuhn, A. 220, 240.
— R. 180, 182, 186, 199, 332, 333, 334, 337, 345, 346.
— W. E. 175.
— -Roth 334.

Kuras, M. 18.
Kurlbaum 357.
Kusminych, I. N. 154.
Kutzelnigg, A. 233.

Lamb, F. R. 60.
Lamm, O. 134, 257.
Landgraf, A. 156.
Landt, F. 369.
Landwehr 390.
Lang, O. 227.
— R. 59.
Lange, Dr. B. 395.
— E. 71.
Langer, A. 21.
— R. 77.
Lapin, L. 23.
Laue, M. v. 265, 266.
Laur, A. 58.
Lauro, F. 324.
Lautenschläger, F. & M. 55, 56.
Leach 77.
Leclerc, E. 71.
Lederer 186, 187, 189, 191.
Lehmann, G. 388.
— H. 380, 382.
Lehr, H. K. 174.
Lehrmann, L. 8, 22.
Leighton 309.
Leimbach, G. 14.
Leith, W. 373.
Leithe, W. 369, 370.
Leitz, E. 118, 119, 120, 123, 125, 126, 127, 218, 272, 293, 294, 295, 377, 390.
Leschewski, K. 141.
Lesesne, S. D. 281.
Lester, W. W. 223.
Lettmayr, K. 287.
Leupin, K. 240.
Lewis, G. N. 278.
Lieb, H. 268, 275, 313, 319, 323, 327.
Lieber, E. 159.
Lieberkühn 125.
Liebermann 204.
Liehmann, L. 375.
Lieneweg, F. 167.
Limmer, G. 373.
Lindau 190.
Linderstrøm-Lang 305.
— K. 277, 307, 309.
Lindner, J. 306, 311, 312, 318, 319, 320.
Lindsey, A. J. 303.
Lingane, J. J. 71, 72.
Linström, C. F. 373, 374.
Lippmann, G. 75.
Liszner, A. 223.

Lochte, H. L. 281.
Lockemann, G. 15.
Löbner, A. 390.
Löffler, H. 160.
Loemke, H. 360.
Löwe, F. 366, 373, 382, 383, 388, 390.
Lohfert, H. 155.
Lomax, R. 379.
Longinescu, G. G. 28.
Longsworth, L. G. 58.
Longtin, B. 278.
Longue, C. 275.
Loomis 247, 249.
L'Orsa, F. 334, 345.
Loshakoff, A. 74.
Lottermoser, A. 59.
Lubberger-Brache 148.
Lühr, F. 393.
Lukas, F. 223.
Lundegårdh, H. 374.
Lundell, G. E. F. 269.
Luszczak, A. 160, 375.
Luther, R. 396.
Lutz, O. 22.
Lynen 186.

Maass, K. 63, 77.
Maassen, G. 62, 64, 70, 72, 87, 100, 101.
Mach 2.
Machery 220.
Mack, M. v. 310.
MacDonald, R. T. 278, 309.
MacHattie, J. W. 149.
Mackinney 185.
MacNevin, W. 291.
Macwalter 186.
Magidowa, S. S. 158.
Magnus, H. 372.
Mahr, C. 13.
Mairlot, E. 60, 63, 72, 73.
Majer, J. 105.
— V. 94, 98.
Malatesta, G. 14.
Malitzky, W. P. 23.
Maly, J. 164.
Mandl, F. 331.
Manegold, E. 246, 262.
Manes, M. 22.
Mann, H. 118.
Mannens, M. J. 161.
Margaria, R. 134.
Maricq, L. 63, 74.
Mark 185, 193, 194, 206.
Martens 118, 395.
— -Bechstein 396.
Martini, A. 289.
Marwahn, C. 69.
Masao Harada 278.

Masing, G. 249.
Mason, C. W. 272, 279.
Mass, K. 68.
Masterman 142.
Matthews, J. W. 270.
Matthias 390.
Mattox, W. J. 137, 140.
Matuszak, M. P. 133, 138, 140.
Mavrogordato, A. 389.
Mayr, C. 61, 63, 72, 74.
Mayrhofer, A. 272, 279, 284, 298.
Mazzuchelli, A. 58.
McBain 260.
McCalla, A. G. 318.
McCulloch, A. 150.
McFarlane, W. D. 63.
McInnes, D. A. 58.
Mck. Martin, W. 135, 169.
McMillan, W. A. 139, 140.
Meadows, J. R. 318.
Mecheels, O. 231.
Mehlhorn, K. 62, 65, 68.
Meidinger, W. 391, 393.
Meixner 300.
Mejer, G. 142.
Meloche, V. W. 286.
La Mer, V. K. 54, 277.
Merck, E. 36, 37, 107, 187, 194, 196, 202, 203, 208, 313, 328, 335, 340.
Merz, K. W. 181, 182, 208.
ter Meulen 320.
— H. 319.
Meunier, L. 227, 228.
Meyer, J. 300.
— V. 349.
Mezger 161.
Mezzadroli, G. 225.
Mika, J. 52, 306.
Mildner, P. 390.
Miller, C. O. 60, 67.
Millner, H. B. 236.
Mills, H. W. 16.
Milner 185.
Milobedzki, T. 310.
Milosslawski, N. M. 63.
Minors, G. 171.
Mitropolski 287.
Mitsche, R. 224.
Moconachie, J. E. 149.
Möller, E. F. 346.
— H. 141.
Mohler, H. 112, 181, 375.
Montequi, R. 27.
Moriya 275.
Morley, M. C. 171.
Morris, V. N. 238.
Morse, H. N. 263.
Moyer, H. V. 58.

Mudd, S. 297.
Müller 83.
— E. 53, 55, 60, 61, 62, 65, 66, 68, 72, 73.
— F. A. 299.
— Fr. 55, 58.
— H. D. 157.
— R. 73.
— -Neuglück, H. H. 144.
Muhlert, F. 150, 158.
Mulliken 299.
Murgulescu, I. G. 53.
Murooka, T. 73.
Murray, N. E. 28.
Murschhauser, H. 142.

Nachet 123.
Nachtwey, P. 340.
Naehring, E. 225.
Naeser, G. 361.
Nagahara, T. 309.
Nagel 220
— R. H. 75.
Nejedlý, V. u. J. 79, 81.
Nemetz, J. 275.
Němec, Vl. 227.
Neugebauer, H. 240.
Neumann 134.
— R. S. 74.
Nichols, M. L. 323.
Niederl, J. B. 280, 284, 305, 310, 318, 322, 349.
— V. 305, 310.
Nielsen, N. 184, 186, 197, 202.
Nierstrasz, C. A. 61.
Nießner, M. 287.
Nieuwenburg, C. J. van 3, 290.
Nistler, A. 277.
Nola, E. di 14.
Noß, F. 232.
Novák 102.
Noyes, A. A. 297.
Noyons 191.
Nugent, R. L. 19.

Oberhauser, E. 26.
Odén, S. 255.
Oertling, L. 275.
Offe 186.
Okamoto, G. 278.
Oppelt, W. 161.
Orcutt, F. S. 135.
Orlenko, A. F. 12, 23.
Orloff, I. E. 27.
Orlow, N. A. 9.
Osram G. m. b. H. 339, 368.

Ostwald, Wa. 149.
— Wi. 264.
— Wo. 263.
O'Sullivan 260.
Owens, J. S. 390.

Paal, C. 12.
Panassjuk, W. I. 149.
Parnas-Wagner 324, 325.
Partridge, E. P. 157.
Pauschardt, H. 164.
Pavelka, F. 12, 28, 278.
Pavolini, T. 13.
Payne 128.
Penners, K. 143, 150, 162.
Perperot, H. 278.
Petak, K. 71.
Peterfi, T. 272.
Petering 97.
Peterson, J. B. 270.
— W. H. 135.
Petit, A. 73.
Petrascheni, W. J. 8.
Petrea, D. 319.
Pfau, A. St. 186, 201.
— E. 239, 240.
Pfeilsticker, K. 372.
Pfundt, O. 51, 52, 53, 169.
Phipers 200.
Piccini, C. 63.
Pickels, E. G. 261.
Pieper, J. 52, 57.
Pieters, H. A. J. 143, 150,
    160, 161, 162.
Pigulewski 200.
Pincussen, L. 56, 61.
Pinsl, H. 377.
Pirsch, J. 316, 333, 346,
    347, 348.
Pirtea, Th. I. 28.
Platz, H. 220.
Platonow, M. S. 164.
Platonowa 200.
Plattner 186, 201.
Plentl, A. A. 349.
Poethke, W. 52, 54, 321.
Pohle, H. 238.
Polanyi, M. 278.
Politzschuk, A. B. 21, 22.
Poluektoff, N. S. 14, 23.
Ponceau 75.
Ponomarjeff, W. D. 16.
Posner, E. 19.
Poth, E. J. 322.
Poupé, F. 57.
Power, F. W. 299.
Pratesi, P. 73.
Pregl 300, 301, 302, 303,
    311, 313, 316, 318, 326,
    327, 331, 336, 337, 345.

Pregl, F. 305, 308, 310.
— s. a. Dumas.
— -Roth 336.
— -Soltys 332, 335.
Pring, M. E. 62, 63.
Procházka, R. 114, 115.
Proske, G. 112.
Ptitzyn, B. W. 66.
Pugh, W. 66.
Pulfrich, M. 366, 367, 377.
Puncel, G. 27.
Pyke, H. G. 141.

Quensel s. a. I.-B. Erikson.
Quiggle, D. 147.
Quillen, A. Mc. 277.

Rachele, J. R. 281, 289,
    297.
Radley, J. A. 219, 236, 237.
Ramb, R. 375.
Randall, M. 278.
Rank, V. 305.
Rapoport s. a. Friedrich.
Rappaport, Fr. 318.
Rassow, B. 144.
Rast 316, 346, 348.
Raths, W. 392.
Raub, E. 59.
Râ/y, P. 18.
Rehm, K. 152.
Reich, V. 6.
— -Rohrwig, W. 304, 309.
Reichel, E. 299.
Reichert 118, 119, 121,
    123, 124, 125, 217, 218,
    219, 271.
— C. 278.
Reihlen, H. 317, 322.
Reinert 125.
Remy 169.
Renzenburg, M. v. 278.
Reppmann, W. 15.
Revenda, J. 86.
Reyerson, L. H. 277.
Richter 253.
Rickert 186.
Ridi, el 186, 200.
Riedl, E. 372, 373.
Rienäcker, G. 51, 56, 71.
Riesenfeld 317.
Righellato, E. C. 53.
Rinde, H. 259.
Ringbom, A. 56, 61, 68, 72,
    73.
Ripan-Tilici, R. 53, 54, 71,
    72.
Ritchie, A. 139.
Ritzau, G. 249.

Ritzer, J. E. 281.
Rivas, A. 372.
Roberson, E. R. 143.
Roberts, S. R. 171.
Robinson, R. A. 57.
— R. J. 22.
Robowski, G. W. 155.
Rochow, T. G. 279.
Rockwell 127.
Roczniki 59.
Rodden, C. J. 292, 297,
    299.
Roelen, O. 158.
Rönheisen, P. 301.
Rötschke, M. 390.
Rohn 364.
Roll 127.
Rollwagen, W. 372.
Romon, J. V. 73.
Romwalter, A. 309.
Rosen, R. 159.
Rosenthaler, L. 27.
Ross, M. 62.
Rossi, L. 19.
Roß, F. E. 392.
Roth, H. 275, 308, 310,
    316, 323, 326, 327, 332,
    333, 335, 337, 339, 345.
— s. a. Kuhn.
— s. a. Pregl.
Rother, E. 52, 53.
Routh, I. B. 349.
Roy, K. 133.
— P. 133.
Roy-Pochon 134.
Ruggli, P. 186, 192, 193,
    197, 202.
Ruhstrat, Gbr. 51.
Ruppert, V. 319.
Ruska, H. 371.
Ruthardt. K. 373.
Ryland, L. B. 74.
Rylich, A. 104.

Sadler, H. 232.
Saint-Mars, J. 157.
Saito 185, 193, 206.
Salomon 186, 190.
Sand, H. J. S. 43, 49, 303.
Sandera, K. 54, 109, 225.
Sandford, C. R. 56.
Sanderson, Ph. M. 270.
Sandoz 186, 187.
Sannié 189.
Sarlo, K. 136.
Sartorius, F. 275, 276, 378.
Saschek, W. J. 322, 349.
Sauer, H. 253.
Scaglinarini, G. 73.
Schacherl, F. 278.

Schadendorff, E. 319.
Schäfer, G. 220, 240.
— H. 29, 288.
Scharnagel, A. R. 156.
Schattenstein, A. J. 306.
Scheffer, C. 132.
Scheibe, G. 372, 373, 374.
Scheil 126.
Scheiner 396.
Scheinkamm, A. J. 7, 21, 22.
Schemjakin, F. M. 67.
Schenck, E. G. 371.
Schenk 186.
Schennach 278.
Schering-Kahlbaum 347.
Scherrer 265.
Schieferdecker, W. 63, 64.
Schick, R. 164.
Schiller, W. J. 290.
Schilling, A. 392.
Schilow, E. 306.
Schläpfer 142.
Schleicher, A. 6, 375.
— s. a. A. Fischer.
— u. Schüll 220, 287.
Schlenk, F. 186, 206.
Schlesinger, M. 261.
Schließmann, O. 374.
Schlömann, E. 392.
Schlösser, C. 56, 71.
Schmalfuß, K. 286.
Schmatolla, O. 16.
Schmid, G. 249.
Schmidt, E. 13.
— R. 397.
— & Haensch 377.
Schneider, F. 280, 282, 284, 298, 299.
— H. 297.
Schnettler, O. 374.
Schoch, E. P. 47, 48.
Schöbel 303, 313.
Schöberl, A. 329, 330.
Schoeffel, E. W. 270.
Schön 182, 183, 185, 186, 196, 197, 199, 201.
Schönfeld 244, 245.
Schöntag, A. 374.
Schöpf 184, 186, 193, 200.
Schoklitsch, K. 309.
Schoonover, I. C. 60, 65, 68.
Schopper 127.
Schorstein, H. 51, 52, 53.
Schott & Gen. 57, 77, 134, 182, 245, 303, 310, 313, 330, 368.
Schröer, E. 16.
Schuftan, P. 131, 141, 152, 166.

Schuhknecht, H. 377.
Schulek 104.
Schultz, J. 142.
Schulz, H. 367.
Schultze, G. R. 139.
Schulze, B. 233.
Schwab, G.-M. 180, 185, 189, 194, 195, 207.
Schwabe, K. 58.
Schwarz, E. 304.
— -v. Bergkampf 304.
— K. 56, 71, 305, 306, 307.
Schweitzer, F. 374.
Seebaum, H. 147, 148, 152, 153, 161, 162.
Seevers, M. H. 309.
Seibert 120.
Seidel, L. 66.
Semerano, G. 94, 112.
Sen, H. K. 133.
Sennewald, K. 369.
Serfas, E. J. 228.
Shaw, A. 133, 152.
Shead, A. C. 272.
Shelberg, E. F. 270.
Shenk, W. E. 56.
Shepherd 163.
Sherp, H. W. 346.
Shikata 79.
Shindo, M. 278.
Shioiri, M. 309.
Shrader, S. A. 281.
Shrewsbury, Ch. L. 307.
Shubnikov, A. V. 273.
Shurkow, I. I. 58.
Siebenmann, C. 369.
Siebert 77.
— G. 364.
— H. 242.
Siedentopf, H. 254, 255, 272.
Siegfried, Gbr. 187.
Siegl, H. 284.
Siemens & Halske 355, 356, 358, 359, 364.
Sieverts, A. 152.
Sigwalt, R. 157.
Simek, B. C. 161.
Simon, J. H. 174.
Singer 186.
Sinozaki, H. 74.
Šlendyk 84.
Sloof, A. 142.
Slotta, K. H. 337, 346.
Smit s. a. Haagen.
Smith, D. M. 375.
— E. R. 133.
— H. R. 15, 273.
— J. C. 346.
— O. M. 290.
Smoler 110.

Smoluchowski 244.
Sobotka, H. 323.
Socias, L. 54.
Söllner, K. 247, 249.
Sörensen 38.
Soltys, A. 275, 313, 323, 327, 338, 339.
— s. a. Pregl.
Someya, K. 61, 67, 71, 72.
Sonderhoff, R. 186, 191, 205, 278.
Sorgenfrei, C. 388, 389.
Spacu, G. 25, 63.
— P. 25, 61, 63, 68, 72, 74.
Spálenka, M. 105.
Spausta, F. 144, 158.
Spencer, J. F. 62, 63.
Spicer, W. E. 60.
Spikes, W. F. 291, 292, 297.
Spindeck, F. 62.
Splittgerber, A. 375.
Spurlin, H. N. 262, 263.
Ssakmin, P. K. 138.
Ssokolow, I. I. 74.
Ssolowjewa, N. A. 324.
Stach, E. 270.
Stade, G. 396.
Stahl, W. 29.
Stamm, H. 36.
Stange 186.
Starke u. Kammerer 275.
Stary, Z. 299, 300.
Šťastný 110.
Staudinger, H. 264, 265.
Steeg & Reuter 248.
Stehlik, B. 64.
Stein, C. 182, 186, 187, 200.
— W. 60, 61, 65, 66.
Stelling, O. 66, 73.
Stengel, 64, 70.
Sternberg, s. a. Friedrich.
— H. 275.
Stoll, A. 300.
Stone, H. W. 148.
— I. 22.
Stormont, R. T. 309.
Stout, P. R. 106.
Stovall, E. J. 392.
Strache, H. 344.
Strähuber 134.
Strafford, N. 3.
Strain, H. H. 187, 191.
— W. H. 281.
Straten, F. W. van 274.
Strepkov, S. M. 299.
Strock, L. W. 375.
Ströhlein & Co. 55, 87.
Strong 186, 196.
Struszynski, M. 278.
Stschigol, M. B. 7.

Svedberg, T. 256, 257, 258, 259, 260.
Swearingen, J. S. 309.
Sweetser, S. B. 60.
Swift, E. H. 60.
Swings, P. 375.
Szalay, A. 249.
Szebellédy, L. 6, 19, 20, 29.

Tamele, M. W. 74.
Tananaeff, N. A. 12, 16, 20, 22, 25.
Tananajew, I. 64.
Tanay, St. 20.
Teissinger, J. 107, 108.
Terrey 77.
Teuscher, W. 236.
Thanheiser, G. 68, 69, 70.
Theis, E. R. 228.
Theorell, H. 243.
Thiele, A. 147.
Thomas, A. H. 313.
— H. 278.
— M. D. 170.
Thurnwald, H. 309.
Tiedcke, C. 326.
Tiedke, C. 348.
Tischer 187.
Titus, L. 286.
Toeldte, W. 237.
Tolkmitt, H. 141.
Tomicek, O. 57, 59, 61, 71, 72.
Tommilla, E. 13.
Tornow, E. 13.
Torres, C. 54.
Trabert, E. 392.
Tränkle, K. A. 382.
Tramm, H. 134, 152.
Trautz, O. R. 322, 323, 349.
Trcebiatowski, W. 62, 65, 68, 69.
Treadwell, W. D. 60, 64, 73, 74, 154.
Treje, R. 309.
Trendeloo, H. J. C. 61.
Tresidder, L. C. 387, 388.
Triché, H. 375.
Tropp 85.
Tropsch, H. 137, 140, 152.
Trusty, A. W. 156.
Tschugaeff-Zerewitinoff 338.
Tschugajeff, T. 17, 18.
Tschesche 186.
Tswett 180, 185, 187, 189.
Tungsram 253.
Turchan, E. Ja. 154.

Tuszon 187.
Tutundžić, P. S. 43.
Twyman, F. 375.

Ubbelohde 264.
Udluft, H. 270, 388, 390.
Uhl, F. A. 96, 104.
Uhlenhuth, R. 14.
Ullgren 43.
Ulmann, M. 262.
Umblia, E. 8.
Unterzaucher, J. 300, 301, 315, 320, 326.
Urban, C. 377.
Ussig, H. 277.
Ustinskaja, W. 287.

Valdés, L. 60, 67, 68, 72, 73.
Valentin 181.
Vareton, E. 225.
Vascautzanu 83.
Velculescu, A. I. 58, 61, 72, 73, 74.
Vellinger, E. 57.
Vetter, Fr. 302.
— H. 201.
— W. 182, 310, 332.
Vickers 120, 127.
Viditz, F. v. 335.
Vieböck, F. 328, 329, 337.
— -Brecher 336.
Vitek 96, 97.
Vladimiroy, G. E. 71.
Voituret, K. 150.
Volhard 393.
Volman 309.
Volmar, J. 6.
Vontobel, H. 73.
Voogd, J. G. de 165.
Vortmann, G. 47.

Wacher, A. 154.
Wacker, A. 165.
Wagenmann, K. 1, 2, 42, 47.
Wagner, B. 369.
— E. 20.
— O. 326.
— s. a. Parnas.
Wahlig, W. 55.
Walden, G. H. 38, 39.
Walker, I. F. 164.
— O. 187, 201.
Wallace, J. H. 74.
Wallach 346.
Ward, A. W. 17.
— T. J. 270.
Ware-Wellwood, G. 318.

Wasicky, R. 240.
Wasserberg, J. 8.
Wassiljew, A. 141.
Watson, H. H. 379.
Watzlaweck, O. 331.
Weber, H. M. 186, 187.
— W. 370.
Weinbrenner, E. 317.
Weisselberg, 158.
Weiß, Fr. 144.
Weitendorf, K. F. 54.
Welcher, F. J. 10.
Weltzien, W. 229.
Werder, v. 186.
Werz, W. 69.
Wetter 186, 197.
Wettstein, E. 74.
Weyerts, W. J. 394.
Weygand, C. 278, 311, 312, 321, 326, 331.
White, E. P. 306.
Whitehorn 184.
Withman, B. 318.
Whitmore, W. F. 297, 299.
Whytlay-Gray, R. 379.
Wiedemann, E. 300.
Wiegner 256.
Wieland, H. 186, 191, 203, 205.
— U. 186.
Wiesenberger, E. 276, 303.
Wiester 126.
Wigglesworth, V. B. 307.
Wilcox, L. V. 59.
Wiley, W. J. 157.
Willard, H. H. 37, 38, 39, 55, 56, 60, 64, 67.
Williams, H. E. 150, 151.
— J. 130.
— P. A. 319.
— P. E. 20, 21.
Willrath, H. H. 54.
Willstaedt, H. 182, 186, 187, 191, 346.
Willstätter 186, 200.
Wilson, C. W. 160.
— M. 68.
— P. W. 135, 137.
— S. 173.
Winckelmann, J. 289.
Windaus 186.
Winkel 123.
— A. 77, 242, 254, 266.
Winkler, L. W. 18, 136, 143, 325.
Winogradowa, E. N. 54.
Winter, P. K. 58.
Winterstein, A. 180, 182, 183, 185, 186, 187, 188, 189, 191, 196, 197, 198, 199, 200, 201, 207.

Wirth, W. 320.
Wislicenus 185.
Wißner 370.
Witt, W. 254.
Wolf, L. 52, 144.
Wolff, H. 237.
Wolkowa, W. A. 67.
Wollschitt, H. 371.
Woo, S.-Ch. 66.
Wood, Ch. A. 299.
— R. W. 247, 249.
Woog, P. 157.
Wooten, L. A. 59.
Worssina, M. A. 58.
Wüst, K. 130.
Wulff, P. 52, 55, 56, 167, 173.
Wunsch, W. 175.

Wurm, O. 13, 15.
Wyckoff, R. W. G. 261.

Yagoda, H. 287, 306.
Yamazagi, K. 74.
Yant, W. P. 386.
Yoe, J. H. 18, 377.
Yost, D. M. 66.
Young, Ph. 37, 38, 39, 60, 62, 64, 67.
Yuster, S. T. 277.

Zacherl, M. K. 319.
— -Krainick 327.
Zänker, K. 374.
Zahn, V. 160.
Zakrzewski, Z. 325.
Zechmeister 187, 191, 200, 202, 204.

Zechner, L. 239.
Zeiß, C. 118, 120, 121, 123, 124, 125, 253, 255, 272, 370, 371, 372, 377, 379, 395.
Zeleny, L. 370.
Zerbe, F. 375.
Zerewitinoff s. a. Tschugaeff.
— -Flaschenträger 344.
Zijp, C. van 20, 21.
Zimmermann, B. 109.
Zintl, E. 61, 71.
Zipperer, S. 175.
Zonen 395.
Zsigmondy 254, 255.
Zürrer, Th. 154.
Zwieg, W. 161, 162.
Zybassow, W. P. 145.

Sachverzeichnis.

Abkürzung: mit. = mittels.

Abscheidungspotential der Kationen 88.

Absorption, Ultrarot- von Gasen 172.

Absorptionsapparate, Mikro- 313—315, 317, 318.

Absorptionsflaschen 133 bis 135, 152, 153, 155.

Absorptionsmittel für Wasser 313.

Acetaldehyd, Bestimmung in Essig 110, 111.

— — in Spiritus 110, 111.

Acetatseide, Fluorescenzanalyse 230.

Aceton, Bestimmung maßanalytische 35.

Acetylcellulose 186, 206.

Acetylen, Bestimmung in Luft 141.

Acetyl-Gruppe, Mikrobestimmung 332—335.

Acetyl-Gruppenbestimmungsapparat 332, 333.

Acridinfarbstoffe, Fluorescenz 235.

Adsorptionsanalyse, chromatographische s. Chromatographie.

Adsorptionsmittel, chromatographische 183 bis 188.

Äthoxyl-Gruppe, Mikrobestimmung 335—337.

Äthoxyl-Gruppenbestimmungsapparat 337.

Äthylen, Bestimmung neben Propylen und Butylen 137, 138.

Ätzen von Metallschliffen 128.

Aldehyde, Trennung von Aldehydsäure 199.

Aldehydsäure, Trennung von Aldehyden 199.

Alkalien, Bestimmung, mikrochemische 297.

Alkalimetalle, Bestimmung, polarographische 98.

Alkaliperoxyde, Bestimmung 28, 29.

Alkaloide 74, 186.

— Bestimmung, chromatographische 208, 209.

— — konduktometrische 54.

— — mikrochemische 299.

— Capillaranalyse 240, 241.

— Trennung 191.

Alkannatinktur, Aluminium mit. — 19.

Althaein 186.

Aluminium, Bestimmung 19, 20.

— — in Boden 309.

in organischen Verbindungen 299.

— — in radioaktiven Mineralien 309.

— — in Silicaten 309.

— — in Stahl 309.

— — mikrochemische 20, 297.

— — potentiometrische 60.

Aluminiumhydroxyd, Adsorbat 186.

Aluminiumlösungen, Zinkbestimmung 303.

Aluminiummetall, Bestimmung von Kalium 99.

— — von Natrium 99.

Aluminiumoxyd, Adsorbat 185.

Amine, Bestimmung, konduktometrische 54.

Aminosäuren 74.

Ammoniak, Bestimmung 23, 24, 149, 150.

— — colorimetrische 150.

— — mikrochemische 24.

Ammoniakbestimmungsapparat 150.

Ammoniumsalze, Bestimmung, konduktometrische 53.

Analysen, qualitative 3.

Analysenlampe 231.

Anionen, Trennung, chromatographische 195, 196, 207.

— Trennungsgang 8.

— Untersuchung 24.

Anthocyane 186.

Anthracen 188.

Anthro-dianthren 196.

Antimon, Bestimmung 4, 5, 16.

— — oxydimetrische 41.

— — potentiometrische 66, 67.

— Trennung von Arsen und Zinn 310.

— Verunreinigungen 49, 50.

Antipyrin 74.

Apomorphin, salpetrige Säure mit. — 28.

Aragonit 310.

Arnoldsche Base, Mangan mit. — 19.

Arsen, Bestimmung 4, 5, 15, 16.

— — in Staub 389.

— — mikrochemische 54.

— — mit Pilzkulturen 15.

— — oxydimetrische 40.

— — potentiometrische 60, 61.

— Trennung von Antimon und Zinn 310.

— Verunreinigungen 49, 50.

Arsenit, Bestimmung, potentiometrische 58.

Asche, Bestimmung von Schwermetallen 106.

Auramin O. 202.

Azofarben 75.

Azotometer 322.

Azulene 186.

Azulentrinitrobenzolat 201.

Barium, Bestimmung 20 bis 22.

— — mikrochemische 21, 300.

— Trennung 20—22.

Barytweiß, Fluorescenz-
analyse 233.
Basen, Bestimmung, po-
tentiometrische 59.
Baumwolle, mercerisierte,
Fluorescenzanalyse
230, 231.
Bemusterung von Erzen
usw. 1.
Benzidin 74.
Benzol, Bestimmung in
Luft 160.
— — in Wasser 160.
— — spektroskopische
160.
Benzoyl-Gruppe, Mikro-
bestimmung 332—335.
Benzpyren 186.
Beryllium, Bestimmung in
Silicaten 309.
Bitumen, Fluorescenzana-
lyse 236.
Blattfarbstoffe, Trennung
207.
Blei, Bestimmung 4, 5, 12.
— — elektrolytische 48.
— — in Aschen 106.
— — in radioaktiven
Mineralien 309.
— — in Staub 389.
— — in Zinkerz 102, 103.
— — mikrochemische 54,
300.
— — mikroelektrolyti-
sche 303.
— — polarographische
105.
— Trennung, mikroelek-
trolytische von
Zink 303.
— — von Silber, Zinn,
Cadmium und
Mangan 207.
Bleicherden, Adsorbat 184.
Bleichromat, zur Mikro-
elementaranalyse 312.
Bleisuperoxyd, zur Mikro-
elementaranalyse 311
bis 313.
Bleiweiß, Fluorescenzana-
lyse 233.
Blutanalysen, Blei 107,108.
— Nitrobenzol 107, 108.
Boden, Bestimmung von
Aluminium 309.
— — von Calcium 309.
— — von Eisen 309.
— — von Kalium 309.
— — von Magnesium 309.
— — von Mangan 309.
— — von Natrium 309.

Boden, Bestimmung von
Phosphat 309.
— — von Sauerstoff 97.
— — von Titan 309.
Boletol 202.
Borsäure, Bestimmung 29.
Brechungsindex, Bestim-
mung, mikrochemische
298.
Brenner, Mikro- 328.
Brom, Bestimmung in or-
ganischen Ver-
bindungen 327
bis 329.
— — mikromaßanaly-
tische 327—329.
Bromid, Bestimmung
neben Chlorid und
Jodid 71.
— — potentiometrische
71.
Bürette, Baro- 133, 173.
— Gas- 133.
— Mikro- 305—309.
— Mikrogas- 309.
— Mikro-Universal- 307.
— Pregl- 305.
Bufotalin 188, 204.
Butadien 140, 141.
Butan 140.
Butylen 137, 138, 140.

Cacothelin, Zinn mit — 16.
Cadion, p-Nitrodiazo-
aminoazobenzol, Kupfer
mit. — 15.
Cadmium, Bestimmung 4,
5, 15.
— — elektrolytische 48,
49.
— — in Aschen 106.
— — in Zinkerz 102, 103.
— — mikrochemische 54,
300.
— Trennung von Blei, Sil-
ber, Zinn und Man-
gan 207.
Calcium, Bestimmung 20
bis 22.
— — in Boden 309.
— — in radioaktiven Mi-
neralien 309.
— — in Silicaten 309.
— — konduktometrische
53.
— — mikrochemische 21,
300.
— — oxydimetrische 40.

Calcium, Bestimmung
tentiometrische 61.
— Trennung 20—22.
Calciumbisulfitlösung, Be-
stimmung, kondukto-
metrische 53.
Calciumcarbonat, Adsorbat
187.
Calciumhydroxyd, Adsor-
bat 187.
Calciumoxyd, Adsorbat
187.
Calciumsulfat, Adsorbat
187.
Callier-Quotient 399.
Calotropagenin 186.
Capillaranalyse 6.
Capillarenträger 293.
Capillarspitzröhrchen 292.
Capsanthin 200.
Carbonat, Bestimmung,
potentiometrische 73.
Carbonsäuren 74.
Carbonyl-Gruppe, Be-
stimmungsapparat
344, 345.
— Mikrobestimmung 344,
345.
Carotine 186, 187, 188, 191,
200.
— Trennung 197, 198, 200,
201.
Cerisulfat, Redoxindicator
37.
Cerium, Bestimmung, po-
tentiometrische 61.
Chardonetseide, Fluores-
cenzanalyse 230.
Chinin, Indicator 221.
Chinolinfarbstoffe, Fluo-
rescenz 235.
Chlor, Bestimmung 27.
— — elementares 27.
— — in organischen Ver-
bindungen 327 bis
329.
— — mikromaßanalyti-
sche 327—329.
Chlorat, Bestimmung, oxy-
dimetrische 41.
Chloratlösung, Verunreinigungen 107.
Chlorid, Bestimmung, mi-
krochemische 54.
— — neben Bromid und
Jodid 71.
— — potentiometrische
71.
Chlorophyll 188, 200, 208.
Cholesterin 188.

Chrom, Bestimmung 19.
— — colorimetrische 377.
— — in Komplexsalzen 300.
— — in organischen Verbindungen 299.
— — in Stahl 39, 40, 69, 70.
— — oxydimetrische 40.
— — photometrische 377.
— — potentiometrische 62.
Chromatogramm, Misch- 181.
Chromatographie 179.
— Adsorptionsanalyse 220.
— — Anwendung 180 bis 182.
— — Ausführung 182 bis 192.
— — Konstitutionseinflüsse 196.
— Adsorptionsmittel 183 bis 188.
— Anwendung, präparative 199, 200.
— Apparate 182, 183.
— Austauschadsorption 194—196.
— Elutionsmittel 191.
— Sekundäradsorption 193.
— Trennung, anorganische 207.
— — organischer Stoffe 200—207.
Chromotrop, Borsäure mit. — 29.
Cochenilletinktur, Borsäure mit. — 29.
Colorimetrie 376, 377.
Curare-Alkaloide 205.
Curcuma, Borsäure mit. — 29.
Cyanamid 74.
Cyanat, Bestimmung, konduktometrische 53.
— — potentiometrische 71, 72.
Cyanid, Bestimmung 27, 28.
— — maßanalytische 35.
Cyanin 186.
Cyanwasserstoff, Bestimmung in Leuchtgas 150 bis 152.
Cystein 74.
Cystin 74.
— in Wolle und Haar 112.

Dead-stop-Methode 58.
Debye-Scherrer-Diagramme 266.
Decalso 185.
Densograph 397.
Depolarisationspotential, anodisches 89.
Destillation, Mikro- 279, 280.
Destillationsapparate, Mikro- 280—284, 324, 325.
Diacetyl in Butter 112.
Dichtebestimmung, aräometrische 278.
— mikrochemische 277.
— Schlierenmethode 278.
— Schwebemethode 277.
Dichtemesser 395, 396.
anti-diperi-Dibenzcoronen 196.
Diphenylpolyene 186, 197.
Dithizon, Diphenylthiocarbazon, Gruppenreagens 3, 4.
Dolomit 310.
Dracorubin 186.
Drogen, Capillaranalyse 239, 240.
— Fluorescenzanalyse 239, 240.
— Verfälschungen 240.
Druckregler, Preglscher 310.

Eisen, Bestimmung 18.
— — colorimetrische 377.
— — in Boden 309.
— — in Komplexsalzen 300.
— — in organischen Verbindungen 299.
— — in radioaktiven Mineralien 309.
— — in Silicaten 309.
— — in Stahl 70, 309.
— — in Staub 389.
— — mikrochemische 297.
— — neben Kobalt 196.
— — neben Kupfer 196.
— — oxydimetrische 38, 39, 41.
— — potentiometrische 58, 63.
— — von Schwefel 70.
— Emissionskoeffizienten 360.
— Spektrum 373.
— Trennung von Kupfer und Kobalt 207.

Eisenerze,Bestimmung von Vanadium 377.
Eisenmetall, Bestimmung von Kobalt 100, 101.
— — von Kupfer 100, 101.
— — von Nickel 100, 101.
Elektroanalyse, Bestimmungsmethoden 47.
— in Gegenwart von Chlorionen 47.
Elementaranalyse, Mikro- 311—317.
— — Absorptionsapparate 313—315, 317, 318.
— — Absorptionsmittel 313.
— — automatische 317.
— — Bombenofen 326.
— — Destillationsapparat 324, 325.
— — Einwaage flüchtiger Substanzen 316.
— — — flüssiger Substanzen 316.
— — Heizblock 328.
— — Heizgranate 313.
— — Heizung 316.
Elektroanalyse, volumetrische 146.
Elektrode, Antimon- 57.
— Bimetall- 58.
— Büretten- 55.
— Capillar- 76, 77.
— Glas- 57, 58.
— Indicator- 56—58.
— Netz- 43, 44.
— Silberhalogenid- 56.
— Silberoxalat- 56.
— Silbersulfid- 56.
— Tellur- 57.
— Tropf- 76, 77.
— Umschlags- 58.
— Vergleichs-, Ersatz 58.
— Wolfram- 57.
Elektrodialyse 245, 246.
Elektrolyse, Bestimmungsmethoden 42.
— Industrie- 45.
— Innere 43.
— Mikro- 303.
— Schaltpulte 46.
— Spezial-Trocken-Gleichrichter 46.
Elektrolysenapparate 44.
Elektroosmose 244, 245.
Elektrophorese 242—244.
Elutionsmittel 191.

Emissionskoeffizienten von
Eisen 360.
— von feuerfesten Steinen
360.
— von Gießstrahl 360.
— von Gußeisen 360.
— von Hochofenabstich
360.
— von Metallen 360, 361.
— von Schlacke, flüssige
360.
Emulsionen, photographi-
sche, Herstellung mit
Ultraschall 248.
Enzyme, Co- 186.
Eosin, Fluorescenzanalyse
234.
Erdalkalien, Bestimmung,
mikrochemische 297.
Erdalkaliperoxyde, Be-
stimmung 28, 29,
Erden, seltene, Bestim-
mung in radio-
aktiven Mine-
ralien 309.
— — — konduktometri-
sche 53.
Erdöl, Fluorescenz 235.
Ergosterin 186, 197.
iso-Ergosterin 197.
Ergotamin 204.
Ergotaminin 204.
Eriochromblauschwarz,
Kobalt, mit. — 17.
Eriochromcyanin, Alumi-
nium mit. — 20.
Eriochromrot, Kobalt mit.
— 17.
Erythrit, Bestimmung,
maßanalytische 35.
Erze, Bemusterung 1.
— Bestimmung von
Schwefel 70.
— Schwimmaufbereitung
224.
Essig, Bestimmung von
Acetaldehyd 110, 111.
Exsiccator, Hochvakuum-
Mikro- 300, 301.
— Mikro- 300.
— — Heizkörper 303.
— Universal-Mikro- 301.
Extinktionskoeffizient 160.
Extraktion, Mikro- 285,
286.

Farbmessungen 376, 377.
Farbstoffe, anorganische,
Fluorescenzanalyse 233.

Farbstoffe, Harz-, 186.
— organische, Fluores-
cenzanalyse 233 bis
235.
— Teer-, chromatogra-
phische Bestimmung
186.
Faserstoffe, Fluorescenz-
analyse 228, 229.
Fayalit 310.
Fermente, Co- 206.
Ferricyanid, Bestimmung,
potentiometrische 72.
Ferriin 37.
Ferrochrom 69.
Ferrocyanid, Bestimmung,
potentiometrische 72.
Ferroin 35.
Ferrovanadin 69.
Fettsäuren, Bestimmung,
konduktometrische 54.
Filterstäbchen 305.
Flavoxanthin 198.
Flucoxanthin 198.
Fluor, Bestimmung 24.
Fluorescein, Fluorescenz-
analyse 234.
Fluorescenz, Uviol- 23.
Fluorescenzanalyse 6, 213.
— Analysenlampe 231.
— Anwendung 222.
— Indicatoren 221.
— Methodik 219—222.
— Untersuchung 216 bis
219.
— Verwendung, Alkaloide
240, 241.
— — Drogen 239, 240.
— — Erdöl 235, 236.
— — Farbstoffe 233 bis
235.
— — Gerbstoffe 226 bis
228.
— — Glas 223.
— — Harze 236, 237.
— — Kautschuk 237 bis
239.
— — Metallurgie 223,
224.
— — Papierindustrie 232.
— — Textilindustrie 228
bis 231.
— —Tonwaren 222, 223.
— — Wachse 237.
— — Zuckerindustrie 224,
225.
Fluorid, Bestimmung kon-
duktometrische
54.
— — potentiometrische
71.

Fluorochrome 222, 228,
229, 230.
Fluorochromierung 222.
Fluorsilicat, Bestimmung
24.
Flu-Tex 231.
Follikelhormon 186.
Formaldehyd, Bestimmung
in Desinfektions-
mitteln 113.
— — maßanalytische 35.
Fuchsin 202.

Gärungsessig neben Holz-
essig 111, 112.
Gallium, Bestimmung,
mikrochemische 297.
Gammagraph 397.
Gasanalyse 130.
— automatische 166 bis
173.
— Mikro- 309.
— — Apparate 309.
— Probenahme 132, 133.
— Sperrflüssigkeiten 130,
132.
— Verbrennung, Fehler-
quellen 166.
— — über Kupferoxyd
162, 164.
— — über Platin und
Palladium 164 bis
166.
Gasanalysenapparate 133
bis 135, 152, 153, 155,
171, 172.
Gasdichte, Bestimmung
173—176.
Gasdichtemesser 174 bis
176.
Gase, Bestimmung von
Naphthalin 161,
162.
— — von Sauerstoff 96,
97.
— — von Schwefel, Ge-
samt- 158,
159.
— — — organisch ge-
bundenen 158,
159.
— Leitfähigkeit, elektri-
sche 169—171.
— Wärmeleitfähigkeit
167, 168.
— Wärmetönung 167.
Gasgemische, Schwefel-
wasserstoffbestimmung
157.
Gasmesser 142.

Gasometer, Glocken- 310.
— Mikro- 322.
Gerbstoffe, Bestimmung, chromatographische 227, 228.
— künstliche, Fluorescenzanalyse 226, 227.
— vegetabile, Fluorescenzanalyse 226.
Generatorgas, Bestimmung von Schwefeldioxyd 155.
Glanzmessungen 367, 377.
Glas, Bestimmung von Mangan 223.
— Fluorescenzanalyse 223.
— Refraktometer 367.
Glycerin, Bestimmung, maßanalytische 35.
Glykol, Bestimmung, maßanalytische 35.
Gold, Bestimmung 4, 5.
— — mikrochemische 299, 300, 303.
— — potentiometrische 61.
Gonocarium pyriforme 200.
Granat 310.
Granulometer 399, 400.

Härteprüfer 127.
Hagen-Poiseuillesches Gesetz 263, 265.
Hagephot-Lampe 376.
Halogene Bestimmung in organischen Verbindungen 325 bis 327.
— — mikrochemische 325—327.
Harnsäure 74.
Harze, Fluorescenzanalyse 236, 237.
Heiztisch 126.
Helenien 198.
Heteroauxin 204.
Heteroauxin-β-Indolylessigsäure 187.
Hexosen, Bestimmung, maßanalytische 35.
Hochpolymere 186, 206.
— Adsorption 193, 194.
Hydrazin, Bestimmung, potentiometrische 73.
Hydrierung, Mikro-, katalytische 346.
Hydrochinon 74.
Hypophosphit, Bestimmung, maßanalytische 35.
Hyposulfit, Bestimmung, potentiometrische 73.

I.B.K.-System 215, 216.
Indicatoren, für Fluorescenzanalyse 221.
— fluorescierende 221.
— Redox- 36, 37.
β-Indolylessigsäure 204.
Inulin, Adsorbat 187.
Interferometer, technische 370, 371.
Interferometrie von Gasgemischen und Lösungen 370, 371.
Invertzucker, Bestimmung, polarographische 109, 110.
Ionen, Trennung, chromatographische 194 bis 196.
Ionometer 55.
Iridium, Bestimmung, potentiometrische 66.

Jod, Bestimmung, potentiometrische 58.
Jodat, Bestimmung, maßanalytische 35.
— — polarographische 103, 104.
Jodid, Bestimmung, konduktometrische 53.
— — maßanalytische 35.
— — neben Chlorid und Bromid 71.
— — oxydimetrische 41.
— — polarographische 103, 104.
— — potentiometrische 71.
Jodpentoxyd-Oleumsuspension 141, 142.

Kadox 238.
Kairin-A, Arsen mit.—15.
Kalium, Bestimmung 22, 23.
— — in Aluminium 99.
— — in Boden 309, 377.
— — in Silicaten 309.
— — in Wasser 99.
— — konduktometrische 53.
— — mikrochemische 23, 300.
— — neben Natrium 99, 100.
— — oxydimetrische 41.
— — polarographische 98.
— — potentiometrische 64.

Kaliumferrocyanid, Bestimmung, oxydimetrische 41.
Kaolin, Fluorescenzanalyse 233.
Kationen, Abscheidungspotentiale 88.
— Trennung, chromatographische 195, 207.
— Trennungsgang 6.
— Untersuchung 12.
Kautschuk, Alterungsschutzmittel 238, 239.
— Antioxydantien 238.
— Beschleuniger, organische 238.
— Fluorescenzanalyse 237, 238.
— Füllstoffe, anorganische 238, 239.
— Vulkanfarben 238.
Keratin 229.
Ketone, Trennung 191.
Kieselsäure, Adsorbat 185.
— Bestimmung 26.
— — mikrochemische 26.
Koagulograph 115.
Koalulogramm 115.
Kobalt, Bestimmung 16, 17.
— — in Aschen 106.
— — in Komplexsalzen 300.
— — in organischen Verbindungen 299.
— — in Stahl 70, 100, 101.
— — mikroelektrolytische 303.
— — potentiometrische 61, 62, 65.
— Trennung von Eisen und Kupfer 207.
Kolben, Mikro-Kjeldahl- 323, 324.
— Rektifizier- 282.
Kohle, aktive Absorptionsvermögen 113.
— — Adsorbat 185.
— Bestimmung in Staub 389.
— — von Wasser 302.
Kohlendioxyd, Bestimmung 135.
— — colorimetrische 137.
— — in Luft 135, 170.
— — konduktometrische 169, 170.
— — mikrochemische 136, 137.
— — potentiometrische 135.

Kohlenoxyd, Absorption 141, 142.
— Bestimmung 141—143.
— — colorimetrische 141 bis 144.
— — gasanalytische 164, 165.
— — in Kontaktwasserstoff 169, 170.
— — in Luft 142, 143, 167, 168.
— — konduktometrische 141, 169, 170.
— — mikrochemische 143.
— — neben Wasserstoff und Methan 142.
Kohlensäure-Kipp 321.
Kohlenstoff, Bestimmung in Flüssigkeiten 319.
— — in organischen Verbindungen 310 bis 319.
— — mikrochemische 317—319.
— — mikromaßanalytische 311, 318, 319.
Kohlenwasserstoffe, Absorption 137—139.
— aliphatische Trennung, chromatographische 200, 201.
— aromatische Bestimmung 160 bis 162.
— — — chromatographische 186.
— — Trennung, chromatographische 201, 202.
— Bestimmung, gasanalytische 163.
— isomere, Trennung 196, 197.
— ungesättigte, Bestimmung 137 bis 139.
— — — calorimetrische 140.
Kolloidbestimmungsapparate 243—245, 247, 248.
Kolloide, Bestimmung der Teilchengröße 251, 256.
— — osmotische 261 bis 263.
— — röntgenographische 265—267.
— Dispergierung mit Ultraschall 247—249.

Kolloide, Eigenschaften, elektrische 242.
— Elektrodialyse 245, 246.
— Elektroosmose 244, 245.
— Elektrophorese 242 bis 244.
— Koagulation mit Ultraschall 250—252.
— Sedimentation 257 bis 259.
— Trübungsmessungen 252, 253.
Kolloidlösungen, Einsteinsche Formel 264.
— Staudingersche Beziehung 264, 265.
— Viscosität 263—265.
Konimeter 379—382.
— Freiluft- 382, 383.
— optische registrierende 383, 384.
Kontaktgas, Bestimmung von Schwefeltrioxyd und Schwefeldioxyd 154, 155.
Kreide, Fluorescenzanalyse 233.
Krötengift 203.
Kupfer, Bestimmung 4, 5, 13, 14.
— — colorimetrische 377.
— — elektrolytische 48.
— — in Aschen 106.
— — in Messing 102.
— — in Neusilber 102.
— — in organischen Verbindungen 299.
— — in Stahl 100, 101.
— — in Zinkerz 102, 103.
— — mikrochemische 54, 297.
— — mikroelektrolytische 303.
— — oxydimetrische 41.
— — potentiometrische 62, 63.
— Trennung, mikroelektrolytische von Nickel 303.
— — von Eisen und Kobalt 207.
Kupferlegierungen, Bestimmung, mikrochemische 310.
Kupferoxyd zur Mikroelementaranalyse 312.
Kupferseide, Fluorescenzanalyse 230.

Lanthan, Bestimmung, potentiometrische 64.

Latex, Fluorescenzanalyse 239.
Lebensmitteluntersuchung, polarographische 110, 111.
Leitfähigkeit, elektrische von Gasen 169—171.
Leitfähigkeitsbestimmungsapparat 170.
Leitfähigkeitstitration 51.
— Anwendung 53, 54.
— Apparate 51, 52.
— Genauigkeit 52.
Leuchtgas, Bestimmung von Cyanwasserstoff 150, 151.
Lichtquellen für Refraktometrie 367, 368.
Lithium, Bestimmung, mikrochemische 300.
Lithopone, Fluorescenzanalyse 233.
— Zinkoxyd 103.
Lösungen, Untersuchung, polarographische 107.
Luft, Bestimmung von Benzol 160.
— — von Kohlendioxyd 170.
— — von Kohlenoxyd 142, 143, 167, 168.
— — von Sauerstoff 168.
— — von Schwefeldioxyd 155.
Luminescenzanalyse 6.
Lundegårdhsche Schweißbrennerflamme 377.
Lutein 188, 198.
Lycopin 198.

Magnesium, Bestimmung 22.
— — in Boden 309.
— — in radioaktiven Mineralien 309.
— — in Silicaten 309.
— — mikrochemische 299, 300.
— — potentiometrische 64.
Magnesiumoxyd, Adsorbat 186, 187.
Maltose, Bestimmung, maßanalytische 35.
Mangan, Bestimmung 18, 19.
— — in Boden 309.
— — in Glas 223.
— — in organischen Verbindungen 299.

Mangan, Bestimmung in Silicaten 309.
— — in Stahl 69, 309.
— — mikrochemische 300.
— — photometrische 377.
— — potentiometrische 64.
— Trennung von Blei, Silber, Zinn und Cadmium 207.
Manipulator 271, 272.
— Mikro- 294, 295.
Mannit, Bestimmung, maßanalytische 35.
Manometer, Warburg- 346.
Mariottsche Flasche 315.
Maßanalyse 32.
— elektrometrische 51.
— Mikro- 305, 309.
— oxydimetrische 36.
— — Redoxindicatoren 36, 37.
— — Titerstellung 37, 38.
— potentiometrische, Titerstellung 59.
Materialien, keramische s. Tonwaren.
Mercaptane 74.
Messing, Bestimmung, mikrochemische 310.
— Kupfer 102.
— Zink 102.
Metallanalyse, Leicht-, colorimetrische 377.
Metalle, Bemusterung 1.
— Bestimmung, polarographische 106.
— Einschlüsse 223, 224.
— Emissionskoeffizienten 360, 361.
Metallographie 118.
— Apparate 118, 128.
— Dispergierung mit Ultraschall 249.
— thermische Untersuchung 128.
Metallurgie, Fluorescenzanalyse 223, 224.
Methan, Bestimmung, gasanalytische 164, 165.
— — neben Wasserstoff und Kohlenoxyd 165.
Methanol, Bestimmung, maßanalytische 35.
Methoxyl-Gruppe, Mikrobestimmung 335—337.
Methylenblau 202.

Methyl-Gruppe, C-ständige, Mikrobestimmung 345, 346.
Methylimid, Mikrobestimmung 337 338.
Mikroanalyse 268, 270 bis 272.
— Behandlung von Niederschlägen 304, 305.
— Bestimmung der Brechungsindices 298.
— — von Umwandlungspunkten 278, 279.
— Destillation 279, 280.
— Destillationsapparat 280—284.
— Elektrolysenapparat 303.
— elektrolytische 303, 304.
— Elementaranalyse 311 bis 317.
— Extraktion 285, 286.
— Halb-, Zentigrammverfahren 290.
— Heizvorrichtungen 278.
— katalytische Hydrierung 346.
— kritische Temperaturbestimmung 284, 285.
— Kühltisch 279.
— Maßanalyse 305—309.
— maßanalytische Meßgeräte 305—309.
— Milligrammverfahren 291—297.
— Mineralanalyse 310.
— Molekulargewichtsbestimmung 346 bis 349.
— qualitative 286.
— — anorganische 297.
— — organische 298, 299.
— quantitative 299.
— — anorganische 309.
— — organische 310.
— Rückstandsbestimmung, Mikrogrammverfahren 303.
— — Milligrammverfahren 299 bis 303.
— Rückstandsbestimmungsapparat 300.
— Schnellanalyse, automatische 287.
— Siedepunktsbestimmung 279, 349.
— Sublimationsbestimmung 284.

Mikroanalyse, Trennung 289.
— Trockenapparate 300, 301.
— Trocknen der Substanz 300—302.
— Tüpfelanalyse 286 bis 289.
— Untersuchung von Kristallen 298.
— Wasserbestimmung 300—302.
— Wasserbestimmungsapparat 302.
Mikrophotographie 375, 376.
Mikroskop, Beleuchtungsarten 123—125.
— Fluorescenz- 216—219.
— Homale 123.
— Metall- 118, 119, 121, 122.
— Metalliput 120.
— Metallus 120.
— Metaphot 119—121.
— Neophot 118, 119.
— Orthophot 121.
— Panphot 121.
— Photookulare 123.
— Projektare 123.
— Projektion- 120.
— Ultraphot 120, 121.
— Vergleichs- 387.
— Werkstoff- 120.
Mikroskopie 375, 376.
— chemische 272.
— Fluorescenz 216—219.
Mikrurgie 271.
Mineralanalyse, Mikro- 310.
Mineralien, radioaktive, Bestimmung von Aluminium 309.
— — — von Blei 309.
— — — von Calcium 309.
— — — von Eisen 309.
— — — von Kohlendioxyd 309.
— — — von Magnesium 309.
— — — von Phosphorsäure 309.
— — — von seltenen Erden 309.
— — — von Siliciumdioxyd 309.
— — — von Thorium 309.

Mineralien, radioaktive Bestimmung von Uran 309.
Molekulargewicht, Mikrobestimmung 346 bis 349.
— — Einwaage von Flüssigkeiten 347, 348.
— — Lösungsmittel 346, 347.
Molybdän, Bestimmung in Stahl 69, 70.
— — — und Gußeisen 377.
— — oxydimetrische 41.
— — potentiometrische 64, 65.
Molybdat, Bestimmung, konduktometrische 53.
— — polarographische 104, 105.
Mühle, Scheiben- 1.
Mutterkornalkaloide 186, 187, 204.

Naphthalin, Bestimmung, gasanalytische 161.
— — in Gas 161, 162.
— — in Teer und Teerölen 161, 162.
Naphthol AS-Farben, Fluorescenzanalyse 231.
β-Naphtholsulfosäuren 74.
Natrium, Bestimmung 23.
— — in Aluminium 99.
— — in Boden 309.
— — in Silicaten 309.
— — in Wasser 99.
— — mikrochemische 300.
— — oxydimetrische 41.
— — polarographische 98.
— — potentiometrische 65.
Nebelmesser 253.
Nephelometrie 376, 377.
Neßler Reagens 23.
Neusilber, Kupfer 102.
— Zink 102.
Nickel, Bestimmung 17, 18.
— — in Aschen 106.
— — in Komplexsalzen 300.
— — in organischer Verbindung 299.
— — in Stahl 70, 100, 101.
— — mikrochemische 297.

Nickel, Bestimmung, mikroelektrolytische 303.
— — potentiometrische 65, 66.
— Trennung mikroelektrolytische von Kupfer 303.
Nicotin, Bestimmung in Takak 112.
Nitranilin 186.
— Trennung 197, 202.
Nitrat, Bestimmung, potentiometrische 73.
Nitriersäure, Bestimmung, konduktometrische 53.
Nitrit, Bestimmung, oxydimetrische 41.
— — potentiometrische 73.
Nitrophenol 186.
Nitrosoverbindungen 74.

Objekttisch 293.
Ofen, Mikrobomben- 326.
Olefine s. Kohlenwasserstoffe, ungesättigte.
Osmium, Bestimmung, mikrochemische 297.
— — potentiometrische 66.
Oxalat, Bestimmung 24, 25.
— — oxydimetrische 41.
Oxalsäure, Bestimmung 24, 25.
— — potentiometrische 74.
Oxin, Antimon mit. — 16.
— Arsen mit. — 15.
— Calcium mit. — 22.
— o-Oxychinolin, Gruppenreagenz 3.
— Phosphorsäure mit. — 25.
o-Oxychinolin 74.
Oxydimetrie 32.

Palladium, Bestimmung, mikrochemische 303.
— — potentiometrische 66.
Papier, Fluorescenzanalyse 232.
Pentosen, Bestimmung, maßanalytische 35.
Peptide 74.

Permanganatlösung, alkalische Titration 32—36.
Permutit, Adsorbat 184, 185.
Peroxyde, Bestimmung, potentiometrische 73.
o-Phenantrolin, Redoxindicator 35.
Phenol, Bestimmung, konduktometrische 54.
— — maßanalytische 35.
— Trennung 191.
Phosphat, Bestimmung in Boden 309.
— — konduktometrische 54.
— — mikrochemische 297.
— — potentiometrische 72.
Phosphin 3 R, Indicator 221.
Phosphit, Bestimmung, maßanalytische 35.
Phosphor, Verunreinigungen 49, 50.
Phosphorsäure, Bestimmung in radioaktiven Mineralien 309.
— — in Silicaten 309.
Photographie, Mikro- 125, 126.
Photometer, Martens- 396.
— Mikro- 395.
— Polarisations- 395.
— Sektor- 396.
— Stufen- 214.
— — mit Kugelreflektor 376.
Physalien 198.
Pipette, Capillar- 292.
— Gasabsorptions- 134.
— Marikovsky- 132.
— Mikro- 294, 295.
— Schüttel- 144.
— Zentriefugier- 292.
Platin, Bestimmung, mikrochemische 299, 303.
— — potentiometrische 66.
Platinmetalle, Bestimmung, mikrochemische 297.
— — potentiometrische 66.
Polarimetrie 371.
Polarogramm 81—87.

Polarograph 79, 80.
— Mikro-, Schema 79, 80.
Polarographie 75.
— Anwendung 93—96.
— Apparate 75—81.
— Empfindlichkeit 93 bis
96.
— Genauigkeit 93—96.
— Spektrum 90, 91.
— Stromspannungs-
kurven 81—87.
Polythionsäuren, Be-
stimmung, potentio-
metrische 73.
Porphyrine 186.
Potential, Abscheidungs-
88.
— Depolarisations- 89.
— Reduktions- 88, 89.
Potentiometer 128.
— Röhren- 55, 56.
Präparate, galenische,
Fluorescenzanalyse 239,
240.
Presse 127, 128.
Probenahme von Gasen
132, 133.
Propylen 137, 138.
Pterine 186.
Pyknometer, Mikro- 277.
Pyramidon 74.
Pyrometer, Ardometer
355—357.
— Bioptix 361, 362.
— Farb- 361—363.
— Gesamtstrahlungs- 355,
357.
— Glühfaden- 358.
— Kreuzfaden- 358, 359.
— Optix 359.
— Pyro 357.
— Pyropto 358.
— Pyrradio 355—357.
— Strahlungs- 354.
— Teilstrahlungs- 357 bis
361.
— thermoelektrische 363
bis 365; s. a. Thermo-
elemente.
Pyrometrie, Farb- s. Tem-
peraturmessung.
— Strahlungs- s. Tempe-
raturmessung.

Quecksilber, Bestimmung
4, 5, 13.
— — in anorganischen
Verbindungen
300.
— — in organischen Ver-
bindungen 300.

Quecksilber, Bestimmung,
mikrochemische
300.
— — mikroelektro-
lytische 303.
— — neben Stickstoff
300.
— — oxydimetrische 41.
— — potentiometrische
63, 64.
Quecksilberdampflampe,
Hippel- 368.

Rauchgas, Bestimmung
von Sauerstoff 167,168.
Rayleighsches Gesetz
252.
Reagens von Grieß 152.
— von Ilosvay 153.
— nach Neßler 23.
Reagenzien, Gruppen- 3.
Reaktion nach Vogel 16.
— von Goppelsroeder
223.
Reduktionspotential an
organischer Körper
88.
— organischer Körper 89.
Refraktometer, Eintauch-
366.
— heizbare 368, 369.
— technische 366, 367.
— Tomaten- 367.
— Verwendung, Glas-
industrie 367.
— — Konservenindustrie
367.
— — Zuckerindustrie 366.
Refraktometrie 366.
— Konzentrationstabellen
369.
— Lichtquellen 367, 368.
— Nomogramme 370.
Resorufin, Chlor mit. — 27.
Rhenium, Bestimmung,
potentiometrische 66.
Rhodanid, Bestimmung,
maßanalytische
35.
— — potentiometrische
71, 72.
Rhodoxanthin 198.
Rinmans-Grün 20.
Röstgase, Bestimmung von
Schwefeldioxyd
169.
— — von Schwefeltri-
oxyd und
Schwefeldioxyd
154, 155.

Rohrzucker, Bestimmung,
maßanalytische
35.
— — von anorganischen
Stoffen 54.
Ruthenium, Bestimmung,
mikrochemische 297.

Saccharin, Bestimmung,
polarographische 110.
— Fluorescenzanalyse 225.
Säuren, Bestimmung, po-
tentiometrische 59.
Safran 208.
Salicylsäure, Bestimmung,
maßanalytische 35.
Salpetersäure, s. a. Nitrate,
Bestimmung 28.
Salpetrige Säure, s. a. Nitrite, Bestimmung 28.
Sarmantocymarin 186.
Sauerstoff, Absorption 147,
148.
— Bestimmung 147 bis
149.
— — gasanalytische 165.
— — in Boden 97.
— — in Luft 148, 149,
168.
— — in organischen Ver-
bindungen 319,
320.
— — in Rauchgas 167,
168.
— — in Wasser und Ga-
sen 96, 97.
— — mikrochemische
149.
— — mikromaßanalyti-
sche 320, 321.
Sauerstoffbestimmungs-
apparat 148.
Schafarzikit 310.
Schaltschema für Elektro-
lysen 46.
Schichten, photographi-
sche 391.
— — Belichtungsspiel-
raum 396, 397.
— — Bestimmung der
Schichtdicke 391,
392.
— — Dichtemessung 395,
396.
— — Empfindlichkeit
398, 399.
— — Gradation 396, 397.
— — Körnigkeit 399.
— — Maßhaltigkeit 392.

Schichten, photographi-
sche, Reflexions-
lichthof 400, 401.
— — Silberbestimmung
392—394.
— — Waschen der Emul-
sionsnudeln 395.
Schliffe, Metall- 127, 128.
Schmetterlingsfarben 200.
Schwärzungsmesser 395,
397.
Schwefel, Bestimmung in
Stahl 309.
— — mikrochemische
329—331.
— — mikromaßanalyti-
sche 330—332.
— Verunreinigungen 49,
50.
Schwefelbestimmungs-
apparat, Mikro- 329.
Schwefeldioxyd, Bestim-
mung in Genera-
torgas 155.
— — in Luft 155, 156.
— — in Röst- und Kon-
taktgasen 154,
155.
— — in Verbrennungs-
gasen 155.
— — konduktometrische
171.
— — neben nitrosen Ga-
sen 155.
Schwefelkohlenstoff, Be-
stimmung 158.
— — colorimetrische 158.
— — gravimetrische 158.
— — maßanalytische 158.
— — Reinheitsgrad 158.
Schwefelsäure, Bestim-
mung, polarographi-
sche 105.
Schwefeltrioxyd, Bestim-
mung in Röst- und
Kontaktgasen 154, 155.
Schwefelwasserstoff, Ab-
sorptionsmittel 158.
— Bestimmung 156—158.
— — colorimetrische 157.
— — in Abwasser 157.
— — in Gasgemischen
157.
— — in Schwelgasen 156.
— — mikrochemische
157.
— — neben Schwefel-
dioxyd, Chlor und
Chlorwasserstoff
157.

Schwefelwasserstoff,
Schnellbestimmung
156, 157.
Schwefelwasserstoffbe-
stimmungsapparat 171.
Schwelgas, Schwefelwasser-
stoffbestimmung 156.
Schwimmaufbereitung 224.
Sedimentograph 253.
Seide, Fluorescenzanalyse
229.
Selen, Bestimmung, mikro-
chemische 297.
— — potentiometrische
67.
Selencyanid 71, 72.
Semseyit 310.
Sensitograph 397.
Siedepunkt, Mikrobestim-
mung 349.
Silber, Bestimmung 4, 5,
12, 13.
— — in Fixierbädern 394.
— — in photographischen
Schichten 392 bis
394.
— — mikrochemische 54,
299, 303.
— — mikroelektrolyti-
sche 303.
— — potentiometrische
59, 60.
— Trennung von Blei,
Zinn, Cadmium und
Mangan 207.
Silicate, Bestimmung 26.
— — mikrochemische 26.
— — von Aluminium 309.
— — von Beryllium 309.
— — von Calcium 309.
— — von Eisen 309.
— — von Kalium 309.
— — von Kohlendioxyd
309.
— — von Magnesium 309.
— — von Mangan 309.
— — von Natrium 309.
— — von Phosphorsäure
309.
— — von Siliciumdioxyd
309.
— — von Titan 309.
— — von Wasser 309.
Silicium, Bestimmung in
Stahl 309.
— — mikrochemische 299.
— — photometrische 377.
Siliciumdioxyd, Bestim-
mung in radioaktiven
Mineralien 309.

Siliciumdioxyd, Bestim-
mung in Silicaten 309.
Spektralanalyse 6, 371.
— Lichtquellen 371, 372.
— qualitative 372, 373.
— quantitative 374, 375.
Spektrallampe, Natrium-
367, 368.
Spektrenprojektor 373.
Spektrogramme, Kristall-,
Untersuchung, mikro-
chemische 298.
Spektrograph, Quarz- 372.
— U.-V.- 371.
Spektrometer, Ultrarot-
172.
Spektroskopie, Absorp-
tions- 375.
Spektrum, elektrochemi-
sches s. Polarogramm.
— von Eisen 373.
Stärke, Adsorbat 187.
Stahl, Bestimmung von
Aluminium 309.
— — von Chrom 39, 40,
69, 70.
— — von Eisen 70, 309.
— — von Kobalt 70.
— — von Mangan 69, 309.
— — von Molybdän 69,
70, 377.
— — von Nickel 70.
— — von Schwefel 70,
309.
— — von Silicium 309.
— — von Titan 70.
— — von Vanadium 39,
40, 69, 70.
— — von Wolfram 69.
Staub, Bestimmung von
Arsen 389.
— — von Blei 389.
— — von Eisen 389.
— — von Kohle 389.
Staubmessung, optische
378—391.
— — Bestimmung der
Staubzahl 385,
386, 387.
— — Einbettungsver-
fahren 388.
— — Meßgeräte 379 bis
385.
— — Sammlung des
Staubes 379.
Staubregistriergerät, pho-
toelektrisches 384, 385.
Stefan-Boltzmann-
sches Gesetz 355.
Steinbrecher 1.

Sterine 186.
Stickoxyde, Bestimmung 152, 153.
— — colorimetrische 154.
Stickstoff, Bestimmung 154.
— — in organischen Verbindungen 321 bis 325.
— — in Sauerstoff 154.
— — mikrochemische 321 bis 325.
— — neben Quecksilber 300.
Strontium, Bestimmung 20 bis 22.
— — mikrochemische 21.
— Trennung 20—22.
Sublimation, Mikro- 284.
Subphosphat, Bestimmung, potentiometrische 72.
Sulfat, Bestimmung, konduktometrische 53.
— — potentiometrische 72, 73.
— s. a. Schwefelsäure, Bestimmung 24.
Sulfid, Bestimmung, potentiometrische 73.
Sulfit, Bestimmung, potentiometrische 73.
Sulfitcelluloselauge, Fluorescenzanalyse 228.

Tabak, Nicotin 112.
Talk, Adsorbat 185.
Taraxanthin 198.
Tartrat 26, 27.
Teer, Bestimmung von Naphthalin 161, 162.
— Fluorescenzanalyse 236.
Tellur, Bestimmung, mikrochemische 297.
— — potentiometrische 67.
Temperatur, kritische, Mikrobestimmung 284, 285.
Temperaturmessung, Emissionskoeffizienten 360, 361.
— Farbpyrometrie 361 bis 363.
— Strahlungspyrometrie 354.
Thallium, Bestimmung 4 bis 6.
— — konduktometrische 53.

Thallium, Bestimmung mikrochemische 297.
— — oxydimetrische 41.
— — potentiometrische 67.
Thermoelement 363—365.
— H_1 364.
— H_2 364.
— H_3 364.
— Kohle-Silit- 365.
— Pallaplat 363, 364.
Thiazolfarbstoffe, Fluorescenz 235.
Thioglykolsäure-β-Aminonaphthalid, Gruppenreagens 3—5.
Thionalid, Antimon mit. — 16.
Thiosulfat, Bestimmung, potentiometrische 73.
Thorium, Bestimmung in radioaktiven Mineralien 309.
— — potentiometrische 67.
Thunfischlebertran 203.
Tiegel, Mikro- 300.
Titan, Bestimmung, colorimetrische 377.
— — in Boden 309.
— — in Silicaten 309.
— — in Stahl 70.
— — potentiometrische 67.
Titanweiß, Fluorescenzanalyse 233.
Titration, Differenz- 58.
— konduktometrische s. Leitfähigkeitstitration.
— Mikro- 56.
— polarographische s. Polarographie.
— potentiometrische 55.
— — Anwendung 59—75.
— — Apparate 55—58.
— — Auswertung 58, 59.
Toluol, Bestimmung 160.
Tonerde, Bestimmung in Metallen 223, 224.
Tonwaren, Bestimmung, photometrische 377.
— — von Alkalien 99.
— — von Uran 223.
— Fluorescenzanalyse 222, 223.
Toxicarol 200.
Toxiferin 186.

Trennung von Anionen 8.
— von Kationen 6.
Trinkwasser, Bestimmung, colorimetrische 377.
Triodometer 52, 56.
Trübungsmesser 252, 253.
Trübungsmessung 377.
Tüpfelanalyse 220.
— Mikro- 286—289.
Tüpfelreaktionen, Elektro- 6.
Tyndallometrie 252.

Überchlorsäure, Bestimmung, konduktometrische 53.
Ulbrichtsche Kugel 376.
Ultramikroskop 253—255.
— Beleuchtung 255.
— Immersions- 255.
— Spalt- 254.
Ultraschallwellen 246.
— Dispergierung von Kolloiden mit. — 247 bis 249.
— Koagulation von Kolloiden mit. — 250 bis 252.
— photographische Emulsionen mit. — 248.
Umbelliferon, Indicator 221.
Uran, Bestimmung in radioaktiven Mineralien 309.
— — in Tonwaren 223.
— — oxydimetrische 41.
— — potentiometrische 68.
Uropterin 205.

Vanadium, Bestimmung, colorimetrische 377.
— — in Eisenerzen 377.
— — in Komplexsalzen 300.
— — in Schlacken 377.
— — in Stahl 39, 69, 70.
— — oxydimetrische 41.
— — potentiometrische 68.
Viktoriablau 202.
Vinosit 317.
Violaxanthin 198.
Viscose 74.
Viscoseseide, Fluorescenzanalyse 230.
Viscosimeter 264.

Viscosimeter, Capillar- 263.
— Fallkugel- 263.
Vistra, Fluorescenzanalyse 230.
Vitamine 186, 203.
— Trennung 191.
Verbrennung, Mikro-, s. Elementaranalyse, Mikro-.
Verbrennungsgase, Bestimmung von Schwefel, Schwefeldioxyd und Schwefeltrioxyd 155, 156.
Verbrennungsrohr, Mikro- 310.
Verunreinigungen, Bestimmung, polarographische 107.
— in Lösungen und Präparaten 107.
— in Metallen 49, 50.

Waage, Aufstellung 273.
— Dezi-Schnell- 2.
— elektromagnetische 303.
— Mikro- 275, 276.
— — elektromagnetische 276.
— — Gewichtssatz 275, 276.
— Nernst- 276, 303.
— Präzision 274.
— Präzisionstarier- 2.
— Sartorius-Ein- 2.
— Verwendung 274.
Wachse, Fluorescenzanalyse 237.
Wägegläschen, Mikro- 326, 327.
Wägeröhrchen 323.
Wärmeleitfähigkeit von Gasen 167, 168.
Wärmetönung von Gasen 167.
Waschflasche 133, 134.
— Drechsel- 153.
— Fritten- 153.
— Greiner-Friedrich- 153.
Wasser, Absorptionsmittel 313.
— Bestimmung in Kohle 302.
— — in Silicaten 309.
— — von Benzol 160.
— — von Sauerstoff 96, 97.

Wasser, Flockulationsgrad 114, 115.
Wasserstoff, Absorption 144, 145.
— aktiver, Bestimmung, mikrochemische 338—344.
— — Bestimmungsapparat 338 bis 341.
— — Lösungsmittel 339, 340.
— — Reagentien 339 bis 341.
— Bestimmung 144—147.
— — gasanalytische 164, 165.
— — in organischen Verbindungen 310 bis 319.
— — mikrochemische 317—319.
— — mikromaßanalytische 311, 318, 319.
— — neben Methan 145, 146.
Wasserstoffbestimmungsapparat 146.
Wasserstoffperoxyd, Bestimmung 28.
— — potentiometrische 73.
Weinsäure, Bestimmung 26, 27.
Weißgehalt von Garnen, Geweben, Aufstrichen und Pulvern 377.
Wismut, Bestimmung 4, 5, 13.
— — elektrolytische 47, 48, 49.
— — in Aschen 106.
— — mikrochemische 54.
— Trennung, mikroelektrolytische 303.
Wolfram, Bestimmung in Stahl 69.
— — potentiometrische 68.
Wolframat, Bestimmung, konduktometrische 53.
Wolle, Bestimmung von Cystin 112.
— Fluorescenzanalyse 229.
Woodlicht 217.

Xanthenfarbstoffe, Fluorescenz 235.
Xanthophyll 208.
Xylol, Bestimmung 160.

Zeaxanthin 198.
Zentrifuge, Luftkreisel- 260, 261.
— Ultra- 257.
Zeolith, Adsorbat 184, 185.
Zink, Bestimmung 20.
— — in Aluminiumlösung 303.
— — in Aschen 106.
— — in Messung 102.
— — in Neusilber 102.
— — in Zinkerz 102, 103.
— — konduktometrische 53.
— — mikroelektrolytische 303.
— — potentiometrische 68.
— Trennung, mikroelektrolytische von Blei 303.
Zinkerz, Bestimmung von Blei 102, 103.
— — von Cadmium 102, 103.
— — von Kupfer 102, 103.
— — von Zink 102, 103.
Zinkoxyd in Lithopon 103.
Zinkuranylacetat, Natrium mit. — 23.
Zinkweiß, Fluorescenzanalyse 233.
Zinn, Bestimmung 4, 5, 16.
— — elektrolytische 48.
— — mikroelektrolytische 303.
— — potentiometrische 67.
— Leuchtprobe 16.
— Trennung von Arsen und Antimon 310.
— — von Blei, Silber, Cadmium und Mangan 207.
Zucker, Bestimmung, polarographische 109, 110.
— Fluorescenzanalyse 224, 225.
— Refraktometer 366.
Zuckerarten, Adsorption 187.
Zymase, Co- 206.